Christiane Thuebel

Roger Morrison

Handbuch der homöopathischen Leitsymptome und Bestätigungssymptome

Handbuch der homöopathischen Leitsymptome und Bestätigungssymptome

von Roger Morrison

Aus dem Amerikanischen übersetzt von Veronika Theis

- 𝒦𝒦 -

𝒦ai 𝒦röger Verlag für homöopathische Literatur
Groß Wittensee

Titel der amerikanischen Originalausgabe:
Desktop Guide to Keynotes and Confirmatory Symptoms
Copyright © 1993 by Roger Morrison, M.D.

Dieses Buch eignet sich nicht zur Selbstdiagnose oder zur Selbstbehandlung. Patienten sollten dieses Buch nicht ohne Aufsicht und Anleitung eines Arztes oder Heilpraktikers benutzen.

Dieses Buch wurde auf chlorfrei gebleichtem Papier gedruckt.

2., überarbeitete Auflage 1997

© Copyright 1995 by Kai Kröger Verlag für homöopathische Literatur, Groß Wittensee

Alle Rechte, einschließlich auszugsweiser oder photomechanischer Wiedergabe, vorbehalten. Kein Teil dieses Buches darf ohne schriftliche Genehmigung des Verlages in irgendeiner Form – durch Photokopie, Mikrofilm oder irgendein anderes Verfahren – reproduziert oder in eine von Maschinen, insbesondere von Datenverarbeitungsmaschinen, verwendbare Sprache übertragen oder übersetzt werden.

ISBN 3-9801945-5-8

Druck: WDA, 24 235 Brodersdorf

Dieses Buch ist zu beziehen bei:

Kai Kröger Verlag für homöopathische Literatur
Rendsburger Straße 27
D-24361 Groß Wittensee

Telefon 0431/56 59 50 od. 04356/14 73
Telefax 0431/56 45 70

Für meine geliebte Nancy

VORWORT

Die ständige Herausforderung für alle Homöopathiestudenten, ob Anfänger oder erfahrene Homöopathen, ist der überwältigende Umfang von einzelnen Symptomen in unserer Materia medica. Wir bemühen uns fortwährend darum, die Informationsfülle zu vereinfachen, zwischen klinisch – also in der Praxis – anwendbaren Symptomen und nicht individualisierenden, allgemeinen Krankheitszeichen zu unterscheiden und die wesentlichen Züge eines Arzneimittels in einem Einzelbild zu erfassen. Diese Schwierigkeit wird dadurch umso komplexer, als die meisten unserer Quellentexte zeitlich aus einer anderen Ära stammen. Die schnellen Veränderungen und einzigartigen Belastungen der modernen Gesellschaft haben neue Facetten unserer Arneimittel zum Vorschein gebracht, und selbst wohlbekannte Symptome werden durch den modernen Sprachgebrauch mit neuen Begriffen ausgedrückt, was ihre Verbindung zu dem Material in älteren Texten verschleiert.

Dieser Aufgabe, das wahrhaft Wesentliche von dem Allgemeinplatz zu unterscheiden und das Material dem Ausdruck der Gegenwart anzupassen, hat sich Roger Morrison mit der ihm eigenen Hingabe gewidmet. Aufbauend auf seine meisterhafte Beherrschung der klassischen Literaturquellen und sein Fortgeschrittenenstudium in Griechenland mit Georgos Vithoulkas hat er das ihm vermittelte Wissen durch den Filter seiner eigenen umfangreichen praktischen Erfahrung passiert. Das Ergebnis dieses Werkes, in dem sieben Jahre der Vorbereitung stecken, ist nicht nur eine bemerkenswerte Verbindung von altem und neuem Wissen, sondern wir finden darin auch ein nahezu vollkommenes Gleichgewicht zwischen zuwenig und zuviel Informationsmaterial. Die Informationen sind verläßlich und formal so klar dargestellt, daß sie inmitten der Anforderungen der Alltagspraxis einen leichten Zugriff ermöglichen. Die wahre Tiefe und Präzision dieser Arbeit jedoch offenbart sich erst durch sorgfältiges Studium und Reflektion in der Ruhe des eigenen Arbeitszimmers.

Diesem Buch gebührt, als Pflichtlektüre eines jeden Homöopathen, ein Platz auf dem Schreibtisch unmittelbar neben dem Repertorium.

Jonathan Shore, M.D.
Bill Gray, M.D.
Januar 1993

DANKSAGUNG

Zu Beginn meiner Arbeit an diesem Buch habe ich mich gefragt: „Braucht unser Berufsstand wirklich diesen Text?" Überzeugt hat mich schließlich mein eigener Wunsch danach, genau das Buch, das ich zu schreiben gedachte, auf dem Schreibtisch zu haben. Ich wußte, daß ich für präzise Bezugsquellen von bestätigenden Symptomen die Unterstützung der homöopathischen Gemeinschaft brauchte. Fünfzehn Jahre Studium und Praxis reichen bei weitem nicht aus, um für mich den Titel eines Meisters der homöopathischen Materia Medica in Anspruch zu nehmen. Daher möchte ich klar sagen, daß ich nicht behaupte, der Entdecker der in diesem Text enthaltenen Informationen zu sein, sondern vielmehr versucht habe, die Informationen, die ich hier mitteile, sorgfältig und präzise zu sammeln und auszuwerten.

Die Grundlage für dieses Buch reicht zurück in meine Studienzeit in Athen am Zentrum für homöopathische Medizin unter der Leitung von Georgos Vithoulkas. Die Gelegenheit, mit so vielen gut ausgebildeten Homöopathen eng zusammenzuarbeiten, an einem Zentrum, an dem mehrere hunderttausend Patienten behandelt wurden, war ein fruchtbarer Boden zum Lernen – und zwar um so mehr wegen des unermüdlichen und selbstlosen Einsatzes, mit dem Herr Vithoulkas jeden Aspekt des Zentrums sorgfältig überwachte. Dieses ausgezeichnete Zentrum ist ohne die Leitung von Herrn Vithoulkas unvorstellbar. Ebenso unvorstellbar ist das gegenwärtige Wiederaufleben der Homöopathie ohne den Einfluß dieses bemerkenswerten Mannes. Herr Vithoulkas hat praktisch auf jeder Ebene einen Beitrag zur Homöopathie geleistet – zur Materia Medica, zum Repertorium und zur Philosophie. Über diese Beiträge hinaus hat der dynamische Unterricht von Herrn Vithoulkas und sein innovativer Gebrauch der Computeranalyse und Videodokumentation von Langzeit-Fällen das Wachstum der Homöopathie in der ganzen Welt angeregt. Es war eine große Ehre, bei Herrn Vithoulkas zu lernen und zu seinen Schülern zu zählen.

Ich möchte einigen der vielen Menschen danke, die mich bei der Vorbereitung dieses Buches unterstützt haben. Während meiner Ausbildung in Griechenland hatte ich das Glück, mit vielen genialen Homöopathen zusammenarbeiten zu dürfen, u.a. mit Petros und Euthymia Garzonis,

Olga Delakari und George Papafillipou. Mein tiefster Dank geht an Vassilis Ghegas für seine selbstlose Unterstützung und Führung während meiner Ausbildung und seine treue Freundschaft. Zu meinen griechischen Lehrern gehörte auch die verstorbene und sehr beliebte Irene Bachas, deren Wissen, Einblick und Großzügigkeit alle inspirierte, die sie gekannt haben.

Viele andere Kollegen haben Beiträge zu dem in diesem Buch enthaltenen Wissen geleistet. Bill Gray, Louis Klein, Alphons Geukens und Ananda Zaren haben mich mit der Genauigkeit und Verläßlichkeit ihres Verständnisses von der Materia Medica beeindruckt. Jonathan Shore war ein wahrer Freund; er ist ein begnadeter Lehrer, sein Scharfsinn und seine kritische Urteilsfähigkeit haben mir einen klaren Blick und Entschlossenheit für diese Arbeit verliehen. Vor allem meine Frau, Nancy Herrick, hat enorm zu diesem Werk beigetragen, sowohl durch ihre stete Ermutigung als auch durch substantielle Beiträge. Sie hat mir bei der Sammlung von Daten, der Anordung der Informationen und beim Editieren des Textes geholfen. Wenn ich ihre Arbeit im Text nicht genügend gewürdigt habe, so liegt es daran, daß unsere Gedanken, unsere Arbeit, unser Leben untrennbar miteinander verbunden sind.

Ich möchte außerdem den vielen Menschen danken, die durch Rat und editoriale Hilfe zu diesem Buch beigetragen haben – George Marks, Ernest Callenbach, Judi und Steve Roubideaux, Shiraz Januwala und Greg Bedayn. Dank auch an Katherine Amber für ihre Unterstützung und warme Freundschaft.

Ein letzter Dank an einige besondere Menschen in meinem Leben – meinem besten Freund Phil; meinem Lehrer Charles; meinem spirituellen Führer Yogi Bhajan; meinen drei Kindern, Lynn, Todd und Naomi; meiner Mutter, Joyce; meinen Schwestern Janet, Ellie und Julie; und besonders meinem verstorbenen geliebten Vater Martin.

Roger Morrison
1993

EINLEITUNG

Dieses Buch soll als präziser Leitfaden zu den Hauptleitsymptomen und bestätigenden Symptomen jedes der am häufigsten verschriebenen Arzneimittel in der homöopathischen Praxis dienen. Ich habe ihm den Titel Desktop Guide – Handbuch für den Schreibtisch – gegeben, weil ich mir vorstelle, daß es bei der Konsultation in greifbarer Nähe liegt, so daß der Homöopath darauf Bezug nehmen kann. In meiner Praxis habe ich häufig nach einem solchen Buch gesucht, es aber nicht finden können. Ich nehme dieses Buch jedesmal zur Hand, wenn ich ein Arzneimittel bestätigen möchte und spezifische Fragen zur Bestätigung stellen möchte. Es gibt zwar mehrere ausgezeichnete Bücher über Leitsymptome, aber ich habe keines gefunden, das wirklich alle wichtigsten Leitsymptome zusammen enthält. Ich hoffe, daß das vorliegende Buch diese Lücke schließt.

Dieser Text ist eine Sammlung der wesentlichsten Fakten unserer Arzneimittel, basierend auf meinem Wissen und ganz besonders auf den umfangreichen Notizen aus meiner Studienzeit bei Georgos Vithoulkas. Herr Vithoulkas beschenkt uns nun mit seiner herausragenden Arzneimittellehre, und dennoch glaube ich, daß diese einfache Liste von Leitsymptomen und bestätigenden Symptomen ein nützliches Werkzeug in der homöopathischen Ausrüstung bleiben wird. Ich habe nicht versucht, jedes Symptom unserer Arzneimittel zu berücksichtigen – dafür sind unsere großen Encyclopädien zuständig. Dies ist auch keine richtige Arzneimittellehre, denn ich habe nur eine Skizze der vollständigen Essenzen der Arzneimittel angefertigt. Es soll vielmehr ein Text über grundlegende und praktische Informationen sein, die das „tägliche Brot" der homöopathischen Praxis ausmachen.

Der Zweck dieses Buches ist es, für den Homöopathen im Sprechzimmer so nützlich wie möglich zu sein. Daher ist es mehr oder weniger traditionell entsprechend der Überschriften von Hahnemann von *Gemüt* bis *Haut* angeordnet. Ich habe mich entschieden, die Allgemeinsymptome unmittelbar nach den Gemütssymptomen anzuführen, weil diese Symptome zur Bestätigung des Arzneimittels von größerer Wichtigkeit sind. Ich habe Abschnitte hinzugefügt, die vielleicht eine Erklärung verlangen und zwar: *Klinische Indikationen, Symptomenkombinationen* und *Vergleiche*.

Die *Klinischen Indikationen* enthalten die häufigsten pathologischen Zustände, die mit dem Arzneimittel behandelt werden, aber der Leser sollte daran denken, daß klinisch-pathologische Etiketten unsere am wenigsten spezifischen Informationen darstellen bei der Auswahl des Simillimum.

Der Absatz *Symptomenkombination* zeigt häufige Symptomendoppel- oder -dreifachverbindungen an, die als starke Indikation für das Arzneimittel angenommen werden können, selbst wenn das Arzneimittel für keines der Einzelsymptome besonders bekannt ist. **Cobaltum** beispielsweise ist kein wichtiges Mittel für Kreuzschmerzen, noch gehört es zu den wichtigsten Mitteln für Samenabgängen. Wenn aber Samenabgänge und Kreuzschmerzen in ein und demselben Fall auftreten, dann wird **Cobaltum** sehr wahrscheinlich das Mittel der Wahl für den Patienten. Solche Doppel- und Dreifachsmptomverbindungen habe ich in diesem Absatz angeführt.

In den Abschnitten *Vergleiche* habe ich nur die Ähnlichkeiten zu den zu vergleichenden Arzneimitteln vermerkt. Hier habe ich diejenigen Mittel erwähnt, die meiner Erfahrung nach am häufigsten mit dem besprochenen Arzneimittel verwechselt werden und die Gründe dafür aufgezeigt.

Die Symptome sind in zweierlei Grad dargestellt: Normal- und Fettdruck. Das soll dazu dienen diejenigen Symptome, die als Leitsymptome gelten, gegenüber den weniger spezifischen bestätigenden Zeichen hervorzuheben. Ein Leitsymptom ist hier definiert als Symptom, das eine sehr starke Indikation für ein bestimmtes Mittel darstellt; d.h. wenn dieses Symptom von dem Patienten stark betont wird, so müssen wir automatisch an dieses Arzneimittel denken. In allen Fällen müssen wir versuchen, unsere Verschreibung in möglichst breitem Sinne zu rechtfertigen und uns niemals auf ein einzelnes Symptom beschränken, auf das wir unsere Verschreibung stützen. Nichtsdestoweniger ist das Leitsymptom eine aussagekräftige Information und oftmals ausschlaggebend bei der endgültigen Bestimmung des Arzneimittels.

Die aufgeführten Leitsymptome können auch dazu dienen, unsere Verschreibung zu rechtfertigen. Wenn wir zu Anfang einen Fall untersuchen, müssen wir unseren Geist frei halten von Vorurteilen, was die Arzneimittel betrifft. Wenn jedoch die Symptome gut aufgezeichnet sind, so ist es häufig hilfreich, wenn wir versuchen, diejenigen Arzneimittel zu bestätigen, die sich durch unser Fallstudium anbieten, indem wir den Patienten nach den Hauptleitsymptomen für diese Arzneimittel fragen. In dem vorliegenden Text sind die zur Bestätigung der Verschreibung verwendbaren Leitsymptome leicht auffindbar, man braucht nur die Seite zu überfliegen und den Patienten die fettgedruckten Symptome abzufragen.

Das Zeichen • ist verwendet worden, um zu indizieren, daß das betreffende Arzneimittel das wichtigste Mittel in unserer Materia Medica für das in Frage stehende Symptom ist. Dies kann sogar dann zutreffen, wenn das Symptom nicht als Leitsymptom für das Mittel gilt.

Wie bereits erwähnt stammen die in diesem Text angeführten Symptome weitgehend aus meinen Studien bei Georgos Vithoulkas. Zusätzlich habe ich eine Vielzahl von verläßlichen Quellen als Informationsgrundlage verwendet. Einige Symptome sind mit in diesen Text aufgenommen, die ich nicht persönlich bestätigt habe, die aber aus äußerst zuverlässigen Quellen wie Kent, Nash oder Lippe stammen. In diesen Fällen habe ich die Symptome mit entsprechenden Hinweisen wie „viele Autoren erwähnen das Symptom..." bzw. mit dem Namen des Autoren versehen. Ansonsten habe ich in diesem Buch nicht einfach Symptome aufgezählt, nur weil sie in einem anderen Buch der homöopathischen Materia Medica stehen. Vielmehr habe ich fast ausschließlich Symptome aufgenommen, die ich in meinen eigenen Fällen oder in Fällen, die ich untersuchen durfte, bestätigt gefunden habe. Ich habe auch keine Arzneimittel aufgenommen, über die ich selbst nur sehr begrenzte Erfahrung besitze oder zu denen ich lediglich über theoretisches Wissen verfüge. Darum bleibt dieses Buch notwendigerweise unvollständig (denn kein Homöopath darf ja behaupten, alle möglichen Darstellungen und Facetten unserer Arzneimittel gesehen zu haben) und ich begrüße es sehr, wenn jeder Homöopath seine eigenen Zusätze am Rand vermerkt. Trotz aller Vorbehalte habe ich etwa sieben Jahre in die Vorbereitung dieses Buches investiert und so gut wie möglich alle sehr gut dokumentierten Leitsymptome und Charakteristika aufgenommen. Ich freue mich auf alle Kommentare und Ergänzungsvorschläge von meinen Lesern.

LEGENDE ZU DEN SYMBOLEN IM TEXT

Normaldruck weist hin auf ein häufig angetroffenes Symptom oder auf ein Bestätigungssymptom

Der Ball besagt, daß dies die wichtigste Arznei für dieses Symptom ist.

Andere Arzneien, die eine ähnliche Symptomatik aufweisen

EXTREMITÄTEN
  Muskelzuckungen
  Chorea (*Causticum*, *Cimicifuga*)
  • **Muskelkrämpfe besonders der Beine, der Hände, der Füße und der Waden**
  Daumen herabgezogen und in die Fäuste eingeschlagen

KLINISCHE INDIKATIONEN
  Asthma. Cholera. Chorea. Enzephalitis. Epileptische Krämpfe. Kolik. Kopfschmerzen. Krämpfe. Meningitis. Migräne. Nächtlicher Myoklonus. Pertussis. Tics. Verdauungsstörungen.

KOMPLEMENTÄRMITTEL
  Calcarea carbonica

SYMPTOMENKOMBINATIONEN
  • Asthma *und* epileptische Krampfanfälle
  Durchfall *und* Krämpfe in den Extremitäten

VERGLEICHSMITTEL
  Cicuta, *Zincum*, *Causticum*

In Klammern hinter das Symptom gesetzte Arzneien weisen hin auf andere bei diesem Symptom wichtige Arzneien

Fettdruck weist dieses Symptom als wirkliches Leitsymptom der Arznei aus.

Eine Kombination von Symptomen, die auf dieses Mittel hinweist

INHALT

ABIES CANADENSIS ... 21
ABIES NIGRA ... 21
ABROTANUM ... 22
ACONITUM NAPELLUS ... 25
ACTEA RACEMOSA ... 31
ACTEA SPICATA ... 32
AESCULUS HIPPOCASTANUM ... 32
AETHUSA CYNAPIUM ... 34
AGARICUS ... 36
AGNUS CASTUS ... 39
ALLIUM CEPA ... 40
ALOE ... 43
ALUMINA ... 45
AMBRA GRISEA ... 48
AMMONIUM CARBONICUM ... 50
ANACARDIUM ... 53
ANAGALLIS ... 55
ANGUSTURA VERA ... 55
ANTHRACINUM ... 56
ANTIMONIUM CRUDUM ... 56
ANTIMONIUM TARTARICUM ... 60
APIS ... 63
APOCYNUM ... 69
ARGENTUM METALLICUM ... 70
ARGENTUM NITRICUM ... 72
ARNICA ... 78
ARSENICUM ALBUM ... 83
ARSENICUM JODATUM ... 93
ARTEMISIA VULGARIS ... 95
ARUM TRIPHYLLUM ... 96
ARUNDO ... 98
ASA FOETIDA ... 98
ASARUM EUROPAEUM ... 100
AURUM METALLICUM ... 103
AURUM MURIATICUM ... 107

AURUM MURIATICUM NATRONATUM 108

BADAGIA 109
BAPTISIA 109
BARYTA CARBONICA 111
BARYTA MURIATICA 115
BELLADONNA 116
BELLIS PERENNIS 124
BENZOICUM ACIDUM 125
BERBERIS 127
BISMUTH 129
BLATTA ORIENTALIS 131
BORAX 132
BOTHROPS 135
BOVISTA 135
BROMUM 137
BRYONIA 139
BUFO 146

CACTUS 148
CADMIUM SULFURATUM 151
CALADIUM 152
CALCAREA ARSENICOSA 154
CALCAREA CARBONICA 156
CALCAREA FLUORICA 166
CALCAREA PHOSPHORICA 168
CALCAREA SILICATA 172
CALCAREA SULFURICA 172
CALENDULA 174
CAMPHORA 175
CANNABIS INDICA 178
CANNABIS SATIVA 181
CANTHARIS 182
CAPSICUM 186
CARBO ANIMALIS 188
CARBO VEGETABILIS 191
CARBOLICUM ACIDUM 195
CARBONEUM SULFURATUM 197

CARCINOSINUM	197
CARDUUS MARIANUS	203
CASTOR EQUI	204
CAULOPHYLLUM	204
CAUSTICUM	206
CEANOTHUS	213
CEDRON	214
CHAMOMILLA	214
CHELIDONIUM	219
CHIMAPHILA UMBELLATA	221
CHINA OFFICINALIS	222
CHININUM SULFURICUM	227
CHLORALUM	230
CHLORUM	230
CICUTA	230
CIMICIFUGA	233
CINA	236
CINNABARIS	239
CISTUS CANADENSIS	240
CLEMATIS	241
COBALTUM	243
COCA	243
COCCULUS	244
COCCUS CACTI	249
COFFEA	250
COLCHICUM	252
COLLINSONIA	254
COLOCYNTHIS	255
CONIUM	258
CORALLIUM RUBRUM	261
CROCUS SATIVUS	262
CROTALUS CASCAVELLA	263
CROTALUS HORRIDUS	264
CROTON TIGLIUM	266
CUBEBA	268
CUPRUM	268
CURARE	271
CYCLAMEN	272

DIGITALIS	275
DIOSCOREA	277
DOLICHOS	278
DROSERA	279
DULCAMARA	280
ELAPS	284
EQUISETUM	285
ERIGERON	286
EUPATORIUM PERFOLIATUM	287
EUPHRASIA	289
FERRUM METALLICUM	290
FERRUM JODATUM	294
FERRUM PHOSPHORICUM	295
FLUORICUM ACIDUM	297
FORMICA RUFA	299
GAMBOGIA	300
GELSEMIUM	301
GLONOINUM	306
GNAPHALIUM	308
GRAPHITES	309
GRATIOLA	315
GRINDELIA	316
GUAJACUM	317
HAMAMELIS	318
HEKLA LAVA	320
HELLEBORUS	320
HELONIAS	323
HEPAR SULFURIS	325
HYDRASTIS	329
HYDROPHOBINUM	331
HYOSCYAMUS	334
HYPERICUM	339

IGNATIA	340
IPECACUANHA	345
IRIS VERSICOLOR	347
JACARANDA	349
JALAPA	349
JODUM	349
JUGLANS CINEREA	352
JUGLANS REGIA	353
KALIUM ARSENICOSUM	353
KALIUM BICHROMICUM	355
KALIUM BROMATUM	359
KALIUM CARBONICUM	362
KALIUM FERROCYANATUM	367
KALIUM JODATUM	367
KALIUM NITRICUM	371
KALIUM PHOSPHORICUM	372
KALIUM SULFURICUM	374
KALMIA	377
KREOSOTUM	380
LAC CANINUM	383
LAC DEFLORATUM	387
LACHESIS	388
LACTICUM ACIDUM	396
LACTUCA VIROSA	397
LATHYRUS SATIVUS	397
LATRODECTUS MACTANS	399
LAUROCERASUS	399
LECITHIN	401
LEDUM	401
LEMNA MINOR	404
LILIUM TIGRINUM	405
LITHIUM CARBONICUM	408
LOBELIA INFLATA	409
LYCOPODIUM	412
LYCOPUS VIRGINICUS	419

LYSSINUM	420
MAGNESIA CARBONICA	421
MAGNESIA MURIATICA	424
MAGNESIA PHOSPHORICA	427
MANCINELLA	429
MANGANUM	431
MEDORRHINUM	433
MELILOTUS	439
MEPHITIS	440
MERCURIUS	441
MERCURIUS CORROSIVUS	446
MERCURIUS JODATUS FLAVUS	447
MERCURIUS JODATUS RUBER	447
MEZEREUM	448
MOSCHUS	451
MUREX	453
MURIATICUM ACIDUM	454
NAJA	456
NATRIUM ARSENICOSUM	458
NATRIUM CARBONICUM	460
NATRIUM MURIATICUM	463
NATRIUM PHOSPHORICUM	472
NATRIUM SULFURICUM	474
NITRICUM ACIDUM	479
NUX MOSCHATA	484
NUX VOMICA	488
OCIMUM CANUM	496
OENANTHE	496
OLEANDER	498
OLEUM ANIMALE	500
ONOSMODIUM	500
OPIUM	502
ORIGANUM	507
OXALICUM ACIDUM	508

PAEONIA	510
PALLADIUM	511
PAREIRA	513
PARIS QUADRIFOLIA	514
PETROLEUM	515
PETROSELINUM	518
PHELLANDRIUM	519
PHOSPHORICUM ACIDUM	520
PHOSPHORUS	522
PHYSOSTIGMA	530
PHYTOLACCA	531
PICRICUM ACIDUM	534
PIPER METHYSTICUM	537
PLATINUM	537
PLUMBUM	541
PODOPHYLLUM	544
PRUNUS SPINOSA	546
PSORINUM	547
PTELEA	551
PULSATILLA	552
PYROGENIUM	561
RADIUM BROMATUM	564
RANUNCULUS BULBOSUS	565
RAPHANUS	568
RATANHIA	569
RHEUM	570
RHODODENDRON	571
RHUS TOXICODENDRON	574
RHUS VENENATA	581
ROBINIA	581
RUMEX CRISPUS	582
RUTA	583
SABADILLA	586
SABINA	588
SAMBUCUS NIGRA	589
SANGUINARIA	591

SANICULA	594
SARSAPARILLA	598
SCUTELLARIA	599
SECALE	600
SELENIUM	603
SENEGA	605
SEPIA	607
SILICEA	614
SINAPIS NIGRA	622
SPIGELIA	623
SPONGIA TOSTA	625
SQUILLA MARITIMA	628
STANNUM	628
STAPHISAGRIA	631
STELLARIA MEDIA	636
STICTA PULMONARIA	637
STRAMONIUM	639
STRONTIUM	644
STRYCHNINUM	645
SULFUR	647
SULFURICUM ACIDUM	657
SYMPHYTUM	660
SYPHILINUM	661
TABACUM	664
TARAXACUM	666
TARANTULA CUBENSIS	666
TARANTULA HISPANICA	667
TELLURIUM	671
TEREBINTHINA	672
TEUCRIUM	674
THEA	674
THERIDION	674
THLASPI	676
THUJA	677
TUBERCULINUM	682

URTICA URENS 688
USTILAGO 689

VALERIANA 690
VERATRUM ALBUM 692
VERATRUM VIRIDE 696
VERBASCUM 697
VIBURNUM 698
VIOLA ODORATA 698
VIOLA TRICOLOR 699

WYETHIA 699
XANTHOXYLUM 699
ZINCUM 700

INDEX 707

HANDBUCH
DER
HOMÖOPATHISCHEN LEITSYMPTOME
UND BESTÄTIGUNGSSYMPTOME

ABIES CANADENSIS

Dieses Mittel besitzt ein sehr nützliches Leitsymptom: Die **Empfindung von einem nassen Tuch auf dem Rücken** *(Tuberculinum, Pulsatilla)*.

ABIES NIGRA

Abies Nigra ist vor allem ein Mittel für gastrointestinale Beschwerden: Ulkus pepticum, Gastritis, Hiatushernie usw. Das Hauptleitsymptom ist die furchtbare Empfindung von einem Klumpen am Mageneingang. Der Patient kann das Gefühl haben, als liege ein Stein im Epigastrium oder als habe er ein Ei verschluckt.

VERDAUUNGSTRAKT
- **Empfindung von einem Klumpen im Epigastrium. Kann beschrieben werden als die Empfindung, „als hätte man ein Ei oder einen Stein verschluckt."**
- Magenbeschwerden bei älteren Patienten

ABROTANUM

BRUST
 Herzbeschwerden, vor allem bei älteren Patienten

KLINISCHE INDIKATIONEN
 Gastritis. Herzerkrankungen. Hiatushernie. Ulkus pepticum

VERGLEICHE
 Nux vomica

ABROTANUM

Abrotanum ist ein Mittel, das die Drüsen, Gelenke und Schleimhäute angreift. Die Hauptindikation für **Abrotanum** ist „Metastasierung".

Doch mit „Metastasierung" sind hier nicht Tochtergeschwulste maligner Tumore gemeint, sondern es drückt die Idee aus, daß sich der Sitz oder die Erscheinungsform der Pathologie verändert. So denken wir etwa an **Abrotanum**, wenn eine Mumpserkrankung von den Ohrspeicheldrüsen zu den Hoden hin wechselt, oder wenn eine Arthritis oder Diarrhœ unterdrückt wird und es infolgedessen zu einer Herzerkrankung kommt. Bei Beschwerden, die ihre Erscheinungsform oder ihren Sitz verändern oder die rasch unterdrückt werden und völlig neue Symptome produzieren, denken wir an **Abrotanum**.

ALLGEMEINSYMPTOME
- **Metastasierung; Veränderung von Erscheinungsform oder Sitz der Pathologie**

Marasmus der Kinder und Säuglinge. Die unteren Gliedmaßen magern ab, bevor der übrige Körper betroffen wird.
Neugeborene Kinder nehmen nicht an Gewicht zu; faltiges zerknittertes Aussehen oder hippokratisches Gesicht *(Aethusa)*
Abmagerung trotz Heißhunger
Allgemeine Besserung während der Diarrhœ *(Natrium sulfuricum, Zincum)*
Allgemeine Verschlimmerung nach Grippe *(Gelsemium, Scutellaria, Natrium sulfuricum, Influenzinum)*
Verschlimmerung durch Kälte und naßkaltes Wetter
Vergrößerte oder entzündete Lymphdrüsen

VERDAUUNGSTRAKT

- **Absonderung aus dem Nabel,** vor allem bei Neugeborenen; jede Art von Hautausschlag um den Nabel herum bei Neugeborenen mit mangelndem Appetit – oder bei Säuglingen, die einfach nicht gedeihen wollen

Jede Art von pathologischer Veränderung oder von Hautausschlägen des Nabels
Diarrhœ, die dem Organismus Erleichterung verschafft (und bei Unterdrückung zu rheumatischen Beschwerden oder anderen Erkrankungen führen kann)
Hämorrhoiden. Unterdrückte Hämorrhoiden
Blutungen aus dem Rektum infolge unterdrückter Menses

BRUST

Atemwegsinfektionen infolge unterdrückter Hautausschläge
Herzerkrankungen nach Unterdrückung von Rheumatismus oder anderen Erkrankungen
Heiserkeit

ABROTANUM

EXTREMITÄTEN
Rheumatismus. Gicht. Arthritische Knötchen
Rheumatische Schmerzen: schlimmer bei kaltem, feuchtem Wetter, schlimmer nachts
Rheumatismus, abwechselnd mit Diarrhœ oder nach unterdrückter Diarrhœ
Abmagerung der unteren Extremitäten, ausgeprägter oder früher als am übrigen Körper *(Ggs.* **Natrium muriaticum, Lycopodium**)

KLINISCHE INDIKATIONEN
Arthritis. Atemwegsinfektionen. Bronchitis. Diarrhœ. Gicht. Hämorrhoiden. Infektiöse Erkrankungen des Nabels. Mangelhaftes Gedeihen. Marasmus. Mumps. Rheumatische Herzerkrankung

SYMPTOMENKOMBINATIONEN
- Mangelhaftes Gedeihen oder Abmagerung *mit* Ausschlägen um den Nabel oder Absonderungen des Nabels

VERGLEICHE
Aethusa, Pulsatilla, Kalium bichromicum, Magnesium carbonicum, Silicea

ACONITUM NAPELLUS

Bei **Aconitum**, das früher vor allem für akute Beschwerden als Folge von Schock und kaltem trockenem Wind verwendet wurde, hat *Vithoulkas* im Hinblick auf seine Anwendung bei vor allem chronischen psychischen Erkrankungen, wie z.B. tiefsitzenden Phobien, Panikzuständen und Angstneurosen, Pionierarbeit geleistet. Die Beschwerden von **Aconitum** (Angstzustände wie auch akute Beschwerden) treten plötzlich und mit großer Intensität auf. Sowohl bei den akuten Erkrankungen als auch den chronischen psychischen Störungen besteht meist große Angst und eine überwältigende Furcht vor dem Tod. In vielen Fällen geht diese Furcht so weit, daß ein sicheres Vorgefühl vom nahe bevorstehenden Tod empfunden wird. Der Patient sagt vielleicht sogar das genaue Alter oder gar das Datum voraus, wann er sterben wird.

Bei den akuten Zuständen stellen wir Entzündungen fast jeden Organsystems fest, die sich rasch entwickeln. Diese Entzündungen treten bald, oft innerhalb von Minuten oder weniger Stunden auf, nachdem der Patient Wind, einem Schrecken oder einem Schock ausgesetzt war. Bei hochgradigen akuten Entzündungszuständen kann die Furcht sehr ausgeprägt sein, bei leichteren Zuständen kann sie jedoch auch völlig fehlen. Die akute Erkrankung kann ungeheuer heftig oder lebensbedrohlich sein. Die Infektionen und Entzündungen von **Aconitum** entwickeln sich selten bis zum Stadium der Eiterbildung.

Jedesmal, wenn ein heftiges oder furchterregendes Ereignis eintritt (wie etwa ein Erdbeben oder ein Autounfall), müssen wir oft **Aconitum** als erstes Mittel geben, auch wenn wir später andere spezifische akute Arzneimittel brauchen. **Aconitum** kann einen Schock oder Schrecken auflösen, der im Körper oder Gemüt bereits ein Leben lang festgesessen hat.

Aconitum muß gewöhnlich in hohen Potenzen verabreicht werden, wie 50M oder CM, weil die Symptome sehr intensiv sind und die

Potenz zur Intensität der Störung passen muß. Diese Regel gilt nicht für akute Erkrankungen von geringfügigerer Ausprägung.

GEMÜT

Ungeheure Furcht vor dem Tod

- **Gefühl, daß der Tod nahe bevorsteht. Sagt die Todesstunde voraus oder hat die fixe Idee, daß er zu einer bestimmten Zeit sterben wird.**
- **„Todesahnung"** *(Argentum nitricum, Agnus castus)*

Ängste:
- **Klaustrophobie**
- **Furcht in einer Menschenmenge oder in einem Raum voller Menschen**
- **Furcht vor Erdbeben**

Agoraphobie. Flugangst. Furcht vor schlimmen Nachrichten. Furcht von Gespenstern. Furcht vor Herzerkrankung

Panikzustände mit rezidivierenden Phasen von ungeheurer Furcht vor dem Tod; er ist überzeugt davon, daß er sterben wird; das Gesicht ist erfüllt von blankem Entsetzen, es bestehen heftiges Herzklopfen oder sogar Herzrasen, ausgeprägte Hitze und Rötung im Gesicht und Kurzatmigkeit.

- **Angstzustände infolge eines großen Schreckens** wie etwa nach einem Autounfall, Erdbeben usw.

Ruhelosigkeit

Paniksymptome treten abends und auch unmittelbar nach dem Einschlafen auf. Erwacht ein bis zwei Stunden nach dem Einschlafen mit Schrecken, Auftreten nach einem Schockerlebnis.

Furcht während der Wehen, fürchtet zu sterben.

Angst um andere Menschen

Verlangen nach Gesellschaft

Außer sich vor Schmerzen; empfindet dringendes Bedürfnis nach Linderung.

ALLGEMEINSYMPTOME

Robuste, plethorische und vitale Menschen
- **Beschwerden, die nach einem Schrecken oder plötzlichen schockierenden Ereignissen eintreten**
- **Schock und Furcht unmittelbar nach einer Verletzung oder einem Unfall. Die Symptome treten plötzlich auf *(Belladonna)*.**

Allgemeine Verschlimmerung, nachdem man Wind ausgesetzt war, vor allem kaltem trockenem Wind

Allgemeine Verschlimmerung durch Hitze, sobald sich die Beschwerde festgesetzt hat (dies gilt sogar für die Gemütssymptome.)

Intensive Schmerzen, die den Patienten veranlassen können aufzuschreien

Ruhelosigkeit. Kann nicht ruhig bleiben.

KOPF

Schwindel, besonders nach einem Schrecken oder Schock

Schwindel oder Ohnmachtsneigung beim Aufstehen oder im Stehen

Starke Kopfschmerzen während des Fiebers – als Folge davon, daß er kaltem Wind ausgesetzt war –, wenn Schnupfen unterdrückt wird

Erkältungen oder grippale Infekte: treten plötzlich auf, nachdem man kaltem Wind ausgesetzt war; begleitet von hohem Fieber und hochgradiger Hitze oder Brennen in den Nasenlöchern

AUGEN

Konjunktivitis nach kaltem Wind, entzündet mit reichlichen dünnen Absonderungen

Photophobie

Akutes Arzneimittel für Wunden und Fremdkörper im Auge

ACONITUM

Plötzliche Blindheit nach Schrecken oder Schock

OHREN

Otitis media, die plötzlich einsetzt (häufig nach kaltem Wind) mit intensiven Schmerzen und hohem Fieber *(Belladonna)*
Ohren sind von leuchtend roter Färbung.

GESICHT

Eine Wange rot, die andere blaß *(Chamomilla)*
Hitze und Rötung im Gesicht
Schwitzen des Gesichts nur da, wo es mit dem Kissen in Berührung kommt
Gesichtsneuralgien, oft unerträglich schmerzhaft – schlimmer, nachdem das Gesicht Wind ausgesetzt war
Einseitiges Taubheitsgefühl im Gesicht
Fazialisparese nach kaltem Wind
Gerötetes, plethorisches Gesicht; Blutstau im Gesicht

MUND/RACHENRAUM

Bitterer Geschmack im Mund, nur Wasser schmeckt normal.
Taubheitsgefühl von Mund und Zunge
Trockenheit des Mundes und Rachenraumes, vor allem der Zungenmitte
Zahnschmerzen nach kaltem Wind
Pharyngitis oder Tonsillitis: sehr rot, brennend, häufig nach kaltem Wind

VERDAUUNGSTRAKT

Großer Durst, gewöhnlich auf kalte Getränke
Verlangen nach Fisch
Abneigung gegen Artischocken

ACONITUM

Gastritis durch kalte Getränke bei Überhitzung
Schmerzen um den Nabel, vor allem während der Stuhlentleerung, können zur Brust ausstrahlen
Akute Hepatitis

UROGENITALTRAKT
- **Harnretention bei Säuglingen oder Müttern unmittelbar nach der Entbindung**
- **Besonders nützlich bei Frauen während der Wehen unter der Geburt; sie hat das Gefühl der absoluten Gewißheit, daß sie im Begriff ist zu sterben.**

Orchitis
Gebärmutterblutung

BRUST
- **Hauptmittel für die Frühstadien von Krupp-Husten**

Lungenentzündung, die plötzlich auftritt; dabei besteht große Ruhelosigkeit, Angst und Atemnot. Oftmals dabei Hämoptyse mit „kirschrotem" Sputum
Angina pectoris-Anfall oder akuter Myokardinfarkt mit Taubheitsgefühl im linken Arm *(Cactus, Rhus toxicodendron u.a.)*
Herzklopfen, Tachykardie
Herzklopfen und Pulsieren nach einem Schrecken
Hitze in der Brust oder Empfindung zu „kochen"

EXTREMITÄTEN
Plötzliche entzündliche Arthritis, vor allem nach Einfluß von kaltem Wind
Taubheitsgefühl oder Schwäche im linken Arm bei Herzerkrankungen
Empfindungen von Taubheit und Lähmung

ACONITUM

AKUTE KRANKHEITSZUSTÄNDE

Im Frühstadium von Atemwegsinfektionen, Grippe, Pneumonie, Tonsillitis, Otitis, Harnwegsinfektionen, Hepatitis, Konjunktivitis, akuter Arthritis usw.

Exanthemata (Masern, Röteln usw.)
Beschwerden treten plötzlich und intensiv auf und sind oft begleitet von starken Schmerzen.

Plötzliche große Hitze und hohes Fieber im Wechsel mit Frostschauern; Hitzewallungen im Gesicht mit Rötung, kontrahierte Pupillen, Durst auf kalte Getränke, kalte Extremitäten sowie häufig große Angst und Furcht vor dem Tod

Myokardinfarkt mit hochgradigen Brustschmerzen, Schmerzen und Taubheitsgefühl strahlen in den linken Arm aus, entsetzliche Furcht vor dem Tod *(Cactus, Arnica)*.

Fazialislähmung
Apoplexie
Traumata und ihre Folgen

KLINISCHE INDIKATIONEN

Amaurose. Angina pectoris. Angstzustände. Apoplexie. Arrhythmie. Erkältungen. Fazialisparese. Gastritis. Gesichtsneuralgie. Grippe. Harnretention. Hepatitis. Infektionen der oberen Atemwege. Konjunktivitis. Kopfschmerzen. Krupp-Husten. Metrorrhagie. Myokardinfarkt. Neuralgie. Orchitis. Otitis media. Panikzustände. Pharyngitis. Photophobie. Pneumonie. Rheumatische Erkrankungen. Schock. Schwindel. Tonsillitis. Verletzungen und Traumata. Wehen. Zahnschmerzen. Zystitis

ERGÄNZUNGSMITTEL

Sulfur, Arnica, Coffea

VERGLEICHE

Belladonna – Plötzliche, heftige akute Beschwerden; hohes Fieber; Pulsieren; gerötetes Gesicht; bei robusten plethorischen Patienten. Aber **Belladonna** hat keinen Durst, hat eher eine Beziehung zur rechten Körperhälfte, und es fehlen die Angst und die Ruhelosigkeit. Bei **Belladonna** sind die Pupillen häufiger erweitert.

Phosphorus – Große Furcht vor dem Tod; Verlangen nach Gesellschaft; Panikattacken, die in der Dämmerung verschlimmert sein können; Angst um andere Menschen; Durst; Pneumoniesymptome sind ähnlich; Verlangen nach Fisch

Stramonium – Angstzustände nach Schock oder Schrecken; Furcht vor dem Tod; Klaustrophobie; Furcht vor Dunkelheit; erwacht aus dem Schlaf mit Schrecken.

Opium – Beschwerden nach Schreck; Fieber; gerötetes Gesicht; Delirium; Durchblutungsstörungen des Gehirns mit Apoplexfolge

Sulfur, Rhus toxicodendron, Ferrum phosphoricum, Arsenicum album, Bryonia

ACTEA RACEMOSA
(siehe Cimicifuga)

ACTEA SPICATA

Actea Spicata ist ein Mittel, an das man in Fällen von Rheumatismus der kleinen Gelenke von Händen und Handgelenken denken sollte *(Caulophyllum, Causticum)*.

EXTREMITÄTEN
 Schmerzen in den kleinen Gelenken: Handgelenken, Händen, Fingern, Knöcheln und Füßen
 Schmerzen und Schwellung der Gelenke, schlimmer durch geringfügige Anstrengung oder Ermüdung
 Schmerzen schlimmer durch Berührung

VERGLEICHE
 Causticum, Caulophyllum, Guajacum

AESCULUS HIPPOCASTANUM

Aesculus wurde primär für die Behandlung von Hämorrhoiden und generalisierten venösen Kongestionen gebraucht. Es ist aber auch bei Arthritis der Wirbelsäule und des Beckengürtels sowie bei Ischiasbeschwerden von großer Bedeutung.

ALLGEMEINSYMPTOME
 Venektasie, Weitungen der Venen oder Varizen nicht nur im Rektum, sondern auch in Hals, Ösophagus, Augen usw.

REKTUM
 Hämorrhoiden, gestaut (passive Kongestion) und purpurfarben

- Die Schmerzen werden oft beschrieben, „als sei der Mastdarm voller kleiner Splitter" *(Collinsonia)*.
- Der Schmerz strahlt ins Kreuz und in die Hüften aus, insbesondere in den Iliosakralbereich.

Stechende Schmerzen schießen vom Rektum in den Rücken aufwärts.

Hämorrhoiden, die mit Rückenschmerzen einhergehen
Nach dem Stuhlgang halten die Schmerzen noch stundenlang an (**Ratanhia, Paeonia**).
Rektale Schmerzen schlimmer im Stehen, schlimmer durch Abwischen nach dem Stuhlgang
Hämorrhoiden während der Schwangerschaft
Obstipation. Harter Stuhl

RÜCKEN

- **Arthritis und Schmerzen im Sakrum oder in den Iliosakralgelenken.** Schmerzen im Kreuzbereich

Rückenschmerzen verschlimmern sich durch Bücken, oder wenn man sich nach dem Bücken aufrichtet, oder wenn man vom Sitzen aufsteht.
Ischiassyndrom
Spondylitis ankylopoetica (Morbus Bechterew). Wirbelsäule wird steif und wie eingefroren empfunden.

KLINISCHE INDIKATIONEN

Arthritis. Hämorrhoiden. Ischiassyndrom. Obstipation. Rückenschmerzen. Spondylitis ankylopoetica. Venöse Kongestion und Varizen

SYMPTOMENVERBINDUNGEN

- **Rückenschmerzen oder Ischiassyndrom *und* Hämorrhoiden**

VERGLEICHE

Collinsonia, Ratanhia, Pæonia, Aloe, Nux vomica, Sulfur, Hamamelis

AETHUSA CYNAPIUM

Aethusa hat sich bei schweren akuten Beschwerden mit ausgeprägter Entkräftung und sogar Stupor als nützlich erwiesen. Der Hauptwirkungsbereich dieses Mittels liegt im Verdauungstrakt. *Vithoulkas* hat **Aethusa**-Patienten als reservierte Menschen beschrieben, die sich selbst genügen, aber innerlich starke Emotionen haben.

GEMÜT

Reservierte Menschen, innerlich voller starker Gefühle; Einzelgänger

- **Widmet sein ganzes Leben den Tieren und entwickelt zu seinen Haustieren eine äußerst intensive Beziehung. Hält Haustiere in großer Zahl.**

Furcht vor dem Einschlafen, denn er „könnte vielleicht nie wieder aufwachen". Furcht vor einer Operation

Spricht laut mit sich selbst.

ALLGEMEINSYMPTOME

Schwere akute Erkrankungen mit Erbrechen, Diarrhœ und außerordentlich starker Entkräftung, besonders bei Neugeborenen.

Schlafstörungen: erwacht häufig mit Atemnot und muß das Fenster öffnen (**Lachesis, Aconitum, Grindelia**).

AETHUSA CYNAPIUM

KOPF
„Hippokratisches" Gesicht, sogar bei Säuglingen. Das Gesicht ist runzlig und sieht alt aus.
Hautausschläge auf der Nasenspitze *(Causticum)*. Herpetische Läsionen im Gesicht
Otorrhœ

VERDAUUNGSTRAKT
Milchunverträglichkeit. Der Säugling erbricht große Mengen geronnener Milch; Diarrhœ nach Milch *(Natrium carbonicum, Lac defloratum, Silicea)*
Schweres Erbrechen und Diarrhœ mit Dehydratation
Durstlosigkeit

HAUT
Neigung zu Hautausschlägen und Herpes

KLINISCHE INDIKATIONEN
Bronchitis. Diarrhœ. Ekzem. Gastritis. Gastroenteritis. Herpes. Laktoseintoleranz. Otorrhœ

ERGÄNZUNGSMITTEL
Calcarea carbonica

VERGLEICHE
Natrium carbonicum, Natrium muriaticum, Arsenicum album, Magnesium carbonicum

AGARICUS

Agaricus ist hauptsächlich ein Mittel für neurologische Erkrankungen mit Zuckungen, Spasmen und sogar Konvulsionen. Es kann sogar bei Multipler Sklerose, Neuromyopathien, Epilepsie und Chorea indiziert sein, aber auch bei vielen anderen weniger schwerwiegenden neurologischen Erkrankungen, wie etwa Fazialislähmung. Bei den meisten Störungen besteht eine ausgeprägte Neigung zu Zukkungen. Es ist ebenfalls ein sehr nützliches Mittel bei Kreuzschmerzen, Ischiasbeschwerden und allergischen Erkrankungen.

Der Gemütszustand von *Agaricus* ist charakterisiert durch Erregung und Angst. Der Patient kann furchtsam und von anderen abhängig sein. Er hat oft krankhafte Auffassungen vom Leben und seiner Gesundheit, was zu der außerordentlich großen Furcht vor Krebs beiträgt, die wir oft bei *Agaricus*-Patienten finden. Im Gegensatz dazu ist ein furchtloser Zustand beobachtet worden. Daneben kann große Erregung bestehen, die manchmal in der Nacht übertrieben zunimmt („poetisch in der Nacht"), sogar ekstatische Zustände können eintreten. Für *Agaricus* sind vielerlei Formen von Wahnvorstellungen festgestellt worden.

GEMÜT
- **Extreme Furcht vor Krebs**

    Angst um die Gesundheit; unbedeutende gesundheitliche Beschwerden werden übertrieben und verursachen große Furcht und Verzweiflung.

    Zustände von Erregung und Ekstase. Die Sinne sind beinahe übernatürlich geschärft.

    „Poetische Gemütsverfassung nachts"

    Abhängigkeit, ruft den Arzt häufig an.

    Gemüts- und Körpersymptome wechseln einander ab.

    Viele bizarre Formen von Wahnvorstellungen sind durch dieses Mittel geheilt worden.

AGARICUS

ALLGEMEINSYMPTOME

- **Spasmen und Zuckungen beinahe jeder nur denkbaren Muskelgruppe**
Allgemeine Verschlimmerung vor einem Gewitter
Allgemeine Verschlimmerung durch Koitus
Die Symptome können diagonal auftreten, z.B. können das rechte Knie und die linke Schulter in Mitleidenschaft gezogen sein.
Schmerzen sind unverhältnismäßig stark im Vergleich zur Pathologie; unerklärlich durch objektive Messungen oder Tests
Allgemeine oder lokalisierte Muskelspannungen

NEUROLOGISCHE SYMPTOME
Unbeholfenheit und Ungeschicklichkeit der Extremitäten. Ataxie
Chorea: schlimmer durch Koitus, besser durch Schlaf
Konvulsionen, Spasmen und Ohnmacht nach dem Koitus
Neuralgien. Ischiassyndrom.
Degenerative neurologische Erkrankungen
Gesichtszucken, Tics. Fazialislähmung

KOPF
Spasmen und Zuckungen der Augenlider oder des Gesichts
Zuckungen im Gesicht oder Zucken der Augenlider, schlimmer vor einem Sturm
Heuschnupfen – vor allem, wenn er mit Juckreiz in den Ohren und im Gaumendach einhergeht.
Grimassenartige Mundbewegungen – vor allem, wenn der Patient anfängt zu sprechen.
Die Ohren sind leuchtend rot und oft stark juckend.
Umschriebene kalte Stellen auf dem Kopf

AGARICUS

UROGENITALTRAKT
Urethritis
Erhöhtes sexuelles Verlangen oder Masturbieren morgens beim Erwachen

RÜCKEN
Hochgradige Kreuzschmerzen und Ischiasbeschwerden
* **Rückenschmerz, der sich bedeutend verschlimmert durch Sitzen** und bessert durch Liegen *(Ammonium muriaticum, Argentum metallicum)*
Empfindungen wie von elektrischen Schlägen im Rücken

EXTREMITÄTEN
Ungeschicklichkeit, Unbeholfenheit der Arme und Beine
Zuckungen, faszikuläre Zuckungen und Tremor aller Muskeln
Muskelverspannungen und Muskelkrämpfe
Frostbeulen oder kalte Stellen, besonders an den Füßen
Empfindung wie von kalten oder heißen Nadeln

KLINISCHE INDIKATIONEN
Allergie. Angst. Chorea. Delirium. Depressionen. Epileptische Erkrankungen. Faszikuläre Zuckungen. Fazialislähmung. Frostbeulen. Ischiassyndrom. Kreuzschmerzen. Multiple Sklerose. Neuralgie. Neuromyopathie. Parästhesie. Phobien. Tremor. Zuckungen

VERGLEICHE
Nitricum acidum – Extreme Angst um die Gesundheit, ruft den Arzt häufig an; glaubt trotz wiederholter Nachweise, daß keine organische Pathologie vorliegt, nicht an seine Genesung.

Argentum nitricum – Angst um die Gesundheit; Abhängigkeit; neurologische Symptome; Ataxie; Zuckungen
Zincum, Rhus toxicodendron, Arsenicum album, Cuprum

AGNUS CASTUS

Agnus castus ist in erster Linie nützlich bei Kollaps oder Zusammenbruch der Gesundheit infolge von Alkoholmißbrauch, Drogenabusus oder übermäßiger sexueller Ausschweifungen. Dem Patienten wird bewußt, daß seine Gesundheit durch diesen exzessiven Lebenswandel ruiniert wurde, und dies führt zu großer Angst und Schwermut. Der Kollaps beinhaltet sowohl einen psychischen Zusammenbruch als auch ein Versagen der sexuellen Kräfte. In unserer Fachliteratur finden wir den sexuell überaus erfahrenen Mann beschrieben, der bei seiner neuen jungen Ehefrau impotent ist.

GEMÜT
Große Angst und Verzweiflung um seine Gesundheit
Niedergeschlagen und ängstlich, hauptsächlich wegen seiner Gesundheit oder Impotenz
Vorahnung des bevorstehenden Todes; sagt seine Todesstunde voraus oder fühlt das drohende Ende.
Dumpfheit des Geistes und schwaches Gedächtnis. Apathie

BRUST
Nach der Entbindung schießt die Milch nicht ein oder sie versiegt – vor allem, wenn die oben genannten Gemütssymptome vorliegen.

AGNUS CASTUS

UROGENITALTRAKT
- **Kälte der Genitalien**
Impotenz, oft trotz starker sexueller Erregung und Phantasien (*Caladium, Selenium*)
Impotenz: unfähig, während des Geschlechtsaktes die Erektion beizubehalten
Impotenz nach mehrmaliger Infektion mit Gonorrhœ
Impotenz mit chronischem Harnröhrenausfluß
Libidoverlust nach vorangegangenen exzessiven sexuellen Ausschweifungen
Vorzeitige Ejakulation
Leukorrhœ

KLINISCHE INDIKATIONEN
Agalaktorrhœ. Angst. Depressionen. Impotenz. Leukorrhœ. Sexuelle Funktionsstörungen – Libidoverlust. Urethritis. Vorzeitige Ejakulation

VERGLEICHE
Caladium – Impotenz oft mit sexueller Erregung; Kälte der Genitalien; völlig schlaffer Penis
Selenium, Picrinicum acidum, Lycopodium, Fluoricum acidum, Onosmodium

ALLIUM CEPA

Allium cepa ist in erster Linie ein Mittel für Coryza, deren Ursprung entweder allergischer oder infektiöser Natur ist. Es soll angemerkt werden, daß der unbesonnene und voreilige Einsatz dieses Arznei

ALLIUM CEPA

mittels bei gewöhnlichen Erkältungen in einigen Fällen zur Unterdrückung dieses vergleichsweise kleinen Übels führen und damit akute Asthmaanfälle oder schwere Halsentzündungen heraufbeschwören kann. Dieses Arzneimittel kann bis zu einem Drittel aller Fälle von akuter allergischer Rhinitis (Heuschnupfen) heilen, zumindest für die laufende Saison. Nachdem die akuten Symptome gelindert wurden, ist für eine dauerhafte Heilung ein tiefer wirkendes Mittel erforderlich. (Anmerkung: Die Exkoriation ist bei einer **Allium cepa**-Coryza oft milder als erwartet.)

ALLGEMEINES
Allgemeine Verschlimmerung in warmen Räumen
Allgemeine Besserung im Freien

KOPF
- **Kopfschmerzen während der Coryza; schlimmer in warmen Räumen, besser im Freien**
- **Kopfschmerzen verschlimmert beim Schließen der Augen**

„Fadenförmig" empfundene neuralgische Schmerzen

AUGEN
- **Reichlicher Tränenfluß, gewöhnlich milde, während das Nasensekret scharf und wundmachend ist** *(Ggs. Euphrasia)*

NASE
Coryza mit scharfem Nasensekret, das die Nase und selbst die Oberlippe wundmachen kann
- **Reichliche dünne, wässrige Absonderung, „wie aus dem Wasserhahn".** Der Patient stopft Taschentücher in die Nasenlöcher, um den Fluß aufzuhalten.

ALLIUM CEPA

- **Heuschnupfen:** schlimmer durch Blumen, schlimmer in warmen Räumen, schlimmer auf der linken Seite, schlimmer am späten Nachmittag oder abends, besser im Freien
Nasenpolypen

INNERER HALS
Starke Schmerzen mit ständigem Verlangen zu schlucken – nach unter Einwirkung von *Allium cepa* unterdrücktem Schnupfen. Hier ist **Mercurius corrosivus** das Antidot.
Heiserkeit, roh-wunder Hals
Starke reißende Schmerzen im Kehlkopf während des Hustens

VERDAUUNGSTRAKT
Verlangen nach Zwiebeln
Abneigung gegen Gurken

BRUST
Schwere Bronchitis oder Asthmaanfälle als Folge der Unterdrückung von Coryza mittels *Allium cepa* reagieren oft auf **Phosphorus**.
Erkältungen greifen rasch auf Larynx und Brust über.

EXTREMITÄTEN
Neuralgien oder Phantomschmerzen nach Amputation *(**Hypericum**, **Ammonium muriaticum**, **Staphisagria**)*

KLINISCHE INDIKATIONEN
Allergie. Erkältungen. Husten. Infektionen der oberen Atemwege. Konjunktivitis. Kopfschmerzen. Nasenpolypen. Neuralgie. Otitis media. Pertussis

ERGÄNZUNGSMITTEL
Pulsatilla, Phosphorus, Thuja

VERGLEICHE
Sabadilla, Euphrasia, Wyethia, Arundo, Sinapis nigra

ALOE

Der Hauptwirkungsbereich von *Aloe* sind gastrointestinale Störungen (Gastroenteritis, Kolitis usw.) und Erkrankungen im Rektalbereich. *Aloe* greift auch die glatte Muskulatur der Venen an und verursacht passive venöse Kongestionen an vielen Körperstellen.

ALLGEMEINES
Warm und verschlimmert durch Wärme
Allgemeine Besserung durch Kälte und insbesondere durch kalte Umschläge

KOPF
Kopfschmerz, gebessert durch kalte Umschläge
Hochgradige kongestive Kopfschmerzen, schlimmer durch Hitze
Kopfschmerzen, abwechselnd mit Kreuzschmerzen, Hämorrhoiden oder Diarrhœ

ABDOMEN
Blutstau und Hitze in der Leber
Schmerzen im Bauch vor dem Stuhlgang, oder die Schmerzen drängen den Patienten zur Stuhlentleerung.

ALOE

Rumoren im Bauch und Auftreibung des Abdomens

REKTUM

Diarrhœ, plötzlicher Stuhldrang, besonders morgens, der ihn aus dem Bett treibt *(Sulfur)*
Stuhldrang um 5.00 Uhr morgens *(Sulfur)*
Unfreiwilliger Stuhlgang, besonders bei Abgang von Flatus. Muß sich konzentrieren, um unfreiwilligen Stuhlabgang zu vermeiden.
Diarrhoe: schlimmer durch Austern *(Lycopodium)*; schlimmer durch Bier *(Sulfur, Kalium bichromicum)*
Diarrhœ abwechselnd mit Hämorrhoiden
Schleimige Stühle, oder Stuhl vermischt mit Gelee-artigen Klumpen
Stuhl ist mit Gasen vermengt, so daß bei der Stuhlentleerung ein spritzendes oder gurgelndes Geräusch erzeugt wird.
Unfreiwilliger oder unbemerkter Abgang von festem Stuhl (besonders, wenn die Enkopresis körperliche und weniger emotionale Gründe hat)
Hämorrhoiden mit ausgeprägter Kongestion
• **Hämorrhoiden haben das Aussehen „wie eine Traubendolde"**
Hämorrhoiden gebessert durch kaltes Baden
Blähungabgang. Heißer Blähungabgang

RÜCKEN

Kreuzschmerzen abwechselnd mit Hämorrhoiden oder Kopfschmerzen *(Aesculus)*

SCHLAF

Träume von Stuhlentleerung oder davon, daß er sich beschmutzt

ALOE

KLINISCHE INDIKATIONEN
Diarrhœ – Infektiöse Enteritis. Kolitis. Enkopresis. Hämorrhoiden. Kopfschmerzen. Hepatitis. Entzündliche Darmerkrankungen. Kreuzschmerzen.

ERGÄNZUNGSMITTEL
Sulfur, Sepia, Kalium bichromicum

VERGLEICHE
Sulfur – Diarrhœ mit plötzlichem Stuhldrang morgens um 5.00 Uhr; Diarrhœ schlimmer durch Bier; plötzlicher Stuhldrang; besser durch Kälte
Podophyllum, Natrium sulfuricum, Aesculus

ALUMINA

Der Hauptwirkungsbereich der Pathologie von *Alumina* liegt im Nervensystem – sowohl das Zentralnervensystem als auch das Periphere Nervensystem werden angegriffen. Die Nervenimpulse sind deutlich verlangsamt und verwirrt. Dies kann sich in einfachen Störungen der Darmperistaltik zeigen, wie etwa bei der bekannten Stuhlverstopfung von *Alumina*, wo wir eine auffallende Verlangsamung der Funktion der Rektalnerven beobachten. In weiter fortgeschrittenen Stadien sehen wir eindeutige neurologische Erkrankungen wie Multiple Sklerose, Myopathien, Ataxien und Lähmungen von verschiedenartigem Ursprung. In anderen Fällen drückt sich die Pathologie in Störungen der geistigen Funktionen aus, indem die Denkprozesse verlangsamt sind und Unklarheit, Verwirrung, Identitätsverlust und hochgradige geistige Behinderungen entstehen. In

ALUMINA

fortgeschrittenen Fällen tritt Demenz auf, wie bei Morbus Alzheimer oder zerebrovaskulären Erkrankungen.

GEMÜT

Geistige Abstumpfung; die Störung beginnt mit Geistesabwesenheit, Gedächtnisschwäche und Konzentrationsschwierigkeiten.

Langsamkeit beim Beantworten von Fragen und unklare Antworten

* **Kann nicht zur Eile getrieben werden; Eile verursacht großes Leiden.**

Geistige Stumpfheit, schlimmer morgens beim Erwachen

* **Desorientiertheit und Identitätsverlust: „Beim Sprechen ist er nicht sicher, ob die Worte von ihm selbst oder von einer anderen Person gesagt wurden."**

Furcht vor Messern oder beim Anblick von Blut; Furcht, den Verstand zu verlieren. Furcht vor Küchenschaben

Impuls, sich selbst oder andere Personen mit einem Messer zu töten, oder Impulse, die beim Anblick eines Messers auftreten

Impulse, die bei geistiger Schwäche auftreten

Muß sich sehr anstrengen, um während der Konsultation selbst die einfachsten Fragen beantworten zu können.

Zweifelt an der Genesung

ALLGEMEINSYMPTOME

Allgemeine Verschlimmerung morgens beim Erwachen
Trockenheit aller Schleimhäute
* **Allgemeine Verschlimmerung durch Kartoffeln**

Allgemeine Verschlimmerung durch Hitze

Häufige Erkältungen

ALUMINA

KOPF
Schwindel, schlimmer beim Schließen der Augen (wie etwa bei Erkrankungen des Rückenmarks)
Schwindel schlimmer am Morgen, besser durch Frühstücken
Schwindel: schlimmer im Stehen, Ohnmachtsneigung im Stehen
Empfindung wie von Spinnweben im Gesicht *(Graphites)*

MAGEN
- **Abneigung gegen oder Verschlimmerung durch Kartoffeln**

Verlangen nach trockener Nahrung, wie etwa nach trockenem Reis – umso ungewöhnlicher angesichts der Trockenheit der Schleimhäute.
Verlangen nach unverdaulichen Dingen, wie etwa Erde oder Kohle

REKTUM
Hochgradige Obstipation, gewöhnlich ohne Stuhldrang
- **Die Obstipation ist so hartnäckig, daß der Patient gezwungen ist, der Stuhlentleerung mit den Fingern nachzuhelfen.**

Obstipation während der Schwangerschaft mit großer Trockenheit des Rektums
Obstipation bei weichem Stuhl
Obstipation bei Neugeborenen

UROGENITALTRAKT
Verlangsamte Harnausscheidung, schlimmer am Morgen
Kann nur während des Stuhlgangs urinieren.

ALUMINA

EXTREMITÄTEN
Schwere der Gliedmaßen, mit progressiver Lähmung
Progressive Paralyse, die in den unteren Extremitäten beginnt
Verzögerte Reizleitung: Wenn der Patient mit einer Nadel gestochen wird, vergeht beinahe eine Sekunde, bevor er auf den Reiz reagiert.

HAUT
Juckreiz der Haut ohne sichtbaren Ausschlag; verursacht Kratzen – sogar so stark, daß es blutet

KLINISCHE INDIKATIONEN
Morbus Alzheimer. Ataxie. Demenz. Depression. Ekzem. Kotverhaltung. Multiple Sklerose. Myopathie. Obstipation. Paralyse. Morbus Parkinson. Harnverhaltung. Schwindel

ERGÄNZUGSMITTEL
Bryonia, Ferrum

VERGLEICHE
Helleborus – Langsames Sprechen und Beantworten der Fragen; trübsinnig und deprimiert; schwaches Gedächtnis
Cocculus, Graphites, Nux moschata, Opium

AMBRA GRISEA

Ambra grisea wurde bislang hauptsächlich bei geistigen und emotionalen Störungen verwendet. Im Frühstadium besteht ausgeprägte Introvertiertheit und Schüchternheit, auf die später Albernheit und

AMBRA GRISEA

deutliche Geschwätzigkeit folgen. Es ist vor allem zur Behandlung von Senilität und geistiger Behinderung verwendet worden.

GEMÜT
Vergreisung oder frühzeitige Senilität *(Alumina, Baryta carbonica, Plumbum, Secale)*
- **Stellt Fragen, ohne die Antwort abzuwarten und sagt schon wieder etwas anderes.**
Alberne Geschwätzigkeit
Abneigung gegen Gesellschaft, vor allem von Fremden. Große Schüchternheit
- **Die Anwesenheit anderer Menschen ist unerträglich während der Stuhlentleerung** (kann in Gegenwart der Pflegerin, oder wenn eine andere Person im Raum oder sogar im Hause ist, oder auf öffentlichen Toiletten nicht Stuhl oder Harn entleeren).
Große Empfindlichkeit gegen Lärm und Musik
Hysterie. Depression. Angst

ALLGEMEINSYMPTOME
Allgemeine Verschlimmerung durch Lärm und Musik
Allgemeine Verschlimmerung durch Gesellschaft; Teilnahme an einer Unterhaltung oder Mitanhören eines Gesprächs verschlimmern. Erregung, Unruhe und Schlaflosigkeit wegen einer Unterhaltung, oder als Folge davon entwickeln sich körperliche Beschwerden wie Husten.
Allgemeine Verschlimmerung durch Liegen

KOPF
Schwindel bei älteren Menschen
Zysten oder Wucherungen unter der Zunge

AMBRA GRISEA

VERDAUUNGSTRAKT
Obstipation
Hemmungen, Stuhl oder sogar Harn zu entleeren, wenn andere es bemerken könnten

UROGENITALTRAKT
Blutungen zwischen den Menses: schlimmer durch Entleerung von hartem Stuhl, schlimmer durch Anstrengung
Juckreiz der Genitalien

BRUST
Husten: ausgelöst durch das Hören von Musik, schlimmer durch lautes Sprechen oder Lesen
Trockener, nervöser, krampfartiger Husten
Husten gefolgt von Rülpsen *(Sanguinaria)*

KLINISCHE INDIKATIONEN
Husten. Obstipation. Metrorrhagie. Präsenile Demenz. Senilität

VERGLEICHE
Baryta carbonica, Natrium muriaticum, Mercurius

AMMONIUM CARBONICUM

Man wird bei diesem Arzneimittel leicht enttäuscht, denn im Vergleich zu den meisten Arzneien, die im Repertorium unterrepräsentiert sind, erscheint **Ammonium carbonicum** dort beinahe überrepräsentiert. Dieses Mittel findet sich im Repertorium in vielen Rubriken im höchsten Grad, und in unserer Fachliteratur sind viele

AMMONIUM CARBONICUM

Schlüsselsymptome für seinen Gebrauch vermerkt. Dennoch handelt es sich um ein Mittel, das nur selten angezeigt ist. Vor einigen Jahren begegnete mir ein Fall von chronischer Erschöpfung, der genau einem Fall entsprach, der von *Kent* in seinen *Vorlesungen zur Homöopathischen Materia Medica* zitiert wird. Seither habe ich festgestellt, daß es ein sehr nützliches Mittel in Fällen mit chronischer Erschöpfung oder Herzerkrankungen mit Stauungsherzinsuffizienz ist, wo der Patient hauptsächlich über mangelnde Ausdauer klagt. Bei einer Zusammenkunft am *National Center of Homœopathy* 1992 stellte *Michael Carlston* aus Santa Rosa, Kalifornien, mehrere Fälle vor, die einen trägen und abgestumpften Zustand zeigten, mit Sinusitis oder Rhinitis und ausgeprägtem Zwinkern der Augenlider. Das Mittel kann bei Herz- und Atemschwäche, Heuschnupfen und Epistaxis angezeigt sein.

ALLGEMEINSYMPTOME

Geistige Trägheit. Geistesabwesenheit
Schwäche und Erschöpfung
Ausdauer sehr schwach beim Gehen und vor allem Aufwärtssteigen
Allgemeine Verschlimmerung während der Menses
Kälteempfindlich und verschlimmert durch Kälte oder kaltes feuchtes Wetter
Allgemeine Verschlimmerung durch Baden und Abneigung gegen Baden
Viele homöopathische Autoren haben dieses Arzneimittel für Scharlach empfohlen.

KOPF

Epistaxis, schlimmer durch Waschen des Gesichts *(Arnica)*
Heuschnupfen; Niesen nachts oder morgens beim Erwachen
Sinusitis und Nasenverstopfung, schlimmer während der Menses

AMMONIUM CARBONICUM

Nasenverstopfung oder Kongestion: schlimmer nachts im Schlaf, schlimmer bei der Menses
Zahnschmerzen
Zwinkern, Blinzeln
Pharyngitis, Ulzeration im Hals. Hat Diphtheriefälle geheilt.

UROGENITALTRAKT
Dysmenorrhœ
Spärliche Monatsblutung

BRUST
Empfindung von Müdigkeit und Druck in der Brust
Dyspnœ bei Anstrengung
Trockener Husten nachts. Chronischer rasselnder Husten
Anhaltender Husten nach Grippe
Lungenödem
Herzklopfen schlimmer durch Anstrengung
Angina Pectoris

KLINISCHE INDIKATIONEN
Allergie und Rhinitis. Bronchitis. Chronische-Erschöpfung-Syndrom. Epistaxis. Hämorrhoiden. Pharyngitis. Lungenödem. Scharlach. Sinusitis. Stauungsherzinsuffizienz. Thyreoiditis

SYMPTOMENKOMBINATIONEN
Herzerkrankungen *mit* Erkrankungen der Schilddrüse *(Lycopodium)*

VERGLEICHE
Stannum, Laurocerasus, Calcarea carbonica, Magnesium carbonicum

ANACARDIUM

Obwohl die Beschreibungen dieser Arznei in unserer homöopathischen Literatur einen sehr gestörten psychischen Zustand darstellen, kann man an *Anacardium* bei verschiedenen Krankheitsstadien denken. Der *Anacardium*-Zustand entwickelt sich oft bei Menschen, die mit einem unerträglichen inneren Konflikt leben. Aus diesem inneren Widerstreit der Gefühle entstehen zwei starke und einander entgegengesetzte Tendenzen: Minderwertigkeitsgefühl und Grausamkeit. Der Patient bringt häufig nur das Minderwertigkeitsgefühl, die sehr niedrige Selbsteinschätzung und Empfindungen von Wertlosigkeit zum Ausdruck. Wegen der schwachen Selbsteinschätzung, der verinnerlichten Wut und einer Art emotionaler Verletzlichkeit kann man *Anacardium* hier leicht mit *Staphisagria* verwechseln. In anderen Fällen stehen ausgeprägte Härte und Wut oder Gewalttätigkeit im Vordergrund. Der Patient kann hochgradige Grausamkeit und Hartherzigkeit entwickeln. Es besteht eine Dichotomie im Innern des Patienten, er wird gleichzeitig in zwei Richtungen gezogen. Diese Spaltung in der Persönlichkeit wird in unserer Literatur durch die Beschreibung ausgedrückt: „Wahnidee, daß auf einer Schulter ein Engel und auf der anderen ein Teufel sitzt."

GEMÜT
   Pathologischer Minderwertigkeitskomplex und niedrige Selbsteinschätzung
   Härte und Grausamkeit gegenüber Tieren *(Medorrhinum)* oder Menschen
   Will sich selbst unter Beweis stellen.
   • **Unwiderstehliches Verlangen zu fluchen *(Nitricum acidum, Hyoscyamus, Nux vomica)***
   Schwere Depression bis hin zu suizidaler Depression
   Die Krankengeschichte zeigt Mißbrauch oder Mißhandlung in der Familie, Ehe oder anderen persönlichen Beziehungen.

ANACARDIUM

Gedächtnisschwäche. Hirnmüdigkeit
Furcht, es sei jemand hinter ihm *(Medorrhinum)*
Die Furcht, die Wahnvorstellung oder der Traum, verfolgt zu werden
Unentschlossenheit; miteinander in Konflikt stehende Gefühle bezüglich vieler Dinge
Alkohol- oder Drogenmißbrauch
Häufige Kämpfe oder viele Faustkämpfe in der Vorgeschichte
Fehlendes Empfinden für moralische Werte

ALLGEMEINES
- **Entschiedene Besserung durch Nahrungsaufnahme**
- **Empfindung von einem stumpfen Pflock in einem Körperteil** (in Gelenken, Magen usw.)
- **Emfindung wie von einem Band um einen einzelnen Körperteil**

VERDAUUNGSTRAKT

Magengeschwüre und Gastritis mit Schmerzen, die durch Essen besser werden

UROGENITALTRAKT

Hypersexuell. Sadomasochistische Wünsche oder sexuelle Phantasien, die mit Schmerz oder Demütigung zu tun haben

HAUT

Ein Hauptmittel bei Vergiftungen durch Gifteiche oder bei Giftsumach-Reaktionen mit enormem Juckreiz, häufig gelindert durch brühend heißes Wasser
Ekzeme

KLINISCHE INDIKATIONEN
Depression. Ekzem. Gastritis. Gifteichen- oder Giftsumach-Vergiftung *(Rhus-Vergiftung)*. Kopfschmerzen. Manisch-depressive Phasen. Minderwertigkeitskomplex. Paranoia. Schizophrenie. Suizidale Zustände. Ulkus pepticum. Verhaltensstörungen

VERGLEICHE
Staphisagria – Mißbrauch oder Mißhandlung in der Vorgeschichte; Minderwertigkeit; Wut-Thematik; peptisches Ulkus; Pathologie im sexuellen Bereich
Nux vomica, Medorrhinum, Stramonium, Hyoscyamus

ANAGALLIS

Anagallis ist primär ein Hautmittel, für das Ausschläge und Juckreiz an den Händen und vor allem den Handflächen charakteristisch sind. Es ist ein besonders wichtiges Mittel für Giftsumach-Ausschläge mit Bläschen, die aufplatzen, abschuppen und dann wiederkehren.

ANGUSTURA VERA

Angustura vera ist bei schwerer Pathologie indiziert oder dort, wo Krämpfe und Schmerzen der Knochen oder des Periosts ausgeprägt sind. Es ist als Tetanusmittel empfohlen worden und hat Fälle geheilt, in denen eine Kiefergelenksarthralgie (Costen-Syndrom) vorlag. Dieses Arzneimittel ist vor allem indiziert, wenn der Patient ein starkes • **Verlangen nach Kaffee** hat.

ANTHRACINUM

Anthracinum wurde hauptsächlich für Hauterkrankungen wie Furunkel, Geschwüre und andere Ausschläge verwendet – vor allem wenn sich die Läsion schwarz oder tiefblau verfärbt hat und die Haut unerträglich brennt. Jüngere Fälle (u.a. von *Jeff Baker* aus Hawaii) haben einige tiefere konstitutionelle Symptome aufgezeigt, darunter Fehlfunktionen im sexuellen Bereich und Libidoverlust, Depression, unterdrückter Kummer und Kopfschmerzen.

HAUT

- **Furunkel, Hautgeschwüre und Ekzem mit enormem Brennen**
  Furunkel unmittelbar über dem Schulterblatt auf dem Rücken oder auf der rückwärtigen Schulter
  Blaue oder schwärzliche Ausschläge
  Krusten und aufgesprungene Haut an Händen oder Handflächen

VERGLEICHE
   Tarantula cubensis, Arsenicum album, Culex, Apis

ANTIMONIUM CRUDUM

Der typische *Antimonium crudum*-Patient ist als Erwachsener ruhig, weich, empfindsam und gefühlsbetont. Das *Antimonium crudum*-Kind hingegen ist mürrisch und reizbar und läßt sich bisweilen nur schwer vom *Chamomilla*-Kind unterscheiden. Die Differentialdiagnose wird noch dadurch erschwert, daß beide Arzneien eine Ab

ANTIMONIUM CRUDUM

neigung haben, berührt oder auch nur angesehen zu werden. Bei Erwachsenen sehen wir emotional empfindliche Menschen, die „im Mondlicht sanft, milde und romantisch werden".
Der Hauptangriffspunkt des Mittels ist der Verdauungstrakt – Zunge, Magen und Rektum. Was auch immer diesem Menschen widerfährt, greift die Verdauung an. Emotionen werden oft im Magen empfunden.

GEMÜT
Reizbare, mürrische Kinder, die es nicht ertragen, berührt oder auch nur angesehen zu werden
Liebenswürdige und sentimentale Patienten, besonders durch Mondlicht beeinflußt
Trauer und Lebensüberdruß
Abneigung gegen Berührung

ALLGEMEINSYMPTOME
Warmblütig und Verschlimmerung durch Hitze
• **Allgemeine Verschlimmerung durch Strahlungswärme, wie etwa von einem Ofen, Kaminfeuer oder elektrischem Heizgerät usw.**
Allgemeine Verschlimmerung durch Sonne
Die Beschwerden können sich nach einem kalten Bad entwikkeln
Liebt Nahrung und Essen
Allgemeine Verschlimmerung durch sauren Wein oder Essig
Abneigung gegen Berührung (*Tarantula*, *Chamomilla*, *Kalium carbonicum*)
Fettleibigkeit
Äußere Erscheinung: Weich, angenehm, rundes Gesicht; ein „großmütterliches" Gesicht. Der Körper ist weich und fett.

ANTIMONIUM CRUDUM

KOPF
Kopfschmerz durch Ofen- oder Sonnenhitze
Risse und Entzündungen der Mundwinkel
Entzündete Augenlider
Nasenverstopfung, verschlimmert durch Hitze
Risse an den Nasenflügeln
Aphthen im Mund
- **Dicker weißer Belag auf der Zunge, pelzig oder „wie Schnee"**

VERDAUUNGSTRAKT
Verlangen nach saurem (trockenem) Wein, Essig,
- **sauer eingelegtem Gemüse** und insbesondere **Gurken**

Verdauungsstörungen durch Diätfehler. Schwache Verdauung
Oberbauchschmerz durch seelische Erschütterungen oder Gefühlserregungen jeglicher Art
Aufstoßen
Übelkeit: verschlimmert während der Kopfschmerzen, durch Trinken und durch Diätfehler
Diarrhœ durch saure Speisen, Essig, Brot
Diarrhœ und Obstipation im Wechsel

BRUST
Husten beim Betreten eines warmen Zimmers
Chronischer Kitzelhusten

EXTREMITÄTEN
Arthritis
Schmerzen in den Füßen und an den Fußsohlen, schlimmer beim Gehen

ANTIMONIUM CRUDUM

**Warzen und Schwielen an den Fußsohlen
Nägel sind verdickt und eingerissen**

HAUT

- **Impetigo**
Dicke harte Haut, häufig aufgesprungen
Hautausschläge schlimmer durch strahlende Hitze und durch Baden
Hautausschläge mit honigartigen Absonderungen *(Graphites)*
Windpocken
Warzen

KLINISCHE INDIKATIONEN
Adipositas. Arthritis. Atemwegsinfektionen. Chronische-Erschöpfung-Syndrom. Depressionen. Diarrhœ. Gastritis. Glossitis. Hitzewallungen. Husten. Impetigo. Klimakterium. Kopfschmerzen. Schwielen. Ulcus pepticum. Windpocken

VERGLEICHE

Sulfur – Adipositas; schlimmer durch Hitze; Verdauungsstörungen; Diarrhœ; Hauterkrankungen

Graphites – Adipositas; Verdauungsbeschwerden; Schwielen; aufgesprungene Haut; honigartige Absonderungen

Pulsatilla – Schlimmer durch Hitze oder Sonne; sentimental; fettleibig; Husten; Exanthem

Carbo vegetabilis, Ferrum, Calcarea carbonica, Capsicum

ANTIMONIUM TARTARICUM

An *Tartarus emeticus* denkt man in erster Linie bei Lungenerkrankungen, verbunden mit hochgradigem Blutandrang und Katarrh. Die Brustsymptome sind sehr charakteristisch: ein rauhes Rasselgeräusch beim Atmen und ein feucht klingender Husten. Obwohl offensichtlich viel Schleim in der Brust ist, geht beim Husten nur wenig Auswurf ab. Während des Hustens kann man die Bewegung dieses dicken Schleims beinahe hören, doch scheint der Patient nicht fähig zu sein, den Schleim hinauszubefördern. Wir ertappen uns dabei, daß wir den Patienten ermutigen: „Na los, Sie schaffen es!" Aber trotz allen Rasselns und Gurgelns kommt kein Auswurf heraus, und der Patient scheint dem Ersticken nahe. Immer wenn Erstickungsgefahr und Zyanose ausgeprägt sind, muß man an *Antimonium tartaricum* denken. Dies ist offensichtlich ein Arzneimittel für schwerkranke Patienten, doch auch bei einer gewöhnlichen Bronchitis und leichten Atemwegserkrankungen kann *Antimonium tartaricum* indiziert sein.

GEMÜT
  Reizbar und mürrisch, vor allem während der akuten Krankheitsphase
  Abneigung gegen Berührung

ALLGEMEINSYMPTOME
  Abgezehrte und entkräftete Patienten. Sepsis und Schock
  Geschwächter Zustand und Krankheiten im Endstadium mit gefährdeter Atmung und schwachem Puls
  • **Überwältigende Schläfrigkeit während des Hustens oder einer Bronchitis,** kann sogar in ein Koma abgleiten.
  Patienten im Finalstadium ihrer Krankheit können ausgesprochen frieren; sie sind mit kaltem Schweiß bedeckt, und den-

ANTIMONIUM TARTARICUM

noch verschlimmert Hitze; dabei besteht ein Verlangen nach frischer Luft, die sie zugefächelt bekommen möchten. In früheren Stadien zeigt sich gute Lebenswärme.
Puls ist schwach und fadenförmig
Kinder oder Säuglinge und Kleinkinder mit Erkrankungen der Atemwege oder des Herzens im fortgeschrittenen Stadium.

KOPF
- **Zyanose** bei Atemwegserkrankungen, vor allem um die Lippen

Hippokratisches Aussehen, eingesunkene Gesichtszüge; kalter Schweiß auf der Stirn
Die Nasenflügel blähen sich auf.
Belegte Zunge

VERDAUUNGSTRAKT
Übelkeit und Erbrechen beim Husten
Gastritis
Pulsieren im Abdomen
Diarrhœ bei exanthematösen Ausschlägen
Wurde von den früheren Meistern der Homöopathie als wichtiges Mittel bei der Behandlung der Cholera betrachtet – einer Erkrankung, die gegenwärtig wieder aufflackert.

BRUST
- **Rauhes Rasseln in Brust oder Larynx**
- **Der Husten ist feucht und rasselnd, doch wird nur spärlicher Auswurf gefördert.**
- **Husten und Bronchitis bei älteren Patienten, vor allem in den Wintermonaten *(Ammoniacum)***

Bronchitis bei Säuglingen und älteren Patienten mit schwacher Brust und mangelnder Kraft zur Expektoration

ANTIMONIUM TARTARICUM

Schwierige Atmung, gebessert durch Auswurf
Gequälte, anstrengende Atmung; benutzt die akzessorische Atemmuskulatur (Hilfsmuskulatur).
Atemwegsbeschwerden bei Neugeborenen *(Laurocerasus)*
Pneumonie
Kinder mit Rasselgeräuschen in der Brust *(Kalium sulfuricum)*
Keuchhusten
Emphysem. Tuberkulose

BEWEGUNGSAPPARAT
Rheumatismus
Schmerzen und Schweregefühl im unteren Rücken und Kreuz

SCHLAF
Große Schläfrigkeit, schlimmer nach Husten
Somnolenz und Koma

HAUT
Pusteln
Impetigo
Windpocken
Beschwerden durch unterdrücktes Exanthem

KLINISCHE INDIKATIONEN
Atemwegsinfektionen. Atemwegsbehinderung durch chronische Lungenerkrankungen. Bronchitis. Impetigo. Pertussis. Pneumonie. Sepsis. Stauungsherzinsuffizienz. Windpocken. Zyanose

ERGÄNZUNGSMITTEL
Ipecacuanha

VERGLEICHE
Laurocerasus – Schwach; Mangel an Lebenswärme; zyanotisch; Herz- und Lungenerkrankungen im Endstadium
Stannum, Ammoniacum, Senega, Hippozaenum, Kalium sulfuricum

APIS

Jedermann kennt die Symptome eines Bienenstichs – Brennen, Stechen, Röte und Schwellung. Dies sind die Hauptleitsymptome des Arzneimittels *Apis*, ganz gleich ob sie von einer Infektion, Allergie oder Entzündung herrühren. Charakteristischerweise ist die Schwellung so stark ausgeprägt, daß sie aussieht wie ein Ballon, der jederzeit platzen kann.

Die charakteristischen Züge der Persönlichkeit von *Apis* sind Geschäftigkeit, intensive Ausstrahlung, Vitalität und Stärke. Das Arzneimittel ist häufiger bei Frauen indiziert. Die Patientin wird oft als „aufgabenorientiert" beschrieben, und diese Neigung kann bis zur Arbeitswut reichen. Die *Apis*-Person ist im allgemeinen recht gesund auf der geistig-emotionalen Ebene. Sie ist ein Mensch, der „geradeheraus" ist und ganz und gar nicht zur Innenschau neigt. Das einzige Symptom im Gemütsbereich ist gewöhnlich Reizbarkeit. Die Patientin kann aggressiv werden, wenn sie oder ihre Familie in irgendeiner Form hintergangen oder verärgert wird, aber sonst ist sie es in der Regel nicht. Die *Apis*-Patientin kann Kontrolle auf die Familie ausüben und sehr eifersüchtig sein – wie eine Biene, die ihr Volk

APIS

beschützt. Die Schleimhäute und serösen Häute sind der Hauptsitz der pathologischen Wirkung von **Apis**, ähnlich wie bei **Bryonia**.

GEMÜT
Aktive, vitale und geschäftige Patienten
Reizbar, insbesondere wenn verärgert
Stark ausgeprägter Familiensinn
Eifersucht
Übt Kontrolle aus, vor allem über familiäre Angelegenheiten.
Sinn für praktische und geschäftliche Dinge
Todesahnungen

ALLGEMEINES
Ausgeprägte allgemeine Verschlimmerung durch Hitze. Die Patientin kann sogar im Dampfbad oder in der Sauna in Ohnmacht fallen.
In unserer Fachliteratur gewöhnlich als warmblütig beschrieben, aber viele Menschen dieses Mittels können einen Mangel an Lebenswärme aufweisen. Lokale Beschwerden allerdings werden fast immer verschlimmert durch Hitze.
• **Besserung des Allgemeinzustandes sowie lokaler Beschwerden durch kalte Umschläge und Anwendungen**
Brennende, stechende Schmerzen; wie der Bienenstich, so erzeugt auch *Apis* hochgradige Schwellung.
Schwellung und Ödeme – sowohl allgemein als auch bei lokalen Beschwerden
Verlangen nach körperlicher Betätigung und Besserung dadurch
Allgemeine Verschlimmerung durch Unterdrückung des sexuellen Verlangens, wie etwa nach Verlust des Ehepartners

APIS

Verschlimmerung gegen 15.00 Uhr, vor allem bei Schüttelfrost und Fieber
Fieber ist recht hoch; trockene Hitze und Schwitzen wechseln einander ab.
Anaphylaktischer Schock

KOPF

- **Schwellung um die Augen herum.** Manchmal ist die Schwellung so stark, daß die Augen nicht geöffnet werden können.

Schwellung der Konjunktiven; Prolaps der Konjunktiven, Röte, Brennen, Aussehen wie „rohes Fleisch", gebessert durch kalte Anwendungen

Hitzewallungen. Klimakterische Wallungen

Herpes zoster im Gesicht, besonders auf der linken Seite

Meningitis mit hochgradigen Kopfschmerzen. Der Patient bohrt den Kopf in das Kissen, „Cri encephalique". Der Gesamtzustand wird durch Hitze verschlimmert. Koma

Linksseitiger Kopfschmerz, der von einer Stelle hinter dem Ohr ausgeht und sich zum linken Auge oder zur linken Schläfe erstreckt

Hydrozephalus; *Apis* steht in dem Ruf, eines der besten Arzneimittel für diese Erkrankung zu sein.

Angioneurotisches Ödem (Quincke-Ödem) mit straff gespannter Schwellung von Gesicht, Lippen, Zunge und Larynx

Augenentzündungen

Erysipel. Folgen von Kontakt mit der Gifteiche

HALS

Pharyngitis mit Besserung durch kalte Getränke
- **Angioneurotisches Ödem (Quincke-Ödem) in der allergischen Krise**

APIS

Pharyngitis mit sackartiger Schwellung des Zäpfchens
Halsschmerzen, die sich zu den Ohren erstrecken
Ulzeration im Hals
Tonsillen vergrößert, geschwollen

BRUST

Pneumonie oder Pleuritis mit außerordentlich starken Schmerzen beim Einatmen; „Er hat das Gefühl, keinen weiteren Atemzug mehr tun zu können."

VERDAUUNGSTRAKT
Durstlosigkeit
Peritonitis
Aszites
Obstipation während der Menses

HARNORGANE

- **Glomerulonephritis Nephrotisches Syndrom mit starker ödematöser Schwellung des ganzen Körpers (Anasarka),** spärlicher Harnausscheidung und Harnsediment oder Eiweiß im Urin

Zystitis mit brennenden Schmerzen beim Urinieren
Harnretention, vor allem bei Neugeborenen
Unwillkürlicher Harnabgang durch Husten

GENITAL
Ovarialzyste, besonders auf der rechten Seite
Hochgradige Dysmenorrhœ
Endometriose
Fehlgeburt, besonders während des ersten Trimenons

APIS

Gesteigertes sexuelles Verlangen, doch allgemein ausgeglichenes Sexualleben
Beschwerden durch Unterdrückung des sexuellen Verlangens

EXTREMITÄTEN
Unbeholfenheit, Ungeschicklichkeit; läßt Dinge aus der Hand fallen.
Ödeme der Extremitäten
Gelenkentzündungen mit Röte und entzündetem Aussehen
Paronychie (Nagelwallentzündung) mit Schmerzen, die sich durch Hitze verschlimmern

HAUT
- **Urtikaria** mit brennenden Schmerzen

Erysipel mit leuchtend roter Verfärbung und Schwellung
Ausgeprägtes Ödem der Haut – so stark gespannt, daß das Gefühl entsteht, „sie könne jeden Augenblick reißen."
Ekzem mit auffallender Schwellung, besser durch kalte Anwendungen
Herpes zoster mit ausgeprägter Besserung durch kalte Anwendungen

AKUTE BESCHWERDEN
Pharyngitis mit auffallender Röte, Schwellung des Zäpfchens, besser durch kalte Speisen oder Getränke
- Quincke-Ödem, häufig mit auffallender Schwellung des Gesichts, besser durch kalte Anwendungen
- Herpes zoster oder Giftsumach-Vergiftung im Gesicht mit stark geschwollenen Lidern, die sich kaum öffnen lassen

Akute Nephritis mit generalisiertem Ödem und spärlicher Harnausscheidung

APIS

Meningitis mit Stupor, Schreien, hohem Fieber und rotem Gesicht, alles stark verschlimmert durch Hitze
Fieber mit Schwitzen und trockener Hitze im Wechsel
Pleuritis oder Bronchitis mit starken Schmerzen beim Einatmen
Zystitis. Pyelonephritis. Dysurie mit Brennschmerz, häufiger Harndrang
Scharlach. Exanthemata. Impetigo. Bienenstich

KLINISCHE INDIKATIONEN
Abort. Allergie. Arthritis. Asthma. Bindegewebserkrankungen. Dysmenorrhœ. Endometriose. Erysipel. Glomerulonephritis. Grippe. Gürtelrose. Harninkontinenz. Herpes. Kopfschmerzen. Meningitis. Nephrotisches Syndrom. Ovarialzysten. Peritonitis. Pharyngitis. Pleuritis. Pneumonie. Pyelonephritis. Quincke-Ödem. Scharlach. Unfruchtbarkeit. Urtikaria. Windpocken. Zystitis

ERGÄNZUNGSMITTEL
Natrium muriaticum

UNVERTRÄGLICHKEIT
Rhus toxicodendron

VERGLEICHE
Belladonna – Hochgradige Entzündungen, die schlimmer durch Hitze und besser durch kalte Anwendungen sind; reizbar; emotional stark; durstlos; Rechtsseitigkeit; Ovarialzysten; Pharyngitis; sehr schmerzhafte Symptome
Nux vomica – Arbeitswut und Wettbewerbsgeist; Verlangen nach körperlicher Betätigung; eifersüchtig; geistig agil; Zystitis; starke Dysmenorrhœ; Endometriose; starke Libido; allergische Symptome; Fieber und Kälteschauer

Arsenicum album, Lycopodium, Palladium, Rhus toxicodendron

APOCYNUM

Apocynum ist eines unserer wichtigsten Mittel bei Niereninsuffizienz und anderen Beschwerden, die Ödeme verursachen. Bei dem Patienten können vollständige Anasarka sowie hochgradige Aszites und Pleuraergüsse vorliegen. Manche Homöopathen bezeichnen *Apocynum* als „fröstelndes *Apis*". Das Mittel hat auch eine ausgeprägte Wirkung auf den Magen, wo es Übelkeit und Erbrechen hervorruft.

ALLGEMEINSYMPTOME
Ödeme und Anasarka
Retention von Körperflüssigkeiten – unterdrückte Harnausscheidung usw.
Schweiß ist unterdrückt oder stark vermindert
Mangel an Lebenswärme und schlimmer durch Kälte

VERDAUUNGSTRAKT
Gastritis mit Paralyse des Magens
Gefühl von „Herabhängen" des Magens
- **Durstig, aber erbricht Flüssigkeit sofort. Selbst wenige Tropfen können starke Magenkrämpfe und Erbrechen verursachen** *(Phosphorus, Bismuthum, Bryonia)*
- **Chronische Diarrhœ bei Anasarka**
Übelkeit und Erbrechen während der Menses
Aszites

APOCYNUM

UROGENITALTRAKT

Niereninsuffizienz mit Ödemen der Knöchel, des Skrotums, Aszites, Pleuraerguß

„Chronisch fröstelnde *Apis*", mit unterdrückter Harnausscheidung, Ödemen, Anasarka; kein Schwitzen

Schwellung und Ödeme der Genitalien können stark ausgeprägt sein.

BRUST

Auffallende Atemnot und rasselnde Atmung
Pleuraerguß

KLINISCHE INDIKATIONEN

Aszites. Diarrhœ. Gastritis. Nierenerkrankung – Nephritis, Nephrose-Syndrom. Pleuraerguß

VERGLEICHE

Apis – Nephritis; Harnretention; Anasarka
Arsenicum album, Phosphorus

ARGENTUM METALLICUM

Der Hauptwirkungsbereich von **Argentum metallicum** liegt im Bindegewebe und den Gonaden. Das Mittel hat große Ähnlichkeit mit **Argentum nitricum**, sowohl was die lokalen Symptomen angeht, als auch in seiner Persönlichkeit; allerdings ist **Argentum metallicum** etwas weniger extrovertiert, impulsiv und furchtsam. Zwei der großen Charakteristika dieses Arzneimittels sind das plötzliche

ARGENTUM METALLICUM

Auftreten der Symptome und die auffallenden Empfindungen, als sei man elektrisiert.

ALLGEMEINSYMPTOME
    Schmerzen und Symptome treten plötzlich auf.
    • **Empfindungen wie von elektrischen Schlägen, vor allem im Schlaf oder beim Einschlafen**
    Verschlimmerung gegen Mittag

KOPF
    Schwindelgefühle, die häufig plötzlich einsetzen
    Periodisch auftretende Schwindelgefühle
    Neuralgische Kopfschmerzen

INNERER HALS
    Heiserkeit durch Überbeanspruchung der Stimme
    Schleimansammlung oder Entzündung in Pharynx und Larynx

BRUST
    Husten, verschlimmert durch Lachen
    Herzklopfen: schlimmer durch plötzliche Anstrengung, besser durch Seufzen
    Plötzliche Anfälle von Herzklopfen

UROGENITALTRAKT
    Hodenschmerzen oder Hodenentzündung, besonders auf der rechten Seite; schlimmer durch Druck der Kleidung und beim Gehen
    Ovarialschmerzen, laut einiger Quellen besonders auf der linken Seite
    Uterusprolaps

ARGENTUM METALLICUM

EXTREMITÄTEN
Entzündung oder Schwellung der Knorpel, häufig generalisiert
Rückenschmerzen, oft verschlimmert beim Sitzen
Neuralgische Schmerzen oder Schmerzen wie von elektrischen Schlägen, besonders der unteren Extremitäten
Sehnenkontrakturen
Schwäche oder Schweregefühl in den Gliedern

KLINISCHE INDIKATIONEN
Arthritis. Bindegewebserkrankungen. Herzklopfen. Hodentumor. Husten. Laryngitis. Neuralgie. Orchitis. Ovarialtumor. Paroxysmale Atriumtachykardie. Schwindelgefühl

VERGLEICHE
Argentum nitricum, Agaricus, Spigelia, Zincum

ARGENTUM NITRICUM

Der Hauptbrennpunkt der *Argentum nitricum*-Pathologie konzentriert sich im Nervensystem. Die Reflektionen dieser Wirkung zeigen sich sowohl in der somatischen Pathologie als auch in der charakteristischen Persönlichkeit und den geistigen Veränderungen. Allgemein gesprochen besteht bei diesem Arzneimittel ein auffallender Mangel an Fähigkeit, die neuralen, mentalen oder emotionalen Impulse zu kontrollieren.

Der Typus des *Argentum nitricum*-Patienten ist extrovertiert und fröhlich. Der Patient zeigt oft eine pathologische Offenheit. Er ist häufig nicht in der Lage, seine mentalen Prozesse, Gefühle oder

ARGENTUM NITRICUM

Handlungen zu kontrollieren. Diese Schwäche der geistigen Kontrollfunktion führt zu der für **Argentum nitricum** so charakteristischen Impulsivität, Beeinflußbarkeit und Ängstlichkeit. Der Patient ist in hohem Maße emotional, weint und lacht schnell, hat Wutausbrüche und vergibt großzügig. Das Mittel besitzt ein kindliches oder naives Element. Die Gefühlsbetontheit verleitet den Homöopathen dazu, an **Pulsatilla** zu denken. Andererseits können die Ängste, Offenheit und Beeinflußbarkeit auch zur Verwechselung mit **Phosphorus** führen. Wenn man bei der Differentialdiagnose zwischen **Phosphorus** und **Pulsatilla** schwankt, sollte man **Argentum nitricum** in Betracht ziehen.

Die Impulse von **Argentum nitricum** wirken oft nahezu lächerlich. Der Patient kann von seinen eigenen Gedanken beinahe hypnotisiert werden. Auch tiefergehende Störungen im mentalen Bereich, wie etwa zwanghaftes Verhalten, abergläubisches Denken und phobische Störungen, sind verbreitet.

Auf der Körperebene werden vor allem der Verdauungstrakt und das Nervensystem angegriffen. Selbst schwere neurologische Störungen, wie etwa Multiple Sklerose, Epilepsie und viele Formen von Ataxie können mit dieser Arznei behandelt werden.

GEMÜT

- **Impulse – von einfachem Ungestüm bis hin zu störenden oder zwanghaften Gedanken**
  Impulse: • **aus großer Höhe hinabspringen.** Impuls, einen Gegenstand auf den Vorgesetzten werfen. Impuls, einen Schraubenzieher in die Steckdose stecken. Unerklärbare, dumme Impulse. Furchterregende Impulse – z.B. das eigene Kind verletzen
- **Beeinflußbarkeit**
- **Mitgefühl**

ARGENTUM NITRICUM

Ängste: **Klaustrophobie.** • **Höhenangst.** Furcht, wenn er an einem hohen Gebäude emporblickt, mit der Vorstellung, es könnte auf ihn stürzen.
- **Furcht auf Brücken.**

Furcht vor Krankheiten wie Krebs, Herzerkrankung usw. Furcht vor Krankenhäusern.

Furcht, daß er versuchen könnte, jemanden zu verletzen. Furcht, einen Unfall zu verursachen.

Furcht, ohnmächtig zu werden.

Furcht vor dem Autofahren. Furcht in Aufzügen. Furcht im Theater. Furcht in Flugzeugen.

Agoraphobie.

- **Furcht, zu spät zu kommen**

Angst um die Gesundheit

Angst, wenn eine Verabredung oder eine Prüfung bevorsteht

Angst beim Alleinsein; besser in Gesellschaft

Impulsive Reizbarkeit, die er stark bereut

Impulsives Weinen. Weinen voller Reue

Eile; er beschleunigt impulsiv seine Schritte vor Angst, wird immer schneller, bis ihm schließlich bewußt wird, daß er vollkommen grundlos rennt.

Abergläubische Gedanken oder fixe Ideen. Zwanghaftes Denken oder Verhalten

Gedächtnisschwäche. Verschlechterung der geistigen Fähigkeiten. Demenz

Versucht, jeder Art von Prüfung aus dem Weg zu gehen.

Angst am Morgen beim Erwachen; hat das Gefühl, den Anforderungen des Tages nicht gewachsen zu sein.

Mürrisch und verzweifelt

Sagt seine Todesstunde voraus.

ARGENTUM NITRICUM

ALLGEMEINSYMPTOME

Warmblütig; eines der heißesten Arzneimittel
Allgemeine und lokale Verschlimmerung durch Hitze, manchmal besteht auch ein Mangel an Lebenswärme.
Allgemeine und lokale Besserung durch Kälte und kalte Anwendungen
Periodisch auftretende hochgradige Schwäche; vor allem während der Menstruation, kann aber jederzeit auftreten.
- **Allgemeine Verschlimmerung durch süße Nahrung**
Neigung zu Papillomen oder Warzenbildung

NERVENSYSTEM

Schwankender Gang, Ataxie und Schwere der Beine
Konvulsionen. Epileptische Krampfanfälle
Zuckungen und Tremor
Anästhesie. Parästhesie
Parese
Hemiplegie. Apoplexie
Multiple Sklerose
Zerebellare Ataxie – muß sich hinsetzen, um die Hose anzuziehen.

KOPF

Schwindelgefühl
Schwindelgefühl mit Ohnmachtsneigung
Kopfschmerzen, die allmählich schlimmer werden und plötzlich verschwinden
Kopfschmerzen, besser durch festes Einbinden des Kopfes
Stauungskopfschmerz
Leuchtend roter Fleck auf der Sklera, der aussieht „wie rohes Fleisch"

ARGENTUM NITRICUM

Bindehautreizung, gebessert durch kalte Umschläge

INNERER HALS
Schmerzen wie von Splittern im Hals
* **Heiserkeit**, vor allem bei Berufssängern oder Rednern
Völliger Stimmverlust
Papillome oder Warzen des Kehlkopfes oder im Hals
Ulzerationen im Hals. Tonsillitis

BRUST
* **Heftiges Herzklopfen mit der Empfindung, als würde das Herz von seinem Platz fortspringen**
Herzklopfen, verschlimmert durch Liegen auf der rechten Seite
Angina pectoris

MAGEN
* **Aufstoßen – so häufig und laut, daß man im Freundes- und Familienkreis „in Verruf" gerät**
Lautes Aufstoßen
Aufstoßen nach Verzehr von Süßigkeiten
Aufgetriebenheit des Bauches, die sich durch Aufstoßen bessern kann oder auch nicht
Magenschmerzen, verschlimmert in Seitenlage rechts
Verlangen: **Süßigkeiten (sogar Zucker), Salz**, Speiseeis, Käse, Fett
Abneigung: Fett, Schweinefleisch
Ausgeprägter Flatus, der manchmal mit Wohlgefühl und Erleichterung abgeht
Heftiges Erbrechen morgens mit Angst vor dem bevorstehenden Tag

ARGENTUM NITRICUM

ABDOMEN
Rumpelgeräusche im Bauch und Flatulenz
Kolitis
Blähungen: schlimmer durch Zucker, schlimmer am Morgen; der Blähungsabgang lindert die Aufgetriebenheit oft nicht.
Diarrhœ: schlimmer durch Wasser, schlimmer durch Süßigkeiten
Diarrhœ vor einer Panikattacke
Diarrhœ infolge von Erwartungsspannung

GENITAL
• **Impotenz – schlimmer, wenn man daran denkt**
Allgemein recht starkes sexuelles Verlangen
Orchitis. Ovarialschmerzen, vor allem rechtsseitig
Metrorrhagie, schlimmer nach Koitus

EXTREMITÄTEN
Ataxie. Unbeholfenheit, Ungeschicklichkeit
Schwäche und Schweregefühl der unteren Extremitäten
Kälte der Unterarme, besonders während der Menstruation
Schmerzlose Lähmung, besonders der unteren Extremitäten

KLINISCHE INDIKATIONEN
Angina pectoris. Angstzustände. Apoplexie. Arrhythmie. Ataxie. Bindegewebserkrankungen. Chronische-Erschöpfung-Syndrom. Depressionen. Epileptische Krampfanfälle. Gastritis. Hepatitis. Hypertonie. Impotenz. Kehlkopfpolypen. Kolitis. Kolon irritabile. Konjunktivitis. Kopfschmerzen. Laryngitis. Multiple Sklerose. Orchitis. Morbus Parkinson. Pharyngitis. Phobien. Reflux-Ösophagitis. Schwindelgefühle. Tremor. Ulzerationen im Hals. Zwanghaftes Verhalten

ARGENTUM NITRICUM

ERGÄNZUNGSMITTEL
  Lycopodium, Phosphorus. (Klare **Argentum nitricum**-Fälle brauchen selten andere Mittel)

SYMPTOMENKOMBINATIONEN
  • **Intensives Verlangen nach salziger *und* süßer Nahrung**

VERGLEICHE
  Phosphorus – Extrovertiert und beeinflußbar; viele Ängste; Schwindelgefühle; Verlangen nach Salz und Speiseeis; neurologische Störungen; Herzklopfen; Heiserkeit; Taubheitsgefühl
  Pulsatilla – Verschlimmert durch Hitze; besser durch Kälte und im Freien; gefühlsbetont und sentimental; Verlangen nach Süßem und Speiseeis; Stauungskopfschmerz
  Sulfur – Warmblütig; Verlangen nach Süßem und Speiseeis; Verdauungsstörungen; extrovertiert; Höhenangst
  Carbo vegetabilis, China, Agaricus, Apis, Jodum, Zincum, Lycopodium, Lac caninum

ARNICA

An den Einsatz von **Arnica** denkt man oft bei einer Verletzung, und es wird auch häufig ohne weitere Überlegung bei jeder Art von Verletzung verabreicht. **Arnica** wirkt sowohl bei akuten als auch bei chronischen Zuständen Wunder, aber nur dort, wo es angezeigt ist.

Bei Verletzungen ist **Arnica** dann äußerst nützlich, wenn es zu Blutaustritt aus den Gefäßen gekommen ist – also bei Quetschungen, Verrenkungen oder nach chirurgischer Verletzung, die mit einer

ARNICA

Quetschung des Gewebes verbunden ist. (Ein interessantes Experiment zeigte die bemerkenswert beschleunigte Resorbtion von Blut nach plastischen Operationen der Gesichtschirurgie, bei der es oft zu starken Blutungen in das weiche Gewebe kommt.) Die Schmerzen nach einer Verletzung, die am besten auf *Arnica* reagieren, sind mit einer großen Empfindlichkeit verbunden und fühlen sich wie wund und wie zerschlagen an. Die wahrscheinlich verblüffendsten Erfolge von *Arnica* bei Verletzungen werden indessen bei schweren chronischen Erkrankungen erzielt, die ihren Ursprung in einem physischen Trauma haben. Das Mittel kann bei posttraumatischen Fällen von Arthritis, neurologischen Schäden oder sogar Depressionen Wunder wirken. Die Folgen von Gehirnerschütterung werden oft mit *Arnica* beseitigt. Bei einer Gehirnerschütterung kann der Patient immer wieder in ein Koma abgleiten und kurz daraus erwachen; er beantwortet Fragen in benebeltem Zustand, meint, es sei alles in Ordnung und will allein gelassen werden. Trotz der Verwirrung ist er weniger schläfrig und betäubt als der *Opium*-Patient.

Zur Behandlung chronischer Krankheiten findet *Arnica* hauptsächlich bei Arthritis und Gicht, Herzerkrankungen und Hautausschlägen Anwendung. Auch während der Wehen ist es ein nützliches Mittel; es fördert die Geburt, lindert die Schmerzen und hilft dabei, die Blutungen unter Kontrolle zu bringen.

GEMÜT
- Furcht vor Herzkrankheiten, besonders nachts. Panikgefühle, die vom Herzen ausgehen
- In schweren Fällen, wenn der Patient in einem Betäubungszustand oder deliriös ist, mit dem Gefühl oder der fixen Vorstellung, daß es ihm recht gut gehe und er keinen Arzt brauche. „Schickt den Arzt fort."
- Reizbar mit Abneigung gegen Gesellschaft, besonders bei den Schmerzen

ARNICA

Beantwortet Fragen richtig, schläft danach ein, wie bei Gehirnerschütterung oder im Delirium *(Baptisia)*.
Träume von Tieren
Mürrisch, schweigsam
Stupor nach einer Kopfverletzung

ALLGEMEINSYMPTOME
- **Verletzungen mit Extravasat von Blut. Quetschung, Zerrung usw.**
- **Langwährende Folgen von Verletzungen**

Äußerst nützlich bei postoperativen Zuständen, sowohl zur Linderung der Schmerzen als auch zur Beschleunigung der Heilung
Allgemeine Verschlimmerung durch Anstrengung
- **Quetschungs- und Zerschlagenheitsgefühl, wie bei „blauen Flecken".** Kann sich „wie verprügelt" fühlen.

Alles wird als zu hart empfunden *(Baptisia, Pyrogenium, Rhus toxicodendron)*, selbst das Kopfkissen oder das Bett.
Ruhelos im Bett, da er nirgendwo eine bequeme Lage einnehmen kann
Allgemeine Verschlimmerung durch leichte Erschütterung; der Patient hat daher Angst, wenn man sich ihm nähert – aus Furcht vor Berührung oder Erschütterung.
Allgemeine Verschlimmerung durch Feuchtigkeit oder feuchte Kälte
Heißer Kopf, kalter Rumpf, besonders bei Fieber *(Belladonna)*
Heißer Oberkörper bei Kälte der unteren Körperhälfte
Rezidivierendes Fieber. Malaria. Typhus
Faulig-eitriger Geruch wie nach „nach faulen Eiern"

ARNICA

KOPF
- **Gehirnerschütterung**
- **Stumpfes Trauma des Auges oder Fremdkörper in Auge oder Orbita**
- **Zahnextraktionen und andere Zahnbehandlungen**, entweder für die Schmerzen oder die Blutung
- **Unterstützt die postoperative Genesung** nach chirurgischen Eingriffen oder plastischer Chirurgie
- **Epistaxis, während er das Gesicht wäscht**, beim Husten oder durch Trauma

Heißer Kopf mit kaltem Körper *(Arsenicum album)*
Seh- oder Gehörverlust nach einer Kopfverletzung
Übelriechender Atem
Meningitis
Hirnschlag mit rotem plethorischem Gesicht *(Sulfur, Opium, Lachesis)*

BRUST
- **Husten infolge von Weinen**

Keuchhusten mit Gefühl von Empfindlichkeit und wundem Schmerz in der Brust und mit Epistaxis
Angina pectoris. Degeneratives Herzleiden
Entzündung der Rippenknorpel (Costochondritis)
Pneumonie
Hämoptyse

VERDAUUNGSTRAKT
Dysenterie
Gastritis
Aufstoßen oder Blähungsabgang mit Geruch nach „faulen Eiern"

ARNICA

UROGENITALTRAKT
Ein ausgezeichnetes Mittel während der Entbindung; es lindert oft das Wundheits- und Zerschlagenheitsgefühl der Gebärmutter und beschleunigt die Erweiterung des Muttermundes. Es lindert auch den Wundschmerz nach der Entbindung.
Harnretention

BEWEGUNGSAPPARAT
Quetschungen des Rückenmarks
Verstauchungen oder Zerrungen des Rückens mit ausgeprägtem Zerschlagenheitsgefühl
Arthritis mit empfindlichen, steifen Gelenken, verschlimmert durch Kälte und Feuchtigkeit
- **Akute Verstauchungen** *(Bryonia, Rhus toxicodendron, Ruta)*
- **Quetschungen** *(Bellis perennis)*, gefolgt von *Sulfuricum acidum*
- **Myalgien, besonders nach Überanstrengung**

Wundschmerz und Zerschlagenheitsgefühl in dem Körperteil, auf dem man gelegen hat, auf beliebiger Seite. Der Patient muß sich bewegen und wirkt daher ruhelos.
Gelenkschmerzen, verschlimmert durch Erschütterung
Gicht
Paralyse nach Trauma oder Hirnschlag

HAUT
- **Symmetrische Hautausschläge**

Hautausschläge, die nach einem Trauma auftreten
Ekzem. Psoriasis. Furunkel. Purpura

ARNICA

KLINISCHE INDIKATIONEN
Abszeß. Angina pectoris. Apoplexie. Arthritis. Ekzem. Extravasat. Gastritis. Gehirnerschütterung. Gicht. Grippe. Kopfverletzung. Malaria. Meningitis. Pertussis. Pneumonie. Postoperative Zustände. Psoriasis. Quetschungen. Rheuma. Rippenknorpelentzündung. Sepsis. Verletzungen und Traumata. Wehen. Zahnbehandlungen. Zerrungen

ERGÄNZUNGSMITTEL
Rhus toxicodendron, Aconitum, Sulfuricum acidum

VERGLEICHE
Bellis perennis – Quetschung mit Extravasat, Wundschmerz, Zerschlagenheitsgefühl
Baptisia – Faulig; Empfindlichkeit; Bett fühlt sich zu hart an; antwortet und schläft gleich wieder ein.
Rhus toxicodendron, Calcarea carbonica, Ranunculus bulbosus, Ruta, Bryonia, Sulfur, Sulfuricum acidum, Pyrogenium, Opium

ARSENICUM ALBUM

Als eines der größten Polychreste kann *Arsenicum album* bei Erkrankungen praktisch jedes Organsystems Anwendung finden, aber auch bei vielen schweren geistigen Störungen und Gemütserkrankungen.

Vithoulkas benutzt den Begriff **Unsicherheit**, um die Essenz dieses Mittels zu beschreiben. Damit meint er, daß der *Arsenicum album*-Patient unter einem oft überwältigenden Gefühl großer Verletz lichkeit gegenüber der Welt leidet und um sein Wohlergehen und seine materielle Sicherheit fürchtet. Mit diesem schrecklichen Gefühl der Unsicherheit als Ausgangspunkt lassen sich die meisten Gemütssymptome verstehen.

Angst – Im Frühstadium sind Reizbarkeit, Kritiksucht und Unzufriedenheit die auffallendsten Gemütssymptome. Der Patient ist korrekt und konservativ und oft eingebunden in eine große sichere Kirchengemeinschaft. Mit zunehmender Unsicherheit entwickelt der Patient Ängste und furchterregende Panikattacken mit Zittern, Ruhelosigkeit und einem großen Verlangen nach Gesellschaft und Rückversicherung. Die Angst des Patienten dreht sich in den meisten Fällen um seine Gesundheit. Er hat eine tiefsitzende Furcht vor dem Tod. *Arsenicum album* kann tiefe phobische Zustände heilen, wie etwa fortgeschrittene Fälle von Agoraphobie.

Abhängigkeit – *Arsenicum album* braucht ein starkes Sicherheitsnetz. Er pflegt intensive Freundschaften, die ihm Schutz bieten. Er ist abhängig von seiner Familie und daher ängstlich besorgt um ihr Wohlbefinden. *Arsenicum album*-Patienten sind auch häufig stark abhängig von ihrem Arzt, und ein hoher Prozentsatz der besorgten Telefonanrufe beim Homöopathen stammt von ihnen.

Geiz – Der Patient entwickelt Geiz und Furcht vor Armut. Er hat das Gefühl, daß finanzielle Sicherheit ihn vor Gesundheitsrisiken oder beinahe sogar noch vor dem Tod bewahren kann. Er hebt alles auf, was irgendeinen Nutzen haben könnte – Papiertüten, Gummibänder usw. – alles sorgfältig beschriftet und verstaut – für den Fall, daß man es später brauchen könnte.

Zwanghaftes Verhalten – *Arsenicum album* ist eines unserer perfektionistischsten Arzneimittel. Der Patient kann buchstäblich den Boden hinter einem Gast aufwischen, der das Haus betritt; dieses Verhalten spiegelt das Verlangen wieder, seine Umgebung kontrollieren zu wollen. Er braucht ständige Kontrolle, um sich sicherer zu fühlen. Er ist besessen von der Aufstellung von Plänen. *Arsenicum album* neigt zu zwanghaftem oder sogar rituellem Verhalten.

ARSENICUM ALBUM

Verzweiflung – Schließlich entwickelt der Patient schwerste Zweifel an der Genesung, die mit ausgeprägten Depressionen und sogar einer Gemütsverfassung einhergehen, in denen er daran denkt, sich das Leben zu nehmen. Er hat das Gefühl, mit der Angst und Furcht nicht länger kämpfen zu können.

Kinder – Das *Arsenicum album*-Kind ist ordentlich, tüchtig und stark abhängig von der Meinung anderer. Es ist oft ängstlich und übertrieben verantwortungsbewußt. Die große Unsicherheit verursacht Angst und Vorsicht in gefährlichen Situationen – sogar beim Autofahren. Das Kind gibt in übertriebenem Maße acht auf die Pflichten seiner Eltern; so fragt es etwa die Mutter mehrfach nach dem Weg zum Zielort. Es hat auch große Angst um die Gesundheit seiner Eltern. Es fürchtet, daß seine eigene Sicherheit bedroht ist, wenn seinen Eltern etwas zustößt. Die Ängstlichkeit des Kindes führt zu zwanghafter Erledigung seiner Schularbeiten bis hin zu einem Verhalten, das von ausgesprochener Besessenheit zeugt.

Körperlich – Das Hauptzentrum der *Arsenicum album*-Pathologie ist der Verdauungstrakt einschließlich Leber, Magen und Darm. Das Arzneimittel hat auch eine große Wirkung auf die Atemwege, Schleimhäute und das Herz und kann bei der Behandlung maligner Entartungen angezeigt sein.

GEMÜT
Ängstliche, ordentliche, angespannte und besorgte Patienten
- **Enorme Angst, oft von großer Ruhelosigkeit begleitet**
- **Panikattacken, besonders nach Mitternacht oder zwischen 24.00 Uhr und 2.00 Uhr**
- **Angst um die Gesundheit**
- **Große Ruhelosigkeit, läuft auf und ab oder ist nervös.**
- **Ruft ständig den Arzt an und läßt sich nur mit Mühe beruhigen.**

Verzweiflung, weil er nicht an seine Genesung glaubt

ARSENICUM ALBUM

Furcht vor dem Tod
Furcht vor Krankheiten: Furcht vor Krebs. Furcht vor Herzerkrankungen. Furcht vor Multipler Sklerose. Furcht vor der Infizierung mit Krankheitskeimen
Furcht vor Einbrechern. Furcht vor Verarmung. Furcht vor dem Bösen. Furcht vor Erbrechen. Furcht vor Wahnsinn. Agoraphobie
Furcht beim Alleinsein, Verlangen nach Gesellschaft
Angst um das Wohlergehen von Familienmitgliedern oder engen Freunden, die der Erfüllung des Sicherheitsbedürfnisses dienen
Selbstsucht, ausgeprägter Geiz. Bewahrt alles auf.
- Peinlich genau in Kleinigkeiten
Perfektionismus
Zwanghaftes Verhalten
- Das Verlangen, immer alles unter Kontrolle zu haben. Sorgfältige Planung
Schwermut, sogar bis zum Selbstmord
Impuls, sich das Leben zu nehmen; hat oft die Vorstellung, sich mit einem Messer zu verletzen (sich damit zu zerfleischen). Furcht, Selbstmord zu begehen
Impuls zu töten; Furcht, jemanden zu töten
Zwanghaftes Händewaschen. Ritualisierte Verhaltensweisen
- Anorexia nervosa

ALLGEMEINSYMPTOME
Mangel an Lebenswärme und allgemeine Verschlimmerung durch Kälte
Verlangen nach Hitze; es ist ihm kaum jemals zu warm.
Bei akuter Krankheit ist das Gesicht heiß, und der Patient hat Verlangen nach frischer Luft trotz Kälte des Körpers sowie Verlangen, den Körper warm bedeckt zu halten.

ARSENICUM ALBUM

Allgemeine und örtliche Besserung durch Hitze
Ruhelos. Der Patient geht von Zimmer zu Zimmer oder wechselt vom Bett zum Stuhl und dann zum Sofa usw.
Periodizität: tägliche Wiederkehr der Symptome, vierzehntägiger Zyklus oder jede andere Form von Periodizität oder zyklischem Auftreten der Beschwerden
- **Allgemeine Verschlimmerung um Mitternacht oder von 24.00 Uhr bis 1.00 Uhr oder 2.00 Uhr**
- **Schmerzen werden gewöhnlich als Brennen empfunden (dabei besser durch Hitze)**

Übelriechende, faulige Absonderungen
Entkräftung und Erschöpfung, die mit Ruhelosigkeit abwechseln können
Scharfe, wundmachende Absonderungen
In der Regel rechtsseitige Beschwerden
Neigung zu maligner Entartung
Allgemeine Verschlimmerung am Meer
Blutungsneigung
Chronische *Arsenicum album*-Patienten bekommen nur selten Fieber während einer akuten Erkrankung.
Wird hauptsächlich als anti-syphilitisch angesehen, umfaßt jedoch alle Miasmen.

KOPF

Bei akuten Erkrankungen werden die Kopfsymptome durch Kälte gebessert (z.B. Kopfschmerzen bei Grippe usw.), und der Kopf fühlt sich heiß an, während der übrige Körper fröstelig bleibt *(Belladonna, Arnica)*.
Bei chronischen Erkrankungen des Kopfes sind die Schmerzen oft brennend und werden durch Hitze gebessert.

ARSENICUM ALBUM

Schwellung um die Augen und häufig unterhalb der Unterlider
Kopfschmerzen, die oft periodisch in täglichem, wöchentlichem oder 14tägigem Rhythmus auftreten
Wirft den Kopf unruhig von einer Seite zur anderen.
Iritis mit starker Lichtempfindlichkeit
Konjunktivitis
Ulzeration der Cornea
Brennende Augen und scharfer Tränenfluß. Brennende Lidränder

NASE
- **Rechtsseitige Koryza**

Heuschnupfen
Wäßrige wundmachende Nasenabsonderung, die zwar heraustropft, aber die Nase bleibt dabei trotzdem vollkommen verstopft.

OHR/RACHENRAUM
Weiße Verfärbung der Zunge
Aphthen, oft brennend
Pharyngitis: häufig brennende Schmerzen, die durch warme Getränke gebessert werden
Ulzerationen im Hals, die sich auf den gesamten Verdauungstrakt ausbreiten; dabei besteht ein deutliches Brennen
Ulzeration im Hals kann tief sein und sich rasch ausbreiten. Die Schmerzen sind brennend und hindern am Essen.

MAGEN
Gastritis. Ulkus pepticum. Maligne Entartung im Magen
Ulkus pepticum und Gastritis mit starkem Brennen

ARSENICUM ALBUM

Brennen in Ösophagus oder Magen, mit Verlangen nach Wasser in kleinen Schlucken (doch Flüssigkeiten werden schlecht vertragen und häufig sofort erbrochen).
* **Magenschmerzen werden gebessert durch Milch.**
Magenschmerzen können durch warme Getränke gebessert und durch kalte Getränke oder Nahrung verschlimmert werden.
Magenschmerzen um 2.00 Uhr *(Medorrhinum, Lycopodium, Kalium carbonicum)*
Erbrechen von kalter Nahrung oder Speiseeis (hauptsächlich bei organischen Magenerkrankungen)
Erbrechen und tödliche Übelkeit
* Nahrungsmittelvergiftung

Hämatemesis
Durstlos, vor allem bei chronischen Erkrankungen
Verlangen nach kalten Getränken
Verlangen nach warmer Flüssigkeit, vor allem im Frühstadium akuter Erkrankungen
* **Durst mit häufigem Verlangen nach kleinen Schlucken**

Anorexie
Nahrungsmittelverlangen: Verlangen nach **Fett**, sogar Schmalz oder Olivenöl; Verlangen nach **sauren Dingen**, besonders **Zitrone**; Verlangen nach Brot; Verlangen nach **Alkohol**, besonders Wein und Whiskey. Verlangen nach warmen Speisen
Abneigung gegen Mehlspeisen; Abneigung gegen Bohnen und Erbsen

ABDOMEN
Diarrhœ: häufig mit scharfen, übelriechenden, wäßrigen Stühlen
Diarrhœ schlimmer durch Angst
Diarrhœ schlimmer durch kalte Getränke
Diarrhœ schlimmer durch Speiseeis

ARSENICUM ALBUM

Diarrhœ schlimmer durch Obst
Kolitis jeder Art
Stuhlgang ätzend, schleimig oder blutig
Hepatitis und Lebererkrankungen im Finalstadium oder Leberzirrhose
Brennende Hämorrhoiden, gelindert durch Hitze
Aszites
Bauchkolik

UROGENITALTRAKT
Maligne Entartung der Hoden, Ovarien, Gebärmutter, Mammae
Herpes
Schmerzen des rechten Ovars
Scharfe und übelriechende Leukorrhœ
Nephritis. Nierenversagen. Anasarka
Harnblasenlähmung bei älteren Menschen
Harninkontinenz

BRUST
Asthma, verschlimmert von 24.00 Uhr bis 2.00 Uhr
Asthma, besser durch aufrechtes Sitzen
Dyspnœ: schlimmer im Liegen, besser durch aufrechtes Sitzen oder Vornüberbeugen
Empfindung, als seien die Lungen voller Rauch oder Staub
Angina pectoris
Herzentzündung infolge unterdrückter Hautausschläge
Vorhofflimmern
Herzinsuffizienz duch Blutstau mit unregelmäßigem Herzschlag, Zyanose; Dyspnœ gebessert durch Sitzen, dabei Ruhelosigkeit, Ängstlichkeit, Schwäche und hochgradige Kälte

ARSENICUM ALBUM

Husten schlimmer durch kalte Luft oder im Freien; schlimmer durch Trinken, vor allem kalte Getränke; schlimmer um 1.00 Uhr oder 2.00 Uhr
Bronchitis. Pneumonie. Pleuritis. Pleuraerguß. Emphysem
Maligne Entartungen der Mammæ

EXTREMITÄTEN

Kälte der Extremitäten; Morbus Raynaud
Tremor, besonders wenn er mit Angst verbunden auftritt
Geschwürsbildungen an Beinen, Füßen und Fingerspitzen; brennender Schmerz der Geschwüre
Schwarze Verfärbung der Nägel
Gangrän

SCHLAF

Schlaflosigkeit; erwacht besonders in der Zeit zwischen Mitternacht und 1.00 Uhr
Angstträume; oder er sagt, er empfinde selbst im Schlaf Angst
Ruheloser Schlaf

HAUT

Ekzem mit trockener Haut, intensivem Brennen und Juckreiz
Psoriasis
Ulzerationen der Haut
Intensiver Juckreiz der Haut ohne sichtbaren Ausschlag *(Alumina, Mezereum, Sulfur)*
Jucken, verschlimmert durch Kratzen

ARSENICUM ALBUM

AKUTE ERKRANKUNGEN

Fieber von 24.00 Uhr bis 2.00 Uhr oder 3.00 Uhr; oder
Fieber von 12.00 Uhr bis 14.00 Uhr oder 15.00 Uhr
- **Akute Erkrankungen mit großer Ruhelosigkeit, Angst, Kälteempfindung und Durst auf häufige kleine Mengen**

Fieber und Delirium, Delirium tremens
Pharyngitis mit Brennschmerz, gebessert durch warme Getränke
Akute Gastroenteritis mit Erbrechen und Diarrhœ, manchmal sogar gleichzeitig *(Veratrum album)*
Grippe mit dem typischen akuten Bild
Akute asthmatische Krise mit Angst, Ruhelosigkeit und Durst

KLINISCHE INDIKATIONEN

Allergie. Anämie. Angina pectoris. Angst. Anorexia nervosa. Aphthen. Arrhythmie. Asthma. Aszites. Bronchitis. Chronische obstruktive Lungenerkrankungen. Darmentzündung. Depression. Ekzem. Erkältungen. Fieber. Gangrän. Gastritis. Gastroenteritis. Glossitis. Grippe. Gürtelrose. Hämorrhoiden. Harnretention. Hepatitis. Herpes. Morbus Hodgkin. Infektionen der oberen Atemwege. Iritis. Keratitis. Kolitis. Kopfschmerzen. Leukämie. Lymphom. Malaria. Maligne Entartung. Nahrungsmittelvergiftung. Nephritis. Ösophagitis. Ovarialzysten. Panikzustände. Pharyngitis. Phobien. Pleuritis. Pneumonie. Psoriasis. Morbus Raynaud. Schlaflosigkeit. Sepsis. Stauungsherzinsuffizienz. Systemischer Lupus. Ulkus pepticum. Umweltschäden. Urtikaria. Vaginitis. Zirrhose. Zwanghaftes Verhalten. Zystitis

KOMPLEMENTÄRMITTEL

Sulfur, Phosphorus, Natrium sulfuricum, Thuja, Carbo vegetabilis

ARSENICUM ALBUM

VERGLEICHE

Phosphorus – Angst um die Gesundheit und Furcht vor dem Tod; Angst um andere; Verlangen nach Gesellschaft; Mangel an Lebenswärme; durstig; Magen- oder Atemwegserkrankung; Hämorrhagie; Verlangen nach Fett, Alkohol, Milch

Hepar sulfuris – Mangel an Lebenswärme und besser durch Hitze; ängstlich; kritiksüchtig; Pharyngitis; Verlangen nach Fett und Saurem; Husten

Aconitum – Angst; Ruhelosigkeit; Furcht vor dem Tod; Fieber mit gerötetem Gesicht; Durst auf kalte Getränke

Nux vomica – Mangel an Lebenswärme; Perfektionist; peinlich genau in Kleinigkeiten; gastrointestinale Beschwerden; Verlangen nach Fett; Morbus Raynaud

Rhus toxicodendron – Ruhelos; Mangel an Lebenswärme; Durst auf kleine Schlucke; Ekzem; Angina pectoris; Verlangen nach Milch

Nitricum acidum – Angst um die Gesundheit; Furcht vor dem Tod, vor Krankheit; reizbar; Mangel an Lebenswärme; gastrointestinale Beschwerden; Verlangen nach Fett; Ulzerationen

Bismuthum, Lycopodium, Veratrum album, Kalium arsenicosum, China, Cannabis indica, Agaricus, Graphites

ARSENICUM JODATUM

Arsenicum jodatum hat die Symptome seiner beiden Bestandteile. Zumal sowohl *Jodum* als auch *Arsenicum* ruhelose Mittel sind, ist es nicht verwunderlich, daß *Arsenicum jodatum* häufig für hyperaktive Kinder verwendet wird. Diese Kinder können das Sprechzimmer buchstäblich in Stücke reißen, und zwar nicht aus Boshaftigkeit,

ARSENICUM JODATUM

sondern aus Ruhelosigkeit. *Kent* hat von einem Fall berichtet, bei dem geistige Retardierung und Sinusitis mit diesem Mittel geheilt wurden.

Bei körperlichen Beschwerden hat dieses Arzneimittel eine großartige Wirkung bei allergischen Beschwerden und Atemwegserkrankungen.

GEMÜT
  Enorme Ruhelosigkeit
  Angst
  Hyperaktive Kinder, die dabei nicht aggressiv sind

ALLGEMEINSYMPTOME
  Warmblütig; kann in Fällen in Betracht gezogen werden, wo *Arsenicum album* paßt, der Patient aber warmblütig ist.
  Maligne Entartungen

KOPF
  Heuschnupfen mit scharfen wässrigen Absonderungen
  Dicke, gelbe, honigartige Absonderungen aus der Nase war eine der Indikationen, die von *Kent* bestätigt sind.

BRUST
  Asthma
  Pneumonie

HAUT
  Psoriasis
  Ekzem

KLINISCHE INDIKATIONEN
Allergie. Asthma. Ekzem. Hyperaktivität. Maligne Entartungen. Pneumonie. Psoriasis

VERGLEICHE
Arsenicum album, Sulfur, Kalium jodatum, Jodum, Lachesis
Einige der am häufigsten indizierten Arzneimittel für hyperaktive Kinder sind u.a.: *Tuberculinum, Veratrum album, Sulfur, Hyoscyamus, Medorrhinum, Nux vomica, Stramonium, Arsenicum jodatum, Lycopodium, Tarantula, Anacardium, Rhus toxicodendron*

ARTEMISIA VULGARIS

Artemisia ist ein Konvulsionsmittel; es ist besonders nützlich für epileptische Krampfanfälle bei Kindern oder in der Pubertät. Sowohl auf Grand Mal als auch Petit Mal kann sich diese Arznei heilend auswirken.

NERVENSYSTEM
Typische „Absenzen"
Tonisch-klonische Konvulsionen (Grand Mal) mit Zungenbiß und Zähneknirschen
Konvulsionen mit Verschlimmerung bei Abkühlung nach körperlicher Anstrengung; Konvulsionen schlimmer durch Lichtstimulierung
Chorea

ARUM TRIPHYLLUM

VERGLEICHE

Cicuta, Cuprum, Causticum, Oenanthe crocata

ARUM TRIPHYLLUM

Arum triphyllum ist hauptsächlich ein Mittel für allergische Erkrankungen, bei denen die Haut und Schleimhäute angegriffen sind.

KOPF

Starke Rötung und Reizung um den Mund herum und im Bereich der unteren Gesichtshälfte. Kann auf der linken Seite schlimmer sein und den linken Nasenflügel, die linke Orbita und den Kiefer auf der linken Seite in Mitleidenschaft ziehen.

Rissige Lippen mit rotem und gereiztem Aussehen

Risse in den Mundwinkeln

Aufgesprungene, rohe Lippen

- **Beißt ständig auf die Lippen oder zupft mit den Fingern daran herum, wodurch sie bluten können**

Pathologisches Bohren in der Nase *(Cina)*

Ausgeprägtes Prickeln oder Jucken von Nase und Lippen

Koryza mit reichlichen und wundmachenden Absonderungen, vor allem rechtsseitig

Fissuren der Zunge. Stomatitis

Zucken oder Zittern des linken Augenlids ist in vielen Fachtexten als Indikation erwähnt.

Übelriechender Atem

ARTEMISIA VULGARIS

HALS

Heiserkeit, vor allem durch Überbeanspruchung der Stimme *(Argentum metallicum, Causticum, Rhus toxicodendron)*
Chronische Heiserkeit
Schleim und Reizung in der Kehle
Halsschmerz mit Rohheit und Brennen, schlimmer durch Schlucken
Halsgeschwüre
Empfohlen bei Diphtherie

KLINISCHE INDIKATIONEN
Allergie. Aufgesprungene Lippen. Diphtherie. Ekzem. Fissuren. Laryngitis. Scharlach. Stomatitis

SYMPTOMENKOMBINATIONEN
• Aufgesprungene Lippen *und* Heiserkeit

VERGLEICHE
Rhus toxicodendron – Allergie; Heiserkeit; aufgesprungene und rissige Lippen
Cina, Nitricum acidum, Sepia, Arundo, Allium cepa

ARUNDO

Arundo ist ein weiteres Spezifikum für Allergien.

NASE
  Ausgeprägter Juckreiz innerhalb der Nasenflügel und am Gaumen
  Koryza; Niesen
  Schmerzen an der Nasenwurzel oder zwischen den Augen
  Bläulicher Schleim und Schleimpfropfen, die die Form der Nasenflügel besitzen, sind in der Fachliteratur beschrieben.

MUND
  - **Reichlicher Speichelfluß während des Schnupfens**

VERGLEICHE
  Allium cepa, Arum triphyllum, Wyethia

ASA FOETIDA

Asa fœtida greift vor allem den Verdauungstrakt an – von der Speiseröhre durch den gesamten Darm hindurch. Das Hauptcharakteristikum ist die gestörte und „umgekehrte" Peristaltik. *Asa fœtida* wird in der Regel außerdem als ein Mittel für hochgradig hysterische Menschen betrachtet.

ASA FOETIDA

GEMÜT
Hysterie – vor allem, wenn sie mit Verdauungsbeschwerden einhergeht

ALLGEMEINSYMPTOME
In vielen Fachtexten findet sich die Beschreibung einer allgemeinen Verschlimmerung oder hysterischer Symptome infolge unterdrückte Absonderungen.
Hochgradig in der Rubrik *Konvulsionen hysterischen Ursprungs* aufgeführt
Hauptsächlich ein syphilitisches Mittel

KOPF
Iritis oder geschwürige Erkrankungen der Augen
Taubheit des Gesichts (***Platinum***) und insbesondere um die Augen herum

VERDAUUNGSTRAKT
Globus hystericus (*Ignatia, Natrium muriaticum, Lachesis*)
- **Empfindung wie von einer Blase oder einem Kloß, der vom Magen her in die Kehle aufsteigt. „Umgekehrte Peristaltik"**

Abdomen mit Gasen gefüllt und stark aufgetrieben, aber kein Blähungsabgang, trotz starken Aufstoßens
Leeres oder erfolgloses Aufstoßen
Zusammenschnürung in Hals oder Brust
Aufstoßen von stinkendem Geruch
Erfolgloser Drang, Blähungen abgehen zu lassen oder aufzustoßen
Obstipation

ASA FOETIDA

EXTREMITÄTEN
Hautgeschwüre: tief, schmerzhaft, mit blauen Rändern
Wird als wichtiges Mittel für Schmerzen und Entzündungen von Knochen und Knochenhaut angesehen.

KLINISCHE INDIKATIONEN
Gastritis. Globus hystericus. Hautgeschwüre. Hysterie. Iritis. Konvulsionen. Knochenschmerzen. Kolitis. Obstipation. Parästhesie. Syphilis

VERGLEICHE
Ignatia, Carbo vegetabilis, Colchicum, China, Argentum nitricum

ASARUM EUROPAEUM

Asarum ist eine Arznei, die das Nervensystem sehr stark in Mitleidenschaft zieht; daher gehören die Menschen, die dieses Mittel benötigen, zu den überempfindlichsten Patienten, die uns in der Praxis begegnen. Die unbeschreibliche Empfindlichkeit kann sich sogar bis in hysterische Zustände steigern. In der Fachliteratur ist diese Symptomatik mit folgendem Satz gut beschrieben: „Gesteigerte Empfindlichkeit, sogar schon durch bloße Vorstellungskraft". Der Patient ist überaus empfindlich, vor allem gegen Geräusche. Die Ätiologie dieser extremen Überempfindlichkeit liegt in der ehrgeizigen Natur des Patienten, die ihn antreibt, sich selbst so lange unter Druck zu setzen, bis das Nervensystem einen Punkt erreicht, an dem es zusammenbricht.

ASARUM EUROPAEUM

GEMÜT
- **Enorme Empfindlichkeit, insbesondere gegenüber Lärm**
- **Enormer Erethismus – so, als würden die Nerven bloßliegen**
- **Hysterie; hysterisches Lachen und Weinen**
- **Ruheloses Händeringen**
- **Alkoholismus**

Symptome entstehen durch Streß oder übermäßigen Ehrgeiz. Hysterisch überempfindliche Kinder, die zu stark zu Leistungen getrieben worden sind

ALLGEMEINSYMPTOME
- **Allgemeine Verschlimmerung durch laute Geräusche**

Frostschauer, die den Körper hinauf- und hinunterlaufen, schlimmer durch Gefühlserregung

Lokale und allgemeine Besserung durch ein Bad oder Baden der betroffenen Körperpartie, vor allem in kaltem Wasser

Mangel an Lebenswärme und Verschlimmerung durch kaltes Wetter

KOPF
- **Schwindel, oft begleitet durch ein Gefühl von Schweben**
- **Extreme Überempfindlichkeit gegen Lärm, vor allem gegen Geräusche wie Nägelkratzen auf der Wandtafel oder Kaugeräusche**

Geschwächtes Hörvermögen oder sogar Taubheit

Schwindel schlimmer durch geringe Bewegung

ASARUM EUROPAEUM

VERDAUUNGSTRAKT
Verlangen nach **Alkohol**; Verlangen nach Nüssen; Verlangen nach Milch
Abneigung gegen Zwiebeln und Knoblauch; Abneigung gegen Fisch; Abneigung gegen Fett
Diarrhœ mit gelbem, fadenziehendem Stuhl
Anorexia nervosa
Erbrechen

UROGENITALTRAKT
Intensive Abneigung gegen Geschlechtsverkehr, sogar gegen sexuelle Anspielungen oder Witze

EXTREMITÄTEN
Schwebegefühl
Ruhelosigkeit der Finger, ängstliches Händeringen

SCHLAF
Schlafstörungen schon durch leiseste Geräusche

KLINISCHE INDIKATIONEN
Alkoholismus. Angst. Anorexie. Chemikalienallergie. Delirium tremens. Hörbehinderung. Lärm-Überempfindlichkeit. Multiple Sklerose. Schlaflosigkeit. Schwindel. Sexuelle Funktionsstörungen

VERGLEICHE
Theridion, Natrium muriaticum, Aurum, Coffea, Nux vomica

AURUM METALLICUM

Aurum metallicum ist berühmt für seine Fähigkeit, die tiefsten nur vorstellbaren Depressionen und suizidalen Zustände zu heilen. Der Patient empfindet womöglich keine Verbindung zum Leben und befindet sich in einer dunklen und isolierten Leere. Wenn man einen Patienten sieht, der nach der Gabe von *Aurum* eine lebenslange Freudlosigkeit überwindet und vor Glück aufblüht, so entschädigt das für jede Stunde unserer jahrelangen Studien.

Dies ist ein Arzneimittel, das häufig für Menschen paßt, die sehr idealistisch sind und eine intensive Ausstrahlung besitzen, die an der Spitze stehen wollen und sich hohe Ziele setzen. Wenn diese Ziele aus irgendeinem Grund nicht erreicht werden können und der *Aurum*-Patient enttäuscht wird, erlebt er eine Phase enormer Reizbarkeit und kann sogar an Gewalttätigkeit denken. Dies ist auch ein Mittel für Menschen, die durch Kummer und enttäuschte Liebe zerrüttet werden können. Der Patient hat oft tiefe religiöse Überzeugungen. Schließlich verfällt er, trotz der spirituellen Arbeit, in tiefe klinische Depressionen und neigt zu Selbstmord.

Viele Homöopathen scheuen die Anwendung dieses mächtigen Polychrests, wenn keine Selbstmordneigung vorliegt und der Patient sich stattdessen als übermäßig ernsthafter Mensch darstellt mit übertriebener Konzentration auf Karriere und das Erreichen hochgesteckter Ziele. Solche Menschen sind auch anfällig für Suchtverhalten, Drogen- oder Alkoholmißbrauch. *Nancy Herrick* von der *Hahnemann Medical Clinic* hat eine Zusammenstellung von Videofällen gezeigt, bei der das Verlangen nach Meditation und die tiefen spirituellen Sehnsüchte von *Aurum*-Patienten hervorgehoben wurden. Einer ihrer Patienten war zutiefst verstört und litt aktiv an Halluzinationen.

Aurum ist eines unserer Hauptmittel mit anti-syphilitischer Wirkung. Die somatische Pathologie umfaßt oft Kopfschmerzen, Sinusitis und Herzerkrankungen.

AURUM METALLICUM

GEMÜT

Ernster, erfolgreicher, einschüchternder Patient mit melancholischer Ausstrahlung
- Schwere Depressionen. Selbstmordneigung
- Erleichtert durch den Gedanken an Selbstmord. – „die Köstlichkeit der Erlösung, die die Möglichkeit des Todes bietet"
- **Selbstmordimpulse durch Herabspringen aus einer Höhe** oder Selbstmordabsicht, indem er sein Auto mit halsbrecherischer Geschwindigkeit fährt, mit dem Impuls, das Fahrzeug in den entgegenkommenden Verkehr zu lenken
- Selbstmordneigung infolge Schmerzen

Beschwerden durch Kummer oder enttäuschte Liebe
Beschwerden nach geschäftlichen Rückschlägen und Demütigung
Wutausbrüche
- Besserung durch Musik *(Tarantula)*. Große Liebe zur Musik

Spirituelle Neigungen und Verlangen nach Gebet oder Meditation

Manisch-depressive Zustände. Die Gemütsverfassung zeichnet sich bei Manie aus durch besondere Leistungsfähigkeit und durch ein Erfülltsein von Lebenskraft.

Anorexia nervosa. Egoistische Selbstüberheblichkeit. Hochmütig und arrogant

Furcht zu **versagen**; Höhenangst; Furcht vor Herzerkrankung

Alkoholismus oder Drogenmißbrauch (besonders LSD oder MDMA)

Visuelle Halluzinationen

AURUM METALLICUM

ALLGEMEINSYMPTOME
Wird hauptsächlich als Arznei für das syphilitische Miasma erachtet.
* **Allgemeine Besserung am Abend** *(Medorrhinum)*
Verschlimmerung der Schmerzen während der Nacht (Kopfschmerzen, Herzschmerzen, Knochenschmerzen usw.)
Verlangen nach frischer Luft und Besserung im Freien

KOPF
* **Bohrende Kopfschmerzen im inneren rechten Augenwinkel**, insbesondere an der rechten Seite der Nasenwurzel
* **Die Schmerzen sind so stark, daß der Patient die Möglichkeit von Selbstmord andeutet.**
Verstopfung der Nase und hochgradige Sinusitis
Maligne Entartungen im Nasenbereich. Karzinom von Zunge oder Hals

VERDAUUNGSTRAKT
Verlangen nach Alkohol; Verlangen nach Milch; Verlangen nach Brot; Verlangen nach Süßigkeiten und Delikatessen – wie z.B. Feingebäck
Abneigung gegen Fleisch

GENITAL
Eines der Hauptmittel für Erkrankungen der Hoden und Nebenhoden
Schmerz insbesondere des rechten Hodens
Hodenhochstand. Maligne Entartung der Hoden
Starke Libido
Uterusmyome

AURUM METALLICUM

BRUST

Angina pectoris: schlimmer am Abend, schlimmer beim Treppensteigen
Herzklopfen: schlimmer in der Nacht, schlimmer durch Gemütsbewegung, Angst und Anstrengung
Empfindung, als sei das Herz oder die Brust in einer Rüstung oder einem Panzer eingeschlossen
Rheumatische Herzerkrankungen. Endocarditis. Pericarditis

EXTREMITÄTEN

Knochenschmerzen, schlimmer in der Nacht
Wandernde rheumatische Schmerzen
Psoriasis

SCHLAF

• **Stöhnen im Schlaf; heult im Schlaf auf.**
Erwacht drei oder vier Stunden nach dem Einschlafen
Hochgradige chronische Schlaflosigkeit
Alpträume

KLINISCHE INDIKATIONEN

Alkoholismus. Alpträume. Angina pectoris. Angst. Anorexie. Arrhythmie. Arthritis. Bindegewebserkrankungen. Chronische-Erschöpfung-Syndrom. Depressionen. Drogenabusus. Endokarditis. Halluzinationen. Herzklappenerkrankung. Hodenhochstand. Hypertonie. Knochenschmerzen. Kopfschmerzen. Maligne Entartungen. Manisch-depressive Zustände. Mastoiditis. Orchitis. Schlaflosigkeit. Sinusitis. Spondylitis ankylosans. Suizidneigung. Uterusmyom

VERGLEICHE
Natrium sulfuricum − Depressionen; Selbstmordgedanken; ernsthafte Geschäftsleute; starke Wirkung von Kummer und Musik
Natrium muriaticum − Depressionen und Selbstmordgedanken; enttäuschte Liebe; Liebe zur Musik; Herzklopfen; Kopfschmerzen
Mercurius, Platinum, Ignatia, Nux vomica, Psorinum

AURUM MURIATICUM

Wir geben *Aurum muriaticum* den Vorzug vor *Aurum metallicum*, wenn das Hauptzentrum des Falles bei einem *Aurum*-Patienten das Herz ist und wo vor allem durch Herzklopfen starke Beschwerden entstehen. Der Patient kann weitere Züge aufweisen, die an *Natrium muriaticum* erinnern, wie etwa herpetiforme Ausschläge usw.

KOPF
Sinusitis
Karzinom im Ohr-Rachenbereich

BRUST
Herzklopfen, schlimmer nachts im Bett; weckt den Patienten auf.
Angina pectoris

EXTREMITÄTEN
Risse in den Fingerspitzen

AURUM MURIATICUM NATRONATUM

Vertikale Risse in der Mitte der Fingernägel

SCHLAF
- **Schlaflosigkeit; Schlafstörungen durch Herzklopfen**

KLINISCHE INDIKATIONEN
Angina pectoris. Arrhythmie. Depressionen. Maligne Entartungen. Uterusmyome

VERGLEICHE
Aurum, Natrium muriaticum, Lycopus virginicus

AURUM MURIATICUM NATRONATUM

Wir ziehen *Aurum muriaticum natronatum* gegenüber *Aurum metallicum* vor, wenn die Pathologie vor allem in Myomen oder Gebärmutterbeschwerden besteht. Die Myome können groß und sehr hart sein und starke Menstruationsblutungen sowie Dysmenorrhœ verursachen. Diese Arznei hat auch Tumore der Ovarien und Hoden geheilt.

BADAGIA

Badagia gilt als wichtiges antisyphilitisches Arzneimittel. Fallberichte aus unserer Fachliteratur bestätigen, daß mit diesem Mittel Neuralgien geheilt wurden, bei denen plötzliche rezidivierende Augenschmerzen auftraten, die sich zur Stirn ausbreiten. Ein weiteres Schlüsselsymptom ist Husten mit heftigem Auswurf, „der Schleim fliegt ihm aus dem Mund". *Badagia* hat chronischen Rheumatismus geheilt.

BAPTISIA

Die typische Gemütsverfassung des *Baptisia*-Patienten, die man hauptsächlich bei schweren Infektionen sieht, zeichnet sich durch eine Art „Trunkenheit" oder „Rauschzustand" aus. Der Patient ist schläfrig oder gar stupurös. Er beantwortet Fragen teilweise und schläft sogar während des Sprechens oder unmittelbar nach Beendigung des Satzes wieder ein. Oft befindet sich der Patient im Delirium oder ist nahe davor. Üblicherweise begegnet uns dieses Arzneimittelbild bei septischen Erkrankungen oder schweren Infektionskrankheiten, aber das Mittel kann auch bei weniger schweren Infektionen, wie z.B. bei Grippe, angezeigt sein.

GEMÜT
Hochgradige Verwirrung; geistige Benommenheit. Stupor. Koma
• **Schläft mitten im Satz ein.**
Der Patient ist während des Deliriums geschäftig: Er hat das Gefühl, daß er im Bett verstreut herumliege und bemüht sich, die einzelnen Teile wieder zusammenzufügen.

BAPTISIA

ALLGEMEINSYMPTOME
- **Sich rasch entwickelnde Sepsis** oder Fälle, bei denen es schnell zur Sepsis kommen kann
Fauliger, stinkender Geruch: Mund, Stuhl, Schweiß
Grippe mit Schmerzen wie zerschlagen, jede Lage ist unbequem, das Bett fühlt sich zu hart an *(Arnica, Rhus toxicodendron, Pyrogenium)*.

KOPF
- **Benommener, dümmlicher, stumpfsinniger Gesichtsausdruck**
Rote bis dunkelrote Färbung des Gesichts infolge Kongestion
Grauenhaft stinkender Mundgeruch
Zungengeschwüre
Die Zunge ist dick und die Sprache undeutlich.
Grippe mit Zerschlagenheitsgefühl, jede Lage ist unbequem.
Mastoiditis als Folge von Grippe

INNERER HALS
- **Dunkelrote Entzündung oder Geschwürsbildung im Hals, dabei bemerkenswert schmerzfrei.** Hat Diphtheriefälle geheilt.
Das Schlucken ist schwierig; kann nur Flüssiges schlucken und würgt bei der geringsten festen Nahrung.

VERDAUUNGSTRAKT
Diarrhœ mit faulig stinkendem Stuhl
Ausgeprägte Empfindlichkeit des Abdomens

BAPTISIA

Extremitäten
    Wundschmerz, wie zerschlagen, am ganzen Körper, besonders der Körperpartien, auf denen der Patient liegt. Er kann keine bequeme Lage finden, sogar das Bett ist ihm zu hart.

Klinische Indikationen
    Diarrhœ. Grippe. Mastoiditis. Pharyngitis. Sepsis. Tonsillitis

Vergleiche
    Pyrogenium – Fieber und Sepsis; Wundheits- und Zerschlagenheitsgefühl am ganzen Körper; empfindet das Bett als zu hart; stinkender Geruch; Wahnidee, eine andere Person sei im Bett
    Ailanthus, Gelsemium, Opium, Crotalus horridus

BARYTA CARBONICA

Baryta carbonica muß in den meisten Fällen anhand der geistigen Defizite oder emotionalen Unreife des Patienten verschrieben werden. *Kent* betont, daß der Begriff „Zwergenhaftigkeit" den *Baryta carbonica*-Patienten sowohl im physischen als auch im Gemütsbereich gleichermaßen zutreffend beschreibt. Geistige oder körperliche Unreife haben bei diesem Mittel fast immer den Vorrang. Mit *Baryta carbonica* assoziieren wir geistige Behinderung, und in der Tat bessert sich die geistige Retardierung sehr oft dramatisch nach Gabe dieser Arznei. In vielen anderen *Baryta carbonica*-Fällen sind indessen die geistigen Funktionen normal, jedoch die emotionale

BARYTA CARBONICA

Ebene stark eingeschränkt, so daß der Patient unsicher, unentschlossen und furchtbar ängstlich ist, verbunden mit starken Minderwertigkeitsgefühlen. Der Patient ist sehr häufig extrem abhängig von den ihm nahestehenden Personen oder seinem Arzt. **Baryta carbonica** ist in vielen Fällen bei Kindern oder bei älteren senilen Menschen angezeigt, insbesondere wenn sich der Patient kindisch verhält.

GEMÜT
- **Verzögerte geistige Entwicklung**
- **Kindisches Verhalten. Braucht beruhigenden Zuspruch. Leicht beeinflußbar**
- **Mangel an Selbstvertrauen; Minderwertigkeitsgefühl**

Ausgeprägte Passivität, allerdings manchmal auch ausgeprägte, wenngleich erfolglose Reizbarkeit

Außerordentliche Scheu: das Kind versteckt sich hinter der Mutter.

Außerordentlich große Schwierigkeiten, Entscheidungen zu fällen

Ängste: Große Furcht, Gefühl der Unfähigkeit und Verlangen nach Rückversicherung. Erfleht ohne Scheu Beruhigung und Zuspruch.

Angst um die Gesundheit und tiefste Zweifel an der Genesung

Menschenscheu, Angst vor Menschen. Furcht, ausgelacht zu werden; Furcht, etwas Neues zu unternehmen; Agoraphobie

Große Lernschwierigkeiten in der Schule

Der Patient fühlt sich nur zu Hause sicher und geborgen; zu große Abhängigkeit, als daß er allein aus dem Haus gehen könnte.

Abnorme Sorge um seine äußere Erscheinung; versucht, perfekt auszusehen.

Schulphobien

Nervöses Kauen an den Fingernägeln

BARYTA CARBONICA

ALLGEMEINSYMPTOME
- **Mangel an Reife oder Atrophie von Körperteilen: „zwergenhaft"**
  Häufige Erkältungen
  Apoplexie
  Symptome entwickeln sich nach der Geburt von Geschwistern.

KOPF
  Vorzeitiger Verlust des Haupthaares, schon bei sehr jungen Männern
  Stupider Gesichtsausdruck; Atmung durch den Mund
  Wirkt jünger, als er ist
  Zungenlähmung
  Schulkopfschmerzen
  Speichelfluß. Vermehrter Speichelfluß im Schlaf *(Mercurius)*

INNERER HALS
- **Chronische Entzündung der Tonsillen: mit so riesiger Schwellung, daß die Mandeln den Hals beinahe vollkommen verschließen**
  Harte Schwellung der Halslymphknoten
  Schwierigkeiten beim Schlucken, oft wird nur unter Schwierigkeiten Flüssiges oder Speichel geschluckt.
  Trismus

VERDAUUNGSTRAKT
  Verlangen nach Eiern, Verlangen nach Süßigkeiten
  Abneigung gegen Obst
  Aufgetriebener Bauch bei Abmagerung *(**Calcarea carbonica**, **Silicea**, **Sanicula**)*
  Obstipation mit hartem Stuhl

BARYTA CARBONICA

UROGENITALTRAKT
- Atrophie oder geringe Größe der Genitalien, Hoden, Ovarien, des Uterus

Verminderter Geschlechtstrieb oder Abneigung gegen Geschlechtsverkehr

Impotenz

Enuresis oder Rückschritte in der Sauberkeitserziehung in Zeiten, in denen das Kind einen Mangel an Sicherheit verspürt

Prostatahypertrophie

EXTREMITÄTEN
Übelriechender Fußschweiß

Warzen

Nägelkauen

Hemiparese nach einem Gehirnschlag

KLINISCHE INDIKATIONEN
Adenopathie. Alopezie. Alpträume. Angeborene Mißbildung. Angstverhalten. Apoplexie. Enuresis. Morbus Hodgkin. Geistige Retardierung. Glatzenbildung. Phobien. Prostatitis. Prostatahypertrophie. Sexuelle Funktionsstörungen. Tonsillitis. Verzögerte Entwicklung

KOMPLEMENTÄRMITTEL
Lycopodium

VERGLEICHE
Calcarea carbonica – Metabolismusstörungen; rezidivierende Erkrankungen; geistige Langsamkeit; Angst um die Gesundheit oder um die Zukunft; übelriechender Fußschweiß; Verlangen nach Süßigkeiten und Eiern; Drüsenschwellung

Lycopodium – Minderwertigkeitsgefühle und Feigheit; Angst; Menschenscheu; Verlangen nach Süßigkeiten; übelriechender Fußschweiß; Auftreibung des Abdomens; Impotenz
Pulsatilla – Abhängige und weinerliche Patienten; Passivität; leicht beeinflußbar; Verlangen nach Eiern und Süßigkeiten; rezidivierende Infektionen bei Kindern
Arsenicum album, Thuja, Cicuta, Silicea

BARYTA MURIATICA

In chronischen Fällen greift **Baryta muriatica** in erster Linie das Nervensystem an und erzeugt dabei Konvulsionen, Schlaganfälle, geistige Behinderung – ähnlich wie **Baryta carbonica** – und sogar psychotische Zustände. Am häufigsten wird dieses Arzneimittel in der Praxis für akute oder subakute Pharyngitis und Tonsillitis mit ausgeprägter Anschwellung der Mandeln angewendet.

GEMÜT
  Manische Zustände – besonders dann, wenn sexuelles Verhalten in den Vordergrund tritt
  Geistige Stumpfheit. Verzögerte Entwicklung

ALLGEMEINSYMPTOME
  Hat Berichten zufolge viele epileptische Erkrankungen geheilt.
  Empfindung wie von einem elektrischen Schlag – vor allem, wenn sie einer Konvulsion vorausgeht
  • Aneurysmen stellen eine Hauptindikation dar.

BARYTA MURIATICA

KOPF
Vergrößerte und harte Parotisdrüsen
Nasenverstopfung
Katarrh der eustachischen Röhren

INNERER HALS
Vergrößerung der Tonsillen und der Halslymphknoten, vor allem rechtsseitig
* **Chronische oder akute Mandelentzündung mit riesiger Schwellung**
Halsschmerzen: schlimmer auf der rechten Seite, besser durch kalte Getränke
Empfindung von einem Kloß im Hals, der am Schlucken hindert
Vergrößerte submandibulare Drüsen

KLINISCHE INDIKATIONEN
Adenopathie. Aneurysma. Apoplexie. Epileptische Konvulsionen. Geistige Retardierung. Manie. Mononukleose. Otitis media. Parotitis. Pharyngitis. Rhinitis. Sexuelle Störungen. Tonsillitis

VERGLEICHE
Baryta carbonica, Bufo, Secale, Argentum metallicum, Silicea

BELLADONNA

Der **Belladonna**-Konstitutionstyp ist gesund, vital und robust. Der Gemütszustand befindet sich für gewöhnlich im Gleichgewicht – mit Ausnahme während der heftigen Delirien dieses Arzneimittels. *Bel-*

BELLADONNA

ladonna ist wohlbekannt für seine Wirkung bei akuten Erkrankungen und Fieberzuständen, aber der Einfluß dieser Arznei auf chronische Störungen der Gesundheit wird allgemein unterschätzt. Bei Erkrankungen aller Art sind die Beschwerden von Kongestion und Intensität geprägt und gehen häufig mit Schmerzen und Hämmern oder Pulsieren einher. Zu den chronischen Beschwerden, bei denen der Homöopath *Belladonna* in Betracht ziehen sollte, gehören u.a. intensiv schmerzhafte Migräne, Sinusitis, Arthritis sowie Hypertonie. In der Fachliteratur weisen die meisten Autoren daraufhin, daß *Belladonna*-Symptome plötzlich auftreten, aber diese chronischen Zustände können langsam einsetzen und sich im Laufe der Jahre zunehmend stärker entwickeln.

Akute Erkrankungen: Die akuten Beschwerden von *Belladonna* beginnen plötzlich, häufig mit hohem Fieber und intensiver körperlicher Symptomatik. Das Gesicht ist rot und heiß, die Augen glänzen, die Pupillen sind erweitert, und die Hände und Füße sind kalt. Die Krankheit kommt auf wie ein Sturm und ist nur selten von großer Dauer; anhaltendes Fieber reagiert nur selten auf *Belladonna*. Die entzündete Körperpartie ist oft so heiß, daß sie einem bei der Untersuchung beinahe die Hand zu verbrennen scheint. Typischerweise besteht Durstlosigkeit, doch kann der Patient auch nach Limonade verlangen. Die Schmerzen sind oft hämmernd oder pulsierend, und die entzündete Partie ist gewöhnlich tiefrot verfärbt. Erwähnenswert ist auch, daß sich bei akuten Erkrankungen leicht Delirien oder lebhafte Halluzinationen entwickeln. Diese Halluzinationen können bei jedem beliebigen Fieberzustand auftreten, bedeutende Entkräftung oder Energieverlust entstehen dabei nicht.

GEMÜT
Plötzliche explosionsartige Wutausbrüche
Heftiges Delirium, Manie oder Psychose – besonders dann, wenn die Körperkraft beinahe übermenschlich gesteigert ist.
- **Halluzinationen** der lebhaftesten Art, besonders bei Fieber
Furcht vor Hunden

BELLADONNA

Verlangen zu schlagen, zu beißen, an den Haaren zu ziehen, zu spucken
Zähneknirschen im Schlaf (Bruxismus)
Koma

ALLGEMEINSYMPTOME
Stark in Mitleidenschaft gezogen durch Temperaturveränderung: ganze Symptomenkomplexe können durch Unterkühlung und Überhitzung, z.B. durch Haarwäsche (wobei der Kopf überhitzt wird und anschließend abkühlt), ausgelöst werden.
Kann warmblütig oder kälteempfindlich sein.
• **Allgemeine Verschlimmerung gegen 15.00 Uhr,** oder die Beschwerden beginnen gegen 11.00 Uhr und erreichen um 15.00 Uhr ihren Höhepunkt.
Allgemeine Verschlimmerung durch hormonelle Unregelmäßigkeiten oder Belastungen – wie etwa Abort, Menopause, Schwangerschaft (durch solche Veränderungen können sogar chronische Beschwerden ausgelöst werden.)
• **Allgemeine Verschlimmerung durch Erschütterung**
Allgemeine Verschlimmerung durch Bewegung
Allgemeine Verschlimmerung zur Zeit der Menstruation
Schmerzen werden durch Druck gelindert.
Hitzewallungen, im Klimakterium oder vaskulär bedingt
Rechtsseitige Beschwerden
Konvulsionen, vor allem • Fieberkrämpfe. Eklampsie.
Grand Mal, Petit Mal
Zuckungen oder Rucken
• **Intensive Hitze der betroffenen Körperpartien – fühlt sich beinahe an, als würde die Hand bei der Untersuchung verbrennen, und das Hitzegefühl bleibt in der Hand für einige Zeit bestehen.**
Allgemeine Verschlimmerung durch Licht, Lärm, Berührung

BELLADONNA

Bluthochdruck – hier ist **Belladonna** eines der Hauptmittel. Besonders während einer Hypertonie-Krise, begleitet von Hitzewallungen, Erregung des Herz-Kreislauf-Systems, hämmernden Kopfschmerzen und drohendem Schlaganfall *(Lachesis)*.

SCHWINDEL
- **Bei akut auftretendem und chronischem Schwindel: Verschlimmerung durch Drehen des Kopfes, Verschlimmerung durch Umdrehen im Bett, Verschlimmerung durch Vorwärtsbeugen.**
Menière-Krankheit mit Ohrgeräuschen und Schwindel, die den Patienten daran hindern, sich im Bett umzudrehen

KOPF
Migräne
Kopfschmerzen beginnen oft im Hinterkopf, strahlen zur rechten Schläfe oder zur Stirn aus und setzen sich im Bereich des rechten Auges fest *(Sanguinaria)*.
Kopfschmerzen beginnen gegen 15.00 Uhr oder um 11.00 Uhr und erreichen gegen 15.00 Uhr ihren Höhepunkt.
Kopfschmerzen: verschlimmert durch • Licht, Lärm,
- **Erschütterung, Bewegung, Sonne, Menstruation, Hitze, Haarwäsche, Schritte**, Berührung, Bücken, Husten
Kopfschmerzen gebessert durch kalte Umschläge, Liegen im Dunkeln, Druck, festes Einbinden des Kopfes, Sitzen, Liegen auf dem Bauch
Hochgradige, hämmernde oder pulsierende Kopfschmerzen. (Die Kopfschmerzen können auch folgendermaßen beschrieben werden: Kopfschmerzen schneidend „wie mit einem Messer" oder Kopfschmerzen, „als würden die Augen aus dem Kopf herausgedrückt" oder Kopfschmerzen, „als würden sie einen in den Wahnsinn treiben".)

BELLADONNA

Akne: vom sehr malignen Typus, mit roten, tief in der Haut sitzenden Läsionen und ohne sichtbare Eiteransammlungen
Große Zysten oder Abszesse unter der Gesichtshaut, feuerrot und sehr schmerzhaft
Sinusitis: maxillar oder frontal
Nebenhöhlenschmerzen: maxillar oder frontal, rechtsseitig, verschlimmert durch Berührung, besser durch festen Druck, verschlimmern sich durch Vorwärtsbeugen.
Gesichtskrämpfe, besonders auf der rechten Seite

OHREN

Otitis media mit hochgradigen Schmerzen, gewöhnlich rechtsseitig, schlimmer nachts im Bett, pulsierend
Otitis media, bei der das Trommelfell rot und nach außen gewölbt ist

INNERER HALS, ÄUßERER HALS

Akute eitrige Tonsillitis, schlimmer auf der rechten Seite
Schmerz schlimmer, wenn Luft über die entzündeten Partien streicht.
Abneigung gegen enge Kragen

MAGEN

Verlangen nach Zitrone und • Limonade
Verlangen nach sauren Nahrungsmitteln, Gemüse, Süßigkeiten
Abneigung gegen Gemüse, Fisch, Fett, Obst, Bohnen
Durstlos

ABDOMEN

Schmerzen und Krämpfe entlang dem Kolon transversum. Bauchkolik
Appendizitis

Bauchschmerzen verschlimmert durch Berührung; Besserung durch allgemeinen festen Druck
Cholezystitis

REKTUM
Obstipation; in den meisten der Fälle Trockenheit des Mastdarms.
Hämorrhoiden, die ungemein starke Schmerzen verursachen, mit Kongestion

UROGENITALTRAKT
Hochgradige Dysmenorrhœ, manchmal mit „abwärts drängenden" Schmerzen
Metrorrhagie mit flüssigem, rotem oder dunklem Blut, aber vermischt mit großen oder dunklen Klumpen (*Sabina*)
Uterine Blutungen fühlen sich heiß an.
Libido üblicherweise gering bis mäßig
Zystitis. Pyelonephritis
Enuresis; das Kind schläft so tief, daß es durch den Harndrang nicht aufwacht.
Orchitis und Epididymitis
Rechtsseitige Schmerzen oder Zysten in den Ovarien (*Apis, Lycopodium, Palladium, Podophyllum*)

BRUST
Pneumonie mit typischem ***Belladonna*-Bild**
Mastitis mit hochgradiger Empfindlichkeit, Hitze und Entzündung

RÜCKEN
Kreuzschmerzen, die sich aufwärts ausbreiten
Rückenschmerzen, Bandscheibenvorfall mit starker Verschlimmerung durch Bewegung oder Erschütterung

BELLADONNA

EXTREMITÄTEN
- **Kalte Hände und Füße, das Gesicht jedoch ist heiß.**
Arthritis mit heißen und geschwollenen Gelenken, begleitet von den typischen **Belladonna**-Modalitäten
Hitzewallungen zu den Extremitäten hin

SCHLAF
**Schlaflage auf dem Bauch
Träume vom Fallen (Thuja)**

KLINISCHE INDIKATIONEN
Akne. Appendizitis. Arthritis. Delirien. Enuresis. Epididymitis. Epileptische Krampfanfälle. Exantheme. Fieberkrämpfe. Furunkel. Grippe. Hämorrhoiden. Hitzewallungen im Klimakterium. Hochdruckkrise. Hypertonie. Intussuszeption. Ischiassyndrom. Konvulsionen. Kreuzschmerzen. Manie: Delirium oder Psychose. Mastitis. Morbus Menière. Metrorrhagie. Migräne. Obstipation. Orchitis. Otitis media. Ovarialzysten. Pneumonie. Pyelonephritis. Schwindel. Sinusitis. Tonsillitis. Zystitis

AKUTE BESCHWERDEN
Kann viele Konvulsionen abwenden, wenn es bei den ersten Anzeichen gegeben wird.
Meningitis. Enzephalitis
Otitis media: vor allem rechtsseitig, oft mit Verschlimmerung nachts im Bett, intensiven Schmerzen, wodurch das Kind schreit und wild wird, dabei leuchtend rotes Trommelfell mit starker Schwellung.
Iritis
Pharyngitis und Tonsillitis mit tiefroter Verfärbung: stark geschwollene Tonsillen, oft eindeutig rechtsseitig, schlimmer durch Schlucken
Akute Cholezystitis
Pleuritis. Pneumonie

BELLADONNA

Mastitis: vor allem rechtsseitig, rot, schmerzhaft, schlimmer durch Erschütterung
Pyelonephritis. Zystitis
Ovarialschmerzen und Zysten: vor allem rechtsseitig, sehr schmerzhaft, schlimmer vor oder während der Menstruation, schlimmer durch Erschütterung oder Bewegung
Ischiassyndrom und Kreuzschmerzen mit ausgeprägter Verschlimmerung durch Bewegung, falsches Auftreten und Erschütterung
Akute Arthritis: stark entzündet, rotes, geschwollenes Gelenk, schlimmer durch Bewegung oder Erschütterung, gebessert durch kalte Umschläge
Grippe. Infekte der oberen Atemwege
Exantheme jeder Art im Frühstadium – Röteln, Mumps usw.
Scharlach
Appendizitis

KOMPLEMENTÄRMITTEL
Calcarea carbonica

VERGLEICHE
Aconitum – Plötzliches hohes Fieber und Entzündung; Hitzewallungen; starke Schmerzen
Bryonia – Fieber; starke Verschlimmerung durch Bewegung und Erschütterung; besser durch Druck; Appendizitis; Obstipation; Reizbarkeit
Apis – Hitze und Entzündung der betroffenen Partie; Hitzewallungen; besser durch kalte Umschläge; durstlos; rechtsseitige Beschwerden; Ovarialzysten; reizbar; geistig gesund, große Vitalität
Lachesis – Störungen von Kreislauf und Blutdruck; schlimmer durch Hitze; kongestive, hämmernde Kopfschmerzen; Blutwallungen; Beschwerden zur Zeit der Menstruation; Abneigung gegen enge Kragen

BELLIS PERENNIS

Glonoinum, Melilotus, Lycopodium, Pulsatilla, Palladium

BELLIS PERENNIS

Bellis ist weniger häufig als **Arnica** bei Traumata angezeigt, hat aber vielerlei Ähnlichkeit. Verstauchungen, Prellungen und Hautrisse oder Schnitte können die Gabe von **Bellis** erforderlich machen. Außerdem ist dieses Mittel für Abszesse, Dysmenorrhœ und Rheumatismus verwendet worden. In unserer Fachliteratur finden sich sogar Fälle von malignen Entartungen, bei denen **Bellis perennis** eine Heilwirkung gezeigt hat.

ALLGEMEINSYMPTOME
Quetschungen. Empfindungen von Zerschlagenheit und Prellung. Extravasat
- **Trauma**, chirurgische Eingriffe und Quetschungen im Rumpf
- Trauma gefolgt von Schwellung der proximalen Lymphdrüsen und Kälte der Glieder

Allgemeine Verschlimmerung nach Durchnässung oder kalten Getränken, wenn man überhitzt ist und schwitzt
Operationen – sowohl gegen die Schmerzen, als auch zur Beschleunigung des Heilungsprozesses
Abszesse

KOPF
Akne

ABDOMEN
Wundschmerz der Bauchwände während der Schwangerschaft

BELLIS PERENNIS

Postoperative Schmerzen und Ekchymose

GENITALIEN
Ist erfolgreich in Fällen von ausgeprägter Dysmenorrhœ angewendet worden.

BRUST
Brustkrebs nach Brustverletzung

EXTREMITÄTEN
Prellungen, Quetschungen und Blutergüsse
Verstauchungen mit Ekchymose, Steifheit und Kälte
Rheumatismus bei „alten Arbeitern"
Abszesse

VERGLEICHE
Arnica – Quetschungen und Ekchymose; Verschlimmerung infolge Durchnässung; Wundschmerz; unterstützt den Heilungsprozeß nach chirurgischen Eingriffen.
Ledum, Sulfuricum acidum, Ruta

BENZOICUM ACIDUM

An *Benzoicum acidum* denken wir hauptsächlich bei Fällen von Arthritis und Gicht. Der Urin ist oft stark konzentriert und übelriechend, Harnsedimente werden ausgeschieden, was dem Organismus allgemein Erleichterung bringt und ihn entgiftet. Wenn die Gelenkschmerzen durch allopathische Behandlung unterdrückt wurden, können rheumatische Herzerkrankungen auftreten. Andererseits

BENZOICUM ACIDUM

können sich Beschwerden der Harnwege, wie etwa Nierensteine *(Uricum acidum)*, entwickeln.

ALLGEMEINSYMPTOME
- **Allgemeine Besserung, wenn mit dem Harn Sediment ausgeschieden wird; Verschlimmerung, wenn sich die Ausscheidung des Harnsediments vermindert**

KOPF
Die Zunge ist schwammig und geschwürig oder rissig, besonders bei Gicht-Patienten.

VERDAUUNGSTRAKT
Wäßriger Durchfall, häufig mit weißem oder klarem Stuhl oder Stuhl, der wie „Seifenlauge" aussieht.

HARNORGANE
Übelriechender Harn
Urin riecht sehr intensiv – • **riecht wie Pferdeharn** *(Nitricum acidum)*.
Konzentrierter bräunlicher Urin, oft mit Sedimentbeimengung
Gelenkschmerzen wechseln mit Ausscheidung von stinkendem Urin ab.
Nierensteine. Blasensteine
Berichte von geheilten Enuresis-Fällen in unserer Fachliteratur

EXTREMITÄTEN
Herzbeschwerden wechseln ab mit Rheumatismus oder treten nach unterdrückten rheumatischen Erkrankungen auf.
Arthritische Knötchen der Finger oder Handgelenke
Kontrakturen der Finger
Gicht, insbesondere des Knies oder der Großzehe

BENZOICUM ACIDUM

KLINISCHE INDIKATIONEN
Arthritis. Diarrhœ. Gicht. Nierensteine. Rheumatische Herzbeschwerden

SYMPTOMENKOMBINATIONEN
Rheumatismus *und* übelriechender Harn *(Colchicum, Berberis)*

VERGLEICHE
Colchicum – Gicht und Arthritis; Harnsedimente; Diarrhœ
Berberis, Nitricum acidum, Ledum

BERBERIS

Berberis zeichnet sich aus durch ausstrahlende Schmerzen. Diese Art Schmerz tritt auf bei Arthritis, Gicht, Lumbago, Nierenkoliken usw. Die Schmerzen sind plötzlich, stechend, „kneifend" und strahlen oft von dem erkrankten Körperteil aus oder wandern insgesamt in eine andere Körperregion. Zusätzlich zu diesen neuralgischen Schmerzen ist *Berberis* auch ein wichtiges Mittel bei Koliken aller Bereiche sowie für rheumatische Beschwerden. Schließlich greift *Berberis* das gesamte Harnsystem an und verursacht Koliken und Steinbildung, Entzündungen und Infektionen der Blase, der Nieren und der Hoden.

ALLGEMEINSYMPTOME
• **Stechende oder kolikartige Schmerzen, die ausstrahlen**
Neuralgien in jeder beliebigen Körperregion

BERBERIS

VERDAUUNGSTRAKT
Cholezystitis und Gallensteinkoliken
Analfisteln sind laut Berichten in unserer Fachliteratur mit diesem Arzneimittel geheilt worden.

UROGENITALTRAKT
- **Nierensteine mit stechenden Schmerzen, die nach außen hin oder abwärts ausstrahlen**
- Der Schmerz strahlt von den Harnleitern zu den Hoden, der Harnröhre, den Oberschenkeln aus.

Schmerzen im Nierenbereich: schlimmer auf der linken Seite, schlimmer durch Erschütterung oder Auftreten, schlimmer durch Bewegung, schlimmer während der Menstruation, besser durch Anlegen einer Schiene an der schmerzhaften Seite

Taubheitsgefühl oder Empfindung von „Blubbern" im Bereich der Nieren

Schmerzhafter Harndrang während der Nierenkolik

Zystitis mit schneidenden oder brennenden Schmerzen, die sich zur Harnröhre hin erstrecken

Blasenschmerzen mit Harndrang, schlimmer durch Bewegung oder Gehen

Blasenschmerzen: schlimmer nach dem Urinieren oder wenn der Patient nicht uriniert

Schmerzen in Harnröhre und Meatus

Urin mit Sedimentbeimengung

Schmerz im Samenstrang, der zu den Hoden hin ausstrahlt

Hodenschmerzen, verschlimmert durch Bewegung und durch Gehen

Dyspareunie

RÜCKEN
Kreuzschmerzen und Ischiassyndrom mit stechenden, plötzlichen Schmerzen, die zum Abdomen oder zur Hinterseite des Oberschenkels ausstrahlen

BERBERIS

Kreuzschmerzen mit ausgeprägter Steifheit
Kreuzschmerzen: schlimmer im Liegen, schlimmer im Sitzen oder beim Aufstehen vom Sitzen

EXTREMITÄTEN
Wandernde Arthritis *(Pulsatilla, Formica rufa, Kalium bichromicum)*
Arthritis und Gicht mit reißenden, kneifenden Schmerzen, die ausstrahlen
Plötzliche schmerzhafte Stiche
Die Schmerzen verschlimmern sich bei der Menstruation und durch Bewegung.
Knieschmerzen: vor allem links, verschlimmert durch das Aufstehen aus der Sitzposition

KLINISCHE INDIKATIONEN
Analfisteln. Arthritis. Cholezystitis. Gicht. Harnwegsinfektionen. Ischiassyndrom. Kolik. Kreuzschmerzen. Neuralgie. Nierensteine. Pyelonephritis. Rheumatismus. Zystitis

VERGLEICHE
Benzoicum acidum, Lycopodium, Nux vomica, Colchicum

BISMUTH

Bismuth ist hauptsächlich bei Gastritis und anderen Beschwerden des Verdauungstraktes angewendet worden. Es ist besonders nützlich bei akuten Beschwerden, bei denen heftige Bauchschmerzen auftreten, die von großer Furcht und einem Verlangen nach Gesell-

BISMUTH

schaft begleitet sind. Diese Furcht, in Verbindung mit dem Durst auf kalte Getränke, können leicht zu Verwechslungen mit **Phosphorus** führen.

GEMÜT
Furcht vor dem Tod und Angst beim Alleinsein
Verlangen nach Gesellschaft
Ängstliche Ruhelosigkeit

VERDAUUNGSTRAKT
Hochgradige Schmerzen, Krämpfe oder Brennen im Magen oder Abdomen
Großer Durst auf kaltes Wasser
Erbrechen, sobald das Wasser den Magen erreicht *(Apocynum)*, oder sobald es im Magen warm wird *(Phosphorus)*
Erbricht Flüssiges, aber feste Nahrung wird länger im Magen behalten.
Reichliche Diarrhœ.
Heilungsberichte von malignen Magenerkrankungen finden sich in der Fachliteratur.
Schmerzen im Abdomen sind auf kleine Stellen beschränkt.
Bauchschmerzen wechseln mit Kopfschmerzen ab.

KLINISCHE INDIKATIONEN
Gastritis. Gastroenteritis. Harnwegsinfektionen. Magenkrebs

SYMPTOMENKOMBINATIONEN
Bauchschmerzen *und* Furcht
Bauchschmerzen *und* Durst

VERGLEICHE
Phosphorus – Angst und Verlangen nach Gesellschaft oder Verlangen, daß ihm die Hand gehalten wird; Verlangen nach kalten Getränken; erbricht, wenn die Flüssigkeit warm wird.

Arsenicum album, Bryonia

BLATTA ORIENTALIS

Blatta ist hauptsächlich ein Asthmamittel, das man leicht mit *Calcarea carbonica* verwechseln kann. Der Patient ist oft korpulent, wirkt dabei aber kräftig und robust. Trotz dieser scheinbaren Vitalität leidet er an Atemnot und Kurzatmigkeit durch geringe Anstrengung. Gewöhnlich besteht eine große Allergieanfälligkeit oder Empfindlichkeit gegenüber Schimmel, Mehltau oder faulenden Blättern.

ALLGEMEINSYMPTOME
  Adipositas
  Allgemeine Verschlimmerung durch Anstrengung und Aufwärtssteigen
  Allgemeine Verschlimmerung durch schimmlige, feuchte Umgebung

BRUST
  Asthma mit starkem Keuchen: schlimmer durch Anstrengung;
  • schlimmer durch Schimmel; schlimmer durch Feuchtigkeit
  Bronchitis

KLINISCHE INDIKATIONEN
  Adipositas. Allergie. Asthma. Bronchialasthma

SYMPTOMENKOMBINATIONEN
  Asthma *und* Adipositas

BORAX

VERGLEICHE
Calcarea carbonica

BORAX

Borax ist eine andere Bezeichnung für **Natrium boracicum**, und daher zeigt das Mittel viele Ähnlichkeiten mit den anderen **Natrium**-Verbindungen. Erwartungsgemäß begegnet uns hier – wie bei allen anderen **Natrium**-Verbindungen auch – große Empfindlichkeit. Außerdem sehen wir Kopfschmerzen, Herpesausschläge, Schlaflosigkeit und viele andere Erscheinungen, die für die **Natrium**-Verbindungen typisch sind. Emotional sind **Borax**-Patienten etwas stärker praktisch orientiert und weniger zart besaitet als **Natrium muriaticum**. Die meisten körperlichen Beschwerden konzentrieren sich auf die Schleimhäute.

GEMÜT
    Große Lärmempfindlichkeit
    • **Schreckt leicht auf**; springt beim geringsten unerwarteten Geräusch auf – wie etwa bei plötzlichem Niesen oder wenn das Telefon läutet
    • **Große Furcht bei Abwärtsbewegungen.** Der Säugling schreit laut auf, wenn man ihn in die Wiege legt. Furcht beim Herabsteigen der Treppen, im Fahrstuhl, im Schaukelstuhl usw.
    Ängste: Furcht zu fallen, Furcht auf Brücken, Furcht vor ansteckenden Krankheiten
    Aufschreien, besonders der Kinder: bei Zystitis, aber auch bei beunruhigenden Träumen

BORAX

Bemerkenswerte Reizbarkeit

ALLGEMEINSYMPTOME
- **Allgemeine Verschlimmerung durch Hinuntersteigen oder Abwärtsbewegung**
Allgemeine Verschlimmerung vor dem Stuhlgang und Besserung nach dem Stuhlgang
Allgemeine Verschlimmerung um 10.00 Uhr (Zittern, Kopfschmerzen usw.)
Ulzerationen der Haut und Schleimhäute
Borland empfiehlt **Borax** gegen Übelkeit bei Flugreisen

KOPF
Kopfschmerzen, besonders gegen 10.00 Uhr *(Natrium muriaticum)*
- **Aphthen**: Die gesamte Mundschleimhaut kann durch empfindliche, blutende, heiße Geschwüre in Mitleidenschaft gezogen sein. Auch die Nase kann angegriffen sein. **Borax** ist eines der Hauptmittel bei Stomatitis aphthosa der Kinder (nach ***Calcarea carbonica*** und ***Mercurius solubilis***).
Aphthen auf der Zunge. Glossitis. Stomatitis
Erysipel während der Schwangerschaft wird von manchen Autoren als Leitsymptom betrachtet.
Herpetiforme Ausschläge um die Lippen
Gereizte Augenlider
Inversion der Lider
Otorrhœ

VERDAUUNGSTRAKT
Magenkrämpfe und Diarrhœ nach Obst
Diarrhœ, besonders bei Kindern

BORAX

Grünlicher oder schleimiger Stuhl
Aphthen breiten sich über den gesamten Verdauungstrakt aus
(Arsenicum album).

HARNORGANE
Blasenschmerz bei Harnretention
Das Kind schreit vor dem Urinieren in Erwartung des Schmerzes laut auf.

GENITALIEN
Leukorrhœ zwischen den Menses. Vaginitis
Membranöse Dysmenorrhœ
Unfruchtbarkeit
Herpes genitalis

BRUST
Empfindlichkeit oder Ulzeration der Brustwarzen bei stillenden Müttern
Trockener Husten und stechende Schmerzen in der Brust
Pleuritis

SCHLAF
Gestörter Schlaf, Erwachen besonders um 4.00 Uhr herum
Schlaflosigkeit durch Überhitzung
Alpträume; das Kind erwacht schreiend.

KLINISCHE INDIKATIONEN
Allergien. Alpträume. Aphthen. Diarrhœ. Dysmenorrhœ. Glossitis. Herpes. Leukorrhœ Pleuritis. Prämenstruelles Syndrom. Schlaflosigkeit. Stomatitis. Unfruchtbarkeit. Vaginitis. Zystitis

SYMPTOMENKOMBINATIONEN
Geräuschempfindlichkeit *und* beliebige herpetiforme oder aphthöse Symptome

VERGLEICHE
Natrium muriaticum – Aphthen; Unfruchtbarkeit; Geräuschempfindlichkeit; Kopfschmerzen um 10.00 Uhr
Natrium carbonicum, Natrium sulfuricum, Mercurius, Apis

BOTHROPS

Bothrops ist ein aus Schlangengift gewonnenes Arzneimittel mit ähnlicher Wirkung wie **Lachesis** und **Crotalus** – mit Hämorrhagien, Thrombose und Apoplexie-Neigung. Es ist bei Lungenembolie indiziert. Besonders auffällig sind die Augensymptome: Amaurose und Hämorrhagie der Retina.

BOVISTA

Bovista ist ein Mittel für Menstruationsstörungen, allerdings hat es einige wichtige Hautsymptome. *Ananda Zaren* aus Santa Barbara, Kalifornien, hat Ödeme und Verschwollenheit festgestellt, was nicht verwunderlich ist, wenn man bedenkt, daß **Bovista** im Englischen „Puff-ball" (=aufgeplusterter Ball) genannt wird.

BOVISTA

GEMÜT
- **Unbeholfenheit und Ungeschicklichkeit mit der Neigung, Dinge fallen zu lassen**
- Stottern oder Sprachfehler
- Launenhaftigkeit

VERDAUUNGSTRAKT
- **Diarrhœ vor oder während der Menstruation**

UROGENITALTRAKT
- **Menstruationsfluß tritt während der Nacht auf oder ist nachts** oder morgens beim Aufstehen **deutlich stärker**; hört tagsüber vollständig auf und kehrt nachts wieder.
- Gebärmutterblutungen
- Dysmenorrhœ
- Blutungen zwischen den Perioden
- Leukorrhœ vor und nach der Menstruation

HAUT
- Herpes, vor allem der unteren Extremitäten
- Brennende Bläschenausschläge, die Krusten bilden

KLINISCHE INDIKATIONEN
Allergien. Aphthen. Diarrhœ. Prämenstruelles Syndrom. Schlaflosigkeit. Unfruchtbarkeit. Vaginitis. Zystitis

VERGLEICHE
Magnesium carbonicum, Apis, Borax

BROMUM

Bromum gehört zur Familie der Halogene und besitzt infolgedessen eine starke Beziehung zu den Drüsen, insbesondere zu den Lymphknoten. Wie die *Jod*-Verbindungen und andere Halogene, so hat auch *Bromum* eine starke Beziehung zu den Atemwegen.

ALLGEMEINSYMPTOME
Schwellung und Verhärtung der Drüsen, die steinhart werden
Allgemeine Verschlimmerung durch Hitze
Beschwerden, die im Sommer auftreten (z.B. Sommererkältungen usw)
Allgemeine Besserung am Meer
Das Mittel hat überwiegend eine Beziehung zur linken Körperhälfte. Symptome wandern von links nach rechts.

KOPF
Linksseitige Kopfschmerzen
Chronische hartnäckige Koryza. Verstopfung der Nase, schlimmer durch Niesen
Stauballergie
Schwellung und Entzündung der linken Parotis

HALS
Große, steinharte Drüsen – Submaxillardrüsen, Halslymphknoten, Struma
Linksseitige Tonsillitis oder Pharyngitis; die Entzündung kann ihren Ursprung im Kehkopf haben.

BROMUM

GENITAL
Verhärtung oder sogar Tumorbildung des linken Hodens oder des linken Ovars
Flatus aus der Vagina

ATEMWEGE
Heiserkeit oder Kitzelhusten durch Überhitzung
Entzündung, Kälteempfinden oder Beengungsgefühl in der Kehle; Laryngospasmus
Rohheit und Schleim in den gesamten Atemwegen
Husten: verschlimmert durch Schlucken, schlimmer durch Staub oder Rauch, schlimmer durch Anstrengung
Lungenentzündung, begleitet von Nasenbluten
Krupp. Asthma. Bronchitis
- **Asthma der Seeleute, das sich beim Landgang verschlimmert** *(Medorrhinum)*

KLINISCHE INDIKATIONEN
Adenopathie. Akne. Allergie. Asthma. Diphtherie. Drüsenverhärtungen. Kopfschmerzen. Krupp. Laryngitis. Laryngospasmus. Orchitis. Ovarialzysten. Pharyngitis. Pneumonie. Rhinitis. Struma. Tonsillitis. Tumore

VERGLEICHE
Medorrhinum, Conium, Jodum, Spongia

BRYONIA

Bryonia ist eines der am häufigsten eingesetzten Arzneien bei akuten Erkrankungen. Als Konstitutionsmittel wird es seltener gebraucht. *Bryonia* greift hauptsächlich die serösen Häute und die Schleimhäute an: die Pleura, die Synovialhäute der Gelenke, die Schleimhäute des Verdauungstrakts, die Hirnhäute usw. Das große Leitsymptom von *Bryonia* ist die bemerkenswerte Verschlimmerung durch Bewegung. Viele *Bryonia*-Symptome haben auch eine Verbindung zu der intensiven Trockenheit, von der der gesamte Organismus bei diesem Mittel geprägt ist.

Der *Bryonia*-Konstitutionstyp ist ein eher praktisch orientierter Mensch – kein zartfühlender oder hochkultivierter Typ. Bei *Bryonia*-Patienten stehen geschäftliche Dinge oft stark im Vordergrund. Ihre größten Sorgen drehen sich darum, daß sie überleben wollen und für finanzielle Sicherheit hart arbeiten müssen. Oft haben sie eine enorme Angst vor Armut. Selbst wenn es ihm finanziell gut geht, macht er sich ständig Sorgen um Geld *(Psorinum)*. Indessen kommt es nur selten vor, daß ein *Bryonia*-Patient während der Anamnese emotionale Probleme von sich aus zur Sprache bringt oder gar eingesteht, daß er übertriebene finanzielle Sorgen hat. Er wird vielleicht zugeben, daß er reizbar ist und eine Abneigung gegen Gesellschaft hat, aber er wird sich vor allem auf die körperlichen Symptome konzentrieren. Zu den häufigsten chronischen Körperbeschwerden gehören Kopfschmerzen, Ischiasbeschwerden, Arthritis und Obstipation. Wir müssen vor allem anhand der Charakteristika dieser körperlichen Symptome und der starken Modalitäten verschreiben, die man in der Regel bei diesen Patienten feststellt.

Akute Beschwerden. Im akuten *Bryonia*-Zustand ist der Patient typischerweise reizbar und will in Ruhe gelassen werden. Vielleicht weigert er sich, auf Fragen zu antworten, und alles an ihm weist darauf hin, daß er am liebsten nicht reden und sich nicht bewegen möchte. Er kann sogar dem Behandler den Rücken zudrehen, wenn

BRYONIA

er von ihm am Krankenbett über seine Symptome befragt wird. Der Patient hat oft hohes Fieber, das sich in der Regel langsamer entwickelt als das Fieber von **Aconitum** oder **Belladonna** und mehrere Tage lang anhalten kann. Die Krankheit kann sich allmählich im Verlauf mehrerer Tage entwickeln. Die akuten Beschwerden sind häufig von intensiven Schmerzen begleitet. Die Schmerzen verschlimmern sich praktisch immer durch Bewegung, selbst durch geringfügige Bewegung sowie in geringerem Maße durch Erschütterung. Darum liegt der Patient normalerweise vollkommen reglos da, um eine Verschlimmerung zu vermeiden. In manchen Fällen jedoch kann der Patient durch die Schmerzen ruhelos werden, auch wenn Bewegung die Schmerzen verschlimmert. Es hilft gewöhnlich, wenn man die schmerzhafte Seite schient, und der Patient neigt dazu, auf die betroffene Stelle zu drücken oder auf der schmerzhaften Seite zu liegen. In den meisten Fällen ist der Patient außerordentlich durstig; weniger häufig hat er einen trockenen Mund ohne Durst. Es besteht Durst mit Verlangen nach großen Mengen Wasser, das gewöhnlich in größeren Abständen getrunken wird. Die Zunge ist oft belegt, besonders in der Mitte, entweder weiß oder gelblich braun. **Bryonia** ist auch ein wichtiges Mittel für Verletzungen und Traumata mit hochgradig schmerzhaften Verstauchungen oder Frakturen, die durch die geringste Bewegung verschlimmert werden.

GEMÜT

- **Abneigung gegen Störungen; muß alleingelassen werden und braucht seine Ruhe.**

Reizbarkeit

Furcht vor Armut oder finanziellem Ruin

- **Sorgen um geschäftliche Angelegenheiten**

Zukunftsängste

Beschwerden durch Verärgerung

- Während des Fieberdeliriums bittet er darum, „nach Hause gehen zu dürfen" (glaubt, er sei nicht zu Hause).

BRYONIA

Unmögliche Forderungen; verlangt etwas und weist es dann zurück *(Chamomilla)*
Reserviert, zurückhaltend

ALLGEMEINSYMPTOME

- **Allgemeine Verschlimmerung durch jede Art von Bewegung**
Trockenheit aller Schleimhäute
- **Allgemeine Verschlimmerung gegen 21.00 Uhr**
- **Allgemeine Besserung durch Liegen auf der schmerzhaften Seite**
Allgemeine Besserung durch Druck
Allgemeine Verschlimmerung durch trockene Speisen, Brot, blähende Nahrungsmittel
Allgemeine Verschlimmerung durch kalte Getränke und besser durch warme Getränke
Allgemeine Verschlimmerung durch kaltes, trockenes Wetter oder kalten Wind
Allgemeine Verschlimmerung durch Überhitzung oder in warmen, stickigen Räumen
Allgemeine Besserung durch Schwitzen
Allgemeine Verschlimmerung beim Aufstehen am Morgen
Stechende Schmerzen
Entzündungen und Ergüsse der serösen Häute
Rechtsseitige Beschwerden (mit Ausnahme der Kopfschmerzen und mancher Pleuritis-Fälle)

SCHWINDEL

Schwindel, begleitet von dem Gefühl, „als würde er durch das Bett hindurch sinken"
Schwindel schlimmer durch die geringste Bewegung, schlimmer beim Aufstehen am Morgen

BRYONIA

KOPF

Linksseitige Kopfschmerzen
- **Kopfschmerz über dem linken Auge oder im linken Stirnbereich, der sich zunächst zum Hinterhaupt erstreckt, dann aber den gesamten Kopf erfaßt**

Kopfschmerzen schlimmer durch Bewegung, sogar durch die Bewegung der Augen

Kopfschmerzen: schlimmer durch Husten, schlimmer am Morgen, schlimmer bei Obstipation, schlimmer durch Bügeln; besser durch Druck, besser wenn die Augen geschlossen bleiben

Nasenbluten beim Aufstehen am Morgen, oder wenn die Menstruationsblutung unterdrückt ist

Kaubewegungen des Mundes

Zunge weiß oder bräunlich belegt, vor allem in der Mitte

Trockener Mund, mit oder ohne Durst

Trockene, aufgesprungene Lippen

VERDAUUNGSTRAKT

Großer Durst
- **Durst auf große Mengen – häufig oder in großen Abständen**

Verlangen nach Fleisch, Austern, warmen Getränken, besonders nach warmer Milch. Verlangen: „weiß nicht wonach" oder nach ausgefallenen Dingen

Verlangt häufig nach kalten Getränken, obgleich Besserung durch warme Getränke eintritt.

Verlangen nach kalten Getränken während der Frostschauer *(Eupatorium perfoliatum)*

Magenschmerzen: schlimmer durch Bewegung, schlimmer nach dem Essen, schlimmer durch Erbrechen, schlimmer durch trockene Nahrung und Ernährungsfehler; besser durch Hitze

BRYONIA

Schweregefühl und Empfindung im Magen wie von einem Klumpen oder Stein, besonders nach dem Essen
Erbrechen nach fester Nahrung, behält Flüssiges bei sich.
Oder erbricht unmittelbar, nachdem er getrunken hat
Erbrechen durch Husten
Appendizitis. Hepatitis. Gastritis
Diarrhœ: schlimmer am Morgen, schlimmer durch Bewegung, schlimmer beim Aufstehen aus dem Bett
Obstipation mit auffallender Trockenheit des Rektums
Stuhl ist trocken und hart.

BRUST
Erkältungen wandern zur Brust herab.
Trockener, harter, schmerzhafter Husten, muß sich die Brust halten.
Husten: schlimmer durch Essen, schlimmer durch Bewegung, schlimmer beim Betreten eines warmen Raumes
Stiche in der Brust beim Husten
Mastitis mit harten, heißen, schmerzhaften Brüsten, besser durch Hitze
Pleuritis. Pneumonie. Bronchitis

EXTREMITÄTEN
Arthritis mit Schmerzen, schlimmer durch die geringste Bewegung, schlimmer durch Erschütterung oder wenn er angerempelt wird, schlimmer durch Kälte; besser durch Hitze
Rheumatismus und Steifheit der Muskeln und Gelenke. Gicht
Verletzung. • Frakturen oder Verstauchung mit Schmerzen bei der geringsten Bewegung

BRYONIA

SCHLAF

Schläft auf der linken Seite *(Sulfur, Natrium muriaticum, Calcarea carbonica, Magnesium muriaticum, Thuja)*
Träume von geschäftlichen Angelegenheiten.

KLINISCHE INDIKATIONEN

Appendizitis. Arthritis. Asthma. Bronchitis. Bursitis. Bindegewebserkrankungen. Diarrhœ. Epistaxis. Exantheme. Weichteilrheumatismus. Gastritis. Gicht. Grippe. Hepatitis. Husten. Ischiassyndrom. Koma. Kopfschmerzen. Kreuzschmerzen. Mastitis. Meningitis. Migräne. Obstipation. Pertussis. Pharyngitis. Pleuritis. Pneumonie. Rheumatoide Arthritis. Schwindel. Tendinitis. Verletzungen. Zahnschmerzen

AKUTE BESCHWERDEN

Meningitis, oft mit Delirium und dem Verlangen, „nach Hause zu gehen". Es gibt eine charakteristische Mundbewegung, und zwar schiebt der Patient den Unterkiefer vor und zurück. Enzephalitis; Koma; Grippe mit intensivem Wehtun, das sich durch Bewegung verschlimmert, mit starken Kopfschmerzen, belegter Zunge und großem Durst.

Gastritis: schlimmer durch geringfügige Bewegung, besser durch Stilliegen; ausgeprägte Übelkeit und Erbrechen durch Trinken oder Essen, vor allem nach Ernährungsfehlern, manchmal gebessert durch warme Getränke.

- Bei Appendizitis ist wohl in 70 % aller Fälle **Bryonia** angezeigt. Der Patient liegt auf der rechten Seite, die Schmerzen verschlimmern sich bei jeder Bewegung, verschlimmern sich durch tiefes Einatmen, bessern sich durch kalte Umschläge.

Hepatitis mit Gelbsucht: die Schmerzen in der Leber werden durch Liegen auf der rechten Seite gebessert, es besteht große Übelkeit.

BRYONIA

Bronchitis. Infektionen der oberen Atemwege.
Pneumonie: besonders rechtsseitig; der Patient liegt ganz still, Aufstehen aus dem Bett verschlimmert; besser durch Liegen auf der schmerzhaften Seite; besser durch Druck; schlimmer durch tiefe Atemzüge, daher atmet der Patient sehr flach, um tiefes Einatmen zu vermeiden; Husten verursacht Schmerzen im Kopf oder in der Brust, daher hält sich der Patient die Brust, wenn er husten muß. Das Sputum ist rostbraun oder blutig gestreift.
- Pleuritis, bei der sich die Schmerzen durch die Atembewegungen verschlimmern; schlimmer durch Bewegung, besser durch Druck, besser beim Liegen auf der schmerzhaften Seite.

Mastitis

ERGÄNZUNGSMITTEL

Natrium muriaticum, Rhus toxicodendron, Sulfur

VERGLEICHE

Belladonna – Akute Infektionen mit hohem Fieber; Gelenke, Pleura usw. sind hochgradig entzündet; allgemeine Verschlimmerung durch Bewegung und Erschütterung; Obstipation; Kopfschmerzen (allerdings ist bei **Belladonna** in der Regel die rechte Seite betroffen.)

Nux vomica – Reizbar; „Arbeitstier"; Obstipation; Kopfschmerzen; Verdauungsstörungen

Chamomilla – Reizbar; schlimmer durch Wut; schlimmer um 21.00 Uhr (allerdings häufiger 9.00 Uhr); launenhafte Nahrungswünsche

Stellaria – Rheumatismus mit auffallender Steifheit; schlimmer durch schon geringe Bewegung

Chelidonium – Schlimmer durch Bewegung; rechtsseitige Beschwerden; Verlangen nach warmer Milch; Pneumonie; Gastritis

Rhus toxicodendron, Psorinum, Calcarea carbonica, Spigelia, Sepia

BUFO

Bufo besitzt einen ausgeprägten Einfluß auf das Nervensystem im allgemeinen und ist ein wichtiges Mittel bei der Behandlung von Konvulsionen und geistiger Retardierung oder verzögerter Entwicklung. *Vithoulkas* hat als erster den Typus von groben und retardierten Patienten beschrieben, bei denen er Erfolge mit diesem Arzneimittel festgestellt hat. Ausgehend von den Beobachtungen von *Vithoulkas* haben *Alfons Geukens* aus Belgien und andere Homöopathen aus seinem Homöopathie-Zentrum viel zu unserem weiteren Verständnis dieses Mittels beigetragen.

Der typische *Bufo*-Patient ist geistig langsam und unkultiviert. *Geukens* hat Fallberichte von Patienten vorgestellt, die in bestimmten geistigen Bereichen normal oder sogar besonders talentiert waren. Es ist allerdings eher typisch, daß diese Patienten recht schlicht sind und sich von ihren Instinkten leiten lassen. Sie werden leicht wütend. In den meisten Fällen steht auch die Sexualität stark im Vordergrund. Der Patient hat oft ein starkes Verlangen zu masturbieren und beschäftigt sich stark mit pornographischen Schriften. In unserer Fachliteratur finden wir die Beschreibung: „Möchte allein sein, um masturbieren zu können".

BUFO

GEMÜT
Retardierung oder Entwicklungsverzögerung
Unkultivierte, grobe Patienten mit schwacher Kontrolle über ihr instinktives Verhalten
Reizbar; ruhelos
Geukens hat eine Liebe zur Musik hervorgehoben und auf Fälle von „idiotischen Gelehrten" hingewiesen.

ALLGEMEINSYMPTOME
Konvulsionen: schlimmer nachts im Schlaf, beißt sich während des Krampfanfalls auf die Zunge.
Petit Mal
Äußere Erscheinung: • **Hageres Gesicht mit stumpfsinnigem, unkonzentriertem oder dummem Ausdruck, deformiertem Kiefer und großen, sinnlichen Lippen, häufig Heraushängen der Zunge**

KOPF
• **Heraushängende Zunge**
Beißt sich beim Krampfanfall auf die Zunge.
Fettige Gesichtshaut

UROGENITALTRAKT
• **Masturbation** und Beschäftigung mit pornographischem Material

EXTREMITÄTEN
Lymphangiitis, besonders der Arme
Paronychie
Geukens fügt ***Bufo*** in die Rubrik „Nägelkauen" ein.

BUFO

HAUT
 Ekzeme

KLINISCHE INDIKATIONEN
 Entwicklungsverzögerung. Ekzem. Epileptische Krampfanfälle. Geistige Retardierung. Lymphangitis. Paronychie. Sexuelle Pathologie. Tics

VERGLEICHE
 Baryta carbonica – Konvulsionen; Retardierung; Reizbarkeit und sexuelle Erregung
 Cicuta – Kindisches Verhalten; Konvulsionen; Hauterkrankungen
 Sulfur, Zincum, Stramonium, Tuberculinum

CACTUS

Cactus ist ein Mittel, das sich durch schwere, äußerst schmerzhafte Konstriktionen und durch eine Störung des Blutstroms auszeichnet. Es wird primär als ein Herzmittel angesehen, ist aber auch bei Neuralgien und hämorrhagischen Erkrankungen nützlich. Bei fast allen *Cactus*-Fällen stellen wir als Begleiterscheinung der Krankheit vor allem hochgradige Schmerzen fest. Die Schmerzen werden oft als Empfindung wie von einem Band oder Draht beschrieben, der sich in den erkrankten Körperteil eingräbt. Dies sind „bösartige und gemeine" Schmerzen, die oft so heftig sind, daß der Patient laut aufschreien muß.

ALLGEMEINSYMPTOME

- **Heftige starke zusammenschnürende Schmerzen**
- **Schmerzen wie von einem Band oder Draht**

Schmerzen, die so stark sind, daß der Patient aufschreit
Allgemeine Verschlimmerung gegen 11.00 Uhr oder 23.00 Uhr
Periodizität
Allgemeine Verschlimmerung beim Liegen auf der linken Seite
Hämorrhagie

KOPF

Schwere kongestive Kopfschmerzen bei gerötetem Gesicht; Kopfschmerz schlimmer durch Fasten, häufiger auf der rechten Seite
Rechtsseitige Gesichtsneuralgie
Nasenbluten mit Blutandrang und Zusammenschnürungsgefühl im Kopf
Zusammenschnürungsgefühl und Würgen im Hals

BRUST

- **Starke zusammenschnürende Schmerzen der Brust oder des Zwerchfells**

Hämoptysis mit hochgradigen Schmerzen, Zusammenschnürung oder Beklemmungsgefühl in der Brust
Beklemmungs- und Erstickungsgefühl, vor allem bei Herzerkrankungen
Asthma

HERZ

- **Schmerzen in der Brust oder im Herzen „wie von einer eisernen Faust umklammert"**

CACTUS

Angina pectoris, Herzmuskelerkrankungen, Herzinfarkt und Perikarditis: all diese Beschwerden sind durch hochgradige zusammenschnürende Schmerzen gekennzeichnet.
Brustschmerzen: schlimmer beim Liegen auf der linken Seite, schlimmer durch Anstrengung
Brustschmerzen, die in den linken Arm ausstrahlen
Herzklopfen, schlimmer durch körperliche Anstrengung, schlimmer beim Liegen auf der linken Seite
Herzklappenerkrankungen

UROGENITALTRAKT
Schwere Dysmenorrhoe oder Metrorrhagie mit Blutklumpen und zusammenschnürenden Schmerzen, jedesmal wenn ein Blutklumpen ausgestoßen wird
Harnleiterkoliken und Steine mit Blut oder Klumpen im Urin

EXTREMITÄTEN
Taubheitsgefühl oder Schmerzen bei Herzerkrankungen, die sich in den linken Arm, die Hand oder sogar die Finger ausbreiten *(Aconitum, Rhus toxicodendron)*
Schwellung der linken Hand bei Herzerkrankungen

AKUTE BESCHWERDEN
Herzinfarkt mit hochgradigen zusammenschnürenden Schmerzen, Beklemmungsgefühl in der Brust, Angst, Atemnot oder sogar Zyanose und Kälte der Extremitäten

KLINISCHE INDIKATIONEN
Angina pectoris. Arrhythmie. Epistaxis. Herzklappenerkrankung. Kopfschmerzen. Myokardinfarkt. Neuralgie. Ureterkolik. Uterushämorrhagie

SYMPTOMENKOMBINATIONEN
Herzerkrankung *und* Hämorrhagie

VERGLEICHE
Spigelia – Intensive Herzschmerzen; Herzgeräusche; schlimmer beim Liegen auf der linken Seite; schlimmer durch körperliche Anstrengung; Neuralgie
Lachesis – Herzerkrankung; schlimmer beim Liegen auf der linken Seite; Hämorrhagie; Dysmenorrhœ
Naja, Aconitum, Rhus toxicodendron, Phosphorus, Kalmia, Latrodectus mactans

CADMIUM SULFURATUM

Den *Cadmium*-Salzen werden in unserer Fachliteratur eine Heilwirkung für eine Vielzahl von malignen Entartungen zugeschrieben. Bei *Kent* finden wir den Bericht von einem schweren Fall von Magenkrebs mit ausgeprägter Hämatemesis, der mit diesem Arzneimittel bedeutend gelindert wurde. Viele Fälle von schwerer Enteritis oder Kolitis sind ebenfalls mit diesem Mittel geheilt worden. Die Erkrankung geht einher mit Entkräftung, brennenden Schmerzen, üblem Geruch und Kältegefühl wie bei *Arsenicum album*. Der Patient ist allerdings nicht ruhelos und kann stattdessen eine Abneigung gegen Bewegung haben, die an *Bryonia* erinnert.

ALLGEMEINSYMPTOME
Kräfteverfall und Frösteln bei Enteritis, Gastritis oder Kolitis

CADMIUM SULFURATUM

KOPF
Berichte von Heilerfolgen bei Hornhautflecken des Auges in der homöopathischen Fachliteratur
Bell-Lähmung (Fazialisparese), schlimmer, wenn der Patient Wind ausgesetzt ist *(Aconitum, Causticum)*

VERDAUUNGSTRAKT
Intensive Übelkeit. Erbricht, nachdem er getrunken hat.
Maligne Magenerkrankungen
Hämatemesis; kaffeesatzartiges Erbrechen

KLINISCHE INDIKATIONEN
Bell-Lähmung. Hornhautflecken des Auges. Gastroenteritis. Maligne Entartung

VERGLEICHE
Arsenicum album, Phosphorus, Bismuthum

CALADIUM

Caladium ist hauptsächlich bei Fällen mit sexuellen Funktionsstörungen indiziert. Anfänglich verspürt der Patient vielleicht ein übermäßig starkes sexuelles Verlangen, dem ein auffallendes Nachlassen der geschlechtlichen Funktionsfähigkeiten folgt. Das Mittel ist insbesondere dann angezeigt, wenn außerdem ein starkes Verlangen nach Tabak oder Zigaretten besteht. In niedrigen Potenzen wird *Caladium* oft zur Unterstützung bei der Raucherentwöhnung verschrieben. Meine eigenen Erfahrungen mit dieser routinemäßigen Art der Ver

CALADIUM

schreibung des Mittels haben jedoch nur sehr begrenzten Erfolg gezeigt.

GEMÜT

Kent führt im dritten Grad das Symptom „Furcht vor Verletzung" an, und *Vithoulkas* hat „Furcht, sich beim Rasieren zu schneiden" hinzugefügt.

ALLGEMEINSYMPTOME

Starkes Verlangen nach Tabak
Fieberhafte Erkrankungen, sogar mit Delirium, stark gebessert nach dem Schlafen

GENITAL

- **Impotenz bei völlig schlaffem Penis, wird manchmal verglichen mit einem „feuchten Putzlappen".**

Lüsterne Gedanken, doch ohne die geringste Erektionsfähigkeit
Nächtliche Samenergüsse bei vollkommen schlaffem Penis, · manchmal sogar ohne sexuelle Träume
Jucken der Genitalien
Wollüstiges Jucken der Vagina, was zur Masturbation führt, insbesondere bei Kindern

KLINISCHE INDIKATIONEN

Fieber. Impotenz. Nächtliche Samenergüsse. Pruritus der Genitalien. Tabaksucht. Vaginitis

SYMPTOMENKOMBINATIONEN

- **Impotenz *und* Verlangen nach Tabak oder Zigaretten**

CALADIUM

VERGLEICHE

Agnus castus – Impotenz trotz starken sexuellen Verlangens; Kältegefühl in den Genitalien; Niedergeschlagenheit
Cobaltum, Graphites, Selenium, Lycopodium
Weitere wichtige Arzneimittel bei Impotenz sind u.a.: *Staphisagria, Nux vomica, Medorrhinum, Sepia, Conium, Natrium muriaticum, Sulfur*

CALCAREA ARSENICOSA

An dieses Mittel denken wir hauptsächlich, wenn der Fall deutliche Symptome von *Calcarea carbonica* und *Arsenicum album* aufweist, aber gleichzeitig auch einige Leitsymptome von *Calcarea arsenicosa* präsent sind.

Es gibt zwei Krankheitszustände, die eine spezifische Indikation für *Calcarea arsenicosa* darstellen: erstens bei epileptischen Erkrankungen und zweitens bei Herzbeschwerden, besonders wenn diese mit Niereninsuffizienz oder Nephritis einhergeht. Der Patient ist häufig adipös, wie bei den meisten anderen *Calcarea*-Mitteln. Wie bei den beiden Bestandteilen dieses Arzneimittels zu erwarten, hat der Patient in der Regel einen großen Mangel an Lebenswärme und leidet an Angstzuständen.

GEMÜT

Furcht vor Vögeln *(Calcarea sulfurica, Ignatia)*
Ängste: Angst um die Gesundheit. Zukunftsangst

CALCAREA ARSENICOSA

SCHWINDEL
Schwindel, als würde man schweben *(Asarum, Lac caninum)*
Schwindel, der vor einem epileptischen Anfall auftritt

KOPF
Kent gibt folgende Indikation an: Kopfschmerzen wandern zu der Seite, auf der man nicht liegt.

ALLGEMEINSYMPTOME
Allgemeine Verschlimmerung durch Kälte
Allgemeine Verschlimmerung durch Treppensteigen
Fettleibigkeit
Konvulsionen
Konvulsionen mit Schwindelgefühl, Brustschmerzen, Schmerzen in den Händen als Aura

VERDAUUNGSTRAKT
- **Verlangen nach Suppe**
Ulkus pepticum
Kolitis

UROGENITALTRAKT
Nephritis

BRUST
Brustschmerzen oder Herzklopfen, insbesondere vor Epilepsie
Herzkrankheiten, die mit einer Nierenerkrankung einhergehen (Anasarka, Schwellung der Extremitäten, des periorbitalen Bereichs usw.)
Asthma

CALCAREA ARSENICOSA

KLINISCHE INDIKATIONEN
Adipositas. Angst. Asthma. Epileptische Krampfanfälle. Herzerkrankung. Nephritis. Schwindel. Ulkus pepticum

SYMPTOMENKOMBINATIONEN
Nierenerkrankung *und* Herzerkrankung
Epilepsie *und* Herzerkrankung oder Arrhythmie

VERGLEICHE
Calcarea carbonica, Arsenicum album, Kalium arsenicosum, Lac caninum

CALCAREA CARBONICA

Kalzium ist eines der Materialien, die im Ablauf von Lebensprozessen am weitesten verbreitet sind. Daher ist es kein Wunder, daß **Calcarea carbonica** eines unserer Hauptpolychreste ist. Vermutlich benötigt ein sehr hoher Prozentsatz der Bevölkerung von Geburt an **Calcarea carbonica**. Es ist ein Zeichen von starker Vitalität, wenn ältere Menschen, die in die homöopathische Praxis kommen, immer noch **Calcarea carbonica** als Konstitutionsmittel benötigen. Dieser Umstand weist oft darauf hin, daß der Abwehrmechanismus krankhaftes Geschehen von Geburt an im wesentlichen auf ein und derselben Ebene halten konnte. Andererseits kann **Calcarea carbonica** bei nahezu jeder pathologischen Veränderung indiziert sein, angefangen bei gewöhnlichen Erkältungen bis hin zu katastrophalen Krankheiten jeder Art – Krebs, Herzinsuffizienz, neurologischen Erkrankungen, Geisteskrankheiten. Es läßt sich häufig beobachten, daß die Prognose selbst in fortgeschrittenen Stadien sehr günstig ist, wenn **Calcarea carbonica** das wahre indizierte Arzneimittel ist.

CALCAREA CARBONICA

Arbeit und Verantwortung. Der typische *Calcarea carbonica*-Patient ist solide, verantwortungsbewußt und arbeitet hart. Sein Hauptaugenmerk ist auf Sicherheit und praktische Angelegenheiten gerichtet. Wenn er eine Aufgabe übernimmt, führt er sie methodisch und entschlossen aus. Dies führt zu der Tendenz, sich zu überarbeiten – ein Hauptmerkmal der Pathologie des erwachsenen *Calcarea carbonica*-Patienten. Er übernimmt immer mehr Verpflichtungen, bis er schließlich unter der Last der Verantwortung zusammenbricht. Bei Kollapsfällen, ob im körperlichen oder im Gemütsbereich, die auf Arbeitsüberlastung zurückzuführen sind, ist *Calcarea carbonica* eines der ersten Mittel, die wir in Erwägung ziehen müssen.

Sicherheit. Ein weiterer stark ausgprägter Charakterzug von *Calcarea carbonica* ist Angst. Im allgemeinen dreht es sich bei diesen Ängsten um Themen der Sicherheit wie Geld und Gesundheit. Wenn diese grundlegenden Aspekte nicht gesichert sind, stürzt der *Calcarea carbonica*-Patient in tiefe Verzweiflung und hat das Gefühl, daß er sich nie wieder erholen wird. Bei anderen Ängsten des *Calcarea carbonica*-Patienten geht es um seine Funktionsfähigkeit, um seinen Verpflichtungen weiterhin nachkommen zu können.

Überwältigung. In vielen Fällen wird der Patient jedoch seinen Organismus mit seinen zahlreichen Projekten und Verpflichtungen überbelasten. Sein Geist ist müde und kann die vielen Projekte und die damit verbundenen Einzelheiten nicht in Ordnung halten. Dies führt zu einer maßlosen Furcht davor, den Verstand zu verlieren. Oftmals hat er das Gefühl, daß andere seine Verwirrung sehen können, oder er übertreibt das Ausmaß seiner Verwirrung durch seine eigenen Vorstellungen. Er kann befürchten, daß andere seine Verwirrung bemerken könnten, selbst wenn sein tatsächlicher Geisteszustand normal ist.

Phobien. *Calcarea carbonica*-Patienten können unter einer Vielzahl von Ängsten leiden. Ein sehr hoher Prozentsatz dieser Menschen hat Höhenangst oder verspürt sogar Angst, wenn er andere an einem hochgelegenen Ort stehen sieht. *Calcarea carbonica*-Patienten leiden gewöhnlich auch an ausgeprägter Furcht vor Mäusen

CALCAREA CARBONICA

und Ratten, allerdings liegt diese Phobie weniger häufig vor als die Höhenangst.

Depression. Es gibt bei *Calcarea carbonica* auch ein Depressionsstadium, in dem der Patient das Interesse an seiner Arbeit und seinen Geschäften verliert und vollkommen funktionsunfähig wird. Er empfindet Verzweiflung, die sich nicht begründen läßt. In diesem Zustand kann der Patient schlampig werden oder sich vernachlässigen, ebenso wie *Sulfur*.

Kinder. *Calcarea carbonica*-Kinder sind oft plump, müde und haben eine schwache Widerstandskraft gegen Infektionskrankheiten. In unserer Fachliteratur weisen viele Autoren darauf hin, daß bei *Calcarea carbonica*-Kindern die Entwicklung verzögert sein kann – daß sie erst spät das Laufen und das Sprechen erlernen. Es ist wichtig, im Gedächtnis zu behalten, daß die Abwesenheit von verzögerter Entwicklung keine Kontraindikation gegen *Calcarea carbonica* darstellt. Das Kind hat normalerweise einen starken Willen, ist aber dabei oft ängstlich, was Sicherheit angeht. Es leidet unter Furcht und Ängsten. Das Kind kann sehr wißbegierig sein und Fragen über religiöse und metaphysische Themen stellen, um seine Furcht in bezug auf Leben und Tod zu beschwichtigen. Diese Ängste zeigen sich in den charakteristischen Alpträumen, die seinen Schlaf stören. Anders als bei anderen Arzneimitteln mit hochgradigen Ängsten stellt sich das *Calcarea carbonica*-Kind seiner Angst mit der Überzeugung entgegen, daß es genug lernen muß oder sich selbst dafür vorbereiten muß, die Unsicherheiten des Lebens zu bewältigen. Es möchte gern unabhängig werden und sich selbst genügen. Das Kind ist daher freundlich, aber auch dickköpfig. Selbst das Kleinkind läßt sich nur schwer von seinen Wünschen ablenken. Das Kind arbeitet auch hart, was bis zu zwanghaftem Verhalten führen kann. Körperlich ist das *Calcarea carbonica*-Kind eher stämmig und kann sogar drall oder fettleibig sein. Der Metabolismus kann verlangsamt oder mangelhaft sein. Oft fühlt sich der Körper des Kindes klamm an, und Stuhl oder Schweiß riechen sauer *(Rheum, **Hepar sulfuris**)*. Es ermüdet leicht bei körperlicher Anstrengung, und es fällt ihm schwer, mit

CALCAREA CARBONICA

Gleichaltrigen Schritt zu halten. Mangelhafte Ausdauer ist oft ein Hinweis auf **Calcarea carbonica**; gesunde und robuste Kinder brauchen allerdings ebenso häufig dieses Arzneimittel.

GEMÜT
- **Überarbeitete, überlastete, von ihrer Arbeit überwältigte Patienten**
  Ausgeprägtes Pflichtgefühl und Verantwortungsbewußtsein
- **Der Patient arbeitet bis zur Erschöpfung und muß daraufhin seine Arbeit völlig aufgeben.**
  Beschäftigt sich mit metaphysischen Themen, wie dem Leben nach dem Tode, Reinkarnation usw.
  Ängste:
  Höhenangst
- **Furcht vor Mäusen oder Ratten.** Furcht vor Insekten und Spinnen. Furcht vor Hunden.
  Angst im Dunkeln, Klaustrophobie. **Furcht, den Verstand zu verlieren.**
  Furcht vor Krankheit: Krebs, Ansteckung, Tuberkulose.
  Furcht vor Erdbeben. Furcht bei Sturm und Gewitter. Furcht vor Armut und Unfällen
  Angst um die Gesundheit
- **Zweifelt zutiefst an der Möglichkeit seiner Genesung**
- **Hat das Gefühl, daß der Verstand schwach wird oder daß er den Verstand verlieren könnte und andere seine Verwirrung bemerken könnten.**
  Widerspenstig und eigensinnig
  Abneigung gegen schlimme Neuigkeiten – z.B. wenn er in den Nachrichten oder aus der Zeitung von Verbrechen oder Unfällen hört

CALCAREA CARBONICA

Halluzinationen von schrecklichen Grimassen beim Schließen der Augen, oder sogar, sobald er sich nachts zum Schlafen hinlegt

Alpträume oder schreckliche Ängste nachts, in jedem Alter

ALLGEMEINSYMPTOME
Fettsucht und schlaffes Gewebe.
* **Der Patient nimmt schnell und leich an Gewicht zu.**

Mangel an Lebenswärme und allgemeine Verschlimmerung durch Kälte (bis zum Alter von etwa sechs oder sieben Jahren allerdings ist das Kind gewöhnlich warmblütig.)

Allgemeine Verschlimmerung durch kaltes feuchtes Wetter

Allgemeine Verschlimmerung durch körperliche Anstrengung

Mangel an Widerstandsfähigkeit und Ausdauer oft schon in der Kindheit

* **Empfinden von innerlichem Zittern**
* **Allergie gegen oder Verschlimmerung durch Aspirin**
* **Allgemeine Verschlimmerung durch Treppensteigen oder durch das Ersteigen von Anhöhen**

Allgemeine Verschlimmerung infolge Durchnässung

Allgemeine Verschlimmerung durch Koitus (verursacht Reizbarkeit, Unpäßlichkeit, Zittern, Schwächegefühl usw.)

Schwitzt bereits bei leichter Anstrengung, wenn er abkühlt, in der Nacht. Der Patient wird kalt und feuchtklamm.

Häufig auftretende Erkältungen und grippale Infekte

Allgemeine Verschlimmerung bei Vollmond

Epileptische Krampfanfälle

Äußere Erscheinung: **Dralle oder fettleibige Patienten mit rundem, weichem Gesicht, blasser Teint. Das Gesicht hat viele feine Fältchen.**

CALCAREA CARBONICA

KOPF

Schwindel: schlimmer durch Aufwärtssteigen, schlimmer durch Herabschauen aus einer Höhe, schlimmer durch rasches Wenden des Kopfes
- **Schwitzen am Kopf, besonders am Hinterhaupt oder im Nacken, nachts während des Schlafs**

Die Fontanellen schließen sich beim Kleinkind nur langsam und verspätet.

Kalter Kopf

Migräneartige Kopfschmerzen, die sich durch Licht, bei der Menstruation und beim Treppensteigen verschlimmern

Akne vulgaris, die mitunter sehr schwer ausgeprägt sein kann

Rezidivierende Mittelohrentzündungen

Hautausschläge auf den Ohren oder darunter; Furunkel unterhalb der Ohren

Chronisch verstopfte Nase

Heuschnupfen

Nasenpolypen

Zervikale Adenopathie

Verzögerte Zahnung. Die Zähne brechen leicht ab.

Rezidivierende aphthöse Geschwüre im Mund (für diese Erkrankung ist *Calcarea carbonica* bei Säuglingen und Kleinkindern das Hauptmittel.)

Häufige Entzündungen der Tonsillen und des Rachens

Struma und hypothyreotische Erkrankungen

VERDAUUNGSTRAKT

Verlangen nach: • **Eiern**. **Süßigkeiten** (insbesondere nach Feingebäck und nach Speiseeis), Salz, Oliven; unverdaulichen Dingen wie Kreide, Bleistiften oder Dreck; ferner nach Käse, Nüssen und Pflanzensamen; Milch

CALCAREA CARBONICA

Abneigung gegen: Fett, Fleisch, Kaffee, schleimige Nahrung, Milch
Verdauungsstörungen; saures Aufstoßen; Sodbrennen
Verdauungsstörungen durch Milch, Brot, trockene Nahrungsmittel
Stuhlverstopfung ohne Stuhldrang
Der Patient hat keine Beschwerden durch Obstipation
Tonartiger Stuhl *(Carduus marianus)*
Saure Diarrhœ, insbesondere bei Säuglingen
Angst wird im Epigastrium empfunden.
Die epileptische Aura wird im Epigastrium empfunden.
Abmagerung bei aufgetriebenem Abdomen (Marasmus)
Cholezystitis

UROGENITALTRAKT
Uterusmyome, manchmal mit starker Gebärmutterblutung
• **Metrorrhagie, vor allem um die Zeit des Klimakteriums**
Die Menstruation „erscheint zu früh, fließt zu reichlich, dauert zu lange an".
Leukorrhœ: wundmachend oder milchig, schlimmer zwischen den Menses. Vaginitis
Prämenstruelles Syndrom mit Angst, Kopfschmerz, empfindlichen Brüsten
Sexuelles Verlangen ist üblicherweise stark.
Nierensteine
Enuresis
Prostatahypertrophie

CALCAREA CARBONICA

BRUST
Atemnot bei Anstrengung, besonders bei Treppensteigen oder beim Ersteigen einer Anhöhe; mangelhafte Ausdauer
Atemnot, wenn der Patient flach auf dem Rücken liegt oder sich vornüber beugt, vor allem bei schwergewichtigen Menschen
Galaktorrhoe oder übermäßig starke Laktation
Brustkrebs
• Die Brüste sind geschwollen und schmerzen, insbesondere vor der Menstruation.

RÜCKEN
Rückenschwäche und Kreuzschmerzen
Skoliose
Degenerative Arthritis der Wirbelsäule. Spondylose der Halswirbel

EXTREMITÄTEN
Arthritis: entweder Osteoarthritis oder rheumatische Arthritis
Die Schmerzen verschlimmern sich durch Kälte und durch Feuchtigkeit, schlimmer durch Anstrengung und wenn der Patient die Gliedmaßen herabhängen läßt.
Weichteilrheumatismus
Arthritis, die hauptsächlich die Knie befällt
Arthritische Knötchenbildung
Schwäche der Gliedmaßen, besonders Schwäche der Beine infolge Treppensteigen
Krämpfe in Oberschenkel, Waden, Fußmuskeln – besonders nachts im Bett, aber auch bei Dehnung oder Überbeanspruchung
Spätes Laufenlernen

CALCAREA CARBONICA

Verstauchungen heilen langsam oder werden chronisch; wiederholtes Umknicken und Verstauchen der Fußknöchel
Muskelschwäche
Fußschweiß und Fußgeruch
Entzündung der Fußballen
Varizen, oft schmerzhaft beim Stehen oder Gehen
Kalte, feuchtklamme Extremitäten: kalte, klamme Füße und kalter, klammer Händedruck
- **Kalte Füße nachts im Bett; der Patient muß im Bett Socken tragen.** Später erwärmen sich die Füße und werden zu heiß, die Socken werden ausgezogen und schließlich die Füße unter der Bettdecke hervorgestreckt.
- **Die Nägel sind deformiert, brüchig und brechen oder schälen sich leicht ab.**

HAUT

Furunkel oder Abszeßbildungen an jedem beliebigen Körperteil
Ekzem und Einrisse der Haut, vor allem im Winter
Warzen. Psoriasis

SCHLAF

Schläft vor allem auf der linken Seite.
Schlaf ist gestört durch Alpträume.

KLINISCHE INDIKATIONEN

Abszeß. Adenopathie. Adipositas. Akne. Allergie. Alpträume. Ängste. Aphthen. Arthritis. Arthritis psoriatica. Asthma. Beinkrämpfe. Bindegewebserkrankungen. Bronchitis. Chemikalienallergie. Cholezystitis. Chronische-Erschöpfung-Syndrom. Depression. Erkältungen. Ekzem. Epileptische Krampfanfälle. Gicht. Grippe. Hypertonie. Hypothyreose. Intermittierendes Hinken. Ischiassyndrom. Kopfschmerzen. Kreuzschmerzen.

CALCAREA CARBONICA

Maligne Entartungen. Metrorrhagie. Migräne. Mononukleose. Multiple Sklerose. Muskeldystrophie. Nachtschweiße. Nasenpolypen. Nierensteine. Obstipation. Osteoarthritis. Otitis media. Pharyngitis. Phobien. Prämenstruelles Syndrom. Rheumatoide Arthritis. Rhinitis. Schwindel. Sinusitis. Sklerodermie. Skoliose. Sodbrennen. Struma. Systemischer Lupus. Tonsillitis. Uterusmyom. Varizen. Warzen

ERGÄNZUNGSMITTEL

Belladonna, *Rhus toxicodendron*, *Nitricum acidum*; *Calcarea carbonica* zu *Lycopodium* zu *Sulfur* zu *Calcarea carbonica*

VERGLEICHE

Silicea – Verzögerte Entwicklung; langsamer Stoffwechsel; Mangelerscheinungen der Knochen, Zähne und Nägel; Kopfschweiß während des Schlafs; übelriechender Fußschweiß; Angst; eigensinnige Kinder; allgemeine Verschlimmerung durch Kälte; Verlangen nach Eiern; Abszeßbildung; Obstipation

Kalium carbonicum – Verantwortungsbewußte und konservative Menschen; Angst; Mangel an Lebenswärme und schlimmer durch Kälte und Feuchtigkeit; Obstipation; Verlangen nach Süßigkeiten; stämmig und adipös; Arthritis; Nierensteine; allgemeine Verschlimmerung durch Koitus; Angst wird im Epigastrium empfunden.

Pulsatilla – Angenehm und freundlich; dralle Erscheinung; Höhenangst und Furcht vor dem Wahnsinn; Verlangen nach Eiern und Süßigkeiten; Alpträume

Sanicula, *Rhus toxicodendron*, *Capsicum*, *Antimonium crudum*, *Graphites*, *Phosphorus*, andere *Calcarea*-Verbindungen

CALCAREA FLUORICA

Calcarea fluorica besitzt viele Merkmale von *Calcarea carbonica*. Dennoch bringt das Fluor-Element einige Veränderungen in das Arzneimittelbild hinein. Mit *Calcarea carbonica* hat *Calcarea fluorica* die Angst um die Gesundheit und zahlreiche andere Ängste gemeinsam. In vielen Fällen liegen Fasergeschwulste und Wucherungen vor. Das Mittel greift hauptsächlich die Knochen, Gelenke und den Bewegungsapparat an und verursacht harte Wucherungen, insbesondere Exostosen.

GEMÜT

Angst um die Gesundheit
Kummer, insbesondere durch plötzlichen unerwarteten Verlust
Furcht vor Armut. Höhenangst. Furcht vor Mäusen

ALLGEMEINSYMPTOME

Warmblütig, leidet oft unter Hitzewallungen
Hitzewallungen mit Herzklopfen, abwechselnd mit Frösteln
Tumore und knötchenartige Wucherungen
- **Exostosen**

KOPF

Zähne krümeln und brechen leicht ab.
Geschwulste oder Wucherungen der Schilddrüse

VERDAUUNGSTRAKT

Verlangen nach: Süßigkeiten, Salz, Saurem, vor allem sauer eingelegtem Gemüse
Cholelithiasis

CALCAREA FLUORICA

UROGENITALTRAKT
Große und harte Uterusmyome
Metrorrhagie um das Klimakterium herum

RÜCKEN
Arthritis, die sich durch Hitze und durch Bewegung bessert *(Rhus toxicodendron)*
- **Verkrümmungen der Wirbelsäule, die sehr stark ausgeprägt sein können.**
- **Steifer, schmerzhafter Nacken und Knochensporne.**
Schmerzen breiten sich den Arm abwärts aus.

EXTREMITÄTEN
Gelenkschmerzen, gebessert durch Hitze und Bewegung
- **Arthritische Knötchenbildung sind sehr ausgeprägt.**
- **Exostosenbildung**
Knochenvorsprünge können überall im Körper auftreten. Fersensporn
Bindegewebsgeschwulste nach Verletzungen *(Ruta)*

KLINISCHE INDIKATIONEN
Arthritis. Cholelithiasis. Exostose. Hyperostotische Spondylose der Halswirbel. Ischiassyndrom. Katarakt. Knötchenbildung der Schilddrüse. Kreuzschmerzen. Metrorrhagie. Sinusitis. Skoliose. Struma. Uterusmyom

VERGLEICHE
Calcarea carbonica, Rhus toxicodendron, Antimonium crudum, Sulfur

CALCAREA PHOSPHORICA

Die Persönlichkeit von *Calcarea phosphorica* ist charakterisiert durch eine tiefe Unzufriedenheit, die der Patient oft selbst nicht versteht. Er spürt, daß etwas innerlich nicht stimmt, kann aber nicht genau sagen, was ihn stört. Das macht ihn verdrießlich und unzufrieden. Andererseits ist er oftmals freundlich, offen und sensibel. Dennoch vermittelt er den Eindruck, als würde er sich ständig beklagen. Man kann ihm nichts recht machen, nichts füllt ihn aus. Diese Menschen klagen häufig über Schwäche oder Zusammenbruch sowohl auf der geistigen als auch auf der körperlichen Ebene. Diese Unzufriedenheit ist mit einem starken Verlangen zu reisen verbunden; sie wollen die Umgebung verändern in der Hoffnung, irgendwo ihr Glück zu finden.

Kinder: *Calcarea phosphorica*-Säuglinge sind reizbar und weinerlich. Das Kind weint und verlangt nach ständiger Aufmerksamkeit. Es will getragen werden, was an **Chamomilla** erinnert, ist aber weniger aggressiv als **Chamomilla**, **Cina** oder **Antimonium crudum**. Ältere *Calcarea phosphorica*-Kinder sind sehr sensibel und fühlen sich durch die Belastungen der Schule häufig überfordert. Im Schulalter klagen die Kinder oft über Schulängste, Schulkopfschmerzen oder Magenschmerzen, die tagsüber, oft gegen 15.00 Uhr, d.h. am Ende des Schultages, auftreten. Ein ausgeprägter Charakterzug bei *Calcarea phosphorica*-Kindern ist ständige Langeweile. Dieses Gefühl ist häufig verbunden mit einem chronischen grundlosen Gefühl von Unglücklichsein und einer allgemeinen negativen Lebenseinstellung.

GEMÜTSSYMPTOME

- **Mürrisch und unzufrieden. Beklagt sich, ist nie zufrieden.**
- **Starkes Verlangen zu reisen**
- **Schnell gelangweilt**

CALCAREA PHOSPHORICA

Seufzen
Möchte getragen werden *(Chamomilla)*
Stöhnen und Jammern, manchmal sogar während des Schlafes
Furcht oder Verschlimmerung, wenn er schlimme Neuigkeiten hört
Ängste: Furcht vor Gewitter; Angst im Dunkeln
Geistige Dumpfheit oder Schwäche
Beschwerden durch Kummer

ALLGEMEINSYMPTOME
Adipositas; **schlaffes Gewebe**. In manchen Fällen auch Abmagerung
Allgemeine Verschlimmerung durch Kälte
Allgemeine Verschlimmerung durch Zugluft
• **Allgemeine Verschlimmerung zur Zeit der Schneeschmelze**
Verzögerte Entwicklung der Kinder, spätes Laufenlernen
Allgemeine Verschlimmerung während der Schwangerschaft
Schwäche und Müdigkeit
Schwindel: schlimmer durch Wind oder Zugluft, schlimmer durch Obstipation

KOPF
Kopfschmerzen bei Schulkindern
Der Kopfschmerz wird entlang den Schädelnähten empfunden.
Kopfschmerzen, die vom Nacken- und Halsbereich ausgehen
Schwitzen am Kopf nachts im Bett
Verzögerte oder schwierige Zahnung
• **Verzögerter Fontanellenschluß** – sieht man bei uns im Kulturbereich der westlichen Industriegesellschaften selten.

CALCAREA PHOSPHORICA

VERDAUUNGSTRAKT
Chronische Magen- oder Bauchschmerzen der Schulkinder, mit oder ohne Durchfall
Verlangen nach: **geräuchertem Fleisch, Wurstwaren, Hot Dogs, Speck, Salami;** Süßigkeiten, Speiseeis, Salzigem
Schmerzhaftes Schlucken, das sogar im Hals, in der Brust und im Bauch empfunden wird
Hämorrhoiden, die mit dem Stuhl hervortreten
Diarrhœ ist begleitet von Flatus

GENITAL
Starker Geschlechtstrieb, sogar bis hin zu häufigem Partnerwechsel
Schmerzen in der Schambeinfuge während der Schwangerschaft
Dysmenorrhœ: beginnt beim ersten Einsetzen der Menstruation und dauert bis zum Erwachsenenalter an

RÜCKEN
Schmerzen und Steifheit im Halswirbelbereich
Schmerzen im Halswirbelbereich, schlimmer durch Zugluft
Nacken- oder Rückenschmerzen: schlimmer durch Zugluft, Anstrengung, beim Schlucken
Skoliose. Spondylose

EXTREMITÄTEN
Rheumatische und arthritische Erkrankungen, schlimmer durch Kälte und Zugluft
Karpaltunnelsyndrom
Arthritische Knötchenbildung
Beinkrämpfe

CALCAREA PHOSPHORICA

Langsame Heilung von Knochenbrüchen oder Verstauchung. Tendinitis
• **Wachstumsschmerzen bei Kindern**

SCHLAF
Tiefer Schlaf, vor allem in den Morgenstunden, und schwieriges Erwachen

KLINISCHE INDIKATIONEN
Adipositas. Arthritis. Chronische-Erschöpfung-Syndrom. Depression. Diarrhœ. Hämorrhoiden. Karpaltunnelsyndrom. Kopfschmerzen. Kreuzschmerzen. Nackenschmerzen. Otitis media. Skoliose. Zahnung

ERGÄNZUNGSMITTEL
Ruta

VERGLEICHE
Tuberculinum – Unzufrieden; Verlangen zu reisen; starker Sexualtrieb; Verlangen nach Speiseeis und geräucherten Nahrungsmitteln; arthritische Beschwerden
Andere *Calcarea*-Verbindungen, *Cimicifuga, Ignatia, Sanicula*

CALCAREA SILICATA

Calcarea silicata wird vor allem bei Patienten gebraucht, die an schweren Formen von Akne oder Rosacea leiden. Die Symptome sind charakteristisch für eine Verbindung der beiden Elemente, aus denen dieses Arzneimittel zusammengesetzt ist; somit ist der Patient oft fröstelig und leidet an Stuhlverstopfung. Das Leitsymptom – „spricht mit den Toten" – fällt zwar auf, wenn man es in einem Fall feststellt, häufig jedoch ist es nicht vorhanden.

GEMÜT
- **Spricht mit den Toten.** Unterhält sich mit verstorbenen Freunden oder Angehörigen, träumt von ihnen oder beschäftigt sich allgemein stark mit dem Thema Tod.

HAUT
Akne und Rosacea
Abszesse

CALCAREA SULFURICA

Das Hauptleitsymptom für *Calcarea sulfurica* ist eine deutliche Neigung zu Eiterungen, oft mit charakteristischen gelblichen Absonderungen und Fistelbildung. Die Absonderungen halten sehr lange an, die Läsionen heilen nur sehr langsam oder überhaupt nicht. Der Patient neigt stark zu Eifersucht, die in Form von Rivalitäten unter Geschwistern oder in Liebesbeziehungen auftreten kann.

CALCAREA SULFURICA

GEMÜTSSYMPTOME
 Eifersucht, sowohl bei Erwachsenen als auch bei Kindern
 Starke Persönlichkeit; streitsüchtig und herrisch
 Furcht vor Vögeln

ALLGEMEINSYMPTOME
 Warmblütig und Verschlimmerung durch Hitze
 Fistelbildung
 Geringfügige bis stärkere Adipositas. Schwerer Körperbau
 Äußere Erscheinung: Gesicht und Kiefer sehen oft sehr kantig aus.

KOPF
 Akne, oft sehr hochgradig
 Mittelohrentzündung mit chronischer Otorrhoe
 Abszeßbildung des äußeren Ohrkanals. Mastoiditis
 Chronisch verstopfte Nase
 Rechtsseitige Koryza
 Hautausschläge der Kopfhaut

VERDAUUNGSTRAKT
 Verlangen nach: • **grünem, unreifem oder saurem Obst,** Süßigkeiten
 Abszeß im Rektal- oder Analbereich

BRUST
 Abszeß oder Empyem
 Krupphusten, der sich am Morgen verschlimmert

BEWEGUNGSAPPARAT
 Skoliose

CALCAREA SULFURICA

HAUT
Abszesse an beliebigen Körperstellen
- **Furunkel, die sich öffnen und Tage, Wochen, ja sogar monatelang einen gelblichen Eiter absondern**

Zystische Tumore
Risse der Haut: schlimmer im Winter, schlimmer durch Waschen
- Hydradenitis

KLINISCHE INDIKATIONEN
Abszesse. Akne. Allergie. Ekzem. Hydradenitis. Impetigo. Krupp. Mastoiditis. Otitis media. Sinusitis. Skoliose. Verhaltensstörungen

VERGLEICHE
Hepar sulfuris, Medorrhinum, Silicea, Sulfur

CALENDULA

Dieses Mittel ist hauptsächlich nützlich bei der Behandlung von Wunden, Abschürfungen und Schnitten. *Calendula* wirkt antiseptisch und verhindert eine Infektion, wenn es äußerlich angewandt wird. In Fällen, in denen bereits eine Wundinfektion vorliegt, kann dieses Mittel den Heilungsprozeß erheblich beschleunigen, wenn es in hohen Potenzen eingenommen wird. *Calendula* ist außerdem ein ausgezeichnetes adstringierendes Mittel. Bei lokaler Anwendung kann es Blutungen aus Wunden jeder Art stillen – wie etwa bei Schnittwunden oder nach Zahnextraktionen. Es kann ebenfalls die Schmerzen in den Wunden lindern. Bei jeder beliebigen Hauterkrankung, die nach einem lindernden Mittel verlangt, können *Calendu-*

CALENDULA

la-Salben den Patienten oft helfen, die örtliche Anwendung von Cortisonpräparaten zu vermeiden. *Calendula*-Lotionen jedoch, die oft Alkohol enthalten, sollten bei Ekzemen oder anderen trockenen Hautausschlägen nicht verwendet werden, da der Alkohol die Haut reizt oder übermäßig austrocknet.

CAMPHORA

Kampfer betrachtet man als allgemeines Antidot gegen homöopathische Arzneimittel. Die Schulmedizin macht sich die anästhesierende oder kühlende Wirkung von Kampfer zunutze, indem er örtlich aufgetragen wird. Diese Kühle oder „erfrischend wintergrüne" Wirkung ist auch eines der Leitsymptome der homöopathischen Arznei: die Empfindung von lokal begrenzten kalten Stellen auf der Haut *(Agaricus)* oder von schmerzhafter Kälte. Kälte ist fast immer ein herausragendes Symptom der Konstitution, in akuten sowie chronischen Fällen.

Camphora ist ein wichtiges Kollapsmittel, wie bei Sonnenstich, Ohnmacht oder Dysenterie. Eines der Hauptleitsymptome ist „kalt, aber kann keine Bedeckung ertragen". *Nancy Herrick* von der *Hahnemann Medical Clinic* hat bei der Fachkonferenz der *International Foundation for Homœopathy* im Jahre 1990 einen schweren Fall von chronischer Erschöpfung vorgestellt, bei dem mit *Camphora* ein dramatischer Heilerfolg erzielt wurde. Der Patient war in diesem Falle kälteempfindlich und wollte nicht nur unbedeckt bleiben, sondern hatte auch ein starkes Verlangen nach eiskalten Bädern, durch die er sich besser fühlte.

GEMÜTSSYMPTOME
Angst in der Nacht, vor allem, wenn er nachts allein ist

CAMPHORA

Streitsüchtig. „Rasende Wut mit manischer Streitlust"
Viele Autoren haben von Heilerfolgen in Fällen von wütender Raserei und Manie berichtet.
Fühlt sich von der Familie ungeliebt. Gefühl von Verlassenheit oder Isolation

ALLGEMEINSYMPTOME
- **Kälte und Schaudern, aber Abneigung gegen Zugedecktwerden** *(Carbo vegetabilis)*

Kollapszustände, begleitet von Kälte und erschöpfter Lebenskraft, „der Puls ist kaum wahrnehmbar".
Allgemeine Verschlimmerung durch Unterdrückung von Schweiß und Absonderungen
Schock durch Verletzung, Infektion oder nachdem man sich eine Verletzung oder einen Infekt zugezogen hatte
Schlaf geht in Koma über.
Kent sagt: „Deckt sich während des Fiebers zu; deckt sich ab, sobald die Haut kalt wird."

KOPF
Pulsierender Kopfschmerz, insbesondere im Hinterhaupt
Gesicht ist kalt und sogar blau.
Kalter Atem
Mund ist zu einem Grinsen verzogen: Risus sardonicus

VERDAUUNGSTRAKT
Die frühe Verbreitung der Homöopathie war weitgehend dem Erfolg von **Camphora** bei der Behandlung während Cholera-Epidemien zu verdanken. In unserer Fachliteratur finden sich zahlreiche Heilungen von Cholerafällen mit **Camphora**. Im Zusammenhang mit den neuerlichen Ausbrüchen von Cholera

CAMPHORA

in der Dritten Welt sollten wir diese Literaturquellen wieder studieren.

UROGENITALTRAKT
Nephritis. Grüner Harn
Blasenentzündung mit Dysurie, die Brennschmerz verursacht

BRUST
Pneumonie oder Bronchitis mit Kollaps *(Laurocerasus, Antimonium tartaricum)*
Innere Kälte

EXTREMITÄTEN
Arthritische Schmerzen, die als kalt und schmerzhaft empfunden werden
Empfindung von kalten Flecken. Kalte Hände und Füße
Krämpfe in den Füßen, insbesondere im Fußrücken

HAUT
- **Hautausschläge, die infolge Bestrahlung durch Sonnenlicht entstehen *(Natrium muriaticum, Belladonna)***

KLINISCHE INDIKATIONEN
Arthritis. Chronische-Erschöpfung-Syndrom. Dermatitis. Dysenterie. Grippe. Harnwegsinfektionen. Kopfschmerzen. Nephritis. Ohnmacht. Pneumonie. Sepsis. Sonnenstich

ERGÄNZUNGSMITTEL
Cantharis

VERGLEICHE
Carbo vegetabilis, Laurocerasus, Arsenicum album, Phosphorus

CANNABIS INDICA

Wegen seines verbreiteten Konsums als Droge und der daraus folgenden Entstehung einer Art von Miasma ist der Bedarf nach dem Arzneimittel **Cannabis indica** eindeutig gestiegen. In mehreren Fällen sind Kinder, deren Eltern Marihuana oder Haschisch konsumiert haben, mit diesem Mittel von ernsten Erkrankungen geheilt worden. Die Persönlichkeit des **Cannabis indica**-Patienten kann sich entweder durch außerordentliche Liebenswürdigkeit oder Verzweiflung und Argwohn ausdrücken. Der liebenswürdige Typus des **Cannabis indica**-Patienten erlebt manchmal ekstatische Zustände und Schwindelgefühl. Bei dem verschlossenen und mißtrauischen Typus finden wir hochgradige Ängste – in der Regel Angst um die Gesundheit oder Angst, „die Kontrolle zu verlieren", was hier soviel bedeutet wie Verlust des Verstandes. Bei beiden Typen besteht oft eine außerordentlich große Geistesverwirrung oder periodisch auftretende Verwirrung mit Verzerrung des Zeit- und Räumlichkeitsempfindens, Desorientiertheit und sogar Wahnideen, Paranoia oder Halluzinationen.

Das Mittel muß gewöhnlich auf Grund des Gemütszustandes des Patienten gewählt werden, da typischerweise nur wenige Körpersymptome vorliegen. Die körperliche Pathologie ist hauptsächlich auf Erkrankungen der Harnwege beschränkt, was die enge Verwandtschaft dieses Mittels zum sykotischen Miasma hervorhebt. Diese Verwandtschaft zeigt sich ferner in der Erregung im sexuellen

CANNABIS INDICA

Bereich und dem großen Nutzen von **Cannabis indica** bei der Behandlung von akuter Harnröhrenentzündung.

GEMÜTSSYMPTOME
Große Angst und Furchtsamkeit; Panikattacken
- **Furcht, den Verstand zu verlieren** (wenngleich gewöhnlich ausgedrückt als Furcht, „die Kontrolle zu verlieren")
Desorientiert, ohne Verbindung zu seiner Umgebung, verirrt sich in wohlbekannter Umgebung. Auch im Leben desorientiert – unfähig, eine Richtung zu finden oder auf irgendeiner eingeschlagenen Bahn zu bleiben, irgendein Projekt zu Ende zu führen.
- **Geistige Verwirrung, vernebeltes Denken, weither geholte Gedankenverbindungen**
- **Theoretisieren**: Der Patient hat zahllose Ideen und Erklärungen – z. B. dazu, wie sich esoterische Gebiete wie Astrologie oder Science Fiction miteinander verbinden lassen, oder zu gesundheitlichen Themen. Es ist schwierig, ihn von seinen Ansichten abzubringen.
Konzentrationsschwierigkeiten
- **Angst, sein homöopathisches Mittel zu antidotieren; großes Verlangen, seinen Homöopathen über jeden Aspekt seines Falles auszufragen.**
Gedanken treten zu rasch auf und können nicht erfaßt werden.
Erregt; schwindelerregende Zustände bis hin zur Ekstase
Unmäßiges Lachen
Wahnideen aller Art; sowohl auditive als auch visuelle Halluzinationen
Hellsichtigkeit; Wahrträume über die Zukunft. **Extrakorporale Erlebnisse**

CANNABIS INDICA

    Verhaltensstörungen bei Kindern – geschwätzig, geistig „weggetreten", lästig
    Verzerrte Wahrnehmung von Raum, Entfernungen, Größenordnungen und Zeitdauer
    Mangel an Identitätsbewußtsein oder Verbindung zu sich selbst oder anderen
    Wut und Zorn
    Symptome setzen ein beim Reisen oder bei Umzug an einen neuen oder fremden Ort.

KOPF
    Empfindung, als ob sich der Scheitel öffnet und schließt

UROGENITALTRAKT
    Übermäßig starkes sexuelles Verlangen
    Brennen beim Wasserlassen
    Chronische Harnwegsentzündung. Prostatitis

BEWEGUNGSAPPARAT
- **Einzelne Gliedmaßen fühlen sich leicht an, oder der Patient hat das Empfinden, als würden die Gliedmaßen schweben, was oft als furchteinflößend erlebt wird.**

    Rückenschmerzen (oder Nierenschmerzen) während des Lachens

KLINISCHE INDIKATIONEN
    Angst. Chronische-Erschöpfung-Syndrom. Depression. Epileptische Krampfanfälle. Manisch-depressive Zustände. Phobien. Prostatitis. Urethritis. Verhaltensstörungen. Wahnideen

ERGÄNZUNGSMITTEL
Medorrhinum

VERGLEICHE
Nux moschata, Phosphorus, Cannabis sativa, Arsenicum album, Nitricum acidum, Sulfur

CANNABIS SATIVA

Sowohl im Hinblick auf den Gemütszustand als auch auf körperliche Erkrankungen besteht eine große Ähnlichkeit zwischen *Cannabis sativa* und *Cannabis indica*. Im allgemeinen ist die Gemütsverwirrung bei *Cannabis sativa* weniger gravierend als bei *Cannabis indica*, während *Cannabis sativa* ein breiteres Spektrum im Bereich der Harnwegssymptome abdeckt.

GEMÜTSSYMPTOME
Verwirrung und ekstatische Zustände
Fehler beim Schreiben

HARNWEGE
Zystitis mit Brennschmerz während oder gegen Ende des Wasserlassens, wobei sich der Schmerz in der Harnröhre selbst oder noch spezifischer an der Harnröhrenmündung konzentriert.
Krampfartiger Verschluß des Blasenschließmuskels, wodurch der Harnfluß unterbrochen wird
Absonderungen aus der Harnröhre, Reizung und Schwellung der Harnröhre. Harnröhrenstriktur

CANTHARIS

Stuhldrang während des Urinierens

EXTREMITÄTEN
Krämpfe oder Muskelkontraktionen: die Beine werden zusammengezogen; Tortikollis, das Kinn wird auf die Brust gezogen; usw.

KLINISCHE INDIKATIONEN
Gonorrhœ. Harnwegsinfektionen. Prostatitis. Tortikollis. Urethritis. Zystitis

VERGLEICHE
Cantharis, Sarsaparilla, Cannabis indica

CANTHARIS

Cantharis wirkt charakteristischerweise heftig und aggressiv auf die Gewebe und wird daher hauptsächlich bei Erkrankungen benutzt, die die Schleimhäute in Mitleidenschaft ziehen, insbesondere diejenigen der Harnwege, aber auch – wenngleich in geringerem Ausmaß – die Schleimhäute des Verdauungstrakts und der Atemwege. Die *Cantharis*-Symptome treten oft sehr rasch auf, wie bei **Belladonna** oder **Aconitum**, gehen aber schnell über das Entzündungsstadium hinaus und entwickeln sich zu einer schweren, destruktiven Pathologie. Bei den entzündlichen Erkrankungen von *Cantharis* liegen fast immer brennende Schmerzen vor. Die Gemütssymptome sind entsprechend heftig. *Cantharis* hat Maniefälle geheilt, die an **Stramonium** erinnern.

CANTHARIS

GEMÜT
Wut oder große Reizbarkeit
Delirium mit Gewalttätigkeit, mit Wut und oft mit sexueller Manie werden in der Fachliteratur beschrieben.
Furcht vor Spiegeln und anderen Gegenständen, die Licht reflektieren *(Stramonium)*

ALLGEMEINSYMPTOME
Brennende Schmerzen des erkrankten Körperbereichs
Tenesmus
Fälle, bei denen sich das Krankheitsgeschehen auf andere Organsysteme konzentriert, aber gleichzeitig auch die typischen Harnwegssymptome der Arznei auftreten
Allgemeine Besserung durch Kälte oder kalte Umschläge

KOPF
Brennen im Gehirn
Viele Autoren betonen die Verbindung von Meningitis oder Enzephalitis bei gleichzeitigem Auftreten der typischen Harnwegssymptomatik des Arzneimittels.
Reizung und Schmerzen in den Augen nach einer Verbrennung oder Chemikalienverletzung
Erysipel

INNERER HALS
Großer Brennschmerz im Mund oder Rachen *(**Arsenicum album, Mercurius corrosivus**)*, mit oder ohne Bläschenbildung

VERDAUUNGSTRAKT
Durchfallerkrankungen, begleitet von starkem Brennen und Tenesmus sowie blutigem Stuhl *(**Mercurius corrosivus**)*

CANTHARIS

Brennende Gastritis
Peritonitis

UROGENITALTRAKT
- **Zystitis, Urethritis, Pyelonephritis mit Tenesmus und enormer Dysurie**
- **Starker Brennschmerz: vor, nach aber insbesondere während des Wasserlassens; „Jeder Tropfen, der durch die Harnröhre rinnt, fühlt sich an wie kochendheißes Wasser."**
- **Hämorrhagische Zystitis.** Große Blutklumpen im Urin

Unfreiwilliger Harnabgang oder Tröpfeln nach dem Urinieren: schlimmer während Zystitis, schlimmer während der Menstruation

Urethritis mit eitriger oder blutiger Absonderung. Balanitis
- Priapismus; lang anhaltende, schmerzhafte, exzessive Erektionen

Nächtliche Erektionen

Erektionen oder sexuelle Erregung mit Absonderung aus der Harnröhre oder Blutungen aus der Harnröhre

Entzündung der Eierstöcke oder Endometritis, Verschlimmerung durch unterdrückte Ausflüsse oder Gonorrhoe

Brennen und Jucken der Schamlippen, schlimmer durch Wasserlassen

Plazentaretention oder Zurückhalten anderen Gebärmutterinhalts

Promiskuität

Übermäßig gesteigerter Geschlechtstrieb – manchmal so extrem, daß der Patient keine Erleichterung durch Selbstbefriedigung oder Koitus erlebt. (Bei der gewöhnlichen Zystitis oder Harnwegsinfektion kommt dies selten vor.)

BRUST
Dicker Schleim, der nur unter Schwierigkeiten ausgeworfen wird – besonders, wenn die typischen Gemüts- oder Harnwegssymptome vorliegen.

HAUT
- **Lindert den starken Schmerz, der einer Verbrennung folgt und fördert die Heilung der Verbrennung (*Urtica urens*).**

Bläschen der Haut mit Jucken und starkem Brennen

KLINISCHE INDIKATIONEN
Balanitis. Bronchitis. Ekzem. Endometritis. Gastroenteritis. Harnröhrenstriktur. Harnwegsinfektionen. Kolitis. Meningitis. Pharyngitis. Pleuritis. Priapismus. Prostatitis. Pyelonephritis. Sexuelle Störungen. Urethritis. Verbrennungen. Zystitis

ERGÄNZUNGSMITTEL
Camphora

VERGLEICHE
Kreosotum, Cannabis indica, Cannabis sativa, Sarsaparilla, Mercurius corrosivus, Apis, Nux vomica

CAPSICUM

Capsicum ist ein Mittel, das man wegen seiner schlaffen und adipösen äußeren Erscheinung leicht mit ***Calcarea carbonica*** verwechselt. Es ist vor allem bei Depressionen und Erkrankungen der Schleimhäute von Nutzen. Der Gemütszustand zeichnet sich aus durch Melancholie, Nostalgie sowie einer Art unaussprechlichem Zurücksehnen nach der Vergangenheit, was in unseren Lehrbüchern als „Heimweh" beschrieben wird.

GEMÜT
  Schwermut und Nostalgie (• Heimweh), was so schwere Formen annehmen kann, daß sogar Selbstmordgedanken auftreten.
  Dumpfheit des Geistes, langsamer Denkprozeß
  Alkoholismus
  Empfindlich gegenüber Lärm während des Froststadiums
  Reizbarkeit
  Furcht vor Schwierigkeiten mit der Polizei

ALLGEMEINSYMPTOME
  Adipositas; schlaffe äußere Erscheinung
  Mangel an Lebenswärme und verschlimmert durch Kälte. Frösteln nach dem Trinken
  Brennen und Reizung der Schleimhäute
  Übelriechender Schweiß

KOPF
  Rotes Gesicht mit vielen roten, erweiterten Blutgefäßen im Gesicht und auf der Nase
  Mastoiditis mit Brennschmerz

Starke Kopfschmerzen beim Husten
Empfindung, als sei der Kopf vergrößert
Brennende Empfindung oder Geschwüre in Mund und Hals
„Erkältungen" mit enormer Rötung und Brennschmerz des inneren Halses

VERDAUUNGSTRAKT

Verlangen nach: **Pfeffer**. Stimulantien wie Kaffee, Gewürzen, Alkohol
Gastritis, Enteritis und Durchfälle mit Empfindung von Brennen und Tenesmus
Großer Durst vor dem Froststadium; er nimmt kalte Getränke zu sich, welche Frostschauer auslösen.
Großer Durst nach Stuhlgang
Sodbrennen und Verdauungsstörungen
Kolitis. Hämorrhoiden

HARNWEGE

Blasen- oder Harnröhrenschmerz: schlimmer durch Husten, schlimmer nach dem Urinieren
Chronische Urethritis

BRUST

Husten mit auffallend üblem Geruch der ausgestoßenen Luft
Chronische Heiserkeit

BEWEGUNGSAPPARAT

Kältegefühl im Rücken
Ischiassyndrom und Kreuzschmerzen

CARBO ANIMALIS

KLINISCHE INDIKATIONEN
Adipositas. Alkoholismus. Depressionen. Gastritis. Hämorrhoiden. Husten. Kolitis. Kopfschmerzen. Kreuzschmerzen. Mastoiditis. Urethritis

VERGLEICHE
Calcarea carbonica, Sulfur, Graphites, Antimonium crudum, Ferrum

CARBO ANIMALIS

An *Carbo animalis* denken wir hauptsächlich bei Fällen, in denen wir es mit ernsten Erkrankungen und bösartig aussehender Pathologie oder sogar klarer Malignität zu tun haben. Im allgemeinen besteht auffallende Schwäche und eine Erschöpfung der Lebenskräfte. Die von der Krankheit in Mitleidenschaft gezogenen Organe verhärten sich langsam, werden purpurrot und verursachen einen starken Brennschmerz, insbesondere bei Berührung. Bislang ist der Gemütszustand dieses Mittels noch nicht klar erforscht, in einigen Lehrbüchern wird ein düsterer und ängstlicher Zustand beschrieben. Stark ausgeprägtes „Heimweh" und die Neigung, gedankenverloren dazusitzen und zu „meditieren", sind bestätigt worden. Das Temperament und die körperliche Symptomatik des Patienten können an *Sulfur* erinnern, allerdings ist der Patient sehr kälteempfindlich.

GEMÜT
Heimweh. Gedanken an seine wunderschöne Vergangenheit
In Gedanken versunken; meditiert.
Höhenangst

CARBO ANIMALIS

ALLGEMEINSYMPTOME
 Kalt und verschlimmert durch Kälte
 • **Kälte in der Nacht im Bett**
 Geschwollene und verhärtete Lymphknoten im ganzen Körper
 Große Schwäche: • **schlimmer während der Menstruation**, schlimmer durch Verlust von Körpersäften (Stillen, Blutungen usw.)
 Neigung zu malignen Entartungen

KOPF
 Berstender oder drückender Kopfschmerz auf dem Scheitel
 Karzinom im Bereich des Gesichts, der Augen, der Nase, des Mundes, des Halses
 Katarakt
 Viele Autoren geben folgendes Leitsymptom an: Verminderte Hörfähigkeit; der Patient kann nicht bestimmen, aus welcher Richtung die Laute stammen, oder Geräusche scheinen „aus einer anderen Welt" zu kommen.

VERDAUUNGSTRAKT
 Magenreizung; Ulzera und maligne Geschwüre *(Cadmium sulfuricum, Ornithogalum usw.)*
 Proktitis und Sekretabsonderung aus dem Rektum
 Verlangen nach Eiern
 Pankreatitis
 Schwellung und Verhärtung der Leistenlymphknoten

BRUST
 Zystenbildung der weiblichen Brust. Abszesse, Tumore oder Zysten, stärker auf der linken Seite

CARBO ANIMALIS

Brustkrebs, der sich mit langsam voranschreitenden Wucherungen entwickelt, welche brennen und übelriechende Absonderungen produzieren können; oder Adenopathie der Achsellymphknoten

GENITALIEN
Maligne Entartungen der Hoden oder Eierstöcke
Dysplasien des Gebärmuttermundes oder der Gebärmutter selbst oder klare maligne Entartung des Uterus, oftmals mit Blutungen oder übelriechendem und scharfem Ausfluß in der Mitte des Zyklus
Brennende Schmerzen des Gebärmutterhalses, „wie glühende Kohlen"
Wundmachende Leukorrhœ
Menstruation erschöpfend, dunkel, klumpig

BEWEGUNGSAPPARAT
Mechanische Verletzungen des Steißbeins mit chronischen brennenden Schmerzen, schlimmer durch Berührung
„Schwache Fußgelenke, leichtes Umknicken" wird von vielen Autoren als Indikation angegeben.

HAUT
- Kupferfarbene Hautausschläge

KLINISCHE INDIKATIONEN
Adenopathie. Katarakt. Chronische-Erschöpfung-Syndrom. Coccygodynie. Kopfschmerzen. Lymphom. Maligne Entartung. Pankreatitis. Vaginitis. Zervizitis. Zystische Erkrankungen der Brust

VERGLEICHE
Sulfur, Conium, Carbo vegetabilis, China, Calcarea carbonica, Silicea, Sepia, Ammonium carbonicum

CARBO VEGETABILIS

Carbo vegetabilis ist ein Mittel, an das man bei Schwäche- oder Kollapszuständen denken sollte – vor allem im körperlichen, aber in geringerem Maße auch im emotionalen und geistigen Bereich. *Carbo vegetabilis* kann den Patienten sogar auf dem Sterbebett reanimieren; es stellt die Lebenskraft in tiefstgreifender Form wieder her *(Antimonium tartaricum, Laurocerasus)*. In ähnlicher Weise kann *Carbo vegetabilis* bei Fällen von Synkope und einfacher Ohnmacht den Patienten auf dramatische Art wieder zu Bewußtsein bringen. Es ist das erste Mittel, an das wir in Fällen von Ohnmacht im akuten Stadium denken sollten.

Auf der psychischen Ebene begegnen wir oft großer Gleichgültigkeit und Apathie. Von der Persönlichkeit her ähnelt es dem Gemütszustand von *Sepia*, wenn wir Apathie sehen, die von Reizbarkeit und schneidenden, kritischen Bemerkungen unterbrochen wird. Der Patient fährt seine Angehörigen an, wenn er nicht mit absoluter Rücksicht und Zartgefühl behandelt wird. Er verlangt auch nach aufregenden Ereignissen oder Herausforderungen, um diesen apathischen Zustand zu überwinden. Schließlich tritt mit der Apathie große Erschöpfung ein, die den Patienten so sehr schwächt, daß es ihm nahezu unmöglich ist, irgendeine Tätigkeit auszuführen.

Mit der Pathologie von *Carbo vegetabilis* geht beinahe immer ein Schwächezustand einher. Die Lebenskraft selbst scheint schwach zu sein, und der Patient ist kalt und träge. Die Schwäche entwickelt sich wegen der organischen Pathologie in der Leber, dem Herzen

CARBO VEGETABILIS

oder den Lungen vielleicht nur langsam. In anderen Fällen ist die Schwäche die Folgeerscheinung einer schweren Infektionskrankheit und tritt nach einer Lungenentzündung oder Pfeifferschem Drüsenfieber auf. Bei Herzerkrankungen, bei denen der Patient an kongestiver Herzinsuffizienz leidet, steht uns *Carbo vegetabilis* als eine der besten Arzneien zur Verfügung. Die Lungen sind schwach, und infolgedessen treten asthmatische Atembeschwerden, Herzasthma oder emphysematöse Atemnot auf.

Es gibt zwei sehr klare Charakteristika, die den *Carbo vegetabilis*-Zustand oft begleiten:

1. Erstens eine Art „Lufthunger", wodurch der Patienten nach frischer Luft verlangt oder wünscht, daß man ihm kühle Luft zufächelt, oder er schaltet in unserer heutigen hochtechnologisierten Gesellschaft einfach den Ventilator oder die Klimaanlage ein. Dies ist umso erstaunlicher, weil der Patient einen starken Mangel an Lebenswärme aufweist.

2. Die Verdauung ist sehr oft schwach, was zu Aufgetriebenheit des Bauches, Verdauungsstörungen und einer enormen Blähungsbildung mit Aufstoßen führt. Die Aufgetriebenheit des Bauches und das Aufstoßen kann oft sogar die Herz- oder die Lungenerkrankungen charakterisieren, die gut auf *Carbo vegetabilis* reagieren.

GEMÜTSSYMPTOMATIK
    Große Gleichgültigkeit und Apathie
    Unwirsche und schneidende Bemerkungen. Negative und deprimierte Haltung
    Große Reizbarkeit, vor allem gegen die Familie gerichtet
    Schwaches Gedächtnis. Konzentrationsschwierigkeiten
    Hochmut
    Koma

CARBO VEGETABILIS

ALLGEMEINSYMPTOME

Kälte: kalter Atem, kalter Schweiß, Kälte in einzelnen Körperteilen

- **Verlangen, kühle Luft zugefächelt zu bekommen;** der Patient benötigt zusätzlichen Sauerstoff, frische Luft.
- **Kalt, aber hat eine Abneigung dagegen, zugedeckt zu werden** *(Camphora, Secale).*
- **Allgemeine Verschlimmerung im flachen Liegen, muß sich aufsetzen.**

Kollapszustände, Herzinsuffizienz im fortgeschrittenen Stadium, Zyanose, liegt im Sterben.

- **Ohnmacht** durch Verdauungsstörungen, Blähungsbildung, Hitzschlag, Infektionskrankheit usw.

Adipositas

KOPF

Kopfschmerzen schlimmer durch flaches Liegen; Kopfschmerzen schlimmer durch Druck des Hutes

Das Gesicht ist aufgedunsen und kann eine bläuliche oder zyanotische Färbung annehmen.

Kalter Schweiß auf der Stirn

Kalter Atem und kalte Zunge

VERDAUUNGSTRAKT

Enormes Aufgetriebensein des Bauches und Verdauungsstörung

- **Häufiges Aufstoßen, was sowohl die Magenbeschwerden als auch den Allgemeinzustand bessert.** Der Patient trinkt möglicherweise kohlensäurehaltige Getränke, um Aufstoßen zu provozieren, welches ihn erleichtert.

Blähungen: schlimmer in der Nacht, schlimmer im Liegen

CARBO VEGETABILIS

Häufig gleichgültig gegen Nahrung, in manchen Fällen jedoch gierig nach Nahrung
Verlangen nach: Süßigkeiten, Salz
Abneigung gegen oder Verdauungsstörungen durch reichhaltige Nahrung oder Fett *(Pulsatilla)*
Sodbrennen

UROGENITALTRAKT
Abneigung gegen oder Gleichgültigkeit gegenüber Sexualität
Ausschläge im Genitalbereich

BRUST
Atemnot, muß sich deshalb im Bett aufsetzen.
- **Atemnot durch Blähungsbildung oder Überessen, besser durch Aufstoßen**

Lungenentzündung im fortgeschrittenen Stadium. Pertussis. Asthma. Emphysem
- Kongestive Herzinsuffizienz mit Angst, Dyspnœ, Zyanose, Aufgetriebenheit, gebessert durch Zufächeln oder Aufstoßen

EXTREMITÄTEN
Kalte Beine und Füße
Schwäche der Extremitäten
Ekchymose
Ekzem und aufgesprungene Haut an den Händen
Tinea cruris

KLINISCHE INDIKATIONEN
Adipositas. Asthma. Chronische-Erschöpfung-Syndrom. Ekzem. Gastritis. Kollaps. Koma. Kongestive Herzinsuffizienz. Kopfschmerzen. Oesophagitis. Ohnmacht. Pertussis. Pneumonie.

Postoperative Beschwerden. Synkope. Tinea cruris. Ulkus pepticum

ERGÄNZUNGSMITTEL
Kalium carbonicum, Phosphorus, Arsenicum album

VERGLEICHE
Sepia – Gleichgültigkeit; Reizbarkeit; Mangel an Lebenswärme; Abneigung gegen Sex; Schwäche; Erschöpfung
Lycopodium, China, Argentum nitricum, Calcarea carbonica, Camphora, Carbo animalis, Nitricum acidum

CARBOLICUM ACIDUM

Obwohl *Carbolicum acidum* hauptsächlich als spezifisches Arzneimittel für Übelkeit während der Schwangerschaft gebraucht wird, ist es auch ein tiefer wirkendes Mittel, das bei schweren Kollapszuständen nützlich sein kann. *Kent* erwähnt seinen Gebrauch bei schwerer anaphylaktischer Reaktion auf einen Bienenstich.

ALLGEMEINSYMPTOME
Eitrige Absonderungen und übler Geruch
Schock und Kollaps
• Anaphylaktischer Schock, vor allem nach einem Bienenstich

KOPF
Stirnkopfschmerzen: gewöhnlich dumpf, Wehtun oder Gefühl wie von einem Band

CARBOLICUM ACIDUM

Schwellung des Gesichts und der Zunge nach Insektenstich *(Apis)*
Geschärfter Geruchssinn
Chronische Rhinitis mit Nasenverstopfung und eitriger Absonderung aus der Nase
Gesichtsneuralgie
Pharyngitis mit rotem Hals, übelriechendem Atem, Durst

VERDAUUNGSTRAKT
Schwangerschaftsübelkeit mit starkem Stirnkopfschmerz, Sodbrennen, Aufstoßen und Erbrechen

HAUT
Nesselsucht, die den ganzen Körper bedeckt
Bläschenausschläge am ganzen Körper, insbesondere an den Händen

KLINISCHE INDIKATIONEN
Anaphylaktischer Schock. Gesichtsneuralgie. Kopfschmerzen. Pharyngitis. Rhinitis. Schock. Schwangerschaftsübelkeit. Sinusitis. Urethritis. Urtikaria

VERGLEICHE
Lacticum acidum, Symphoricarpus racemosus, Tabacum, Sepia, Colchicum

CARBONEUM SULFURATUM

Carboneum sulfuratum ist angezeigt bei toxischen, verwirrten oder berauschten Zuständen, vergleichbar denen von **Baptisia**. Der Patient denkt und antwortet langsam. Im Unterschied zu **Baptisia** ist es hier die Folge einer Vergiftung, Chemikalienreaktion oder von „unreinem Blut", anstatt Folge einer Infektion oder Sepsis. Dieser Zustand kann mit blitzartigen oder „ruckartigen" Schmerzen, plötzlichen Sehstörungen, Farbenblindheit oder Hautausschlägen einhergehen.

CARCINOSINUM

Carcinosinum wurde in Athen während meiner Ausbildung nur wenig gebraucht, von den amerikanischen Homöopathen sogar noch seltener. Wir alle sind *Jonathan Shore* von der *Hahnemann Medical Clinic* für seine Bemühungen, *Carcinosinum* besser zugänglich zu machen, zu großem Dank verpflichtet. *Carcinosinum* hat sich als Nosode von grundlegendem Nutzen erwiesen mit einem interessanten Gemisch von Symptomen, die sich anscheinend von anderen Nosoden und Miasmen herleiten. Meine Erfahrungen haben die allgemeine Auffassung bestätigt, daß dieses Arzneimittel bei eindeutiger maligner Entartung weniger nützlich ist als im prämalignen Stadium sowie in Fällen, bei denen Krebs und Diabetes in der Familienanamnese vorliegen. *Carcinosinum* ist niemals richtig geprüft worden, und wie das bei allen Arzneimitteln der Fall ist, deren Bild nur auf klinischen Fällen beruht, gibt es zahlreiche Mutmaßungen über die Hauptcharakteristika. Unten folgt eine – vielleicht unvollständige – Liste von zuverlässig bestätigten charakteristischen Symptomen.

CARCINOSINUM

Die Persönlichkeit dieses Arzneimittels ist in der Regel stark, leidenschaftlich und sehr intensiv. Der Patient fühlt sich häufig unerfüllt, was ihn dazu antreibt, übermäßig hart zu arbeiten, bis an seine Grenzen zu gehen oder Risiken einzugehen und sich in gefährliche Sitationen zu begeben. Er empfindet Ruhelosigkeit, ein Verlangen zu reisen und ein Verlangen nach spannenden Erlebnissen. Trotz dieser überschwenglichen Natur hat der Patient häufig in seiner Kindheit unter Unterdrückung und Mißbrauch gelitten. Die Verbindungen zur Familie sind stark und tief. Infolgedessen kann der Patient im späteren Leben auffallend rebellisch werden.

Kinder. *Carcinosinum*-Kinder sind oft sensibel und mitfühlend und können recht scheu sein. Sie sind offenherzig, leicht verletzlich und lassen sich unterdrücken. Die Kinder sind auffallend empfindlich gegenüber Kritik und Zurechtweisung. Trost lehnen sie ab (seltener ist das Gegenteil der Fall). In der Pubertät können sich starke sexuelle Regungen und Leidenschaft entwickeln.

GEMÜT

Leidenschaftliche Patienten voller Sehnsucht, die auf vielen Ebenen über ihre Grenzen hinausgehen
Peinlich genau in Kleinigkeiten
Verlangen zu reisen
Unterdrückung und Schuldgefühle in der Vorgeschichte des Patienten
- **Verlangen zu tanzen und Verlangen nach Musik**
- **Der Patient liebt die aufregende Spannung von Gewittern.**

Mitfühlend

Schüchternheit

Eigensinn

Ängste: Angst um die Gesundheit. Furcht vor Krebs. Examensangst. Furcht in einer Menschenmenge

Konzentrationsschwierigkeiten
Geistige Retardierung
Abneigung gegen Zurechtweisung und Widerspruch
Angst und Sorgen in Erwartung eines bevorstehenden Ereignisses

ALLGEMEINSYMPTOME
Warmblütig und allgemein schlimmer durch Hitze
Allgemeine Besserung am Meer (allerdings manchmal auch Verschlimmerung)
- **Krebs in der Vorgeschichte des Patienten, aber auch Krebs oder Diabetes in der Familienanamnese**

Das Arzneimittel ist zu erwägen, wenn gut gewählte Mittel nicht wirken oder ihre Wirkung nicht lange anhält.
Allgemeine Verschlimmerung nachmittags von 13.00 bis 18.00 Uhr oder insbesondere von 17.00 bis 18.00 Uhr
Allgemeine Besserung am Abend. Periodizität
Allgemeine Besserung durch kurzen Schlaf
Erkrankungen entwickeln sich in der Pubertät.
Häufige Erkältungen und akute Erkrankungen
- **Allgemeine Verschlimmerung seit Mononukleose oder Keuchhusten**

Diabetes
- **Äußere Erscheinung: Dunkler, erdiger Teint oder „milchkaffeeartige" Hautfarbe. Häufig hat der Patient dunkle Leberflecke.**

KOPF
- **Bläuliche Verfärbung der Skleren, besonders bei Kindern**

Kopfschmerzen, die tief im Kopf sitzen
Akne

CARCINOSINUM

Zucken, Tics oder häufiges Zwinkern der Augen
Rezidivierende Sinusitis
Kloß im Hals: schlimmer beim Leerschlucken, schlimmer nachts oder beim Erwachen, schlimmer durch Hitze und besser durch Kälte
Räuspert sich vor dem Sprechen.

VERDAUUNGSTRAKT

Verlangen nach: **Salz**, **Fett**, Eiern, Obst, Milch, Süßigkeiten, **gewürzten Speisen**, **Schokolade**, Zwiebeln und Knoblauch, Schinkenspeck, Fleisch, Butter
Abneigung gegen: Fett
Verlangen nach kalten Getränken
Verlangen nach alkoholischen Getränken
Bauchschmerzen, schlimmer von 16.00 bis 18.00 Uhr
Bauchschmerzen: besser durch Druck und Vorwärtsbeugen, besser durch heiße Getränke
Trockener, harter Stuhl
Brennende Schmerzen im aufsteigenden Kolon, „wie Feuer"
Heilberichte von Analprolaps in unserer Fachliteratur
Obstipation und Inaktivität des Darmes

BRUST

Asthma und rezidivierende Bronchitis
Husten: schlimmer beim Sprechen, Lachen, Gähnen; schlimmer beim Entkleiden oder Ankleiden, schlimmer durch kalte Luft
Husten durch Kitzeln im Hals
Druckgefühl in der Brust
Schwellung und Empfindlichkeit der Brüste vor der Menstruation

CARCINOSINUM

UROGENITALTRAKT
Sexualtrieb gesteigert
Zu häufiges oder frühes Masturbieren
Ovarialzysten
Frühes Einsetzen der Menses

EXTREMITÄTEN
Schwäche, Taubheitsgefühl und Wehtun, vor allem in den Oberschenkeln
Muskelzuckungen
Schmerzen in den Beinen, gebessert durch Hitze und mäßige körperliche Anstrengung

SCHLAF
- **Schläft in der Knie-Brust-Stellung *(Medorrhinum)* oder schläft auf der rechten Seite ein.**
Schlaflosigkeit
.Schlaflosigkeit bei Kindern: gebessert, wenn man sie in den Schlaf wiegt.
Schlaflos durch Gedankenzustrom
Erwacht früh oder um 4.00 Uhr.
Sehr erfrischt durch kurzen Schlaf

HAUT
- **Leberflecken und Nævi**
Juckreiz schlimmer durch Entkleiden
Akne im Gesicht, auf Rücken und Brust
Furunkel
Ekchymose

CARCINOSINUM

KLINISCHE INDIKATIONEN

Abszeß. Akne. Allergie. Asthma. Atemwegserkrankungen. Bronchitis. Chronische-Erschöpfung-Syndrom. Husten. Diabetes. Dysmenorrhœ. Entwicklungsverzögerung. Immunschwäche. Kolitis. Kopfschmerzen. Leberflecken. Nævi. Obstipation. Ovarialzysten. Prämenstruelles Syndrom. Rektalprolaps. Schlaflosigkeit. Sinusitis. Tics

VERGLEICHE

Medorrhinum – Leidenschaftlich; starker Sexualtrieb; allgemeine Besserung am Meer; allgemeine Besserung abends; Verlangen nach Süßigkeiten, Fett, Salz und kalten Getränken; schläft in der Knie-Brust-Stellung; Räuspern; Asthma und Allergie

Tuberculinum – Leidenschaftlich; liebt Reisen; gut gewählte Arzneimittel verfehlen ihre Wirkung; starker Sexualtrieb; blaue Skleren; Atemwegserkrankungen; Verlangen nach Schinkenspeck, Milch und salziger Nahrung; allgemeine Verschlimmerung am Meer

Nux vomica – Leidenschaftlich; starker Sexualtrieb; peinlich genau in Kleinigkeiten; Verlangen nach Fett, Gewürzen und Alkohol; Schlaflosigkeit; Obstipation und Verdauungsbeschwerden; Zuckungen

Arsenicum album – Furcht vor Krebs; peinlich genau in Kleinigkeiten; allgemeine Verschlimmerung am Meer; Verlangen nach Fett und Alkohol; Schlaflosigkeit; Verdauungs- und Atemwegsbeschwerden

Sepia – Liebt Gewitter; tanzt gern; allgemeine Verschlimmerung am Meer; allgemeine Verschlimmerung von 16.00 bis 18.00 Uhr; Verlangen nach Essig; Obstipation mit Inaktivität des Darmes

Phosphorus – Mitfühlend; Schlaf bessert; Verlangen nach Fett, Schokolade, Gewürzen, Salz; Husten; Ovarialzysten; gesteigerter Sexualtrieb
Calcarea phosphorica, Natrium muriaticum, Causticum, Staphisagria, Conium, Sanicula

CARDUUS MARIANUS

Carduus ist hauptsächlich ein Lebermittel: Es ist angezeigt bei Gallensteinen oder Gallenkoliken, akuter Hepatitis, chronischen Erkrankungen der Leber und sogar Leberzirrhose.

ALLGEMEINSYMTOME
Die Gelbsucht kann auffallend stark ausgeprägt sein.
Venöse Stase aufgrund von Pfortaderstau, was zu Varizen der Speiseröhre, der unteren Extremitäten, Spider naevi usw. führt

VERDAUUNGSTRAKT
- **Schmerzen in der Leber sind besonders stark beim Liegen auf der linken Seite.**
- **Schmerzen im Abdomen oder in der Leber,** schlimmer durch tiefes Einatmen, schlimmer bei jeder Bewegung
Schmerzen in der Leber oder Gallenblase, schlimmer durch Bewegung
Die Zunge ist in der Mitte weiß belegt, aber am Rand und an der Spitze rot.
Vergrößerte und entzündete Leber, insbesondere der linke Leberlappen ist betroffen.

CASTOR EQUI

Aszites
Hämatemesis
Hämorrhoiden
Stuhl ist wie Ton gefärbt

EXTREMITÄTEN
Varizenbildung; Krampfadergeschwüre

VERGLEICHE
Ptelea, Chelidonium, Lycopodium, China, Magnesium muriaticum

CASTOR EQUI

Castor equi ist ein spezifisches Arzneimittel bei Mastitis oder entzündlichen Veränderungen der Brustwarzen, was zu tiefen und schmerzhaften Einrissen bis hin zur Geschwürsbildung führen kann.

VERGLEICHE
Graphites, Phytolacca, Silicea, Nitricum acidum

CAULOPHYLLUM

Caulophyllum wirkt in erster Linie auf die Gebärmutter und in einem geringeren Grad auf die Gelenke und Muskeln. Es ist eines unserer besten Arzneimittel bei den Wehen und ist besonders nützlich, wenn die Wehentätigkeit aufhört.

ALLGEMEINSYMPTOME

Inneres Zittern ist eine von *Nashs* Indikationen für dieses Arzneimittel.

Allgemein besteht ein Mangel an Lebenswärme und eine Verschlimmerung durch Kälte.

Hysterie. Schwäche. Stimmungswechsel während der Wehen

GENITALIEN

Wehenschwäche; Metrorrhagie oder übermäßig starke Blutungen postpartum wegen schwacher Gebärmuttermuskulatur

- **Verzögerte Wehen.** Der Gebärmutterhals bleibt rigide, und die Gebärmutterkontraktionen (die die Patientin als heftig erlebt) sind nicht koordiniert und können den Ort wechseln. Daher bleiben die Wehen erfolglos.

Nachwehen

Fehlgeburt während des ersten Trimenons

Drohender Abort; das Mittel kann den Abort aufhalten oder eine gesunde Austreibung des Embryos fördern, wenn der Abort unvermeidlich ist.

Unfruchtbarkeit

Amenorrhœ

Heftige Menstruationsschmerzen, die von Ziehen in den Oberschenkeln (sogar bis hinab zu den Füßen) begleitet sind

Leukorrhœ

EXTREMITÄTEN

- **Arthritis der Finger** oder Zehen – insbesondere wenn die Fingergelenke die einzigen Gelenke sind, die betroffen sind

CAULOPHYLLUM

(*Die Arthritis von **Causticum** ist dagegen gewöhnlich stärker generalisiert.*)
Gelenkschmerzen: schlimmer vor der Menstruation; besser nach Einsetzen der Regel

KLINISCHE INDIKATIONEN
Arthritis. Dysmenorrhœ. Fehlgeburt. Leukorrhœ. Metrorrhagie. Unfruchtbarkeit. Vaginitis. Wehen – hören auf oder bleiben erfolglos.

SYMPTOMENKOMBINATIONEN
Gelenkschmerzen *und* Menstruationsstörungen oder Fehlgeburten

VERGLEICHE
Causticum, Cimicifuga, Pulsatilla, Sabina, Xanthoxylum, Viburnum

CAUSTICUM

Wie jedes andere Polychrest auch, kann **Causticum** alle Organsysteme angreifen. Die Hauptbereiche, auf die sich die Pathologie von **Causticum** konzentriert, sind das Nervensystem und das Bindegewebe. Oft liegen schon eine Weile bestehende Schwäche, Steifheit oder – wenn es sich um eine schwere Pathologie handelt – Lähmung vor, die sich allmählich fortschreitend entwickeln.

Der Charakter des **Causticum**-Menschen ist ernst und sensibel, und er besitzt eine intensive Ausstrahlung. Der Patient ist oft übermäßig mitfühlend – er bricht in Tränen aus, wenn er in den Nach-

CAUSTICUM

richten von schlimmen Ereignissen erfährt, oder wenn er unglückliche Menschen oder andere unglückliche Lebewesen sieht. Dieses Mitgefühl kann zu sozialen Aktivitäten führen, verbunden mit einem stark ausgeprägten Gerechtigkeitssinn und Haßgefühl gegenüber denjenigen Menschen, die Ungerechtigkeit schaffen. *Causticum*-Menschen können so stark rebellieren, daß sie zu politischen Extremisten werden.

Wenn die Pathologie auf das Gemüt übergreift, beobachten wir hochgradige geistige Stumpfheit und Vergeßlichkeit. Die Abstumpfung ruft in dem Patienten in hohem Maße die Angst hervor, daß er etwas vergessen könnte. Schließlich kann eine Art Zwangsneurose auftreten: Der Patient fühlt sich gezwungen, Situationen, in denen Geisteslücken gefährlich werden könnten, immer wieder zu überprüfen (beispielsweise schaut er nach, ob er den Herd abgestellt hat, und kurze Zeit später muß er erneut nachsehen).

Kinder. *Causticum*-Kinder sind sensibel und erregbar. Sie sind sich anderer Menschen übermäßig bewußt und empfinden großes Mitgefühl für das Leiden anderer Menschen. Emotionen werden sehr intensiv empfunden. Ein *Causticum*-Kind kann bereits durch geringfügige Ursachen in Tränen ausbrechen. Es kann unter zahlreichen Ängsten leiden, besonders hat es Angst im Dunkeln. Auch zwanghafte und perfektionistische Verhaltensweisen können auftreten. Teenager sind rebellisch und sehr idealistisch.

GEMÜT

- **Ernsthafte, idealistische Patienten von sehr intensiver Ausstrahlung**
- **Großes Mitgefühl. Er ist unfähig, das Leiden anderer zu ertragen.**
- **Großer Zorn wegen Ungerechtigkeiten** – gegenüber ihm selbst oder anderen (beispielsweise, wenn ein Mitarbeiter ungerecht behandelt wird)

CAUSTICUM

Erzürnt. Große Wut auf Umweltsünder oder Sorge um die Umwelt
- **Rebellisch, politisch aktiv.** Haßt Autorität. Selbstgerecht

Beschwerden infolge von Kummer; in der Vorgeschichte häufig wiederholte Ereignisse, die Kummer ausgelöst haben. Alkoholismus nach Kummer. Depression
- **Zwanghaft wiederholtes Nachschauen und Kontrollieren**

Stottern – besonders, wenn der Patient erregt ist
- **Furcht, daß „sich etwas Schlimmes ereignen wird"**

Ängste: im Dunkeln; vor Hunden oder anderen Tieren; vor Gespenstern

Übersensible Kinder; sie brechen aufgrund von Kleinigkeiten in Tränen aus.

Geistige Abstumpfung und Vergeßlichkeit

Eile; ißt schnell; beeilt sich bei der Ausführung von Aufgaben.

Sexueller Mißbrauch oder Gewalt vonseiten der Familie in der Vorgeschichte

ALLGEMEINSYMPTOME

Mangel an Lebenswärme und Verschlimmerung durch Kälte
- **Zieht bewölktes oder nasses Wetter vor und fühlt sich besser bei Bewölkung oder Regenwetter.**

Zugluft verschlimmert im allgemeinen und die lokalen Beschwerden im besonderen.

Allgemeine Verschlimmerung gegen 16.00 Uhr

Allgemeine Verschlimmerung durch unterdrückte Hautausschläge (z.B. Verschlimmerung der neurologischen Symptome)

Schmerzen werden oft beschrieben als „Schnitt" oder „Wunde". Der Patient kann auch innerlich die Empfindung „wie von einem Stein" haben.

CAUSTICUM

Äußere Erscheinung: schlank, dunkel und intensive Ausstrahlung; kann sehr fein und kultiviert wirken.

NERVENSYSTEM

Paralyse, insbesondere der Beugemuskeln, vor allem auf der rechten Seite

Allmählich fortschreitende Paralyse

Paralyse: Hirnschlag oder neurodegenerative Störungen

Chorea schlimmer im Schlaf, schlimmer auf der rechten Seite

Epileptische Krampfanfälle; generalisierte Konvulsionen: schlimmer im Schlaf, schlimmer während der Menstruation, schlimmer auf der rechten Körperseite

Petit Mal

Zucken, Rucken, Tremor, Konvulsionen nach Schreck oder Kummer

Taubheitsgefühl der linken Körperseite

KOPF

Hautausschläge im Gesicht, • insbesondere auf der Nasenspitze *(Aethusa)*

Warzen auf der Nase. Warzen auf den Augenlidern

Rechtsseitige Gesichtsneuralgie, schlimmer durch Wind

Rechtsseitige Fazialislähmung, schlimmer durch kalten Wind *(Aconitum)*

Zungenlähmung

Schweregefühl oder Lähmung der Augenlider

Strabismus

Gesichtszuckungen

Erkrankungen oder Spasmen des Kieferngelenks, schlimmer auf der rechten Seite

Sinusitis

CAUSTICUM

Ausschläge am Hinterkopf
Akne. Rosacea

INNERER HALS

- **Beständiges Verlangen, sich zu räuspern.** Hat das Empfinden, daß sich Schleim im Hals befindet, der sich nur unter Schwierigkeiten durch Räuspern löst.

Heiserkeit: schlimmer bei fast jeder Erkältung, schlimmer am Morgen, schlimmer durch Überbeanspruchung der Stimmbänder, besser durch kalte Getränke

Beständiges Verlangen zu schlucken

Lähmung der Speiseröhre

Tortikollis

VERDAUUNGSTRAKT

Verlangen nach: **Salzigem, Speck und geräuchertem Fleisch,** Käse, Eiern

Abneigung gegen: • **Süßigkeiten**

Magenschmerzen, gebessert durch kalte Getränke (***Phosphorus***)

Obstipation, Stuhlgang besser im Stehen. Der Stuhl ist mit Schleim bedeckt.

Analfissuren

UROGENITALTRAKT

- **Harninkontinenz durch Husten oder Niesen,** vor allem bei älteren Frauen. Belastungsinkontinenz

Harnblasenlähmung; Harnretention, wenn der Patient den Urin lange zurückgehalten hat

Häufiger Harndrang

Enuresis (kann sogar bis ins Erwachsenenalter anhalten)

Unbemerkter Harnabgang

CAUSTICUM

Impotenz
Abneigung gegen Koitus bei Frauen
Verlust des Geschlechtsgenusses selbst bei Erreichen des Orgasmus – bei Männern ebenso wie bei Frauen

BRUST
- **Hustet zunehmend tiefer** im Bemühen, den Schleim zu erreichen und zu lösen

  Husten: gebessert durch kalte Getränke, schlimmer durch Vornüberbeugen

  Bronchitis, die von hartem, trockenem Husten begleitet ist

  Gefühl von Roheit in der Brust; oder ein Gefühl, „als befände sich ein Stein" in der Brust

  Asthma, das in Situationen emotionaler Überbelastung oder durch unterdrückte Gefühle entsteht

  Asthma, schlimmer durch Anstrengung

RÜCKEN

Kreuzschmerzen und Ischiassyndrom

Spannung im Halswirbelbereich. Spondylose. Tortikollis

EXTREMITÄTEN

Rheumatische Beschwerden: schlimmer durch Kälte, schlimmer durch Überbeanspruchung, schlimmer durch Baden, schlimmer durch trockenes Wetter

Arthritis der Hände und der Finger; Verbiegung der Elle nach außen

Schmerzen im rechten Deltamuskel

Gicht

Unruhige Beine nachts im Bett

Krämpfe der Waden und Füße

CAUSTICUM

Karpaltunnelsyndrom
Allmählich voranschreitende Lähmung
Ataxie; schleift den Fuß beim Gehen nach.
Kontrakturen der Muskeln und Sehnen. Sehnenverhärtungen
Warzen auf den Händen, insbesondere in der Nähe der
• **Fingernägel**

HAUT
Warzen
Herpes. Ekzem. Akne. Furunkel

KLINISCHE INDIKATIONEN
Abszeß. Akne. Alkoholismus. Allergie. Angst. Apoplexie. Arthritis. Asthma. Ataxie. Bronchitis. Chorea. Dysphagie. Ekzem. Enuresis. Epileptische Krampfanfälle. Fazialisparese. Gicht. Harninkontinenz. Herpes. Husten. Impotenz. Ischiassyndrom. Karpaltunnelsyndrom. Kontrakturen. Kreuzschmerzen. Multiple Sklerose. Myalgie. Neuralgie. Neurodegenerative Erkrankungen. Obstipation. Morbus Parkinson. Rheumatismus. Störungen der sexuellen Funktionen. Sinusitis. Tendinitis. Tics. Tortikollis. Tremor. Vaginitis. Warzen. Weichteilrheumatismus. Zwangsverhalten

ERGÄNZUNGSMITTEL
Colocynthis, Staphisagria

UNVERTRÄGLICH MIT
Phosphorus

VERGLEICHE
- **Phosphorus** – Mitgefühl; Furcht, daß etwas Schlimmes geschieht; Angst im Dunkeln usw.; Kongestion in der Brust; Verlangen nach kalten Getränken; Heiserkeit; Rheumatismus; neurologische Erkrankungen
- **Sepia** – Sexuelle Störungen; Harninkontinenz; Mangel an Lebenswärme; ängstlich; Weinen; schlank und dunkel
- **Calcarea phosphorica** – Unzufrieden; Mangel an Lebenswärme und schlimmer durch Luftzug; Rheumatismus und Nackenschmerzen; Verlangen nach geräuchrten Speisen
- **Staphisagria, Plumbum, Tuberculinum, Natrium muriaticum, Nux vomica**

CEANOTHUS

An diese Arznei denken wir bei solchen Fällen, deren Blutzellen erkrankt sind – wie bei Polyzythämie oder Leukämie – insbesondere wenn eine • auffallende oder riesige **Vergrößerung und Empfindlichkeit der Milz** vorliegt. *Eric Sommerman* aus Minneapolis berichtete (bei der Fachkonferenz der *International Foundation for Homœopathy* im Jahre 1992) von einer dramatischen Heilung eines Falles von Morbus Hodgkin, bei der die Behandlung mit **Ceanothus** begonnen wurde.

CEDRON

Wenn wir von periodisch auftretenden Beschwerden erfahren, bei denen die • **Symptome täglich genau zur selben Stunde wiederkehren**, müssen wir *Cedron* nachdrücklich in Erwägung ziehen. Die Beschwerden können vor allem gegen 9.00 Uhr auftreten.

KLINISCHE INDIKATIONEN
Fieber. Kopfschmerzen. Malaria und Rückfallfieber. Neuralgie

VERGLEICHE
Natrium muriaticum, China, Chininum sulfuricum

CHAMOMILLA

Chamomilla zeichnet sich aus durch seine unübertroffene Überempfindlichkeit gegen Schmerzen und eine zornige Reaktion auf diesen Schmerz, so daß der Patient die umgebenden Personen geradezu dafür verantwortlich zu machen scheint. Oft scheint der Patient über ein größeres Unbehagen zu klagen, als es die bestehende Erkrankung verursachen kann. Überdies klingt das Klagen des Patienten gewöhnlich geradezu feindselig und vehement. Fast immer zieht sich Reizbarkeit wie ein roter Faden durch den Fall. Manchmal ist dies eher eine Reizbarkeit der Nerven als des Gemüts, was dazu führt, daß der Patient auf Stimuli übermäßig stark reagiert – so, als seien die Nerven bloßgelegt. Wenngleich dieses Mittel bei tiefgreifenden und chronischen Erkrankungen Verwendung finden kann, wird *Chamomilla* hauptsächlich bei der Behandlung von akuten Erkrankungen während der Kindheit benutzt. Wann immer ein Krankheits-

CHAMOLILLA

syndrom von großer Reizbarkeit und Zorn des Patienten begleitet ist (oder wenn die Beschwerde nach einem Wutausbruch auftritt), müssen wir **Chamomilla** (**Staphisagria**, **Colocynthis**, **Nux vomica**) in Erwägung ziehen.

GEMÜT
   Zorn. Große Reizbarkeit
   - **Reizbare Säuglinge oder Kinder**; sie können sogar ihre Eltern (oder den behandelnden Arzt) schlagen oder treten.
   - **Muß umhergetragen werden**; schreit und weint zornig, wenn er abgesetzt wird, und die Eltern müssen mit ihm auf- und abgehen, um ihn zu beruhigen.
   - **Untröstliche** Kinder und Säuglinge
   - **Abneigung gegen Berührung.** Scheut vor Berührung zornig zurück.
   - **Launisch; verlangt nach etwas und wirft es dann von sich fort** (oder schleudert es auf jemanden), sobald er das Verlangte bekommen hat.
   - **Furcht vor Wind**
   - **Abnorme Schmerzempfindlichkeit**
   Weinen im Schlaf
   Ruhelosigkeit

ALLGEMEINSYMTOME
   - **Überempfindlich gegen Schmerzen; die Schmerzen scheinen unerträglich zu sein.**
   Beschwerden nach Zorn (Fieber, Metrorrhagie, Schmerzen)
   - **Beschwerden während des Zahnens**: Durchfall, Fieber, Reizbarkeit
   - **Allgemeine Verschlimmerung gegen 9.00 Uhr morgens** (oder zwischen 21.00 und 22.00 Uhr)
   Verschlimmerung während der Nacht

CHAMOMILLA

Warmblütig; viele lokale Beschwerden werden allerdings durch Hitze gebessert.
Allgemeine Verschlimmerung durch Kaffee
Spasmen und sogar Konvulsionen, insbesondere bei Kindern
Allgemeine Verschlimmerung durch Wind
Viele Autoren führen Schmerzen mit Taubheitsgefühl als Leitsymptom an *(Gnaphalium)*.

KOPF
- **Eine Wange rot, die andere Wange blaß**

Akute oder chronische Mittelohrentzündung *(Pulsatilla, Mercurius)*
Ohrenschmerzen: schlimmer durch Berührung, schlimmer durch Wind
Gesichtsneuralgie
Hitze im Gesicht oder in den Augen
Schwitzen im Gesicht nach dem Essen
Zahnschmerz: schlimmer durch Kaffee, schlimmer durch warme Dinge, schlimmer durch Zorn, besser durch kalte Getränke
- **Schmerzhafte oder schwierige Zahnung**

VERDAUUNGSTRAKT
- **Durchfall während des Zahnens**

Stuhl mit einem Geruch „wie von faulen Eiern"
- **Stuhl, der aussieht wie geschnittenes Gras oder gehackter Spinat**

Kolik
Bauchschmerzen: schlimmer durch Berührung, schlimmer durch Kaffee
Lindert Übelkeit und Erbrechen infolge Mißbrauch von Narkotika.

Durst auf kalte Getränke

UROGENITALTRAKT
- Gebärmutterblutungen nach Zorn

Schwere Dysmenorrhoe, die Schmerzen können sich zu den Oberschenkeln ausdehnen *(Viburnum, Xanthoxylum)*.
Hochgradige Wehenschmerzen, ist dabei sehr reizbar

BRUST
Husten, insbesondere trockener Husten, schlimmer von 21.00 bis 24.00 Uhr
Anhalten des Atems bei zornigen Kindern
Krupp. Bronchitis
Asthma

EXTREMITÄTEN
Füße sind heiß; sie müssen deshalb nachts unter der Bettdecke hervorgestreckt werden.
- „Arthritische Schmerzen: schlimmer nachts im Bett, besser durch Umhergehen" wird oft als Indikation zitiert.

Osteomyelitis

SCHLAF
Ruheloser Schlaf, erwacht häufig.
Weinen im Schlaf

AKUTE ERKRANKUNGEN
- Otitis media – das Kind erwacht nachts schreiend, ist untröstlich, zornig und muß umhergetragen werden (dies führt oft zu späten nächtlichen Anrufen, die den Arzt aus dem Schlaf holen); das Kind läßt nicht zu, daß man es berührt oder ärztlich

CHAMOMILLA

untersucht; es reagiert hysterisch, wenn der Arzt versucht, in das Ohr zu schauen.
- Zahnung – reizbare Säuglinge, wundes Zahnfleisch, ruft oft Diarrhœ hervor.
- Kolik – Kind läßt sich nicht trösten, biegt sich nach hinten durch, schreit zornig.

Fieber – einseitiger Frostschauer, Gesicht rot und heiß auf einer Wange, Schwitzen der bedeckten Körperteile und der Kopfhaut, durstig, Ruhelosigkeit und Reizbarkeit

KLINISCHE INDIKATIONEN

Asthma. Diarrhœ. Dysmenorrhœ. Fieber. Hitzewallungen im Klimakterium. Husten. Kolik. Metrorrhagie. Neuralgie. Osteomyelitis. Otitis media. Prämenstruelles Syndrom. Verhaltensstörungen. Zahnschmerzen. Zahnung

ERGÄNZUNGSMITTEL
Calcarea carbonica

UNVERTRÄGLICHKEIT MIT
Sulfur

VERGLEICHE

Cina – Reizbare Kinder; Abneigung gegen Berührung; launisch; muß getragen werden.
Calcarea phosphorica – Reizbar; beklagt sich; untröstlich; Kopfschweiß; Zahnungsbeschwerden
Antimonium crudum – Reizbare Kinder; Abneigung gegen Berührung; Diarrhœ; warmblütig
Pulsatilla, Sulfur, Rheum, Hepar sulfuris, Nux vomica, Colocynthis

CHELIDONIUM

Wenngleich man bei **Chelidonium** in erster Linie an ein Lebermittel denkt, findet diese Arznei bei einer großen Vielzahl von rechtsseitigen Erkrankungen Anwendung. In den meisten Fällen wird die Symptomatik Leber- oder Gallenbeschwerden mit einschließen oder damit abwechseln (z.B. Kopfschmerzen oder Pneumonie gehen oft mit Aufstoßen oder Verdauungsstörungen einher).

GEMÜT
Dominante, herrschsüchtige Menschen

ALLGEMEINSYMPTOME
Rechtsseitige Beschwerden
Allgemeine Verschlimmerung gegen 4.00 Uhr morgens
oder schlimmer gegen 14.00 oder 16.00 Uhr nachmittags
Ikterus, Ikterus neonatorum
Mangel an Lebenswärme; schlimmer durch Kälte; schlimmer durch Wetterwechsel
Allgemeine Besserung nach dem Mittagessen
Allgemeine Verschlimmerung durch Bewegung

KOPF
Rechtsseitige Kopfschmerzen oder Neuralgie (insbesondere supraorbital)
Kälte des Kopfes, insbesondere des Hinterhaupts
Gesichtsschmerz, der zu den Zähnen oder zum Auge hin ausstrahlt
- Gesichtsneuralgie: insbesondere, wenn sie mit Erkrankungen der Leber einhergeht

CHELIDONIUM

Taubheitsgefühl des Gesichts, besonders der rechten Gesichtshälfte
Gelber Zungenbelag, häufig mit Zahnabdrücken

VERDAUUNGSTRAKT

Schmerz des rechten Hypochondriums: Erkrankung der Leber oder der Gallenblase
Bauchschmerz, der durch den Körper hindurch bis zum Rücken ausstrahlt
- **Bauchschmerz, der in den Bereich des rechten Schulterblatts hin ausstrahlt**

Bauchschmerz: gebessert durch Liegen auf der linken Seite, bei angezogenen Beinen
Bauchschmerz besser durch Essen (*Graphites*)
Bauchschmerz, der sich über das Abdomen erstreckt
Bauchschmerzen besser durch Hitze
Bauchschmerz besser durch warme Getränke oder warme Milch
Bauchschmerz besser durch Stuhlgang
Erbricht alles mit Ausnahme von warmer Milch.
Verdauungsstörungen durch Fett
Verdauungsbeschwerden, Übelkeit, Aufstoßen, Blähungen
Verlangen nach: **Käse, warmen Getränken, Milch**
Abneigung gegen: Käse, Spinat

BRUST

Rechtsseitige Lungenentzündung mit Schmerzen durch den Körper hindurch bis zum Rücken, dabei Verlangen nach warmen Getränken, schmerzhafter Husten, Hämoptyse
Rechtsseitige Intercostalneuralgie, verschlimmert durch Bewegung

EXTREMITÄTEN
Schmerz des rechten Schulterblattes oder der Schulter
(weniger häufig linksseitig)
Kälte der Fingerspitzen
Gelenkschmerzen, insbesondere rechtsseitig
Steifer, schmerzhafter Nacken, vor allem rechtsseitig

KLINISCHE INDIKATIONEN
Bursitis. Cholelithiasis. Cholezystitis. Gastritis. Hepatitis. Ikterus. Maligne Erkrankungen. Migräne. Neuralgie. Pneumonie. Übelkeit

ERGÄNZUNGSMITTEL
Lycopodium

VERGLEICHE
Lycopodium – Rechtsseitige Beschwerden; Erkrankungen der Leber und Gallenblase; Pneumonie; eine Hand kalt; Aufstoßen; Kopfschmerzen
Bryonia – Schlimmer durch Bewegung; verlangt nach warmer Milch; Pneumonie; Neuralgie
China*, *Sanguinaria*, *Sulfur

CHIMAPHILA UMBELLATA

Als spezifisches Mittel bei Harnwegsbeschwerden produziert **Chimaphila** häufigen Harndrang, Dysurie und sogar starke Hämaturie bei Zystitis, Urethritis und insbesondere Prostatitis. **Chimaphila** ist na-

CHIMAPHILA UMBELLATA

hezu ein Spezifikum gegen Harnretention bei gutartiger Hypertrophie der Prostata.

UROGENITALTRAKT
Harnretention; muß lange pressen, bevor die Harnentleerung einsetzt.
- **Harnretention mit vergrößerter Prostata**
Dysurie, häufiger Harndrang
Gespaltener Harnstrahl (***Thuja***). Harnröhrenstriktur
Prostatitis. Gutartige Prostatahypertrophie
- **Empfindung von einem Ball im Perineum**

VERGLEICHE
Copaiva, Medorrhinum, Thuja, Sulfur, Conium, Sepia, Selenium, Cannabis indica, Pulsatilla, Pareira brava

CHINA OFFICINALIS

China war das erste Mittel, das von *Hahnemann* geprüft wurde, aber die Persönlichkeitsstruktur des Arzneimittels wurde durch die Beobachtungen von *Vithoulkas* erhellt. Der ***China***-Patient ist introvertiert, von intensiver Ausstrahlung und empfindlich. Die innere Sensibilität gleicht derjenigen von ***Natrium muriaticum***. Die Art und Weise, auf Beleidigung und Kränkung zu reagieren, erinnert allerdings eher an ***Nux vomica***. Durch die Verbindung von Sensibilität, Idealismus und extremer Empfindlichkeit ist ***China*** ein nützliches Arzneimittel für Teenager. Die große Erregbarkeit wird manchmal als „nervöser Erethismus" beschrieben oder drückt sich als sogenannte „Walter Mitty"-Verhaltensstruktur aus – so benannt nach der gleichnamigen Romanfigur des amerikanischen Schriftstellers *Thornton Wilder*: Der Patient liegt nachts in seinem Bett, wachgehalten durch Phantasievorstellungen von Heldentaten oder großartigen Zukunftsplänen. Am nächsten Morgen beim Erwachen ist er wegen dieser Gedanken sehr verlegen.

Es gibt zwei typische Charakteristika, die man **China** zuordnet: Beschwerden, die infolge des Verlusts von Körperflüssigkeiten auftreten (z. B. nach Blutungen, Durchfall, Absonderungen aus Furunkeln usw.) und periodisch auftretendes Fieber. Heutzutage jedoch bekommen wir diese Merkmale in ihrer ursprünglichen Form seltener zu Gesicht, weil bei Krankheitszuständen dieser Art sogleich intravenöse Therapie, Antibiotika und Antidiarrhoika eingesetzt werden. Bei Kindern, deren Eltern an Malariaerkrankungen gelitten haben und die mit chininhaltigen Medikamenten behandelt wurden, sollte man auch **Cinchona** in Erwägung ziehen.

China greift vor allem den Verdauungstrakt und die Leber an sowie in geringerem Maße den Kopf und die Extremitäten, wo es Migräne, Neuralgien und Beschwerden des Bewegungsapparates hervorruft.

GEMÜT
> **Reizbar, sensibel, empfindlich**
> **„Walter-Mitty"-Gedanken: Gedanken, er wäre ein Held, abends oder nachts im Bett**
> **Furcht vor Tieren, sogar vor • Haustieren. Furcht vor Hunden**
> Trübsinnig, düstere Stimmung, mürrisch, deprimiert. Stimmungsschwankungen
> Fehler beim Sprechen und Schreiben
> Empfindlich gegen Stimuli, vor allem Lärm
> Poetisch, künstlerische Neigungen
> Empfindliche, launische, sarkastische, idealistische Jugendliche

CHINA OFFICINALIS

ALLGEMEINSYMPTOME

- **Allgemeine Verschlimmerung durch den Verlust von Körpersäften** – Hämorrhagie, Diarrhœ, Stillen, Eiterabsonderung usw.
- **Periodizität; insbesondere Beschwerden, die in Intervallen von zwei oder sieben Tagen auftreten**

Allgemeine Verschlimmerung bei nebligem, kaltem, feuchtem Wetter
Allgemeine Verschlimmerung im Herbst
Allgemeine Verschlimmerung durch Berührung
Allgemeine und lokale Besserung durch festen Druck
Abneigung gegen Berührung, insbesondere gegen leichte Berührung
Anämie
Allgemeine Verschlimmerung durch Zugluft
Schwächezustände, Entkräftung, Kollaps, Blässe
Nachtschweiß

KOPF

Kopfschmerzen, die sich durch starken Druck bessern
Kopfschmerz von neuralgischer Art
Kopfschmerzen: schlimmer durch Blutung, schlimmer im Liegen, besser im Stehen
Periodisch auftretende Kopfschmerzen: jeden Tag, jeden zweiten Tag, alle sieben Tage
Tinnitus bei Kopfschmerzen
Empfindung, als säße das Gehirn locker in der Hirnschale und würde gegen die Innenseiten des Schädels schlagen
Empfindlichkeit der Kopfhaut, sogar gegen Berührung der Haare (***Selenium***)
Gesichts- oder Ziliarneuralgie
Empfindlich gegen Gerüche

CHINA OFFICINALIS

Nasenbluten

Kalter Schweiß auf dem Gesicht, insbesondere um Nase und Oberlippe

Bitterer Mundgeschmack; Speisen oder Tabak schmecken bitter.

VERDAUUNGSTRAKT

- **Geschwollener, durch Blähungen aufgetriebener Bauch; aber keine Erleichterung durch Aufstoßen oder Blähungsabgang**

Erkrankung der Gallenblase. Gallenkolik

Häufiges Rumoren im Bauch, Aufstoßen und Flatulenz

Diarrhœ schlimmer durch Fisch, Obst, Milch. Kolitis

Periodisch auftretende Diarrhœ. Chronische Diarrhœ

Krampfartige Bauchschmerzen: besser durch Zusammenkrümmen, schlimmer beim Frostschauer

Hepatitis bis hin zur Zirrhose. Hepatomegalie

Splenomegalie

Gastritis. Hämatemesis

Anorexie; verminderter Appetit; der Appetit kehrt jedoch nach dem ersten Bissen zurück.

Großes Hungergefühl nachts, so daß er aufstehen muß, um etwas zu essen.

Verdauungsstörungen durch: Obst, Milch, Fett, Bier

Nahrungsmittelverlangen: **Süßigkeiten**, salzige Nahrung, kräftig gewürzte Speisen

Abneigung gegen: scharf gewürzte Speisen, Obst, Fett, Butter

GENITALIEN

Mit Blut durchsetzte Leukorrhœ

Hochgradige Dysmenorrhœ

CHINA OFFICINALIS

Metrorrhagie: das Blut sieht dunkel aus. Auch Fälle von Amenorrhœ
Tremor während der Menstruation

BRUST

Asthma, das im Herbst auftritt
Husten schlimmer durch Lachen, schlimmer durch flaches Liegen des Kopfes
Pneumonie. Bronchitis

EXTREMITÄTEN

Haut ist empfindlich oder schmerzhaft während des Fiebers
Myalgie, Gelenkschmerzen schlimmer durch Berührung
Ödeme der unteren Extremitäten, wobei die betroffene Gliedmaße blaß aussieht. Drückt man auf das Ödem, bleibt eine Delle zurück.
Eine Hand kalt, die andere warm (**Chelidonium, Lycopodium**)
Ischiassyndrom

SCHLAF

• **Schlaflosigkeit infolge aufregender Gedanken und heroischer Phantasien**
Schlaflosigkeit, Schlafstörung durch geringfügige Geräusche

FIEBER

• **Periodisch auftretendes Fieber, Malaria; auch Malaria in der Familienanamnese**
Frostschauer; Rigor, abwechselnd mit Hitzestadium

Hektisches Fieber

KLINISCHE INDIKATION
Anämie. Arthritis. Asthma. Cholezystitis. Chronische-Erschöpfung-Syndrom. Entzündliche Darmerkrankungen. Diarrhœ. Fieber. Gastritis. Grippe. Hepatitis. Husten. Ischiassyndrom. Kopfschmerzen. Malaria. Migräne. Myalgie. Neuralgie. Schlaflosigkeit. Splenomegalie. Ulkus pepticum. Vaginitis

ERGÄNZUNGSMITTEL
Ferrum

VERGLEICHE
Nux vomica – Reizbar; überempfindlich und leicht gekränkt; Verdauungsstörungen; Mangel an Lebenswärme; Neuralgie; Verschlimmerung durch Zugluft
Natrium muriaticum – Fieber; Migräne; empfindsam; Schlaflosigkeit; Abneigung gegen Fett
Lycopodium, Ignatia, Arsenicum album, Chininum sulfuricum, Chininum arsenicosum, Carbo vegetabilis

CHININUM SULFURICUM

In vielerlei Hinsicht steht diese Arznei in einem engen verwandtschaftlichen Verhältnis zu **China officinalis**. Es gibt mehrere Symptome, bei deren Auftreten wir die Verordnung von **Chininum sulfuricum** gegenüber **China officinalis** bevorzugen. Außerdem geben wir **Chininum sulfuricum** möglicherweise den Vorrang, wenn in der Vorgeschichte des Patienten Hinweise darauf vorliegen, daß

CHININUM SULFURICUM

die Symptome, die denjenigen von **China** ähneln, durch die Einnahme von Chininsulfat ausgelöst wurden. Das Medikament kann entweder als Malariaprophylaxe oder zur Behandlung von Malaria oder zur Einleitung eines Aborts eingenommen worden sein.

GEMÜT

Angst vor Bösem, vor Unheil oder Unglück
Furcht vor Tieren
Angst um andere; Angst um Geldangelegenheiten
Ähnliche Gemütssymptome wie **China**

ALLGEMEINSYMPTOME

Periodizität: die Symptome kehren täglich zur gleichen Stunde wieder, insbesondere gegen 15.00 Uhr.
Wiederholt auftretendes tägliches Fieber. Auffallend hohe Temperatur. Frostschauer, Rigor
Kann sich während des wiederkehrenden Fiebers besser fühlen.
Schwäche und Entkräftung, besonders durch Flüssigkeitsverlust
Fieber aus unbekannter Ursache
Äußere Erscheinung: Schmales Gesicht mit dunklen Ringen unter den Augen. Das Gesicht drückt chronisches Leiden aus.

KOPF

Menière-Syndrom *(Cocculus, Phosphorus, Silicea)*
Tinnitus: verschlimmert während des Froststadiums, schlimmer während Schwindel
Kopfschmerz, der während des Schlafs entsteht, insbesondere gegen 3.00 Uhr morgens
Hitzegefühl im Kopf während des Kopfschmerzes, besser durch kalte Umschläge
Kopfschmerzen besser durch festen Druck

Kopfschmerzen mit Verdauungsstörungen
Dunkle Ringe um die Augen

VERDAUUNGSTRAKT
Starker Schmerz in Leber oder Milz, schlimmer während des Froststadiums

BEWEGUNGSAPPARAT
Große Empfindlichkeit der Wirbelsäule
- Der Patient kann sich wegen der Wirbelsäulenempfindlichkeit nicht im Stuhl zurücklehnen.

Schmerz in der Wibelsäule, schlimmer durch Einatmen, schlimmer durch Berührung
- Akute Arthritis, insbesondere wenn sie mit Erythema nodosum einhergeht

HAUT
Erythema nodosum

KLINISCHE INDIKATIONEN
Arthritis. Erythema nodosum. Fieber. Kopfschmerzen. Lumbago. Malaria. Menière-Syndrom. Migräne. Neuralgie. Rückfallfieber

VERGLEICHE
Cedron, China, Phosphorus, Salicylum acidum

CHLORALUM

Chloralum ist eine Arznei, an die wir denken, wenn der Patient an einer • **Hauterkrankung in Verbindung mit großer Schlaflosigkeit** leidet. Den Einsatz von *Chloralum* erwägen wir im allgemeinen bei Nesselsuchterkrankungen, die sich durch Wein verschlimmern. Die Urtikaria ist von brennenden Schmerzen begleitet.

CHLORUM

Chlorum findet selten in der homöopathischen Praxis Anwendung. Es wird hauptsächlich bei Erkrankungen der Atemwege gebraucht, besonders bei Laryngospasmus. Dabei besteht ein Zusammenschnürungsgefühl in der Stimmritze, wodurch Stridor und ein Erstickungsgefühl hervorgerufen wird. Die Zusammenschnürung im Hals, so heißt es, verschlimmert sich beim Ausatmen, allerdings auch beim Einatmen, sowie durch Schlaf.

CICUTA

Cicuta ist in erster Linie bei Erkrankungen des Nervensystems angezeigt. Es ist besonders bei Epilepsie und geistiger Retardierung indiziert. Der Gemütszustand des Patienten ist gekennzeichnet von kindischem Benehmen und übergroßer Erregung. Die Konvulsionen von *Cicuta* sind ausgesprochen heftig und gehen oft mit Opisthotonus oder bizarren Verrenkungen einher. Auf die Konvulsionen folgen häufig Bewußtlosigkeit, Schlaf oder ein dumpfer, traumähnlicher

Zustand, der nach dem Anfall für einen unverhältnismäßig langen Zeitraum andauern kann – bis zu einem ganzen Tag lang. Manchmal treten mehrere Konvulsionen in kurzer Folge auf.

GEMÜT
Kindisches Benehmen; der Patient fühlt sich wie ein Kind.
Geistige Retardierung nach einer Kopfverletzung
Abneigung gegen Gesellschaft
Delirium. Demenz
Angst und Mißtrauen. Ängstlich vor den Krampfanfällen

NEUROLOGISCHE SYMPTOME
- **Heftige Konvulsionen:** • **Verdrehungen und Verrenkungen von Körper und Gliedmaßen, Opisthotonus**

Konvulsionen infolge Kopfverletzungen *(Arnica, Natrium sulfuricum, Hypericum)*
Aufschreien vor den Konvulsionen
Konvulsionen: schlimmer durch Hitze, schlimmer während des Schlafs, schlimmer durch Berührung, schlimmer durch Geräusche
Tetanus, Eklampsie, Meningitis – begleitet von Konvulsionen
Petit mal, Verlust des Erinnerungsvermögens über größere Zeiträume hinweg
Plötzliches starkes Rucken und Spasmen. Chorea

KOPF
Der Kopf wird in den Nacken gezogen; Spasmen der Halswirbelsäulenmuskulatur
- **Furchterregende Verzerrungen des Gesichts während der Konvulsionen**

CICUTA

Hautausschläge auf dem Kopf; Pusteln, die brennen und zu dicken gelben Krusten auf dem Gesicht oder der Kopfhaut konfluieren
Zungenbiß während der Konvulsionen
Schocks, Erschütterungen im Kopf
Idiotischer Gesichtsausdruck
Strabismus

VERDAUUNGSTRAKT
Verlangen nach unverdaulichen Dingen – wie Dreck oder Holzkohle
Schocks, Erschütterungen im Abdomen
Erbrechen während der Konvulsionen oder im Wechsel mit den Anfällen

BEWEGUNGSAPPARAT
Opisthotonus. Zurückgebogener Oberkörper
Spasmen und Zuckungen der Extremitäten
Schockempfindung in den Gliedmaßen

KLINISCHE INDIKATION
Epileptische Krampfanfälle. Geistige Retardierung. Konvulsionen. Opisthotonus. Pusteln auf der Kopfhaut. Strabismus. Zuckungen und Spasmen

VERGLEICHE
Artemisia vulgaris, Cuprum, Baryta muriatica, Bufo

CIMICIFUGA

Actaea racemosa – wie sein Name in *Kents* Arzneimittellehre lautet – greift in erster Linie die Nerven und Muskeln an. Die Hauptbeschwerde des *Cimicifuga*-Patienten sind häufig Schmerzen, die nicht eindeutig diagnostizierbar sind, und die sowohl die charakteristischen Eigenschaften einer Neuralgie als auch von Rheumatismus besitzen. Der Schmerz sitzt gewöhnlich in den Muskeln selbst – Nacken, Rücken und Gebärmutter sind sehr häufig betroffen. Die Art des Schmerzes wird oft als stechend beschrieben und erinnert stark an die Schmerzen von **Berberis**.

Der *Cimicifuga*-Patient ist erregbar, extrovertiert und setzt seine Vorstellungen kraftvoll durch. Gewöhnlich begegnet uns in der *Cimicifuga*-Pathologie große Geschwätzigkeit und sprunghafter Wechsel von einem Gesprächsthema zum andern. Die Emotionen sind sehr lebhaft und von hysterischer Natur. Der Patient leidet an starken Phobien – Angst vor dem Tod, vor Wahnsinn, vor Verletzungen. Zu einem späteren Zeitpunkt der pathologischen Entwicklung, die normalerweise die Folge irgendeines Rückschlags ist, kann der Patient in düstere Stimmungen verfallen oder sogar an Selbstmord denken.

GEMÜT
- **Geschwätzigkeit; wechselt von einem Thema zum nächsten.**
- **Seufzen**
- **Ausgeprägte geistige Abstumpfung oder Benebeltsein des Verstandes während der Kopfschmerzen**
- **Hysterie**
- **Stimmungsschwankungen**
- **Trübsinnig, düstere Stimmung, verdrießlich.** Alles in ihrem Leben scheint falsch zu sein.

CIMICIFUGA

Ängste: **Furcht, den Verstand zu verlieren**; Furcht vor dem Tod; Furcht davor, ermordet zu werden

ALLGEMEINSYMPTOME

Chorea: schlimmer während der Menses, schlimmer durch Druck, schlimmer auf der Seite, auf der man liegt; tritt in Verbindung mit Rheumatismus auf.
Allgemeine Verschlimmerung durch Menstruation
Allgemeine Verschlimmerung durch Kälte oder Zugluft
Allgemeine Verschlimmerung nach einer Wirbelsäulenverletzung

KOPF

Starke Kopfschmerzen, insbesondere im Scheitel; oder Kopfschmerzen, die entweder in den Halswirbelbereich hinein oder vom Halswirbelbereich her ausstrahlen
- **Starke Kopfschmerzen und geistige Dumpfheit in Verbindung mit extremer Steifheit des Nackens**

Empfindung von Völle im Kopf oder Empfindung, als würde etwas durch den Scheitel herausgepreßt
Kopfschmerzen mit der Empfindung, als würde sich das Schädeldach öffnen oder „abheben und davonfliegen"
Kopfschmerz bei Schmerzen in den Augen, schlimmer durch Bewegung der Augen
Stechende Schmerzen in den Augen

VERDAUUNGSTRAKT

Empfindung von Leere und Vernichtungsgefühl im Epigastrium

GENITALIEN

Hochgradige Dysmenorrhœ: schlimmer, wenn der Regelfluß zunimmt

Krampfartige oder schießende Schmerzen durch das Becken hindurch oder in die Oberschenkel hinein während der Wehen oder nach der Entbindung; die Schmerzen wechseln den Ort.

Die Geburt kommt nicht voran. Plazentaretention

Unregelmäßige Menstruation; die Menstruation kann durch starke Gefühlsregungen oder Streß unterdrückt werden.

Neuralgische Schmerzen in den Ovarien

RÜCKEN

Starker Schmerz im Halswirbelbereich, der vom Patienten beinahe als neuralgisch empfunden wird; Steifheit und Ziehen im Nacken. Nackenkrämpfe

Weichteilrheumatismus. Spasmen der paraspinalen Muskulatur

Ischiassyndrom

Verletzungen der Wirbelsäule

EXTREMITÄTEN

Rheumatismus, der insbesondere die Muskeln angreift

Chorea

Stechende Schmerzen, die umherschießen, schlimmer bei kaltem feuchtem Wetter

Arthritische Schmerzen, schlimmer durch Kälte

Muskelzuckungen

KLINISCHE INDIKATIONEN

Angst. Arthritis. Chorea. Depressionen. Dysmenorrhœ. Weichteilrheumatismus. Hysterie. Ischiassyndrom. Migräne. Neuralgie. Phobien. Rheumatismus. Steifheit im Halswirbelbereich. Wehen. Zuckungen

SYMPTOMENKOMBINATIONEN
- Rheumatismus *und* Geschwätzigkeit
- Rheumatismus *und* Dysmenorrhœ

Hysterie *und* Rücken- oder Nackenkrämpfe

VERGLEICHE
Caulophyllum, Lachesis, Ignatia, Calcarea phosphorica, Phosphorus, Argentum nitricum, Lac caninum

CINA

Wenngleich der routinemäßig Einsatz von homöopathischen Mitteln nicht zu empfehlen ist, so läßt sich doch leicht die Begeisterung einiger der früheren Homöopathen über die Behandlung von Würmern, insbesondere Madenwürmern, mit **Cina** verstehen. Wenn man ein Kind beobachtet, das an Madenwurmbefall leidet, sieht man große Ruhelosigkeit, so daß das Kind beinahe außer sich ist, ferner ausgeprägte Reizbarkeit und einen ungeheuer starken Drang, sich zu kratzen und zu bohren. Dies sind die Charakteristika von **Cina**, und daher kommt die starke Verbindung dieses Arzneimittels mit der Behandlung dieser Parasiten.

Cina ist hauptsächlich eine Arznei, die während der Kindheit angezeigt ist. Das typische **Cina**-Kind ist extrem reizbar, vielleicht sogar noch reizbarer als das **Chamomilla**-Kind. Es läßt sich nicht berühren oder auch nur anschauen oder halten. Es läßt sich nicht beruhigen und ist sehr launisch. Wenn es sich frustriert fühlt, kann es sogar nach den Eltern schlagen oder sie kratzen oder kneifen. Der Zorn kann zu Wutanfällen oder sogar zu Konvulsionen führen. Das Kind kann frühreif und eigensinnig sein; es läßt sich nicht zurechtweisen und duldet keine elterliche Autorität.

Konvulsionen stellen einen deutlichen Anteil der Symptomatik dieser Arznei dar. Das Nervensystem ist gereizt, was zu Meningitis oder Epilepsie führen kann. Spasmen treten in allen Körperteilen auf.

GEMÜT
Zornige, um sich schlagende, kneifende Kinder (*Chamomilla*)
Abneigung gegen Berührung (und dennoch mag das Kind verlangen, getragen zu werden.)
- **Konvulsionen nach Zurechtweisung oder Disziplinarmaßnahmen**

Schreien

NEUROLOGISCHE SYMPTOME
- **Konvulsionen, die in Zusammenhang mit Wurmbefall auftreten**

Konvulsionen oder Krämpfe durch Berührung, durch Tadel

KOPF
- **Blasse oder bläuliche Verfärbung um den Mund herum**

Blasses Gesicht mit feiner, fast durchscheinender Haut, durch die die Adern durchschimmern
Selbst während des Fiebers kann das Gesicht blaß sein.
Erhitztes und gerötetes Gesicht
Sieht Farben vor den Augen
Viele Autoren heben eine Neigung zu Gähnen hervor.
- **Unwiderstehlicher Drang, mit den Fingern in der Nase zu bohren**

Knirscht im Schlaf mit den Zähnen.

CINA

VERDAUUNGSTRAKT
Gurgeln in der Speiseröhre durch Husten oder beim Schlucken
Bauchkrämpfe und Durchfall. Der Patient möchte in der Knie-Brust-Lage oder über der Schulter der Mutter liegen; besser durch Druck
Viele Nahrungsmittelverlangen, die dennoch nicht zufriedenzustellen sind
Abneigung gegen Muttermilch
- **Würmer im Stuhl; Madenwürmer. Anales Jucken**

BRUST
Würgen durch Husten; heftiger Husten, begleitet von Spasmen der Gliedmaßen
Keuchhusten

EXTREMITÄTEN
Spasmen der Hände und Füße
Warzen

KLINISCHE INDIKATION
Diarrhœ. Epileptische Krampfanfälle. Fieber. Kolik. Otitis media. Pertussis. Verhaltensstörungen. Würmer, insbesondere Madenwürmer. Zähneknirschen im Schlaf

VERGLEICHE
Chamomilla, Arum triphyllum, Medorrhinum

CINNABARIS

Quecksilbersulfid wird traditionell in der homöopathischen Nomenklatur als **Cinnabaris** bezeichnet. Die Mehrzahl der Symptome dieses Mittels stehen in enger Verwandtschaft zu denen von **Mercurius solubilis**. Wir ziehen **Cinnabaris** ganz besonders in solchen Fällen in Betracht, die von den typischen **Mercurius**-Symptomen geprägt sind, bei denen aber die Läsionen im Genital- oder Rektalbereich, wie sie für **Cinnabaris** typisch sind, im Vordergrund stehen.

KOPF
Völle im Kopf und Kongestion, besonders in Scheitel und Stirn
Schmerzen strahlen vom inneren Augenwinkel zur Stirn aus.
Sinusitis des Siebbeins und der Stirnhöhlen

GENITALIEN
- **Kondylome im Rektalbereich.** Kondylome der Genitalien

Kondylome auf der Vorhaut
Balanitis; Eiterbildung unter der Vorhaut
Geschwürsbildung auf dem Penis
Geschwollene Leistenlymphknoten

HAUT
Kondylome von der Form eines Fächers; sie bluten leicht.

KLINISCHE INDIKATIONEN
Balanitis. Kondylome. Phimose. Sinusitis.

VERGLEICHE
Nitricum acidum, Thuja, Natrium sulfuricum, Mercurius

CISTUS CANADENSIS

Diese Arznei ziehen wir in erster Linie bei Fällen von chronischer Rhinitis, Sinusitis und rezidivierenden Erkrankungen der oberen Atemwege in Erwägung. **Cistus canadensis** verwechselt man leicht mit **Calcarea carbonica**, weil der Patient oftmals einen Mangel an Lebenswärme aufweist, müde und erschöpft ist und in einigen Fällen das Gewebe schlaff sein kann.

ALLGEMEINSYMPTOME
>   **Mangel an Lebenswärme, Verschlimmerung durch Kälte oder kalte Luft**
>   **Empfindung von Kälte: im Mund, Hals, Magen usw.**
>   **Allgemeine Verschlimmerung im Winter**

NASE
>   **Chronische Rhinitis und Sinusitis**
>   - **Empfindung von Brennen oder von eisiger Kälte in der Nase und im Rachen, schlimmer durch Einatmen, insbesondere beim Einatmen kalter Luft**
>   Rezidivierende Erkrankungen der oberen Atemwege
>   Dickes gelbliches Nasensekret
>   Heftige Niesanfälle, verschlimmert durch Einatmen kalter Luft

INNERER HALS
>   Chronischer Retronasalkatarrh
>   Brennen im Hals, schlimmer durch Einatmen. Tonsillitis
>   Trockenheit des Halses, besser durch Schlucken
>   **Zervikale Adenopathie; die Schwellung der Halslymphknoten erscheint wie an einer Schnur aneinandergereiht.**

MAGEN
  Verlangen nach Käse

EXTREMITÄTEN
  Kälte der Extremitäten
  Frostbeulen; aufgesprungene und blutende Fingerspitzen im Winter

KLINISCHE INDIKATIONEN
  Rezidivierende Erkältungen. Frostbeulen. Halsdrüsenentzündung. Maligne Prozesse. Sinusitis. Zervikale Adenopathie

VERGLEICHE
  Silicea, Calcarea carbonica, Psorinum, Carbo animalis

CLEMATIS

Die Hauptwirkung von **Clematis** konzentriert sich auf den Urogenitaltrakt und zu einem geringeren Maße auf die Haut. **Clematis** ist außerdem ein spezifisches Arzneimittel gegen Zahnschmerzen.

KOPF
  Zahnschmerz: schlimmer durch heiße Getränke; besser, wenn der Patient kaltes Wasser im Mund behält oder wenn er kalte Luft über den Zahn zieht.
  Konjunktivitis. Schnupfen. Niesen

CLEMATIS

UROGENITALSYSTEM
Zystitis; dabei treten brennende Schmerzen zu Beginn des Wasserlassens auf.
Unvollständige oder unterbrochene Miktion. Unfreiwilliger Harnabgang

GENITALIEN
Orchitis, insbesondere der rechte Hoden ist befallen.
• **Die Hoden werden aufwärts gezogen.**
Orchitis, insbesondere nach unterdrückter Gonorrhoe
Steinharte Schwellung der Hoden. Schmerzhafte Schwellung, wobei sich die Schmerzen in der Nacht verschlimmern.
Urethritis. Harnröhrenstriktur. Prostatitis
Geschwollene Leistenlymphknoten

HAUT
Brennender Bläschenausschlag; Ekzeme
Hautausschlag, verschlimmert durch Waschen

KLINISCHE INDIKATIONEN
Allergie. Ekzem. Konjunktivitis. Orchitis. Zahnschmerzen. Zystitis

SYMPTOMENKOMBINATION
Orchitis *und* Hautsymptome

VERGLEICHE
Pulsatilla, Argentum metallicum, Rhododendron, Rhus toxicodendron, Medorrhinum, Cantharis

COBALTUM

An *Cobaltum* sollten wir jedesmal dann denken, wenn der Patient an Rückenschmerzen sowie nächtlichen Samenergüssen leidet *(Natrium phosphoricum, Staphisagria, Nitricum acidum, Selenium)*. Die Rücken- und Ischiasschmerzen werden im Liegen gelindert und im Sitzen verschlimmert und können mit Schwäche oder Schmerzen in den Beinen einhergehen. Das Mittel kann auch bei der Behandlung von Impotenz in Betracht gezogen werden.

SYMPTOMENKOMBINATION
- **Kreuzschmerzen oder Ischiassyndrom *und* nächtliche Samenergüsse**

COCA

Obgleich wir eine deutliche Symptomatik erwarten, die durch den Mißbrauch dieser Substanz hervorgerufen wird, ist die eigentümliche Gemütspathologie dieses Arzneimittels noch nicht identifiziert. *Hering* und *Kent* haben Schüchternheit und scheues Verhalten hervorgehoben.

ALLGEMEINSYMPTOMATIK
- **Höhenkrankheit;** der Patient fühlt sich in großen Höhen atemlos und schwach und hat Kopfschmerzen.
  Brausen in den Ohren

ATEMWEGE
  Emphysem und Atemnot schon durch leichte Anstrengung

Atemnot bei älteren Patienten

GENITALIEN
Impotenz. Libidoverlust

HAUT
- **Ameisenlaufen**. Empfindung, als säße ein Sandkorn unter der Haut

COCCULUS

Cocculus ist ein Arzneimittel, das hauptsächlich das Zentralnervensystem angreift, und die meisten *Cocculus*-Fälle weisen zumindest Schwindel in irgendeiner Form auf. An dieses Mittel denken wir bei Fällen von voranschreitenden neurologischen Erkrankungen. Bei diesen ernsten und eher introvertierten Menschen besteht häufig eine grundlegende Schwäche des Nervensystems. Diese Schwäche zeigt sich im allgemeinen zunächst als eine Übererregbarkeit der Nerven, wodurch es zu Ruhelosigkeit, Schwindelgefühl und Erregtheit kommt. Später, wenn Fehlfunktionen des Nervensystems auftreten, werden die Nervenreize in verzerrter und verzögerter Weise weitergeleitet. In diesem Stadium wird der Patient schwach und verwirrt. Im Endstadium kann es eine ganze Sekunde dauern, bis der Patient einen Nadelstich wahrnimmt – auf der Gemütsebene ist er dann in stumpfsinniger Verfassung.

Im Gemütsbereich fällt uns eine deutliche Neigung zu Angstzuständen während der Frühphase der Erkrankung auf. Die Teenager-Mädchen, die sich im Arzneimittelbild von *Cocculus* befinden, werden in unserer Fachliteratur häufig als „romantisch und empfindsam" beschrieben, sie sind außerordentlich angespannt und leiden oft an Dysmenorrhœ. Bei den Ängsten der Patientin geht es um ihre Pflichten und die Gesundheit. Sie macht sich sowohl um ihre eigene Gesundheit als auch um die ihrer Familienangehörigen Sorgen. Diese Angst, zusammen mit der Schwäche des Nervensystems, erklärt das bekannteste Leitsymptom dieser Arznei: „Verschlimmerung durch Nachtwachen". Infolge des Schlafmangels und der Sorgen um die Gesundheit einer geliebten Person bricht die Patientin schließlich zusammen und leidet an Kopfschmerzen, Schwindelanfällen und Schwäche. In allen Fällen, in denen große Besorgnis um das körperliche oder psychische Wohlbefinden eines anderen Menschen ein Gefühl von Überwältigung und tiefe pathologische Veränderungen bei unserem Patienten auslösen, müssen wir **Cocculus** in Betracht ziehen. Symptome können sich durch jede Art von Streß oder Kummer entwickeln. Wenn die Pathologie weiter fortgeschritten ist, befindet sich der Patient schließlich in einem Zustand des Zusammenbruchs, der durch ausgesprochene Passivität, geistige Abstumpfung und verlangsamte Reaktionen gekennzeichnet ist und damit **Helleborus** und **Alumina** gleicht.

GEMÜT
- **Schlimme Folgen von Kummer, Zorn oder Pflege einer erkrankten nahestehenden Person**

    Erschöpft und krank durch Sorge um einen geliebten Menschen

    Verlangsamte geistige Prozesse; die Zeit scheint zu schnell zu vergehen. Stumpfsinnigkeit

    Angst und Nervosität

    Angst um die Gesundheit; möchte sich ärztlich untersuchen lassen, um Gewißheit darüber zu bekommen, daß keine Erkrankung vorliegt.

    Trauer und Kummer

    Sensibel, mitfühlend und zerbrechlich. „Empfindsame und romantische Mädchen"

COCCULUS

ALLGEMEINSYMPTOMATIK
- **Allgemeine Verschlimmerung durch Schlafmangel, bereits geringer Schlafmangel von einer Stunde kann zur *Cocculus*-Symptomatik führen.**
- **Allgemeine Verschlimmerung durch Nachtwachen, was gleichbedeutend ist mit Besorgnis um andere Menschen.**

Empfindlichkeit gegenüber Alkohol, der große Verwirrung verursachen kann

Ohnmacht, oft von Hysterie begleitet

Recken und Strecken im Bett in der Nacht

Schlaflosigkeit durch Sorgen, kann sich deswegen nicht entspannen.

NEUROLOGISCHE SYMPTOME

Verlangsamte Reizleitung der Nervenimpulse; der Reiz eines Nadeleinstiches wird erst mit einer Sekunde Verzögerung wahrgenommen *(Alumina, Plumbum)*.

Chorea insbesondere der Beine. Konvulsionen

Paralytische Steifheit von Körperteilen, die lange nicht bewegt wurden. Der Patient ächzt, wenn das betreffende Körperteil bewegt wird, dann erst kann er sich normal bewegen. Kann beim Erwachen seine Augen nicht öffnen usw.

Fortschreitende Lähmung, wie z. B. bei Multipler Sklerose, Ataxie

SCHWINDEL
- **Drehschwindel, alles scheint sich zu drehen.**

Muß sich wegen des hochgradigen Schwindels hinlegen;
Übelkeit bei dem Versuch aufzustehen

COCCULUS

- **Reisekrankheit** (Übelkeit, Diarrhœ usw.). **Übelkeit und Erbrechen bei Seereisen**
- **Starker Schwindel beim Betrachten sich bewegender Gegenstände oder beim Anblick von Gegenständen, während man im Wagen oder Zug fährt**

Fühlt sich wie berauscht oder wie von seinem Körper getrennt.
Schwindel schlimmer im Sitzen, schlimmer durch Schlafmangel

KOPF

Kopfschmerzen und Migräne: schlimmer durch Fahren in einem Auto, schlimmer durch Schlafmangel, schlimmer durch Alkohol

Gesichtsneuralgie

Empfindung, als sei die Zunge dick und gelähmt

VERDAUUNGSTRAKT

Große Übelkeit, verschlimmert durch Bewegung oder während Schwindel

Übelkeit beim bloßen Gedanken an Nahrung oder beim Riechen von Nahrung

„Leberschmerz und Schwellung der Leber, schlimmer durch Ärger und Zorn" wird von vielen Autoren als Leitsymptom angesehen.

Bauchschmerzen wie von Steinen, die gegeneinander reiben. Die Empfindung eines Steines im Bauchnabel ist von einigen Autoren hervorgehoben worden.

GENITAL

Starke Dysmenorrhoe, Schwäche während der Menstruation
Starke Menstruation, schlimmer im Stehen oder Gehen
Entzündungen oder Wucherungen in der Gebärmutter

COCCULUS

RÜCKEN

Empfindung von Schwäche und Lähmung im Lendenwirbelbereich, schlimmer während der Menstruation
Schwächegefühl im Nacken, so daß er das Gefühl hat, er könne seinen Kopf nicht aufrechthalten.
Gefühl von Zittern im Rücken

EXTREMITÄTEN

Taubheitsgefühl in den Händen oder Füßen bzw. Taubheitsgefühl, das abwechselnd in den Händen und Füßen auftritt
Lähmung, die vor allem oder zuerst in den unteren Extremitäten empfunden wird
Tremor der Hände: schlimmer beim Essen, schlimmer durch Heben der Hände
Knacken in den Knien bei Bewegung
Rote Flecken auf der Haut mit starkem Juckreiz, schlimmer nachts im Bett

KLINISCHE INDIKATIONEN

Angst. Chronische-Erschöpfung-Syndrom. Depressionen. Dysmenorrhœ. Kopfschmerzen. Kreuzschmerzen. Migräne. Multiple Sklerose. Neurodegenerative Störungen. Reise- oder Seekrankheit. Schwindel. Übelkeit

VERGLEICHE

Alumina, Conium, Natrium muriaticum, Phosphorus, Calcarea carbonica, Causticum, Staphisagria, Pulsatilla, Phosphoricum acidum, Helleborus

COCCUS CACTI

Beinahe alle Symptome dieser Arznei lassen sich zu dem Husten in Beziehung setzen, der für *Coccus cacti* typisch ist. Die Hustenanfälle treten insbesondere im Winter auf, oder nachdem der Patient Kälte ausgesetzt war. *Coccus cacti* ist eines unserer besten Keuchhustenmittel. *Coccus cacti* wird auch als Mittel zur Behandlung einer Nierenkolik in Betracht gezogen.

HUSTEN
- **Husten, der anfallsartig auftritt**
- **Husten durch Kitzelgefühl oder Reizung im Kehlkopf**
- **Husten schlimmer gegen 6.00 Uhr morgens und 23.00 Uhr oder 23.30 Uhr**
- **Husten gebessert durch Trinken,** insbesondere durch kalte Getränke (***Causticum, Cuprum***)
- Husten verschlimmert in einem warmen Zimmer oder durch warme Speisen oder Getränke
- Beim Husten bringt der Patient reichlichen, dicken oder fadenziehenden Schleim hervor (***Kalium bichromicum***), was oft mit Würgen oder Erbrechen verbunden ist.
- Kann auch trockenen Kitzelhusten haben. Husten mit Würgen
- Keuchhusten. Bronchitis. Krupphusten

VERGLEICHE
- ***Rumex, Spongia, Drosera, Causticum, Kalium bichromicum***

COFFEA

Die Wirkung von Kaffee als Rohstoff – Wachheit und Zunahme der Aufmerksamkeit – wird von jedem Hochschulstudenten ausgenutzt. Viele Menschen werden sicherlich auch die Begleitsymptome – Nervosität, Ruhelosigkeit und die Überempfindlichkeit gegenüber Reizen – bestätigen können, welche auftreten, wenn Kaffee im Übermaß getrunken wird. Der **Coffea**-Typus ist daher äußerst empfindlich, nervös und zeigt übermäßig starke Reaktionen. Mitunter beobachtet man auch eine Neigung zur Willensschwäche ähnlich wie bei **Staphisagria**, wobei der Patient entweder durch die Familie oder seinen Ehegatten unterdrückt oder gar mißbraucht wird. Die Gemütserregung kann extreme Formen bis hin zu Ekstasezuständen annehmen. Aber wenn das Gemüt überreizt wird, entwickelt sich die für **Coffea** typische Pathologie.

Die Krankheit wird im allgemeinen im Nervensystem empfunden, zunächst in Begleitung der charakteristischen Schlaflosigkeit, aber auch in Form von Entzündungen der Nerven, Neuralgien und allgemeiner Schwäche.

GEMÜT

    Erregbarkeit des Gemüts. Die Sinne sind geschärft und der Gedankenablauf schnell. Dies führt zu unkontrollierbaren Gedanken und rasenden Gedankenabläufen.
    Ekstatische Zustände
    Üble Folgen von Freude oder Überraschungen (Schlaflosigkeit, Schwäche usw.)
    Alles, was das Nervensystem stimuliert, kann Symptome hervorrufen.
    Große Empfindlichkeit gegenüber Lärm, Geschmack und anderen Reizen
    Große Berührungsempfindlichkeit
    Beschwerden durch Kummer. Mitfühlend

COFFEA

Sanft, schüchtern und unterdrückt

ALLGEMEINSYMPTOME
Allgemeine Verschlimmerung durch Stimulierung oder starke Emotionen
Starke Verschlimmerung oder Nervosität durch Kaffee
Häufig dünnes und kränkliches oder spitzes Aussehen
Große Erschöpfung und Schwäche bei überempfindlichen Patienten
Tremor

KOPF
Kopfschmerzen: schlimmer durch Musik, schlimmer durch Lärm, schlimmer durch das Geräusch von Schritten
Kopfschmerzen oder Migräne, „als würde ein Nagel in den Kopf getrieben"
Kopfschmerz oder Gesichtsschmerz, besser durch kalte Anwendungen
Gesichtsneuralgie: schlimmer durch Lärm, schlimmer durch Erregung
Zahnschmerzen: besser durch kaltes Wasser, das der Patient im Mund behält
Tinnitus; Empfindung wie von Summen im Kopf, insbesondere im Hinterhaupt

BRUST
Abmagerung der weiblichen Brüste
Herzklopfen infolge Erregung

SCHLAF

Schlaflosigkeit. Der Patient erwacht durch das geringste Geräusch.

Schlaflosigkeit durch rasende Gedanken und durch Geistesaktivität

KLINISCHE INDIKATIONEN

Chronische-Erschöpfung-Syndrom. Kopfschmerzen. Migräne. Neuralgie. Schlaflosigkeit. Tremor. Zahnschmerzen

VERGLEICHE

Staphisagria, Natrium muriaticum, China, Sepia, Nux vomica, Kalium phosphoricum, Theridion

COLCHICUM

Colchizin ist der Schulmedizin schon lange bekannt und ist immer noch eines der gebräuchlichsten Medikamente bei der Behandlung von Gicht – sowohl von Homöopathen als auch von Allopathen. Die meisten Verwendungsmöglichkeiten der Arznei in der Homöopathie lassen sich auf ihre Beziehung zur Gicht zurückführen. Der größte Teil der *Colchicum*-Symptome betrifft daher den Bewegungsapparat und in zweiter Linie die Nieren infolge der Auswirkungen von Harnsäurekristallen auf die Harnwege. *Colchicum* übt auch eine starke Wirkung auf den Verdauungstrakt aus – mit Übelkeit, Diarrhœ, Gastritis und erheblicher Auftreibung des Abdomens.

COLCHICUM

ALLGEMEINSYMPTOME
Allgemeine Verschlimmerung durch Kälte oder feuchte Kälte
Allgemeine Verschlimmerung durch Wetterwechsel und daher Verschlimmerung im Frühjahr (mit Ausnahme der Diarrhœ im Herbst)
- **Große Empfindlichkeit gegenüber Gerüchen, was zu Übelkeit, Erbrechen, Ohnmacht usw. führt.**

KOPF
Steifheit der Zunge und Zungenbelag

VERDAUUNGSTRAKT
Enorme Auftreibung des Leibes, eingeklemmte Gase
Durchfall vor allem im Herbst; oftmals klarer oder Gelee-artiger oder blutiger Durchfall
Schmerzhafter Stuhldrang
Heftiges Würgen und Erbrechen
Schreckliche Übelkeit durch Gerüche, insbesondere durch den Geruch von Eiern und Fisch
Schwangerschaftsübelkeit

HARNWEGE
Nephritis mit starker Ödembildung
Dunkler oder sogar „tintenfarbener" Urin
Das Auftreten von Harnsediment kann mit den rheumatischen Beschwerden (***Benzoicum acidum***) oder Herzbeschwerden abwechseln.

EXTREMITÄTEN
Gicht mit starker Entzündung der Gelenke, Gichtschmerzen, schlimmer durch die geringste Bewegung

COLCHICUM

Arthritis, die von „paralytischen" Schmerzen begleitet ist
Akuter Rheumatismus
Wandernde Arthritis; die Schmerzen wechseln oft von der linken zur rechten Seite.
Die Gelenkschmerzen verschlimmern sich durch die geringste Bewegung (***Bryonia***).

KLINISCHE SYMPTOME

Arthritis. Gastroenteritis. Gicht. Nephritis. Schwangerschaftsübelkeit

VERGLEICHE

Benzoicum acidum – Auffallende Neigung zu Gicht; Schmerzen schlimmer durch Bewegung; Harnwegserkrankungen; übelriechender Harn; Nierensteine; Beschwerden durch unterdrücktes Harnsediment; Zunge schmerzhaft und belegt
Bryonia. Berberis, Lycopodium

COLLINSONIA

An ***Collinsonia*** denken wir in erster Linie bei Fällen von Hämorrhoiden und Erkrankungen des Rektums *(**Aesculus**, **Ratanhia**, **Pæonia**)*.

REKTUM

Hämorrhoiden. Rektalfissuren
Empfindung, als sei das Rektum voller kleiner scharfer Splitter *(Aesculus)*
Obstipation und harter Stuhl

SYMPTOMENKOMBINATIONEN
Wechsel oder Kombination von Herzsymptomen oder Herzklopfen *und* Hämorrhoiden *(Lycopodium)*

COLOCYNTHIS

An *Colocynthis* müssen wir immer dann denken, wenn sich die Pathologie eines Patienten auf kolikartige Schmerzen konzentriert. Es kann sich um eine Gallenblasenkolik (Gallensteine), Harnleiterkolik (Nierensteine) oder Gebärmutterkolik (Dysmenorrhœ) handeln, doch zumeist liegt eine Kolik des Verdauungstraktes vor. *Colocynthis* erweist sich auch bei Fällen von Neuralgie und Ischias als nützlich. All diesen Krankheitszuständen sind gewisse Aspekte gemeinsam: Die Schmerzen bessern sich fast immer durch Druck und werden durch Zusammenkrümmen und Hitze gelindert. Gewöhnlich ist der Patient während der Schmerzen sehr unruhig.

Der Konstitutionstyp von *Colocynthis* ist geradlinig und reserviert. Er hat klare Vorstellungen darüber, was richtig und was falsch ist. Wenn man ihm widerspricht, kann er sich darüber sehr aufregen. Dieser Fall tritt besonders dann ein, wenn er sich in irgendeiner Form gekränkt oder gedemütigt fühlt. *Colocynthis* ist eines unserer Hauptmittel für Beschwerden infolge von Zorn, Entrüstung oder Demütigung. Das Zentralnervensystem erzeugt einen Krampf oder eine Neuralgie, was eine körperliche Analogie zu Wut in den Nerven darstellt.

GEMÜT
- **Schlimme Folgen von Zorn, Entrüstung, Demütigung oder Erregung**
  Ungeduldig und leicht wütend

COLOCYNTHIS

ALLGEMEINSYMPTOME
Ruhelosigkeit, insbesondere während der Schmerzen
Allgemeine und lokale Besserung durch festen Druck
Verschlimmerung gegen 6.00 Uhr morgens oder von 16.00 Uhr bis 17.00 Uhr
Allgemeine Besserung durch Kaffee *(Chamomilla, Ignatia)*

KOPF
Kopfschmerz besser durch festen Druck, besser durch Kaffee
Neuralgie der linken Gesichtshälfte, schlimmer durch Bewegung, schlimmer durch Berührung. Der Schmerz tritt anfallsweise auf; es sind stechende oder brennende Schmerzen.

VERDAUUNGSTRAKT
Bauchschmerzen: besser durch Druck, durch Liegen mit dem Gesicht nach unten
- **Bauchschmerzen besser durch Zusammenkrümmen**
- **Bauchschmerzen: verschlimmert durch Zorn, Entrüstung oder Erregung**

Starke schneidende krampfartige Schmerzen im Bauch
Bauchschmerzen verschlimmert vor Durchfall, schlimmer durch Trinken, besser durch Kaffee
Krämpfe und Zusammenschnürung um den Nabel herum
Durchfall und Kolik: schlimmer durch Essen, schlimmer durch Obst, schlimmer durch intensive Gefühlsbewegung
Krämpfe, die zur Schambeingegend hin ausstrahlen

GENITALIEN
Dysmenorrhœ, besser durch Hitze und Druck *(Magnesium phosphoricum)*
Menstruation unterdrückt infolge von Zorn

COLOCYNTHIS

Eierstockschmerzen

RÜCKEN

Rückenschmerzen: schlimmer durch Atmen, schlimmer durch Hinlegen

Rechtsseitige Ischiasschmerzen, oder seltener: linksseitige Ischiasschmerzen – besser durch Liegen auf der schmerzhaften Seite, schlimmer durch Bettwärme

EXTREMITÄTEN

Krämpfe in den Oberschenkeln und Waden

KLINISCHE INDIKATIONEN

Bauchschmerzen. Cholezystitis. Dysmenorrhœ. Gastroenteritis. Gesichtsneuralgie. Ischiassyndrom. Kolik der Neugeborenen. Kolon irritabile. Kopfschmerzen. Neuralgie. Nierensteine

ERGÄNZUNGSMITTEL

Staphisagria, Causticum

VERGLEICHE

Staphisagria, Chamomilla, Magnesium phosphoricum, Nux vomica

CONIUM

Conium zeigt tiefgehende Pathologie auf vielen Ebenen. Im Nervensystem stellen wir schwere degenerative Störungen fest. Im Sexualbereich finden wir ausgeprägte Funktionsstörungen. Außerdem ist *Conium* eines unserer Hauptmittel zur Bekämpfung maligner Entartungen und Präkanzerosen. Die Beschwerden von *Conium* entwickeln sich langsam und fortschreitend. Oft ist der Patient nicht in der Lage, den genauen Zeitpunkt zu bestimmen, zu dem seine gesundheitlichen Probleme begonnen haben. Die Pathologie ist im allgemeinen die Folge einer fortschreitenden Lähmung oder einer zunehmenden Verhärtung, die schließlich zu maligner Entartung führt.

Vithoulkas hat die tiefere emotionale Essenz des Arzneimittels erhellt, und von *Lous Klein* aus Vancouver in Kanada wurde sie weiter herausgearbeitet. Der für *Conium* typische Patient ist praktisch, materialistisch eingestellt und steht „mit beiden Beinen auf der Erde". Krankhafte Zustände im Gemütsbereich entstehen durch eine Art allmählich fortschreitender „Verhärtung" des Gemüts. Die Emotionen des Patienten werden flach und hart, was schließlich zu Gleichgültigkeit und Depressionen führt. Im Gemütsbereich sehen wir zunächst fixe Ideen und eine abergläubische Haltung. Dies führt schließlich in zunehmendem Maße zu einem Abbau der geistigen Kräfte, zu Vergeßlichkeit und Senilität.

GEMÜTSSYMPTOMATIK

Emotional verschlossene, gefühlsmäßig „flache" oder harte Menschen

Geistige Dumpfheit oder Verwirrung. „Geistesschwund" infolge geistiger Überanstrengung

Depressionen

Angst, Hysterie, Traurigkeit – all dies als Folge der Unterdrückung des Geschlechtstriebs (nach Scheidung oder Ableben eines Ehegatten)

Aberglaube
Senilität

ALLGEMEINSYMPTOME
Allgemeine Verschlimmerung durch Unterdrückung des Sexualtriebs
- **Tumore oder Verhärtungen der Drüsen;** der Patient klagt unter Umständen über Jucken in der betroffenen Drüse.

Maligne Entartung, oder in der Vorgeschichte Karzinome oder Brustkrebs
- Schwitzen beim Schließen der Augen

Schwäche und Zittern nach der Stuhlentleerung

KOPF
Schwindel: schlimmer durch Liegen, schlimmer durch Umdrehen im Bett
Photophobie
- **Tränenfluß bei Photophobie**

Bohrt mit dem Finger in der Nase
Lippenkrebs, insbesondere bei Rauchern
Exophthalmus
Ohrenschmalz verursacht Beschwerden.

HALS
Harte geschwollene Halslymphknoten
Struma in Verbindung mit Exophthalmus

UROGENITALTRAKT
Vorzeitiger Samenerguß, sogar schon während des Vorspiels
Impotenz

CONIUM

Starker Sexualtrieb

Prostatavergrößerung oder Krebs der Prostata; Empfindung wie von einem Gewicht im Perineum oder Schwere, die im Perineum empfunden wird *(Chimaphila, Sepia)*

Prostata-Absonderungen

Blasenlähmung: unterbrochener Harnstrahl trotz Anstrengung; der Harn geht leichter ab, nachdem der Patient sich entspannt hat.

Karzinom oder Tumor von Hoden, Prostata, Ovarien, Uterus

Leukorrhœ: weißlich, wundmachend oder blutig

BRUST
- **Brustkrebs mit verhärtetem Gewebe; oft sind die Achsellymphknoten mit angegriffen**
- **Brustkrebs in der Vorgeschichte des Patienten**

Schwellung und Empfindlichkeit der weiblichen Brust vor der Menstruation

Jucken der Mammæ

Husten schlimmer gleich nach dem Hinlegen, was den Patienten zwingt, sich wieder aufzusetzen.

Husten durch Kitzelreiz oder Trockenheit im Kehlkopf

EXTREMITÄTEN

Voranschreitende Schwäche der Extremitäten sogar bis hin zur Lähmung *(Causticum)*; die Schwäche beginnt im allgemeinen in den Oberschenkeln oder in den Beinen. Ataxie
- **Schwierigkeiten beim Aufstehen aus der Hocke**

Taubheitsgefühl

KLINISCHE INDIKATIONEN

Ataxie. Demenz. Depressionen. Dysplasie des Zervix uteri. Exophthalmus. Husten. Hyperthyreose. Impotenz. Lymphom.

Maligne Entartung. Multiple Sklerose. Neurodegenerative Erkrankungen. Prostatitis. Vorzeitiger Samenerguß. Schwindel. Senilität. Sexuelle Störungen. Uterusmyome. Vaginitis. Zervizitis

ERGÄNZUNGSMITTEL
Tuberculinum

VERGLEICHE
Sepia, Phosphoricum acidum, Cocculus, Carbo animalis, Causticum

CORALLIUM RUBRUM

An *Corallium rubrum* als dem Heilmittel müssen wir bei Erkältungen, Husten oder Koryza denken, wenn der Patient über das für dieses Mittel typische Nahrungsmittelverlangen nach sauren Dingen (auch Verlangen nach oder Abneigung gegen Salz) berichtet. Das Arzneimittel deckt auch Keuchhustensymptome und chronischen Husten geringen Ausmaßes ab.

SYMPTOMENKOMBINATION
Verlangen nach Saurem *und* Allergie oder Koryza

CROCUS SATIVUS

Crocus ziehen wir als Heilmittel jedesmal dann in Betracht, wenn gleichzeitig die typischen Gemütssymptome und kardiovaskuläre Erkrankungen oder Blutungen auftreten. Die charakteristische Blutung ist dunkel und enthält fädige Klumpen.

GEMÜTSSYMPTOMATIK
    Hysterie; Stimmungsschwankungen
    Verlangen zu singen, zu tanzen, zu springen, jeden zu küssen und zu umarmen
    Unkontrollierbares Lachen
    Stattdessen kann der Patient auch reizbar oder sogar gewalttätig sein.

ALLGEMEINSYMPTOME
    Blutungen mit Klumpen, die durch Fäden aneinander hängen können

KOPF
    Epistaxis, mit Klumpen oder Klumpenfäden
    Zucken der Augenlider

VERDAUUNGSTRAKT
    Die Empfindung von etwas Lebendigem im Bauch oder als ob sich etwas im Bauch bewegt (*Thuja*)
    Gefühl oder die Wahnidee, schwanger zu sein

GENITALIEN
    Metrorrhagie mit dunklem, klumpigem, übelriechendem Blut

BRUST
>   Herzklopfen, verbunden mit der Empfindung, als würde etwas im Herzen auf- und abspringen

EXTREMITÄTEN
>   Chorea und Zuckungen der Extremitäten

KLINISCHE INDIKATIONEN
>   Arrhythmie. Chorea. Epistaxis. Hämorrhagie. Hysterie. Metrorrhagie. Tics. Wahnideen. Zuckungen

CROTALUS CASCAVELLA

Viele der Schlangengifte haben die folgenden Symptome gemeinsam: Herzsymptome, Hypertonie, dunkle passive Blutungen, die Unverträglichkeit von engen Kragen am Hals. Die Schlangengifte haben in der Regel linksseitige Symptome, allerdings sind bei beiden **Crotalus**-Mitteln auch rechtsseitige Symptome ausgeprägt.

Crotalus cascavella läßt sich von den übrigen Schlangengiften anhand der Gemütssymptome und der Hautsymptome unterscheiden.

GEMÜT
>   **Wahnvorstellungen von und Furcht vor Geistern, Gespenstern, Stimmen**
>   - **Träume von Spinnen**
>
>   Gedächtnisschwäche: es fällt dem Patienten schwer, Anweisungen zu folgen.
>   Schwieriges Sprechen; die Zunge fühlt sich dick an.

CROTALUS CASCAVELLA

EXTREMITÄTEN
Rechtsseitige Lähmung

HAUT
- **Aggressive, Brennschmerzen verursachende Nesselsucht, die gehäuft in einer einzelnen Körperpartie auftritt.**

KLINISCHE INDIKATIONEN
Demenz. Dysarthrie (unartikuliertes Sprechen). Hämorrhagie. Paralyse. Urtikaria. Wahnideen

VERGLEICHE
Mancinella, Lachesis, Medorrhinum, Strychninum

CROTALUS HORRIDUS

Crotalus horridus greift hauptsächlich das Herz-Kreislaufsystem und das Blut an. Es läßt sich eine enge Verwandtschaft zu ***Lachesis*** feststellen, allerdings besteht eine stärkere Neigung zu Blutungen und Sepsis. Die Persönlichkeit von ***Crotalus horridus*** ist von geringerer intensiver Ausstrahlung und weniger aggressiv als ***Lachesis***. Der Patient ist oft melancholisch und träge. Während der Sepsis oder durch Apoplexie können Delirien auftreten.

ALLGEMEINSYMPTOME
Weit verbreitete Blutungen – aus jeder beliebigen Körperöffnung, sogar in den Tränen oder im Schweiß kann Blut sein.

- **Sepsis,** häufig mit generalisierter Hämorrhagie wie bei versprengten intravasalen Gerinnseln
- **Blutungsneigung bei dunklem, aber nicht verklumptem Blut**

Allgemein schlimmer während des Schlafs

Ikterus

Kollapszustände

KOPF

- **Netzhautblutung** *(Hamamelis, Phosphorus, Lachesis, Sulfur)*

Krampfaderbildung des Gesichts und der Nase

Geschwollene Zunge, die aus dem Mund austritt

Epistaxis

INNERER HALS

Linksseitiger Pharyngitis, Tonsillitis, peritonsillarer Abszeß, Diphtherie; der Patient kann nicht schlucken, sieht beinahe septisch aus.

Kragen sind unerträglich.

VERDAUUNGSTRAKT

Verlangen nach **Schweinefleisch**

Blutungen des Verdauungstraktes

BRUST

Angina pectoris

Brustschmerzen, die sich verschlimmern, wenn der Patient auf der linken Seite liegt; Verschlimmerung der Brustschmerzen durch Treppensteigen

Bluthusten

CROTALUS HORRIDUS

EXTREMITÄTEN
Varikose

HAUT
Ekchymose. Purpura
Erysipel. Furunkel. Urtikaria

KLINISCHE INDIKATIONEN
Abszeß. Angina pectoris. Delirium. Diphtherie. Hämorrhagie. Myokardinfarkt. Pharyngitis. Purpura. Sepsis. Tonsillitis. Varikose

VERGLEICHE
Lachesis – Hämorrhagie mit dunklem Blut, purpurnen oder schwarzen Läsionen; schlimmer durch enge Kragen; schlimmer durch Schlaf; schlimmer beim Liegen auf der linken Seite
Baptisia, Sulfuricum acidum, Secale

CROTON TIGLIUM

Die beiden Bereiche, von denen *Croton tiglium* betroffen werden, sind die Haut und der Darm.

ALLGEMEINSYMPTOME
Ziehende Schmerzen, wie durch eine Schnur – an den Brustwarzen, an den Augen *(Pareira brava, Plumbum)*

CROTON TIGLIUM

VERDAUUNGSTRAKT
- **Diarrhœ, die plötzlich mit starkem Drang in einem Guß auftritt**
- **Diarrhœ, schlimmer unmittelbar nach dem Essen oder Trinken**

Rumpeln und Gurgeln im Bauch
Bauchschmerz, der sich abwärts zum Rektum hin erstreckt
Bauchschmerz besser durch warme Milch (***Arsenicum album***, ***Chelidonium***, ***Graphites***)

UROGENITALTRAKT
Bläschenausschläge

BRUST
Schmerz und Ziehen in den Brustwarzen; der Schmerz erstreckt sich von den Brustwarzen aus zum Rücken hin.
Schmerzen in den Brustwarzen beim Stillen; Schmerz durch Berührung mit der Kleidung

HAUT
Bläschenausschläge mit unerträglichem Juckreiz
Hautreaktion nach Berührung von Gifteiche in Form von Hautausschlägen im Genitalbereich und im Gesicht
Hautausschlag, der mit Durchfall abwechselt

KLINISCHE INDIKATIONEN
Dermatitis, insbesondere Rhus-Vergiftung. Diarrhœ. Kolitis. Mastitis

VERGLEICHE
Gambogia, ***Arsenicum album***, ***Rhus toxicodendron***

CUBEBA

An *Cubeba* sollte man in erster Linie bei urologischen Beschwerden und Infektionen denken (wie Prostatitis, Zystitis usw.). Wir können besonders auf dieses Mittel hingewiesen werden, wenn das charakteristische **Verlangen nach Nüssen** vorliegt.

CUPRUM

Der größte Teil der Symptomatik von *Cuprum* läßt sich durch die starke Neigung zu Konvulsionen erklären. *Cuprum* hat Krämpfe und Spasmen, die in praktisch jedem Organsystem auftreten können: in den Atemwegen (Asthma), im Verdauungstrakt (Koliken und krampfartiges Erbrechen), im Bewegungsapparat (Beinkrämpfe), aber ganz besonders im Nervensystem. *Cuprum* ist die wichtigste Arznei bei der Behandlung von Krampfanfällen und Epilepsie. *Vithoulkas* hat den *Cuprum*-Patienten als Menschen mit intensiven Gefühlen oder Impulsen beschrieben, die stark unterdrückt sind. Um die Kontrolle über seine starken Emotionen zu behalten, hält der Patient rigide jeden Gefühlsausdruck nieder. Dadurch kann er völlig verschlossen wirken. Die Konvulsionen und Krämpfe treten durch das Freisetzen dieser rigiden inneren Spannung auf. Schließlich verschließt sich der Patient so sehr, daß seine Geistesprozesse abstumpfen und sich verlangsamen, was bis zur Senilität führen kann.

GEMÜT
    Außerordentlich verschlossene Menschen
    Geistige Abstumpfung und Trägheit
        Manie. Gewalttätiges Verhalten

Furcht vor Feuer

NEUROLOGISCHE SYMPTOME
- **Konvulsionen oder andere neurologische Erkrankungen infolge unterdrückter Hautausschläge** *(Cicuta, Zincum)*
- **Blöken oder Aufschreien vor Einsetzen der Konvulsionen**

Konvulsionen: schlimmer in der Nacht, schlimmer während der Schwangerschaft oder Menstruation, schlimmer durch Verdruß oder Gefühlserregung, schlimmer während des Schlafs, schlimmer infolge von Durchnässung

Krämpfe und Spasmen der Muskeln

Die Aura wird im Sonnengeflecht oder in den Extremitäten empfunden

ALLGEMEINSYMPTOME

Allgemeine Besserung durch kalte Getränke

Allgemeine Verschlimmerung durch unterdrückte Hautausschläge

KOPF

Grimassenschneiden, was der Patient versucht, zu verbergen oder zu vertuschen

Konvulsionen der Gesichtsmuskulatur

Das Gesicht wird blau und zyanotisch während der Konvulsion oder während des Asthmaanfalls.

Migräne. Kopfschmerz an der Nasenwurzel

Drang, die Zunge aus dem Mund hervorschnellen zu lassen

Sehverlust vor Einsetzen der Konvulsion

CUPRUM

VERDAUUNGSTRAKT
    Plötzlich auftretende Konvulsionen des Magens in Verbindung mit Erbrechen
    Bauchkrämpfe und kolikartige Bauchschmerzen
    Bauchkrämpfe, schlimmer durch Bewegung *(Bryonia)*
    Erbrechen vor Konvulsionen
    Cuprum gilt als eines der Hauptmittel bei Cholera.

BRUST
    Hustenanfälle, die sehr schwer verlaufen
    Husten besser durch kalte Getränke (*Causticum, Coccus cacti*)
    • **Plötzliche Erstickungsanfälle durch Asthma**, schlimmer um 3.00 Uhr morgens, schlimmer durch Gefühlserregung
    Keuchhusten mit schweren Hustenanfällen, die zu Zyanose führen

EXTREMITÄTEN
    • **Muskelkrämpfe insbesondere in den Beinen, Händen, Waden**
    Muskelkrämpfe schlimmer durch Schlaf, schlimmer durch Koitus
    • **Die Daumen sind abwärts gezogen und stecken in den zu Fäusten geballten Händen.**
    Konvulsionen beginnen in den Händen und breiten sich von dort aus über den ganzen Körper aus.
    Zuckungen der Muskeln, schlimmer im Bereich der Finger und Zehenmuskulatur
    Chorea *(**Causticum, Cimicifuga, Mygale, Rhus toxicodendron, Zincum** usw.)*

KLINISCHE INDIKATIONEN
Asthma. Cholera. Chorea. Enzephalitis. Epileptische Krampfanfälle. Kolik. Kopfschmerzen. Krämpfe. Meningitis. Migräne. Nächtlicher Myoklonus. Pertussis. Tics. Verdauungsstörungen. Zuckungen

ERGÄNZUNGSMITTEL
Calcarea carbonica

SYMPTOMENKOMBINATIONEN
- Asthma *und* epileptische Krampfanfälle
Diarrhœ *und* Krämpfe in den Gliedmaßen

VERGLEICHE
Cicuta, Zincum, Bufo, Causticum

CURARE

Dieses Nervengift wurde in der Schulmedizin verwendet, um bei Patienten während einer Operation oder künstlicher Beatmung eine Lähmung zu erzeugen. Homöopathisch ist es daher hauptsächlich in Fällen von Paralyse oder fortschreitender Parese wie Multipler Sklerose oder amyotrophischer Lateralsklerose usw. indiziert. *Louis Klein* aus Vancouver in Kanada hat kürzlich von einem Fall von Myasthenia gravis berichtet, bei dem er mit **Curare** einen glänzenden Heilerfolg erzielen konnte.

CURARE

GEMÜT
 Mißbrauchs- oder Mißhandlungsthematik; Eigenmißhandlung – beißt oder schlägt sich selbst, zerreißt seine Kleider.
 Abneigung gegen Gesellschaft; „verschließt sich vor anderen".
 Reizbar und aggressiv

NEUROLOGISCHE SYMPTOME
 Fortschreitende Parese, insbesondere von Extensor-Muskelgruppen
 • **Schwäche der Hände bei Klavierspielern**
 • **Schluckschwierigkeiten – muß trinken, um zu schlukken.**

VERGLEICHE
 Plumbum*, *Causticum*, *Conium

CYCLAMEN

Cyclamen wird wegen seiner Menstruationsbeschwerden und der starken Verdauungsstörungen infolge fettiger Nahrung oft als das „fröstelige *Pulsatilla*" bezeichnet. Die Patientin leidet oft an Schwäche und Anämie und an auffallenden Sehstörungen. Wir können *Cyclamen* von *Pulsatilla* anhand seiner Verschlimmerung im Freien unterscheiden, und weil die Patientin eher durstig ist. Überdies haben *Cyclamen*-Patientinnen nur selten das robuste rosige Aussehen der typischen *Pulsatilla*-Patientin. Die *Cyclamen*-Patientin ist oft deprimiert und voller Reue; sie hat das Gefühl, eine Pflicht versäumt zu haben. Es können tiefe innere Kummergefühle vorhanden sein.

CYCLAMEN

Sowohl *Cyclamen* als auch *Pulsatilla* haben großes Mitgefühl, wechselnde Stimmungen und neigen sehr zum Weinen.

ALLGEMEINSYMPTOME
Allgemeine Verschlimmerung durch Kälte
Allgemeine Verschlimmerung durch unterdrückte Menstruation
Schwäche und Schlappheit
Allgemeine Verschlimmerung durch Schweinefleisch und Fett

KOPF
Schwindel: schlimmer während der Menses, schlimmer durch unterdrückte Menstruation
Kopfschmerzen mit Schwindel oder Flackern vor den Augen
Migräne
Blasses Gesicht mit dunklen Ringen unter den Augen
Allergie
Rechtsseitige Ohrenschmerzen

AUGEN
• **Flackern vor den Augen und Sehstörungen**
Sehschwäche, Diplopie, Strabismus
Schwellungen um die Augen herum

VERDAUUNGSTRAKT
Verdauungsstörungen durch Fett und Schweinefleisch
Speisen und Speichel schmecken salzig.
Verlangen nach Limonade
Abneigung gegen **Fleisch, Fett, Schweinefleisch, Butter**

CYCLAMEN

GENITALIEN

Schwere Dysmenorrhœ, wehenartige Schmerzen
Leicht unterdrückbare Menstruation: als Folge von Durchnässung, infolge körperlicher Anstrengung
Amenorrhœ
Die Menstruation erscheint zu früh und fließt zu reichlich. Das Menstruationsblut ist schwarz und klumpig.
Prostatitis: schlimmer bei Stuhl- oder Harnentleerung, schlimmer durch Sitzen oder Gehen

EXTREMITÄTEN

Schmerzhafte empfindliche Fersen: schlimmer durch Sitzen, schlimmer durch Stehen; doch weniger bemerkbar beim Gehen.
Schmerz in den Fußknöcheln
Schreibkrampf vom Unterarm bis in die Finger. Kontrahierte Finger

KLINISCHE INDIKATIONEN

Allergie. Anämie. Dysmenorrhœ. Gastritis. Kopfschmerzen. Menstruationsstörungen. Migräne. Schreibkrampf. Schwindel. Sehstörungen. Strabismus. Vaginitis

VERGLEICHE

Pulsatilla – Menstruationsstörungen und leicht unterdrückbare Menses; blond; leukophlegmatische Konstitution; Abneigung gegen und Verschlimmerung durch Fette und Schweinefleisch; Schmerzen in den Fersen; Prostatitis
China, Sepia, Natrium muriaticum

DIGITALIS

Die Schulmedizin setzt **Digitalis** ein, um schnelles Kammerflimmern im Herzen zu verlangsamen. In der Homöopathie ist **Digitalis** oft dann angezeigt, wenn die Pulsfrequenz abnorm langsam ist. Während die Herzsymptomatik im Vordergrund steht, ist diese Arznei aber auch bei Erkrankungen der Prostata und anderer Harnwegsorgane angezeigt, außerdem bei Hepatitis, häufig in Begleitung des charakteristischerweise langsamen Pulsschlags.

GEMÜT

    Furcht vor dem Tod bei Herzsymptomen
    Furcht, daß das Herz plötzlich stehenbleiben könnte
    Reue, Schuldgefühle

ALLGEMEINSYMPTOME

- **Langsamer Puls** als Begleiterscheinung jeder beliebigen anderen Erkrankung

    Allgemeine Verschlimmerung durch Koitus (Verdauungsprobleme, Angina pectoris usw.)
    Ohnmacht und Blässe
    Zyanose

KOPF

    Schwindel bei langsamem Puls
    Der Patient sieht einen gelben oder grünen Lichthof um Gegenstände.

VERDAUUNGSTRAKT

    Hepatitis mit harter, berührungsempfindlicher Leber
    Gelbsucht bei hellem oder weißlichem Stuhl

DIGITALIS

Übelkeit, begleitet von einem tödlichen Vernichtungsgefühl im Magen

Übelkeit, verursacht oder verschlimmert durch den Geruch von Speisen (***Colchicum, Cocculus, Sepia, Arsenicum album***)

UROGENITALTRAKT

Prostata: vergrößert und entzündet, schlimmer bei älteren Patienten

Harnretention bei vergrößerter Prostata

Absonderung von Samen- oder Prostataflüssigkeit

Beständiger Harndrang in der Nacht

HERZKREISLAUFSYSTEM

Verlangsamter Puls; Bradycardie oder Tachycardie mit langsamer Reizleitung

Empfindung, als wolle das Herz aufhören zu schlagen, schlimmer durch körperliche Anstrengung

Angina pectoris: schlimmer durch Koitus, schlimmer durch Erregung, schlimmer durch körperliche Anstrengung

Angina pectoris breitet sich zum linken Arm aus, verbunden mit Taubheitsgefühl und Schwäche im betroffenen Arm

Stauungsherzinsuffizienz

Rheumatische Herzerkrankung

- **Herzklopfen nach Kummer**

BRUST

„Hämoptyse durch unterdrückte Menses" gilt als Leitsymptom.

Dyspnœ oder hochgradiges Asthma in Begleitung einer Herzerkrankung

Der Patient erwacht plötzlich aus dem Schlaf, ringt keuchend nach Luft und hat Angst zu ersticken (**Lachesis, Sulfur, Opium, Grindelia**).

KLINISCHE INDIKATIONEN
Angina pectoris. Arrhythmie. Hepatitis. Kongestive Herzinsuffizienz. Prostatitis. Rheumatische Herzerkrankungen. Übelkeit

SYMPTOMENKOMBINATION
Leber- *und* Herzbeschwerden

VERGLEICHE
Chelidonium*, *Nux vomica*, *Spongia*, *Lachesis

DIOSCOREA

Dioscorea ist ein Arzneimittel bei Störungen des Verdauungssystems. Das Hauptleitsymptom ist die Neigung des Patienten, sich zu strecken, nach hinten zu biegen, um die Bauchschmerzen zu lindern (im Gegensatz zu *Colocynthis*). Während der Anamnese können wir eventuell beobachten, daß der Patient sich auf dem Stuhl weit nach hinten lehnt, um eine Einschnürung des Abdomens zu vermeiden.

VERDAUUNGSTRAKT
- **Schwere Bauchkrämpfe, besser durch Rückwärtsbeugen des Oberkörpers** oder durch aufrechte Sitzhaltung

Akuter Durchfall, mitunter blutig

Anfallsweise auftretende Bauchkrämpfe, schlimmer durch Vorwärtsbeugen, besser durch Aufstoßen

DIOSCOREA

Bauchkoliken der Säuglinge, die den Rücken nach hinten durchbiegen
Übelkeit bei dem Gedanken an Speisen

BEWEGUNGSAPPARAT
Kreuzschmerzen. Ischiassyndrom, gewöhnlich rechtsseitig.
Krämpfe in den Fingern und Zehen während der Wehen

KLINISCHE INDIKATIONEN
Gastroenteritis. Ischiassyndrom. Kolik. Nierensteine

VERGLEICHE
Nux vomica, Colocynthis, Belladonna

DOLICHOS

Dolichos erzeugt enormen Juckreiz am ganzen Körper ohne sichtbaren Hautausschlag. Das Jucken kann aufgrund von Störungen auftreten, die in der Haut selbst liegen, doch in den meisten Fällen beruht es auf Störungen der Leberfunktion und Gelbsucht oder entsteht manchmal während der Schwangerschaft oder infolge fortgeschrittener maligner Erkrankungen. Die Symptome verschlimmern sich nachts und führen häufig zu Verzweiflung oder sogar Selbstmordgedanken.

VERDAUUNGSTRAKT
Hepatitis mit Ikterus und hellem oder weißem Stuhl

HAUT
- **Enormer, unerträglicher Juckreiz ohne Ausschlag**
  Jucken: schlimmer nachts, schlimmer in der Schwangerschaft, besser durch kaltes Baden

VERGLEICHE
Carduus marianus, Chelidonium, Sulfur, Arsenicum album

DROSERA

Drosera ist vor allem ein Hustenmittel und ist insbesondere für seine Beziehung zu Keuchhusten berühmt. Allerdings können wir *Drosera* bei jeder Infektion der Atemwege und bei Husten in Erwägung ziehen, der durch Reizung im Kehlkopf hervorgerufen wird. *Drosera* hat außerdem Muskelkrämpfe. Es ist interessant zu beobachten, wie häufig unsere Pertussis-Mittel neurologische Symptome haben.

INNERER HALS
Trockenheit und Reizung des inneren Halses oder Kehlkopfes, die Husten hervorrufen können
Empfindung wie von Zusammenschnüren im Hals oder in der Brust, schlimmer durch Reden, besser durch Gehen

HUSTEN
- **Heftige Hustenanfälle, die mitunter so stark sind, daß der Patient keine Luft bekommt oder blau anläuft.**
Husten schlimmer nach Mitternacht

DROSERA

- **Husten, der so stark ist, daß er Nasenbluten verursacht**

Husten schlimmer durch Essen

Husten, der sich sofort abends nach dem Hinlegen verschlimmert

Erbrechen infolge von Husten

Schmerzhafter Husten, der Patient muß sich beim Husten den Brustkorb halten.

Drosera ist von vielen Homöopathen in Tuberkulosefällen verwendet worden.

EXTREMITÄTEN

- Krämpfe der Hand beim Greifen; unfähig, den Griff zu lösen.

Zuckungen in der Schulter

KLINISCHE INDIKATIONEN

Bronchitis. Krupp. Pertussis. Schreibkrampf. Tuberkulose

VERGLEICHE

Spongia, Rumex, Coccus cacti, Cuprum

DULCAMARA

Dulcamara ist eine Arznei, die man häufig übersieht. Das Leitsymptom „Verschlimmerung durch feuchte Witterung" ist so ausgeprägt, daß es verständlich ist, warum wir irrtümlicherweise so häufig Arzneimittel wie **Kalium carbonicum** oder **Calcarea carbonica** verordnen, wenn wir **Dulcamara** in Erwägung ziehen sollten. Die meisten **Dulcamara**-Beschwerden stehen in Beziehung zu den

Schleimhäuten und den serösen Häuten. Es ist ein wichtiges Arzneimittel bei allergischen Erkrankungen und Herpesausschlägen.

Der konstitutionelle **Dulcamara**-Patient ist in der Regel untersetzt, recht engstirnig, wirkt verkrampft und herrisch. Während der Anamnese drehen sich die Sorgen und Klagen des Patienten im wesentlichen oft um Unstimmigkeiten zwischen ihm und seiner Familie. Es kann sehr schwierig sein, den Patienten in so einer Diskussion zu unterbrechen und das Gespräch wieder auf die gesundheitlichen Probleme zu lenken.

GEMÜTSSYMPTOMATIK

Angst um die Familie

Herrisch und besorgt in bezug auf familiäre Angelegenheiten; verbringt die gesamte Konsultation damit, über familiäre Kontroversen zu reden.

Engstirnig und „verklemmt"

ALLGEMEINSYMPTOME

- **Allgemeine Verschlimmerung durch Feuchtigkeit oder durch feuchtkaltes Wetter**
- **Allgemeine Verschlimmerung durch Wetterwechsel**, insbesondere wenn auf warme Tage kalte Abende folgen (wie im Herbst)
- **Allgemeine Verschlimmerung durch unterdrückte Hautausschläge**
- **Allgemeine Verschlimmerung durch Erkältung (führt zu Konjunktivitis, Durchfall, Zystitis, Kreuzschmerzen usw.)**
- Allgemeine Verschlimmerung durch Zugluft
- Allergie gegen Katzen **(Tuberculinum, Sulfur, Kalium carbonicum, Arsenicum album, Pulsatilla)**

DULCAMARA

KOPF
Kopfschmerzen infolge Unterdrückung von Sinusitis oder Hautausschlägen im Gesicht
Kopfschmerzen, Sinusitis: schlimmer bei kaltem feuchtem Wetter, schlimmer nach Verkühlung
Kopfschmerzen besser durch Schleimabsonderung
Fazialisparese, begleitet von Schwierigkeiten beim Sprechen
Gesichtsneuralgie infolge unterdrückter Hautausschläge im Gesicht
Katarrh mit dickem gelblichem Schleim, der die Nebenhöhlen und Ohren füllt
Ohrenschmerzen, insbesondere im linken Ohr: schlimmer nachts, schlimmer durch Kälte und Feuchtigkeit
Heuschnupfen, insbesondere gegen Ende des Sommers oder im Herbst
Verstopfte Nase, Erkältungen oder Koryza infolge kalten feuchten Wetters
Krustenbildende Hautausschläge auf dem Kopf oder im Gesicht
Herpesausschläge im Lippenbereich
Tinea capitis
Warzen im Gesicht

VERDAUUNGSTRAKT
Diarrhœ: verschlimmert durch kaltes feuchtes Wetter, oder verschlimmert durch kalte Speisen
Bauchkrämpfe

UROGENITALTRAKT
- **Harndrang bei Verkühlung**
Hautausschläge der Genitalien, insbesondere zwischen Hodensack und Oberschenkel
Herpes genitalis

BRUST
Husten oder Asthma, welche bei kaltem feuchtem Wetter auftreten
Bronchitis. Lungenentzündung

BEWEGUNGSAPPARAT
Rheumatismus
Kreuzschmerzen: schlimmer durch Bücken; schlimmer, nachdem man sich erkältet hat
Frostschauer beginnen im Rücken *(**Gelsemium, Eupatorium perfoliatum**)*.
Steifheit und Schmerzen in Gelenken: schlimmer durch kaltes feuchtes Wetter, schlimmer infolge Durchnässung
Warzen an den Händen

HAUT
* **Flache weiche Warzen**
Nesselsucht. Tinea corporis. Tinea versicolor. Ekzem. Impetigo

KLINISCHE INDIKATIONEN
Allergie. Asthma. Bindegewebserkrankungen. Bronchitis. Diarrhœ. Fazialislähmung. Herpes. Hypertonie. Kopfschmerzen. Kreuzschmerzen. Neuralgie. Otitis. Pneumonie. Rheumatismus. Sinusitis. Tinea. Warzen

ERGÄNZENDE MITTEL
Sulfur, Calcarea carbonica

VERGLEICHE
Kalium carbonicum, Rhus toxicodendron, Calcarea carbonica, Silicea

ELAPS

Elaps ist ein Schlangengift und hat erwartungsgemäß viele Symptome, die denjenigen von *Lachesis* ähneln. Der Patient ist oft mißtrauisch, besitzt eine intensive Ausstrahlung und ist hochmütig. Häufig treten hämorrhagische Beschwerden mit dunklem oder schwarzem Blut auf.

GEMÜTSSYMPTOMATIK
- **Furcht vor Regen.** Furcht vor einem Schlaganfall. Furcht vor Schlangen

KOPF
Übelriechende Nasenabsonderung

BRUST
Hämoptyse mit schwarzem Blut
Angina pectoris
- **Kälte in der Brust oder im Magen,** insbesondere nach kalten Getränken

VERDAUUNGSTRAKT
Kältegefühl im Magen, schlimmer nach kalten Getränken
Verlangen nach: **Eis, Orangen,** • **Salaten,** Joghurt
Abneigung gegen Bananen
Gastritis. Ulkus pepticum. Œsophagusspasmen.
Bauchschmerzen, gebessert durch Liegen auf dem Abdomen
Hämatemesis, schwarzes Blut

GENITALIEN
: Schwere Dysmenorrhœ, oft mit der für das Mittel typischen schwarzen Blutung
Prämenstruelles Syndrom

KLINISCHE INDIKATIONEN
: Angina pectoris. Dysmenorrhœ. Hämorrhagie. Œsophagusspasmus. Prämenstruelles Syndrom. Sinusitis. Ulkus pepticum

VERGLEICHE
: **Lachesis**

EQUISETUM

Equisetum ist eine Arznei für Erkrankungen der Harnwege. Es ist ein gutes Mittel bei unkomplizierter Zystitis, wenngleich es weniger häufig indiziert ist als **Sarsaparilla**, **Nux vomica** oder **Cantharis**.

HARNWEGE
- **Zunahme des Harndranges, wenn die Harnblase beinahe entleert ist; weniger Harndrang und weniger Dysurie, wenn die Harnblase mehr Harn enthält.**

Schmerz oder Völlegefühl in der Harnblase, sogar nach der Entleerung
Häufiger Drang zur Entleerung großer Harnmengen
Schmerz am Ende der Miktion (**Sarsaparilla**)
Enuresis
Ständiges Völlegefühl der Blase während der Schwangerschaft, Harnentleerung verschafft keine Erleichterung.

ERIGERON

KLINISCHE INDIKATIONEN
Zystitis. Enuresis

VERGLEICHE
Sarsaparilla, Cantharis, Nux vomica

ERIGERON

Erigeron ist ein Mittel für Hämorrhagien, primär (aber nicht ausschließlich) der Gebärmutter. Die Blutungen werden fast immer durch Bewegung verschlimmert.

ALLGEMEINSYMPTOME
- **Blutung verschlimmert sich durch die geringste Bewegung** (Hämatemesis, Hämaturie, Metrorrhagie). Bleibt im Bett liegen, um eine Blutung zu vermeiden.

KOPF
Epistaxis bei gerötetem Gesicht

GENITALIEN
Spontaner oder drohender Abort
Gebärmutterblutung: schlimmer durch Bewegung oder Anstrengung
Menstruationsfluß oder Gebärmutterblutung mit leuchtend rotem Blut
Ausgeprägte Reizung von Blase und Rektum
Hämorrhagie durch Nierensteine

KLINISCHE INDIKATIONEN
  Epistaxis. Fehlgeburt. Hämorrhagie. Nierensteine. Ulkus pepticum

VERGLEICHE
  Ustilago, Millefolium, Sabina, Secale

EUPATORIUM PERFOLIATUM

Eupatorium perfoliatum ist für seinen Nutzen bei grippalen Infekten berühmt, aber die Symptomatik dieses Mittels deckt auch wiederholte Fieberzustände und Malaria ab. Die enormen Knochenschmerzen, welche die Fieberzustände begleiten, führen uns zum Mittel. Der Patient klagt oft über unerträgliche Schmerzen in den Gliedmaßen oder im Rücken, manchmal auch in den Muskeln, aber für das Mittel am charakteristischsten sind die Schmerzen, die direkt im Knochen empfunden werden. Der Patient beschreibt diesen Schmerz oftmals, „als seien die Knochen gebrochen". Dieses Symptom nahm *Karl Robinson* aus Albuquerque in New Mexico als Hinweis und verwendete *Eupatorium perfoliatum* zur Linderung der Schmerzen bei Knochenbrüchen.

ALLGEMEINSYMPTOME
  Enorme Schmerzen in den Knochen – „als seien die Knochen gebrochen"
  Hohes Fieber, dem Frostschauer vorausgehen, insbesondere in der Zeit zwischen 7.00 und 9.00 Uhr morgens
  Schmerzen verschlimmern sich durch Bewegung.

EUPATORIUM PERFOLIATUM

KOPF

Periodisch auftretende Kopfschmerzen
Kopfschmerz, der während oder nach dem Fieber auftritt
Empfindung von Schwere im Kopf; der Patient muß ihn mit den Händen vom Kissen heben.

VERDAUUNGSTRAKT

Großer Durst auf kalte Getränke, besonders während des Froststadiums oder sogar während des Auftretens von Rigor
Verlangen nach: kalten Speisen, Speiseeis
Übelkeit und Erbrechen: schlimmer während der Frostschauer, schlimmer durch Bewegung
Durst vor dem Auftreten des Frostschauers

BRUST

Roher, schmerzhafter Husten

RÜCKEN

Rückenschmerzen, „als sei der Rücken zerbrochen"
Rückenschmerzen, die entweder vor oder während des Froststadiums auftreten
Die Frostschauer werden zuerst im Rücken empfunden.

EXTREMITÄTEN

- **Schmerzen, „als seien die Knochen gebrochen"**

Enorme Schmerzen und Steifheit in den Gliedmaßen, oft in den Knochen selbst
Kann Schmerzen bei akuten Frakturen lindern *(Symphytum, Bryonia, Arnica)*.

EUPATORIUM PERFOLIATUM

AKUTE BESCHWERDEN
- **Grippaler Infekt** mit hohem Fieber, Röte und Erhitzung, Frostschauern oder sogar Rigor, dabei paradoxerweise mit Durst auf kalte Getränke, spärlicher Schweiß. Der Patient ist ruhelos und klagt über intensive Schmerzen; die Schmerzen können in den Knochen empfunden werden.

KLINISCHE INDIKATIONEN
Fieber. Grippaler Infekt. Knochenfrakturen. Malaria. Periodisch wiederkehrendes Fieber

VERGLEICHE
Bryonia, Pyrogenium, Natrium muriaticum

EUPHRASIA

Eines unserer wichtigsten Mittel bei Koryza und Heuschnupfen ist *Euphrasia*. An diese Arznei denken wir, wenn wir es mit einem Fall von Koryza oder Allergie zu tun haben, deren symptomatisches Schwergewicht insbesondere im Bereich der Augen liegt.

KOPF
- **Koryza, begleitet von mildem Nasensekret und wundmachendem, reichlich fließendem Tränenfluß** (im Gegensatz zu ***Allium cepa***)
- **Die Augen brennen und sind gereizt; Photophobie; intensives Augenzwinkern**

Reichliche, dünne Absonderungen aus Augen und Nase
Eiter sowohl im inneren als auch äußeren Augenwinkel

EUPHRASIA

Augenverletzungen

BRUST
- **Husten nur tagsüber:** besser durch Liegen, besser nachts im Bett
Husten, der von starkem Tränenfluß begleitet ist
Allergisches Asthma. Heuschnupfen

KLINISCHE INDIKATIONEN
Allergie. Erkältung. Iritis. Keuchhusten. Konjunktivitis. Masern

VERGLEICHE
Allium cepa, Sabadilla, Pulsatilla, Apis

FERRUM METALLICUM

Ferrum stellt ein Beispiel für die gelegentliche Übereinstimmung von homöopathischer und allopathischer Wirkung bei ein und derselben Substanz dar. Der Schulmediziner benutzt Eisen in materiellen Dosierungen, um die Hämoglobinproduktion des Organismus zu erleichtern, indem er den Körper mit diesem grundlegenden Metabolit absättigt, während der Homöopath das Arzneimittel *Ferrum* verwendet, um die körpereigenen Abwehrkräfte zu stärken. Viele Homöopathen sind der Ansicht, daß die Schulmediziner bei der Verabreichung von Eisen deswegen so gute Ergebnisse haben, weil Eisen aus unterschiedlichen Ursachen in Anämiefällen eine homöopathische Wirkung erzielt.

Die *Ferrum*-Konstitution wird leicht mit anderen Polychresten wie z.B. *Calcarea carbonica* oder *Pulsatilla* verwechselt. Der Patient, der **Ferrum** als Heilmittel benötigt, ist oft untersetzt, plethorisch, schwach, und leidet gewöhnlich an Kreislaufstörungen oder Anämie. Der Patient klagt oftmals über eine Schwäche, die er in viel höherem Maße empfindet, als es äußerlich den Anschein hat. Das liegt an dem rosigen Gesicht des **Ferrum**-Patienten; seine geröteten Wangen wirken eher wie ein Zeichen von guter Gesundheit, anstatt wie ein Hinweis auf eine Kreislaufstörung. **Ferrum**-Patienten können neben dieser Schwäche reizbar und überempfindlich sein. Darüberhinaus besteht häufig eine starke Besorgnis um geschäftliche Angelegenheiten. Der Patient kann recht aggressiv und herrisch sein.

GEMÜTSSYMPTOMATIK
> **Große Lärmempfindlichkeit,** insbesondere Empfindlichkeit gegenüber dem Geräusch raschelnden Papiers
> Reizbar, schlimmer durch Lärm oder Widerspruch
> Kraftvoll, entschlossenes Auftreten, befaßt sich mit geschäftlichen Dingen.
> Überempfindlich

ALLGEMEINSYMPTOME
> - **Allgemeine Verschlimmerung durch körperliche Anstrengung oder durch Stillsitzen. Der Patient fühlt sich am besten, wenn er langsam umhergeht.**
> **Hitzewallungen**: schlimmer durch leichte Anstrengung, schlimmer durch Ruhe
> **Anämie**, die oft nach Blutungen auftritt
> **Adipositas**
> Reichliches Schwitzen
> Gewöhnlich ist der **Ferrum**-Patient gekennzeichnet durch einen Mangel an Lebenswärme, kann aber durch Hitze eine Verschlimmerung erleben.
> Allgemeine Verschlimmerung nach Mitternacht

FERRUM METALLICUM

Allgemeine Verschlimmerung nach Mitternacht

KOPF

- **Lang anhaltende Kopfschmerzen**, die oft zwei bis drei Tage lang andauern

Kopfschmerz, der an einer Stelle in der linken Schläfe auftritt.

Stirnkopfschmerz

Periodisch auftretender Kopfschmerz, insbesondere alle 14 Tage

Kopfschmerzen: oft pulsierend, schlimmer nach Mitternacht, besser durch Hinlegen

Nasenbluten

Gerötetes Gesicht oder blasses Gesicht, das leicht errötet

VERDAUUNGSTRAKT

Wiederhochkommen der Nahrung aus dem Magen oder Übelkeit und Erbrechen: schlimmer nach dem Essen oder sogar während des Essens, schlimmer nach Mitternacht. Erbrechen nach einem chirurgischen Eingriff

Heißhunger wechselt mit Appetitverlust ab.

Bauchschmerzen, die sich durch Bewegung verschlimmern

Diarrhœ: oft schmerzlos, schlimmer während oder nach dem Essen

Verlangen nach: **Süßigkeiten**, Butterbrot, Tomaten

Abneigung gegen: **Eier**, Tomaten

UROGENITALTRAKT

Metrorrhagie, begleitet von Hitzewallungen

Uterusmyome

Enuresis

BRUST

Erschwerte Atmung, besser durch langsames Umhergehen
Husten: schlimmer durch Bewegung, besser durch langsames Umhergehen
Herzklopfen, schlimmer durch Bewegung

EXTREMITÄTEN

Rückenschmerzen, besser durch langsames Umhergehen
Arthritis, insbesondere der oberen Gliedmaßen und Schultergelenke (**Ferrum muriaticum** und **Ferrum phosphoricum** sind insbesondere bei rechtsseitigem Schulterschmerz angezeigt.)
Krampfaderleiden, besonders verschlimmert während der Schwangerschaft
Krämpfe in den Füßen
Kalte Extremitäten

KLINISCHE INDIKATIONEN

Adipositas. Anämie. Arrhythmie. Arthritis. Bursitis. Chronische-Erschöpfung-Syndrom. Diarrhœ. Epistaxis. Gastritis. Hämorrhagie. Ischiassyndrom. Migräne. Schwindel. Varizen

ERGÄNZUNGSMITTEL

China

VERGLEICHE

Pulsatilla – Adipös; reizbar; errötet leicht; Kopfschmerzen; allgemeine Besserung durch sanfte Bewegung
Sulfur – Adipös; oft schlimmer durch Hitze; Verlangen nach Süßigkeiten und Abneigung gegen Eier; Gastritis; Diarrhœ

Nux vomica – reizbar und orientiert an geschäftlichen Dingen; Mangel an Lebenswärme; lärmempfindlich
China, Antimonium crudum, Graphites, Calcarea carbonica

FERRUM JODATUM

Dieses Mittel steht in enger Verwandtschaft zu **Ferrum metallicum**. **Ferrum jodatum** wird am häufigsten bei Kolitis verordnet. Es ist außerdem ein wichtiges Arzneimittel bei der Behandlung von Hyperthyreose. **Ferrum jodatum** ähnelt **Pulsatilla** sogar noch mehr als **Ferrum metallicum**, und zwar wegen seiner Verschlimmerung durch Hitze.

ALLGEMEINSYMPTOMATIK
 Adipositas
 Allgemeine Verschlimmerung durch Wärme; warmblütig
 Gesicht erhitzt und gerötet nach Wein
 Allgemeine Verschlimmerung durch Tabak oder durch Rauch
 Schwäche, Entkräftung, Schwitzen

VERDAUUNGSTRAKT
 Kolitis in Verbindung mit Blähungen, Gasbildung und Aufstoßen
 Verlangen nach Sardinen oder salzigem Fisch

EXTREMITÄTEN
 Heiße Füße, streckt die Füße unter der Bettdecke hervor.

KLINISCHE INDIKATIONEN
Morbus Basedow. Hyperthyreose. Hypertonie. Kolitis. Kropf

VERGLEICHE
Ferrum metallicum, Sulfur, Pulsatilla

FERRUM PHOSPHORICUM

Es ist oft schwierig, **Ferrum phosphoricum** zu verschreiben, weil die Art von Fällen, für die dieses Arzneimittel indiziert ist, gewöhnlich keine lokalen oder charakteristischen Symptome aufweist. Bei der Verordnung von **Ferrum phosphoricum** handelt es sich beinahe um eine Ausschlußdiagnose. Der typische **Ferrum phosphoricum**-Fall zeigt hohes Fieber, oft mit Entkräftung und einer offensichtlichen Entzündung der angegriffenen Körperpartie – sei es der Hals, der Magen, die Lungen oder andere Organe. Und trotz der Schwere des Krankheitsprozesses finden wir nur allgemeine und vage Symptome, die keinerlei Hinweis auf irgendein bestimmtes Arzneimittel geben.

In Fällen, in denen **Ferrum phosphoricum** das Konstitutionsmittel ist, finden wir charakteristische Züge sowohl von **Phosphorus** als auch von **Ferrum metallicum**. Der Patient ist in der Regel dünn und hat häufig ein leicht gerötetes Gesicht. Er ist von Natur aus offen, aufgeweckt und hat viele Ideen und Vorstellungen. Besonders herausragend sind Verdauungs- und Atemwegsbeschwerden.

ALLGEMEINSYMPTOMATIK
Hohes Fieber – gewöhnlich 39°C oder höher

FERRUM PHOSPHORICUM

- **Fieber, aber keine lokal bestimmbaren oder charakteristischen Symptome**

Rechtseitige Beschwerden (Lungenentzündung, Schulterschmerzen, usw.)
Anämie

KOPF

Erhitztes und gerötetes Gesicht oder Blässe. Umschriebene rote Flecken auf den Wangen
Photophobie und Kopfschmerzen bei Fieber
Nasenbluten
Tonsillitis; Mandeln rot und geschwollen

VERDAUUNGSTRAKT

Durst auf kalte Getränke (oder seltener werden auch warme Getränke bevorzugt.)
Erbrechen nach dem Essen

BRUST

Lungenentzündung, oft rechtsseitig
Hæmoptysis, das Blut ist hellrot
Pleuritis

KLINISCHE INDIKATIONEN

Anämie. Bursitis. Epistaxis. Erkältungen. Gastritis. Grippaler Infekt. Hämorrhagie. Otitis media. Pharyngitis. Pleuritis. Pneumonie. Tonsillitis

VERGLEICHE

Belladonna, Phosphorus

FLUORICUM ACIDUM

Die Persönlichkeit des **Fluoricum acidum**-Patienten ist von *Vithoulkas* herausgearbeitet worden. Um seine Charaktereigenschaften kurz zu beschreiben, soll es hier genügen zu erwähnen, daß der **Fluoricum acidum**-Typus im allgemeinen materialistisch, herrisch und stark mit der Erfüllung seiner sexuellen Begierden beschäftigt ist. Der Patient scheint nahestehenden Personen gegenüber gleichgültig zu sein, er kümmert sich kaum um seine Familie. Innerlich fühlt er sich isoliert und oftmals ängstlich.

Viele Homöopathen haben Mutmaßungen über die gesundheitlichen Auswirkungen des Fluorgehalts in unserem Trinkwasser angestellt. Dies ist ein besonders besorgniserregender Gedanke, zumal dieses Mittel eine tiefe Wirkung hat und den Stoffwechsel, die Knochen sowie das Bindegewebe angreift.

GEMÜTSSYMPTOMATIK

Herrisch, materialistisch, stark mit sexuellen Wünschen beschäftigt

Lüsterne Gedanken, amoralisch

Eilig; rasches Sprechen, rasches Essen

Isolation von seinen Mitmenschen; gleichgültig gegenüber nahestehenden Personen

Vithoulkas erwähnt eine Furcht vor dem Leiden

ALLGEMEINSYMPTOME

Allgemeine Verschlimmerung durch Hitze; extrem warmblütig

Allgemeine Verschlimmerung durch warme Getränke oder warme Anwendungen

Allgemeine Verschlimmerung im Sommer

Allgemeine Besserung durch kaltes Baden

FLUORICUM ACIDUM

KOPF

Koryza, begleitet von reichlicher wäßriger Absonderung, „läuft wie ein Wasserhahn".

Haarausfall; Alopezia areata

Kopfschmerz: schlimmer, wenn keine Harnentleerung stattfindet und besser durch Harnentleerung

Kopfschmerz entlang der Schädelnähte

Die Zähne sind verfärbt oder brechen ab. Starke Kariesneigung

Halsschmerz schlimmer durch Einatmen kalter Luft

UROGENITALTRAKT

Übermäßiges sexuelles Verlangen, Promiskuität. Verlangen nach von der Norm abweichenden sexuellen Erfahrungen

Priapismus, häufige und exzessive Erektionen

Impotenz, gewöhnlich infolge sexueller Exzesse

Prostatahypertrophie und häufiger oder sogar unfreiwilliger Harnabgang

Uterusprolaps oder Rektumprolaps

EXTREMITÄTEN

Krampfadern, oft schmerzhaft

Verwachsungen oder Schwäche der Nägel

Füße heiß, müssen nachts abgedeckt werden. Übelriechende Füße

Osteomyelitis. Knochenkaries

KLINISCHE INDIKATIONEN

Allergie. Erkrankungen der Knochen. Sexuelle Störungen. Ulkus pepticum. Varizen

ERGÄNZUNGSMITTEL
Silicea

VERGLEICHE
Medorrhinum – Warmblütig; streckt die Füße unter der Decke hervor; übermäßig starker Sexualtrieb; in Eile; selbstsüchtig
Sulfur, Calcarea fluorica, Sulfuricum acidum, Nitricum acidum

FORMICA RUFA

Formica rufa deckt eine spezifische Form **wandernder Arthritis** ab. Die Gelenke werden heiß, rot, entzünden sich und sind außerordentlich schmerzhaft, insbesondere durch geringfügige Bewegung. Der Schmerz hält in einem Bereich für die Dauer von ungefähr 24 bis zu 48 Stunden an und löst sich dann auf. Sobald ein Gelenk wieder in den Normalzustand zurückkehrt, wird ein zweites Gelenk heiß, entzündet sich und schmerzt, und auf diese Weise wandert der Krankheitsprozeß von Gelenk zu Gelenk weiter. Aus diesem Grund klagt der Patient, daß er nur eine bequeme Schlafstellung finden kann – doch diese Stellung ändert sich jede Nacht. Das Syndrom kann mit Hautausschlägen oder Gefäßentzündungen einhergehen, die aussehen wie die Bisse von roten Ameisen.

GAMBOGIA

Gambogia ist ein Arzneimittel, das hauptsächlich den Verdauungstrakt angreift. Es kann bei akuter Gastroenteritis, aber auch bei chronischen Erkrankungen wie Kolitis ulzerosa oder Morbus Crohn Verwendung finden.

GEMÜT

    Starke Depressionen, sogar Selbstmordgedanken
    Depressionen, die mit Durchfallerkrankungen abwechseln, oder die einsetzen, nachdem Durchfall unterdrückt wurde
    Übermäßiger Geschlechtstrieb – besonders bei Patienten, die an Kolitis leiden (**Gratiola, Lycopodium**)

ALLGEMEINSYMPTOME

    Mangel an Lebenswärme; Verlangen nach warm-feuchter Umgebung

KOPF

    Empfindung von Kälte in den Zähnen oder Kältempfindlichkeit der Zähne
    Aphthen und Stomatitis

VERDAUUNGSTRAKT

    Diarrhœ bei gleichzeitigem Erbrechen (*Arsenicum album, Veratrum album*)
    Schwere Durchfälle, wobei der Stuhl gußartig ausgeschieden wird
    • **Diarrhœ bei alten Menschen**
    Starke Brennschmerzen um den Bauchnabel herum oder stechende Schmerzen vor Diarrhœ. Bauchschmerzen besser nach der Stuhlentleerung in chronischen Fällen, aber bei aku-

ten **Gambogia**-Erkrankungen bestehen Tenesmus und Erschöpfung nach der Stuhlentleerung.

Gelber oder grünlicher Stuhl oder in manchen Fällen blutiger Stuhl

Rumoren im Abdomen vor der Stuhlentleerung

Wundheit des Anus

EXTREMITÄTEN
Rheumatismus
Verletzung des Steißbeins

KLINISCHE INDIKATIONEN
Arthritis. Depression. Gastroenteritis. Kolitis in jeder beliebigen Form. Nahrungsmittelvergiftung. Proktitis. Rheumatismus. Sexuelle Störungen

VERGLEICHE
Croton tiglium, Podophyllum, Arsenicum album, Gratiola

GELSEMIUM

An *Gelsemium* als Heilmittel müssen wir denken, wenn die Hauptbeschwerde des Patienten in Schwäche besteht oder mit Schwäche einhergeht. Diese Schwäche läßt sich auf allen Ebenen beobachten – im geistigen, emotionalen und körperlichen Bereich. Fast alle körperlichen Erkrankungen, die auf *Gelsemium* gut reagieren, lassen sich auf diese alles durchdringende Schwäche zurückführen. In Fällen von fortgeschrittener Pathologie entwickelt sich die Schwäche zur Parese

GELSEMIUM

oder sogar zur Paralyse. **Gelsemium** ist eine Arznei, an die wir bei neurologischen Erkrankungen denken können, die zu allmählicher Lähmung führen.

Im emotionalen Bereich drückt sich diese Schwäche als Feigheit oder als eine Unfähigkeit aus, sich Herausforderungen jedweder Art zu stellen. In unseren älteren Lehrbüchern finden wir **Gelsemium** oft als ein Mittel beschrieben, das die Feigheit auf dem Schlachtfeld bekämpft; wir wollen hoffen, daß niemand von uns jemals wieder in die Situation gerät, in der **Gelsemium** aus diesem Grund verordet werden muß. Allerdings ist dies eine nützliche Gedächtnisstütze für dieses Arzneimittel. Vor der Schlacht (oder bei jeder größeren Herausforderung) treten alle Arten von autonomen Reaktionen oder Funktionsstörungen auf – Zittern, Schwäche, Durchfall, Harndrang.

In alltäglicherem Sinne läßt sich **Gelsemium** als das Hauptmittel bei Lampenfieber bezeichnen – sowohl in der akuten Situation als auch für die chronische Beschwerde. Der Patient empfindet Schwäche und eine lähmende Unfähigkeit, sobald er sich irgendeiner Herausforderung stellen muß. **Gelsemium** ist unglaublich nützlich für die Linderung der hochgradigen Ängste, die oft vor Prüfungen, Interviews und öffentlichen Auftritten empfunden werden.

Im Gemütsbereich beobachten wir Schwäche, Vergeßlichkeit und Stumpfheit des Denkens. Es kann eine Abneigung gegenüber geistiger Arbeit bestehen; der Patient hat das Gefühl, daß er nicht die geringste Anstrengung zum Denken unternehmen kann. Bei einem solchen Patienten können sich alle Anzeichen von Schwäche und Ermüdung zeigen – er sackt im Stuhl in sich zusammen, die Glieder sind weich und geben nach, und ganz charakteristisch sind schwere, herabhängende Augenlider. In schwereren chronischen **Gelsemium**-Fällen ist der Patient kaum in der Lage, ein aktives Leben zu führen oder gar einen Beruf auszuüben.

GELSEMIUM

GEMÜTSSYMPTOME

Schüchtern, ruhig, zurückhaltend
Feigheit
- **Lampenfieber.** Hilft akut bei furchtbarer Angst vor einem öffentlichen Auftritt.
- **Beschwerden in Erwartung eines bevorstehenden Ereignisses**

Beschwerden treten nach einem Schreck auf.
Beschwerden infolge schlechter Nachrichten
Ängste: Furcht in einer Menschenmenge Furcht zu fallen. Furcht, daß sein • Herz aufhören könnte zu schlagen. Examensängste
Menschen, die ihre Arbeit aufgeben, weil sie sich den Problemen, denen sie dort begegnen, nicht mehr gewachsen fühlen
Traurigkeit, aber Unfähigkeit zu weinen, Depressionen

ALLGEMEINSYMPTOME

Allgemeine Verschlimmerung durch die Erwartung eines bevorstehenden Ereignisses, durch Schreck, durch schlechte Nachrichten, durch Erregung
- **Zittern infolge von Anstrengung, Schreck oder Erwartungsspannung**

Hochgradige Erschöpfung und Schwäche; arbeitsunfähig durch Erschöpfung
Allgemeine Besserung durch Urinieren (Stumpfheit, Kopfschmerzen, Neuralgien)
Allgemeine Verschlimmerung gegen 10.00 Uhr morgens
Klebrige Schweißabsonderungen am ganzen Körper
Frostschauer wechseln mit Hitzewellen ab. Frostschauer mit Zittern
Beschwerden, die seit einem grippalen Infekt nicht mehr verschwinden wollen

GELSEMIUM

Schläfrig und schwach während der Wehen
Apathie und Gleichgültigkeit gegenüber seinem Zustand
Äußere Erscheinung: Weiches Gesicht mit feinen oberflächlichen Fältchen. Das Gesicht ist gerötet und wirkt schläfrig. Erschöpfter Gesichtsausdruck

KOPF

Schwindel: kann im Hinterkopf anfangen; Empfindung zu fallen
- **Kopfschmerzen, die im Hinterhaupt beginnen und zur Stirn hin ausstrahlen**
- **Kopfschmerzen besser durch Urinieren**

Schwerer Kopf; hat das Gefühl, als könne er ihn kaum heben.
Kopfschmerzen: schlimmer durch Wein, schlimmer gegen 10.00 Uhr morgens, „wahnsinnig machende" Kopfschmerzen
Koryza, vor allem linksseitig
Gesichtsneuralgie
Taubheitsgefühl und Schweregefühl in der Zunge

AUGEN

- **Empfindung von Schwere in den Augenlidern und Herabfallen der Augenlider**; er kann kaum die Augen offenhalten.
- **Diplopie**, häufig vor oder während der Kopfschmerzen

Ptosis der Augenlider
Diplopie tritt auf infolge Schwäche der extraokulären Muskeln
Langsame Akkomodation des Gesichtssinnes

VERDAUUNGSTRAKT

Durstlos

- **Diarrhœ infolge eines Schrecks, bei Erwartung eines bevorstehenden Ereignisses oder nach schlechten Nachrichten**

Diarrhœ mit häufiger Harnentleerung

BRUST

- **Er hat das Gefühl, das Herz werde aufhören zu schlagen, so daß er aufspringen muß; befürchtet, das Herz werde aufhören zu schlagen, wenn er nicht in Bewegung bleibt.**

Kongestive Herzinsuffizienz *(Ammonium carbonicum, Antimonium tartaricum, Arsenicum album, Carbo vegetabilis, Digitalis, Glonoinum, Hydrocyanicum acidum, Kalium carbonicum, Kalmia, Lachesis, Laurocerasus, Lycopodium, Naja, Phosphorus, Sulfur)*

Heiserkeit, Stimmverlust, schlimmer durch Schreck

Leeregefühl in der Brust

RÜCKEN

- **Frostschauer, die den Rücken auf- und ablaufen**

Wehtun und Steifheit im Nacken, was sich auch zur Stirn hin erstrecken kann

EXTREMITÄTEN

- **Zittern der Extremitäten, vor allem der Beine, durch geringe Anstrengung**

Die Frostschauer beginnen in den Händen oder Füßen.

Schweregefühl und Zittern der Extremitäten, insbesondere der Beine

Lähmung der Extremitäten

GELSEMIUM

Schreibkrampf

SCHLAF
Schlaflosigkeit durch Erwartungsspannung oder Erregung

KLINISCHE INDIKATIONEN
Angst. Chronische-Erschöpfung-Syndrom. Diarrhœ. Diplopie. Fieber. Grippaler Infekt. Heuschnupfen. Infektion der oberen Atemwege. Kopfschmerzen. Laryngitis. Migräne. Multiple Sklerose. Myasthenia gravis. Neuralgie. Paralyse. Schlaflosigkeit. Schwindel. Tremor

VERGLEICHE
Stannum – Schwäche; Zittern der Extremitäten; Empfindung, als sei die Brust leer oder hohl
Silicea – Schwäche; Lampenfieber; Angst um Kleinigkeiten; Kopfschmerzen vom Hinterhaupt zur Stirn
Lycopodium, Muriaticum acidum, Phosphoricum acidum, Sepia, Laurocerasus

GLONOINUM

Nitroglyzerin erzeugt pulsierende, kongestive Kopfschmerzen (als sogenannte „Nebenwirkung" bei der schulmedizinischen Anwendung), welche die Hauptindikation für die homöopathische Verordnung darstellen. ***Glonoinum*** hat eine dramatische Wirkung auf die Blutzirkulation, es erzeugt Hitzewallungen, Herzklopfen, Hypertonie und Herzerkrankungen.

GLONOINUM

GEMÜTSSYMPTOME
- **Verwirrung darüber, wo er sich befindet; „verirrt sich an wohlbekannten Orten".**
Verwirrung beim Erwachen nachts; Verwirrung nach Einatmen von Dämpfen

ALLGEMEINSYMPTOME
Allgemeine Verschlimmerung durch Sonne. Hitzschlag
Symptome kommen und gehen mit der Sonne.

KOPF
Pulsierende, berstende Kopfschmerzen (*Belladonna, Lachesis, Melilotus, Pulsatilla*)
Kopfschmerzen, schlimmer durch Sonne; die Kopfschmerzen kommen und gehen mit der Sonne, selbst wenn der Patient sich nicht direkter Sonnenstrahlung aussetzt.
Kopfschmerzen mit injizierten Skleren, gerötetem und erhitztem Gesicht sowie prallgefüllten pulsierenden Karotiden
Kopfschmerzen: schlimmer nach alkoholischen Getränken, schlimmer durch Bewegung, schlimmer durch Erschütterung, schlimmer durch Hitze, schlimmer durch enge Kragen
Kopfschmerzen: besser durch Druck von außen, besser beim Liegen im Dunkeln
Hitzewallungen, aufsteigende Hitze während der Menopause

MAGEN
Verlangen nach Tabak

GLONOINUM

BRUST
Empfindung von Kongestion, pulsierendes Gefühl bei Empfindung von Hitze in der Brust
Intensives Pulsieren des Herzens mit sichtbarem Pulsieren der Karotiden. Angina pectoris, Herzgeräusche, Arrhythmie, kongestive Herzinsuffizienz

KLINISCHE INDIKATIONEN
Arrhythmie. Demenz. Hitzschlag. Herzklappenerkrankungen. Hitzewallungen. Hypertonie. Klimakterium. Kopfschmerzen

VERGLEICHE
Belladonna – Intensive Kopfschmerzen, schlimmer durch Sonne und Erschütterung, besser im Dunkeln; Pulsieren der Karotiden; Hitzewallungen; Hypertonie
Melilotus, Pulsatilla, Lachesis

GNAPHALIUM

Dieses Mittel ist in erster Linie bei Ischias-Beschwerden angezeigt. *Gnaphalium* erzeugt in dem betroffenen Bein abwechselnd ein Gefühl von Taubheit und Schmerz. Manchmal klagt der Patient stattdessen über einen „betäubenden" Schmerz. Ähnliche Schmerzen und Taubheitsgefühle können auch in anderen Organsystemen auftreten, wie etwa bei Dysmenorrhœ, Neuralgie usw.

BEWEGUNGSAPPARAT
Ischiassyndrom, die rechte Seite ist stärker betroffen als die linke.

Ischiasbeschwerden mit Schmerzen und gleichzeitigem Taubheitsgefühl

VERGLEICHE
Chamomilla, Colocynthis, Tellurium, Ginseng, Dioscorea

GRAPHITES

Der typische **Graphites**-Mensch ist ein grober, nüchterner Arbeiter- oder „Bauern"-Typus. Der klassische **Graphites**-Patient ist adipös, dickhäutig und langsam im Denken. Allerdings müssen wir bedenken, daß es innerhalb der Symptomatik eines jeden Arzneimittels ein Spektrum von Möglichkeiten gibt, und daher können wir **Graphites** auch für Intellektuelle und Künstler verordnen, wenn andere Symptome des Falles in das Arzneimittelbild von **Graphites** passen. Häufig klagen diese weniger typischen Patienten zumindest über geistige Stumpfheit, die eine Spur des üblichen benebelten Zustandes von **Graphites** ist.

Die meisten Patienten, die **Graphites** benötigen, suchen ärztliche Hilfe aufgrund von physischen Beschwerden im Zusammenhang mit Erkrankungen der Haut und Schleimhäute. Wie bei den meisten Kohlemitteln ist der Stoffwechsel bei **Graphites** stark angegriffen, was zu Adipositas, abnormen Verdickungen und Verwachsungen der Nägel sowie Wucherungen aller Art führt.

GEMÜTSSYMPTOME
- **Einfache, schlichte erdverbundene und unkultivierte Patienten**
- **Langsames Denken, Unentschlossenheit, Konzentrationsmangel**

GRAPHITES

- **Weint beim Hören von Musik** (insbesondere zeigt sich dieses Symptom bei dumpfen, untersetzten **Graphites**-Menschen).

Angst und Dumpfheit morgens beim Erwachen
Unruhige, aufgeregte Angst
Ruhelosigkeit und Angst nachts
Depressionen und grundloses Weinen
Reizbarkeit
Gedächtnisschwäche im Hinblick auf kurz zurückliegende Ereignisse

ALLGEMEINSYMPTOME

Eher Mangel an Lebenswärme als warmblütig. Hitzewallungen können auftreten.
Adipositas
Allgemeine Verschlimmerung am Morgen beim Erwachen
(traurig, ängstlich, dumpf)
Allgemeine Verschlimmerung durch unterdrückte Absonderungen
Fissuren, insbesondere an Stellen, an denen Haut und Schleimhäute zusammentreffen
Plötzliche Schwächeanfälle bei robust aussehenden Menschen
Im allgemeinen linksseitige Beschwerden
Allgemeine Verschlimmerung durch Bettwärme
Schwindel: schlimmer morgens, schlimmer beim Aufstehen, schlimmer beim Bücken

KOPF

- **Kopfschmerzen, begleitet von Taubheits- oder Leeregefühl (*Cocculus, Platinum*)**

GRAPHITES

Leeres Gefühl im Kopf; Empfindung wie von einem Rauschzustand im Kopf
Linksseitiger Kopfschmerz
Haarausfall im Schläfenbereich, Alopezie
Starke Akne
Hautausschläge auf der Kopfhaut, insbesondere am Hinterhaupt
Psoriasis auf der Kopfhaut
- **Einrisse hinter dem Ohr, Hautausschläge hinter den Ohren**
- **Empfindung wie von Spinnweben auf dem Gesicht (*Alumina*)**

AUGEN

Photophobie
Akute oder chronische Konjunktivitis
Keratitis. Blepharitis
Rötung der Ränder der Augenlider. Verklebte Augenlider
Einrisse der Augenlider und der Augenwinkel. Gerstenkörner

OHREN

- **Ausschläge oder Einrisse hinter den Ohren (*Calcarea carbonica, Silicea, Lycopodium, Petroleum, Sulfur*)**
- **Chronische Absonderungen aus den Ohren**, insbesondere aus dem linken Ohr; allgemeine Verschlimmerung infolge Unterdrückung von Otorrhœ
- **Otitis externa. Otitis media**
- **Gehörverlust; Hören besser durch Hintergrundgeräusche – wie z.B., wenn der Patient im Zug fährt**

Tinnitus, insbesondere im linken Ohr, verschlimmert nachts
Ohrabsonderungen sind dickflüssig.

GRAPHITES

NASE
Allergische Rhinitis, Polypenbildung
Erkältungen treten wiederholt auf.
Einrisse im Bereich der Nasolabialfalten

MUND
Einrisse der Lippen und der Mundwinkel
Fieberbläschen
Halitosis (übler Mundgeruch), der Atem riecht nach Urin.

HALS
Struma; Exophthalmus

VERDAUUNGSTRAKT
Verlangen nach: **Hähnchen**, Bier, Süßigkeiten, ungewürzten Speisen
Abneigung gegen: **Süßigkeiten**, Salz, Fleisch, Fisch, Suppe
Gastritis oder Geschwüre mit Schmerzen, die durch Essen oder Milch gebessert werden (*Arsenicum album*), oder gebessert durch warme Getränke
Durst auf kalte Getränke
Empfindung im Bauch von eingeschlossenen Gasen
Obstipation mit großem hartem Stuhl; Stuhl bleibt im Rektum ohne Drang zur Entleerung.
Juckreiz im Rektum. Hämorrhoiden

UROGENITALTRAKT
Ausschläge an den Genitalien; Hautausschläge oben an der Innenseite der Oberschenkel
Herpes genitalis

GRAPHITES

Übermäßiger Sexualtrieb (früh entwickelter Geschlechtstrieb)
Verminderung des Sexualtriebs oder der sexuellen Leistungsfähigkeit. Abneigung gegen Sexualität entwickelt sich in späteren Krankheitsstadien.
- **Nachlassen der Erektion während des Geschlechtsverkehrs**

Ovarialtumore. Maligne Entartungen im Uterus. Kondylomata des Zervix uteri
Amenorrhœ

BRUST

Ausschläge in den Achselhöhlen, unter den Mammæ
Einrisse an den Brustwarzen
Asthma nach unterdrückten Hautausschlägen
Maligne Erkrankungen der Mammæ

BEWEGUNGSAPPARAT

Verdickte Nägel, die sehr hart sind. Deformierungen der Nägel
- **Schwielen** an Ellbogen, Knien, Händen

Arthritis
Die Zehen schwellen während der Menstruation an.
Füße heiß, übelriechend; der Patient streckt sie unter der Bettdecke hervor.
Kalte Extremitäten
Taubheitsgefühl in den Unterarmen

HAUT
- **Verdickte Haut, die oftmals Risse aufweist**

GRAPHITES

Ungesunde Haut – es kommt leicht zu Infektionen, Abszessen; die Haut heilt nur langsam.
Ekzem, Psoriasis, Schuppenbildung, Tinea, Urtikaria, Herpes
Juckende Hautausschläge: schlimmer in der Bettwärme; der Patient kratzt sich, bis es blutet.
- **Aus den Hautausschlägen sickert eine dicke, gelbe oder „honigähnliche" Flüssigkeit aus, die trocknet und goldene Kristalle auf der Haut bildet**
Keloidbildungen. Hautreaktionen auf Gifteiche. Erysipel

KLINISCHE INDIKATIONEN

Abszeß. Adipositas. Akne. Alopezie. Arthritis. Asthma. Blepharitis. Bindegewebserkrankungen. Demenz. Ekzem. Fissuren. Gastritis. Gehörverlust. Gerstenkörner. Hämorrhoiden. Herpes. Hitzewallungen. Impetigo. Keloide. Keratitis. Konjunktivitis. Kopfschmerzen. Maligne Erkrankungen. Obstipation. Otitis externa. Otitis media. Photophobie. Psoriasis. Schwindel. Sexuelle Störungen. Struma. Ulkus pepticum. Vaginitis

SYMPTOMENKOMBINATION

- **Abneigung gegen Fleisch, Salz und Süßigkeiten miteinander**

VERGLEICHE

Sulfur – adipös; Hautbeschwerden – Jucken schlimmer durch Hitze, Nässen usw.; Gastritis; Durst auf kalte Getränke; heiße Füße; übler Geruch der Füße

Calcarea carbonica – Adipöse, schlichte Person; Obstipation; trockene aufgesprungene Haut; Polypen; chronische Absonderungen und Infektionen

Antimonium crudum – Adipös; dicke oder aufgesprungene Haut mit dicken oder honigartigen Absonderungen; aufgesprungene Lippen; Ulkus pepticum; Gastritis
Pulsatilla – Adipös; schlicht; weinerlich; Erröten; Konjunktivitis; Otitis media
Ferrum, Phosphorus, Medorrhinum, Capsicum

GRATIOLA

Wenn wir bei einem Patienten die Symptomverbindung von sexuellen Exzessen und Störungen im Verdauungstrakt beobachten, denken wir an **Gratiola** (*Lycopodium, Nux vomica, Gambogia*). **Gratiola** ist in erster Linie ein Frauenmittel. Man verwechselt es leicht mit **Platinum** aufgrund des hochmütigen Charakters der Patientin und der sexuellen Übererregung.

GEMÜTSSYMPTOMATIK
Arrogante, hochmütige Frauen *(**Platinum**, **Lachesis**, **Sulfur**, **Nux vomica**)*
Häufiger Partnerwechsel
Gefühl, als sei der Kopf oder auch der Körper klein *(im Gegensatz zu **Platinum**)*

ALLGEMEINSYMPTOME
Linksseitige Beschwerden
Viele Autoren geben das Symptom an: „Schwindel beim Essen"

VERDAUUNGSTRAKT
Obstipation und Diarrhœ im Wechsel
Wässrige Diarrhœ

GRATIOLA

Gastritis
Kältegefühl im Abdomen

UROGENITALTRAKT
Nymphomanie
Linksseitige Nierenkolik
Linksseitige Ovarialtumore oder Ovarialschmerzen
Masturbieren kleiner Mädchen

KLINISCHE INDIKATIONEN
Gastritis. Kolon irritabile. Nierenkolik. Ovarialtumor. Sexuelle Störungen. Schwindel. Ulkus pepticum

SYMPTOMENKOMBINATION
Sexuelle Pathologie *und* **Verdauungsbeschwerden**

VERGLEICHE
Lycopodium – Häufiger Partnerwechsel; Verdauungsbeschwerden; Hochmut; Nierenkolik
Platinum*, *Nux vomica*, *Gambogia

GRINDELIA

Grindelia ist bei fortgeschrittenen Erkrankungen des Herzens oder der Atemwege in Erwägung zu ziehen, wenn der Patient unter der charakteristischen **Apnœ im Schlaf** leidet. Er schreckt aus dem Schlaf auf mit einem Erstickungsgefühl oder regelrechtem Atemstillstand. *(**Lachesis**, **Digitalis**, **Sambucus**, **Spongia**, **Sulfur**, **Opium**)*.

GUAJACUM

Guajacum ist ein Arzneimittel für Arthritis mit dem charakteristischen Leitsymptom der Besserung durch kalte Anwendungen (***Ledum**, **Lac caninum**, **Pulsatilla**, **Sulfur***). Viele Körpertherapeuten und Ärzte empfehlen allgemein die Anwendung von Eis oder kalten Umschlägen bei arthritischen Beschwerden; daher kann es sein, daß unsere Patienten von einer Linderung ihrer Beschwerden durch Kälte berichten. Es stimmt, daß Eis nahezu jeden Schmerz betäuben kann. Wir sollten diesem Symptom dann besondere Beachtung schenken, wenn unser Patient instinktiv und spontan Kälte gegen seine Schmerzen einsetzt.

KOPF

Gesichtsneuralgie
Empfindung, als seien die Augen geschwollen

MAGEN

- **Verlangen nach Äpfeln**
Diarrhœ

BRUST

Guajacum wird von vielen Autoren für Schmerzen bei Pleuritis tuberkulären Ursprungs empfohlen.

BEWEGUNGSAPPARAT

Arthritische Schmerzen: besser durch kalte Anwendungen, schlimmer durch Hitze, schlimmer durch Bewegung
Schmerz des linken Handgelenks oder Karpaltunnelsyndrom
Akuter Rheumatismus. Das Gelenk fühlt sich heiß oder sogar brennend an, schlimmer durch gerinfügige Bewegung.

GUAJACUM

Schmerzen im Brustwirbelbereich
Ischiasschmerzen, verschlimmert durch Hitze
Gelenkschmerzen und akute Entzündungen, besser durch Kälte
Kontrakturen, insbesondere der Kniesehnen *(Cimex)*
Gicht

KLINISCHE INDIKATIONEN
Arthritis. Gicht. Ischiassyndrom. Karpaltunnelsyndrom. Kopfschmerzen. Neuralgie. Pleuritis

VERGLEICHE
Ledum, Pulsatilla, Sulfur, Viola odorata

HAMAMELIS

Wenn der pathologische Schwerpunkt eines Falles im Bereich der Blutzirkulation mit außerordentlicher Venenschwäche liegt, denken wir sofort an **Hamamelis**. Die Venen sind erweitert und platzen leicht, so daß es schnell zu einer Phlebitis oder Blutungen kommen kann.

ALLGEMEINSYMPTOME
- **Schwache Venen: Krampfaderleiden und passive Blutungen**

Wundschmerz und Zerschlagenheitsgefühl; Verletzungen mit Prellung oder Hämorrhagie
Hämorrhagie während der Menses oder durch unterdrückte Menstruation

KOPF
- **Nasenbluten in Verbindung mit Krampfadern oder Hämorrhoiden**

Nasenbluten schlimmer während der Menstruation („vikariierende" Blutung)

Kontusion um das Auge, „blaues Auge". Blutungen ins Auge

Varizen der Speiseröhre

VERDAUUNGSTRAKT
Blutende Hämorrhoiden

Blutiger Stuhl

Heilungsberichte von Hämatemesis-Fällen finden sich in unserer Fachliteratur.

GENITALIEN
- **Varikozele**
- Varikositis der Vulva

Orchitis

EXTREMITÄTEN
- **Krampfadern: groß, Wundschmerz, leicht gereizt, stechend; bluten leicht**

Krampfaderleiden: schlimmer während der Schwangerschaft, schlimmer während der Menstruation

Trombophlebitis; Krampfadergeschwüre

Prellungen und Ekchymose; Purpura

KLINISCHE INDIKATIONEN
Ekchymose. Epistaxis. Hämorrhoiden. Phlebitis mit oder ohne Thrombose. Varikozele. Venenerkrankungen. Verletzungen

SYMPTOMENKOMBINATION
- Epistaxis *und* Hämorrhoiden oder Venenerkrankungen

VERGLEICHE
Pulsatilla, Fluoricum acidum, Arnica, Aesculus

HEKLA LAVA

Hekla ist ein nützliches Mittel bei Abszessen oder Exostose im Kiefer, insbesondere bei Beschwerden, die von den Zähnen ausgehen. Der Abszeß ist oft stark geschwollen, und die Schwellung ist äußerst hart. Bei Exostose in jedem beliebigen Körperteil kann *Hekla lava* angezeigt sein.

VERGLEICHE
Silicea, Calcarea carbonica, Calcarea fluorica

HELLEBORUS

Helleborus ruft Abstumpfung bei allen Beschwerden hervor – sei es bei Migräne, die eine zeitweilige Dumpfheit des Geistes hervorruft oder bei organischen Erkrankungen des Gehirns. Die Abstumpfung, wie *Hahnemann* sie beschrieben hat, ist ein Zustand, „in dem der Patient bei uneingeschränktem Gesichtssinn nichts klar sehen kann; er kann nichts deutlich hören, obgleich der Gehörsinn völlig in Ordnung ist." Der Patient wirkt wie abgeschnitten von der Welt sowie von seinen eigenen Gedanken und Wahrnehmungen. Er antwortet langsam und mit großen Schwierigkeiten. Das Gedächtnis und die Konzentrationsfähigkeit sind nahezu gelähmt. Zeitweilig empfindet er fast keinerlei Emotionen; er ist dann gleichgültig gegenüber seiner Umgebung. Zu anderen Zeiten kann dieser Zustand Angst und Schrecken hervorrufen, und der Patient hat das Gefühl, als werde ihm etwas Unbeschreibliches und Katastrophales zustoßen. Außerdem können tiefe Reue und Schuldgefühle vorliegen.

GEMÜT

- **Abstumpfung und geistige Dumpfheit**
- **Langsame Geistestätigkeit, antwortet langsam und unter großer Anstrengung**
- **Schwaches Gedächtnis,** kann sich kaum erinnern, was man ihm gesagt hat.
- **Der Geist ist völlig leer,** so daß kaum Gedanken vorhanden sind.

Konzentrationsschwierigkeiten

Geistige Dumpfheit bei Kopfschmerzen

Schuldgefühle und Reue. Sogar Selbstmordgedanken wegen seiner mangelhaften Leistungsfähigkeit

Depressionen

Apathie und Gleichgültigkeit

Quälende Angst; kann nicht begreifen, was geschieht; fleht um Hilfe. Wilde, strudelnde Empfindung im Gehirn

- Muß sich ständig auf das konzentrieren, was er tut, sonst „vergessen seine Hände, was sie tun wollten."

ALLGEMEINSYMPTOME

Allgemeine Verschlimmerung von 16.00 bis 20.00 Uhr *(**Lycopodium**, **Alumina**)*

Kälteempfindlich

HELLEBORUS

Delirium bei Enzephalitis oder Meningitis

KOPF

Kopfschmerzen mit geistiger Stumpfheit und Betäubung
Kopfschmerzen im Hinterhaupt, besser beim Schließen der Augen. Rollt den Kopf, insbesondere bei Meningitis.
Furchtsamer, flehender oder fragender Ausdruck in den Augen
Starrender, leerer Blick
Schüttelt den Kopf, um die wilde Empfindung im Innern loszuwerden.
Streicht und reibt die Stirn bei dem Versuch, sich zu konzentrieren.
Meningitis, Koma und Kaubewegungen des Mundes
Kopfverletzung mit geistiger Stumpfheit und Verwirrung. Gehirnerschütterung
• **Gefurchte Stirn** während Meningitis oder Enzephalitis
Gerunzelte Stirn, insbesondere bei dem Versuch zu denken

VERDAUUNGSTRAKT

Kolitis mit Schleim und reichlicher wässriger Stuhlentleerung
Kolitis ulzerosa
Durstlos
Abneigung gegen: • **Äpfel**, Gemüse

EXTREMITÄTEN

• **Unbeholfenheit, Ungeschicklichkeit, insbesondere wenn er sich nicht auf das konzentriert, was er tut, selbst beim Sprechen.**
Unwillkürliche Bewegungen; Hemiballismus (einseitige Schleuderbewegungen)

KLINISCHE INDIKATIONEN

Morbus Alzheimer. Ataxie. Demenz. Depression. Enzephalitis. Kolitis ulzerosa. Koma. Kopfverletzung. Leukämie. Maligne Erkrankungen. Meningitis. Migräne

VERGLEICHE

Alumina – Geistige Dumpfheit, Gedächtnisschwäche und Konzentrationsschwierigkeiten; antwortet langsam; allgemeine Verschlimmerung um 16.00 Uhr

Phosphoricum acidum – Geistige Schwäche, Gleichgültigkeit und Apathie, beantwortet Fragen langsam

Cocculus – Geistige Dumpfheit und Abstumpfung, langsames Sprechen, mangelhafte Koordination

Opium, Bryonia, Mercurius, Phosphorus

HELONIAS

Helonias ist eine Arznei, die bei hysterischen Zuständen angezeigt ist. Die Pathologie konzentriert sich auf das weibliche Hormonsystem und die weiblichen Geschlechtsorgane. Das berühmte Leitsymptom – „Die Patientin ist sich der Gebärmutter in hohem Maße bewußt" – muß nicht unbedingt vorhanden sein, um dieses Arzneimittel zu verordnen.

GEMÜT

- **Die Patientin ist sich ihrer Gebärmutter bewußt.**

  Die Beschwerden werden schlimmer, wenn der Patient an sie denkt (**Oxalicum acidum**) und besser, wenn der Geist anderweitig beschäftigt ist.

HELONIAS

Hysterie, Depressionen, Reizbarkeit

ALLGEMEINSYMTOME

Diabetes. Heilberichte sowohl von Diabetes mellitus als auch von Diabetes insipidus finden sich in unserer Fachliteratur.
Hochgradige Erschöpfung

GENITALIEN

Gebärmuttervorfall, schlimmer nach der Schwangerschaft, hält sich den Bauch.
- **Die Patientin empfindet die ganze Zeit ihre Gebärmutter. Sie hat das Gefühl, als würde sich die Gebärmutter mit jeder ihrer Bewegungen mitbewegen.**

Gebärmuttermyome
Wundschmerz oder Schweregefühl im Becken
Leukorrhœ. Vaginitis
Metrorrhagie
Drohender oder unvollkommener Abort
Empfindlichkeit der Brüste, insbesondere der Brustwarzen

BEWEGUNGSAPPARAT

Schmerzen und Schweregefühl im Rücken

KLINISCHE INDIKATIONEN

Diabetes insipidus. Diabetes mellitus. Dysmenorrhœ. Fehlgeburt. Leukorrhœ. Metrorrhagie. Rückenschmerzen. Uterusmyome. Uterusprolaps

SYMPTOMENKOMBINATION

Erschöpfung oder Hysterie, *verbunden mit* Prolaps oder anderen Gebärmutterbeschwerden

VERGLEICHE
Sepia, Pulsatilla, Murex, Phosphorus

HEPAR SULFURIS

Die Persönlichkeit des **Hepar sulfuris**-Menschen zeichnet sich durch Verletzlichkeit auf allen Ebenen aus – auf der geistigen, emotionalen und körperlichen Ebene. **Hepar sulfuris** ist ausgesprochen empfindlich gegenüber allen Arten von Schmerzen, und seine Klagen wirken im Verhältnis zu der Erkrankung oder Verletzung oft übermäßig stark. Diese Patienten scheinen keinerlei Barrieren gegen von außen einwirkende Kräfte zu haben. Das große Schutzbedürfnis, das der **Hepar sulfuris**-Patient empfindet, kann ihn soweit führen, daß er sich in seinen Aktivitäten einschränkt – das kann sogar das Ausmaß von Agoraphobie erreichen. Der **Hepar sulfuris**-Patient kann versuchen, sein Leben soweit wie möglich gegen unvorhergesehene Zwischenfälle abzusichern, so daß er z. B. in eine reiche Familie einheiratet, anstatt auf die Frau zu warten, die er liebt. Auch der Schmerz anderer kann den **Hepar sulfuris**-Menschen stark berühren; selbst wenn er nur von einem Unfall hört, kann ihm das kalte Schauer durch den Körper jagen oder sogar Erbrechen hervorrufen. Wenn der Patient das Gefühl hat, daß seine Sicherheit bedroht ist, reagiert er möglicherweise mit Zorn oder sogar Wutausbrüchen. Er hat starke gewalttätige Impulse, aber auch Selbstmordimpulse.

Auf der körperlichen Ebene ist die **Hepar sulfuris**-Konstitution ebenfalls verletzlich. Der Patient ist anfällig für Infektionen sowohl systemischer Natur – für alle Formen von Fieber oder sogar Sepsis, als auch lokal begrenzt – mit Abszeßbildung und Eiterung. Darüberhinaus reagiert der Patient überempfindlich auf alle von außen einwirkenden Kräfte – Wetter, Geräusche, Licht, Chemikalien und vor

HEPAR SULFURIS

allem auf Kälte. Diese äußeren Einwirkungen scheinen den Patienten leichter zu durchdringen, als dies bei jedem anderen Arzneimitteltyp der Fall ist.

GEMÜTSSYMPTOME
Überempfindlichkeit gegenüber Reizen von außen, insbesondere gegenüber Schmerz
Agoraphobie
Angst und Hypochondrie
Reizbar und Wutausbrüche. Kritisch, ungeduldig, zur Eile getrieben
Entmutigt oder sogar Selbstmordneigung wegen seiner Leiden
Gewalttätige Impulse, Impuls zu stechen oder zu töten
Feuer – Furcht vor Feuer, Träume von Feuer, pyromanische Impulse
Ängste: Angst, wenn er von schrecklichen Unfällen hört oder Gewalt in Filmen sieht; Furcht vor Verletzung; Furcht vor dem Zahnarztbesuch

ALLGEMEINSYMPTOME
Mangel an Lebenswärme und Verschlimmerung durch Kälte. Eins der kältesten Arzneimittel
- **Kann es nicht ertragen, kalt zu werden; erträgt nicht einmal, daß nur ein einziger Körperteil der Kälte ausgesetzt ist.**
- **Allgemeine Verschlimmerung durch Abdecken einer Hand oder eines Fußes,** oder Verschlimmerung durch Berührung eines kalten Gegenstandes mit der Hand – wie einer kalten Flasche aus dem Kühlschrank

Kann keine Zugluft vertragen, insbesondere kalte trockene Winde sind unerträglich.

HEPAR SULFURIS

Übelriechende Absonderungen, Schweiß usw. – insbesondere saurer Geruch oder Geruch nach altem Käse
Schwellung und Verhärtung von Drüsen (Halsdrüsen, Leistenlymphknoten, usw.).
Stechende oder splitterartige Schmerzen *(Nitricum acidum, Argentum nitricum, Silicea)*
Extreme Schmerzempfindlichkeit – intensive Klagen

KOPF

Kopf empfindlich, wenn er unbedeckt ist (Ohrenschmerzen, Kopfschmerzen usw.)
Sehr schmerzhafte Otitis media, das Kind erwacht nachts schreiend und läßt sich nicht beruhigen *(Chamomilla, Belladonna, Lachesis)*.
- **Die Ohren sind extrem empfindlich gegenüber Wind oder frischer Luft.**

Otorrhœ
Iritis, Geschwüre der Kornea
Konjunktivitis
Ausschläge um die Augenlider, Blepharitis
Sinusitis mit dicker Absonderung und Retronasalkatarrh
Hochgradige Akne und Rosacea
Zahnabszeß, Zahnschmerzen

HALS

- **Pharyngitis mit den charakteristischen stechenden oder splitterartigen Schmerzen im Hals**

Tonsillen geschwollen und vereitert

VERDAUUNGSTRAKT

Nahrungsmittelverlangen: **Fett. Saures, insbesondere Essig.** Essiggurken, gewürzte Speisen, scharf gewürzte Speisen

HEPAR SULFURIS

Sauer riechender Stuhl
Obstipation mit weichem Stuhl
Rektaler Abszeß

UROGENITALTRAKT
Schwache Blase mit Tröpfeln und verzögerter Harnentleerung
Urethrastriktur
Rezidivierende Zystitis oder Pyelonephritis
Prostatitis
Balanitis

BRUST
Krupp: schlimmer durch Einwirkung von Kälte, schlimmer nachts
Laryngitis. Polypen oder Warzen im Kehlkopf
Bronchitis. Pleuritis. Pneumonie
Asthma
Lungenabszeß
Mastitis. Mamma-Abszeß
Furunkel in den Achselbeugen

EXTREMITÄTEN
- **Paronychie**

Kalte Extremitäten. Raynaud-Syndrom

HAUT
Abszeß, äußerst schmerzhaft. Die Haut heilt langsam, eitert leicht.
Aufgesprungene Haut und Ekzem. Hautgeschwüre. Impetigo. Warzen

KLINISCHE INDIKATIONEN

Abszeß. Adenopathie. Agoraphobie. Akne. Allergie. Angst. Asthma. Balanitis. Blepharitis. Bronchitis. Depression. Ekzem. Iritis. Krupp. Laryngitis. Mastitis. Obstipation. Otitis media. Paronychie. Pharyngitis. Pleuritis. Pneumonie. Prostatitis. Rektalabszeß. Sinusitis. Tonsillitis. Urethrastriktur. Urethritis. Verhaltensstörungen. Warzen

VERGLEICHE

Silicea – Fröstelnd; schlimmer durch Abdecken; Abszeßbildung und Eiterung; splitterartige Schmerzen; Otitis media; Tonsillitis; Panaritium; Adenopathie; kalte, feuchte Füße; übelriechender Schweiß

Arsenicum album – Agoraphobie; Reizbarkeit; Angst; Mangel an Lebenswärme und schlimmer durch Kälte; Verlangen nach Fett und Saurem; übler Geruch

Calcarea carbonica, Sulfur, Psorinum, Graphites, Nitricum acidum, Nux vomica, Mezereum, Mercurius, Rheum

HYDRASTIS

Dieses Mittel verwechselt man leicht mit **Kalium bichromicum**, da ***Hydrastis*** eine Arznei ist, die bei Infektionen mit dicken und fadenziehenden Absonderungen – insbesondere der oberen Atemwege – angezeigt ist. Alle Schleimhäute können von diesem Arzneimittel angegriffen werden. Wenn man die große Zahl der Fälle von malignen Erkrankungen berücksichtigt, von denen Heilungsberichte in unserer Fachliteratur vorliegen (Brust, Magen usw.), wird man anerkennen,

HYDRASTIS

daß **Hydrastis** ein tiefer wirkendes Mittel ist, als in der Regel angenommen wird.

KOPF
Dicke fadenziehende Absonderungen aus den Nebenhöhlen
Ausgeprägte Schleimbildung im Retronasalraum
Chronische Otorrhœ
Geschwollene Zunge, belegt, mit Zahnabdrücken. Schleimiger, dicker Belag auf den Zähnen
Aphthen

VERDAUUNGSTRAKT
Magengeschwüre – gutartig oder bösartig
Erbrochenes ist dick und fadenziehend.
Obstipation

UROGENITALTRAKT
Urethritis. Zervizitis
Chronische, fadenziehende, gelbe Leukorrhœ

BRUST
Bronchitis mit dickem Auswurf

KLINISCHE INDIKATIONEN
Bronchitis. Leukorrhœ. Magengeschwüre. Maligne Erkrankungen. Obstipation. Otitis media. Sinusitis. Vaginitis

VERGLEICHE
Kalium bichromicum*, *Kalium sulfuricum*, *Mercurius

HYDROPHOBINUM

Der dramatische Fall einer an Agoraphobie leidenden Patientin – vorgestellt von *Vithoulkas* –, der durch dieses Mittel geheilt wurde, gab Anlaß zur Entdeckung der tiefen phobischen Natur dieses Arzneimittels. In den meisten Fällen, in denen **Hydrophobinum** angezeigt ist, liegt in der Anamnese eine Tollwutimpfung vor. Allerdings genügt manchmal schon ein schwerer Tierbiß oder die Immunisierung eines Elternteils als Indikation, wenn die Symptomatik klar ist. *Guido Mortelmans* aus Belgien hat zwei Fälle von Phobie vorgestellt (von mir selbst mit einem weiteren Fall bestätigt), in denen der phobische Zustand durch einen Autounfall ausgelöst wurde. Es bestand vor allem hochgradige Furcht vor Hunden. *Richard Pitcairn* aus Portland/Oregon ist Tierarzt, und er hat festgestellt, daß **Lachesis** nahezu ein Spezifikum bei der Behandlung von Folgeerscheinungen nach einer Tollwutimpfung bei Tieren ist. Daraus hat er die Verbindung zwischen **Lachesis** und dem Lyssin-Miasma abgeleitet. *Louis Klein* aus Vancouver sieht **Hydrophobinum** im Zusammenhang mit Zwangsverhalten und einer Mißbrauchs- oder Mißhandlungsthematik in der Familie, wobei sich der Patient isoliert, gequält und lächerlich gemacht fühlt.

GEMÜTSSYMPTOMATIK

Ängste: Furcht zu ersticken; Furcht vor dem Autofahren; Klaustrophobie; Furcht vor Wasser oder fließendem Wasser; Furcht im Flugzeug zu fliegen; Furcht, den Verstand zu verlieren; Angst beim Alleinsein; Furcht, daß sich etwas Schlimmes ereignen wird; Agoraphobie

Gesteigerte Bewußtheit und Hyperaktivität des Geistes, worauf später geistige Dumpfheit und Begriffsstutzigkeit sowie Depressionen folgen.

Heftige Wut. Reizbar und tadelsüchtig. Zorn, gefolgt von Reue Impuls, sich zu stechen

HYDROPHOBINUM

Will aus Wut beißen, knurrt.
Zwangsverhalten. Rituelles Verhalten
Gefühl von Isolation, fühlt sich gequält oder lächerlich gemacht.
Körperliche Mißhandlung oder sexueller Mißbrauch in der Vorgeschichte

ALLGEMEINSYMPTOME
- **Tollwutimpfung in der Anamnese oder Familienanamnese**

Tierbiß in der Anamnese, insbesondere durch ein gegen Tollwut geimpftes Tier

Allgemeine Verschlimmerung durch glitzernde Gegenstände
- **Allgemeine Verschlimmerung beim Hören oder Sehen von fließendem Wasser** (Furcht, Reizbarkeit, Harndrang usw.)

Konvulsionen: schlimmer durch Licht, Flüssigkeiten, bei dem Versuch zu schlucken, durch fließendes Wasser
Verschlimmerung durch Sonne
Überempfindlich gegen alle Reize – Gerüche, Licht, Geräusche
Empfindlich gegen Wind oder das Zufächeln kühler Luft

KOPF
Kopfschmerzen beim Hören von fließendem Wasser
Photophobie; empfindlich gegenüber glitzernden Gegenständen
Übermäßig starker Speichelfluß mit häufigem Bedürfnis, den Speichel auszuspucken
Erstickungsgefühl beim Schlucken von Pillen oder sogar beim Schlucken von Wasser

VERDAUUNGSTRAKT

Nahrungsmittelverlangen: **Schokolade**, Tabak, „seltsame Dinge" während der Schwangerschaft

Abneigung gegen **Wasser**

- **Stuhldrang beim Geräusch von fließendem Wasser**

Diarrhœ

UROGENITALTRAKT

- **Harndrang oder unfreiwilliger Harnabgang beim Geräusch fließenden Wassers**

Harnwegsinfektionen

Übermäßige sexuelle Energie

Dyspareunie. Vaginitis

BEWEGUNGSAPPARAT

Opisthotonus

Schmerz in der rechten Hüfte

Keloide. Wunden schließen sich zu schnell

KLINISCHE INDIKATIONEN

Agoraphobie. Arthritis. Diarrhœ. Dyspareunie. Kopfschmerzen. Phobische Störungen. Epileptische Krampfanfälle. Harnwegsinfektionen. Vaginitis

VERGLEICHE

Arsenicum album – Phobien und Agoraphobie; Impuls, sich zu stechen oder sich Schnittverletzungen zuzufügen

Mercurius**, **Hepar sulfuris**, **Phosphorus**, **Stramonium

HYOSCYAMUS

Die Gemütssymptomatik von **Hyoscyamus** ist so auffallend, daß es schwierig ist, diese Arznei zu verordnen, wenn nicht das eine oder andere Element dieses Bildes vorliegt. Doch alle Arzneimittel haben verschiedene pathologische Stadien, und somit werden wir nicht immer den extravaganten Zustand von Exhibitionismus oder Manie sehen. Im typischen Fall liegen Übererregung, Geschwätzigkeit und abnorm extrovertiertes Verhalten vor. In den Frühstadien der Erkrankung ist der Patient fröhlich und zu Scherzen aufgelegt, häufig spielt er mutwillige Streiche oder macht bösartige Witze. Lästiges dummes Verhalten und albernes Lachen sind häufig. Obgleich **Hyoscyamus** das „passivste" Bild unter den manischen Arzneimitteln zeigt, kann der Patient bösartig und berechnend sein. Dieses Arzneimittel kann die gleiche Neigung zu Gewalttätigkeit und Aggressivität haben wie **Stramonium**, aber die typischen Fälle sind milder; wobei die Gedanken und Worte von größerer Heftigkeit sind als sein Handeln. Entsprechend hat **Hyoscyamos** als übermäßig sexuell erregbares Mittel beinahe ebensoviel Spaß an Gedanken oder Gesprächen über sexuelle Themen wie am Geschlechtsakt selbst.

Besonders auffällig ist bei vielen **Hyoscyamos**-Fällen das Fehlen von moralischem Empfinden oder ethischen Hemmschwellen, was in unserer Fachliteratur als „Schamlosigkeit" beschrieben wird. Wir begegnen diesem schamlosen Verhalten in jedem Alter. Oft zeigt es sich in dem Wunsch, den Körper und die Geschlechtsteile zur Schau zu stellen. Dieser Exhibitionismus geht häufig mit sexueller Erregung und sogar öffentlicher Selbstbefriedigung einher. Die Reaktion schockierter Zeugen bereitet dem Patienten oft Vergnügen. Das Verlangen, andere Menschen zu provozieren oder zu schockieren, kann die tatsächliche sexuelle Erregung sogar noch übertreffen.

Wir können auch schamloses Reden, das Verlangen zu fluchen oder das Erzählen unzüchtiger Witze bei unpassenden Gelegenheiten beobachten. Während sexueller Erregung hat der Patient unter Umständen das Verlangen zu fluchen. Die Schamlosigkeit läßt sich auch an der Freizügigkeit und dem Mangel an Schamgefühl erkennen, mit denen der Patient während der Konsultation über seine Symptome berichtet. Im Gegensatz dazu kann uns ein milder Patiententypus begegnen, der sehr passiv ist, unnötig übertriebene Schamgefühle hat und durch Enttäuschungen deprimiert und verletzt ist. In Fällen von Depressionen oder Manie, die auftreten, nachdem eine Liebesbeziehung zerbrochen ist, sollte man an *Hyoscyamus* denken.

Bei Arzneimitteln mit einem starken Sexualtrieb erwarten wir ein Element von Eifersucht. *Hyoscyamus*-Patienten können ebenso eifersüchtig sein wie *Lachesis*-Patienten. Die Eifersucht kann sowohl in einer Liebesbeziehung als auch in Form von Geschwisterrivalität auftreten. *Hyoscyamus* hat argwöhnische Gedanken in bezug auf die Absichten anderer Menschen – die Furcht, verletzt oder vergiftet zu werden. Weitere Hauptängste von *Hyoscyamus* sind u.a. Furcht vor Hunden, Tieren und Wasser. Das Mißtrauen von *Hyoscyamus* kann sich zu echter Paranoia und Wahnvorstellungen entwickeln. *Hyoscyamus* ist eine Arznei, die auch bei fortgeschrittener Psychose angezeigt ist. Ein *Hyoscyamus*-Patient, bei dem sich die Symptomatik des Mittels voll entwickelt hat, zeigt ein Bild von Wildheit mit Ruhelosigkeit, Tanzen, Gestikulieren und sexueller Manie. Der Patient spricht sehr schnell und wechselt häufig das Gesprächsthema, lacht unbändig, wälzt sich auf dem Fußboden, entblößt sich usw.

Kinder. *Hyoscyamus* ist eines unserer wichtigsten Arzneimittel für Verhaltensstörungen bei Kindern, und es besitzt ein breites Spektrum an Verhaltensauffälligkeiten. Dem Kind fehlt vielleicht nur einfach die vollständige Kontrolle über seine Impulse – es redet, macht Witze und bekommt Wutanfälle bei den unpassendsten Gelegenheiten. Häufig bestehen ungeheure Schwierigkeiten mit anderen Geschwistern; das Kind ist eifersüchtig, provoziert Streitereien und mißhandelt seine Geschwister. Das *Hyoscyamus*-Kind sollte sorgfältig beobachtet werden, um zu vermeiden, daß es jüngeren Geschwistern gegenüber gewalttätig wird, was kaltblütige, bösartige und gefährliche Formen annehmen kann. In den meisten, aber nicht allen Fällen

HYOSCYAMUS

liegt sexuelle Frühreife vor: Masturbieren, heimliche sexuelle Spiele mit anderen Kindern, Exhibitionismus. Das Kind läßt ständig sexuelle Anspielungen in das Gespräch einfließen. Fluchen ist ein sehr charakteristischer Zug, und es wird von diesen provokativen Kindern insbesondere eingesetzt, um andere zu schockieren.

GEMÜT

Geschwätzigkeit
Eifersucht. Argwohn
Beschwerden durch enttäuschte Liebe
Manie, begleitet von Raserei und Zunahme an Körperkraft, Tanzen, wildem Reden und Lachen
Fluchen, unzüchtiges Reden, anzügliche Witze
- **Exhibitionismus; Wunsch, nackt zu sein; berührt die Genitalien.**
- **Albernes, Ärgernis erregendes Verhalten,** insbesondere bei Kindern

Scherze. Späße und Streichespielen. Possenreißen
Verlangen zu töten (ohne daß der Patient diesen Wunsch in die Tat umsetzt)
Kaltblütige bösartige Impulse
Gestikulieren – wie bei Chorea; Tanzen; ruhelose Finger; zupft am Bettzeug
Ängste: Furcht vor Gift und Vergiftetwerden, Hunden, Wasser, Ratten; Angst, wenn er allein ist.

ALLGEMEINSYMPTOME

Konvulsionen: schlimmer durch Schreck, schlimmer während der Menstruation, schlimmer im Schlaf
Schreie oder Kreischen während des epileptischen Anfalls
- Psychomotorische Krampfanfälle. Petit Mal

HYOSCYAMUS

Koma, Stupor, Delirium infolge von Apoplexie, Alkoholgenuß oder Fieber
Ruhelosigkeit

KOPF
Schwindel oder Tinnitus vor Konvulsionen
Zähneknirschen und Schaum vor dem Mund während der Konvulsionen
Zähneknirschen, vor allem im Schlaf
Spasmen, Zuckungen und Zusammenkneifen der Augenlider
Strabismus

INNERER HALS
Dysphagie; Erstickungsgefühl beim Schlucken, selbst beim Schlucken von Flüssigkeiten

VERDAUUNGSTRAKT
Unfreiwilliger Stuhlabgang infolge Aufregung
Kotverhaltung bei älteren Menschen

UROGENITALTRAKT
- **Verlangen, in der Öffentlichkeit zu masturbieren; greift sich in Gegenwart anderer Menschen an seine Genitalien.**

Selbstbefriedigung bei kleinen Kindern
Promiskuität. Übermäßiger Sexualtrieb
Anzügliche, unanständige Sprache während der Ausübung des Geschlechtsakts
Unfreiwilliger Harnabgang; Harninkontinenz während der Konvulsionen

HYOSCYAMUS

BRUST
Durch Kitzelreiz ausgelöster Husten, schlimmer im Liegen nachts

EXTREMITÄTEN
Gestikulieren, das oft rhythmisch und bizarr anmutet
Zupft mit den Fingern an Dingen herum.
Zuckungen und Rucken der Extremitäten, besonders der Hände und Füße
Paralyse, Hemiparese
Konvulsionen

SCHLAF
Schlaflosigkeit durch aufgewühlte Gefühle
Alpträume
Zähneknirschen im Schlaf

KLINISCHE INDIKATIONEN
Apoplexie. Delirium. Enkopresis. Enuresis. Enzephalitis. Epileptische Krampfanfälle. Fieber. Husten. Hyperaktivität. Kotverhaltung. Manisch-depressive Phasen. Meningitis. Paranoia. Schizophrenie. Sepsis. Sexuelle Störungen. Strabismus. Verhaltensstörungen

VERGLEICHE
Stramonium – Verhaltensstörungen und Manie; Gewalttätigkeit; Furcht vor Wasser; übermäßiger Sexualtrieb; Konvulsionen; Strabismus; Geschwätzigkeit; Eifersucht; Zuckungen und Tics

Lachesis – Geschwätzigkeit; Eifersucht; Furcht vor Vergiftung; heftige Wutausbrüche; übermäßiger Sexualtrieb; Schwierigkeiten beim Schlucken; Apoplexie

Veratrum album, Tarantula hispanica, Belladonna, Anacardium, Argentum nitricum

HYPERICUM

Hypericum ist ein Mittel bei Verletzungen, insbesondere für Verletzungen der Nerven und des Rückenmarks. Das Erkennungszeichen von *Hypericum* sind die stechenden und schießenden Schmerzen. Dieses Arzneimittel kann helfen, einer Infektion mit Tetanus vorzubeugen.

ALLGEMEINSYMPTOME
- **Verletzungen: Quetschungen, Wunden mit Gewebszerreißung, Stichwunden in nervenreichen Körperpartien:** Fingerspitzen, Zunge, Zähne, Augen, Genitalien
Schmerzen nach einer Zahnbehandlung
Verletzung der größeren Nerven – d.h. Risse oder Lazeration der medianen Nerven des Plexus brachialis
Konvulsionen nach Kopf- oder Wirbelsäulentrauma. Gehirnerschütterung

RÜCKEN
- **Verletzungen der Wirbelsäule (Frakturen Zerrungen) mit stechenden, schießenden Schmerzen, schlimmer beim Heben der Arme,** schlimmer durch Bewegung, schlimmer beim Urinieren
- **Verletzungen des Steißbeins** infolge von Sturz, Prellung, Wehen und Entbindung

HYPERICUM

EXTREMITÄTEN
Phantomschmerzen in den Gliedern. Schmerzhafte Narben
* Stichwunden, Lazerationen oder Quetschungen der Fingerspitzen

VERGLEICHE
Ledum, Arnica, Natrium sulfuricum, Ruta, Rhus toxicodendron

IGNATIA

Jede der berühmten „Kummerarzneien" – **Ignatia**, **Natrium muriaticum** und **Phosphoricum acidum** – besitzt ihre eigenen Charakteristika. An **Ignatia** denken wir, wenn wir bei Kummer ein Element von Spastizität und Hysterie beobachten. **Ignatia** ist in erster Linie jedoch bei weitem nicht ausschließlich ein Mittel für Frauen. Auch wenn es viele echte konstitutionelle **Ignatia**-Fälle gibt, so überlagert doch in der Mehrzahl der Fälle, in denen **Ignatia** als Heilmittel indiziert ist, der **Ignatia**-Zustand aufgrund eines speziellen Kummererlebnisses oder einer ganzen Folge von traurigen Ereignissen ein anderes Arzneimittelbild. Dieser Umstand hat dazu geführt, daß viele Autoren der homöopathischen Literatur behaupten, daß **Ignatia** nur ein kurz oder oberflächlich wirkendes Mittel sei. Es ist sicherlich richtig, daß wir Arzneien wie **Natrium muriaticum** oder **Aurum** bevorzugen, wenn der Kummer bereits pathologische Veränderungen des Körpergewebes verursacht hat, anstatt sich auf noch funktionelle Störungen zu beschränken. Allerdings deckt das Arzneimittelbild von **Ignatia**, wie wir weiter unten noch sehen werden, viele eigentümliche körperliche Störungen ab, von denen einige in der Tat schwerwiegend sind – insbesondere diejenigen, die im neurologischen Bereich auftreten.

Der *Ignatia*-Typus ist in allem, was er tut oder denkt, romantisch und idealistisch. Diese charakteristischen Eigenschaften in Verbindung mit der für das Mittel üblichen emotionalen Überempfindlichkeit prädestiniert die *Ignatia*-Patienten geradezu für Enttäuschung. Diese Enttäuschungen führen oft zu Verbitterung und sogar Verhärtung. Die Gefühle der *Ignatia*-Patientin sind sehr leicht zu verletzen. Dennoch fällt es der Patientin oft schwer – oder es ist ihr sogar unmöglich –, ihren Emotionen freien Lauf zu lassen. Stattdessen werden die Gefühle krampfartig innerlich festgehalten. Häufig führt diese Verkrampfung der Gefühle zu defensivem Verhalten, und daher kann sich die Patientin grob, argwöhnich oder herausfordernd gegenüber dem behandelnden Homöopathen verhalten.

Wie schon festgestellt, benötigen wir *Ignatia* oft, wenn ein akuter Kummer vorliegt. Die ganze Tiefe des Grams und des Kummers, der in dem Herzen einer *Ignatia*-Patientin verschlossen liegt, kann enorm und unerträglich sein. Natürlich ist Trauer an sich nichts Pathologisches. Wir verwenden *Ignatia* nur dann, wenn sich der Kummer festgesetzt hat oder über Gebühr lange andauert oder Krankheitssymptome erzeugt.

GEMÜT
- **Beschwerden infolge Kummer** (Kopfschmerzen, Amenorrhœ, Chorea, usw.)
- **Beschwerden nach Liebesenttäuschungen**
- **Leicht verletzbare Gefühle; leicht beleidigt**
- **Seufzen**: besonders verbreitet bei älteren Patienten, oft lautes Seufzen

Möchte die Tränen zurückhalten, was zu Schluchzen führt.
Abneigung gegen Trost

IGNATIA

Stürmische Liebesbeziehungen voller Gegenbeschuldigungen. Eifersucht

Wechselhafte Stimmungen – Lachen wechselt zu Weinen (*Pulsatilla*, *Mercurius*, *Crocus*).

- **Hysterie oder hysterische Symptome** wie z. B. Taubheitsgefühl, Parästhesie, Paralyse usw.
- **Furcht vor Vögeln** oder Hühnern. Klaustrophobie

Verlangen zu reisen und Besserung durch Reisen

Ausgeprägte defensive Haltung und Empfindlichkeit

Patienten sind unhöflich und grob oder argwöhnisch und voller Zweifel

ALLGEMEINSYMPTOME

Allgemeine und lokale Beschwerden werden besser beim Reisen.

Allgemeine Verschlimmerung durch Süßigkeiten (*Argentum nitricum*)

Widersprüchliche Symptome – entzündete Gelenke, deren Schmerzen sich bessern, wenn auf die Gelenke Druck ausgeübt wird; Halsschmerzen bessern sich beim Schlucken usw.

Abneigung gegen Tabakqualm oder verqualmte Räume

Besserung im Regen

NEUROLOGISCHE SYMPTOME

Tics, Zuckungen, Spasmen – insbesondere infolge von Kummer

Konvulsionen. Petit Mal. Enzephalitis. Chorea

Hysterische Paralyse oder Anästhesie

KOPF

- **Schwitzen nur im Gesicht**; schwitzt zuerst im Gesicht oder an den Lippen.

IGNATIA

Kopfschmerzen infolge Kummer
Kopfschmerzen, als werde ein Nagel in den Kopf getrieben
Alopezie, insbesondere nach Kummer (***Phosphoricum acidum***)
Übermäßige Körperbehaarung bei Frauen
Die Neigung, sich während des Sprechens oder Kauens auf die Zunge oder die Wangeninnenseiten zu beißen
- **Kloßgefühl im Hals**

VERDAUUNGSTRAKT
Verlangen nach: **Käse**, Obst
Abneigung gegen: • **Obst**
Bulimie
Schluckaufanfälle
Rektale Spasmen, Fissuren, Hämorrhoiden, Prolaps
Empfindung wie von einem Schürhaken oder Messer im Rektum

BRUST
- **Nicht unterdrückbare Anfälle von Kitzelhusten ohne Krankheitszeichen**
- **Seufzen.** Gähnen

Zusammenschnürungsgefühl oder Empfindung von einem Gewicht in der Brust bei Dyspnœ
Herzklopfen infolge von Kummer *(**Digitalis**)*

BEWEGUNGSAPPARAT
Krämpfe der Rückenmuskulatur, insbesondere nach Kummer
Arthritis
Krämpfe oder ziehende Schmerzen

IGNATIA

SCHLAF

Schlaflosigkeit – oder noch häufiger: übermäßige Schläfrigkeit nach Kummer

Träume von Wasser oder von Wellen, die über ihr zusammenschlagen

KLINISCHE INDIKATIONEN

Adipositas. Arrhythmie. Arthritis. Asthma. Bulimie. Chorea. Chronische-Erschöpfung-Syndrom. Depressionen. Enzephalitis. Globus hystericus. Husten. Hysterie oder eine Reaktion, die gegenteilig zu dem ist, was man eigentlich erwarten würde. Kopfschmerzen. Krankheiten, die bedingt sind durch eine belastete Umwelt (z.B. Chemikalienallergien). Kreuzschmerzen. Migräne. Rektale Krämpfe. Rektalfissur. Rektumprolaps. Spasmen. Tics. Übermäßige Körperbehaarung bei Frauen

ERGÄNZUNGSMITTEL

Natrium muriaticum**, **Sulfur**, **Calcarea carbonica**, **Sepia**, **Apis

UNVERTRÄGLICHE MITTEL

Nux vomica

VERGLEICHE

Nux vomica – Spasmen; Krämpfe und Tics; empfindlich gegen Kritik; Eifersucht; rektale Erkrankungen; Obstipation

Natrium muriaticum – Beschwerden infolge von Kummer und enttäuschter Liebe; Hysterie; Abneigung gegen Trost; Globus hystericus; Seufzen; Rückenschmerzen

China**, **Causticum**, **Calcarea phosphorica**, **Strychninum**, **Platinum**, **Sepia

IPECACUANHA

In allen Fällen, in denen Übelkeit und Erbrechen ein herausragendes Element der Symptomatik darstellen, müssen wir an **Ipecacuanha** denken. Praktisch jedes Organsystem kann durch dieses Mittel angegriffen werden, und doch besteht fast immer als Begleiterscheinung eine Magenstörung. Trotz der nahezu universellen Neigung zum Erbrechen verschafft die Entleerung des Mageninhaltes dem Patienten keine Erleichterung, sondern verschlimmert häufig den Allgemeinzustand.

Es gibt zwei spezifischen Bereiche, in denen **Ipecacuanha** besonders nützlich ist: Asthma (oder asthmatischer Bronchitis) und Hämorrhagie.

ALLGEMEINSYMPTOME
   Reizbarkeit
   Periodizität (**Ipecacuanha** ist botanisch mit **China** verwandt.)
   Allgemeine Verschlimmerung durch Erbrechen
   Allgemein warmblütig
   Hämorrhagie

KOPF
   Migränekopfschmerz mit hochgradiger Übelkeit und Erbrechen
   Kopfschmerzen, die sich zum Gesicht, zur Mundhöhle, den Zähnen oder der Zungenwurzel hin erstrecken
   Gesicht auf einer Seite gerötet und heiß (**Aconitum**, **Chamomilla**)
   Epistaxis, häufig mit Blutklumpen
   Steifheit und die Empfindung von Zusammenziehen in Gesichts- und Halsmuskeln beim Husten

IPECACUANHA

- Die Zunge ist bemerkenswert rein trotz der ständigen Übelkeit.

VERDAUUNGSTRAKT

- **Ständige Übelkeit, die den Patienten vollkommen handlungsunfähig macht; der Magen scheint im Körper lose herabzuhängen; die Übelkeit wird durch Erbrechen nicht gebessert.**

Übelkeit und Erbrechen während des Hustens

Übelkeit und Erbrechen während der Kopfschmerzen (***Melilotus, Pulsatilla, Iris, Sanguinaria***)

Übelkeit und Erbrechen während Blutung, Metrorrhagie, Geburtswehen

Ekel vor Nahrung, selbst vor dem Geruch von Nahrung (***Colchicum***)

Bauchkrämpfe oder Kolik

BRUST

- **Asthmatische Bronchitis und Husten besonders der Kinder**

Rasselnder Husten, der bei feuchtwarmem Wetter auftritt

Keuchhusten oder andere schwere Hustenerkrankungen mit Würgen, Erbrechen, Steifheit und Zyanose

Atemstillstand wegen des hochgradigen Hustens

- Bronchiolitis. Krupphusten

Hæmoptysis

UROGENITALTRAKT

- **Gebärmutterblutung, die plötzlich mit hellrotem, nicht verklumptem Blut beginnt; die Blutung tritt gußweise auf und geht oft mit Übelkeit, Erbrechen und Ohnmachtsgefühl einher.**

Metrorrhagie: schlimmer durch Bewegung, während der Geburtswehen oder nach der Entbindung
Hochgradige Dysmenorrhœ mit Übelkeit
Drohender Abort
Hämaturie

EXTREMITÄTEN
Schmerzen in den Knochen, besonders in den langen Knochen der Ober- und Unterschenkel

KLINISCHE INDIKATIONEN
Abort. Asthma. Bronchitis. Epistaxis. Hämaturie. Hämoptyse. Hämorrhagie. Metrorrhagie. Migräne. Pertussis. Wiederholt auftretendes Fieber

SYMPTOMENKOMBINATION
Übelkeit *und* Blutungsneigung

VERGLEICHE
Tabacum, Kalium carbonicum, Kalium sulfuricum, Sanguinaria, Antimonium crudum, Pulsatilla

IRIS VERSICOLOR

Iris ist in erster Linie ein Migränemittel. An diese Arznei sollten wir insbesondere in Fällen von klassischer Migräne denken, mit visueller Aura, Hemikranie sowie auffallender Übelkeit und Erbrechen.

IRIS VERSICOLOR

KOPF
Klassische Migränekopfschmerzen; in der Regel rechtsseitiger Schmerz, dessen Zentrum häufig in der Schläfe oder unterhalb bzw. oberhalb des Auges sitzt
Kopfschmerz, der abwechselnd auf beiden Seiten auftritt (*Lac caninum*)
Wochenendkopfschmerzen (*Sulfur*)
- **Verschwommenes Sehen vor den Kopfschmerzen**; Amaurosis bei Kopfschmerzen

VERDAUUNGSTRAKT
Erbrechen bei Kopfschmerz, was keine Linderung bringt.
Inneres Brennen im Verdauungstrakt vom Mund über den Magen bis zum Anus; wundmachende Diarrhœ
Wiederholtes Auftreten von Magenkrämpfen, begleitet von Erbrechen

HAUT
Gürtelrose, insbesondere auf der rechten Seite des Abdomens
Psoriasis

KLINISCHE INDIKATIONEN
Gastroenteritis. Herpes zoster. Migräne. Neuralgie. Ulkus pepticum

SYMPTOMENKOMBINATION
Psoriasis oder Herpes *mit* Migräne

VERGLEICHE
Sanguinaria, Kalium bichromicum, Robinia, Ipecacuanha, Natrium muriaticum

JACARANDA

In Fällen von **Balanitis**, bei der sich Eiter unter der Vorhaut bildet, ist *Jacaranda* beinahe ein Spezifikum.

JALAPA

Jalapa ist hauptsächlich bei Kinder und Säuglingen angezeigt, die unruhig und untröstlich sind. Das Leitsymptom „Schreit die ganze Nacht lang, aber schläft am Tag" konnte in vielen Fällen bestätigt werden. Die Gemütssymptomatik ist oft mit Durchfallerkrankungen, Koliken, Verdauungsstörungen, Appetitmangel und Abmagerung verbunden.

JODUM

Die Beziehung zwischen Jod und der Schilddrüse ist wohlbekannt, daher sollte es nicht überraschen, daß *Jodum* einen Krankheitszustand hervorruft, der dem klinischen Bild derHyperthyreose ähnelt. Der Metabolismus ist in hohem Maße beschleunigt und erzeugt Ruhelosigkeit, Abmagerung mit großem Hunger und enorme Hitze. Der Patient leidet an ängstlicher Ruhelosigkeit, die er nur schwer beherrschen kann. Auch schwerere Krankheitszustände mit plötzlich auftretenden Impulsen und Zwangsneurosen können auftreten.

JODUM

GEMÜTSSYMPTOMATIK
Eilige, nervöse und ruhelose Patienten
Heftige Impulse der Gewalttätigkeit, wenn er zur Untätigkeit gezwungen ist. Große Reizbarkeit
Zwangsneurose. Überprüft Dinge immer wieder. Rituelles Verhalten
Patienten kommen mit vielen oder ungeordneten Symptomenlisten in die Sprechstunde.
Angst: besser durch körperliche Anstrengung, besser durch Essen
Nervöse Erregbarkeit

ALLGEMEINSYMPTOME
Allgemeine Besserung durch Bewegung oder körperliche Anstrengung
- **Allgemein schlimmer durch Fasten und besser durch Essen**

Große Hitze; *Jodum*-**Patienten gehören zu den Menschen mit der größten Lebenswärme in der Materia medica** (die Extremitäten können allerdings kalt sein).
Allgemein schlimmer durch Hitze und Besserung durch Kälte oder kaltes Baden
Allgemeine Verschlimmerung, wenn er sich in seinem Drang zur Aklitivität zurückhält
- **Abmagerung trotz gewaltigen Appetits**

Vergrößerung von Drüsen, Leber oder Milz bei abgemagerten Patienten
Pulsieren, das im ganzen Körper, sogar bis in die Fingerspitzen oder Zehen, empfunden wird
Schwäche durch Aufwärtsgehen/Treppensteigen
Allgemeine Besserung im Freien

KOPF

Exophthalmus bei Hyperthyreosepatienten
Allergie, Heuschnupfen, wundmachende Nasenabsonderung
Kropf, groß und in einigen Fällen schmerzhaft
Zucken der Augenlider, insbesondere der unteren Augenlider
Kopfschmerzen durch Fasten
Trockene Nasenverstopfung; Verlust des Geruchssinnes
Äußere Erscheinung: Dunkler Teint und dunkles Haar

VERDAUUNGSTRAKT

Heißhunger, unersättlicher Appetit
- **Abmagerung trotz Aufnahme gewaltiger Nahrungsmengen**

Ikterus bei vergrößerter Leber und Milz
Chronische Diarrhœ bei abgemagerten Kindern

UROGENITALTRAKT

Atrophie der Geschlechtsorgane – der Hoden, Eierstöcke, Mammæ, Brustwarzen – möglicherweise, nachdem eine Vergrößerung vorausgegangen ist
Wundmachende Leukorrhœ. „Leukorrhœ frißt Löcher in die Wäsche" wird häufig als Leitsymptom zitiert.
Hodenhochstand

BRUST

Heftiges Herzklopfen: schlimmer durch geringe körperliche Anstrengung, schlimmer durch Hitze, besser durch Kälte
Empfindung, als werde das Herz umfaßt oder zusammengepreßt *(Cactus)*
Laryngismus mit Brennen in der Brust und im Kehlkopf. Laryngospasmus

JODUM

Heuasthma
Trockener, schmerzhafter Husten; Krupp
Viele Heilungsberichte in Pneumoniefällen

EXTREMITÄTEN

Rheumatismusattacken, denen eine Diarrhœ vorausgeht
Pulsieren, das bis in die Extremitäten empfunden wird. Tremor
Kaut an den Nägeln.

KLINISCHE INDIKATIONEN

Adenopathie. Allergie. Angstneurose. Arrhythmie. Asthma. Bronchitis. Diarrhœ. Hyperthyreose. Kachexie. Laryngospasmus. Leukorrhœ. Pneumonie. Struma. Zwangsneurose

VERGLEICHE

Argentum nitricum, Lachesis, Bromum, Spongia, Tuberculinum, Tarantula, Lycopodium, Jod-Salze

JUGLANS CINEREA

Juglans cinerea ist ein wichtiges Hautmittel, insbesondere für Ekzemfälle, wobei häufig die **Haut an Händen und Fingern stark aufgesprungen** ist.

JUGLANS REGIA

Juglans regia ist ein wichtiges Mittel bei Hydradenitis. Dabei kommt es zu schweren Formen rezidivierender **Abszesse in den Achselhöhlen**, in denen sie Narben hinterlassen. Dieses Arzneimittel kann außerdem bei Kopfschmerzen im Hinterhaupt indiziert sein.

KALIUM ARSENICOSUM

Die enorme Angst, die wir in diesem Arzneimittel finden, steht im allgemeinen wie bei *Arsenicum album* in Verbindung mit der Gesundheit. Die beiden Mittel können leicht miteinander verwechselt werden. Die Angst von *Kalium arsenicosum* konzentriert sich jedoch eher auf das Herz und gipfelt häufig in anfallsartigen Angstzuständen oder einem hysterischen „Herzinfarkt". Dieser Aspekt fällt umso mehr auf, wenn man den eher konservativen und reservierten Charakter berücksichtigt, der für alle Pottaschensalze typisch ist. *Kalium arsenicosum* ist auch in vielen Fällen von Asthma, Psoriasis sowie anderen Hautkrankheiten mit oder ohne den typischen Gemütszustand indiziert.

GEMÜT
  Angst um die Gesundheit
  - **Furcht vor Herzerkrankung** oder anderen Krankheiten wie Hirnschlag oder Krebs
  Panikattacken

KALIUM ARSENICOSUM

ALLGEMEINSYMPTOME
    Mangel an Lebenswärme; Verschlimmerung durch Kälte oder durch Betreten eines kalten Zimmers
    Allgemeine Verschlimmerung durch kalte Speisen oder Getränke nach Überhitzung
    Schläft auf der linken Seite mit der Hand auf der Brust, wie um das Herz zu schützen.
    Neigung zu maligner Entartung

KOPF
    Allergie, schlimmer an kalter Luft
    Schwellung der Unterlider

VERDAUUNGSSYSTEM
    Im Epigastrium die Empfindung von Muskelkater oder „wie zerschlagen" oder ein Leeregefühl im Epigastrium
    Diarrhœ, schlimmer nachts

BRUST
    Asthma: schlimmer nachts, besonders von 1.00 bis 3.00 Uhr morgens

HAUT
    Brennende, juckende Ausschläge: schlimmer durch Entkleiden, schlimmer durch Kälte
    Psoriasis. Ekzem. Hautkrebs

KLINISCHE SYMPTOME
    Allergie. Angst. Asthma. Ekzem. Epitheliom. Leukorrhœ. Psoriasis

VERGLEICHE
Arsenicum album, Nitricum acidum, Aurum, Kalium carbonicum, Lachesis

KALIUM BICHROMICUM

Bei **Kalium bichromicum** denkt man immer zuerst an dicke, zähklebrige Absonderungen, besonders aus der Nase. Die Persönlichkeit des typischen **Kalium bichromicum**-Patienten ist ebenfalls „zähklebrig". Dieser Mensch ist ziemlich konformistisch und neigt dazu, rigide an Routinetätigkeiten zu kleben (ebenso wie der Schleim an der Membran klebt). Der Patient gibt gern ausführliche, weitschweifige Antworten, wo ein Satz genügen würde; er scheint sich geradezu an Ihre Aufmerksamkeit zu klammern. Ein **Kalium bichromicum**-Patient klagt normalerweise nicht über geistige oder emotionale Probleme, sondern konzentriert sich auf seine körperliche Pathologie. Wenn er jedoch das Gefühl hat, daß seine materiellen Bedürfnisse nicht befriedigt werden, so kann er gereizt oder trübsinnig werden.

Vor allem die Schleimhäute werden angegriffen, insbesondere die der Atemwege. Darüber hinaus stellt die Sekretbildung mit reichlichen dicken Absonderungen fast immer eine Problematik dar. Arthritische Störungen und miteinander abwechselnde körperliche Erkrankungen sind ebenfalls recht charakteristisch.

GEMÜT
   Konformist
   Reizbarkeit
   Trübsinn

KALIUM BICHROMICUM

ALLGEMEINSYMPTOME

Mangel an Lebenswärme und schlimmer durch Kälte
Wechsel der Beschwerden von einem Organsystem zum nächsten oder von einer Körperstelle zur anderen
- **Schmerzen, die im Bereich einer kleinen umschriebenen Stelle empfunden werden**

Allgemeine Verschlimmerung durch feuchte Kälte (mit Ausnahme des Rheumatismus, der durch warmes Wetter verschlimmert wird)
Periodizität; Beschwerden täglich zur selben Stunde
Adipositas
Allgemeine Verschlimmerung durch Bier
Allgemeine Verschlimmerung um 1.00 Uhr morgens

KOPF

Lichtscheu, danach Sehverlust mit Kopfschmerzen
- **Kopfschmerzen an umschriebener Stelle** – etwa in der Größe einer kleinen Münze

Schmerz, Schweregefühl oder Brennen an der Nasenwurzel *(Kalium jodatum)*

Kopfschmerzen oder Trigeminusneuralgie, häufig in Verbindung mit oder als Folge von unterdrücktem Nasensekret
Dicker, fadenziehender Schleim auf den Zähnen oder im Hals
Die Zunge sieht glatt, rot und glänzend aus ***(Pyrogenium)***.
Empfindung von einem Haar auf der Zunge *(Silicea)*

NASE

- **Sinusitis** – sowohl akut als auch chronisch. Hauptsächlich bei maxillarer Sinusitis, aber jede Nebenhöhle kann betroffen sein.
- **Nasales oder retronasales Sekret – dick, eitrig, gewöhnlich gelb und fadenziehend**

- **Stark nasaler Klang der Stimme**

  Druck und Völlegefühl an der Nasenwurzel und durch die Nebenhöhlen hindurch

  Dicke Krusten in der Nase, welche festkleben und beim Entfernen bluten

  Polypen in der Nase

  Ulzeration der nasalen oder oropharyngealen Schleimhäute

HALS

Dicke Absonderungen werden aus dem Hals ausgeräuspert.

Schwellung der Uvula

Heiserkeit; Laryngitis

VERDAUUNGSSYSTEM

- **Magenbeschwerden abwechselnd mit Rheumatismus oder Asthma**

  Gastritis mit brennenden Schmerzen im Magen

  Ulkus pepticum

  Schmerzen werden auf eine kleine Stelle beschränkt empfunden.

  Erbrechen von Schleimfäden

  Abneigung gegen Fleisch

  Verlangen nach Süßigkeiten

  Diarrhœ: schlimmer morgens beim Aufstehen, schlimmer durch Bier

  Sommerdurchfall. Kolitis

  Diarrhœ abwechselnd mit Rheumatismus

UROGENITALSYSTEM

Nierensteine mit stechenden Schmerzen, die zur Blase ausstrahlen

KALIUM BICHROMICUM

Libidoverlust kann auftreten, obgleich allgemein das sexuelle Verlangen gut ist.
Linksseitige Ovarialzyste

BRUST

Asthma: schlimmer nachts, besonders von 1.00 bis 2.00 Uhr morgens
- **Husten mit reichlichem dickem oder fädigem grünem Sputum bei Asthma oder Bronchitis**

Rasselnde Atmung während des Schlafes *(**Kalium sulfuricum** bei Kindern)*
Husten schlimmer am Morgen beim Erwachen, schlimmer durch Essen
Krupphusten
Kitzelgefühl an der Gabelung der Luftröhre
Kältegefühl in der Herzgegend *(**Kalium nitricum**)*
Brustschmerzen, die in den Rücken ausstrahlen. Schmerzen im Brustbein

RÜCKEN

Kältegefühl im Rücken oder Nackenbereich
Ischiassyndrom
Schmerzen im Kreuzbein oder Steißbein: schlimmer beim Sitzen, nach dem Koitus und vor der Harnentleerung

EXTREMITÄTEN

Wandernde Arthritis
- **Gelenkschmerzen wechseln ab mit Atemwegs- oder Verdauungsbeschwerden.**

Schmerzen in Gelenken oder Muskeln, die plötzlich auftreten und verschwinden

Arthritische Schmerzen, schlimmer bei warmem Wetter

HAUT
Hautgeschwüre: tief und scharf umgrenzt

KLINISCHE INDIKATIONEN
Adipositas. Allergie. Arthritis. Asthma. Bronchitis. Diarrhoe. Gastritis. Geschwüre. Ischialgie. Kopfschmerzen. Krupp. Migräne. Nasenpolypen. Neuralgie. Nierensteine. Ovarialzysten. Pneumonie. Rückenschmerzen. Sinusitis. Ulkus pepticum

ERGÄNZUNGSMITTEL
Arsenicum album

VERGLEICHE
Hydrastis, Thuja, Silicea, Mercurius, Cinnabaris, andere Kalisalze, Pulsatilla

KALIUM BROMATUM

Kalium bromatum hat stark ausgeprägte religiöse Gefühle, sogar bis hin zu religiösen Wahnideen. Das **Brom**-Element steuert paranoide Züge bei, daher rührt das bekannte Schlüsselsymptom: „Wahnidee, er sei als einziger das Ziel von Gottes Zorn." Wenn in der Anamnese Mißbrauch im Kindesalter auftritt, so führt dies häufig zu Verlassenheitsgefühl, Verfolgungswahn, Angst und Entsetzen. Es ist ein nützliches Mittel für Patienten mit Störungen des Nervensystems – Epilepsie, Psychose, Katatonie. *Ananda Zaren* aus Santa Barbara, Kalifornien, zeigte kürzlich einige ausgezeichnete Fälle von stark er regten und wütenden Patienten, die auf **Kalium bromatum** gut reagiert haben. Sie unterstrich einerseits das bekannte Händeringen als Symptom und konnte andererseits bei diesen Fällen eine ausgeprägte Neigung zum Seufzen feststellen.

GEMÜT

- **Gefühl, er sei Ziel von Gottes Zorn** oder von Gott verlassen

Übermäßig ausgeprägte Religiosität

Paranoia. Katatonie. Delirium tremens. Autismus. Geistige Retardierung

Religiöse Verzweiflung (zweifelt zutiefst daran, daß ihm die ewige Seligkeit zuteil werden wird); Gefühl, er hätte ein Verbrechen verübt

Suizidgedanken

Enorme Angstzustände; außer sich vor Angst

Furcht vor: Vergiftung, Verletzung, Alleinsein, Wahnsinn

Wut und Zorn. Manie

Schlafwandeln und nächtliche Angstzustände

Gedächtnisschwäche. Amnesie

ALLGEMEINSYMPTOME

Rechtsseitige Beschwerden

Taubheitsgefühl und Anästhesie

Konvulsionen. Petit mal

KOPF

Akne im Gesicht, besonders auf der Stirn

GENITALIEN

Uterusmyome. Zysten oder Tumore der Ovarien

Übermäßiges sexuelles Verlangen

BEWEGUNGSAPPARAT
Plötzliche Rückenschmerzen oder Schmerzen wie von elektrischen Schlägen im Rücken
Schmerzen im Kreuz und Ischiasbereich
- **Ringen der Hände. Nervöse oder ruhelose Hände**
Ruhelosigkeit
Nervös zappelnde Bewegungen der Finger und Füße.*(Zincum, Tarantula, Sulfur, Causticum, Medorrhinum, Rhus toxicodendron)*
Taubheitsgefühl des gesamten Körpers

SCHLAF
Nächtliche Angstzustände *(Stramonium)*
Angst bei Nacht; kann nicht schlafen, wenn er allein gelassen wird.
Schlaflosigkeit; schlaflos aus Kummer. Zähneknirschen im Schlaf

KLINISCHE INDIKATIONEN
Akne. Apoplexie. Ataxie. Epileptische Krampfanfälle. Hysterie. Ischialgie. Kreuzschmerzen. Nächtliche Angstattacken. Paranoia. Schizophrenie. Uterusmyome

VERGLEICHE
Arsenicum album, Pulsatilla, Sulfur, Kalium carbonicum, Lachesis, Stramonium, Hyoscyamus

KALIUM CARBONICUM

Kalium carbonicum gehört zu den grundlegenden und besonders umfassend und tief wirkenden Arzneimitteln unserer Materia medica. Es ist eines unserer wichtigsten Mittel bei der Behandlung von Arthritis, Katarrh der Atemwege, Asthma, peptischem Ulkus und sogar malignem Geschehen.

Der *Kalium carbonicum*-Patient läßt sich allgemein als zwanghaft beschreiben, er hält sich rigide an Paragraphen, Vorschriften und Regeln. Das Ausdrücken von Gefühlen fällt ihm ausgesprochen schwer, und er hält seine Emotionen streng unter Kontrolle. Pflichtbewußtsein steht bei *Kalium carbonicum* als Konstitutionstyp an oberster Stelle. Solche Menschen würden niemals im Halteverbot parken und erstatten versehentlich zuviel gezahltes Wechselgeld immer gewissenhaft zurück. Die Welt ist in seinen Augen schwarz-weiß. Es sind häufig sehr stoische Patienten. Sie klagen nicht über ihre Situation, bis die Belastung ein wirklich unerträgliches Maß erreicht. Alles, was außerhalb ihrer Kontrolle liegt, kann ausgesprochen beunruhigend sein. In diesem Zusammenhang können Furcht vor Dunkelheit (dem Unsichtbaren), vor Gespenstern (dem Unfaßbaren, Körperlosen) und vor der Zukunft auftreten – vor allem aber die Furcht vor Krankheit und insbesondere vor einer drohenden Erkrankung. Die Angst wird oft somatisch, vor allem im Solarplexusbereich, empfunden. Es ist beachtenswert, daß sich die Pathologie bei *Kalium carbonicum* nicht zu Depressionen, Verwirrung oder anderen tiefgreifenden Gemütserkrankungen hin entwickelt. Sie bleibt vielmehr vor allem auf den physischen Körper begrenzt.

GEMÜT

- **Konservative, loyale, moralisch aufrechte Menschen**
- **Rigide; unfähig, auch nur gegen eine triviale Vorschrift zu verstoßen**

Dogmatisch. Mag keine Veränderung.

KALIUM CARBONICUM

Furcht vor: **drohender Krankheit**, dem Alleinsein, Dunkelheit, Gespenstern

Angst und Sorgen. Angstgefühl wird häufig im Epigastrium empfunden.

Fährt leicht zusammen – bei Geräuschen usw.

Reizbarkeit. Streitsüchtig

Abneigung gegen Berührung

ALLGEMEINSYMPTOME

Mangel an Lebenswärme, schlimmer durch Kälte

- **Erträgt keinen Luftzug; Luftzug verschlimmert.**

Auch Verschlimmerung durch Hitze ist möglich, besonders während akuter Erkrankung.

Allgemeine Verschlimmerung durch kalte Getränke bei Überhitzung *(Bellis perennis)*

Allgemeine Verschlimmerung durch Koitus (schwach, getrübte Sicht, Depression)

- **Allgemeine Verschlimmerung von 2.00 bis 4.00 Uhr morgens**

Stechende Schmerzen *(Bryonia, Nitricum acidum, Hepar sulfuris)*

Frostschauer gegen 17.00 bis 18.00 Uhr

Äußere Erscheinung: untersetzt oder adipös; konservative Kleidung – Männer kämmen sich vorn das Haar immer noch zu einer „Tolle" hoch.

Sitzt während der Konsultation auffallend steif da.

KOPF

Kopfschmerzen, besonders in den Nebenhöhlen

- **Schwellung der Augenlider**, Ober- oder Unterlid; Ptosis

Sackartige Schwellung des Oberlids im inneren Augenwinkel

Ausgeprägtes Ödem der Bindehaut, v.a. als allergische Reaktion

KALIUM CARBONICUM

Ausfallen der Augenbrauen
Chronischer Nasenkatarrh mit dickem Sekret. Sinusitis
Tinnitus

HALS
Pharyngitis mit stechenden Schmerzen im Hals
Halsschmerzen: schlimmer durch kalten Luftzug, Kälte und leeres Schlucken
Schwierigkeiten beim Schlucken

VERDAUUNGSSYSTEM
Verlangen nach Süßigkeiten
- **Angstgefühl, oder das Gefühl wie zerschlagen im Epigastrium**

Angst oder Übelkeit im Epigastrium durch emotionale Erregung
Ulkus pepticum. Gastritis
Magenschmerzen durch kalte Getränke bei Überhitzung
Schmerzhafte Hämorrhoiden: brennend, stechend, schlimmer nachts
Obstipation, besonders vor oder während der Menses
Erbrechen oder Würgen durch Husten

UROGENITALTRAKT
Menses scharf, wundmachend. Menses verspätet sich oder bleibt aus.
Metrorrhagie. Uterusmyome
Verspätete Wehen mit starken Rückenschmerzen. Fehlgeburten
Nierensteine mit stechenden Schmerzen
Prostatitis

Niereninsuffizienz mit Schwellung, sogar Anasarka, besonders auffallend um die Augen

BRUST
- **Asthma, schlimmer von 2.00 bis 4.00 Uhr oder um 3.00 Uhr morgens**

Atembeschwerden:
schlimmer beim Flachliegen; • **besser beim Aufrechtsitzen;** • **besser beim Vornüberbeugen, die Ellbogen auf die Knie gestützt; besser bei Hochlage des Rückens, gestützt durch mehrere Kissen**

Stechende, reißende Schmerzen, die in der Brust umherwandern

Angina pectoris. Stauungsherzinsuffizienz

Herzklopfen mit Hitzewallungen und Dyspnœ

Empfindung von Kälte in der Brust

Schwellung der Brüste

HUSTEN

Krampfartiger Husten, Kitzeln im Hals

Husten: schlimmer nachts, besonders von 2.00 bis 4.00 Uhr morgens; schlimmer morgens beim Erwachen

Husten mit dickem, eitrigem Auswurf von käsigem Geschmack

Keuchhusten. Bronchitis

Pneumonie, häufig linksseitig, aber auch im rechten unteren Lungenlappen

Pneumonie bei Kindern, die wegen stechender Schmerzen beim Einatmen aufschreien. Sie können weder essen oder trinken noch schlafen.

KALIUM CARBONICUM

RÜCKEN

Kreuzschmerzen. Ischiassyndrom besonders rechtsseitig
- **Rückenschmerzen treiben ihn nachts aus dem Bett**; er muß sich aufrichten, um sich umzudrehen; schlimmer bei Menses, beim Sitzen und Gehen; besser durch Druck
Wirbelsäulenverkrümmung

EXTREMITÄTEN

Arthrosis deformans. Gelenkschmerzen, schlimmer bei Kälte und feuchter Kälte
Empfindliche Fußsohlen

SCHLAF

- **Erwachen nachts, besonders zwischen 2.00 und 4.00 Uhr**
Erwacht 4 Stunden nach dem Einschlafen.
Grundlose Schlaflosigkeit, „kann einfach nicht loslassen".
Rucken oder Zuckungen beim Einschlafen oder während des Schlafs
Redet im Schlaf. Erschrecktes Hochfahren im Schlaf

KLINISCHE INDIKATIONEN

Allergie. Anämie. Angina pectoris. Arthritis. Asthma. Cholelithiasis. Bindegewebserkrankungen. Hypertonie. Ischiassyndrom. Kopfschmerzen. Kreuzschmerzen. Migräne. Nierensteine. Pertussis. Pneumonie. Prostatahypertrophie. Psoriasis. Schlaflosigkeit. Sinusitis. Sklerodermie. Stauungsherzinsuffizienz. Ulkus pepticum. Uterusmyome

ERGÄNZUNGSMITTEL

Phosphorus, Nux vomica, Carbo vegetabilis

VERGLEICHE
   Calcarea carbonica – Mangel an Lebenswärme und schlimmer durch Kälte und feuchte Kälte; untersetzt; praktische Menschen; ängstlich; verantwortungs- und pflichtbewußt; Verlangen nach Süßigkeiten; Arthritis; kalte Füße; Steinbildung und Verkalkung
   Arsenicum album – Ängstliche Patienten von gepflegter Erscheinung; kälteempfindlich; Atembeschwerden, besser durch Aufrechtsitzen; Schlaflosigkeit; Ulkus pepticum; geschwollene Lider
   Silicea, Kalium bichromicum, Dulcamara, Natrium muriaticum

KALIUM FERROCYANATUM

Dies ist ein wichtiges Mittel in Fällen von Gebärmutterblutung oder schwerer Menstruation mit • **reichlichen Blutungen, die auffallend schmerzlos sind.** Uterusmyome können Blutungen verursachen, sogar bis hin zu extremer Anämie. Das Mittel hat viel Ähnlichkeit mit anderen Kalisalzen und ist bei Asthma und Allergie indiziert, wenn gleichzeitig eine Hämorrhagie im Vordergrund steht.

KALIUM JODATUM

Dieses Arzneimittel ist von Allopathen wie Homöopathen als Antisyphilitikum verwendet worden. Zahlreiche Hauptsymptome entsprechen dem syphilitischen Krankheitsbild. Eine andere Symptomen-

KALIUM JODATUM

gruppe des Mittels läßt sich eher von der Schilddrüsenpathologie und der Wirkung von Jod auf die Schilddrüse her erfassen. Die Patienten geben häufig zu, daß es sehr schwer sei, mit ihnen auszukommen, weil sie sehr launisch und emotional verhärtet sein können. *Kent* beschreibt den **Kalium jodatum**-Patienten als reizbar und sogar grausam. *Vithoulkas* hat dieses Mittel dreiwertig in der Rubrik *Furcht vor dem Bösen* nachgetragen und auch zur Vorsicht gemahnt, daß es nach wiederholten Gaben von **Kalium jodatum**. zum erneuten Auftreten alter Ausscheidungen kommen könne.

ALLGEMEINSYMPTOME

Warmblütig und schlimmer durch Hitze; Hitzewallungen

Allgemeine Verschlimmerung nachts, von 2.00 bis 5.00 Uhr, oder besonders um **5.00 Uhr**

Allgemein schlimmer in geschlossenen Räumen, Verlangen nach frischer Luft und Besserung im Freien

Allgemeine Verschlimmerung am Meer oder durch Seeluft

Allgemeine Besserung durch Bewegung und fortgesetzte Bewegung

Knochenschmerzen nachts (syphilitisch)

Schwellung, Abszeß, Atrophie der Drüsen (Lymphknoten, Hoden, Brüste etc.)

KOPF

Allergische Rhinitis mit dicken gelben oder grünen Absonderungen, Brennen und Entzündung der Nase. Die Allergie wird gebessert in warmen Räumen, obgleich sich der Patient dort schlechter fühlt.

Rezidivierende Sinusitis mit Schmerzen im Gesicht, und insbesondere an der Nasenwurzel

Sinusitis bei jeder Erkältung oder bei Wetterwechsel

Brennen in der Nase, schlimmer bei jedem Atemzug

KALIUM JODATUM

Kopfschmerzen: brennende oder stechende Schmerzen, schlimmer um 5.00 Uhr, schlimmer durch Hitze

Iritis, oft syphilitisch, schlimmer nachts; häufig mit grünlicher Absonderung

Furunkel am Kopf und im Gesicht

HALS

Struma, mit oder ohne klinische Hyperthyreose
- Morbus Basedow; Struma mit Exophthalmus

Aphthen und Geschwüre im Mund, an der Zungenspitze und im Hals

Pharyngitis, schlimmer durch Sprechen; Schwellung von Uvula, Tonsillen, Larynx

Schmerz an der Zungenwurzel beim Herausstrecken der Zunge

UROGENITALTRAKT

Chronische Urethritis

Häufiger Harndrang vor der Menses wird oft als Schlüsselsymptom angesehen.

Hodenatrophie

Laut homöopathischer Literatur eines der Hauptmittel für Syphilis in allen Stadien.

BRUST

- **Rezidivierende Pneumonie**

Akute Pneumonie, v.a. rechtsseitig

Asthma mit Verschlimmerung um 5.00 Uhr morgens

Erwacht mit Erstickunsgefühl und Dyspnœ

Furunkel an Brust und Rücken

KALIUM JODATUM

EXTREMITÄTEN

Schwere Ischialgie: schlimmer beim Liegen auf der befallenen Seite, schlimmer bei Ruhe, besser durch Bewegung und Umherlaufen

Arthritis: besonders im Knie, besser durch Bewegung und Kälte, schlimmer bei Hitze

Nächtliche Knochenschmerzen

Manche Homöopathen halten es für ein wichtiges Mittel bei Knochentumoren und Osteomyelitis.

HAUT

Rezidivierende Furunkel

Urtikaria

Juckreiz: schlimmer bei Hitze, besser durch kalte Luft oder kaltes Bad

KLINISCHE INDIKATIONEN

Abszeß. Allergie. Arthritis. Asthma. Hyperthyreose. Hypothyreose. Iritis. Ischialgie. Kopfschmerzen. Pneumonie. Sinusitis. Struma. Syphilis

VERGLEICHE

Kalium sulfuricum, Lachesis, Jodum, Pulsatilla, Arsenicum album, Ferrum jodatum

KALIUM NITRICUM

Auf **Kalium nitricum** stoßen wir häufig anhand seiner Ähnlichkeit mit anderen Kalisalzen. Dieses Mittel ist primär bei Erkrankungen der Atemwege, insbesondere bei Asthma, Bronchitis und sogar Tuberkulose indiziert. Die Symptome erinnern oftmals an **Nitricum acidum**, der Patient hält an seinem Groll fest, hat Angst um die Gesundheit und ein Verlangen nach Fett.

GEMÜT
  Angst um die Gesundheit
  Träumt von Reisen

ALLGEMEINSYMPTOME
  Warmblütig und allgemein schlimmer durch Hitze (mit Ausnahme des Hustens)
  Allgemeine Verschlimmerung durch Kalbfleisch (Diarrhœ, Kopfschmerzen usw.)

KOPF
  Nasenverstopfung. Chronische Sinusitis. Rechtsseitige Nasenpolypen

VERDAUUNGSTRAKT
  Verlangen nach Fett
  Kolitis mit wundmachender Diarrhœ und schweren Bauchkrämpfen

UROGENITALTRAKT
  Diabetes insipidus
  Menses mit tintenartig schwarzer Blutung

BRUST

Asthma: schlimmer um 3.00 Uhr, muß sich aufsetzen.
Schwere Dyspnœ, kann nicht trinken wegen der Kurzatmigkeit.
Kältegefühl in der Herzgegend *(Natrium muriaticum, Kalium bichromicum)*
Husten: schlimmer nachts, schlimmer durch kalte oder frische Luft, verursacht Schmerzen in der Brust.
Pneumonie mit Dyspnœ; schwerer, als es die Pathologie vermuten läßt

EXTREMITÄTEN

Kälte der unteren Extremitäten
Taubheit und hölzernes Gefühl in den Gliedern

KLINISCHE INDIKATIONEN

Allergie. Asthma. Bronchitis. Diarrhœ. Kolitis. Pneumonie. Rhinitis. Sinusitis. Tuberkulose

VERGLEICHE

Kalium sulfuricum, Nitricum acidum, Sanguinaria, Sambucus

KALIUM PHOSPHORICUM

Kalium phosphoricum ist ein Mittel, an das man in Fällen von geistiger und körperlicher Erschöpfung denkt, besonders nach Phasen großer Belastung oder Überbeanspruchung. Es ist bei Studenten oder Intellektuellen indiziert, welche enorme Anstrengungen hinter sich haben und eine Art geistigen Zusammenbruch erleiden *(Picrinicum acidum, Conium)*. Besonders in Fällen, in denen starke Erschöpfung und geistige Stumpfheit in Verbindung mit Nervosität und Überempfindlichkeit auftreten, denken wir an **Kalium phosphoricum**. Der Patient ist häufig extrovertiert und gerät durch schlechte Nachrichten oder internationale Katastrophenmeldungen leicht aus der Fassung.

GEMÜT

Geistige Erschöpfung. Reizbar, ruhelos, ängstlich nach geistiger Überanstrengung

Zusammenzucken oder Zusammenfahren durch Geräusche; überempfindliche Reaktion auf alle Reize

Fühlt sich überfordert, niedergeschlagen, mutlos. Hochgradige nervöse Angst

ALLGEMEINSYMPTOME

Mangel an Lebenswärme, schlimmer durch Kälte
Allgemeine Verschlimmerung durch Koitus
Hochgradige Erschöpfung. Schwäche nach Chemotherapie oder Krebsoperation
Allgemeine Verschlimmerung nachts

KOPF

Kopfschmerzen, schlimmer durch geistige Anstrengung
Chronische Absonderung aus dem Ohr
Schwellung und Bluten des Zahnfleischs, besonders in Verbindung mit Verdauungsstörungen

VERDAUUNGSTRAKT

Verlangen nach: kalten Getränken und kalten Speisen, Süßigkeiten, Essig

KALIUM PHOSPHORICUM

Blähungen, schnelle Sättigung, Nahrungsmittelunverträglichkeiten
Diarrhoe, häufig sehr übelriechend

UROGENITALTRAKT
Übelriechende Menses oder Leukorrhoe

EXTREMITÄTEN
Arthritis: besser durch Bewegung, besser durch Wärme

KLINISCHE INDIKATIONEN
Angstzustände. Chronische-Erschöpfung-Syndrom. Diarrhœ. Kopfschmerzen. Multiple Sklerose. „Neurasthenie". Vaginitis. Verdauungsstörungen

VERGLEICHE
Gelsemium, Calcarea carbonica, Sepia, Phosphorus, Nux vomica

KALIUM SULFURICUM

Kalium sulfuricum wird häufig übersehen, obgleich es zahlreiche klare Hinweise auf seine Indikation gibt. Viele Homöopathen haben bereits darauf aufmerksam gemacht, daß die **Pulsatilla**-Pflanze reichlich Pottaschensulfat enthält, was die große Ähnlichkeit dieser beiden Arzneimittel erklären mag. **Kalium sulfuricum** wird oft als „reizbare **Pulsatilla**" bezeichnet (dabei kann **Pulsatilla** an sich schon ziemlich reizbar sein!). Die beiden Mittel ähneln einander in der physischen Pathologie – chronische Absonderungen aus den Ohren, Arthritis und vor allem chronische Beschwerden der Nebenhöhlen und Atemwege, insbesondere Asthma.

Die **Kalium sulfuricum**-Persönlichkeit ist wie **Pulsatilla** emotional sanft und recht schüchtern, doch unter dieser Oberfläche liegt eine unerwartete Härte oder Reizbarkeit. Der Patient klagt möglicherweise über mangelndes Selbstbewußtsein, Antriebslosigkeit und Langeweile sowie über Depression. Wie die meisten Kalisalze ist auch er konservativ und ängstlich darauf bedacht, Vorschriften und Regeln bis in die kleinsten Einzelheiten zu erfüllen.

GEMÜT
  Reizbarkeit
  Depression und Trägheit
  Mangel an Selbsbewußtsein

ALLGEMEINSYMPTOME
  Warmblütig, schlimmer durch Hitze oder warme Umschläge
  Allgemein besser an kalter und frischer Luft
  Verabscheut Überhitzung trotz möglicher Verschlimmerung durch Kälte
  Allgemeine Verschlimmerung durch Wetterwechsel, durch kaltes Wetter
  Allgemeine Verschlimmerung durch Gehen an frischer Luft
  Allgemeine Verschlimmerung in warmen Räumen

KOPF
  Chronische Otitis mit Taubheit durch Verstopfung der Gehörgänge, manchmal mit gelblichen Absonderungen
  Chronische Nasenverstopfung; häufig gelbliche, retronasale Absonderungen, schlimmer durch starke Überhitzung, durch Kälte oder kaltes Wetter

KALIUM SULFURICUM

Schnarchen
Kopfschmerzen: schlimmer in warmen Räumen, besser beim Gehen an frischer Luft
Gelbliches Exsudat auf der Zunge und im Rachen
Heuschnupfen
Gelbliche Abschuppung der Kopfhaut

VERDAUUNGSTRAKT
Verlangen: **Süßigkeiten**. Kalte Speisen
Abneigung: **Eier**. Warme Getränke

BRUST
Asthma: schlimmer abends oder nachts, besser im Freien
Giemen, Pfeifen und Knisterrasseln in der Brust während des Schlafes, v.a. bei Kindern *(Kalium bichromicum, Antimonium tartaricum)*
Keuchen: schlimmer in warmen Räumen, besser an kühler Luft
Bronchitis mit locker klingendem Husten; Auswurf dick, gelb, muß geschluckt werden; schlimmer im Winter
Schnarchen

EXTREMITÄTEN
Arthritis: schlimmer durch Hitze, schlimmer abends, besser bei kaltem Wetter oder durch kalte Umschläge *(Ledum, Guajacum, Pulsatilla, Lac caninum, Sulfur)*
Wandernde Arthritis *(Formica rufa, Berberis, Pulsatilla, Kalium bichromicum)*
Kalte Hände und Füße *(im Gegensatz zu Sulfur)*

SCHLAF
Schreckenerregende Träume – von Gespenstern, Tod, Einbrechern, Mord

HAUT
Epitheliom. Psoriasis. Ekzem: besser im Freien

KLINISCHE INDIKATIONEN
Allergie. Arthritis. Asthma. Bronchitis. Ekzem. Erkältungen. Hautkrebs. Otitis media. Psoriasis. Sinusitis. Tuberkulose

ERGÄNZUNGSMITTEL
Pulsatilla, Carbo vegetabilis

VERGLEICHE
Pulsatilla – Warmblütig und schlimmer durch Hitze; Asthma und Allergie; Nasenkatarrh; wandernde Arthritis
Sanguinaria, Sulfur, Calcarea sulfurica, andere Kalisalze

KALMIA

Kalmia ist ein Arzneimittel, an das man denken muß, wenn eine Symptomenverbindung von Neuralgie und Rheumatismus vorliegt *(Spigelia, Cimicifuga, Berberis)*. Mit seinen ersten Worten beschreibt uns der Patient in der Regel hochgradige Schmerzen. Wenn die oberflächliche Pathologie unterdrückt wird (Rheumatismus usw.), finden wir bei *Kalmia* darüberhinaus Herzstörungen, insbesondere rheumatischer Natur, oder andere Herzklappenerkrankungen.

ALLGEMEINSYMPTOME

Schmerzen erstrecken sich von oben nach unten (sowohl was die Ausstrahlung der Schmerzen betrifft als auch im Hinblick auf das Fortschreiten der Erkrankung und Übergreifen auf neue Gelenke und Muskelgruppen in weiter unten liegenden Bereichen).

Die Schmerzen nehmen im Tagesverlauf mit der Sonne zu und ab *(Glonoinum, Stannum, Sanguinaria usw.)*, in manchen Fällen allerdings kann eine nächtliche Verschlimmerung stattfinden.

Mangel an Lebenswärme. Kälte verschlimmert.

KOPF

Gesichtsneuralgie, v.a. rechtsseitig

Gesichtsneuralgie nach Herpes zoster

Gesichtsschmerzen: außerordentlich stark, erstrecken sich zu den Zähnen oder in den Bereich der Augen hinein.

Steifheit um die Augen und Augenlider herum *(Ruta)*

Schmerzen im Augenbereich: schlimmer im Tagesverlauf, schlimmer durch Bewegung der Augen

Iritis

Kopfschmerzen erstrecken sich vom Hals oder Rücken zum Kopf *(Gelsemium, Silicea, Sanguinaria)*.

BRUST

Brustschmerzen strahlen zur linken Hand und dem linken Arm aus (ganz gleich, ob bei Rheumatismus, intercostaler Neuralgie oder Herzbeschwerden).

Organische Herzerkrankung, v.a. infolge von unterdrückter Arthritis

Herzklappenerkrankung, Hypertrophie des Herzmuskels oder Endokarditis – sogar bis hin zu fortgeschrittener Stauungsherzinsuffizienz

Brustschmerzen oder Herzklopfen: schlimmer beim Liegen auf der linken Seite, besser in Rückenlage

Herzklopfen kann sehr intensiv sein, sichtbares Anheben des Brustkorbs und laute Herzgeräusche sind bei diesem Arzneimittel ebenfalls gut dokumentiert.

EXTREMITÄTEN

Arthritische Schmerzen, die abwärts ausstrahlen

Gelenkschmerzen, die wandern und fortschreitend die Gelenke von oben nach unten in Mitleidenschaft ziehen

Plötzliche, hochgradige, akute Arthritis, schlimmer nachts, schlimmer bei Bewegung

Schmerzen in der Schulter, v.a. wenn sich der Schmerz zum Ellbogen, dem Handgelenk oder der Hand hin erstreckt. Bursitis

Schmerzen und Entzündung der Knie

KLINISCHE INDIKATIONEN

Angina pectoris. Arrhythmie. Arthritis. Bursitis. Fibrositis-Syndrom. Gicht. Herzklappenerkrankung. Kopfschmerzen. Neuralgie – fazial, intercostal usw.

ERGÄNZUNGSMITTEL

Spigelia

KREOSOTUM

VERGLEICHE
> ***Spigelia*** – Kombination von Neuralgie und Herzerkrankung; Herzklopfen und Herzgeräusche; Angina pectoris; Rheumatismus
>
> ***Berberis*** – Stechende neuralgische Schmerzen bei Rheumatismus
>
> ***Lachesis, Cactus, Spongia, Phosphorus, Ranunculus bulbosus, Rhus toxicodendron, Ruta, Bryonia, Cimicifuga, Abrotanum***

KREOSOTUM

Kreosotum ist für seinen Nutzen in Fällen von Wundheit, Entzündung und Hämorrhagie im Bereich der Vagina, des Zervix uteri und der Gebärmutter bekannt. Es ist ein wichtiges Mittel bei allen menstruellen und hormonellen Störungen. Bei jeder Schleimhautentzündung, die eitrige Infektionen hervorruft und dazu führt, daß die Gewebe spröde werden, sich auflösen und bluten, müssen wir ***Kreosotum*** in Erwägung ziehen.

GEMÜT
> Reizbar und mißmutig. Reizbare Kinder und Säuglinge
> Empfindlich gegenüber Musik
> Furcht vor und Abneigung gegen Geschlechtsverkehr bei Frauen

ALLGEMEINSYMPTOME
> **Wundheit und Entzündung der Schleimhäute**
> **Hämorrhagien und abnorme Blutungen**
> **Sehr übler Geruch der entzündeten Körperpartie**

KREOSOTUM

Pulsieren durch den ganzen Körper
Linksseitige Beschwerden
Allgemeine Verschlimmerung von 18.00 Uhr abends bis 6.00 Uhr morgens

KOPF

Kopfschmerzen, schlimmer vor der Menstruation oder während der Menses

Intensive Kopfschmerzen mit Ausstrahlung zu den Zahnwurzeln, wie Nervenschmerzen

MUND

Speichelfluß während der Schwangerschaft

Übler Mundgeruch, insbesondere durch entzündetes Zahnfleisch oder kariöse Zähne

- **Zahnverfall der Milchzähne,** „Zähne verfallen, sobald sie durch das Zahnfleisch brechen."

Schwierige Zahnung; das Kind ist reizbar und weint *(Chamomilla, Calcarea phosphorica).*

Zahnfleisch ist entzündet, schwammig und blutet leicht oder bildet leicht Geschwüre.

VERDAUUNGSTRAKT

Verlangen nach: geräucherten Speisen

Übelkeit und Erbrechen vor und während der Menses; während der Schwangerschaft

Gastritis oder träge Verdauung mit Erbrechen unverdauter Nahrung Stunden nach der Nahrungsaufnahme

Übelkeit und Erbrechen während der Schwangerschaft

Sodbrennen

KREOSOTUM

Hochgradige Obstipation, Aufschreien während der Stuhlentleerung

UROGENITALTRAKT
- **Leukorrhœ mit eitrigen wundmachenden Absonderungen und starkem Jucken**

Leukorrhœ, die Juckreiz, Schwellung und Wundheit der Vulva verursacht; die Wundheit dehnt sich sogar bis zu den Oberschenkeln aus und verursacht enormes Brennen, wenn der Harn über den Körperteil läuft.

Leukorrhœ, schlimmer während der Schwangerschaft, schlimmer vor der Menstruation

Hochgradige Dyspareunie

Zervixkatarrh. Zervixdysplasie

Maligne Erkrankung des Zervix uteri, der Gebärmutter oder der Vagina

Plötzlicher Harndrang; Enuresis im Tiefschlaf

Menstruationsfluß hört beim Gehen auf.

Menses wundmachend und übelriechend, starker und klumpiger Menstruationsfluß

Metrorrhagie, schlimmer durch Koitus

Prämenstruelles Syndrom mit Reizbarkeit, Kopfschmerzen, Übelkeit usw.

BRUST

Husten und Bronchitis mit eitrigem oder blutigem Auswurf

Husten, wenn die Lage im Bett verändert wird

Das Symptom „Husten löst Gähnen aus" wird von vielen Autoren als Schlüsselsymptom angesehen.

EXTREMITÄTEN
    Schmerzen im Daumen, v.a. links
    Juckreiz und Wundheit der Haut, v.a. in den Hautfalten

KLINISCHE INDIKATIONEN
    Bronchitis. Dysmenorrhœ. Dyspareunie. Gastritis. Gastroenteritis. Hämorrhagie. Husten. Kopfschmerzen. Maligne Erkrankungen. Metrorrhagie. Prämenstruelles Syndrom. Pyorrhœ. Vaginitis. Zahnung

VERGLEICHE
    Sepia – Vaginitis; wundmachende Absonderungen; schmerzhafter Koitus; prämenstruelles Syndrom; Schwangerschaftsübelkeit; Kopfschmerzen
    Murex, Nitricum acidum, Mercurius, Mercurius corrosivus, Terebinthina, Arsenicum album, Carbo animalis, Calcarea phosphorica

LAC CANINUM

Der typische **Lac caninum**-Patient ist erregbar, extrovertiert (beinahe wie **Phosphorus**), hysterisch und steckt voller Ängste. Die Vorstellungskraft ist übererregt, was viele hysterische Symptome und hysterische Ängste hervorruft. Die Hauptangst bei den meisten **Lac caninum**-Patienten ist natürlich Furcht vor Schlangen, aber eine Vielzahl von anderen Ängsten – wie etwa Angst um seine Gesundheit, Furcht vor dem Wahnsinn, dem Tod und Furcht ohnmächtig zu werden – können den Patienten veranlassen, den Homöopathen zu jeder Tages- und Nachtzeit anzurufen. Manchmal entstehen aus der

LAC CANINUM

Verbindung von Gemütserregung und Vorstellungskraft Wahnvorstellungen: hinsichtlich Schlangen, Spinnen und anderem Ungeziefer; daß andere von oben auf ihn herabblicken; daß er schwebt usw.

Die körperlichen Symptome sind durch Veränderlichkeit gekennzeichnet – sie wandern von einer Seite zur andern oder von einem Ort zum andern. Das klassische Merkmal ist der Wechsel der Symptome von rechts nach links und wieder zurück, allerdings liegen häufig nicht so sehr wechselnde als vielmehr wandernde Symptome vor. Der Patient ist auch überaus empfindlich gegenüber Lärm, Licht und Berührung.

GEMÜT
Furcht vor Schlangen *(Lachesis)*
Ängste: Furcht vor Krankheit, Tod, **Ohnmacht**, Wahnsinn, Autofahren, Gewitter, Erdbeben, Hunden
Angst um die Gesundheit
Schwaches Konzentrationsvermögen. Vergeßlich
Mangelndes Selbstbewußtsein und Selbstwertgefühl
Fehler beim Sprechen oder Schreiben
Empfindung zu schweben

ALLGEMEINSYMPTOME
Mangel an Lebenswärme, aber gebessert bei kaltem Wetter
Beschwerden wechseln die Seiten.

KOPF
Schwindel, als würde er schweben: schlimmer beim Gehen, schlimmer beim Liegen im Bett
Kopfschmerzen wechseln die Seiten, entweder während einer Kopfschmerzattacke oder von einer Attacke zur nächsten.
Kopfschmerzen im Hinterhaupt, die zur Stirn ausstrahlen

Kopfschmerzen: schlimmer von Mitternacht an, schlimmer morgens beim Erwachen
Nasenverstopfung oder dicke grünliche Absonderung, welche abwechselnd auf beiden Seiten auftritt
Kiefer knacken beim Essen.
Kalte Nase
Flüssigkeiten werden beim Schlucken aus der Nase gestoßen.
Photophobie

INNERER HALS

Pharyngitis mit Schmerzen, welche die Seiten wechseln
Halsschmerzen, die sich zu den Ohren erstrecken; besser durch kalte Getränke
Wurde als eines der Hauptmittel bei Diphtherie angesehen.
Tonsillitis

VERDAUUNGSTRAKT

Verlangen nach: **Salz, Gewürztem, Pfeffer, warmen Getränken, Whiskey**
Milchunverträglichkeit

BRUST

Schmerzen und Schwellung der Brüste: schlimmer vor der Menstruation, schlimmer durch Erschütterung; häufig abwechselnd auf beiden Seiten
Manche Autoren empfehlen das Mittel, um das Versiegen der Milch beim Abstillen zu fördern.

UROGENITALTRAKT

Starker Sexualtrieb, aber Verschlimmerung durch Koitus
Libidoverlust

LAC CANINUM

Schmerzen in den Ovarien, wechseln die Seiten
Schmerzen im Uterus, die sich aufwärts ausbreiten
Flatus aus der Vagina

EXTREMITÄTEN

Hitze und Empfindlichkeit der Füße
Deckt die Füße im Bett ab.
Schmerzen in den Extremitäten, welche die Seiten wechseln
Fibrositis-Syndrom. Rheumatismus
Empfindlichkeit der Extremitäten: muß die Finger oder Beine spreizen, um zu verhindern, daß sie einander berühren.
Das Mittel wurde bei rheumatischem Fieber empfohlen.
Rückenschmerzen, die von einer Stelle zur andern wandern; Ischiasbeschwerden, welche die Seiten wechseln

SCHLAF

Schläft auf dem Rücken mit einem Bein angezogen, so daß der Fuß auf dem anderen Knie liegt – oder schläft zusammengerollt auf der Seite, so daß das Gesicht beinahe die Knie berührt.
Träume von Schlangen, Hunden und Ungeziefer

KLINISCHE INDIKATIONEN

Allergie. Arthritis. Diphtherie. Fibrositis-Syndrom. Hypertonie. Ischiassyndrom. Migräne. Pharyngitis. Phobien. Rheumatisches Fieber. Schwindel. Sinusitis. Tonsillitis

VERGLEICHE

Phosphorus – Extrovertiert; beeinflußbar; Ängste; Nahrungsmittelverlangen nach Salz, Gewürztem, Alkohol

Argentum nitricum – Extrovertiertheit; Phobien; Verlangen nach Salz; Pharyngitis

Lachesis – Furcht vor Schlangen; Geschwätzigkeit; Schwebegefühl; spreizt die Finger; Migräne

LAC DEFLORATUM

An **Lac defloratum** denkt man hauptsächlich in Fällen von Migränekopfschmerzen, denen eine Aura von verschwommenem Sehen vorausgeht. Der Patient leidet oft während der Kopfschmerzen an ausgeprägter Übelkeit und Erbrechen. Außerdem ist **Lac defloratum** ein Arzneimittel bei Diabetes.

ALLGEMEINSYMPTOME
Allgemeine Verschlimmerung durch Milch

KOPF
Stirnkopfschmerzen mit Übelkeit und Erbrechen sowie Schüttelfrost
Kopfschmerzen: besser durch kalte Umschläge, besser im Liegen oder wenn der Patient im Dunkeln liegt
Kopfschmerzen: schlimmer durch Lärm, schlimmer durch Licht, schlimmer während der Menstruation
Periodische Kopfschmerzen, insbesondere wöchentlich auftretende Kopfschmerzen
Verschwommene Sicht vor den Kopfschmerzen *(Iris)*
Photophobie
Hitzewallungen in der linken Gesichtshälfte und im Nacken

LAC DEFLORATUM

VERDAUUNGSTRAKT
Obstipation bei Patienten mit chronischen Kopfschmerzen
Großer, harter und schmerzhafter Stuhl
Ausgeprägte Abneigung gegen Milch; Milchunverträglichkeit

UROGENITALTRAKT
Reichliche oder häufige Harnentleerung bei Kopfschmerzen

HAUT
Empfindlichkeit der Haut gegen kalte Berührung

KLINISCHE INDIKATIONEN
Diabetes. Migräne. Milch- oder Laktoseunverträglichkeit. Obstipation

VERGLEICHE
Iris, Natrium carbonicum

LACHESIS

Vithoulkas beschreibt die Essenz von **Lachesis** als „eine Überreizung, die nach einem Ventil sucht". Damit meint er, daß der **Lachesis**-Patient auf allen Ebenen eine innere Stimulierung oder Erregung empfindet, die entweder durch die körperlichen Symptome oder durch Verhaltensweise und Sprache ausgedrückt werden muß. Der Geist steckt voller Gedanken, und der Patient kann es nicht ertragen, sie zurückzuhalten (Schwatzhaftigkeit). Die Gefühle sind extrem leidenschaftlich, und der Patient drückt sie mit oft erschreckender

Intensität aus. Körperlich liegt innerer Erethismus vor – eine Erregbarkeit, die sich in Pulsieren, Hämorrhagie, Hitzewallungen und Absonderungen ausdrückt.

Intensität. Der *Lachesis*-Patient ist an allen Fronten leidenschaftlich. Er arbeitet hart, wetteifert in hohem Maße und liebt Eifersucht. Von seinen Mitmenschen wird der Patient fast immer als „von intensiver Ausstrahlung" beschrieben. Er ist oftmals sehr selbstbezogen und arrogant. Der *Lachesis*-Patient kennt die Schwächen anderer und hat keine Hemmungen, sie an diesen verletzbaren Punkten anzugreifen. Er besitzt eine sarkastische Schlagfertigkeit und kann sogar seinen Freunden oder dem Homöopathen gegenüber schneidende Bemerkungen machen.

Eifersucht. *Lachesis* besitzt eine sehr stark ausgeprägte sexuelle Energie und Leidenschaft. Der *Lachesis*-Mensch braucht eine sexuelle Beziehung als Ventil und wird sehr anhänglich und besitzergreifend seinem Partner bzw. seiner Partnerin gegenüber. *Lachesis* kann ein völlig unvernünftiges Mißtrauen gegenüber seiner Partnerin haben. Die mißtrauische Haltung bezieht sich nicht nur auf Liebesbeziehungen, sondern auch allgemein auf die Absichten anderer Menschen. Wenn dieses Verhalten zu weit fortschreitet, kann der Patient eine ausgesprochene Paranoia entwickeln.

Redseligkeit. *Lachesis* ist der geschwätzigste von allen unseren Patienten. Er kann nichts dagegen tun. Es steckt so vieles in ihm, das ausgedrückt werden muß, er kann es nicht alles für sich behalten. Oftmals redet der Patient so viel, daß es jedem anderen Gesprächspartner unmöglich ist, auch nur ein Wort einzuwerfen.

Der introvertierte Typ. Wenn diese intensiven Gefühle bei einem Patienten unterdrückt und nicht herausgelassen werden, sieht man nicht den charakteristischen *Lachesis*-Typus. Stattdessen ist der Patient weich, angenehm und etwas introvertiert. Er behält seine starken Gefühle für sich und drückt sie nicht aus. Wenn dies geschieht, so beobachten wir Minderwertigkeitsgefühle mit einer Art von verborgenem Neid, eine Schüchternheit und eine frustrierte, kritische Haltung nahezu allen seinen Mitmenschen gegenüber. In die sem unterdrückten Zustand kann der Patient lähmende Ängste und Phobien entwickeln.

Kinder. Das *Lachesis*-Kind ist gewöhnlich unfähig, seine übermäßig starken Gefühle wirksam zu beherrschen. Häufig bringen die Eltern das Kind aufgrund von Verhaltensstörungen oder emotionaler Probleme in die Sprechstunde, die typischerweise nach der Geburt eines neuen Babys in der Familie einsetzen. Das Kind ist extrem eifersüchtig seinem neuen Brüderchen oder Schwesterchen gegenüber **(*Hyoscyamus*, *Veratrum album*, *Stramonium*, *Calcarea sulfurica*)**. Häufig entwickelt sich aus dieser starken Eifersucht eine körperliche Pathologie, wie etwa Asthma. Das Kind wird geradeheraus sagen, daß es den jüngeren Bruder oder die Schwester haßt. Ein *Lachesis*-Junge kann sehr eifersüchtig auf seinen Vater sein. Das Kind kann sich auch sehr besitzergreifend gegenüber seinen Freunden verhalten und verlangen, daß sie ausschließlich ihm ihre Aufmerksamkeit schenken und duldet keine anderen Freunde. Außerdem scheint das Kind eine frühreife Aufmerksamkeit gegenüber den Menschen seiner Umgebung zu besitzen. Es ist in der Lage, den verwundbarsten Punkt herauszufinden und verbal zuzuschlagen – wie eine Schlange. Das Kind kann die Autorität einer anderen Person über sich nicht ertragen; es duldet keine Einschränkungen. Dieses Muster kann sich im Erwachsenenalter als extreme Ablehnung von Autorität fortsetzen – etwa, wenn ein Vorgesetzter am Arbeitsplatz oder seine Ehefrau ihn um eine Gefälligkeit bittet.

GEMÜT

Leidenschaftliche Menschen von intensiver Ausstrahlung
- **Eifersucht, Neid**

Mißtrauen, sogar Verfolgungswahn
- **Geschwätzigkeit**

Wut, Zorn, Aggressivität, Haß und Rachegelüste
- **Sarkastisch**

Ängste: Furcht vor • **Schlangen**, Gift und Vergiftung, Herzkrankheit, Wahnsinn, Erbrechen; Furcht, es könnte jemand hinter ihm sein

Gewissensbisse, Schuldgefühle

Wahnideen von großer Schuld; „gibt jedes Verbrechen zu mit Ausnahme von Mord".

Depressiv und ängstlich, schlimmer morgens beim Erwachen. Selbstmordneigung

Malt sich phantasievoll sein eigenes Begräbnis aus.

Große Angst und tiefe phobische Zustände

Beschwerden durch Kummer oder enttäuschte Liebe

Manische Zustände mit gepreßtem Sprechen, Aggressivität, Schlaflosigkeit

Minderwertigkeitsgefühl und Hemmungen (siehe auch oben: der „introvertierte Typus")

Alkoholismus oder Drogenabhängigkeit

ALLGEMEINSYMPTOME

Heiß; verschlimmert durch Hitze (in manchen Fällen allerdings findet man auch Kälteempfindlichkeit.)

- **Allgemeine Verschlimmerung während des Schlafs oder beim Erwachen; schläft in die Verschlimmerung hinein.**
- **Allgemeine Verschlimmerung vor der Menstruation**
- **Allgemeine Besserung, sobald** (oder nachdem) **der Menstruationsfluß einsetzt**
- **Allgemeine Verschlimmerung im Klimakterium** oder während der Schwangerschaft

Allgemeine Verschlimmerung im Frühling und im Herbst

Allgemeine Verschlimmerung durch unterdrückte Absonderungen

- **Linksseitige Symptome**

LACHESIS

- **Symptome beginnen auf der linken Seite und wandern nach rechts.**
- **Allgemeine Verschlimmerung durch Unterdrückung der Möglichkeit, seine Sexualität auszuleben**
- **Hitzewallungen**
- **Allgemeine Verschlimmerung beim Liegen auf der linken Seite**
- **Purpurne Verfärbung** (des Gesichts, von Hautläsionen, Furunkeln, Hämorrhoiden); sieht gestaut, plethorisch oder zum Bersten gefüllt aus.
- Abneigung gegen Berührung oder Druck
- **Hypertonie**

NEUROLOGISCHE SYMPTOME

Koma und Delirium infolge von Hirnschlag, Alkohol oder Fieber
Konvulsionen. Eklampsie. Parese. Hemiplegie. Apoplexie

KOPF

Migräne. Pulsierende Kopfschmerzen. Berstende Kopfschmerzen

Kopfschmerzen auf der linken Seite oder im Scheitelbereich

Kopfschmerzen: schlimmer durch Hitze, schlimmer vor der Menstruation, besser während des Menstruationsflusses, schlimmer während der Schwangerschaft und im Klimakterium, besser durch Druck

Hitzewallungen im Gesicht

Linksseitige Otitis media, hochgradige Schmerzen, schlimmer nachts

Hämorrhagie der Retina

Haarausfall, besonders in der Schwangerschaft

Epistaxis

Zittern der Zunge beim Herausstrecken

INNERER HALS

Linksseitige Pharyngitis; oder die Pharyngitis wandert von links nach rechts. Tonsillitis

Halsschmerzen: schlimmer durch Schlucken, v.a. von Flüssigkeiten oder Speichel, aber besser beim Schlucken fester Nahrung; schlimmer durch warme Getränke; besser durch kalte Getränke

Halsschmerzen: der Schmerz strahlt beim Schlucken zu den Ohren aus.

Würgt beim Schlucken.

Empfindung von Kloß im Hals, zeitweilig besser durch Schlukken

Schluckschwierigkeiten, besonders beim Schlucken von Flüssigkeiten oder Speichel

- **Enge Kragen, Rollkragen, Halsketten sind unerträglich.**
- **Abneigung gegen Berührung am Hals**

VERDAUUNGSTRAKT

Verlangen nach: **Teigwaren**, Austern, scharfen Speisen, **Alkohol**

Einschnürende Kleidung um das Abdomen ist unerträglich.

Kolitis mit Linderung während der Diarrhœ

Hämorrhoiden: gestaut, inkarzeriert, purpurfarben

Diarrhœ vor der Menstruation

Hepatitis. Ikterus

UROGENITALTRAKT

Nierensteine. Nephritis mit dunklem oder schwarzem Urin

Ovarialtumore oder Zysten, insbesondere auf der linken Seite

Hochgradige Dysmenorrhœ, kann keine Kleidung ertragen; besser bei Menstruationsfluß

LACHESIS

- **Prämenstruelles Syndrom – reizbar, eifersüchtig, deprimiert, Kopfschmerzen, Hitzewallungen**

Übermäßig starker Sexualtrieb, Nymphomanie

Masturbation, übermäßig starke und frühreife sexuelle Entwicklung

BRUST

- **Asthma nach Eifersucht** oder intensiver Gefühlserregung

Asthma: schlimmer nachts, schlimmer während des Schlafs, schlimmer am Morgen beim Erwachen, schlimmer in einem heißen Raum

Asthma: besser im Freien; besser durch Kälte; besser, wenn er vornübergebeugt sitzt *(Kalium carbonicum, Arsenicum album, Spongia)*

Muß während des Asthmaanfalles Hemd oder Nachtgewand aufreißen.

- **Erwacht nachts mit Erstickungsgefühl, insbesondere beim Einschlafen.**

Angina pectoris. Stauungsherzinsuffizienz

Myokardinfarkt mit Zusammenschnürungsgefühl in der Brust, die Schmerzen strahlen aus zum linken Arm.

- **Herzklopfen, schlimmer im Liegen auf der linken Seite**, schlimmer nachts, schlimmer im Schlaf

Beklemmung in der Brust, schlimmer im Liegen auf der linken Seite

BEWEGUNGSAPPARAT

Spreizt die Finger, kann es nicht ertragen, daß sie einander berühren.

Ischiasbeschwerden: rechts- oder linksseitig, mit Hyperästhesie der Beine – selbst die Berührung des Bettlakens ist unerträglich.

LACHESIS

Ischiassyndrom während der Schwangerschaft
Krampfaderleiden, besonders der Beine, gewöhnlich kräftig rosa, aber auch schwarze Verfärbung ist möglich.
Eiskalte Gliedmaßen
Streckt nur selten die Füße unter der Bettdecke vor.
Herpes zoster auf der linken Seite des Rückens
Geschwüre an den Beinen; Hinken
Anfällig für Blutergüsse. Purpura
Melanom. Schwarze oder purpurne Hautläsionen. Erysipel

SCHLAF
- **Schläft auf der rechten Seite, links ist unmöglich.**
- **Fährt im Schlaf auf, wie durch Erstickungsgefühl. Atemstillstand während des Schlafs.**
- **Alpträume**

KLINISCHE INDIKATIONEN

Alkoholismus. Alpträume. Angina pectoris. Arrhythmie. Apoplexie. Bindegewebserkrankungen. Claudicatio intermittens. Diarrhœ. Drogenabhängigkeit. Emphysem. Endometriose. Epileptische Krampfanfälle. Epistaxis. Globus hystericus. Hitzewallungen. Hämoptyse. Hämorrhagie. Hämorrhoiden. Hepatitis. Herpes zoster. Herzklappenerkrankungen. Hochdruckkrise. Hyperthyreose. Hypertonie. Ischiasbeschwerden. Kolitis. Maligne Erkrankungen. Manisch-depressive Zustände. Menopause. Metrorrhagie. Migräne. Myokardinfarkt. Nephritis. Nierensteine. Otitis. Ovarialzyste. Paranoia. Pharyngitis. Polyzythämie. Purpura. Hämorrhagie der Retina. Scharlach. Septikämie. Thyreoiditis. Ulkus pepticum. Uterushämorrhagie. Verhaltensstörungen. Varizen

LACTICUM ACIDUM

ERGÄNZUNGSMITTEL
Lycopodium, Nitricum acidum, Hepar sulfuris

VERGLEICHE
Hyoscyamus – Schwatzhaftigkeit; Eifersucht; hypersexuell; Verfolgungswahn und Hirnschlagsymptome; Manie
Crotalus horridus, Naja, Schlangengifte – Herz- und Kreislaufsymptome; Hämorrhagie; Ekchymosen; Sepsis; linksseitige Symptome
Cimicifuga – Schwatzhaftigkeit; Migräne; Menstruationsstörungen
Lac caninum – Furcht vor Schlangen; empfindlich gegen Berührung; Verlangen nach Alkohol
Phosphorus, Sulfur, Apis, Medorrhinum, Platinum, Cactus, Zincum

LACTICUM ACIDUM

Lacticum acidum ist ein spezifisches Arzneimittel bei Übelkeit während der Schwangerschaft. Dieses Arzneimittel ist auch bei Diabetes, Arthritis und Gastritis indiziert.

VERDAUUNGSTRAKT
Schwangerschaftsübelkeit: schlimmer morgens, häufig begleitet durch übermäßigen Speichelfluß und Sodbrennen, besser durch Essen
Aufstoßen, Sodbrennen und Übelkeit

UROGENITALTRAKT
Reichliche Harnausscheidung; Diabetes

EXTREMITÄTEN
Schwellung der Gelenke und Rheumatismus

SYMPTOMENKOMBINATION
Diabetes *und* Rheumatismus

VERGLEICHE
Benzoicum acidum, Sepia, Lac defloratum, Symphoricarpus racemosus, Tabacum, Natrium sulfuricum

LACTUCA VIROSA

Lactuca ist ein Arzneimittel, an das man in Fällen von fortgeschrittenen Lebererkrankungen, chronischer Hepatitis und sogar Leberzirrhose denken sollte.

LATHYRUS SATIVUS

Lathyrus ist ein wichtiges Arzneimittel für neurologische Erkrankungen, insbesondere für neurodegenerative Erkrankungen. *Vithoulkas* hat gezeigt, daß der emotionale Zustand dieses Arzneimittels durch ein Gefühl charakterisiert ist, als säße man durch äußere Umstände in einer Falle. Der Patient ist in der Regel stark emotional, doch es

LATHYRUS SATIVUS

mangelt ihm an innerer Stärke. Nach einer Phase, in welcher der Patient sich unfähig fühlt, aus dieser Falle oder Klemme herauszukommen, bemerkt er eine Schwäche, die gewöhnlich in den Beinen beginnt, was seine innere Unfähigkeit symbolisiert, der Situation zu entrinnen. Ich hatte in dem Fall einer jungen Frau mit Multipler Sklerose erfolglos **Staphisagria** verschrieben. Die Krankheit konzentrierte sich hauptsächlich auf die Beine und war die Folge einer Art von Unterdrückung und emotionaler Erpressung seitens der Familie. *Vithoulkas* verschrieb **Lathyrus** mit sehr guter Wirkung.

GEMÜT

Erkrankungen, die aus Konfliktsituationen entstehen, in denen der Patient das Gefühl hat, keinen Ausweg aus einer unerträglichen Situation zu finden.

ALLGEMEINSYMPTOME

- **Gähnen** und Schläfrigkeit begleiten die Beschwerde.

Die Reflexe sind in der Regel erhöht – sogar bis hin zu klonischen Krämpfen.

Schwindel beim Stehen mit geschlossenen Augen (Rhomberg-Zeichen)

EXTREMITÄTEN

Fortschreitende Schwäche der unteren Gliedmaßen
- **Unfähigkeit, die Beine übereinanderzuschlagen, ohne die Hände zuhilfe zu nehmen**
- **Zusammenschlagen der Knie beim Gehen**

KLINISCHE INDIKATIONEN

Amyotrophische Lateralsklerose. Multiple Sklerose. Neurologische Erkrankungen. Paralyse

VERGLEICHE
Causticum, Staphisagria, Conium, Alumina, Strychninum

LATRODECTUS MACTANS

Latrodectus ist nahezu ein Spezifikum für die klassischen Symptome einer Angina pectoris oder eines Myokardinfarkts. Es bestehen starke Schmerzen in der Brust, die zur Achsel oder den linken Arm hinunter ausstrahlen, was Taubheitsgefühl und Kälte der Hand verursacht.

LAUROCERASUS

An *Laurocerasus* denken wir vor allem bei Fällen von Herz- oder Atemwegserkrankungen, bei denen hochgradig Kollaps und Kälte vorliegen *(Carbo vegetabilis, Antimonium tartaricum, Camphora)*. Das Charakteristikum, das häufig zur Verordnung dieses Arzneimittels führt, ist „Reaktionsmangel". Das bedeutet, daß dem Patienten anscheinend die Fähigkeit fehlt, sich zu erholen, sondern tagelang in demselben Zustand bleibt, ohne Zeichen der Besserung zu zeigen. Die Vitalität ist sehr schwach, was sogar bis hin zum Koma reichen kann. Das Arzneimittel kann auch bei weniger schwerwiegenden Zuständen eingesetzt werden – wie etwa bei schleppender Pneumonie oder sogar, wenn sich ein Patient nach einer Bronchitis oder Grippe nicht richtig erholt und sehr fröstelnd und schwach ist. Ein ungewöhnliches Charakteristikum des Arzneimittels ist die

LAUROCERASUS

enorme Schläfrigkeit, die der Patient oft nach der Arzneimittelgabe empfindet. In einem Fall, der mit **Laurocerasus** behandelt wurde, schlief der Patient, nachdem er eine schwere Bronchitis hinter sich gebracht hatte, zunächst fast eine Woche lang täglich 20 Stunden und war schließlich gut erholt.

ALLGEMEINSYMPTOME
Große Kälte, und Kälte ist unerträglich.
Kollapszustände
Somnolenz, Ohnmachtsanfälle
Zyanose
- **Zyanose der Neugeborenen** (*Antimonium tartaricum*)
Empfindung von innerer Kälte

KOPF
Blasses Gesicht, und die Lippen sind zyanotisch.
Schweiß insbesondere auf der Nase

BRUST
Kältegefühl in der Brust
Herzklopfen, rascher und schwacher Puls
Stauungsherzinsuffizienz
Angeborene Herzerkrankungen – Septumdefekt, Verlagerung
Dyspnœ; Beklemmungsgefühl in der Brust schon nach leichter Anstrengung *(**Stannum**)*
Gurgeln im Ösophagus beim Trinken
Chronischer Husten

UROGENITALTRAKT
Schwacher Harnstrahl, insbesondere bei Herz- und Lungenerkrankungen

KLINISCHE INDIKATIONEN
Bronchitis. Angeborene Herzerkrankung. Koma. Ohnmacht. Pneumonie. Stauungsherzinsuffizienz. Zyanose

VERGLEICHE
Carbo vegetabilis – Kälte und Kollapszustände, häufig mit Ohnmacht *(Camphora)*
Stannum – Lungenentzündung und große Schwäche
Antimonium tartaricum – Zyanose und Kollapszustände bei Lungeninfektionen

LECITHIN

Lecithin ist ein Arzneimittel, an das man in Fällen von geistiger Schwäche denkt. Es besteht hochgradige Erschöpfung oder Schwäche durch geistige Anstrengung *(Picrinicum acidum)*. Als weiteres starkes Charakteristikum fällt auf, daß der Patient nach dem Schlaf vollkommen unausgeruht aufwacht.

LEDUM

Ledum ist als akutes Arzneimittel bei Bissen, Stichen und Wunden wohlbekannt. Es ist außerdem ein wichtiges Mittel bei chronischem Rheumatismus. Der chronische Zustand ist geprägt von venöser Stauung, passiven Ödemen und Hämorrhagien. In vielen Fällen ver-

LEDUM

schaffen kalte oder eiskalte Bäder dem Patienten unglaublich starke Besserung.

GEMÜT

Manche Autoren haben den Patienten als verdrossen und säuerlich beschrieben.

Es liegen Fallberichte vor, in denen Alkoholismus mit diesem Arzneimittel geheilt wurde.

ALLGEMEINSYMPTOME

- **Mangel an Lebenswärme, aber örtliche Besserung durch Kälte und Verschlimmerung durch Hitze**
- **Starke Besserung durch eiskalte Umschläge oder Bäder**

Allgemeine Verschlimmerung durch Hitze oder Erhitzung im Bett

Stauung, purpurne Verfärbung und Schwellung

Hämorrhagie

KOPF

Kent beschreibt das Aussehen des Gesichtes wie folgt: „fleckig, verquollen und aufgedunsen."

Stauungskopfschmerzen, gebessert durch kalte Luft

Epistaxis

Prellungen im periorbitalen Bereich *(Symphytum, Arnica)*

BRUST

Bronchitis. Hämoptyse

Kent berichtet von der Heilung einer rheumatischen Herzerkrankung mit diesem Arzneimittel.

EXTREMITÄTEN

Rheumatismus, hauptsächlich der unteren Extremitäten
- **Rheumatismus steigt im Krankheitsverlauf zu den eher proximal gelegenen Gelenken auf.**

Rheumatismus, schlimmer durch Überhitzung im Bett
- **Rheumatismus mit Schmerzen und Steifheit, die sich durch Kälte und kalte Anwendungen bessern**
- **Schwellung oder Entzündung der Füße und Knöchel (Elephantiasis); enormes Verlangen, die Füße in kaltes oder sogar eiskaltes Wasser zu legen**

Gicht, die insbesondere die Knie und Füße in Mitleidenschaft zieht

Podagra (Gicht in der großen Zehe)

Verstauchungen, insbesondere der unteren Gliedmaßen, mit starker Prellung und bedeutendem Bluterguß

Überkreuz auftretende Schmerzen, in der linken Schulter und der rechten Hüfte

Paronychie

HAUT

- **Insektenstiche und -bisse, häufig mit starker Schwellung und Entzündung**
- **Stichwunden** mit Eiterung. Katzenbisse. In den Fuß eingetretener Nagel. Wunden in nervenreichen Körperpartien *(Hypericum)*

Ekchymose und Prellung *(Arnica, Sulfuricum acidum, Bellis perennis).* Purpura

Abszesse, besser durch kalte Bäder oder Umschläge

Zellulitis mit Schwellung und Lymphangitis: schlimmer durch Hitze, besser durch Kälte

Ekzem, stark entzündete Haut, besser durch kalte Umschläge

KLINISCHE INDIKATIONEN

Abszeß. Alkoholismus. Bisse. Ekchymose. Elephantiasis. Epistaxis. Gicht. Hämorrhagie. Kopfschmerzen. Paronychie. Prellungen. Purpura. Rheumatismus. Stiche. Verstauchungen. Wunden

VERGLEICHE

Arnica, Ruta, Guajacum, Pulsatilla, Hypericum

LEMNA MINOR

In Fällen von hochgradiger Nasenverstopfung, die auf andere gut indizierte Mittel nicht reagiert haben, könnte *Lemna minor* eine gute Wirkung erzielen. Die Verstopfung der Nase wird verursacht durch geschwollene Nasenmuscheln und ist in der Regel ohne viel Absonderungen. Die Problematik wird durch feuchtkaltes Wetter bedeutend verschlechtert.

NASE

Nasenverstopfung ohne viel Absonderung wie bei geschwollenen Nasenmuscheln oder Polypen
Nasenverstopfung verschlimmert durch feuchtkaltes Wetter
Empfindung von schlechtem Geruch oder schlechtem Geschmack im Mund
Verlust des Geruchssinnes

VERGLEICHE

Teucricum, Sticta pulmonaris, Silicea, Calcarea carbonica

LILIUM TIGRINUM

Lilium tigrinum ist vor allem ein Frauenmittel, insbesondere passend für hysterische und wuterfüllte Patientinnen von intensiver Ausstrahlung. Häufig befindet sich die Patientin in einem tiefen Konflikt zwischen einer stark ausgeprägten Sexualität und einer gleichermaßen starken moralischen Seite. Dieser Konflikt, oder jeder beliebige andere starke innere Konflikt erzeugt eine Art Frustration, die hauptsächlich durch Wut ausgedrückt wird. Wir können sagen, daß ***Lilium tigrinum*** das reizbarste aller Arzneimittel ist. Die Patientin fühlt sich oft gekränkt, ganz gleich wie nett sie behandelt wird. Zu anderen Zeiten wechselt die Gemütsverfassung der Patientin zwischen Freundlichkeit und Aufrichtigkeit und diesem wütenden, widerwärtigen Zustand ab. Bei der ***Lilium tigrinum***-Patientin kann auch hochgradige sexuelle Erregung vorliegen, die sogar das Ausmaß von Nymphomanie annehmen kann. Wenn sie eine gewisse Grenze überschreitet, wird sie sexuell stark erregt und kann diese Gefühle nicht zurückhalten. Wenn jedoch ihre gleichermaßen tiefen moralischen oder religiösen Gefühle wieder auftauchen, empfindet sie große Reue und verfällt in der Folge in Depression. Daher finden wir in der Materia medica die Symptome „religiöse Verzweiflung wechselt ab mit sexueller Erregung" oder „Geilheit abwechselnd mit Zorn". Die Unterdrückung der sexuellen Energie geht auch mit einer Art Verzweiflungszustand mit verrückten oder wilden Gefühlen im Kopf einher ***(Medorrhinum)***.

Die Patientin kann überaus gehetzt sein. Oftmals ist sie in ihrer Eile so zerstreut, daß sie unfähig ist, irgendeine Aufgabe produktiv zu Ende zu führen.

GEMÜT
Hochgradige Reizbarkeit oder Zorn bis hin zu Raserei; die Patientin gibt jedem das Gefühl, sie wie „ein rohes Ei" behandeln zu müssen.

LILIUM TIGRINUM

Depressionen und Verzweiflung, weil sie nicht glaubt, die ewige Seligkeit zu gewinnen; sogar Zustände mit Selbstmordgefährdung sind möglich.
Wildes Gefühl im Kopf
Eilig, gehetzt. Gefühl, als müsse sie etwas tun, kann sich jedoch nicht konzentrieren.
Konflikt zwischen religiösen Idealen und Sexualität
Zorn nach sexueller Erregung
Wechsel von Gemütszuständen – Lust und Schuld, Wut und Reue
Ängste: Furcht vor dem Bösen; vor Wahnsinn; vor Herzerkrankung; davor, daß etwa Schlimmes geschehen wird

ALLGEMEINSYMPTOME
Allgemeine Verschlimmerung nach dem Koitus
Allgemeine Verschlimmerung nach Zorn oder Gefühlserregung

KOPF
Schwindel oder wildes Gefühl im Kopf
Kopfschmerzen durch Gemütserregung: schlimmer in einem warmen Raum, besser beim Gehen im Freien
Sehschwäche, schlimmer durch Koitus

VERDAUUNGSTRAKT
Verlangen nach **Fleisch**
Erfolgloser Stuhldrang *(Nux vomica)*
Stuhldrang, aber entleert nur Harn.
Diarrhœ am Morgen beim Erwachen
Gefühl wie von einem Klumpen im Rektum, schlimmer im Stehen
Hämorrhoiden

UROGENITALTRAKT

Sexuelle Übererregung
Prämenstruelles Syndrom mit großer Reizbarkeit
Empfindung von Herabdrängen, als würden alle Organe durch das Becken vorfallen *(Sepia, Murex, Belladonna usw.)*: schlimmer während der Menstruation, schlimmer beim Stuhlgang, schlimmer im Stehen
Muß die Beine überkreuzen, um das Gefühl zu vermeiden, daß die Unterleibsorgane herausfallen.
Uterusprolaps
Zystitis mit Brennen in der Urethra

BRUST

Herzklopfen während der Schwangerschaft
Das Herz fühlt sich wie zusammengeschnürt an, wie „von einer eisernen Hand umklammert".

EXTREMITÄTEN

Unfähig, auf unebenem Boden zu laufen
Sehnenentzündung

KLINISCHE INDIKATIONEN

Arrhythmie. Depression. Dysmenorrhœ. Hämorrhoiden. Herzklopfen. Hysterie. Kolitis. Kopfschmerzen. Manisch-depressive Phasen. Prämenstruelles Syndrom. Reizkolon. Sexuelle Störungen. Tendinitis. Schwindel. Sehstörungen. Uterusprolaps. Zystitis.

VERGLEICHE

Lachesis – Prämenstruelle Beschwerden; sexuelle Übererregung; Reizbarkeit; religiöse Verzweiflung und Dysmenorrhœ

Nux vomica – Reizbarkeit; prämenstruelles Syndrom; erfolgloser Drang
Sepia – Empfindung des Herabdrängens; Dysmenorrhœ; Reizbarkeit
Murex, Medorrhinum, Belladonna

LITHIUM CARBONICUM

Lithium ist vor allem bei arthritischen Erkrankungen indiziert, insbesondere bei Befall der Hüftgelenke. Das Mittel heilt auch Arthritis der kleinen Gelenke, häufig mit arthritischen Knotenbildungen.

KOPF

Kopfschmerzen, gebessert während des Essens
Kent (und *Hering*) führen rechtsseitige Hemianopsie (Gesichtsfeldausfall) an.

UROGENITALTRAKT

Nierensteine
Häufige Harnentleerung; Nokturie; Schmerzen im Blasenhals bei Harnretention

BRUST

Angina pectoris
Folgendes Symptom wird von vielen Autoren zitiert: „Schmerzen in der Herzgegend, schlimmer beim Vorwärtsbeugen, schlimmer vor und während der Harnentleerung, aber besser nach dem Urinieren."

EXTREMITÄTEN
Arthritis, insbesondere der Hüfte
Arthritische knotige Schwellungen
Schmerzen in den kleinen Gelenken

KLINISCHE INDIKATIONEN
Arthritis. Herzbeschwerden. Kopfschmerzen. Nierensteine. Zystitis

SYMPTOMENKOMBINATIONEN
Hüftschmerzen *und* Herzerkrankung
Rheumatismus *und* Herzklappenerkrankung

VERGLEICHE
Benzoicum acidum, Calcarea carbonica

LOBELIA INFLATA

Lobelia ist hauptsächlich in Fällen von Angst um die Gesundheit von Nutzen. Es scheint, daß sich der Patient auf sein Herz oder seine Brust konzentriert, als bestünde ein Beklemmungsgefühl in der Brust, das große Angst hervorruft. Dies kann mit einer schwach ausgeprägten Pathologie der Atemwege einhergehen, wie etwa einem leichten Fall von Asthma, doch die Atemnot und die Aufregung sind im Verhältnis zur Krankheit unverhältnismäßig stark übertrieben.

GEMÜT
Ernste und verschlossene Patienten

LOBELIA INFLATA

Angst um die Gesundheit; fürchtet sich vor dem Tod aufgrund von Herz- oder Atemwegserkrankung.
* **Psychogene Dyspnœ.** Der Patient ist in Panik wegen der Luftnot, aber die Lungengeräusche sind normal.

ALLGEMEINSYMPTOME
Allgemeine Verschlimmerung durch Kälte und kalte Zugluft
Allgemeine Verschlimmerung durch Temperaturveränderung
Allgemeine Verschlimmerung durch kaltes Baden
Lobelia inflata ist ein tuberkuläres Mittel.

KOPF
Sinusitis, vor allem der rechten Seite, besser durch Druck
Nasenverstopfung; der Patient leidet an so großer Atemnot, daß er glaubt, er müsse ersticken.
Trigeminusneuralgie, insbesondere der linken Seite
Empfindung von einem Kloß im Hals

VERDAUUNGSTRAKT
Lobelia, so heißt es, ist ein Mittel bei Übelkeit mit starkem Schwitzen.
Mund trocken ohne Durst **(Pulsatilla, Nux moschata, Bryonia)**
Nahrungsmittelverlangen: Süßigkeiten. Fett

UROGENITALTRAKT
Menstruation unterdrückt durch kaltes Baden
Gebärmutterschmerzen: besser durch Beugen der Beine, besser im Liegen auf der linken Seite

BRUST

Dyspnœ: schlimmer durch Verärgerung, schlimmer infolge Zugluft, schlimmer durch unterdrückte Menstruation, schlimmer durch körperliche Anstrengung, schlimmer bei einer Erkältung

- **Hyperventilieren**

Atemnot, sogar Zyanose, doch die Lungen sind bei Auskultation frei und normal funktionsfähig.

Dyspnœ bei Patienten, in deren Vorgeschichte eine Pleuritis, Pneumonie usw. auftaucht

Empfindung, als könnte das Herz aufhören zu schlagen *(**Gelsemium**, **Digitalis**, **Magnolia**)*

EXTREMITÄTEN

Kreuzschmerzen durch unterdrückte Menses

KLINISCHE INDIKATIONEN

Angst. Asthma. Globus hystericus. Hyperventilation. Kreuzschmerzen. Neuralgie. Sinusitis

VERGLEICHE

Arsenicum album**, **Kalium arsenicosum**, **Ignatia**, **Lachesis

LYCOPODIUM

Lycopodium ist eines der fundamentalsten Arzneimittel und bildet zusammen mit **Sulfur** und **Calcarea carbonica** die Trias „*Lycopodium – Sulfur – Calcarea carbonica*". Der Begriff, mit dem *Vithoulkas* gewöhnlich die Essenz von *Lycopodium* beschreibt, ist „Feigheit". Der Patient empfindet häufig ausgeprägte Minderwertigkeitsgefühle, die er ständig zu überwinden sucht. Diese Tendenz manifestiert sich auf zwei unterscheidliche Weisen:

    1. **Minderwertigkeit.** Der eine *Lycopodium*-Typus verspürt diesen Mangel in sich selbst und wird sehr scheu, introvertiert, weich und entwickelt sich häufig zum Einzelgänger. Dieser Typus leidet unter zahlreichen Ängsten und sogar phobischen Zuständen wie etwa Agoraphobie, oder er entwickelt Angst um die Gesundheit, Furcht, nachts allein zu sein oder Ängste im Zusammenhang mit Tod und Überleben. Oftmals hat er jedoch hauptsächlich Furcht vor Menschen.

    2. **Selbstüberhebung, Egoismus.** Der andere *Lycopodium*-Typus nimmt als Reaktion auf seinen Mangel an Selbstbewußtsein eine Art kontra-phobische Haltung ein. Dadurch erlebt seine Umgebung diesen Menschen als bombastisch, selbstbezogen, prahlerisch; er verhält sich extrovertiert und tritt mit Nachdruck und Bestimmtheit auf. *Lycopodium* ist das Hauptmittel in der Rubrik „Machthunger".

    Eigenkontrolle. Ein weiterer Aspekt von *Lycopodium* ist der Mangel an Disziplin. So ist *Lycopodium* beispielsweise das Arzneimittel, welches das stärkste Verlangen nach Süßigkeiten hat und soviel davon ißt, daß sie seinem Wohlbefinden schaden. Dasselbe gilt für den sexuellen Bereich. Der *Lycopodium*-Patient neigt oft zu häufigem Partnerwechsel, er bändelt mit jeder potentiell erreichbaren Frau an, so etwa sogar mit der Empfangsdame an der Rezeption. Das liegt nicht daran, daß er einen überdurchschnittlich starken Sexualtrieb hat, sondern er besitzt ein oberflächliches Interesse, für das er ständig Befriedigung sucht.

Verbindlichkeit, Verpflichtung, Engagement. Der *Lycopodium*-Patient scheut davor zurück, langfristige Beziehungen einzugehen. Er fürchtet die Verantwortung eines verbindlichen Sich-Einlassens. Ein Aspekt dieses Mangels an Engagement ist die Furcht vor Impotenz. Mit einer neuen Partnerin funktioniert der Patient normal, doch später stellt er fest, daß ihm die anfängliche Erregung fehlt, und er entwickelt schließlich Impotenz. Gleichzeitig kann er sich durch andere Frauen ohne weiteres erregt fühlen. Schließlich verkündet er, daß er „sie einfach nicht attraktiv findet", und vielleicht versucht er sich selbst davon zu überzeugen, daß er sie niemals wirklich geliebt hat.

Kinder. Bei *Lycopodium*-Kindern kann man beide der oben beschriebenen Grundtypen sehen. Viele dieser Kinder sind zornig, herrisch und grob gegenüber Eltern, die zu „nachgiebig" sind. Die Eltern sind häufig verblüfft darüber, daß das Kind in der Schule gute Noten für sein Betragen bekommt, weil dort ja ein so tyrannisches Benehmen nicht geduldet wird. Normalerweise jedoch ist das *Lycopodium*-Kind extrem schüchtern. Es empfindet eine innerliche Schwäche, und ihm fehlt in vielen Fällen die Standfestigkeit eines normalen Kindes. Auf rauhe körperliche Spiele reagiert es mit Furchtsamkeit und Erschöpfung und fühlt sich davon in keiner Weise angezogen. Von der äußerlichen Erscheinung her ist es für gewöhnlich zart oder wirkt sogar zerbrechlich. Der Kopf kann im Verhältnis zum Körper überproportional groß sein. Die Eltern beschreiben das Kind als „vorsichtig" oder ängstlich in bezug auf rauhe Spiele, Radfahren, Schlittenfahren oder Schwimmen. Wenn das Kind älter wird, verwendet es seine Energien zunehmend auf intellektuelle Interessen wie Lesen, Hobbies oder Computer.

Körperlich. Auf der physischen Ebene ist das am stärksten angegriffenen Organsystem der Verdauungstrakt und die Leber. *Lycopodium* deckt ein breites Spektrum von chronischen Zuständen ab und ist außerdem ein wichtiges Arzneimittel für akute Erkrankungen. Obgleich es häufig als antipsorisches Arzneimittel angesehen wird, deckt *Lycopodium* alle Miasmen ab. Man sollte auch daran denken,

LYCOPODIUM

daß in vielen Fällen, die **Lycopodium** benötigen – und dies gilt für alle unsere Polychreste – nur wenige oder sogar überhaupt keine Züge der oben beschriebenen Persönlichkeit sichtbar werden.

GEMÜT
- **Probleme mit dem Selbstwertgefühl und geringes Selbstbewußtsein**
- **Tyrannisches, herrisches, arrogantes Verhalten gegenüber der Familie und Menschen mit weniger Autorität, aber unterwürfig gegenüber höhergestellten Personen**

Intellektuell und zurückgezogen. Depressionen

Ängste: um die Gesundheit; bei Konflikten; bezüglich der Karriere.
- **Weint bei sentimentalen Ereignissen oder wenn man ihm dankt.**

Stellt Buchstaben und Worte beim Lesen und Sprechen um.
- **Lampenfieber**

Furcht vor: Gespenstern; Krebs; dem Alleinsein nachts; Menschen; verbindlichem Engagement und Heirat; öffentlichem Reden. Agoraphobie; Klaustrophobie

Abneigung gegen Gesellschaft; allerdings auch Furcht, allein zu sein

ALLGEMEINSYMPTOME
- **Rechtsseitige Beschwerden oder Symptome, die von rechts nach links wandern**
- **Allgemeine Verschlimmerung von 16.00 bis 20.00 Uhr oder 15.00 bis 19.00 Uhr**

Allgemeine Verschlimmerung morgens beim Erwachen
Allgemeine Besserung abends oder um Mitternacht

LYCOPODIUM

Allgemein schlimmer, wenn er eine Mahlzeit überspringt oder fastet

Allgemein besser im Freien (selbst wenn er u.U. kälteempfindlich ist)

Gewöhnlich Patienten mit Mangel an Lebenswärme, viele allerdings sind warmblütig.

Äußere Erscheinung: Zarte Züge, tiefe Furchen in Wangen oder auf der Stirn, ängstliches Aussehen, Glatzenbildung, adipös oder von schwerem Körperbau nur im Bereich der Oberschenkel und des Gesäßes

KOPF

Kopfschmerzen: schlimmer auf der rechten Seite, schlimmer von 16.00 bis 20.00 Uhr, schlimmer durch Bettwärme

Eingerissene Augenwinkel

Hautausschläge auf der Kopfhaut, hinter den Ohren; Akne; Ekzem; Psoriasis

Nasenverstopfung, schlimmer nachts im Bett; Schniefen der Neugeborenen

- Flattern der Nasenflügel bei Asthma oder Pneumonie

Rechtsseitige Gesichtsneuralgie

Rechtsseitige Otitis media

- **Tiefe Furchen auf der Stirn oder in den Wangen**
- **Graues Haar** (Kopf oder Bart) in Streifen oder Flecken, hauptsächlich auf der rechten Seite

HALS

Rechtsseitige Pharyngitis, oder sie beginnt auf der rechten Seite und wandert zur linken hinüber.

Halsschmerzen besser durch warme Getränke, in manchen Fällen jedoch besser durch kalte Getränke.

LYCOPODIUM

VERDAUUNGSTRAKT

Nahrungsmittelverlangen: • **Süßigkeiten**. Alkohol. Warme Getränke

Abneigung: Austern. • **Kalte Getränke** oder Speisen

Verdauungsstörungen durch Austern, Zwiebeln, Weißkohl usw.

Lautes Rumoren im Abdomen

- **Geblähtes und aufgetriebenes Abdomen, gebessert durch Aufstoßen und Windabgang, schlimmer nach dem Verzehr selbst kleiner Nahrungsmengen**

Rasche Sättigung

Riesiger Appetit, Heißhunger; Appetit nimmt während des Essens zu.

- **Erwacht nachts, um zu essen. Bulimie**

Magenschmerzen: besser durch Reiben des Abdomens

Abdomen empfindlich gegen das Gewicht der Kleidung

Stuhl ist anfänglich hart oder verstopft und wird dann weich oder flüssig.

Hepatitis, akute oder chronische Fälle

Cholezystitis mit Schmerzen, schlimmer durch Essen und tiefes Einatmen

Leistenhernie

Sodbrennen, saures Aufstoßen *(Robinia, Sulfur)*

UROGENITALTRAKT

Schmerzhafter Harndrang

Rechtsseitige Nierensteine. Rötliches Sediment im Urin

Enuresis

Prostatitis. Prostatahypertrophie

Rechtsseitige Tumore oder Zysten der Ovarien

Häufiger Wechsel des Sexualpartners, Ehebruch. Bei Frauen häufig Frigidität

LYCOPODIUM

- **Impotenz,** insbesondere im Zusammensein mit seiner Frau.
  Vorzeitiger Samenerguß
  Herpes genitalis, besonders rechtsseitig; der Herpes genitalis breitet sich den Oberschenkel entlang abwärts aus.

BRUST
Asthma; chronischer trockener kitzelnder Husten
Pneumonie, insbesondere rechtsseitig
Herzklopfen: schlimmer abends im Bett, schlimmer bei Verdauungsstörung oder Überessen

BEWEGUNGSAPPARAT
Rückenschmerzen, besser durch Harnentleerung
Torticollis *(Lachnanthes, Causticum, Nux vomica, Strychninum, Rhus toxicodendron)*
Ischiasschmerzen: schlimmer im Liegen auf der Seite, besser beim Gehen
Hüftschmerzen: schlimmer, wenn man anfängt zu gehen – aber besser durch Bewegung
Podagra (Gicht in der großen Zehe), besonders rechtsseitig
Deckt die Füße im Bett ab.
Ekzem. Psoriasis. Warzen. Tinea
- **Aufgesprungene Haut an den Fersen**
- **Eine Hand (oder ein Fuß) wesentlich kälter als die (der) andere**
Übelriechende Füße

SCHLAF
Schläft nur auf der rechten Seite.
Erwacht durch Hunger.
Erwacht wie durch einen Schrecken.
Extrem unausgeruht am Morgen

LYCOPODIUM

KLINISCHE INDIKATIONEN

Allergie. Angst. Apoplexie. Arthritis. Asthma. Bindegewebserkrankungen. Bronchiolitis. Bronchitis. Bulimie. Cholezystitis. Chronische-Erschöpfung-Syndrom. Morbus Crohn. Depression. Diabetes. Entwicklungsverzögerung. Ekzem. Gicht. Harnwegsinfektion. Hepatitis. Hernie. Herpes. Hypertonie. Impotenz. Kolik. Kolitis. Kolon irritabile. Kopfschmerzen. Maligne Erkrankungen. Migräne. Neuralgie. Nierensteine. Otitis media. Ovarialzysten. Pharyngitis. Pneumonie. Pyelonephritis. Sarkoidose. Sinusitis. Sklerodermie. Systemischer Lupus. Tinea. Tonsillitis. Ulkus pepticum. Urethritis. Uterusmyom. Vaginitis. Vorzeitiger Samenerguß. Warzen. Zirrhose. Zystitis

AKUTE ERKRANKUNGEN

Pharyngitis: häufig rechtsseitig – oder sie beginnt auf der rechten Seite und wandert zur linken; besser entweder durch warme oder kalte Getränke. Tonsillitis

Pneumonie: hochgradige Dyspnœ, Erschöpfung, schaumiger Auswurf, Rasseln in der Brust, nimmt Atemhilfsmuskulatur in Anspruch, flattert mit den Nasenflügeln, Stirn liegt in Falten.

Cholezystitis

Nierensteinkolik: rechtsseitig, Patient bemerkt vielleicht rötlichen Sand im Urin.

ERGÄNZUNGSMITTEL

Pulsatilla, *Lachesis*, *Natrium muriaticum*, Sulfur, Sepia, Jodum, Chelidonium

VERGLEICHE

Thuja – Geringes Selbstwertgefühl; schlimmer durch Zwiebeln; Mangel an Lebenswärme; Ekzem; Herpes; übelriechende Füße

Arsenicum album – Angst; Mangel an Lebenswärme; Durst auf kleine Schlucke; verlangt nach warmen Getränken; braucht Gesellschaft; rechtsseitige Beschwerden; Asthma

Argentum nitricum – Verlangen nach Süßigkeiten; Blähungen; Aufstoßen; ängstlich; Klaustrophobie; in der Regel besser im Freien

Sulfur – Ängstlich und intellektuell; verlangt nach Süßigkeiten; extrovertiert und arrogant; schlimmer durch Fasten; übelriechende Füße; Füße abgedeckt; allgemein schlimmer durch Fasten; Verdauungsbeschwerden

Magnesium muriaticum – Leber- und Verdauungsbeschwerden; schlimmer am Morgen; unausgeruht nach Schlaf

Medorrhinum, Carbo vegetabilis, Graphites, Natrium muriaticum, Nitricum acidum

LYCOPUS VIRGINICUS

Das herausragende Kennzeichen dieses Arzneimittels ist die tumultartige Tätigkeit des Herzens – ganz gleich, ob primär eine Herzerkrankung zugrunde liegt oder eine Hyperthyreose die Ursache ist.

KOPF
  Exophthalmus
  Struma. Hyperthyreose

VERDAUUNGSTRAKT.
  Unterdrückte Hämorrhoiden

LYCOPUS VIRGINICUS

BRUST
Dyspnœ, Beklemmungsgefühl in der Brust: schlimmer durch körperliche Anstrengung, schlimmer beim Liegen auf der rechten Seite
Angina pectoris
Herzklappenerkrankung und laute Herzgeräusche. Kardiomegalie
Heftiges Herzklopfen mit Pulsieren, das im ganzen Körper empfunden wird
Herzerkrankung in Begleitung einer Nierenerkrankung
Dyspnœ mit gleichzeitig weichem Stuhl

EXTREMITÄTEN
Krampfaderleiden

SCHLAF
Schlaf ist gestört durch Herzklopfen.

KLINISCHE INDIKATIONEN
Arrhythmie. Morbus Basedow. Diabetes. Exophthalmus. Hämorrhoiden. Herzklappenstörungen. Stauungsherzinsuffizienz. Struma. Varikose

VERGLEICHE
Jodum, Lachesis, Collinsonia, Spongia

LYSSINUM
(siehe Hydrophobinum)

MAGNESIA CARBONICA

Die Persönlichkeit von **Magnesia carbonica** ist dem häufiger verschriebenen Arzneimittel **Magnesia muriatica** sehr ähnlich. Der Patient sieht aus, als hätte er lange gelitten; er wirkt sauer, müde, erträgt keinen Streit und braucht Frieden und Harmonie. Die **Magnesia carbonica**-Konstitution erscheint, wenn überhaupt noch möglich, noch mehr dem endgültigen Zusammenbruch nahe als **Magnesia muriatica**, dabei mit einem erdigen, kränklichen Aussehen. In fast allen Fällen klagt der Patient über Müdigkeit und Schwäche.

Der Patient empfindet Angst und große Furcht vor der Zukunft. Diese Angst hält den ganzen Tag über an und wird häufig besonders schlimm, nachdem er warme Speisen gegessen hat. Sobald der Patient jedoch zu Bett geht, verspürt er eine ungeheure Erleichterung, und die Angst verschwindet.

Magnesia carbonica ist eines der Hauptmittel in Fällen von „mangelhaftes Gedeihen". Der Säugling nimmt nicht an Gewicht zu, die Entwicklung der Muskulatur ist verzögert, und er kann den Kopf nicht hochhalten. Auch das Erlernen von Gehen oder Stehen ist verzögert. Der Teint ist blaß und gelblich. Der Kraftmangel geht häufig mit einer Erkrankung der Leber oder des Verdauungsapparates einher.

GEMÜT
- **Angst tagsüber, besser abends im Bett**

Friedensstifter; Streit, Konfrontationen oder Disharmonie sind unerträglich.

Furcht vor Aggression oder Gewalt

Zittern vor Angst

Geräuschempfindlich

Ist morgens beim Erwachen nicht geneigt zu reden.

MAGNESIA CARBONICA

ALLGEMEINSYMPTOME
Saurer Geruch der Sekretionen und Absonderungen – Schweiß, Menstruation, Erbrochenes, Diarrhœ usw. *(Hepar sulfuris, Rheum)*
Allgemeine Verschlimmerung um 3.00 Uhr oder von 3.00 bis 4.00 Uhr morgens
Allgemein schlimmer durch Zugluft *(Kalium carbonicum, Silicea, Psorinum, Hepar sulfuris)*
Allgemein schlimmer durch warme Speisen (Kopfschmerzen, Neuralgie, Angst)
Adipositas oder Schlaffheit der Gewebe
Allgemein schlimmer während der Schwangerschaft (Zahnschmerzen, Kreuzschmerzen, Schläfrigkeit usw.)
Allgemein schlimmer vor oder während der Menstruation – bekommt jeden Monat eine Halsentzündung, Schnupfen und leidet an Schwäche.

KOPF
Trigeminusneuralgie, insbesondere linksseitig
Neuralgie: besser durch Hitze, schlimmer durch Zugluft, besser beim Gehen, besser durch Druck

VERDAUUNGSTRAKT
Langsame Verdauung; Obstipation
Diarrhœ: insbesondere nach Milch, schlimmer nach dem Mittagessen. Kolitis
Bauchkolik, schlimmer durch Milch
Hepatitis. Weißlicher oder blasser Stuhl bei Erkrankungen der Leber
Nahrungsmittelverlangen: Fleisch. **Brot und Butter. Gemüse**
Abneigung: • **Gemüse. Obst**

UROGENITALTRAKT
Menstruationsfluß nur während der Nacht; hört tagsüber auf *(Bovista)*.
Menstruation zu früh – alle 21 Tage

EXTREMITÄTEN
Füße heiß, deckt sie ab.

SCHLAF
Erwacht um 3.00 Uhr morgens und kann nicht wieder einschlafen; Schlaflosigkeit von 3.00 bis 4.00 Uhr morgens
Unausgeruht am Morgen beim Erwachen, dieser Zustand hält eine Stunde oder länger an.

KLINISCHE INDIKATIONEN
Chronische-Erschöpfung-Syndrom. Hepatitis. Kolik. Mangelhaftes Gedeihen. Neuralgie. Obstipation. Prämenstruelles Syndrom. Schlaflosigkeit. Schwangerschaft

VERGLEICHE
Magnesia muriatica – Leberschwäche; unausgeruht nach dem Schlafen; Verlangen nach Obst; Neuralgie; ähnliche Gemütssymptomatik usw.

Lycopodium – Konfliktscheu; unausgeruht nach Schlaf; deckt die Füße ab; schwache Leber

Calcarea carbonica, Rheum, Hepar sulfuris, Colocynthis, China

MAGNESIA MURIATICA

Es ist *Vithoulkas*, dem wir das tiefe Verständnis der Persönlichkeit dieses Arzneimittels verdanken. Der **Magnesia muriatica**-Patient wirkt säuerlich und sieht aus, als habe er lange gelitten. Zusammen mit dieser Säuerlichkeit fühlt er sich müde, schwach und erschöpft. Aufgrund einer Leberschwäche kann dieser Patient keine Aggression vertragen. Er braucht Frieden und eine friedliche Umgebung und beschreibt sich selbst häufig als Pazifist oder Friedensstifter. Das **Magnesia muriatica**-Kind gerät häufig in große Aufruhr, wenn seine Eltern streiten. Wenn wir bei einem Kind eine Leberstörung feststellen und die Eltern beichten, daß sie häufig streiten oder auch nur eine schwere Auseinandersetzung in Gegenwart des Kindes ausgetragen haben, so ist es sehr wahrscheinlich, daß dieses Kind **Magnesia muriatica** braucht.

Der **Magnesia muriatica**-Patient hat ein stark ausgeprägtes Pflichtgefühl, welches ihn veranlaßt, zunehmend mehr Verantwortung zu übernehmen. Dies läßt ihn sich besorgt und ängstlich fühlen. Während sich der Patient betätigt, ist die Angst weniger stark vorhanden, aber nachts, wenn er sich im Bett hinlegt, wird sie sofort schlimmer. Dann springt er auf, muß aus dem Bett aufstehen und umherlaufen. Er wird besonders ängstlich, wenn er die Augen schließt, dann muß er aufstehen. Es besteht große Ruhelosigkeit *(Arsenicum album, Rhus toxicodendron)*. Der Schlaf ist sehr gestört, der Patient erwacht völlig unausgeruht, und dies betont die Müdigkeit und geistige Erschöpfung noch zusätzlich.

GEMÜT

- **Abneigung gegen Streit; Friedensstifter**

  Passivität. Kann das Leben nicht bewältigen. Depression

  Angst nachts im Bett; Angst im Liegen, beim Schließen der Augen

Angst: schlimmer beim Lesen, schlimmer abends oder beim Abendessen, schlimmer während Menstruation

Ruhelosigkeit, insbesondere abends im Bett oder beim Schließen der Augen

Geräuschempfindlichkeit

Ist davon überzeugt, daß er alt aussieht oder plötzlich gealtert ist.

ALLGEMEINSYMPTOME

Mangel an Lebenswärme und verschlimmert durch Kälte

Verlangen nach frischer Luft, selbst wenn er einen Mangel an Lebenswärme hat *(Lycopodium)*

Allgemeine Verschlimmerung um 3.00 Uhr morgens

Allgemeine Verschlimmerung durch Salz *(Phosphorus)* und Milch *(Natrium carbonicum, Aethusa usw.)*

Allgemein schlimmer im Liegen (Angst, Kopfschmerzen, Kolik, Diarrhœ usw.) oder in der ersten Stunde nach dem Hinlegen

Allgemein schlimmer morgens beim Erwachen

Allgemein schlimmer durch Berührung, aber gebessert durch harten Druck

Allgemein schlimmer am Meer *(Arsenicum album, Muriaticum acidum, Tuberculinum, Natrium muriaticum, Sepia)*

Äußere Erscheinung: Tiefe Stirnfalten *(Lycopodium, Plumbum)*, Ausdruck von Erschöpfung, Leiden und Säuerlichkeit. Wegen der Falten und Trockenheit der Haut sieht er häufig gealtert oder verlebt aus.

MAGNESIA MURIATICA

KOPF

Kopfschmerzen, besonders in den Schläfen: schlimmer während der Menstruation, besser durch harten Druck, besser durch Druck auf die Augäpfel, besser durch Zitronen

Kopfschmerzen halten 2 oder 3 Tage lang an *(Ferrum)*.

Schnupfen, Heuschnupfen

Gesichtsneuralgie, besser durch Hitze und Druck *(**Magnesium phosphoricum**, **Magnesium carbonicum**)*

VERDAUUNGSTRAKT

Hepatitis mit Schmerzen, die sich zum Rücken hin ausbreiten

Leberschmerzen schlimmer im Liegen auf der linken Seite (obgleich er in der Regel die linke Seite bevorzugt, wenn die akute Phase vorbei ist.)

Cholezystitis

Obstipation mit harten, knotigen Stühlen; der Stuhl krümelt, wenn er aus dem Rektum austritt.

Diarrhœ oder Bauchschmerzen: schlimmer durch Milch, schlimmer durch Obst oder Fett

Obstipation bei Neugeborenen beim Durchbruch der Zähne

Verdauungsstörungen, Aufstoßen, Blähungen

Verlangen: • **Gemüse. Obst.** • Leichte Speisen. Salat. Süßigkeiten

Abneigung: Gemüse (weniger häufig als Verlangen danach). Fett

UROGENITALTRAKT

Harnretention, besser beim Gehen, muß lange pressen.

Unbemerkter Harnabgang *(**Argentum nitricum**, **Causticum**)*

Unregelmäßige Menstruation

EXTREMITÄTEN
Füße warm, deckt sie im Bett ab.
Taubheitsgefühl in den Extremitäten

SCHLAF
Ruheloser und gestörter Schlaf

Erwacht wie durch einen Schrecken oder einen elektrischen Schlag; zuckt beim Einschlafen zusammen.

- **Ausgesprochen unausgeruht beim Erwachen; Gefühl wie vergiftet oder wie von „zuviel Alkohol" – mit Stumpfheit des Geistes; braucht eine geschlagene Dreiviertelstunde (oder sogar noch viel länger), bis er sich wach fühlt.**

Schläft auf der linken Seite *(Natrium muriaticum, Bryonia, Thuja, Calcarea carbonica, Sulfur)*.

KLINISCHE INDIKATIONEN
Angst. Chronische-Erschöpfung-Syndrom. Diarrhœ. Hepatitis. Kopfschmerzen. Neuralgie. Obstipation. Zirrhose.

VERGLEICHE
Lycopodium, **Magnesia carbonica**, ***Natrium muriaticum***, **China**, **Sepia**

MAGNESIA PHOSPHORICA

Der ***Magnesia phosphorica***-Patient hat eine viel weniger angegriffene Leber als die anderen ***Magnesium***-Patienten und ist daher dynamischer und weniger säuerlich als jene. ***Magnesia phosphorica***

MAGNESIA PHOSPHORICA

ist nervös, gereizt und überempfindlich. Dies ist eines der klassischen Arzneimittel für Neuralgien. Auch wenn die Verbindung von Neuralgie und Kolik vorliegt, deckt dies Mittel beinahe ebensoviele Fälle ab wie **Colocynthis**.

GEMÜT
    Reizbarkeit
    Kann unter ähnlichen Ängsten leiden wie **Phosphorus**.

ALLGEMEINSYMPTOME
    • **Allgemeine Besserung durch Hitze und Druck**
    Allgemein schlimmer durch Kälte oder kaltes Baden oder kalte Luft und Zugluft
    In der Regel rechtsseitige Beschwerden
    Allgemein besser durch Reiben der betroffenen Partie

KOPF
    Kopfschmerzen: schlimmer durch Kälte, besser durch Hitze oder heiße Umschläge, besser durch Druck
    Gesichtsneuralgie: rechtsseitig, besser durch Hitze und Druck
    Gesichtsneuralgie oder Zahnschmerzen: schlimmer durch Wind oder kalte Anwendungen

VERDAUUNGSTRAKT
    Bauchkolik: besser durch Hitze, extrem heiße Anwendungen, heiße Getränke
    Bauchschmerzen: besser durch Druck, Zusammenkrümmen, Reiben

UROGENITALTRAKT
Dysmenorrhœ: besser durch Wärme, besser durch Druck

EXTREMITÄTEN
- **Schreibkrampf.** Krämpfe bei Schreinern, Zimmerleuten usw.

Krämpfe besonders der Hände und Finger
Ischiassyndrom: besser durch Hitze und Druck, schlimmer durch Bewegung und Kälte, rechtsseitig

KLINISCHE INDIKATIONEN
Chorea. Dysmenorrhœ. Ischiasbeschwerden. Kolik. Migräne. Neuralgie. Schreibkrampf. Zahnschmerzen

VERGLEICHE
Colocynthis – Besser durch Wärme und Druck; Kolik; Dysmenorrhœ; Ischiasbeschwerden
Nux vomica – Neuralgie; Kolik; besser durch Wärme
China, Drosera, Cyclamen

MANCINELLA

Mancinella ist ein wichtiges Mittel bei Gemütsstörungen, die mit großer Angst, Wahnideen und Hysterie einhergehen. Bei einem Kind, das durch Horrorfilme übermäßig erschreckt worden ist und beginnt, sich davor zu fürchten, daß böse Mächte von ihm Besitz ergreifen könnten o.ä., können wir dieses Arzneimittel in Erwägung ziehen. Der Patient ist besessen von Gedanken an böse Mächte, den Teufel oder dämonische Kräfte, die ihn beherrschen. Auch sexuelle Gedanken können damit vermischt sein. Angesichts dieser Gedanken kommt der Patient zu der Überzeugung, daß er im Begriffe ist, verrückt zu werden, oder er hat schreckliche Furcht vor dem Wahnsinn.

GEMÜT

- **Furcht vor dem Bösen, vor Besessenheit durch den Teufel oder Dämonen**

Ängste: Wahnsinn. Dunkelheit. Gespenster. Marsmenschen. Sünde

Geistesstörungen im Zusammenhang mit dem Glauben, besessen zu sein. Zwangsvorstellungen und fixe Ideen *(Argentum nitricum)*

Zwanghafte Gedanken an Selbstmord oder Selbstverstümmelung

Gequält durch Wahnideen und Ängste im Dunkeln

Beschwerden nach dem Schauen furchterregender Filme (Psoriasis, Ängste)

ALLGEMEINSYMPTOME

Warm, schlimmer durch Hitze

Gemütsymptome treten während der Pubertät oder im Klimakterium auf.

Allgemeine Besserung durch Bewegung

KOPF

Rhinitis

Der Kopf fühlt sich an, als sei er in einen Drahtkäfig eingewickelt.

Kragen sind unerträglich.

VERDAUUNGSTRAKT
Durst ist vermehrt vor der Menstruation.

UROGENITALTRAKT
Sexuelle Perversionen, übermäßig starker Sexualtrieb; hat das Gefühl, Sexualität sei etwas Schlechtes.

BRUST
Asthma; Bronchitis

KLINISCHE INDIKATIONEN
Angst. Paranoia. Psoriasis. Schizophrenie. Zwangsverhalten

VERGLEICHE
Argentum nitricum, Mercurius, Pulsatilla, Kalium bromatum, Cannabis indica

MANGANUM

Obgleich **Manganum** eines unserer frühesten Arzneimittel ist, hat sich kaum ein geschlossenes Bild von diesem Arzneimittel oder den Gemütssymptomen entwickelt. Das Hauptleitsymptom ist die große Besserung, die der Patient bezüglich aller Symptome erfährt, wenn er sich niederlegt. Wir dürfen uns nicht auf eine Ausdrucksmöglichkeit für ein Problem versteifen; viele Patienten erklären dieses Charakteristikum vielleicht, indem sie sagen, daß es ihnen im Stehen oder Sitzen am schlechtesten gehe anstelle von „besser im Liegen".

MANGANUM

ALLGEMEINSYMPTOME
- **Allgemeine Besserung im Liegen**

Allgemein schlimmer durch kaltes und feuchtes Wetter
Anämie

KOPF
Schwindel
Chronische Otitis media mit fortschreitendem Gehörverlust
Zahnschmerzen, die zum Ohr hin ausstrahlen
Das Auge fühlt sich überanstrengt oder trocken an infolge angestrengten Schauens oder Blickens ins Licht.

UROGENITALTRAKT
Anämische Frauen mit spärlichem Menstruationsfluß

BRUST
Husten, besser beim Hinlegen
Chronischer Katarrh und Roheit des Kehlkopfes

EXTREMITÄTEN
Empfindlichkeit des Periosts, besonders über dem Schienbein (*Borland* empfiehlt **Manganum** als Arzneimittel bei Wachstumsschmerzen, die besonders in der Tibia auftreten.)
Schmerzen und Taubheitsgefühl der unteren Gliedmaßen
Schmerzen in den Fersen
Manche Autoren geben Gehstörungen an: schleppender Gang. Geht rückwärts.

HAUT
Ekzem
- **Juckreiz der schwitzenden Körperpartien**

Ekzem: schlimmer durch Schwimmen im Meer

KLINISCHE INDIKATIONEN
Anämie. Bronchitis. Ekzem. Gehörverlust. Husten. Knochenschmerzen. Laryngitis. Otitis media. Parkinsonsyndrom. Schwindel

MEDORRHINUM

Diese Nosode ist wahrscheinlich, zusammen mit **Carcinosinum**, das Polychrest, das am schlechtesten im Kent'schen Repertorium repräsentiert ist. Man wird so gut wie nie anhand einer Repertorisation auf **Medorrhinum** stoßen. Darum müssen wir bei der Fallaufnahme ein hohes Maß an Fähigkeit, „zwischen den Zeilen" der Angaben des Patienten zu lesen, besitzen, um dieses Mittel zu finden, wenn es indiziert ist. Auch wenn viele Fälle keinerlei Hinweis auf die typischen Gemütssymptome von **Medorrhinum** geben, so ist es dennoch oft die Persönlichkeit des Patienten, die zur Verschreibung dieses Arzneimittels führt.

Extreme. Der **Medorrhinum**-Patient kann als Extremist beschrieben werden. In seiner körperlichen Pathologie, seinem Gemütszustand sowie fast allen Lebensbereichen springt der Patient zwischen Extremen hin und her: Seine Leistungsbewertungen sind entweder „sehr gut" oder „ungenügend"; seine Leistungen zeigen einmal Brillianz und im nächsten Moment Begriffsstutzigkeit; seine Beziehungen sind erfüllt von leidenschaftlicher Liebe oder Haß. Er ist sprunghaft und wird anscheinend von einem zwanghaften Bedürfnis nach immer mehr Leidenschaft getrieben – bis hin zu extremen Erfahrungen im Zusammenhang mit Sexualität, Drogen- oder Alkoholkonsum, körperlicher Gewalttätigkeit usw.

Aggression. Häufig wirkt der Patienten gefühlsmäßig hart. Er kann aggressiv und gewalttätig sein. Zu den Menschen in seiner Umgebung scheint er wenig Verbindung zu haben; nicht weil er zurückgezogen ist, sondern wegen einer inneren Härte und Selbstbezogenheit. Der Patient kann sogar grausam gegenüber Tieren oder seinen Kindern sein. Zu anderen Zeiten oder bei anderen Patienten sehen wir einen entgegengesetzten Zustand mit großer Sensibilität. Dieser Patienten-Typus kann so introvertiert und schüchtern sein, daß er während der Konsultation kein Wort hervorbringt.

Angst. Der Patient klagt oft darüber, daß seine geistigen Prozesse entweder zu abgestumpft oder zu intensiv sind. Er kann vergessen, was er gerade sagen wollte oder mitten im Satz den Faden verlieren. Der ***Medorrhinum***-Patient kann ziemlich stark an ***Nux vomica*** erinnern – ein arbeitswütiger Typ. Zu anderen Zeiten empfindet er eine Art ängstliches Gefühl, das ihn zur Eile antreibt, was nicht nur dazu führt, daß er sich abhetzt, sondern es verursacht auch ein wildes Gefühl in seinem Kopf. Wir können auch extrem religiöse Züge bei ***Medorrhinum***-Patienten beobachten – sie werden ziemlich fordernd in ihrer religiösen Haltung anderen gegenüber und entwickeln missionarischen Eifer. Manche Fälle zeigen hochgradige Phobien und Ängste.

Kinder. Das ***Medorrhinum***-Kind kommt oft mit Verhaltensstörungen oder übermäßiger Aggressivität in Verbindung mit seinen anderen körperlichen Beschwerden in die Sprechstunde. Es ist oft blaß, sieht schlecht ernährt aus und leidet häufig an einem Ekzem, einer Rhinitis oder an Asthma. Es kann heftige Wutausbrüche haben, die Eltern treten oder schlagen und mit anderen Kindern streiten und sich mit ihnen prügeln. Wie der erwachsene Patient, so besitzt auch das Kind oftmals eine extrem leidenschaftliche Natur. Andere ***Medorrhinum***-Kinder sind empfindsam und können sich wegen eines emotionalen Traumas oder eines Gemütsschocks von Eltern und Familie zurückziehen. Vielfach begegnen wir extremer Tierliebe oder aber Tierquälerei. Die Sexualentwicklung kann schon im Alter von zwei oder drei Jahren einsetzen, und diese Nosode zeigt deutliche inzestuöse Impulse.

GEMÜT

Extrem leidenschaftliche Menschen, die durch ihr starkes Bedürfnis nach Ausdruck ihrer Leidenschaft in Schwierigkeiten geraten.

Verlangen, alles zu erleben. Liebt das Verbotene.

- **Extremisten. Sprunghaftes Verhalten**
- **Grausam gegenüber Tieren.** Übertriebene Liebe zu Haustieren, besonders bei Kindern

Aggressivität bis hin zu Grausamkeit und Gewalttätigkeit

Angst oder die Empfindung, daß jemand neben oder hinter ihm ist.

Wildes Gefühl im Kopf (*Lilium tigrinum*)

Furcht im Dunkeln und vor Ungeheuern im Dunkeln oder im Schrank

Klaustrophobie. Furcht vor dem Wahnsinn. Ängste um seine Gesundheit

Beginnt einen Satz und vergißt, was er sagen wollte.

Falsche Beurteilung von zeitlichen Dimensionen – hat das Gefühl, ein Ereignis aus der jüngeren Vergangenheit läge lange Zeit zurück.

- **Starke Neigung, an den Fingernägeln oder sogar den Zehennägeln zu kauen.**

ALLGEMEINSYMPTOME

- **Allgemeine Besserung am Meer und durch Schwimmen im Meer**

Allgemeine Besserung am Abend; liebt die Nacht

Gonorrhoe in der Anamnese des Patienten oder seiner Eltern

MEDORRHINUM

Frühe Herzerkrankung in der Anamnese der Eltern
Besserung durch Ausscheidungen
Allgemeine Verschlechterung durch feuchtes Wetter

KOPF

Chronische Rhinitis und Sinusitis, beginnt oft im Säuglingsalter
Reiter-Syndrom (Konjunktivitis, Urethritis, Arthritis)
Vage umschriebene, aber beschwerliche Migräne, oft mit kaleidoskopartiger visueller Aura
Chronische Otitis media, schlimmer im linken Ohr
Chronische retronasale Absonderungen
- **Muß sich fortwährend räuspern.**

VERDAUUNGSSYSTEM

Ulkus pepticum mit Schmerzen, die den Patienten um 2.00 Uhr morgens wecken
Stuhlverstopfung besser durch Zurücklehnen
Verlangen: Fleisch, **Fleischfett,** Fisch, Salz, Süßigkeiten, • **Eis,** • **unreife Früchte,** • **Orangen,** alkoholische Getränke, Tabak
Abneigung: • **Auberginen,** schleimige Speisen, Bohnen und Erbsen
Durst auf kalte Getränke

HARNWEGE

Unspezifische Urethritis. Urethra-Strikturen
Nephritis. Chronische oder rezidivierende Zystitis

GENITALIEN

Chronische Vaginitis, Urethritis oder Zystitis, besonders wenn die Erkrankung nach Beginn einer neuen sexuellen Beziehung einsetzt

Herpes genitalis. Warzen an den Genitalien

Orchitis. Epididymitis. Prostatitis. Prostatahypertrophie

Schmerzen und Tumore der Ovarien; schwere Dysmenorrhœ

Extremer Sexualtrieb; Nymphomanie; Satyriasis

Masturbation, sogar bei kleinen Kindern

Extremes Sexualverhalten oder Sexualpathologie – Inzest, Gruppensex, usw.

Impotenz

Säuglinge mit scharf begrenztem, erythematösem Windelausschlag

BRUST

Chronische Bronchitis, Bronchiektasen, Asthma

Asthma seit der Kindheit; Asthma gemeinsam mit Ekzem

Dyspnœ besser durch Einnahme der Knie-Brust-Stellung

Angina pectoris, die schon in frühen Jahren einsetzt

EXTREMITÄTEN

Starke Schwellung der Fußgelenke

- **Große Empfindlichkeit der Fußsohlen.** Kann nicht auf Steinen oder Felsen laufen.

Heiße Füße bei Kindern – sie ziehen ihre Schuhe aus, sobald es ihnen erlaubt ist; sie laufen liebend gern barfuß auf kaltem Boden.

Deckt nachts die Füße ab.

Arthritis, wobei Gonorrhoe in der Vorgeschichte vorausging

Ruhelose Füße nachts im Bett

MEDORRHINUM

Kälte der Zehen

HAUT
Ekzem vom Säuglingsalter an
Warzen oder Hauttumore. Aggressive Urtikaria

SCHLAF
Schläft in Bauchlage oder in • Knie-Brust-Stellung

KLINISCHE INDIKATONEN
Allergie. Angina pectoris. Angst. Arthritis. Asthma. Ekzem. Herpes. Hypertonie. Leukorrhoe. Lungenfibrose. Manisch-depressive Zustände. Migräne. Otitis. Reiter-Syndrom. Sinusitis. Ulkus pepticum. Urethritis. Vaginitis. Verhaltensstörung. Warzen. Interstitielle Zystitis

ERGÄNZUNGSMITTEL
Thuja**, **Natrium sulfuricum**, **Sulfur**, **Cannabis indica**, **Pulsatilla

VERGLEICHE
Sulfur – Egoismus; asthmatische und allergische Symptome; Verlangen nach Fett, Süßigkeiten und kalten Getränken; Ekzem; kaut Fingernägel; streckt Füße unter der Decke vor usw.

Nux vomica – Gedanken rasen im Kopf; Asthma und Allergie; Verlangen nach Fett; Zystitis; extremer Sexualtrieb usw.

Lachesis – Leidenschaftlich; eifersüchtig; braucht ein Ventil; hypersexuell; Asthma usw.

Carcinosinum**, **Anacardium**, **Tuberculinum**, **Platinum**, **Natrium sulfuricum

MELILOTUS

Melilotus ist im wesentlichen ein Kopfschmerzmittel. Die Differenzierung zwischen **Melilotus** und **Belladonna** oder **Lachesis** kann wegen der kongestiven Natur des Schmerzes schwierig sein. *André Saine* aus Toronto präsentierte einen Fall und einige Berichte aus der homöopathischen Literatur, die Hinweise auf den Gebrauch dieses Mittels bei manischen Zuständen geben.

GEMÜT
    Geschwätzig, mißtrauisch, Furcht vor der Polizei und vor Gift
    Wut während der Menses

KOPF
    Pulsierende Kopfschmerzen von größter Heftigkeit
    Kopfschmerz gebessert durch Hämorrhagie – Epistaxis, Metrorrhagie usw.
    Röte des Gesichtes (bzw. in das Gesicht einschießende Röte) während des Kopfschmerzes
    Epistaxis mit Blutstau im Gesicht. Nasenbluten lindert den Kopfschmerz.

VERDAUUNGSSYSTEM
    Erbrechen während der Kopfschmerzen

UROGENITALSYSTEM
    Ausgeprägte Dysmenorrhoe

EXTREMITÄTEN
    Knieschmerz. Will das Knie strecken, obgleich dadurch keine Linderung erzielt wird.

KLINISCHE INDIKATIONEN
Dysmenorrhoe. Epistaxis. Hypertonie. Manie. Migräne

VERGLEICHE
Lachesis – Kongestiver Kopfschmerz mit Besserung durch Hämorrhagie
Glonoinum, **Belladonna**, **Pulsatilla**

MEPHITIS

Dieses Arzneimittel ist hauptsächlich bei Beschwerden der Atemwege indiziert – Asthma, Husten, Pertussis, Bronchitis.

BRUST
Husten: Lesen oder Sprechen verschlimmern, Trinken verschlimmert, Essen verschlimmert, Hinlegen verschlimmert, Ausatmen verschlimmert
Hustenanfälle, schlimmer nach Mitternacht
Husten macht während des Tages keine Probleme; dagegen extreme Hutsenanfälle nachts mit Erbrechen

VERGLEICHE
Drosera, **Arsenicum album**, **Kalium bichromicum**, **Rumex**

MERCURIUS

Die physische Konstitution von **Mercurius** ist oft mit dem Quecksilber im Thermometer verglichen worden, d.h. mit seiner äußerst sensiblen Reaktion auf Temperaturveränderungen. Diese Analogie gibt einen Hinweis darauf, daß der Patient nicht nur überempfindlich gegenüber Hitze und Kälte sein kann, sondern auch gegenüber vielen anderen Veränderungen in seiner Umgebung. Bei vielen Patienten ist diese starke Reaktion begleitet von Schwäche und ist tatsächlich Ursache derselben. Im Repertorium gibt es 62 Angaben für Faktoren, die **Mercurius** allgemein verschlimmern, für eine Besserung jedoch sind nur acht Faktoren aufgeführt, von denen fünf mit Ruhe oder Hinlegen zu tun haben. Bei **Mercurius** sind Schwäche und Überreaktion miteinander verbunden.

Introvertiertheit. Auf der emotionalen Ebene neigt der **Mercurius**-Patient zu Zurückgezogenheit und Insichgekehrtsein. Die Emotionen sind innerlich oft intensiv, doch wird ihnen selten Ausdruck verliehen. Der Patient fühlt anders als andere Menschen, er ist reserviert und hält seine Gefühle instinktiv zurück oder kann sogar mißtrauisch gegenüber anderen sein. Er stellt eine Fassade von Normalität und Konservatismus auf. Häufig wird der Patient ein beachtenswertes Symptom bestätigen: Er muß unbedingt spüren, daß die Person, zu der er spricht, ihm mit ungeteilter Aufmerksamkeit zuhört, sonst ist er unfähig zu reden. Dieses Bedürfnis nach tiefer Übereinstimmung mag erklären, warum sich viele **Mercurius**-Patienten in homosexuellen Beziehungen wohler fühlen.

Impulse. Bei **Mercurius-**Patienten nehmen diese zurückgehaltenen intensiven Gefühle oft die Form von Impulsen an. Der Patient hat einen starken Impuls, eine Person, die ihn beleidigt, zu schlagen oder gar zu töten. Doch werden diese intensiven Gefühle anderen fast niemals offenbart. Der **Mercurius**-Patient kultiviert häufig eine zutiefst konservative und korrekte Erscheinung gegenüber der Außenwelt.

MERCURIUS

Angst. Bei manchen **Mercurius**-Patienten zeigt sich ein Zustand von schwerem Zusammenbruch. Die Ineffizienz des Geistes ist oft ein Grund zur Besorgnis. Als Kompensation gerät der Patient in Eile und versucht so, allen seinen Verpflichtungen nachzukommen, bis er irgendwann ständig herumhetzt. Der **Mercurius**-Patient kann tiefe Phobien und Ängste entwickeln, insbesondere bezüglich seiner geistigen Gesundheit. Bei der Konsultation sieht er emotional schwach und gebrochen aus. Dies ist ein Arzneimittel, an das wir bei Zuständen von Depression, Paranoia und sogar organischen Erkrankungen des Gehirns und Schwachsinn denken sollten.

Kinder. Das **Mercurius**-Kind ist oft sehr frühreif und scheint nahezu erwachsene Emotionen zu haben. Es besitzt eine intensive Ausstrahlung und kann kokett und sensibel wirken. Das Kind hat starke Gefühle und kann sehr reizbar sein. Es ist eher schüchtern oder zurückgezogen. In fast allen Fällen leidet das Kind an schwacher Widerstandskraft gegenüber Infektionen – chronische Otitis media, Pharyngitis und Stomatitis. Das Kind zeigt gewöhnlich die typischen bestätigenden Schlüsselsymptome.

GEMÜT

- **Introvertiert, verschlossen, emotional intensiv und mißtrauisch**
- **Innere Impulse**, oft gewalttätige, destruktive Gedanken (Messerstecherei usw.)
- Impuls zu schreien
- Eile. Reizbarkeit
- Frühreife
- Ängste: Krankheit. Tod. Wahnsinn. Dunkelheit. Friedhöfe. Hochgelegene Plätze. Geister. Menschen. Agoraphobie. Angst vor Armut (Patient ist sehr knauserig.)
- Antwortet langsam. Stottern
- Angst und Panikanfälle mit großer Furcht vor dem Wahnsinn
- Zwanghaftes Verhalten

Zurückgezogen und depressiv. Selbstmordgedanken

ALLGEMEINSYMPTOME
Syphilitisches Mittel
Allgemeine Verschlimmerung nachts
- **Allgemeine Verschlimmerung sowohl durch Hitze als auch durch Kälte (*Natrium carbonicum*; *Ipecacuanha*)**

Allgemeine Verschlimmerung durch Warmwerden im Bett
Allgemeine Verschlimmerung durch feuchtes Wetter
Allgemein schlimmer im Freien
Stinkender Geruch der Absonderungen
Verschlimmerung infolge unterdrückter Absonderungen
Große Schwäche
Allgemeine Verschlimmerung durch Schwitzen
Nachtschweiße
Erscheinung: Ernst, Gesicht und Haut blaß, fleckig, von durchscheinender Beschaffenheit, wie Marmor

KOPF
Akne im Gesicht: chronisch, sondert leicht Eiter ab und hinterläßt Narben.
Rhinitis: chronisch und schwelend, mit grünlichen Absonderungen
Aphthen im Mund und auf der Zunge. Ulzeration in Mund oder Rachen
Otitis media in akuten und chronischen Fällen
- **Zahnabdrücke auf der Zunge**
- **Metallischer Mundgeschmack**
- **Stinkender Atem**
- **Reichlicher Speichelfluß, besonders nachts im Bett**

Gingivitis. Zahnschmerzen

MERCURIUS

HALS
Akute oder chronische Pharyngitis, mit schmutziger Zunge und Speichelfluß
Erkrankung der Halslymphknoten
Blutanschoppung im Halsbereich und oberen Brustkorb bei starker Gefühlserregung (***Natrium muriaticum***)

VERDAUUNGSTRAKT
Verlangen: • **Brot und Butter**. Süßigkeiten. Salz
Abneigung: Süßigkeiten. Salz. Artischocken
Akute Gastroenteritis mit starkem Stuhldrang bei Diarrhœ und der berühmten Empfindung, „niemals fertig zu werden".
Stinkender Stuhl
Kolitis ulzerosa

UROGENITALSYSTEM
Intensive und manchmal pervertierte sexuelle Neigungen
Vorzeitige Ejakulation

EXTREMITÄTEN
Tremor, besonders der Hände, schlimmer beim Schreiben oder Essen

HAUT
Ekzem. Juckreiz, Hitze und Bettwärme verschlimmern, Schwitzen verschlimmert.
Hautgeschwüre, gewöhnlich oberflächlich und mit der Tendenz sich auszubreiten.
Stinkende Ausschläge. Psoriasis. Furunkel. Erysipel

KLINISCHE INDIKATIONEN

Abszeß. Akne. Angst. Balanitis. Bindegewebserkrankungen Vorzeitige Ejakulation. Ekzem. Erkältungen. Gastroenteritis. Glossitis. Infektionen der oberen Atemwege. Iritis. Kolitis. Kolitis ulzerosa. Konjunktivitis. Maligne Entartungen. Orchitis. Otitis media. Paranoia. Parkinson-Syndrom. Pharyngitis. Phobien. Rhinitis. Sexuelle Störungen. Sinusitis. Stomatitis. Syphilis. Tonsillitis. Vaginitis. Zähneknirschen (im Schlaf)

ERGÄNZUNGSMITTEL

Arsenicum album, *Badiaga*, *Pulsatilla*, *Aurum*

UNVERTRÄGLICH

Silicea

VERGLEICHE

Arsenicum album – Angst; Geiz; Impulse; Gestank; Diarrhœ; Ulzeration; allgemeine syphilitische Tendenz

Pulsatilla – Chronische Otitis media bei Kindern; Katarrh mit grünlichem Schleim; Verlangen nach Butter

Plumbum – Verlangsamtes Sprechen; Gedächtnisschwäche; Tremor der Hände; Parkinson-Syndrom

Kalium bromatum – Paranoia; Angstzustände; Furcht vor Wahnsinn; aggressive Impulse; zwanghaftes Verhalten; Schlafstörungen

Natrium muriaticum, *Alumina*, *Silicea*, *Syphilinum*, *Nux vomica*

MERCURIUS CORROSIVUS

Obgleich **Mercurius corrosivus** ebenfalls viele der Charakteristika von **Mercurius solubilis** aufweist, läßt es sich anhand der Hochgradigkeit von Tenesmus und Exkoriation gegenüber dem letzterem Mittel unterscheiden.

ALLGEMEINSYMPTOME
    Brennen, wundmachende Absonderungen
    Allgemein schlimmer nachts
- **Tenesmus**

KOPF
    Iritis mit intensivem Brennen, Tränenfluß und Photophobie
    Ulzeration der Konjunktiva
    Pharyngitis oder Ulzerationen mit intensiven brennenden Schmerzen und konstanter Neigung zu schlucken trotz heftiger Schmerzen beim Schlucken
    Halsschmerzen und Druck im Hals, schlimmer durch äußerliche Berührung
    Spasmen im Hals oder in der Speiseröhre beim Schlucken
    Speichelfluß
    Pyorrhœ

VERDAUUNGSTRAKT
- **Kolitis oder Dysenterie mit beständigem Tenesmus, Anstrengung ist unvermindert bei der Stuhlentleerung**

    Brennende Diarrhœ, blutig, voller Schleim
    Diarrhœ mit der Empfindung, daß der Stuhl heiß ist

UROGENITALTRAKT
- **Zystitis mit starkem Harndrang, oft ohne Linderung durch Entleerung; Tenesmus der Harnblase.** Konstanter Harndrang
  Dysurie, Brennen von der Harnröhre her
  Urethritis mit eitriger Absonderung, intensivem Brennen und Exkoriation
  Phimose. Balanitis

KLINISCHE INDIKATIONEN
  Balanitis. Morbus Crohn. Iritis. Kolitis. Pharyngitis. Phimose. Urethritis. Zystitis

VERGLEICHE
  Cantharis – Drang und Tenesmus von Darm und Blase; hämorrhagische Diarrhœ und Urin; brennende Empfindungen und Wundheit
  Mercurius solubilis**, **Nux vomica**, **Arsenicum album

MERCURIUS JODATUS FLAVUS
MERCURIUS JODATUS RUBER

Bei akuten Erkrankungen (oder sogar in manchen chronischen Fällen) mit allgemeinen Indikationen für *Mercurius solubilis*, jedoch bei einer ausgeprägten Lokalisation des Falles auf der rechten oder linken Körperseite müssen wir an *Mercurius jodatus ruber* (*binjodatus*) bzw. *Mercurius jodatus flavus* (*protojodatus*) denken.

Mercurius jodatus flavus ist angezeigt bei rechtsseitigen Beschwerden, insbesondere Pharyngitis, aber auch Otitis; Tonsillitis usw. Es kann sogar bei rechtsseitiger Neuralgie in Betracht gezogen werden.

Mercurius jodatus ruber ist angezeigt bei linksseitigen Beschwerden und nimmt als Hauptmittel bei linksseitiger Tonsillitis oder Pharyngitis sogar einen noch höheren Rang ein als **Lachesis**.

MEZEREUM

Mezereum wird hauptsächlich bei Hauterkrankungen oder Beschwerden verwendet, die auf der Haut ihren Ausgang nehmen. Die Hautsymptome sind intensiv und von vielerlei Art, aber häufig begleitet von Eiterung, Aufspringen und Verkrustung der Läsionen. Der *Mezereum*-Patient ist oft ängstlich und ernst. Im Epigastrium kann ein entsetzliches Angstgefühl empfunden werden.

Wegen seiner Symptome wie Knochenschmerzen, Ohrenerkrankungen, Neuralgie und Hauterkrankungen, welche die syphilitischen Symptome von *Mercurius* nachahmen, ist *Mezereum* oft als „pflanzliches *Mercurius*" bezeichnet worden (allerdings wurde auch *Phytolacca* das „pflanzliche *Mercurius*" genannt, was vielleicht eher gerechtfertigt erscheint).

GEMÜT
Angst, empfunden im Magen (*Arsenicum album*, *Calcarea carbonica*, *Kalium carbonicum*, *Kalium arsenicosum*)
Angst, wenn er allein ist

MEZEREUM

ALLGEMEINSYMPTOME

Mangel an Lebenswärme, verschlimmert durch Kälte.
„Kalt bis auf die Knochen" oder „wie erfroren"
Kälte wird an einzelnen Stellen oder Gliedern empfunden.
Allgemein verschlimmert durch unterdrückte Hautausschläge (Neuralgie, Taubheit, Ischias, Asthma, Angst, usw.)
Empfindlich gegen Berührung

KOPF

- **Ekzem, Psoriasis oder andere Erkrankungen der Kopfhaut; dicke Krusten auf der Kopfhaut, die aufbrechen und ein eitriges Sekret absondern (wodurch das Haar verfilzt).**

Empfindliche Kopfhaut; Berührung der Kopfhaut ist unerträglich.
Kopfschmerzen oder Neuralgien des Gesichtes durch unterdrückten Hautausschlag
Gehörverlust nach unterdrücktem Hautausschlag
Ohren empfindlich gegen kalte Luft oder Wind; Gefühl, als würde Wind in den Ohren wehen.
Hautausschläge im Gesicht, am Haaransatz oder in den Augenbrauen, die oft verkrustet sind, Sekret absondern und intensiv jucken.
Herpes zoster im Gesicht
Aufgesprungene Lippen

VERDAUUNGSSYSTEM

Ängstliches, Seelenqual verursachendes, leeres Gefühl im Magen, als ob man stürbe
Verlangen: Fett. • Schinkenfett. Schinken
Gastritis. Ulkus pepticum

MEZEREUM

BRUST
Asthma durch unterdrückte Ausschläge

EXTREMITÄTEN
Schmerzen in den Knochen, vor allem in der Tibia, schlimmer nachts
Knochenhautentzündung
Typisches Ekzem in der Ellenbeuge und der Kniekehle
Ausschläge in Form von „Socke-Handschuh"-Ausbreitung an Händen und Füßen

HAUT
Ausschläge, Ekzeme: beginnen im allgemeinen mit intensiv juckenden und brennenden Bläschen, die durch Kratzen verkrusten oder sich verdicken.
Jucken ist verschlimmert durch Hitze, durch Bettwärme; eventuell besser durch kalte Anwendungen.
Aufspringen der Haut; Hautrisse mit geometrischem Muster
Jucken ohne Ausschlag. Dermatographie
Gürtelrose. Herpes

KLINISCHE INDIKATIONEN
Angstzustände. Asthma. Ekzem. Gehörverlust. Herpes zoster. Kopfschmerz und Neuralgie. Psoriasis. Ulkus pepticum

VERGLEICHE
Sulfur – Hautausschläge bei Verlangen nach Fett; Jucken schlimmer durch Hitze; unterdrückte Ausschläge, Asthma
Hepar sulfuris – Ausschläge; Mangel an Lebenswärme; Verlangen nach Fett

Nitricum acidum, *Mercurius solubilis*, *Graphites*, *Psorinum*, *Kalium carbonicum*

MOSCHUS

Die hysterische Natur der Persönlichkeit und der Beschwerden von **Moschus** sind wohlbekannt. Der Patient klagt sehr, aber die Symptome sind sprunghaft und nehmen keinen voraussehbaren Verlauf. Der Patient ist ängstlich, fürchtet um seinen Zustand und hat das Gefühl, er drohe zu sterben. Auch große Wut und Zornesausbrüche lassen sich beobachten. Krämpfe der Muskeln und der glatten Muskulatur charakterisieren die körperlichen Beschwerden. *Michael Carlston* aus Santa Rosa, Kalifornien, hat zwei durch **Moschus** geheilte Asthmafälle vorgestellt. Die Charakteristika waren: plötzliche, schwere, sogar lebensbedrohende asthmatische Krise, die besonders bei Kälte oder nach dem Baden auftritt. Beide Fälle waren begleitet von Angst und Bauchschmerzen. *Nancy Herrick* aus der *Hahnemann Medical Clinic* hat diese Beobachtungen in einem Fall von lebensbedrohlichem Asthma bestätigt, das sich durch Rauch verschlimmerte und in eine plötzliche Krise mündete. Dieser Patient zeigte gleichermaßen heftige Wutanfälle und sexuelle Erregung.

GEMÜT
Hysterie
Wutanfälle; „schimpft, bis er im Gesicht blau anläuft"
Angst; fühlt sich, als würde er sterben.
Betrügerisch oder hysterisch

MOSCHUS

ALLGEMEINSYMPTOME
> Hysterische Ohnmacht, Ohnmacht durch Gefühlserregung, Ohnmacht durch Essen
> Hysterische Konvulsionen
> Muskelkrämpfe
> Mangel an Lebenswärme im allgemeinen und einzelne Körperpartien kalt
> Allgemein schlimmer vor oder während der Menses (Ohnmacht, Dyspnœ usw.)

KOPF
> Globus hystericus
> Eine Wange blaß, eine rot; eine Wange kalt, die andere heiß

VERDAUUNGSTRAKT
> Übelkeit und Erbrechen beim Anblick von Speisen
> Flatus
> Verlangen: **Käse**
> Bauchschmerz in Verbindung mit Asthma

UROGENITALTRAKT
> Reichliches Urinieren. Urin riecht stark
> Berichte von Heilerfolgen in Diabetesfällen
> Intensive sexuelle Erregung
> Promiskuität
> Masturbation

BRUST
> **Hysterisches Asthma** und Stridor
> **Furchterregende Spasmen des Brustkorbs**
> **Plötzliches, schweres Asthma** (*Cuprum*)

Herzklopfen bei hysterischen Patienten

KLINISCHE INDIKATIONEN
Asthma. Arrhythmie. Globus hystericus. Hysterie. Hysterisches Herzklopfen. Konvulsionen. Ohnmacht. Sexuelle Störungen. Schwindel

VERGLEICHE
Ignatia, Lilium tigrinum, Plumbum, Cuprum, Tarantula hispanica

MUREX

Häufig als „hochgradig sexuelle **Sepia**" beschrieben, konzentriet sich dieses Mittel hauptsächlich auf den Urogenitaltrakt. Die Patientin hat oft einen dünnen, drahtigen Körperbau, was ebenfalls an **Sepia** erinnert.

UROGENITALTRAKT
Leukorrhœ, Wundheit und Hypersensibilität der Genitalien. Große Empfindlichkeit der Genitalien. Selbst leichte Berührung ist schmerzhaft oder kann starke sexuelle Erregung hervorrufen.
Abwärtsdrängende Empfindung im Becken, muß die Beine kreuzen.
Uterusprolaps
Schmerzen in Uterus, Blase oder Ovarien: breiten sich aufwärts aus zum Brustkorb oder der Brust auf der gegenüberliegenden Seite.

Schmerzen schießen vom Uterus her aufwärts
Exzessiver Sexualtrieb. Promiskuität

KLINISCHE INDIKATIONEN
Uterusprolaps. Vaginitis. Zervizitis. Zystitis

VERGLEICHE
Sepia, Lilium tigrinum, Kreosotum, Platinum

MURIATICUM ACIDUM

Die Säuren sind oftmals Kollapsmittel, und besonders **Muriaticum acidum** ist indiziert, wenn der Kollaps eher auf der körperlichen Ebene als im emotionalen oder geistigen Bereich eintritt. **Muriaticum acidum** muß vor allem dann in Betracht gezogen werden, wenn hochgradige Schwäche während oder als Folge von langwieriger fieberhafter Krankheit vorliegt. Der Patient kann völlig geschwächt sein – unfähig, sich im Bett aufzurichten; er schläft 18 oder 20 Stunden am Tag oder erwacht nur gerade lang genug, um zu essen oder zu trinken.

Natürlich sehen wir nicht immer dieses fortgeschrittene Stadium und finden vielleicht das Arzneimittel in Fällen, wo die Schwäche an isolierten Stellen auftritt – vornehmlich in den Sphinktern von Blase oder Rektum.

MURIATICUM ACIDUM

ALLGEMEINSYMPTOME
Schwäche und Kollapszustände
Allgemeine Verschlimmerung durch Baden im Meer
Extrem mißmutig und schwach
Allgemeine Verschlimmerung durch Liegen auf der rechten Seite
„Abwärtsgleiten in Bett oder Stuhl" aus Schwäche

VERDAUUNGTRAKT
Zunge trocken, geschrumpft und schwach
Rektum tritt beim Stuhlgang oder sogar während des Urinierens hervor.
Hervortretende Hämorrhoiden
Hering gibt das Symptom an: „Hämorrhoiden bei abgemagerten Kindern".
Unwillkürlicher Stuhlabgang bei der Harnentleerung
Ist als eines unserer besten Arzneimittel bei typhoidem Fieber angesehen worden.

KLINISCHE INDIKATIONEN
Chronische Erschöpfung und Kollapszustände. Fieber mit unbekannter Ursache. Hämorrhoiden. Inkontinenz. Mononukleosis infectiosa. Rektumprolaps. Sepsis. Typhoides Fieber

VERGLEICHE
Gelsemium, *Laurocerasus*, *Stannum*, *Phosphoricum acidum*, *Carbo vegetabilis*, *Carbo animalis*, *Selenium*

NAJA

Wegen der Ähnlichkeiten von **Naja** mit den Symptomen anderer Schlangengifte ist dieses Mittel möglicherweise schwer zu differenzieren, vor allem gegenüber **Lachesis**. Die linksseitigen Beschwerden, die Unerträglichkeit eines Kragens, das Erstickungsgefühl, die nächtliche Verschlimmerung und besonders die Herzsymptomatik von **Naja** sind **Lachesis** und den anderen Giften sehr ähnlich. Allerdings fällt bei diesem Mittel auf, daß die Blutungs- und Sepsisneigung nicht vorhanden sind und vor allem Klappen- und Herzsymptome im Vordergrund stehen. Die ausgeprägte Tendenz zu Herzklappenläsionen ist so markant, daß *Kent* es nahezu als Spezifikum für Herzklappenschäden bei Kindern empfahl. Der **Naja**-Patient ist wie ein milderer **Lachesis**-Typ, ohne die energiegeladene Gesprächigkeit, Eifersucht und Aggressivität. Der Patient scheint sich in Gedanken mit unwichtigen oder geringfügigen Problemen übermäßig zu beschäftigen und bauscht so seine Probleme auf.

GEMÜT
   Bauscht Probleme auf; denkt immer wieder über eingebildete Schwierigkeiten nach.

ALLGEMEINSYMPTOME
   Linksseitige Beschwerden
   Ohnmacht und Kollaps in Verbindung mit Herzklopfen oder Herzerkrankung

KOPF
   Kopfschmerz links: Stirn, Schläfe
   Heuschnupfen
   Zusammenschnürungsgefühl des Halses; Kragen sind unerträglich.

BRUST

- **Herzklappenläsionen,** kann selbst in fortgeschrittenen Fällen palliativ wirken.

Laute Herzgeräusche

Angina pectoris mit Ausstrahlung des Schmerzes in Hals, Nacken, linken Arm und Hand. Stechende Schmerzen im Herzen

Heftiges Herzklopfen: schlimmer selbst durch leichte Anstrengung, Liegen auf der linken Seite verschlimmert, Sprechen verschlimmert

Puls schnell oder auffallend verlangsamt (***Digitalis***)

Asthma, schlimmer nachts. Herzasthma

Herzvergrößerung. Endokarditis

Erstickungsgefühl nachts; wacht auf und schnappt nach Luft, schlimmer beim Liegen auf der linken Seite.

UROGENITALTRAKT

Eierstockszyste links und linksseitige Unterleibsschmerzen

EXTREMITÄTEN

Ödeme der Extremitäten

SCHLAF

Unfähig, auf der linken Seite zu schlafen

KLINISCHE INDIKATIONEN

Allergie. Angina pectoris. Arrhythmie. Asthma. Endokarditis. Herzklappenerkrankungen. Hypertonie. Kopfschmerzen. Migräne. Ovarialzyste. Stauungsherzinsuffizienz

VERGLEICHE

Lachesis – Herzerkrankungen; Engegefühl des Halses und Unverträglichkeit von Kragen; linksseitige Beschwerden; Asthma; Verschlimmerung nachts; Verschlimmerung durch Liegen auf der linken Seite; Erstickungsgefühl usw.
Spigelia, Kalmia, Spongia, Phosphorus, Crotalus horridus, Elaps, Cactus

NATRIUM ARSENICOSUM

Unser gegenwärtiger Wissenstand von **Natrium arsenicosum** ist recht begrenzt, aber wir können zur Anwendung des Mittels geführt werden, wenn Symptome von **Arsenicum album** (wie z.B. Angst) und von der **Natrium**-Familie (wie Kummer, Aphthen usw.) vorliegen. Bei der Fachkonferenz der *International Foundation for Homoeopathy* im Jahre 1990 präsentierte *Sheryl Kipnis* aus Seattle, Washington, einen Fall von Lungensarkoidose, der mit diesem Mittel geheilt wurde.

GEMÜT

Angst um die Gesundheit
Kummer. Unterdrückte Gefühle
Ehrgeizig; sehr leistungsorientiert; praktisch; perfektionistisch; übergenau und wählerisch

ALLGEMEINSYMPTOME

Mangel an Lebenswärme
Große Empfindlichkeit gegen Rauch (***Spigelia***)
Schwäche

NATRIUM ARSENICOSUM

KOPF

Kopfschmerz: besonders Stirnmitte oder an der Nasenwurzel, schlimmer durch Lesen
- **Kopfschmerz durch Rauch oder bei Rauchern**

Augen sind müde und trocken.
Aphthen
Allergie und Nasenkatarrh

VERDAUUNGSTRAKT

Milchunverträglichkeit

BRUST

Asthma. Rasselgeräusche in der Brust und auswurffördernder Husten
- **Atemwegserkrankung wegen Rauch oder Ruß** (Bergmannslunge)

Lungensarkoidose

HAUT

Psoriasis (**Sepia**, **Arsenicum album** usw.)

KLINISCHE INDIKATIONEN

Allergie. Asthma. Kopfschmerz. Leukämie. Psoriasis. Sarkoidose.

VERGLEICHE

Natrium muriaticum, ***Natrium sulfuricum***, ***Spigelia***

NATRIUM CARBONICUM

Vithoulkas hat auf die sanfte, selbstaufopfernde Natur des typischen **Natrium carbonicum**-Patienten hingewiesen (**Silicea, Staphisagria**). Er hat auch die „Assimilationsunfähigkeit" von **Natrium carbonicum** hervorgehoben, sei es auf körperlicher Ebene (Nahrung wird schlecht assimiliert), oder im emotionalen Bereich (bestimmte Menschen sind unerträglich). Bei **Natrium carbonicum** kann die Differenzierung gegenüber den anderen **Natrium**-Mitteln schwierig sein.

In den frühen Krankheitsstadien klagt der Patient über körperliche Beschwerden, insbesondere über Verdauungsprobleme und Allergien oder Unverträglichkeiten von Nahrungsmitteln. Später liegt der Schwerpunkt mehr im Bereich emotionaler Schwierigkeiten und auf Depressionen (hier mag die Unterscheidung zu **Natrium muriaticum** schwerfallen), bedingt durch Kummer und Verlust. Oft wurde bemerkt, daß der **Natrium carbonicum**-Patient fröhlich und witzig wirkt, auch wenn er sich im Innern traurig fühlt. Umso mehr überrascht es, bei diesem sanftmütigen Patienten eine starke Abneigung gegenüber bestimmten Menschen – ja sogar gegenüber Familienmitgliedern – ohne besondere Ursache zu entdecken. Diese Abneigung läuft auf eine Art von Voreingenommenheit hinaus und kann sogar die Form von rassistischen oder ethnischen Vorurteilen annehmen, was gar nicht zu dem Charakter dieser Person passen will und womöglich sogar den Patienten selbst überrascht („Ich kann kaum glauben, daß ich solche Gefühle habe, aber ich habe ein Vorurteil entwickelt gegen..."). Schließlich kann der Patient aus emotionaler Erschöpfung oder infolge mangelhafter Assimilation geistige Schwäche, schwaches geistiges Durchhaltevermögen und Konzentrationsunfähigkeit entwickeln.

NATRIUM CARBONICUM

GEMÜT
Sanftmütige, kultivierte, selbstlose Menschen
- **Abneigung gegen bestimmte Personen**; Abneigung gegen Familienmitglieder

Empfänglich für Musik; Weinen und bittersüße Melancholie beim Hören von Musik; spielt absichtlich traurige Musik.
Traurigkeit und Kummer
Fröhliches Auftreten, übertrieben fröhlich
Geistige Stumpfheit und Erschöpfung
Beschwerden durch geistige Anstrengung oder Lesen
Abneigung gegen Gesellschaft; besser, wenn er allein ist.
Schüchtern

ALLGEMEINSYMPTOME
- **Allgemeine Verschlimmerung durch die Sonne.** Sonnenstich (***Glonoinum***, ***Carbo vegetabilis***)
- **Nahrungsmittelallergie, insbesondere empfindlich gegen Milch**

Empfindlich gegenüber Hitze und Kälte (***Mercurius***); Wohlbehagen nur möglich innerhalb enggesteckter Grenzen
Allgemein schlimmer während eines Sturms oder durch Wetterwechsel
Neurologische Schwäche (Multiple Sklerose, Parese)
Fehlerhafter Stoffwechsel (das Skelett betreffende Beschwerden, Kyphose, gebeugte Schultern)

KOPF
Kopfschmerzen, verursacht durch die Sonne und durch Überhitzung
Kopfschmerz durch geistige Anstrengung
Kopfschmerz wechselt ab mit Verdauungsbeschwerden.

NATRIUM CARBONICUM

Aphthen in Mund und Nase
Herpes an den Lippen oder im Gesicht
Die Haut an der Nase schält sich
Jucken im Schnurrbart. Tinea
Heuschnupfen und chronische Nasenverstopfung

VERDAUUNGSTRAKT

Dyspepsie; Magenverstimmung; schwache Verdauung, schlimmer nach Ernährungsfehlern

Nahrungsmittelallergien. Gastritis. Ulkus pepticum

- **Milchunverträglichkeit** – Diarrhœ, Flatus usw.

Magenschmerzen: Berührung verschlimmert, Milch verschlimmert. Leeregefühl im Magen

Aufstoßen, Sodbrennen, Flatus

Diarrhœ spritzt heraus mit Windabgang

Verlangen: Kartoffeln. Süßigkeiten. Milch

Abneigung: **Milch**

UROGENITALTRAKT

Chronische Zystitis; Schmerz am Ende des Urinierens

Harnröhrenreizung oder Fissuren verursachen Stechen und Brennen

Herpes an Genitalien, Gesäß und Oberschenkeln oder Rücken

Sterilität; Samen gleitet angeblich sofort wieder aus der Vagina hinaus

EXTREMITÄTEN

Ekzem an den Fingerspitzen oder im antekubitalen Bereich (am Unterarm vor dem Ellbogen)

Herpes an Gesäß oder Oberschenkeln

Schwäche der Fußgelenke

Gebeugte Schultern

KLINISCHE INDIKATIONEN
Allergie. Ekzem. Gastritis. Herpes. Kolon irritabile. Kopfschmerz. Nahrungsmittelallergien und -unverträglichkeiten. Multiple Sklerose. Sterilität. Ulkus pepticum. Urethritis. Zystitis

VERGLEICHE
Silicea – Sanft; kultiviert; mangelhafter Stoffwechsel; Milchunverträglichkeit; Kopfschmerzen
Natrium muriaticum – Kummer; Abneigung gegen Gesellschaft; empfänglich für Musik; Sonne verschlimmert; Milch verschlimmert; Herpes
Staphisagria**, **Lycopodium**, **Magnesium muriaticum

NATRIUM MURIATICUM

Natrium muriaticum nimmt in unserer Materia Medica den Stellenwert eines psychisch besonders komplexen und schmerzlichwehmütigen Arzneimittels ein. Tiefe Trauer und Kummer kennzeichnen den Charakter von *Natrium muriaticum*, und diese Gefühle berühren und formen das Leben eines jeden Menschen (oder werden dies eines Tages tun). Aus diesen Gründen kann sich fast jeder mit dieser Arzneimittelbeschreibung stark identifizieren.

Sensibilität. Die *Natrium muriaticum*-Persönlichkeit ist hochsensibel und kultiviert. Es ist leicht erkennbar, wie das Leben einem solchen Menschen Wunden schlagen konnte – sei es durch Kritik, Beleidigung, absichtliche Zurückweisung oder unvermeidbare Verluste. *Natrium muriaticum* empfindet solche Wunden sehr tief, und der Patient baut daraufhin eine schützende psychische Mauer um sich auf, um weitere Schmerzen zu vermeiden. Daher mag er verschlossen oder sogar hart erscheinen.

Introvertiertheit. Der *Natrium muriaticum*-Patient ist introvertiert und übermäßig ernst. Er ist verantwortungsbewußt und perfektionistisch. Der Patient ist häufig übertrieben verstandesorientiert. In der Konsultation gibt er oft wenig Informationen preis und zögert mit seinen Antworten. Im Verlauf des Gespräches entdeckt man vielfach, daß eine schwerwiegende und bedeutungsvolle traurige Erfahrung gemacht wurde. Der Patient wird diesen Kummer nur zögernd äußern oder kann feindselig darauf reagieren, daß ihm so persönliche Fragen gestellt werden, woraufhin er in bitteres, unwillkürliches oder hysterisches Weinen ausbricht.

Hysterie. Es gibt eine entgegengesetzte Darstellung, nach welcher der Patient ungewöhnlich offen erscheint und sogar über intime Aspekte seines Lebens reden kann, anscheinend ohne die geringste Verlegenheit. Dies gilt insbesondere für Patienten, die eine Psychotherapie hinter sich haben und gelernt haben „offen zu sein". Dennoch ist dieses Verhalten unnatürlich, und es wirkt gezwungen oder geradezu hysterisch. Natürlich wird sich eine große Anzahl von *Natrium muriaticum*-Patienten in keiner dieser extremen Formen präsentieren.

Reserviertheit. Die Gefühle des *Natrium muriaticum*-Patienten werden außergewöhnlich leicht verletzt. Kränkungen oder Kritik bleiben in seinem Gedächtnis haften, und es fällt ihm sehr schwer zu vergeben. Alles, was Kritik, Demütigung oder Zurückweisung impliziert, ist unerträglich. Er kann nicht um Hilfe bitten, weil dies für ihn eine Demütigung bedeutet. Aus demselben Grund ist er unfähig, Trost anzunehmen oder erlebt durch Trost sogar noch eine Verschlimmerung. Trotz dieser Hemmung kann der Patient gegenüber Problemen anderer ausgesprochen mitfühlend sein und feststellen, daß viele Menschen ihn ins Vertrauen ziehen. Dieses Vertrauen wird ihm geschenkt, weil andere spüren, daß der

NATRIUM MURIATICUM

Natrium muriaticum-Patient liebenswürdig ist, aber auch so verschlossen, daß er Geheimnisse niemals preisgibt.

Kummer. Wenn ein Verlust (zum Beispiel durch einen Todesfall) oder eine schwerwiegende Zurückweisung („unerwiderte Liebe") eintritt, ist der Patient ungewöhnlich lange traurig und deprimiert. Vielfach können körperliche Beschwerden – entweder funktioneller oder pathologischer Natur – durch solchen Kummer auftreten. *Natrium muriaticum* ist unser bekanntestes Arzneimittel für Patienten, deren Probleme durch Kummer einsetzen oder von unzureichend verarbeitetem Kummer herrühren.

Romantisch. Der *Natrium muriaticum*-Patient ist oft sehr romantisch veranlagt, doch nach einer Enttäuschung verschließt er sich für viele Jahre weiteren Beziehungen. Er verhält sich loyal und hingebungsvoll gegenüber denen, die er liebt und wird daher selten eine Trennung herbeiführen. Häufig werden wir feststellen, daß der Patient bereits jahrelang in einer unglücklichen Beziehung lebt – zu verschlossen, als daß er mit seinem Lebenspartner das Problem bereinigen könnte, aber auch zu loyal, aus der Beziehung zu gehen.

Perfektionismus. Der typische Patient ist kontrolliert und perfektionistisch. Er kann oft zwanghaft übergenau sein und versuchen, seine Umgebung zu kontrollieren. Was die Gesundheit angeht, so kann er eine Art hypochondrischer Einstellung entwickeln. Dies äußert sich in dem Verlangen, für jeden Flecken oder Pickel die Ursache herauszufinden. Diese Neigung stimmt überein mit der übermäßigen Kontrolle seiner Umgebung und dem Perfektionismus. Exzessive Kontrolle kann eine innere Hysterie bei *Natrium muriaticum*-Patienten überspielen. Wenn die Hemmschwelle zusammenbricht, kann der Patient hysterisch weinen, lang verleugnete Wut zum Ausdruck bringen oder sogar exhibitionistische Tendenzen zeigen.

Kinder. Das *Natrium muriaticum*-Kind benimmt sich wohlerzogen und ist oft frühreif, „wie ein kleiner Erwachsener". Das Kind hat ein starkes Bedürfnis nach Zuneigung und ist übermäßig verletzlich. Ebenso wie der Erwachsene ist das Kind mit seinem Kummer lieber allein und schüttelt die tröstende Umarmung der Eltern unwillig ab. Besonders bei Jugendlichen ist diese Sensibilität und Unfähigkeit, Hilfe anzunehmen, problematisch. Das Kind ist auch übermäßig verantwortungsbewußt, was seine Hausaufgaben oder Bedürfnisse der Familie angeht. Man sollte nicht vergessen, daß **Natrium muriaticum**-Menschen auch zu Drogen Zuflucht nehmen können, um ihren emotionalen Schmerz zu betäuben.

GEMÜT

Verschlossen, verantwortungsbewußt, würdevoll, von Kummer tief getroffen
- **Beschwerden durch Kummer und enttäuschte Liebe. Stiller Kummer**

Depression, sogar Selbstmordgedanken
Zu ernst, übermäßig korrekt und pflichtbewußt
Leicht gekränkt oder verletzt; Beschwerden durch Demütigung
- **Traurig, doch unfähig zu weinen**

Unwillkürliches und hysterisches Weinen
Abneigung gegen Gesellschaft. Verlangen nach – und Besserung durch Alleinsein
Denkt immer wieder an vergangenen Kummer und Demütigungen
Übergenau. Perfektionistisch. Immer pünktlich. Zwanghaft
Abneigung gegen Trost
Ängste: vor **Räubern** oder Einbrechern. Dunkelheit. Sturm. **Klaustrophobie**. Insekten. Bazillen. Höhenangst
Hypochondrie. Ängstlich besorgt bei kleinstem Makel
Empfindlich gegen Geräusch und Musik
Trinkt Alkohol, um Hemmschwellen zu überwinden; „Wenn ich trinke, liebe ich alle Menschen."
Prämenstruelles Syndrom mit Reizbarkeit und Trauer
Kaut an den Fingernägeln

ALLGEMEINSYMPTOME

Warmblütig und allgemein verschlimmert durch Hitze, obgleich manche Patienten einen Mangel an Lebenswärme aufweisen.
- **Allgemeine Verschlimmerung durch Sonne**
Allgemeine Verschlimmerung um 10.00 Uhr
Allgemeine Verschlimmerung am Meer; manchmal besser am Meer
Periodische Beschwerden
Rezidivierendes Fieber; periodisches Fieber
Allgemeine Besserung durch Schwitzen
Malaria oder sogar Malaria in der Familienanamnese
Anämie
Neurologische Erkrankung: Hauptmittel für Multiple Sklerose
Zuckungen oder Tremor, besonders Gesicht und Kopf sind betroffen.
Erscheinung: Der Patient wirkt oft ernst. Die Frisur ist praktisch und unschmeichelhaft. Ist er kurzsichtig, trägt er eine dicke Brille, die ihn unbeholfen und linkisch aussehen läßt. Gesicht und Lippen sind dünn oder verhärmt. Der Hals ist lang und dünn, aber in Schenkeln und Gesäß ist er häufig schwer. Die Haut ist blaß und fein und läßt blaue Äderchen durchschimmern.
Schwindel: schlimmer bei Schwangerschaft, schlimmer durch Tee; schlimmer, wenn er in die Ferne blickt; Schwindel verursacht ausgeprägte Übelkeit.
Schwindel mit der Neigung zu fallen, besonders nach links

KOPF

- **Kopfschmerzen; Migräne**
Kopfschmerzen: Licht verschlimmert, Sonne verschlimmert, Lesen verschlimmert, schlimmer vor oder nach der

Periode, Geräusche verschlimmern, Kopfverletzung verschlimmert
- **Kopfschmerzen schlimmer um 10.00 Uhr oder von 10.00 bis 15.00 Uhr**
- **Kopfschmerz, „als ob Hämmer auf den Kopf schlagen."**

Kopfschmerzen durch Kummer

Kopfschmerzen bei Schulmädchen

Kopfschmerzen: besser durch Liegen in einem dunklen, ruhigen Raum, besser durch Schwitzen, besser durch kalte Anwendungen

Kopfschmerzen an beliebiger Stelle, häufiger rechtsseitige Hemikranie, aber auch okzipital usw.

Taubheit in Gesicht oder der Lippen (oder sogar der Extremitäten) vor den Kopfschmerzen

Gesichtsneuralgie: schlimmer durch unterdrückte Malaria oder Chinin-Einnahme, besonders auf der linken Seite

Weißliche Krusten auf der Kopfhaut; Ausschläge am Haaransatz (***Sulfur***)

- **Heuschnupfen,** besonders bei übermäßig verstandesorientierten Patienten
- **Schnupfen, albuminös oder wie „Eiweiß".** Erkältungen beginnen mit Niesen
- **Herpesausschlag – Lippen,** Gesicht, Nasenflügel, Mundwinkel, Kinn sind betroffen.

Aufgesprungene Lippen, besonders in den Mundwinkeln

Aphthen in Mund, an Zahnfleisch, Zunge; Glossitis

AUGEN

- **Tränen der Augen: schlimmer im Freien oder durch Wind,** schlimmer durch Husten, schlimmer beim Lesen
- **Augenlider – horizonale Linie in der Mitte des Oberlids, besonders bei Kindern**

NATRIUM MURIATICUM

Eine feine Linie unter dem Rand des Unterlides
Schmerzen der Augen: Schauen verschlimmert, Lesen verschlimmert
Visuelle Störungen vor dem Kopfschmerz
Allergische „Veilchen" („Ringe unter den Augen")

HALS

Hals, Nacken und Gesicht wirken abgemagert.
Kropf und Schilddrüsenprobleme
Pharyngitis mit stechenden Schmerzen
Empfindung von einem Kloß im Hals

VERDAUUNGSTRAKT

Ulkus pepticum, beginnt oft durch Kummer oder Konflikte.
Verlangen: • **Salz. Saures.** Zitrone. Bitteres. Bier. Schokolade. Fisch. Verbrannte Speisen oder verbrannter Toast. Brot. Milch
Abneigung: **Fett. Reichhaltige Speisen. Schleimige Speisen** und Eiweiß. **Hähnchen.** Brot. Salz. Milch
Durst auf eiskalte Getränke (***Phosphorus***, ***Sulfur***)
Kolitis mit plötzlichem Stuhldrang: mit Durchfall und Blutung aus dem Rektum nach dem Stuhlgang
Blutende Hämorrhoiden, schlimmer nach hartem Stuhl. Verstopfung

UROGENITALTRAKT

• **„Schüchterne Nieren" – kann nicht in Gegenwart anderer urinieren.**
Streßbedingte Inkontinenz
Chronische Nephritis
Schamhaare fallen aus
Gebärmuttervorfall. Chronische Leukorrhoe

NATRIUM MURIATICUM

Während des Geschlechtaktes das Verlangen, Kraftausdrücke zu benutzen
Koitus schmerzhaft. Vaginale Trockenheit. Vaginitis
Abneigung gegen Geschlechtsverkehr bei Frauen, besonders nachdem sie sich aus Kummer emotional verschlossen haben

BRUST

- **Asthma am Abend,** schlimmer 17.00 bis 19.00 Uhr

Herzklopfen nachts: schlimmer beim Liegen auf der linken Seite, schlimmer durch Lärm
Seufzen

EXTREMITÄTEN

- **Schmerzen im Rücken und im unteren Rücken, besser beim Liegen auf einer harten Unterlage oder durch Gegendruck mit der Faust oder einem Buch o.ä.**

Aufgesprungene Haut an den Fingern
Abschälen der Haut von den Fingerspitzen
Nägel reißen leicht ein.
Ekzem. Urtikaria. Psoriasis. Ringelflechte
Niednägel
Zittern des Hände (und des ganzen Kopfes)
Kaut an den Fingernägeln

SCHLAF

- **Schlaflosigkeit; kann nicht einschlafen wegen Gedanken an traurige Ereignisse des Tages oder unangenehme Dinge aus der (fernen) Vergangenheit.**

Schläft auf der linken Seite
Träume von Einbrechern

NATRIUM MURIATICUM

KLINISCHE INDIKATIONEN

Adipositas. Allergie. Anämie. Aphthen. Arrhythmie. Asthma. Basedow-Krankheit. Bindegewebserkrankungen Chemikalienallergie. Darmentzündung. Depression. Diabetes. Dyspareunie. Chronische-Erschöpfung-Syndrom. Ekzem. Fieber. Fieber unbekannten Ursprunges. Gastritis. Globus hystericus. Hämorrhoiden. Herpes. Hypertonie. Ischias. Kolitis. Kolon irritabile. Kropf. Kopfschmerzen. Kreuzschmerzen. Malaria. Malignität. Migräne. Multiple Sklerose. Nephritis. Prämenstruelles Syndrom. Psoriasis. Schlaflosigkeit. Schwindel. Sexuelle Störungen. Stomatitis. Suizidgedanken. Thyreoiditis. Tinea. Ulkus pepticum. Urtikaria. Vaginitis

ERGÄNZUNGSMITTEL

Apis, *Bryonia*, *Ignatia*, *Lycopodium*, *Sepia*

VERGLEICHE

Natrium carbonicum – Kopfschmerzen; Sonne verschlimmert; Milch verschlimmert; Kummer; Musik- und Lärmempfindlichkeit; Aphthen; Herpes

Natrium sulfuricum – Kopfschmerzen; Magendarmstörungen; Kummer und schwere Depression; empfindsam für Musik; Asthma; Kopfverletzung

Ignatia – Kummer; Globus hystericus; Abneigung gegen Trost; Seufzen usw.

Sepia – Emotional zurückgezogen; Abneigung gegen Geschlechtsverkehr; besser, wenn sie allein ist; Abneigung gegen Salz; Besserung durch Anstrengung usw.

Aurum – Ernst; stolz; Kummer und enttäuschte Liebe; empfindsam für Musik; Herzsymptome; schwere Depression

VERGLEICHE

Staphisagria, *Phosphorus*, *Kalium carbonicum*, *China*, *Borax*, *Causticum*, *Cocculus*

NATRIUM PHOSPHORICUM

Der **Natrium phosphoricum**-Patient hat sowohl die Kummer- und Depressionsneigung von **Natrium muriaticum** als auch das Mitgefühl und die Ängste von **Phosphorus**. Während der Konsultation wirkt er offen, ist aber auch sehr distanziert und wirkt kultiviert. Extrovertiertheit und Reserviertheit sind bei ihm im Gleichgewicht. Das Schlüsselsymptom „Tendenz zu nächtlichem Samenerguß" kann sich auch in jahrelang anhaltenden Beschwerden nach einer Periode von Samenergüssen äußern.

GEMÜT

Extrem kultivierte Patienten
Ängste: Im Dunkeln. Stürme. Insekten. Tod und Krankheit
Geistige Stumpfheit nach Samenergüssen
Hellsichtigkeit; hellseherische Träume

ALLGEMEINSYMPTOME

Allgemeine Verschlimmerung durch Gewitter – Herzklopfen, Kopfschmerzen
Symptome entwickeln sich während einer Zeit, in der Samenergüsse auftreten.

KOPF

Kopfschmerzen während eines Sturmes

- **Gelber Belag auf der Zunge, der Zungenbasis oder im Hals**
Heuschnupfen

VERDAUUNGSTRAKT
Verlangen: Eier. • **Spiegeleier. Salz.** Gewürztes. Fisch. Speiseeis. Bier
Übersäuerung; saures Aufstoßen

UROGENITALSYSTEM
- **Nächtliche Samenergüsse**

BRUST
Asthma: schlimmer am Abend, schlimmer durch Anstrengung

EXTREMITÄTEN
Schwäche oder Zittern der Extremitäten oder des Rückens nach Samenergüssen
Ist verzeichnet als Arzneimittel für Rheumatismus bei Kindern.
Kontrakturen der Sehnen; Dupuytren-Kontraktur
Großzehengicht, Podagra; Gicht
Ekzem an den Fußgelenken

SCHLAF
Sexuelle Träume

KLINISCHE INDIKATIONEN
Allergie. Asthma. Kontraktur. Gicht. Rheumatismus. Sexuelle Störungen

NATRIUM SULFURICUM

VERGLEICHE

Natrium muriaticum, Phosphorus, Selenium, Cobaltum, Staphisagria, Kalium phosphoricum, Picrinicum acidum

NATRIUM SULFURICUM

Natrium sulfuricum ist ein tief wirkendes Mittel, das in einer Vielzahl von pathologischen Krankheitszuständen – von Asthma bis hin zu ulzerativer Kolitis, Leukämie und Rektumkarzinom – von Nutzen ist. Bemerkenswert ist, wie häufig *Natrium sulfuricum* als „spezifisches" Mittel für körperliche Beschwerden (z.B. Kopfverletzung) oder Symptomenkombinationen (z.B. Asthma mit schwerer Depression oder Asthma bei Diabetes in der Vorgeschichte) verschrieben wird. Diese körperlichen Sachverhalte können oft auch ohne die typischen Gemütssymptome zur Verschreibung des Mittels führen.

Der *Natrium sulfuricum*-Patient ist normalerweise ernst, verantwortungsbewußt, verschlossen und melancholisch. Der Patient wirkt tendentiell etwas weniger kultiviert als die anderen *Natrium*-Mittel; er konzentriert sich stärker auf geschäftliche Angelegenheiten als auf zwischenmenschliche Beziehungen. Dennoch kann er sehr sensibel sein und erwähnt vielleicht, daß er weinen muß, wenn er Musik hört, was bei einem so praktischen Menschen umso mehr auffällt.

Andere *Natrium sulfuricum*-Patienten sind wilder, brauchen Spannung und Aufregung, sexuelle Stimulation und Drogen und zeigen eher künstlerische Neigungen. Kummer spielt in den meisten *Natrium sulfuricum*-Fällen eine wichtige Rolle, ebenso wie bei den anderen *Natrium*-Mitteln. Große Depression kann eine Indikation für dieses Mittel darstellen. *Natrium sulfuricum* ist eines unserer wichtigstes Mittel bei Selbstmordpatienten, ob aus

Kummer, nach einer Kopfverletzung oder im Verein mit anderen organischen Ursachen. Der Patient sagt vielleicht, daß er sich ständig zusammenreißen muß, um dem Impuls, sich das Leben zu nehmen, nicht nachzugeben.

GEMÜT
- **Verschlossene, ernste und übermäßig verantwortungsbewußte Patienten**
- **Todessehnsucht und Selbstmordneigung, aber hält sich wegen seiner Verpflichtungen gegenüber seiner Familie zurück. Will sich erhängen oder erschießen.**
- **Weinen, wenn er Musik hört.**
- **Verwirrung oder geistige Stumpfheit nach einer Kopfverletzung**
- **Fröhlich nach dem Stuhlgang**
- Starke emotionale Bindung (an einen Partner). Handlungsunfähigkeit nach Scheidung oder nach dem Tod der Ehefrau
- Peinlich genau in Kleinigkeiten
- Wilde Patienten mit Drogenkonsum und exzessivem sexuellem Verhalten

ALLGEMEINSYMPTOME
- In der Regel warmblütig
- **Allgemeine Verschlimmerung durch feuchtes Wetter – regnerisch, neblig usw.**
- **Allgemeine Verschlimmerung bei warmem feuchtem Wetter**
- **Allgemeine Verschlimmerung durch Verletzung von Kopf oder Wirbelsäule**
- **Allgemeine Besserung nach dem Stuhlgang**
- Konvulsionen, die nach einer Kopfverletzung beginnen
- Grüne Absonderungen oder Verfärbungen

NATRIUM SULFURICUM

Sykose. Gonorrhœ in der Vorgeschichte
- **Diabetes mellitus**

KOPF

Kopfschmerzen gastrischen oder biliösen Ursprungs – während der Kopfschmerzen bitterer Geschmack im Mund, Erbrechen von Galle, Magenverstimmung
Kopfschmerzen nach einer Kopfverletzung
- **Photophobie,** oft während der Kopfschmerzen

Chronischer Nasenkatarrh, retronasale Absonderung; grünliches Nasensekret
Grünliche Verfärbung der Zunge (oder manchmal grau)
Tinnitus, besonders im rechten Ohr

VERDAUUNGSSYSTEM

Verlangen : • **Joghurt. Fisch. Eis**
Abneigung: Joghurt
Gastritis und Ulkus pepticum
- **Diarrhœ am Morgen nach dem Aufstehen**

Plötzlicher Stuhldrang

Diarrhœ mit Flatus, was eine spritzende Stuhlentleerung verursacht.
Diarrhœ durch Gemüse, mehlhaltige oder säurehaltige Speisen
Diarrhœ bei gestillten Säuglingen asthmatischer Mütter
Kolitis ulzerosa oder Proktitis

Akute und chronische Hepatitis; Cholezystitis; Erkrankung von Leber und Gallenblase, hat oft den Wunsch, auf der rechten Seite mit angezogenen Beinen zu liegen.

Lautes Rumpeln im Abdomen
Stuhldrang, aber nur Wind oder blutiger Schleim gehen ab.

NATRIUM SULFURICUM

- Rektumkarzinom oder maligne Polypen in Kolon oder Rektum

UROGENITALTRAKT

Kondylomata im genitalen oder perianalen Bereich
Gonorrhoe, unterdrückte Gonorrhoe; grünliche Absonderungen aus der Harnröhre

BRUST

Asthma,• schlimmer um 4.00 Uhr; Feuchtigkeit verschlimmert, Anstrengung verschlimmert
- **Asthma bei Kindern. Asthma nach Kummer**

Asthma kann in der Pubertät aufhören und im vierten Lebensjahrzehnt (also jenseits der Dreißig) oder später wieder auftreten.

Chronische Bronchitis; Rasseln, schleimhaltiger Husten

Schwächegefühl in der Brust; muß beim Husten den Brustkorb halten.

Pneumonie, besonders im linken unteren Lappen; Auswurf fördernder Husten mit grünlichem Sputum

Wird von vielen Autoren als wichtiges Arzneimittel für Tuberkulose angesehen.

BEWEGUNGSAPPARAT

Arthritis der Wirbelsäule; Ischias

Rückenschmerzen schlimmer, wenn man sich aus dem Sitz erhebt.

Arthritis der linken Hüfte

Warzen an den Händen; Warzen an den Fußsohlen

Juckreiz nach dem Entkleiden, besonders an den unteren Gliedmaßen

NATRIUM SULFURICUM

SCHLAF
Schläft auf der linken Seite

KLINISCHE INDIKATIONEN
Allergie. Arthritis. Asthma. Bindegewebserkrankungen. Cholezystitis. Diabetes. Diarrhœ. Gastritis. Gehirnerschütterung. Hepatitis. Kolitis. Kolitis ulzerosa. Kopfverletzung. Kopfschmerzen. Leukämie. Malignität. Meningitis. Pneumonie. Rheumatismus. Sinusitis. Suizidale Zustände. Tinnitus. Peptisches Ulkus. Warzen

KOMPLEMENTÄRMITTEL
Arsenicum album, Thuja, Medorrhinum

SYMPTOMENKOMBINATIONEN
Asthma *und* Diabetes
Asthma *und* Depressionen
Asthma *und* Kolitis oder Polypen bzw. maligne Entartung in Kolon oder Rektum

VERGLEICHE
Natrium muriaticum – Ernste, verschlossene Menschen; Depression; Kolitis; Kopfverletzung; schläft auf der linken Seite; übergenau; empfindsam für Musik usw.

Aurum – Depression und Selbstmordgedanken bei ernsten Menschen; Geschäftsmann-Typus; empfindsam für Musik; Kummer

Medorrhinum – Asthma; Warzen; Katarrh; schlimmer bei feuchtem Wetter; Gonorrhoe in der Vorgeschichte

China, Chelidonium, Dulcamara, Kalium carbonicum, Kalium bichromicum, Sulfur

NITRICUM ACIDUM

Der Umgang mit dem **Nitricum acidum**-Patienten kann sich wegen einer typischerweise negativen Einstellung zum Leben und zur Gesundheit schwierig gestalten. Auch wenn es richtig ist, daß manche **Nitricum acidum**-Patienten unangenehm sind, so müssen wir doch stereotype Bilder vermeiden („Er kann kein **Nitricum acidum**-Fall sein, dafür ist er zu nett!"). In den frühen Stadien kann der Patient recht liebenswürdig und mitfühlend gegenüber seinen Angehörigen sein, wenn ihn auch Phasen von Reizbarkeit heimsuchen. Besonders morgens beim Erwachen ist der Patient so gereizt, daß er nicht ansprechbar ist, und die Familie lernt es, ihm in dieser Zeit aus dem Wege zu gehen. Die Reizbarkeit wird allmählich schlimmer, und er entwickelt einen mürrischen und unangenehmen Charakter. Der Patient ist oft verwickelt in lang anhaltende Auseinandersetzungen mit Nachbarn oder Arbeitskollegen. „Entschuldigungen lassen ihn ungerührt" heißt es dazu in unseren Lehrbüchern. Das kann so weit gehen, daß Familienmitglieder sich jahrelang weigern, miteinander zu reden. Der Patient ist zutiefst selbstsüchtig und meint, andere hätten die gleiche Einstellung wie er. Das verleiht ihm eine nihilistische, pessimistische Haltung gegenüber dem Leben. Doch zu anderen Zeiten kann er auch großes Zart- und Mitgefühl zeigen, vor allem für das hilflose Leiden anderer.

Eines der anderen bekannten Charakteristika von **Nitricum acidum**-Patienten ist die ungeheure Angst um die Gesundheit. **Nitricum acidum** ist das in höchstem Maße hypochondrische Mittel unserer gesamten Materia medica. Der Patient fürchtet insbesondere tödliche Krankheiten wie Krebs oder AIDS, – eine Angst, die in Anbetracht seines Gesundheitszustandes, Alters oder seiner Familienanamnese oft maßlos übertrieben ist. Wenn in einem Fall Hypochondrie und große Angst vor dem Tod gemeinsam vorkommen, sollten wir immer dieses Mittel in Betracht ziehen. Auch wenn der Arzt ihm sagt, daß er sich wegen einer bestimmten Läsion keine Sorgen

NITRICUM ACIDUM

machen muß, kann er den Patienten nicht überzeugen. Dieser lebt in dem unumstößlichen Glauben, daß sein Zustand ernst ist, und daß der Arzt eine Fehldiagnose gestellt hat. Aufgrund dieser fatalistischen Haltung können sogar Selbstmordgedanken aufkommen.

Wenn wir über diesen Patienten nachdenken, der von Natur aus nachtragend ist und große Angst um seine Gesundheit hat, kann man sich leicht vorstellen, daß er seinem Arzt das Leben schwer machen wird. Bei der Folgekonsultation wird der **Nitricum acidum**-Patient berichten, daß nicht nur sein Problem unvermindert stark besteht, sondern daß das Mittel seinen Zustand auch noch unendlich verschlimmert hat. Kein Patient wird seinen Homöopathen mit solcher Vehemenz beschuldigen wie er. Auch wenn er das richtige Mittel bekommen hat, wird der **Nitricum acidum**-Patient lange zögern, bis er irgendwelche positiven Ergebnisse zugibt. Darum muß der Homöopath mit einer Änderung der Verschreibung sehr vorsichtig sein. Wenn das Mittel erst einmal etwas Wirkung gezeigt hat, ist der Patient besessen von der Sorge, irgendetwas könnte die Mittelwirkung beeinträchtigen, und er wird womöglich den Homöopathen dauernd anrufen, um sich nach der potentiellen Antidotwirkung von Haarspray, Parfum, elektrischen Uhren usw. zu erkundigen. Denken Sie wie immer daran, daß wir **Nitricum acidum** allein aufgrund der körperlichen Beschwerden auch ohne diese charakteristischen Gemütssymptome verschreiben können.

GEMÜT
 Angst um die Gesundheit
 Ängste: **Krebs. Tod.** AIDS. Armut. Sein Mittel zu antidotieren
 • **Reizbar und mürrisch, schlimmer am Morgen.** Verlangen zu töten.
 • **Nachtragend, „Entschuldigungen lassen ihn ungerührt."**
 Harte Person, sein Gesicht ist von seinem Leid gezeichnet.
 Nihilistische Einstellung. Pessimismus. Depression

Fluchen. Wut auf das Leben. Gibt jedem die Schuld für seine Probleme.
Selbstsüchtig und beschäftigt mit seinen eigenen Bedürfnissen
Mitgefühl für das Leid hilfloser Menschen
Beschuldigt den Arzt, ihm Schaden zuzufügen.

ALLGEMEINSYMPTOME

Mangel an Lebenswärme und verschlimmert durch Kälte, doch manchmal von „neutralem" Wärmehaushalt
Stechende oder splitterartige Schmerzen
Stinkender Geruch von Schweiß oder anderen Absonderungen
Allgemeine Besserung während des Reitens oder Autofahrens
Ulzeration, besonders der Schleimhäute

KOPF

Kopfschmerzen wie ein Druck von außen; oder Kopfschmerzen, verschlimmert durch den Druck oder das Tragen von Hüten
Iritis
Stinkende Otorrhoe. Stechen in den Ohren; breitet sich von den Ohren zum Hals aus.
Wundmachender Schnupfen
Epistaxis, schlimmer nachts
Knacken des Temporomandibulargelenks
Schwere Akne, oft mit Zysten
Fissuren, Geschwüre der Zunge
Halitose
Hautausschläge, Herpes, Warzen, Fissuren der Lippen, besonders in den Mundwinkeln

NITRICUM ACIDUM

HALS
Pharyngitis mit Stechen oder Splittergefühl
Geschwüre in Rachen oder Tonsillen mit stechenden Schmerzen

VERDAUUNGSTRAKT
Ulkus pepticum
Verlangen : • **Fett** (nimmt das Fett vom Teller eines Mitspeisenden) **Salziges.** Hering. Käse. Brot. Nichteßbares (Schmutz, Kreide)
Abneigung: Eier. Brot. Käse
Magenverstimmung und Übelkeit durch Milch
Durst am Morgen

REKTUM
Hämorrhoiden mit großen Schmerzen nach dem Stuhlgang, die stundenlang anhalten
Stechende oder splitterartige Schmerzen im Rektum
Rektale Warzen. Analfissuren oder -fisteln. Analabszeß
Kolitis mit scharfer, stinkender Diarrhœ
Verstopfung; ergebnisloser Drang
Maligne Entartungen im Rektalbereich

UROGENITALTRAKT
Warzen an den Genitalien können hypersensibel sein und leicht bluten.
Herpes genitalis. Gonorrhoe. Syphilis
Chronischer Ausfluß aus der Harnröhre, kann blutig sein. Unspezifische Urethritis
Genitale Ulzera. Ulzera oder Striktur in der Harnröhre mit stechenden Schmerzen
Prostatitis. Balanitis

NITRICUM ACIDUM

Vaginitis, Jucken vor oder nach der Menses, Koitus verschlimmert
Wundmachende Leukorrhoe
Exzessiver Sexualtrieb
- **Urin riecht faulig oder stark, „wie Pferdeharn" (*Benzoicum acidum*).**

EXTREMITÄTEN
Rückenschmerzen nach dem Koitus
Rückenverletzung; kalte, klamme Hände und Füße nach einer Rückenverletzung
Splitterähnliche Schmerzen unter den Nägeln. Panaritium
Stinkender Schweiß. Schweiß riecht „wie Pferdeharn"
Risse in den Gelenkbeugen; Risse an den Fingern
Warzen. Psoriasis. Ekzem

SCHLAF
Erwacht um 2.00 Uhr

KLINISCHE INDIKATIONEN
Akne. Angst. Balanitis. Fissuren. Gonorrhoe. Hämorrhoiden. Hautgeschwüre. Herpes. Kolitis. Kolitis ulzerosa. Kopfschmerzen. Kreuzschmerzen. Malignität. Panikzustände. Pharyngitis. Rektumkarzinom. Syphilis. Ulkus pepticum. Ulzera und Aphthen. Urethritis. Vaginitis. Warzen.

ERGÄNZUNGSMITTEL
Arsenicum album, *Calcarea carbonica*, *Lachesis*

VERGLEICHE

Arsenicum album – Angst um die Gesundheit; Reizbarkeit; Mangel an Lebenswärme; Verlangen nach Fett; Kolitis usw.

Nux vomica – Reizbar; Mangel an Lebenswärme; Verlangen nach Fett; Rektumbeschwerden

Sulfur, Ratanhia, Lycopodium, Agaricus, Medorrhinum, Aurum, Anacardium

NUX MOSCHATA

Verwirrung und Schläfrigkeit sind die Hauptzüge des ***Nux moschata***-Patienten. Dieses Gemütsbild kann akut als Folgeerscheinung einer Infektion, Allergie oder eines Schocks o.ä. auftreten oder aber Teil einer konstitutionellen Erkrankung sein. Der Patient klagt vielleicht nur über ein mildes „weggetretenes" Gefühl oder wirkt während der Konsultation auffallend stumpf. Es kann schwierig sein, **Nux moschata** gegenüber Mitteln wie **Opium, Cannabis indica** oder gar **Alumina** zu differenzieren. Die übermütige Ausgelassenheit und die Schwindelgefühle von **Cannabis indica** können vorhanden sein oder aber eine ausgeprägte geistige Stumpfheit oder Benommenheit wie bei **Alumina** oder **Helleborus**. Häufig hat der Patient ein schwaches Gedächtnis und ist verwirrt, was zu Geistesabwesenheit führt; er geht in die Küche, aber vergißt, was er eigentlich dort wollte. Insbesondere wenn geistige Verwirrung oder Vernebelung mit Schläfrigkeit einhergehen, müssen wir **Nux moschata** in Betracht ziehen. (**Nux moschata** ist botanisch mit **Nux vomica** nicht verwandt.)

GEMÜT

- **Schläfrigkeit. Übermächtige Schläfrigkeit**

Fühlt sich wie im Traum; „Weggetreten" oder „wie abgehoben"

Schwindelgefühl. Ein fröhliches, verschwommenes Gefühl

Vergeßlich; Gedanken wandern oder verschwinden

- **Vergißt, warum er ins Zimmer gekommen ist.**

Wirkt wie betrunken, wie unter Drogen

Verwirrung – macht Fehler in der Umgebungsorientierung, beim Sprechen

Zögert beim Sprechen. Plappert

Schwindelig und geistesabwesend

Benommenheit: schlimmer bei der Menses; fährt ruckartig zusammen und kommt wieder zu Sinnen.

Launen sind wechselhaft.

Angst beim Anblick von Blut

ALLGEMEINSYMPTOME

Mangel an Lebenswärme und schlimmer durch Kälte und Feuchtigkeit

Allgemeine Verschlimmerung durch windiges und stürmisches Wetter

Allgemeine Verschlimmerung während der Menstruation

Ohnmachtsanfälle: verschlimmert bei Herzklopfen, verschlimmert durch den Anblick von Blut, hysterische Ohnmacht

- **Schläfrigkeit,** schlimmer während Schüttelfrost und Fieber oder zwischen den Schüttelfrostanfällen, verschlimmert durch den Verzehr bestimmter Speisen (Nahrungsmittelallergie)

NUX MOSCHATA

KOPF

Kopfschmerzen: schlimmer durch Bewegung des Kopfes, schlimmer durch Überessen

Schnupfen und Nasenverstopfung; Heuschnupfen mit ausgeprägtem Niesen

Trockene Augen, dadurch schwierig, sie zu öffnen oder zu schließen

MUND

- **Trockener Mund und Zunge; „wattiges" Gefühl im Mund**
- **Zunge ist so trocken, daß sie am Gaumendach klebt.**

Trockener Mund mit unlöschbarem Durst

Trockener Mund, aber kein Durst; Verlangen, Wasser in den Mund zu nehmen, um ihn anzufeuchten, spuckt es dann wieder aus.

Dicker Schleim oder Speichel im Mund

Zunge taub und dick

Schmatzt mit den Lippen

VERDAUUNGSSYSTEM

Hartnäckige Verstopfung; muß den Stuhl mechanisch mit dem Finger entfernen (*Alumina*).

Kolik bei Neugeborenen mit ausgeprägter Verstopfung

Nabelbruch, besonders bei Neugeborenen

Völle und Aufblähung des Bauches

Nahrungsmittelallergie

Durstlos

BRUST
 Schwere und Druck auf der Brust
EXTREMITÄTEN
 Arthritis. Wandernde Gelenk- oder Muskelschmerzen
 Taubheit der Extremitäten

SCHLAF
 - **Überwältigende Schläfrigkeit.** Narkolepsie

KLINISCHE INDIKATIONEN
 Allergie. Alzheimer-Krankheit. Organische Gehirnerkrankungen. Kolik. Nahrungsmittelallergie. Narkolepsie. Petit mal. Schwindel. Sjögren-Syndrom. Synkope. Verstopfung

VERGLEICHE
 Cannabis indica – Verwirrter, vernebelter Zustand; unmäßiges Lachen; Orientierungsverlust
 Opium – Schläfrigkeit; Narkolepsie; Verstopfung; geistige Stumpfheit
 Alumina – Verstopfung; braucht mechanische Hilfe zur Darmentleerung; geistige Stumpfheit; langsames Sprechen
 Helleborus, *Cocculus*, *Pulsatilla*, *Gelsemium*, *Carboneum sulfuratum*

NUX VOMICA

Der typische *Nux vomica*-Patient wird von fast allen Homöopathen leicht erkannt. Es ist eines der am häufigsten verschriebenen Arzneimittel.

Arbeit. Von seiner Arbeitseinstellung her würde man den typischen *Nux vomica*-Patienten wohl als „erstklassig" bezeichnen. Er ist ungeduldig, ehrgeizig und besitzt Konkurrenzgeist. Arbeit und Leistung sind der Hauptdreh- und Angelpunkt seines Lebens. Er besitzt Selbstvertrauen, kann sogar arrogant sein. Zwanghaftes Verhalten in bezug auf seine Arbeit und alle anderen Lebensbereiche kennzeichnet diesen Patienten, bis hin zu übertriebenem Bedürfnis nach Reinlichkeit und Ordnung in Haus oder Büro.

Wut. Menschen von einem so zielgerichteten Wesen haben oft eine in hohem Maße aggressive Persönlichkeit, und das ist für den *Nux vomica*-Patienten sehr charakteristisch. Er kann reizbar sein, zunächst nur sporadisch, doch mit zunehmender Pathologie wird die Reizbarkeit zu Wut, geht dann über in Zorn und schließlich in offene Gewalttätigkeit. Im Normalfall jedoch ist der Patient hauptsächlich reizbar, wenn er in seinem Ehrgeiz behindert wird. Die langsame und ineffiziente Arbeitsweise seiner Mitarbeiter, von Kellnerinnen, Kassiererinnen o.ä. bringt ihn in Rage. Selbst ein lebloser Gegenstand kann ihn zur Wut reizen: Er kann sein Hemd zerreißen, wenn sich die Knöpfe nicht gleich öffnen lassen; er zerschmettert das Telefon, wenn bei einem wichtigen Anruf die Leitung belegt ist. Er kann lang gehegte, ungelöste Wut gegenüber seinen Eltern oder anderen Menschen empfinden. In fortgeschrittenen Stadien entwickelt der Patient zunehmend gewalttätige Verhaltensmuster, die schließlich sogar kriminelle Formen annehmen können.

Wettbewerbsgeist/Konkurrenzverhalten. Der *Nux vomica*-Patient legt in nahezu allen Lebensbereichen ein Konkurrenzverhalten an den Tag. Wenn er Karten spielt, muß er gewinnen; wenn er joggt, muß er schneller joggen als die anderen auf der Piste. Beim Autofahren kann er den Gedanken nicht ertragen, von dem Wagen auf der anderen Spur überholt zu werden. Also wechselt er ständig die Spur, auch wenn er dabei einem anderen Fahrzeug den Weg abschneidet – nur, um immer auf dem Überholfahrstreifen zu sein. Er will alles ausprobieren und ist bei der Erforschung der Dinge nicht übermäßig vorsichtig. Alle Arten von Stimulantien, sei es Kaffee, Alkohol, Amphetamine oder sogar Kokain, üben auf diesen Patienten eine große Anziehungskraft aus. Er kann auch in sexuellen Angelegenheiten dem Lustprinzip frönen. Der **Nux vomica**-Patient vermeidet die Ehe – nicht aus Angst vor der Verantwortung wie bei **Lycopodium**, sondern aus Angst, seine Freiheit zu verlieren oder in der Ehe gedemütigt zu werden.

Kollaps. Man kann sich leicht vorstellen, daß der beschriebene Patient durch Überarbeitung, Stimulantienmißbrauch oder nach ausschweifendem und exzessivem Lebenswandel kollabieren kann. **Nux vomica** ist eines der besten Arzneimittel für Patienten im Kollapsstadium, es beseitigt nicht nur den Kollapzustand, sondern hilft der betroffenen Person auch, in Zukunft maßvoller in seinem Verhalten zu werden.

Physisch. Auf der körperlichen Ebene steht der Verdauungsapparat weitgehend im Zentrum der **Nux vomica**-Pathologie. Zumal sehr viele Symptome dem hohen Strychningehalt zuzuschreiben sind, sollte es uns nicht überraschen, daß Spasmen und Krämpfe besonders im Vordergrund stehen. Dazu kommen häufig Störungen des Nervensystems.

Kinder. Das **Nux vomica**-Kind ist reizbar und leidet oft an gastrointestinalen Beschwerden wie Koliken oder Kolitis. In der Schule zeigt das Kind extremes Konkurrenzverhalten bezüglich seiner Noten und im Sport. Es ist ein ausgesprochen schlechter Verlierer. Die Eltern sagen zum Beispiel, daß das Kind unter keinen Umständen einen Fehler zugeben kann. Eifersucht gegenüber den Geschwistern oder besonders begabten Klassenkameraden stellt häufig ein Problem dar. Als Jugendliche können diese Kinder sehr bittere Gefühle gegenüber ihren Eltern entwickeln, insbesondere gegenüber dem

NUX VOMICA

gleichgeschlechtlichen Elternteil. In einem solchen Fall kann das Kind überraschend unflätig und grob mit seinen Eltern umgehen. Fairness in bezug auf sich selbst und andere ist diesen Kindern sehr wichtig, und sie können ausgesprochen idealistisch wirken. Viele *Nux vomica*-Kinder haben ausgeprägte Ängste, insbesondere Angst im Dunkeln.

GEMÜT

- **Reizbare, ungeduldige, ehrgeizige Patienten mit starkem innerem Antrieb**
- **Leicht gekränkt**

Wut durch Widerspruch (*Aurum*)

Neigung, aus Wut oder Frustration Dinge zu zerbrechen

Prämenstruelle Reizbarkeit

- **Ungeduldig – haßt es, sich in einer Warteschlange anzustellen oder im Straßenverkehr warten zu müssen**
- **Ausgeprägtes Konkurrenzdenken**
- **Arbeitswut. Zwanghaftes Verhalten**

Peinlich genau, insbesondere wütend, wenn Gegenstände nicht am richtigen Platz sind.

Angst: Ehe. Demütigung. Dunkelheit (besonders bei Kindern). Versagen

Mißbrauch von bestimmten stimulierenden Sustanzen. Alkoholismus. Delirium tremens

Weinen aus Wut. Weinen vor der Menstruation

Abneigung gegen enge Kleidung – kann Uhr, Ring Krawatte nicht rasch genug ablegen.

Große Sensibilität gegenüber Stimulation – Licht, Lärm, Gerüchen usw.

ALLGEMEINSYMPTOME

Mangel an Lebenswärme und schlimmer durch Kälte oder durch kaltem, trockenem Wind
- **Schüttelfrost, wenn er sich unter seiner Decke bewegt** (während des Fiebers)

Allgemein besser durch Wärme und warme Umschläge
Kollaps und Erschöpfungszustände durch Überarbeitung
Allgemeine Verschlimmerung durch Essen
Konvulsionen: verschlimmert durch Wut, verschlimmert durch Berührung
Ohnmachtsneigung: verschlimmert durch Gerüche, verschlimmert durch Wehen
Apoplexie mit Parese, ausgeprägter Aphasie, Konvulsionen
Allgemeine Verschlimmerung durch trockenes Wetter
Allgemeine Verschlimmerung durch unterdrückte Hämorrhoiden (Magengeschwür usw.)
Allgemeine Verschlimmerung durch alkoholische Getränke oder Alkoholabusus
Zusammenbruch durch Mißbrauch bestimmter stimulierender Substanzen
Einfacher „Kater" nach zu viel Alkohol

KOPF

Kopfschmerzen und Migräne: verschlimmert durch Lärm, Licht, geistige Aktivität oder Ärger; schlimmer vor der Menstruation
Photophobie
Allergie und Heuschnupfen, sogar Heufieber mit Asthma
- **Niesen und Schnupfen morgens beim Erwachen oder beim Aufstehen**

Fließschnupfen morgens, doch nachts ist die Nase verstopft
Schnupfen schlimmer im Freien
Zähneknirschen während des Schlafes

NUX VOMICA

VERDAUUNGSTRAKT

Verlangen: **Gewürztes. Fett. Alkohol. Kaffee.** Tabak. Jede Art von Stimulantien

Ulkus peptikum bei arbeitswütigen Patienten. Gastritis durch Alkoholabusus

Hepatitis, entweder infektiös oder durch Alkoholmißbrauch

Hernie: Leistenbruch oder Nabelbruch

Übelkeit und Erbrechen: verschlimmert durch Wut, Alkohol, menstruelle Kolik oder andere Bauchschmerzen, Rauch

Magenschmerzen: schlimmer durch Wut, – enge Kleidung; besser durch Wärme, warme Anwendungen oder warme Getränke

Krämpfe oder stechende Schmerzen im Abdomen, schlimmer nach dem Essen, schlimmer durch Kälte; besser durch Wärme oder warme Getränke, besser durch Stuhlentleerung

Säuglinge mit Koliken und wütendem Durchbiegen des Rückens

REKTUM

- **Verstopfung mit ständigem, ergebnislosem Stuhldrang;** kleine Mengen werden entleert und verschaffen kurzfristig Erleichterung, aber wenige Augenblicke später kehrt der Drang wieder.

Verstopfung bei Kindern mit hartem, schmerzhaftem Stuhl; das Kind fürchtet sich vor der Darmentleerung

Diarrhœ im Wechsel mit Verstopfung; ständiger Stuhldrang, aber nur kleine Mengen werden entleert. Diarrhœ, schlimmer durch Kälte, schlimmer durch Alkohol

Stuhldrang während des Urinierens

Hämorrhoiden; Schmerzen besser durch Wärme, besser nach dem Stuhlgang

UROGENITALTRAKT

- **Zystitis mit ständigem Drang und Entleerung kleiner Mengen, besser durch Hitze oder ein warmes Bad**

Schmerzhafte Harnverhaltung

Gesteigerter Sexualtrieb; Promiskuität

Nierensteine; Nierenkoliken

Pyelonephritis

Dysmenorrhoe mit Stuhldrang vor oder während des Menstruationsflusses

Krampf der Gebärmutter oder des Rektums während des Orgasmus

BRUST

Husten: schlimmer morgens, oder am Morgen im Bett

Asthma: oft schlimmer durch Anstrengung, schlimmer nachts, schlimmer um 3.00 oder 4.00 Uhr morgens, Kälte verschlimmert, schlimmer am Morgen

Angina pectoris

Herzklopfen durch Kaffee, durch Anstrengung

BEWEGUNGSAPPARAT

Rückenschmerzen: schlimmer nachts im Bett, schlimmer durch Umdrehen im Bett; muß sich aufrichten, um sich zu drehen; schlimmer bei Fieber, schlimmer während des Stuhldrangs

Fibrositis-Syndrom: schlimmer durch Kälte, besser durch Wärme

Krämpfe und Kontrakturen der Muskeln

Zuckungen, Tics, Tremor und Muskelspasmen an beliebigen Körperstellen

NUX VOMICA

SCHLAF

- **Schlaflosigkeit: erwacht besonders gegen 3.00 oder 4.00 Uhr morgens und kann nicht wieder einschlafen, Gedanken über die Arbeit** oder die Erledigung bestimmter Aufgaben **halten ihn wach.**

  Schläfrigkeit während des Tages; Essen, Sitzen und Fernsehen verschlimmern

AKUTE ERKRANKUNGEN

- Grippe oder andere fieberhafte Erkrankungen mit hohem Fieber und heftigem Schüttelfrost, schlimmer durch jede Bewegung, welche die Luft unter der Bettdecke in Bewegung versetzt.

  Zystitis mit nahezu ständigem Harndrang, nur das Entleeren kleiner Mengen verschafft für einige Augenblicke Linderung; wird außerdem gelindert durch warme Anwendungen oder warmes Baden.

  Gastritis mit Schmerzen durch Alkoholmißbrauch oder übermäßiges Essen. Akute Kolik – Nierensteine, Cholezystitis – mit krampfartigen Schmerzen, besser durch Hitze, schlimmer durch Berührung

KLINISCHE INDIKATIONEN

Alkoholismus. Allergie. Angina pectoris. Arrhythmie. Arthritis. Asthma. Morbus Crohn. Entzündliche Darmerkrankungen. Chemikalienallergie. Endometriose. Erschöpfung. Erkältungen. Fibrositis-Syndrom. Grippe. Hämorrhoiden. Apoplexie. Hypertonie. Ischias. Koliken. Kolitis ulzerosa. Kolon irritabile. Kopfschmerzen. Kreuzschmerzen. Lupus. Migräne. Neuralgie. Nierensteine. Schlaflosigkeit. Multiple Sklerose. Prämenstruelles Syndrom. Prostatitis. Pyelonephritis. Rektale Fissuren. Ulkus peptikum. Verstopfung. Verhaltensstörungen. Zystitis

ERGÄNZUNGSMITTEL
Sulfur; ***Kalium carbonicum***; *Phosphorus*; *Sepia*; *Staphisagria*

UNVERTRÄGLICH
Ignatia

VERGLEICHE
Medorrhinum – Extremes Verhalten; Arbeitswut; Reizbarkeit; Allergie; peptisches Ulkus; Verlangen nach Fett, Alkohol und Gewürztem; Harnwegssymptome usw.
Lilium tigrinum – Intensive Reizbarkeit; Dysmenorrhoe; erfolgloser Stuhldrang
Chamomilla – Wut; überempfindlich gegenüber Stimulation; Kolik
Sepia – Reizbar; dünn,; lärmempfindlich; prämenstruelles Syndrom; Verstopfung; Drogenmißbrauch; Zystitis usw.
Sulfur – Ehrgeizig; arrogant; Verlangen nach Fett und Alkohol; Hämorrhoiden; Kolitis; Schlaflosigkeit usw.
Aurum – Arbeitswütig; hochmütig; reizbar; Schlaflosigkeit; Verlangen nach Alkohol
Calcarea carbonica – Arbeitswütig; Zusammenbruch durch Überarbeiten; frostig; Verstopfung
Ignatia – Leicht beleidigt; ehrgeizig; Krämpfe und Spasmen; rektale Pathologie; Rückenschmerzen
Anacardium; ***Carcinosinum***; ***Asarum***; ***Strychninum***; ***Lycopodium***; ***Stramonium***

OCIMUM CANUM

Ocimum ist ein hervorragendes Mittel bei Nieren- oder Harnleiter-Koliken. Die Schmerzen sind oft recht heftig und vor allem, doch nicht ausschließlich, auf der rechten Seite. **Wenn die Nierensteinkolik mit ausgeprägter Übelkeit und Erbrechen einhergeht**, ist *Ocimum* das erste Mittel, das in Betracht gezogen werden sollte.

VERGLEICHE
Berberis; *Nux vomica*; *Colocynthis*; *Lycopodium*; *Belladonna*; *Sarsaparilla*

OENANTHE

Oenanthe ist ein Spezifikum bei konvulsiven Erkrankungen, oft im Zusammenhang mit der Menstruation oder Menarche. Die epileptischen Anfälle sind vielfach heftige, generalisierte, tonisch-klonische Konvulsionen. Viele Fallbeispiele in unserer Literatur demonstieren die Heilkraft von *Oenanthe* bei Konvulsionen, die von einer Kopfverletzung herrühren. Gleichzeitig korrigiert es die mit der Erkrankung einhergehenden Symptome von geistigem Verfall oder Manie.

NEUROLOGISCH
- **Konvulsionen während oder vor der Menstruation**
  Konvulsionen: schlimmer während des Schlafs, schlimmer während der Schwangerschaft oder unterdrückter Menstruation, schlimmer nach Kopfverletzungen

OENANTHE

Generalisierte tonisch-klonische epileptische Krampfanfälle (Grand mal). Petit mal
Stürzt während der Konvulsionen zu Boden.
Tiefer Stupor nach dem epileptischen Anfall
Inkontinenz während der Konvulsionen

KOPF
Konvulsionen des Gesichtes
Gesicht ist blau während der Konvulsionen (***Cuprum***).
Beißt sich bei den Konvulsionen auf die Zunge.
Während der Konvulsionen tritt Schaum vor den Mund.
Risus sardonicus; beißt die Zähne zusammen.

VERDAUUNGSTRAKT
Verstopfung
Inkontinenz während eines Krampfanfalles

EXTREMITÄTEN
Ballt die Hände zu Fäusten (***Cuprum***)

KLINISCHE INDIKATIONEN
Epileptische Krampfanfälle. Kopfverletzung. Verstopfung

VERGLEICHE
Causticum; ***Hyoscyamus***; ***Bufo***; ***Cicuta***; ***Cuprum***

OLEANDER

Ein breites Spektrum an Hauterkrankungen, besonders der Kopfhaut, reagiert auf **Oleander**. *Hahnemann* bestätigte seine Anwendung für tiefer sitzende Erkrankungen, sogar für Paralyse. Viele gastrointestinale Beschwerden werden durch dieses Mittel abgedeckt.

ALLGEMEINSYMPTOME

- **Ausgeprägte Verschlimmerung durch Genuß von Orangen oder anderem saurem Obst bzw. Zitrusfrüchten** (Tomaten, Zitronen)

Allgemeine Verschlimmerung durch Wetterwechsel

KOPF

- **Schuppen und andere schuppende Ausschläge auf der Kopfhaut, wobei riesige Flocken (von bis zu 1 cm im Durchmesser) vom Kopf fallen.**
- **Ausschläge auf der Kopfhaut, schlimmer nach Genuß von Orangen**

Psoriasis der Kopfhaut mit weißen Flocken. Seborrhoe. Milchschorf

Trockene juckende Kopfhaut

Aufgesprungene Gesichtshaut

Hautausschläge um die Augen

Hautausschläge hinter den Ohren. Bläschen in den Ohren

In den Prüfungen traten vielfach Kopfschmerzen auf, die durch Seitwärtsblicken oder Kreuzen der Augen (Schielen) gebessert wurden.

VERDAUUNGSTRAKT

Diarrhœ: schlimmer bei heißem Wetter, schlimmer durch Obst, besonders Orangen

Gewaltiger Appetit, sogar Heißhunger, besonders bei Diarrhœ (**Petroleum**, **Sulfur**)

Leeregefühl im Magen, nicht gelindert durch Essen (**Sepia**)

Stuhl wässrig, mit unverdauten Bestandteilen, stinkend

EXTREMITÄTEN

Schmerzlose Lähmung, in erster Linie der oberen Extremitäten

HAUT

Psoriasis
Ekzem
Herpes

KLINISCHE INDIKATIONEN

Diarrhœ. Ekzem. Herpes. Kolitis. Kopfschmerzen. Lähmung. Nahrungsmittelallergie. Psoriasis. Schuppen. Seborrhoe

VERGLEICHE

Sulfur – Jucken der Kopfhaut; Diarrhœ; gesteigerter Appetit
Graphites; **Petroleum**; **Citrus vulgaris**

OLEUM ANIMALE

Das Hauptschlüsselsymptom, das auf *Oleum animale* hinweist, ist **die Empfindung, als würde Wasser im Magen hin und herschwappen.** *Jonathan Shore* hat von einer interessanten Heilung von Entwicklungsverzögerung bei einem Kind berichtet, wobei seine Arzneidiagnose auf einem starken Verlangen nach Eiern und Kartoffeln basierte.

ONOSMODIUM

Onosmodium ist als Mittel für Schwierigkeiten beim Fokussieren des Blickes und für Kopfschmerzen durch Anstrengung der Augen wohlbekannt. Man kann allgemein sagen, daß der Patient im weiteren Sinne Schwierigkeiten mit der Scharfeinstellung und Zielausrichtung in seinem Leben hat. Er kann sich selbst oder seine Lebensaufgabe nicht finden. *Onosmodium* ist auch ein wichtiges Mittel für das, was unsere Fachliteratur als „sexuelle Neurasthenie" bezeichnet – einen Zustand des Zusammenbruchs. Der Patient macht sich große Sorgen um die Sexualität und ist verzweifelt darum bemüht, seine verlorene Potenz wiederzuerlangen.

GEMÜT
   Sexuelle Neurasthenie
   Richtungslos. Teilnahmslos
   Zielgerichtetheit oder Konzentration sind ihm nicht möglich.
   Reizbar und beklagt sich.

KOPF
Kopfschmerzen oder Migräne bei Überanstrengung der Augen (*Ruta*, *Natrium muriaticum*)
Verschwommenes Sehen, Augen fühlen sich angestrengt an. Trockenheit von Nase und Hals

UROGENITALTRAKT
Impotenz mit großer Besorgnis um die Sexualität
Überaus häufige Masturbation
Nächtliche Samenergüsse
Libidoverlust

EXTREMITÄTEN
Schwäche der unteren Extremitäten
Taubheit und Kribbeln in Beinen und Füßen
Neigung, die Beine beim Gehen zu hoch zu heben

KLINISCHE INDIKATIONEN
Augenüberanstrengung. Chronische-Erschöpfung-Syndrom. Impotenz. Kopfschmerzen

VERGLEICHE
Cannabis indica – Verloren und richtungslos; sexuelle Pathologie; Erschöpfung
Ruta; *Agnus castus*; *Selenium*; *Phosphorus*

OPIUM

Traditionell beginnen alle homöopathischen Abhandlungen über *Opium* mit Warnungen vor seiner allopathischen Anwendung, weil es die echten homöopathischen Symptome des Falles überlagert und maskiert. *Hahnemann* weist darauf hin, daß *Opium* als einziges Mittel bei den Arzneimittelprüfungen keine einzige schmerzhafte Reaktion hervorgerufen hat. In den sechziger Jahren wurde ein Begriff geprägt, der den *Opium*-Zustand sehr gut beschreibt: „Blissed-out" (etwa: „abgehoben im Rausch der Glückseligkeit"). Dieser Ausdruck indiziert einen traumähnlichen, friedlichen und euphorischen Zustand, der die Wirkung aller Opiate nachahmt. In der sog. „Sekundärwirkung" von *Opium* jedoch erlebt der Prüfer das genaue Gegenteil dieser Schmerzlosigkeit – zahlreiche Schmerzen und Hyperästhesien sowohl physisch als auch psychisch. Beide Seiten dieser Reaktionen aus der Arzneimittelprüfung kommen in der Praxis vor.

Opium-Fälle sind nicht immer „blissed-out". In dem einen Zustand ist der Patient gehetzt und intensiv – beinahe wie **Nux vomica**. Es verlangt ihn sehr nach Arbeit, und er führt Aufgaben schnell und mit extrem klarem Kopf aus. Wenn seine Energiequellen erschöpft sind, tritt ein entgegengesetzter Zustand von Verwirrung, Schlaftrunkenheit und Benommenheit ein. Diese beiden Stadien können auch bei ein und demselben Patienten im Wechsel auftreten. Verträumtheit und Euphorie sind die typischen charakteristischen Gemütssymptome, aber der entgegengesetzte Zustand ist Angst, von der *Opium*-Patienten heimgesucht werden. In akuten Fällen kann *Opium* mit ausgeprägtem Schrecken aus dem stuporösen Zustand erwachen. Ebenso ist *Opium* eines unserer Hauptmittel für Beschwerden, die nach einem Schrecken auftreten.

Viele homöopathische Autoren weisen auf den Verlust des Gewissens bei *Opium*- oder Heroinsüchtigen hin, die lügen oder stehlen würden, um an die Droge zu kommen. *Opium* wurde daher für a-

OPIUM

moralische Patienten oder für Kinder empfohlen, bei denen sich das moralische Empfinden relativ spät entwickelt.

Was die körperlichen Beschwerden angeht, so wird **Opium** im allgemeinen für neurologische Erkrankungen wie Narkolepsie, Konvulsionen, Delirium und Schlaganfall verwendet.

GEMÜT
- **Glückselige, friedvolle, schläfrige, sinnliche, traumähnliche Zustände**
- **Stupor und Koma**

Sprache unverständlich und schwerfällig

Schlafwandeln

Arbeitswut. Großer geistige Scharfsinn

Gehetzt und ungeduldig

Aufregung, Nervosität und Schlaflosigkeit während des Entzugs von Narkotika oder Sedativa

Alle Sinne sind sehr geschärft.

Wahnvorstellungen: Tiere. Gesicht. Schöne Dinge

Beschwerden nach Schrecken (Konvulsionen, Tremor, Schlaflosigkeit, Chorea)

Verschlimmerung oder erneuter Schreck bei jeder Erinnerung an das furchterregende Ereignis, welches die Symptome ausgelöst hat.

ALLGEMEINSYMPTOME
Warmblütig und verschlimmert durch Hitze
Allgemeine Verschlimmerung durch Schrecken (*Aconitum*), auch durch Erregung oder sogar Freude (*Coffea*)
- **Anästhesie. Schmerzlosigkeit bei Beschwerden, die normalerweise schmerzhaft sind**

Wechsel von Stupor und Ruhelosigkeit

Heißer Schweiß

OPIUM

Manchmal empfohlen als Mittel, um den Fall zu klären.
Erscheinung: Gesicht oft aufgedunsen, gerötet, dicke Lippen und ein stumpfer, sinnlicher oder verträumter Ausdruck

NEUROLOGISCH
- **Narkolepsie**

Konvulsion: schlimmer durch Schreck, schlimmer durch Hitze; Eklampsie
Tremor; Chorea
Apoplexie
Paralyse; Hemiparese

KOPF
Kopfverletzung (***Natrium sulfuricum***, ***Arnica***, ***Helleborus***, ***Cicuta*** ua.). Gehirnerschütterung
Gesicht ist tiefrot angelaufen oder violett gefleckt.
Kopfschmerzen an der Hirnbasis
Augen schwer und halb geschlossen
Pupillen verengt oder erweitert

MUND
Herabhängender Kiefer
Zungenlähmung

VERDAUUNGSSTRAKT
Verstopfung ohne Drang; Stuhl ist zusammengepreßt
Verstopfung bei Neugeborenen
Diarrhœ durch Erregung oder Schreck
Bauchkrämpfe und Kolik
Darmverschluß; Invagination
Postoperativer Ileus (***Carbo vegetabilis***, ***Raphanus***) oft mit ausgeprägtem Erbrechen

UROGENITALSYSTEM
Harnverhaltung, schlimmer durch Schreck, oft mit Sphinkterspasmen
Harnretention bei Brustkindern, nachdem die Mutter einen Schreck erlebt hat
Enuresis nach einem Schreck bei Kindern, die bereits trocken sind und keine Windel mehr brauchten.
Wehenhemmung. Eklampsie

BRUST
- **Atmung langsam, geräuschvoll, behindert**
- Cheyne-Stokes-Atmung im Koma
- **Schnarchen**

Macht bei jedem Atemzug ein schnaufendes Geräusch

BEWEGUNGSAPPARAT
Tremor, schlimmer durch Schrecken
Paralyse; Apoplexie mit Hemiparese

SCHLAF
- **Schwerer Schlaf, stuporös und schwer zu unterbrechen**

Atemstillstand im Schlaf (*Lachesis*, *Grindelia*, *Sulfur*)
Narkolepsie; übermächtige Schläfrigkeit beim Konzentrieren
Schlaflosigkeit: schlimmer durch leises Geräusch, schlimmer bei Drogenentzug
Erwacht plötzlich mit Erstickungsgefühl
Lebhafte, angenehme Träume

OPIUM

AKUTE ERKRANKUNGEN

Kopfverletzung, Gehirnerschütterung mit Schläfrigkeit und Verwirrung

Apoplexie mit Stupor, aufgedunsenem und fleckigem Gesicht, großer Hitze und Schwitzen, stertoröser Atmung, verengten Pupillen

Koma oder Delirium mit hohem Fieber, gerötetes Gesicht, heißer Schweiß. Meningitis. Enzephalitis

KLINISCHE INDIKATIONEN

Atemstillstand im Schlaf. Chronische-Erschöpfung-Syndrom. Diarrhœ. Epileptische Krampfanfälle. Fieber. Gehirnerschütterung. Ileus. Meningitis. Narkolepsie. Schlaflosigkeit. Schlaganfall. Sepsis. Verstopfung

VERGLEICHE

Nux moschata – Narkolepsie und Schläfrigkeit; Verstopfung; Verwirrung oder geistige Stumpfheit

Baptisia – Delirium und Schläfrigkeit oder Stupor; heißes, gerötetes Gesicht

Nux vomica – Hyperaktiv; arbeitssüchtig; Verstopfung; Schlafstörung

Belladonna – Gerötetes Gesicht bei hohem Fieber; Halluzinationen; Reden im Schlaf; Verstopfung; erweiterte Pupillen (bei **Opium** häufiger verkleinert)

Alumina – Geistige Verwirrung und Stumpfheit; extreme Verstopfung und Harnretention; warmblütig

Calcarea carbonica; **Coffea**; **Lachesis**; **Arnica**; **Aconitum**

ORIGANUM

Origanum ist ein wichtiges Mittel für Patienten mit sexueller Übererregung. Erfahrungsgemäß ist es vor allem bei frühreifer sexueller Entwicklung von Nutzen, besonders bei Mädchen zwischen zwei und fünf Jahren.

GEMÜT
    Enttäuschte Liebe oder sexueller Mißbrauch in der Vorgeschichte

ALLGEMEINSYMPTOME
    Verlangen nach intensiver körperlicher Betätigung wie Rennen oder Tanzen

UROGENITALTRAKT
- **Masturbation bei jungen Mädchen** – oft, indem sie die Schenkel gegeneinander reiben. Ausgeprägte sexuelle Gedanken, doch wird Masturbation dem Geschlechtsverkehr vorgezogen. Promiskuität.

VERGLEICHE
    Platinum; *Gratiola*; *Hyoscyamus*; *Medorrhinum*; *Staphisagria*

OXALICUM ACIDUM

Oxalicum acidum wird vor allem bei kardiovaskulären Erkrankungen verwendet, sowohl bei Arrhythmie als auch bei Angina pectoris-Symptomen. Alle Symptome verschlimmern sich deutlich, sobald der Patient an das Problem denkt. Dieses wichtige Schlüsselsymptom ist für die Verschreibung nicht absolut unerläßlich.

GEMÜT
> **Symptome verschlimmern sich, wenn er daran denkt.**

ALLGEMEINSYMPTOME
> **Schmerzen beschränken sich auf kleine Stellen** (*Kalium bichromicum*).
> Allgemeine Verschlimmerung durch Essen von Obst, besonders Erdbeeren
> Linksseitige Symptome

KOPF
> Kopfschmerzen an spezifischen kleinen Stellen. Schmerzende Stellen auf der Kopfhaut
> Kopfschmerzen: schlimmer beim Denken an die Schmerzen, schlimmer durch Wein

HALS
> Heiserkeit in Verbindung mit oder im Wechsel mit Herzbeschwerden

VERDAUUNGSTRAKT
> Diarrhœ
> Stuhldrang, wenn er an den Darm denkt.

UROGENITALTRAKT
Ziehende oder neuralgische Schmerzen in Nebenhoden oder Samenstrang

BRUST
Angina pectoris-Schmerzen: stechend, können sich bis in Schulter, Arm oder Abdomen ausbreiten; besser durch Ruhe; schlimmer, wenn er an die Schmerzen denkt.
Plötzliche stechende Schmerzen in der linken unteren Lunge
Stauungsherzinsuffizienz mit Dyspnœ, Zyanose, Herzflimmern
Herzklopfen: schlimmer, wenn er daran denkt, schlimmer beim Liegen

BEWEGUNGSAPPARAT
Taubheit des Armes bei Herzerkrankung (***Naja**, **Aconitum**, **Cactus**, **Rhus toxicodendron***)
Kalte, zyanotische Finger
Heilungen von Fällen von spinaler Meningitis mit Kreuzschmerzen und Schwäche, Taubheit und Kälte in den Beinen sind dokumentiert.

KLINISCHE INDIKATIONEN
Angina pectoris. Arrhythmie. Diarrhœ. Heiserkeit. Kopfschmerzen. Meningitis spinalis. Neuralgie. Pleuritis. Stauungsherzinsuffizienz

VERGLEICHE
Cactus – Angina pectoris; Taubheit des linken Armes; Arrhythmie; Neuralgie; Kopfschmerzen; Zyanose
Lachesis**, **Helonias**, **Spigelia

PAEONIA

Es kann sehr schwierig sein, bei Hämorrhoiden oder rektalen Fissuren zwischen *Paeonia* und anderen Arzneimitteln zu differenzieren. Die Rektalbeschwerden von *Paeonia* gehen einher mit extremen Schmerzen nach dem Stuhlgang. Charakteristisch ist, daß der Patient wegen der Schmerzen anschließend minuten- bis stundenlang mit gespreizten Gesäßbacken liegen muß.

REKTUM
>   **Hämorrhoiden.** Angeschoppte oder thrombosierte Hämorrhoiden
>   Rektale Fissur
>   Ulzeration um den Anus
>   Sehr schmerzhafte Stuhlentleerungen. Reinigung nach dem Stuhlgang ist schmerzhaft.
>   **Nach dem Stuhlgang hält der Schmerz lange, sogar stundenlang, an.**
>   **Berührung des Rektum ist unerträglich.**
>   Muß die Gesäßbacken auseinanderhalten (im Liegen), um die Schmerzen und Spasmen am Rektum zu lindern.

EXTREMITÄTEN
>   Ulzeration und Dekubitus

SCHLAF
>   Schreckenerregende Alpträume

KLINISCHE INDIKATIONEN
>   Alpträume. Analfissur. Hämorrhoiden. Proktitis

VERGLEICHE
Aesculus; *Ratanhia*; *Nitricum acidum*; *Sulfur*

PALLADIUM

Obgleich **Palladium** oft mit **Platinum** (mit dem es gemeinsam in der Natur vorkommt) verglichen wird, unterscheidet es sich in der Persönlichkeit des Patienten recht stark von der des Edelmetalls. **Palladium** wird häufig als egoistisch beschrieben, aber das tatsächliche Charakteristikum ist das Bedürfnis nach Anerkennung und Lob bei einer Art subtiler Selbstbezogenheit. Die Patientin kann in der Tat sehr angenehm und eifrig darum bemüht sein, dem Homöopathen zu gefallen, indem sie bei der Folgekonsultation einen vorteilhaften Bericht abliefert, um so seine Anerkennung zu gewinnen. Das erklärt, warum die Patientin „sich in Gesellschaft von ihrer strahlenden Seite zeigt und nachher erschöpft ist." Sie braucht in hohem Maße die Wertschätzung und Würdigung anderer Menschen. Vor allem ist sie sehr verärgert und verletzt, wenn sie das Gefühl hat, daß andere sie ignorieren. Sie wird häufig sagen, daß sie „eingeschnappt" oder gekränkt ist, wenn eine Beleidigung gar nicht beabsichtigt war. **Palladium** wird oft als Mittel für verletzten Stolz und Kränkung betrachtet. Es ist eher ein Frauenmittel und häufig als Spezifikum bei der Behandlung von Eierstockszysten indiziert.

GEMÜT
- **Leicht gekränkt und das Gefühl, beleidigt oder nicht beachtet zu werden.**
Starkes Verlangen nach Anerkennung
Beschwerden durch Kränkung

PALLADIUM

Fröhlich und munter in Gesellschaft, obgleich der Energieaufwand sie anstrengt.

KOPF
- **Kopfschmerz, der sich als Band von Ohr zu Ohr um den Oberkopf legt**

UROGENITALSYSTEM
Rechtsseitige Eierstockszysten und -schmerzen
Eierstocksschmerzen: schlimmer durch Erschütterung, schlimmer nach der Menstruation, schlimmer durch Erregung, besser durch Beugen der Beine, besser durch Liegen auf der linken Seite
Gebärmuttervorfall

KLINISCHE INDIKATIONEN
Gebärmutterbeschwerden. Kopfschmerzen. Schmerzen und Zysten der Ovarien

VERGLEICHE
Apis – Reizbar und leicht gekränkt; rechtsseitige Zysten oder Schmerzen in den Ovarien.
Nux vomica**; **Sepia**; **Belladonna**; **Lycopodium**; **Platinum**; **Pulsatilla

PAREIRA

Pareira ist ein Arzneimittel für die Harnwege und konzentriert sich vor allem auf die Prostata. Das Hauptleitsymptom ist die Harnretention, besonders wegen einer vergrößerten Prostata.

UROGENITALTRAKT
- **Harnverhaltung bei vergrößerter Prostata**

  Schmerzhafter Harndrang

  Harntröpfeln, unfreiwilliger Harnabgang, besonders bei Prostatabeschwerden

  Schmerzen in der Blase, die sich die Beine und Schenkel herab ausbreiten, wenn er bei der Harnentleerung Druck ausübt.

  Steine in Blase oder Nieren

  Urethritis

EXTREMITÄTEN

Krämpfe in den Beinen während des Urinierens

KLINISCHE INDIKATIONEN

Harnwegsinfektion. Nieren- oder Blasensteine. Prostatahypertrophie. Prostatitis

VERGLEICHE

Chimaphila; *Causticum*; *Berberis*

PARIS QUADRIFOLIA

Vithoulkas hat die Persönlichkeit von **Paris** recht ausführlich beschrieben, hier fasse ich mich kürzer. Bei dem Patienten besteht intensive Reizbarkeit. Außerdem findet man eine Art emotionale Härte, Negativität und Sarkasmus. Im allgemeinen wird der Patient wegen Kopfschmerzen oder Migräne zur Behandlung kommen.

ALLGEMEINSYMPTOME
  Gefühl von Geschwollenheit
  Empfindung von Hitze und Kälte (oder Eiseskälte) in einander gegenüberliegenden Seiten oder Körperstellen

KOPF
  - **Kopfschmerzen, als wäre der Kopf vergrößert** oder von innen her unter Druck gesetzt
  Empfindung sowohl von brennender Hitze als auch von Kälte im Kopf
  Einschnürungsgefühl an Kopf oder Kopfhaut
  - **Empfindung in den Augäpfeln, als würden sie von einem Faden nach hinten gezogen, oder es besteht ein ziehendes Gefühl in den Augäpfeln.**
  Die Augen fühlen sich vergrößert an, oder es besteht das Gefühl, als würden die Augen hervortreten.
  Hat das Gefühl, als würden sich die Lider nicht schließen.

VERGLEICHE
  Nux vomica; **Plumbum**; *Ruta*; **Croton tiglium**; **Lilium tigrinum**; **Lachesis**, *Sepia*

PETROLEUM

Die Wirkung von **Petroleum** erstreckt sich über ein breites Spektrum von Hauterkrankungen und in geringerem Maße über Erkrankungen der Schleimhäute. Die Beschwerden, die auf **Petroleum** ansprechen, sind fast immer sehr trocken, und es ist das erste Mittel, welches wir in Betracht ziehen, wenn der Patient klagt, daß seine Haut so entsetzlich trocken sei, daß keine Creme oder Salbe hilft. Ekzeme und Hautfissuren sind die häufigsten Indikationen für **Petroleum**, aber auch für eine Kombination von Ekzem und Herpesausschlägen wird das Mittel vielfach verschrieben.

GEMÜT

    Die Wahnvorstellung, „ein Mensch läge neben ihm oder er sei doppelt", ist lange als Schlüsselsymptom angesehen worden.
    Angst oder Wahnvorstellung, der Tod stehe nahe bevor
    Verliert seine Orientierung in ihm wohlbekannten Straßen (***Glonoinum***, ***Nux moschata***, ***Cannabis indica***)

ALLGEMEINSYMPTOME

    Mangel an Lebenswärme und schlimmer durch Kälte
    Allgemeine Verschlimmerung im Winter
    Empfindung von innerer Kälte (Brust, Herz, Abdomen usw.)
    Allgemeine Verschlimmerung im Sommer
    Schwäche oder Gemütssymptome durch Einatmen petrochemischer Dämpfe (***Sulfuricum acidum***, ***Nux vomica***, ***Phosphorus***, ***Sepia*** *usw.*)
    Allgemeine Verschlimmerung durch unterdrückte Hautausschläge
    Seekrankheit. Reisekrankheit. Flugkrankheit

Petroleum

KOPF
> Schwindel; Kinetose
> Ekzem auf der Kopfhaut oder am Kopf. Hautausschläge und aufgesprungene Haut hinter den Ohren
> Hinterhauptskopfschmerzen oder Schweregefühl, die sich zum Scheitel und zur Stirn ausbreiten
> Chronische Ohrverstopfung und Gehörverlust
> Aufgesprungene Nasenflügel oder Augenwinkel
> Infektionen der Tränengänge

VERDAUUNGSTRAKT
> - **Heißhunger während Diarrhœ oder nach dem Stuhlgang (*Oleander, Sulfur*)**
> - **Diarrhœ nur tagsüber**
> Diarrhœ infolge von Weißkohl oder Sauerkraut
> Kolitis mit krampfartigem Schmerz vor dem Stuhlgang
> Leeregefühl im Magen, besser durch Essen (*im Gegensatz zu Sepia*)
> Kältegefühl im Bauch
> Abneigung: **Fleisch. Fett**

UROGENITALTRAKT
> - **Herpes genitalis. Herpes genitalis breitet sich zum Anus und zu den Schenkeln aus.**
> **Hautausschläge und Feuchtigkeit im Bereich der Genitalien, des Skrotums und an der Innenseite der Schenkel**
> **Herpes und Wundsein am Perineum**

BRUST
> Husten schlimmer nachts
> Asthma begleitet von starkem Ekzem

EXTREMITÄTEN
- **Aufgesprungene Haut an Händen und Fingerspitzen. Tiefe Sprünge in den Handflächen**

  Trockenes Ekzem an den Händen bei Arbeitern, Schreinern oder Friseuren, die mit teer- oder petroleumhaltigen Chemikalien arbeiten

  Die Hände sehen ausgetrocknet aus, oder die Haut an den Händen sieht schmutzig aus.

  Splitterähnliche Schmerzen in der Ferse, schlimmer beim Gehen oder Stehen

  Frostbeulen

HAUT
Trockene Hauterkrankung mit aufgesprungener Haut. Die Hautrisse sind oft tief und blutig.

Hautbeschwerden schlimmer im Winter, besser im Sommer

Juckreiz ist weniger intensiv als *Sulfur*, kann aber recht stark sein.

Kratzt die Haut, bis sie roh ist.

Juckreiz im allgemeinen schlimmer nachts und durch Bettwärme

Kältegefühl der Haut nach dem Kratzen

Haut ist ungesund, und es eitert aus den Wunden.

Psoriasis. Ekzem. Herpes simplex und zoster. Furunkel

SYMPTOMENKOMBINATIONEN
Ekzem *und* Herpes

Reisekrankheit *und* Ekzem

PETROSELINUM

KLINISCHE INDIKATIONEN

Asthma. Diarrhœ. Ekzem. Gehörverlust. Gürtelrose. Herpes. Kopfschmerz. Otitis media. Psoriasis. Reisekrankheit. Schwindel. Umweltbedingte Erkrankungen

VERGLEICHE

Graphites – Fissuren; ungesunde Haut; Kolitis; Abneigung gegen Fleisch; Ohrenkatarrh

Sulfur; **Calcarea carbonica**; **Mezereum**; **Juglans cinerea**; **Psorinum**; **Rhus toxicodendron**; **Sarsaprilla**

Die Hauptmittel für Herpes genitalis sind u.a.: **Apis**; **Arsenicum album**; **Borax**; **Causticum**; **Croton tiglium**; **Dulcamara**, **Fluoricum acidum**; **Graphites**; **Lycopodium**; **Medorrhinum**; **Mercurius solubilis**; **Natrium carbonicum**; **Natrium muriaticum**; **Nitricum acidum**; **Petroleum**; **Platinum**; **Rhus toxicodendron**; **Rhus venenata**; **Sarsaparilla**; **Sepia**; **Sulfur**; **Thuja**

PETROSELINUM

Petroselinum ist ein Mittel für die Harnwege, insbesondere die Harnröhre. Urethritis und Zystitis, die intensive Schmerzen, Kitzeln und Juckreiz verursachen. Manchmal sagt der Patient vielleicht sogar, daß das Kribbeln und der Juckreiz so intensiv sind, daß er am liebsten irgendeinen Gegenstand in die Harnröhre hineinrammen würde, um sich Erleichterung zu verschaffen. Plötzlicher Harndrang kann ebenfalls vorkommen. Die klassische Beschreibung lautet: das Kind hat plötzlichen, schmerzhaften Harndrang, der es veranlaßt herumzutanzen oder auf- und abzuhüpfen.

UROGENITALSYSTEM
: Urethritis; Gonorrhoe
Plötzlicher, intensiver Harndrang
Intensiver Juckreiz in der Urethra oder Blase

VERGLEICHE
: *Cantharis*; *Cannabis sativa*; *Sarsaparilla*; *Pulsatilla*

PHELLANDRIUM

Phellandrium wird in der Praxis vor allem für Mastitis gebraucht. Viele Autoren haben dieses Arzneimittel bei Husten und sogar Tuberkulose empfohlen.

GEMÜT
: *Vithoulkas* hat dieses Mittel in den Rubriken, „Angst um die Gesundheit" und „Furcht, daß jemand hinter ihm ist" nachgetragen.

BRUST
: **Schmerzen in der rechten Brust**, stechender Schmerz, der von der Brust bis zum Rücken durchgeht (*Asterias*)
Schmerz in den Brustwarzen, wenn das Kind gestillt wird

VERGLEICHE
: *Belladonna*; *Silicea*; *Phytolacca*

PHOSPHORICUM ACIDUM

Phosphoricum acidum ist ein Mittel bei Kummer, besonders wenn der Patient von seinem Verlust überwältigt wird und reaktionsunfähig ist. Er wird schwach, apathisch, erschöpft, ausgelaugt und antwortet langsam. Der Patient ist gleichgültig oder sogar leblos. Charakteristisch ist, daß er eher kollabiert wirkt als trauernd. Der *Phosphoricum acidum*-Zustand kann außer durch Kummer auch durch andere Belastungen ausgelöst werden, so zum Beispiel durch eine schwächende Krankheit wie Pfeiffersches Drüsenfieber oder chronische Diarrhœ. Drogenmißbrauch und Alkoholismus können zu einem ähnlichen Bild führen.

GEMÜT
Depremierte, apathische Patienten – innerlich beinahe tot
Antwortet langsam. Vergeßlich. Geistige Schwäche nach Kummer
Gleichgültig gegenüber allen äußeren Ereignissen – möchte nur liegen und fernsehen.
Beschwerden nach Kummer oder enttäuschter Liebe

ALLGEMEINSYMPTOME
Kollapszustände durch Kummer, Krankheit, Drogen- oder Alkoholmißbrauch
Kollaps nach langer Diarrhœ oder Verlust anderer Körperflüssigkeiten (*China*)
Allgemeine Verschlimmerung nach dem Geschlechtsverkehr
Allgemeine Besserung durch Schlaf, selbst nach kurzem Schläfchen

KOPF

Kopfschmerzen mit Schweregefühl „als würde ein Gewicht auf den Kopf niederdrücken."

Haare fallen aus oder werden grau nach Kummer.

Haarausfall, sogar im Bereich der Augenbrauen, der Brust oder anderen behaarten Körperteilen (***Selenium***)

VERDAUUNGSTRAKT

Verlangen nach Obst und Fruchtsäften, nach erfrischenden Dingen

Schmerzlose und geruchslose Diarrhœ. Diarrhœ nach Kummer

Unwillkürliche Diarrhœ. Diarrhœ durch geringfügige Ernährungsfehler

Reichliche Diarrhœ, ohne die zu erwartende Schwäche

UROGENITALTRAKT

Milchiger Urin oder Urin mit weißlichen Flocken am Ende der Harnentleerung

Impotenz. Samenerguß ohne Erektion

KLINISCHE INDIKATIONEN

Alopezie. Chronische Depression. Diabetes. Diarrhœ. Chronische-Erschöpfung-Syndrom. Impotenz. Kolitis. Kopfschmerz. Mononucleosis infectiosa. Sepsis

VERGLEICHE

Muriaticum acidum; ***Picricum acidum***; ***Phosphorus***; ***Sepia***; ***Carbo vegetabilis***; ***Ignatia***; ***Aurum***

PHOSPHORUS

Als eines unserer wichtigsten Polychreste muß man **Phosphorus** in verschiedenen pathologischen Stadien verstehen. Es ist interessant, daß vor *Vithoulkas* niemand von unseren homöopathischen Meistern das wahre Zentrum dieses Mittels erkannt hat. Die Essenz ist – wie von *Vithoulkas* beschrieben – „Diffusion", entsprechend den Blasen eines kohlensäurehaltigen Getränkes. Man beobachtet häufig, daß der **Phosphorus**-Patient spritzig und extrovertiert ist. Er scheint vor Intelligenz, Kreativität und Enthusiasmus zu „sprühen". Allerdings gelingt ihm anscheinend keine starke Abgrenzung zwischen sich selbst und anderen; er ist nicht geerdet oder zentriert. Er ist extrem mitfühlend und baut selbst zu Fremden schnell eine Beziehung auf. Sobald er seine Aufmerksamkeit einem anderen Projekt zuwendet, kann er diesen Fremden, mit dem er sich angefreundet hat, völlig vergessen. Somit mag er einen Eindruck von „Flatterhaftigkeit" erwecken. Er liebt Gesellschaft, kann leichtgläubig und leicht zu beeinflussen sein und sogar über hellseherische Kräfte verfügen.

Diese mangelnde Abgrenzungsfähigkeit fordert ihren Preis. In den ersten Stadien der **Phosphorus**-Pathologie sehen wir große Angst. Jeder Gedanke kann in sein Gemüt eindringen und Angst verursachen. Allerdings läßt er sich auch leicht beruhigen. Im allgemeinen drückt sich die Angst in Form von Besorgnis um die Gesundheit aus. Doch je schwerer die Pathologie wird, desto mehr „frei schwebende Angst" entwickelt der Patient – und damit auch die Furcht, daß etwas Schlimmes passieren wird. Er hat viele Ängste, besonders vor Dingen, die für seinen Abgrenzungsmangel symbolisch sind – wie Dunkelheit, tiefes Wasser, Tod usw. Aus solchen Ängste können sich schwächende phobische Zustände entwickeln. Die Ängste treten besonders dann auf, wenn der Patient allein ist, in Gesellschaft hat er sie weniger.

In späteren Stadien ist der Patient so empfindlich gegenüber anderen Menschen und gegenüber äußerer Stimulation, daß das wohlbekannte Verlangen nach Gesellschaft verlorengeht. Der Patient ist lieber allein und kann Fremde und die Probleme anderer Menschen nicht ertragen. Je mehr an innerer Vitalität verlorengeht, desto mehr schwindet auch die „blubbernde", spritzige Natur dahin. Schließlich wird der Patient langsam, gleichgültig und apathisch, ähnlich wie *Phosphoricum acidum* oder *Sepia*.

Kinder. Das *Phosphorus*-Kind ist sensibel, frühreif und offen. Es kann zu jedem Kontakt herstellen, seien es andere Kinder oder Erwachsene. Die Eltern sagen, sie hätten Angst, ihr Kind könnte entführt werden, weil es so offen und vertrauensselig ist. Das Kind ist sowohl neugierig als auch mitfühlend gegenüber anderen. Oft bestehen ausgeprägte Ängste und ein intensives Verlangen nach Gesellschaft. Das Kind hat vielfach große Angst, daß seinen Eltern etwas Schlimmes zustoßen könnte, und es macht sich bereits wegen der geringsten Krankheit in der Familie viel Sorgen. Häufig wächst das *Phosphorus*-Kind schnell, und wegen seines Wachstums leidet es an Müdigkeit und schwacher Widerstandskraft gegenüber Krankheiten. Ein hoher Prozentsatz von *Phosphorus*-Kindern bekommt leicht Nasenbluten, Zahnfleischbluten, blaue Flecken oder andere Blutungen.

GEMÜT

- **Offene, aufgeweckte, erregbare, beeinflußbare, ängstliche Patienten**

  Angst beim Alleinsein; gebessert in Gesellschaft. Sogar das Radio leistet Gesellschaft.

  Ängste: **Alleinsein. Tod. Dunkelheit. • Gewitter. • Daß etwas Schlimmes geschieht.** Krankheit. Zukunft. Um andere. Gespenster. Wahnsinn. Einbrecher. Insekten. Wasser. Erdbeben. Jede andere denkbare Angst
- **Mitfühlend**

PHOSPHORUS

Abhängig von dem Arzt. Leicht zu beruhigen.
Leichtgläubig
Hellsichtig. Extrakorporale Erfahrungen
Zuckt leicht zusammen.
Geistig leicht abgelenkt und „weggetreten, abgehoben"
Langsamer, apathischer, stumpfsinniger Zustand (Spätstadium)
Unfähig, den Geist anzustrengen.
Antwortet langsam.

ALLGEMEINSYMPTOME

Erscheinung: dünn und oft groß, mit feinen Zügen und langen Fingern
In der Regel Mangel an Lebenswärme oder sogar verfroren, aber kann auch sehr warmblütig sein.
(Die allgemeine Körpertemperatur ist variabel, aber die Temperaturreaktion in bestimmten Organsystemen ist ziemlich konstant: Kopf- und Magensymptome sind besser durch Kälte und schlimmer durch Hitze oder heiße Anwendungen; die Brustsymptome sind schlimmer durch Kälte und besser durch Hitze.)
Allgemeine Verschlimmerung durch Wetterwechsel
Hitzewallungen. Klimakterische Wallungen durch jede Gefühlserregung
Allgemein verschlimmert durch Fasten
Allgemein verschlimmert durch Liegen auf der linken Seite
Allgemeine Besserung durch Essen
Allgemeine Besserung durch kalte Getränke
Allgemein verschlimmert durch gewürzte Speisen, warme Speisen und Salz
Allgemeine Besserung durch Schlaf

Allgemeine Besserung durch Reiben des betroffenen Körperteils
Allgemeine Verschlimmerung im Zwielicht
Neigung zu Hämorrhagien aus jeder Wunde – sogar Hämophilie
Leicht dehydriert
Schwäche und Kollapszustände
Linksseitige Symptome
Große Geruchsempfindlichkeit. Chemosensitiv
Schlaganfall; Hemiparese
Tumorbildung. Fibröse und fibrozystische Wucherungen. Maligne Entartungen
Diabetes mellitus

KOPF

Schwindel: schlimmer durch Anstrengung der Augen, besonders beim Aufwärtsblicken, schlimmer beim Aufstehen, besser im Liegen

Morbus Menière

Kopfschmerzen: häufig migräneartige Kopfschmerzen, schlimmer durch Fasten, schlimmer durch Husten, schlimmer durch Hitze, besser durch Schlaf, besser durch Kälte und im Freien

Netzhautablösung. Netzhautblutung. Retinitis. Neuritis optica

Glaukom (***Eserin, Physostigma, Osmium, Calcarea carbonica***)

Blitze im Sichtfeld, schlimmer beim Einschlafen

Eiterfluß, Zahnfleisch blutet leicht, Periostentzündung im Kieferbereich durch Wurzelkanalbehandlung

Trockenheit von Lippen und Zunge bei Dehydrierung

Erheblich geschärfter Geruchssinn, schlimmer durch Kopfschmerzen. Parfums, Blumen sind unerträglich

Heuschnupfen

PHOSPHORUS

- **Epistaxis.** Bei Kindern häufig, dann zunehmend seltener bis ins Erwachsenenalter. Hellrotes, flüssiges Blut. Blutung durch Schneuzen der Nase
  Überaus starke Blutung nach Zahnextraktion

HALS

Heiserkeit: normalerweise ohne Schmerzen, kann jedoch manchmal recht schmerzhaft sein. Völliger Stimmverlust. Laryngitis
Schmerz und Empfindlichkeit des Kehlkopfes, schlimmer durch Berührung, schlimmer durch Husten

VERDAUUNGSTRAKT

Ulkus pepticum. Hämatemesis: Blut hellrot oder kaffeesatzartig
Gastritis mit Übelkeit und Erbrechen, besser durch kalte Getränke, kehrt aber wieder, sobald sich die Flüssigkeit im Magen erwärmt
Heißhunger, steht sogar nachts auf, um zu essen.
Appetit vermehrt bei Kopfschmerz, während des Fiebers; kehrt bald nach dem Essen wieder.
Verlangen: • **Schokolade.** • **Speiseeis oder kalte Speisen. Salziges. Gewürztes. Reis. Milch. Alkoholische Getränke, besonders Wein.** Fisch. Fett. Hamburger. Eier. Hähnchen. Käse. Kohlensäurehaltige Getränke. Süßigkeiten
Abneigung: **Süßigkeiten.** Warme Speisen. Eier. Austern. Fleisch (außer Hamburger). Obst. Tee. Kohlensäurehaltige Getränke. Fisch. Fischsuppe
- **Enormer Durst auf kalte Getränke**

Magenverstimmung, Aufstoßen, Wiederhochwürgen der Speisen
Infektiöse oder entzündliche Diarrhœ und sogar unwillkürlicher Stuhlabgang

Rektale Blutung: schlimmer bei Stuhlgang. Hämorrhoiden
Kolitis. Proktitis
Anus entspannt und teilweise geöffnet oder Empfindung von Durchfall.
Hepatitis. Leberstauung. Leberzirrhose

UROGENITALTRAKT
Unfreiwilliger Harnabgang bei Husten
Sexualtrieb erhöht, sogar pathologisch gesteigert
Uterusmyome. Gebärmuttervorfall
Metrorrhagie mit hellrotem Blut, fast niemals klumpig
Ovarialzysten und -tumore, besonders linksseitig

BRUST
Rezidivierende Atemwegsinfekte; jede Erkältung schlägt auf die Brust
Anhaltender, kitzelnder Husten: schlimmer durch kalte Luft, schlimmer durch Anstrengung, schlimmer durch Reden und Lachen, schlimmer durch Temperaturveränderung und Wetterwechsel, schlimmer wenn er flach oder auf der linken Seite liegt, besser beim Sitzen oder Liegen auf der rechten Seite
Pneumonie, besonders linksseitig; mit Druckgefühl auf der Brust und einem schmerzhaften brennenden Husten, oftmals Hämoptysis
Lungentuberkulose oder Tuberkulose in der Vorgeschichte des Patienten oder in der Familienanmnese
Chronische Bronchitis. Asthma. Emphysem
Zystische Mastopathie
Herzklopfen: schlimmer beim Liegen auf der linken Seite, schlimmer durch Aufregung, schlimmer durch Anstrengung oder sogar geringfügige Bewegung, schlimmer beim Aufstehen

PHOSPHORUS

Herzgeräusche, Stauungsherzinsuffizienz
Angina pectoris: Schmerzen schlimmer durch Streß, schlimmer beim Liegen auf der linken Seite, besser durch kalte Getränke

BEWEGUNGSAPPARAT
Taubheit der Finger, besonders morgens beim Erwachen
Multiple Sklerose mit Taubheit und Schwäche in den Beinen. Ataxie
Rückenschmerzen: besser durch Bewegung, besser durch Hitze, besser durch Massage
Fibrositis-Syndrom
Zuckungen. Tremor

HAUT
Trockene Haut. Psoriasis. Ekzem. Ichthyosis
Juckreiz schlimmer durch Hitze und nachts
Ekchymose. Purpura

SCHLAF
Schläft in der Regel gut und ist durch Schlaf sehr erfrischt.
Schläft auf der rechten Seite; in den meisten Fällen unfähig, auf der linken Seite zu schlafen.
Schlafwandeln
Redet im Schlaf.
In späteren Stadien unerfrischter Schlaf
Kind erwacht nachts und kommt zu den Eltern ins Bett (**Pulsatilla, Stramonium**)

PHYSOSTIGMA

ERGÄNZUNGSMITTEL
Arsenicum album; *Nux vomica*; *Kalium carbonicum*, *Tuberculinum*

UNVERTRÄGLICH
Causticum

KLINISCHE INDIKATIONEN
Alkoholismus. Angina pectoris. Angst. Atemwegsinfekte. Arrhythmie. Arthritis. Asthma. Ataxie. Bindegewebserkrankungen. Schwindel. Bronchitis. Chronische-Erschöpfung-Syndrom. Diabetes. Emphysem. Erkältungen. Ekzem. Epistaxis. Gastritis. Grippe. Hämophilie. Hämorrhagie. Hautgeschwür. Hepatitis. Herzklappenerkrankungen. Hypertonie. Ichthyosis. Koagulopathie. Kopfschmerzen. Krupp. Maligne Entartung. Multiple Sklerose. Zystische Mastopathie. Manisch-depressive Phasen. Morbus Menière. Migräne. Netzhautblutungen. Netzhautablösung. Petit mal. Pharyngitis. Phobien. Pneumonie. Psoriasis. Purpura. Schizophrenie. Schwindel. Senilität. Skoliose. Stauungsherzinsuffizienz. Tinnitus. Tuberkulose. Überempfindlichkeit gegenüber chemischen Substanzen. Ulkus pepticum. Umweltbegingte Erkrankungen. Uterusmyom. Uterusprolaps. Uterine Zirrhose

VERGLEICHE
Pulsatilla – Offene Patienten, die nach Zuspruch verlangen, ein Verlangen nach Speiseeis und kalten Speisen und eine Abneigung gegen warme Speisen haben; mit Verschlimmerung beim Liegen auf der linken Seite; schlimmer bei Zwielicht; Brust- und Menstruationsbeschwerden.

Causticum – Mitfühlend; viele ähnliche Ängste, besonders die Angst, daß etwas Schlimmes passieren wird; Brustbeschwerden; Heiserkeit; Verlangen nach Salz und Abneigung gegen Süßigkeiten; Taubheit der Finger; Multiple Sklerose

Arsenicum album – Viele Ängste und Angst um andere; Abhängigkeit vom Arzt; Magen-Darmsymptome; Asthma; Verlangen nach Fett; Durst; brennende Schmerzen

Argentum nitricum – Offen und beeinflußbar; Ängste; Abhängigkeit vom Arzt; Verlangen nach Salz und Fett; neurologische Beschwerden; Drehschwindel

Sepia – „Ausgebrannte" Patienten; Abneigung gegen Gesellschaft; apathisch und geistig stumpf. Außerdem ähneln **Sepia**-Kinder dem **Phosphorus**-Typ in bezug auf die Offenheit, Erregbarkeit und Ängste.

Rhus toxicodendron, Sulfur, Medorrhinum; Tuberculinum, Sepia; Coffea, Thuja

PHYSOSTIGMA

Physostigma ist ein Arzneimittel für Augenbeschwerden, insbesondere dann, wenn die Okularpathologie mit Erkrankungen der glatten Muskulatur oder neurologischen Störungen einhergeht.

AUGEN
- Myopie. Augenüberanstrengung
- Verschwommene Sicht und Akommodationsunfähigkeit. Astigmatismus
- Photophobie
- Zucken der Augenlider
- Glaukom (*auch* **Eserin**, *ein Derivat von* **Physostigma**)

UROGENITALTRAKT
  Blasenlähmung oder Reizblase

EXTREMITÄTEN
  Muskelspasmen und -krämpfe. Rigide Muskeln
  Rückenmarksentzündung
  Taubheitsgefühl der distalen Extremitäten

KLINISCHE INDIKATIONEN
  Ataxie. Glaukom. Myopie. Mydriasis. Zucken der Lider. Harnwegsinfekte oder Harnretention

VERGLEICHE
  Ruta, **Onosmodium**, **Agaricus**

PHYTOLACCA

Kent hat **Phytolacca** wegen seiner zahlreichen mit **Mercurius** übereinstimmenden Symptome als „pflanzliches Quecksilber" bezeichnet, und zwar aufgrund der syphilitischen Verwandtschaft, der Wirkungen auf Knochen, Drüsen und Hals. **Phytolacca** hat früher in der Behandlung von Diphtherie eine wichtige Rolle gespielt. Die meisten Symptome des Mittels beziehen sich auf die Drüsen – vor allem Brustdrüsen, Ohrspeicheldrüsen und Mandeln.

ALLGEMEINSYMPTOME
  In der Regel schlimmer durch Kälte und feuchte Kälte
  Allgemeine Verschlimmerung nachts

PHYTOLACCA

Syphilitische Vorgeschichte

KOPF

- **Schmerzhafte Zahnung oder Zahnschmerzen mit Linderung durch Zusammenbeißen der Zähne oder des Zahnfleischs**

Glossitis. Belegte Zunge. Zungenspitze rot

Schmerzen an der Zungenwurzel – schlimmer, wenn man die Zunge herausstreckt

Iritis

HALS

Ausgeprägte Halsschmerzen, dunkelrote Verfärbung und Entzündung von Tonsillen, Pharynx oder Zungenwurzel, schlimmer auf der rechten Seite

Halsschmerzen besser durch kalte Getränke und schlimmer durch warme Getränke

Halsschmerz breitet sich beim Schlucken zu den Ohren aus.

Schmerzen im Hals wie von einem „brennend heißen Ball"

Parotitis. Mumps

In unserer Literatur findet sich eine Fülle von Diphtheriefällen, die mit diesem Mittel geheilt wurden, aber ob wir heutzutage die Gelegenheit und die Weisheit besitzen, den Versuch zu unternehmen, eine solche Krankheit zu behandeln, sei dahingestellt.

Harte, schmerzhafte Schwellung der Halslymphknoten

Nackenschmerzen und -steifheit: schlimmer nachts, schlimmer auf der rechten Seite, schlimmer durch geringfügige Bewegung

BRUST
- **Mastitis: Große Schmerzen beim Stillen, schlimmer in der linken Brust; der Schmerz strahlt in den ganzen Körper aus.**

  Brustabszeß

  Aufgesprungene Brustwarzen

  Zystische Mastopathie, Empfindlichkeit der Brüste, schlimmer vor und während der Menstruation

  Schmerzhafte Tumoren der Brust, wirkt sogar bei malignen Geschwulsten palliativ.

UROGENITALSYSTEM
Schmerzhafte Orchitis

EXTREMITÄTEN
- **Schmerzen an den Sehnenansätzen. Tendinitis oder Bursitis**

  Rheumatismus bei kaltem Wetter. Schmerzen schlimmer durch Hitze

  Schmerzen in den Knochen, besonders der Tibia, schlimmer nachts

  Ischiasbeschwerden

  „Entzündung der Fußsohlenfaszien mit Lähmung" (*Steven Subotnik, DPM*)

HAUT
Psoriasis mit violetter Färbung

KLINISCHE INDIKATIONEN
Arthritis. Brustabszeß. Bursitis. Entzündung der Fußsohlenfaszien. Iritis. Ischiasbeschwerden. Mastitis. Zystische Mastopa-

thie. Mumps. Orchitis. Pharyngitis. Psoriasis. Tendinitis. Tonsillitis. Zerrungen.

SYMPTOMENKOMBINATIONEN
Psoriasis *und* Knochenschmerzen
Rheumatismus *und* Adenopathie der Halsdrüsen oder Ohrspeicheldrüsen

VERGLEICHE
Mercurius solubilis – Pharyngitis; zervikale Adenopathie; allgemeine Verschlimmerung nachts; syphilitische Beschwerden usw.
Silicea, Belladonna, Calcarea carbonica, Conium

PICRICUM ACIDUM

Weitgehend gilt, daß die Säure-Arzneien in Fällen indiziert sind, die sich auf einen Kollaps zubewegen. Bei **Picricum acidum** findet der Zusammenbruch hauptsächlich im Bereich der intellektuellen Funktionen statt. Die Ursache für einen **Picricum acidum**-Zustand ist oftmals geistige Überanstrengung – wie bei Studenten, die vor den Prüfungen bis an die Grenzen ihrer Leistungskraft gehen; oder bei beruflicher Überbelastung, zum Beispiel, wenn ein Anwalt sich auf einen ungewöhnlich wichtigen Fall vorbereitet. In fast allen Fällen wird der Zusammenbruch durch Anstrengung verursacht. Große Stumpfheit und Müdigkeit nach beliebiger Art von Anstrengung des Geistes. Der Patient sagt vielleicht, daß er sich zunächst wohl und konzentrationsfähig fühlt, wenn er sich zum Arbeiten hinsetzt, aber

PICRICUM ACIDUM

schon nach wenigen Minuten kann er nicht mehr denken. In unserer Fachliteratur wird dieser Zustand als „Hirnmüdigkeit" bezeichnet.

GEMÜT
- **Geist stumpf; unfähig, sich zu konzentrieren oder länger als ein paar Minuten zu lesen. „Hirnmüdigkeit" Geistige Schwäche und Verwirrung; unfähig, sich einem Projekt zu widmen.**

ALLGEMEINSYMPTOME
- **Allgemeine Verschlimmerung oder Erschöpfung durch Lesen oder geistige Überanstrengung** (Schwäche, Diarrhœ, Kopfschmerzen, Rückenschmerzen)

Schwäche: schlimmer durch Anstrengung, schlimmer durch Hitze, schlimmer durch Stuhlgang, schlimmer bei geistiger Konzentration

Allgemeine Besserung beim Hinlegen, durch Ruhe oder tiefen, erholsamen Schlaf

KOPF
Stumpfes, schweres Völlegefühl in der Stirn, welches die Konzentration verhindert
Kopfschmerzen durch geistige Anstrengung
Kopfschmerz in Hinterkopf und Nacken
Furunkel in den Ohren

UROGENITALTRAKT
Gesteigertes sexuelles Verlangen; lüsterne Gedanken
Beständige oder störende Erektionen
Priapismus

PICRICUM ACIDUM

BEWEGUNGSAPPARAT
Schwäche und Schweregefühl im Rücken
Brennende Schmerzen in der Wirbelsäule, schlimmer infolge von geistiger Anstrengung
Schwere, Taubheit und Schwäche der unteren Extremitäten

KLINISCHE INDIKATIONEN
Abszeß. Chronische-Erschöpfung-Syndrom. Kopfschmerzen. Priapismus. Rückenschmerzen

SYMPTOMENKOMBINATIONEN
Wirbelsäulenbeschwerden *und* Priapismus
Dumpfer Kopfschmerz *und* geistige Erschöpfung

VERGLEICHE
Phosphorus acidum – Geistige Schwäche und Kollapszustände

Kalium phosphoricum – Erschöpfung durch geistige Überanstrengung

Gelsemium*, *Lecithin*, *Natrium carbonicum*, *Nux vomica*, *Phosphorus*, *Sepia*, *Conium

PIPER METHYSTICUM

Kava wird im Rohzustand als Rauschgetränk verwendet. Daher sollte es nicht überraschen, daß es homöopathisch für Patienten gebraucht wird, die das eigenartige **Gefühl** haben, **ständig wie berauscht oder betrunken zu sein**. In manchen Fällen beschreibt der Patient eine Art Kopfschmerz, durch den er sich fühlt, als sei er „betrunken".

PLATINUM

Platinum ist ein faszinierender Arzneimittel-Typus, bei dem entweder in bezug auf das Ego oder auf die Sexualsphäre die Leidenschaft gesteigert ist. *Platinum* ist das hochmütigste aller homöopathischen Arzneimittel. Die Patientin spürt anscheinend, daß ihre Seele übergeordnet oder sogar herausragender Natur ist. Sie ist nicht so sehr stolz auf das, was sie erreicht hat (*Aurum*) oder auf ihren Intellekt (*Sulfur*) als vielmehr auf ihre Person. Im Repertorium finden wir die Rubrik „Wahnvorstellung, in ihren Adern fließe königliches Blut". In der heutigen Gesellschaft wird das häufig eher als Wahnvorstellung ausgedrückt, daß sie von bester sozialer Herkunft ist oder die feinste Erziehung genossen hat oder sogar, daß sie spirituell weiter entwickelt sei als andere. Dieses Mittel ist häufiger bei Frauen indiziert.

Wenn der Egoismus weniger ausgeprägt ist, begegnet uns sexuelle Pathologie. Jede Art von exzessivem sexuellem Verhalten oder „Perversion" kann von dieser Patientin erforscht werden. Sie kann promiskuitiv werden, doch zu Beginn finden wir einen hochentwickelten Sinn für Romantik. Das extrem hohe Maß an Leidenschaft erschwert jede dauerhafte Beziehung, somit sieht man häufig in der Vorgeschichte eine ganze Reihe von extrem stürmischen Beziehungen. Wenn die Leidenschaft nicht ausgelebt werden kann und Frustration entsteht, entwickeln sich Wut, gewalttätige Impulse und tiefe Phobien. Die Patientin kann einen intensiven Drang oder Impuls zu töten verspüren. Naturgemäß wird die Patientin diese Impulse auch auf andere projezieren, so daß Wahnvorstellungen und Ängste entstehen, daß sie selbst einer Gewalttätigkeit zum Opfer fallen könnte.

GEMÜT
- **Hochmütig, affektiert, von sich selbst eingenommen, narzistisch**

  Exzessive Leidenschaft, braucht Aufregung oder Drama.
- **Eindruck oder Wahnidee, sie sei größer als andere oder sie blicke von einem hochgelegenen Ort auf andere herab.**
- **Wahnidee, sie sei „königlicher Abstammung".**

  Unverschämt und unhöflich. Geringschätzig

  Abneigung gegen Kinder; empfindet Kinder als störend

  Gewalttätige Impulse. Impuls zu töten, den Ehemann zu töten, den sie liebt; fürchtet, der Ehemann könnte getötet oder entführt werden, wenn er aus dem Haus geht.

  Ängste: Tod. Gewalt. Gesundheit. Gespenster. Tiere. Schlaganfall

  Furcht, vom Ehemann verlassen zu werden – oder fürchtet seinen Tod. Angstattacken

  Weint aus Wut

  Eifersucht

  Kleidet sich auffallend, sinnlich. „Hollywood"-Typen mit dunkler Sonnenbrille

ALLGEMEINSYMPTOME
- **Zusammenschnürungs- oder Engegefühl, wie bandagiert, oder wie von einem Band um den Körperteil.**

  Gemütssymptome und körperliche Beschwerden im Wechsel

PLATINUM

Schmerzlosigkeit des betroffenen Körperteils (***Opium***). Taubheitsgefühl
Syphilitisches Miasma

KOPF
Taubheitsgefühl (oder Kälte) im Bereich von Kopf und Gesicht, besonders um Wangenknochen und Lippen
Bell-Lähmung; schmerzlose Gesichtslähmung
Gesichtsneuralgie. Der Gesichtsschmerz kann mit Taubheitsgefühl abwechseln.
Zusammenschnürender Kopfschmerz, beginnt und endet langsam.
Dicke, fleischige, sinnliche Lippen
Taubheitsgefühl im Kopfbereich, vor allem in den Zähnen während sexueller Erregung

VERDAUUNGSTRAKT
Bulimie
Verstopfung: schlimmer auf Reisen, schlimmer bei der Menstruation, schlimmer während der Schwangerschaft
Ziehendes Gefühl im Nabelbereich (***Plumbum***)

UROGENITALTRAKT
Gesteigertes sexuelles Verlangen; Promiskuität; sexueller Exzess; sexuelle Perversion. Sexuell erregt durch geringste Berührung
Kann ihr Problem als Frigidität beschreiben, was eher auf ein Gefühl von Unerfülltheit als von Libidoverlust hinweist.
Sexueller Mißbrauch in der Vorgeschichte
Taubheitsgefühl der Genitalien
Wollüstiges Jucken der Genitalien. Herpes genitalis
Hypersensibilität der Vagina; Penetration ist unerträglich
Ovarialzysten, besonders linksseitig

PLATINUM

Maligne Wucherungen im Bereich von Uterus, Ovarien, Hoden, äußeren Genitalien
Menses kann verfrüht, reichlich, dunkel und fädig sein
Dysmenorrhoe: intensiv, oft mit abwärtsdrängendem Gefühl

EXTREMITÄTEN
Gefühl, als läge ein Band um den Körperteil

KLINISCHE INDIKATIONEN
Adipositas. Bulimie. Dysmenorrhoe. Fazialisparese. Herpes. Kopfschmerz. Maligne Entartung. Metrorrhagie. Narzismus. Neuralgie. Ovarialzysten. Phobien. Sexuelle Störungen. Verstopfung

VERGLEICHE
Nux vomica – Starker Sexualtrieb; Wut; Egoismus; Verstopfung; Neuralgie; weint vor Wut
Medorrhinum – Starker Sexualtrieb; Egoismus; sprunghafte Launen; Pathologie der Genitalien
Aurum – Arroganz; syphilitisches Miasma; gewalttätige Impulse; Pathologie der Hoden oder Ovarien; kann ebenfalls promiskuitiv sein.
Sulfur, *Palladium*, *Lachesis*, *Lilium tigrinum*, *Gratiola*, *Lycopodium*, *Hyoscyamus*

PLUMBUM

Die Erkrankungen von **Plumbum** schreiten langsam fort und erreichen den Homöopathen erst, wenn der Zustand bereits weitgehend irreversibel ist. Bei diesem Mittel sind insbesondere das Nerven- und Kreislaufsystem betroffen. **Plumbum** ist ein wichtiges Mittel für arteriosklerotische Erkrankungen. Mitbetroffen sind oft die Hirngefäße, so daß neurologische Symptome produziert werden – wie progressive Paralyse durch wiederholte kleine Gefäßverletzungen. Der Patient ist oft materialistisch orientiert und kann den Eindruck erwecken, als hätte er ein ausschweifendes Leben geführt. Schließlich jedoch treten Überdruß und Apathie in den Vordergrund. In fortgeschrittenen Fällen sind Depression und geistige Stumpfheit die Regel.

GEMÜT
    Selbstsüchtige und genußsüchtige Patienten
    Schwaches Gedächtnis für Worte, kann sich schlecht ausdrücken
        Langsame Wahrnehmung
    Täuscht Krankheit vor.

ALLGEMEINSYMPTOME
    Erscheinung: In der Fachliteratur ist von gelblicher oder blasser Gesichtsfarbe die Rede, doch **Plumbum**-Patienten haben oft ein dunkles und erdiges Aussehen. Häufig hat der Patient tiefe Furchen im Gesicht, obwohl er dünn oder sogar abgemagert ist. Vor allem findet man oft tiefe Kieferlinien.
    Ziehende, zusammenziehende Schmerzen
    Kontrakturen
    Abmagerung der betroffenen Körperteile
    Hyperästhesie der Haut, besonders in Verbindung mit Paralyse
    Fortgeschrittene Arteriosklerose (Schlaganfall, Hinken usw.)
    Anästhesie des betroffenen Körperteils

PLUMBUM

KOPF
Fettige Gesichtshaut
Gesichtsparese. Gesichtszuckungen
Die berühmte blaue oder violette Verfärbung des Zahnfleisches ist ein Vergiftungssymptom, das sich in meiner Praxis bis heute noch nicht bestätigt hat.

ABDOMEN
Ziehendes Gefühl im Bauch, sehr charakteristisch am Nabel. „Kahnartig" eingezogener Bauch
Kolik; Malerkolik; Bauchschmerz gebessert durch Rückwärtslehnen (***Dioscorea***)
Bauchschmerzen, die sich in die Leisten oder Beine ausbreiten
Darmverschluß. Invagination
Sehr ausgeprägte Verstopfung; Stuhl ist knotig oder besteht aus kleinen dunklen Kugeln.

MAGEN
Oesophagitis
Verlangen: Salzige Speisen. Allergie gegen Eier und Fisch

UROGENITALTRAKT
Gesteigertes sexuelles Verlangen. Impotenz
Hoden hochgezogen. Vaginismus
Harnretention durch Blasenlähmung
Fehlgeburt

BRUST
Angina pectoris
Herzklopfen: schlimmer beim Liegen auf der linken Seite
Ziehende Schmerzen in der Brust

EXTREMITÄTEN
Kontrakturen der Sehnen
Verdickte oder kontrahierte Sehnen in den Handflächen
Abmagerung gelähmter Gliedmaßen
Progressive Lähmung, häufiger der oberen Extremitäten
Fallhand. Fallfuß. Lähmung hauptsächlich der Extensormuskeln
Tremor, Spasmen, Muskelzuckungen
Tremor von Arm und Hand, schlimmer beim Schreiben oder dem Versuch zu essen
Reißende, schießende Schmerzen in den Extremitäten, besser durch Reiben
Stinkender Fußschweiß
Ischiasschmerzen mit Taubheit in den Beinen
Arthritis

SYMPTOMENKOMBINATION
Schwaches Gedächtnis *und* Arteriosklerose

KLINISCHE INDIKATIONEN
Amyotrophische Lateralsklerose. Angina pectoris. Demenz. Diabetes. Hinken. Hypertonie. Kontrakturen. Multiple Sklerose. Neuralgie. Neurodegenerative Erkrankungen. Morbus Parkinson. Schlaganfall. Tremor. Verstopfung

VERGLEICHE
Alumina – Langsame Reaktionen; vergeßlich; Verstopfung; Paralyse
Lycopodium – Tiefe Furchen im Gesicht; Sprechen fällt schwer; Verstopfung; ausschweifend; Schlaganfall
Mercurius – Langsame Wahrnehmung und Reaktion; Tremor; Impulse
Medorrhinum, Sulfur, Cocculus, Platinum, Opium

PODOPHYLLUM

Die Wirksamkeit von **Podophyllum** bei akuter Diarrhœ ist so ausgeprägt, daß wir bei derartigen Zuständen automatisch an dieses Mittel denken und durch die Symptome geradezu gezwungen werden müssen, unsere Aufmerksamkeit auch auf andere Symptome und damit auch auf andere mögliche Arzneien zu richten. Dieses Mittel kann palliativ bei chronischer Kolitis oder entzündlichen Darmerkrankungen verwendet werden, ist aber auch ein Konstitutionsmittel bei Erkrankung von Eingeweiden, Leber, Uterus und Ovarien.

GEMÜT
    Von deliriöser Redseligkeit während oder nach Schüttelfrost bei fieberhaften Erkrankungen wird berichtet.
    Depression

ALLGEMEINSYMPTOME
- **Schwäche oder Ohnmacht durch Diarrhœ oder nach dem Stuhlgang**

    Allgemeine Verschlimmerung um 4.00 oder 5.00 Uhr
    In der Regel warmblütig

KOPF
    Kopfschmerzen im Wechsel mit Diarrhœ

VERDAUUNGSTRAKT
- **Reichliche Diarrhœ, oft mit Beimischung von Gasen, spritzt heraus**
- **Explosive Diarrhœ, beschmutzt das ganze Toilettenbecken**

    Diarrhœ: schlimmer um 4.00 Uhr, schlimmer am Morgen, schlimmer abends, schlimmer durch Trinken oder Essen, schlimmer durch Hitze, plötzlicher Stuhldrang

Periodische Diarrhœ oder – Durchfall und Verstopfung wechseln einander ab.
Stuhl ist wäßrig und reichlich und stinkt manchmal schrecklich.
Stuhl kann gelb, zähflüssig, voller Schleim oder sogar blutig sein.
Bauchschmerzen und Bauchkrämpfe: schlimmer vor oder während des Stuhlgangs, besser nach dem Stuhlgang; besser, wenn er sich den Bauch hält und vornüberbeugt.
Kann auch schmerzlose Diarrhœ haben.
Empfindung von Unwohlsein; kann nicht sagen, ob Drang zum Erbrechen oder Stuhlgang besteht.
- **Gefühl von Leere, Angst, Abwärtssinken oder „Hinsein" nach der Stuhlentleerung**
Gurgeln im Bauch vor dem Stuhlgang
Unwillkürliche Stuhlentleerung
Rektumprolaps: schlimmer durch Stuhlgang, schlimmer durch Anstrengung, schlimmer während der Schwangerschaft
Rektumprolaps bei Kindern
„Leberschmerzen, gebessert durch Reiben der Leber" wird von manchen Homöopathen als Leitsymptom erachtet.
Gallenblasenkolik. Hepatitis

UROGENITALTRAKT
Schmerzen und Entzündung der Eierstöcke, vor allem des rechten Eierstocks
Tumoren oder Zysten der Eierstöcke
Uterusprolaps, schlimmer während des Stuhlgangs
Abwärtsdrängende Unterleibsschmerzen während des Stuhlgangs

EXTREMITÄTEN
Rücken- oder Gelenkschmerzen während Schüttelfrost
Rückenschmerzen durch Stuhlgang

PRUNUS SPINOSA

KLINISCHE INDIKATIONEN
Arthritis. Entzündliche Darmerkrankung. Diarrhœ. Dysenterie. Eierstockszysten. Gastroenteritis. Hepatitis. Kolitis. Proktitis. Rektumprolaps. Uterusprolaps

SYMPTOMENKOMBINATION
Kolitis *und* Rheumatismus

VERGLEICHE
Aloe – Diarrhœ mit Gasbeimengung; unwillkürlicher Stuhlgang; reichliche Stuhlentleerung; Rumpeln im Abdomen vor der Stuhlentleerung usw.
Arsenicum album – Diarrhœ; schwach, der Ohnmacht nahe und Leeregefühl nach dem Stuhlgang; stinkender Stuhl; rechtsseitige Ovarialschmerzen
Sepia – Abwärtsdrängendes Gefühl; Leeregefühl im Magen; Prolaps
Croton tiglium, Gambogia, Lycopodium, Murex purpurea, Sulfur

PRUNUS SPINOSA

Wenn auch ein ungewöhnliches Mittel, so ist **Prunus** doch in bestimmten Fällen von Kopfschmerzen oder Migräne außerordentlich wertvoll. Die Kopfschmerzen sind in der Regel rechtsseitig und können sich bis zum Hinterhaupt ausbreiten. Ein weiteres Charakteristikum ist Kopfschmerz im rechten Stirnbereich, der sich anfühlt, als würde ein Tumor nach außen drängen oder als sei der Kopf geschwollen und im Begriff zu platzen. Neuralgische Schmerzen werden auch um die Augen empfunden oder breiten sich vom Kopf her nach den Augen hin aus.

VERGLEICHE
Sanguinaria, *Belladonna*; *Pareira*

PSORINUM

Die erste Nosode, **Psorinum**, ist nicht nur nützlich, wenn der Schwerpunkt der Erkrankung im Bereich der Haut liegt, sondern auch in Fällen, in denen die Pathologie unterdrückt worden ist und sich in tieferen Krankheitsschichten, mangelnder Vitalität und psychischen Störungen manifestiert. Die der **Psorinum**-Konstitution innewohnende Schwäche läßt Unterdrückung in tiefere Schichten leicht zu, und zwar nicht nur Unterdrückung von Hautausschlägen, sondern auch von Schweiß, Absonderungen usw. Der mangelhafte Abwehrmechanismus spiegelt sich auch in der starken Anfälligkeit für akute Erkrankungen wider, der wir bei **Psorinum**-Patienten begegnen; sie erkälten sich bei jeder Gelegenheit und erholen sich nur langsam. Die homöopathische Literatur beschreibt eine Neigung, schmutzig zu sein und unangenehm zu riechen, doch in der heutigen Gesellschaft mit ihren Duschen, Steroiden usw. trifft diese Beschreibung nicht mehr so häufig zu.

Die Essenz von **Psorinum** ist Armut. Es gibt einen kalifornischen Ausdruck, der die Persönlichkeit recht gut beschreibt: „Armutsbewußtsein". Der Patient scheint Armut und Enttäuschung geradezu zu erwarten oder ist unfähig, in weiter gefaßten Begriffen zu denken. Er akzeptiert einen begrenzten Job und bescheidene Wohnverhältnisse. Er hat Furcht und Angst in bezug auf Gesundheit, Wohlstand und die Zukunft im allgemeinen. Das führt zu ausgeprägter Depression und

PSORINUM

Aussichten, die zur Verzweiflung bringen können. Schließlich überwiegen Selbstmordgefühle und -gedanken.

GEMÜT
Angst und Hoffnungslosigkeit in bezug auf die Zukunft. Pessimismus
Ängste: Armut. Gesundheit. Krebs. Zukunft. Versagen
Selbstmordgedanken und -gefühle
Tiefsitzende Angstzustände mit Ruhelosigkeit und qualvoller Angst
Ängstliche Ruhelosigkeit nachts (*Arsenicum album*)
Verzweiflung. Zweifelt zutiefst an seiner Genesung. Fühlt sich verlassen oder isoliert.
Angsterfüllt und verzweifelt aufgrund einer Hauterkrankung

ALLGEMEINSYMPTOME
Erscheinung: Die Haut sieht schmuddelig aus, als wäre sie schmutzig, auch wenn er sich gerade gewaschen hat.
- **Mangel an Lebenswärme und verschlimmert durch Kälte.** Das kälteste Mittel, allerdings weniger frostig in Fällen, in denen *Sulfur* nachfolgt.
Allgemeine Verschlimmerung im Freien oder durch Zugluft
Allgemeine Verschlimmerung vor einem Sturm
Allgemeine Verschlimmerung durch Wetterwechsel
Allgemein schlimmer im Winter, besser im Sommer
Schwitzt reichlich schon bei leichter Anstrengung
Verschlimmerung durch unterdrückten Ausschlag, Schweiß, Absonderungen
Allgemeine Verschlimmerung durch Fasten
Häufige akute Erkrankung (*Calcarea carbonica, Tuberculinum, Mercurius, Sulfur, Baryta carbonica*)
Gestank. Stinkende eitrige Absonderungen, gleichgültig woher

- **Fühlt sich unerklärlich gut an dem Tag, bevor er krank wird.**

KOPF
- **Muß das ganze Jahr über einen warmen Hut oder eine Pelzmütze tragen, sogar im Sommer.**

Kopfschmerzen: schlimmer durch Fasten, schlimmer durch unterdrückte Ausschläge, schlimmer durch Zugluft und im Freien

Chronische Infektionen der Augen, Nebenhöhlen, Ohren

Chronische Absonderungen aus den Ohren, stinkende Absonderungen

Akne. Rosacea. Fettige Gesichtshaut

Hautausschläge hinter den Ohren, auf Nacken, Gesicht, Kopfhaut und Kopf, stark juckend

Krustige oder schuppende Hautausschläge an Kopf und Gesicht

Gerstenkörner. Blepharitis

Aphthen

Heuschnupfen

- **Gesicht sieht schmutzig aus, selbst wenn es gut gewaschen ist.**

VERDAUUNGSTRAKT
Ungeheurer Appetit, dabei oftmals dünn

Appetitzunahme vor oder während der Kopfschmerzen

Appetitzunahme nachts oder während der Schwangerschaft. Muß aufstehen, um etwas zu essen.

UROGENITALTRAKT
Hautausschläge im Bereich der Genitalien

Abneigung gegen Geschlechtsverkehr

PSORINUM

BRUST
- **Husten, Bronchitis oder Asthma mit Dyspnœ und Ermüdung: besser durch Hinlegen, besonders wenn er sich mit ausgebreiteten Armen auf den Rücken legt, „als sei er gekreuzigt".**

  Husten: schlimmer im Freien, schlimmer durch Kälte, schlimmer durch kalte Getränke

  Herzklopfen schlimmer beim Liegen auf der linken Seite

EXTREMITÄTEN
- **Hautausschläge in den Gelenkfalten**

  Hautausschläge zwischen den Fingern oder um die Nägel

  Ischiasbeschwerden und Kreuzschmerzen

HAUT
Ekzem, ungeheurer Juckreiz

Juckreiz schlimmer nachts, schlimmer durch Überhitzung, schlimmer durch Bettwärme; muß kratzen, bis sie blutet.

Schlaflos durch den intensiven Juckreiz

Rezidivierende oder unterdrückte Krätze

Gelbe, stinkende Absonderungen der Haut

Furunkel. Warzen. Haut trocken oder extrem fettig

SYMPTOMENKOMBINATIONEN
Depression mit Suizidgedanken *und* stinkendem Geruch

Großer Mangel an Lebenswärme *mit* häufiger akuter Erkrankung

KLINISCHE INDIKATIONEN
Abszeß. Akne. Allergie. Angst. Aphthen. Asthma. Infektion der oberen Atemwege. Bindegewebserkrankungen. Bronchitis. Depression. Dermatitis. Erkältungen. Ekzem. Furunkel. Hautgeschwüre. Ischiasbeschwerden. Kopfschmerzen. Krätze. Otitis media. Pharyngitis. Phobien. Psoriasis. Schlaflosigkeit

ERGÄNZUNGSMITTEL
Sulfur

VERGLEICHE
Arsenicum album – Angst; Furcht um Gesundheit, vor Armut und um die Zukunft; Suizidgedanken; sehr großer Mangel an Lebenswärme; stinkender Geruch; Ekzem usw.
Sulfur – Hautkrankheiten mit ungeheurem Juckreiz; gesteigerter Appetit; Schlaflosigkeit; Angst
Nitricum acidum – Angst und Verzweiflung; Mangel an Lebenswärme; Hauterkrankungen; Warzen
Calcarea carbonica – Verzweifelt, weil er nicht an seine Genesung glaubt; Angst um die Zukunft; Angst vor Armut; Mangel an Lebenswärme; häufig krank
Mezereum; *Petroleum*; *Phosphorus*; *Hepar sulfuris*; *Carbo animalis*

PTELEA

Ptelea ist ein Mittel für Störungen des Verdauungsapparates, insbesondere der Leber.

VERDAUUNGSTRAKT
Unverträglichkeit von reichhaltigen, fetten Speisen, besonders Fleischfett oder Käse. Bauchschmerzen beim Liegen auf der linken Seite, besser beim Liegen auf der rechten Seite
Bauchschmerzen, oft rechtsseitig oder im rechten oberen Quadranten
Aufstoßen, Rumpeln in den Eingeweiden, Blähungen

PULSATILLA

Verdauungsstörungen, gebessert durch Trinken von Zitronensaft

KLINISCHE INDIKATIONEN
Cholezystitis. Hepatitis. Kolitis

VERGLEICHE
Magnesium muriaticum; ***Carduus marianus***; ***Chelidonium***

PULSATILLA

Obgleich **Pulsatilla** allen Homöopathen wohlbekannt ist, haben wir oft einige Schwierigkeiten, einen **Pulsatilla**-Fall zu erkennen, ganz besonders dann, wenn wir erwarten, immer die typische blonde, blauäugige, sanfte, tränenreiche Patientin zu sehen. Das liegt daran, daß stärkere psychologische „abgeklärte Weltgewandtheit und Überfeinerung" die Menschen lehrt, ihre natürlichen Neigungen zu kompensieren oder zu verbergen. Auch müssen die nun folgenden Beschreibungen nicht unbedingt zu einem Fall passen, der vor allem auf der körperlichen Ebene krank ist und nicht die typische Persönlichkeit des Mittels entwickelt hat.

Weichheit. Die zentrale Essenz von **Pulsatilla** ist „Veränderlichkeit mit Weichheit". Es ist primär ein weibliches Mittel. Wenn ein Mann **Pulsatilla** braucht, so ist er in der Regel ein weicher, sanfter Männertyp. Die **Pulsatilla**-Patientin braucht viel Unterstützung von seiten der Menschen in ihrer Umgebung. Sie läßt sich leicht beherrschen oder beeinflussen. Oft gibt es eine starke Figur aus Familie, Schule oder religiösem Bereich, die im Leben der Patientin eine große Rolle spielt. Sie braucht Unterstützung und Zuspruch. Außerdem ist sie sehr emotional, sentimental und mitfühlend.

Schüchternheit. Obgleich der typische ***Pulsatilla*-**Typ sehr leicht Kontakt zu anderen Menschen findet, ist sie anfangs oft schüchtern oder scheu. Die Patientin errötet leicht und wird durch geringfügige Anlässe verlegen. Allerdings hat diese Schüchternheit eine Spur von Koketterie an sich und signalisiert das starke Verlangen nach Zuneigung, Rückversicherung und Zuspruch.

Weinen. Einer der Hauptcharakterzüge der ***Pulsatilla***-Patientin ist die Leichtigkeit, mit der sie weint. In der Praxis bricht sie häufig in Tränen aus, während sie über ihre Beschwerden spricht. Sie kann auch bei jeder Art von Konfrontation weinen. Das Weinen wirkt oft weich und sanft. Die Patientin kennt keine Scheu, Beruhigung und Trost zu verlangen und anzunehmen.

Trost. Häufig besteht bei der typischen ***Pulsatilla***-Patientin ein starkes Verlangen nach Zärtlichkeit und Zuspruch. Die Familie bemerkt vielleicht, daß sie oft die Frage stellt: „Liebst du mich?" oder „Sag mir, daß du mich liebst." Diese Abhängigkeit wird auch auf den behandelnden Homöopathen projiziert.

Veränderlichkeit. Die Patientin ist sehr gefühlsbetont, doch ihre Launen sind sehr wechselhaft. Sie ist weich und weinerlich und kann schon im nächsten Moment gereizt sein. Viele Homöopathen stellen in den Anfängen ihrer Praxistätigkeit erstaunt fest, wie reizbar die ***Pulsatilla***-Patientin werden kann. Das geschieht in der Regel dann, wenn sie Aufmerksamkeit braucht und sich vernachlässigt fühlt. ***Pulsatilla*** kann auch dickköpfig sein, besonders dann, wenn es um ihre Sicherheit geht.

Dogmatismus. Wenn die Patientin von einem bestimmten religiösen System abhängig ist, kann sie dies als das einzig richtige System verteidigen und dabei alles andere als nachgiebig wirken. Sie kann in bezug auf dieses Sicherheitssystem sogar fanatisch sein, doch ihr Fanatismus basiert innerlich auf dem Bedürfnis nach Unterstützung. Die Neigung zu rigidem Denken spiegelt sich auch in fixen Ideen wieder, daß sie gesündigt hätte, daß Sexualität sündhaft sei –

kurzum in „puritanischem" Gedankengut. Im Endstadium kann **Pulsatilla** in tiefe apathische Zustände, Senilität oder sogar Katatonie verfallen.

Kinder. Das typische **Pulsatilla**-Kind ist schüchtern und hängt an der Mutter. Vom sicheren Schoß der Mutter aus stellt es guten Kontakt zum Homöopathen her. Es wird von anderen Kindern leicht verletzt und herumgestoßen. Es fordert sehr viel Aufmerksamkeit und Zuneigung. Häufig offenbart die Mutter, daß das Kind bei jeder Gelegenheit auf ihren Schoß klettert und sie immer wieder fragt: „Mama, hast du mich lieb?" Allerdings kann es zu anderen Zeiten auch schmollen und gereizt sein. Die Eltern klagen vielfach darüber, daß das Kind nachts immer zum Schlafen in ihr Schlafzimmer kommt.

Körperlich. Für die körperlichen Beschwerden ist die Veränderlichkeit des Zustandes charakteristisch. Die Patientin sagt vielleicht selbst, daß jeder Stuhlgang oder jede Periode anders ist. Jedoch, nach den Worten von *Nancy Herrick* aus der *Hahnemann Medical Clinic*, findet der Homöopath dieses Charakteristikum oftmals erst nach einer frustrierenden Konsultation, bei der die Patientin Schwierigkeiten hat, ihre Symptome zu beschreiben, weil sich einfach keine Regelmäßigkeiten finden lassen. Dieses Fehlen eines regelmäßigen Musters weist häufig auf eine Veränderlichkeit hin.

Auf der körperlichen Ebene wirkt **Pulsatilla** hauptsächlich auf zwei Bereiche: das Hormonsystem und den Kreislauf. Hormonelle Störungen treten besonders stark im weiblichen Zyklus auf. **Pulsatilla** ist eines der Hauptmittel für nahezu alle Formen von menstruellen Beschwerden, vom prämenstruellen Syndrom über Amenorrhoe bis hin zu klimakterischen Hitzewallungen. Es ist auch eines der wichtigsten Mittel für schwangerschaftsbedingte Störungen.

Was den Kreislauf angeht, so sind **Pulsatilla**-Patienten oft plethorisch, und es besteht eine Blutanschoppung. Krampfaderleiden, Erröten, die typischen rosigen Wangen, kongestive Kopfschmerzen, geschwollene Bindehaut usw. deuten auf die trägen und überfüllten Gefäße hin. Daher wird alles, was den Körper kühlt, eine Besserung

PULSATILLA

bewirken und alles, was die Körpertemperatur ansteigen läßt, den Patienten verschlimmern.

GEMÜT
- **Sanfte, schüchterne, leicht zu beeinflussende und abhängige Patienten**
- **Offen und formbar. Leicht zu beeinflussen**
- **Weint leicht**
- **Weint während der Konsultation, während sie über ihre Probleme spricht (*Sepia, Medorrhinum, Staphisagria*). Traurigkeit:** schlimmer in einem warmen Zimmer, schlimmer vor der Menstruation, schlimmer abends, besser im Freien

Wechselhafte Stimmungen
Fühlt sich verlassen.
- **Fragt Mutter oder Ehemann, „Liebst du mich?"**
- **Verlangen nach und Besserung durch Trost**

Ängste: hochgelegene Orte. Klaustrophobie. Wahnsinn. Einbrecher. Spiegel

Fanatische oder rigide religiöse Ideen; puritanisch; exzessives Beten

Reizbarkeit, schlimmer vor der Menstruation

Eifersucht

Ekel; Reaktion der Eingeweide auf Ereignisse oder Gegenstände

ALLGEMEINSYMPTOME
Erscheinung: oft, doch keineswegs ausschließlich: blond, rotwangig, rote Lippen, von korpulenter Statur, phlegmatisch
Warmblütig und verschlimmert durch Hitze
Allgemeine Verschlimmerung durch die Sonne
- **Verlangen nach und Besserung durch milden Wind oder im Freien**

PULSATILLA

- **Allgemeine Besserung, wenn sie langsam im Freien umhergeht**
- **Allgemeine Verschlimmerung im Zwielicht oder am Abend.** Auch schlimmer um 14.00 oder 16.00 Uhr

Allgemeine Besserung durch kühles, frisches Wetter
Allgemeine Besserung durch kaltes Baden
Allgemeine Verschlimmerung, wenn die Füße naß werden

- **Allgemeine Verschlimmerung durch fette oder reichhaltige Speisen,** durch Schweinefleisch, durch Brot

Ohnmacht durch warme oder stickige Räume, durch Gefühlserregung, durch Menstruation
Allgemeine Verschlimmerung während der Schwangerschaft, bei der Menopause, vor oder während der Menses, durch unterdrückte Menstruation
Allgemein schlimmer nach Masern
Fettleibigkeit in manchen Fällen
Einseitiges Schwitzen
Kälteschauer vor oder während der Menstruation

KOPF

Schwindel: schlimmer durch Aufwärtsblicken, schlimmer durch Menses, besser durch Hinlegen
Kopfschmerzen, oft migräneartig, die in der letzten Stunde des Menstruationsflusses auftreten
Kopfschmerzen: schlimmer im Klimakterium, schlimmer durch Hitze, schlimmer durch Sonne, schlimmer durch Anstrengung, schlimmer nach emotionaler Belastung
Kopfschmerzen besser im Freien, durch Kälte oder kalte Anwendungen, besser durch Druck
Kopfschmerzen sind oft pulsierend oder drücken von innen nach außen.
Rote Wangen, errötet leicht. Hitzewallungen zum Gesicht hin
Mumps; Parotitis
Hirsutismus

Gesichtsneuralgie
Zahnschmerzen: besser durch Kälte, schlimmer durch Hitze oder warme Speisen
- **Trockener Mund, aber kein Durst**

NASE
Heuschnupfen, Schnupfen, Niesen: oft schlimmer im Freien, schlimmer abends, schlimmer im warmen Zimmer
Milde, oft grünliche Absonderung aus der Nase
Chronische Nasenverstopfung

AUGEN
Konjunktivitis, allergisch oder infektiös
Blockierte Tränengänge bei Säuglingen (*Silicea*)
Grünliche Absonderungen aus den Augen
Juckreiz, Tränenfluß und Schmerzen in den Augen, besser durch kalte Anwendung

OHREN
- **Akute und chronische Otitis media**

Ohrenschmerzen: oft schlimmer nachts, schlimmer durch Hitze; pulsierender Schmerz
Absonderungen aus den Ohren. „Verklebte Ohren"
Gehör vermindert infolge von Otitis media

VERDAUUNGSTRAKT
Verlangen: • **Butter.** • **Sahne und Schlagsahne. Käse.** Süßigkeiten. **Speiseeis. Kalte Speisen. Erdnußbutter.** Hartgekochte Eier
Abneigung: • **Fett. Butter.** Warme Speisen. • **Schweinefleisch**
Magenverstimmung durch Fett und reichhaltige Speisen, Speiseeis und Schweinefleisch
Blähungen

PULSATILLA

Übelkeit und Erbrechen durch Kopfschmerzen
Schwangerschaftsübelkeit
- **Durstlos**
Diarrhœ bei Kindern
Hämorrhoiden

UROGENITALTRAKT

Blasenschmerzen: schlimmer gegen Ende der Harnentleerung; schlimmer, wenn sie versucht, den Urin zurückzuhalten
Unwillkürlicher Harnabgang: schlimmer während der Schwangerschaft, schlimmer beim Husten
Prostatitis. Prostatahypertrophie
Orchitis, Epididymitis: schlimmer auf der linken Seite, schlimmer durch unterdrückte Gonorrhoe, schlimmer durch Mumps
Sexuelle Energie ist in der Regel hoch, in manchen Fällen sogar exzessiv. Bei Frauen liegt meist eher die Betonung auf der emotionalen Verbindung als auf der sexuellen. Es kann eine Abneigung gegen Geschlechtsverkehr, basierend auf strengen moralischen oder religiösen Überzeugungen, bestehen. Wegen des Bedürfnisses nach einer tiefen Verbindung kann eine homosexuelle Beziehung bevorzugt werden.
Wehen verzögert und ergebnislos
Steißlage; kann die Drehung des Fötus selbst in den letzten Tagen der Schwangerschaft fördern.
Menses leicht unterdrückbar. Amenorrhoe. Auch Metrorrhagie
Menses von kurzer Dauer
- **Menstruation unregelmäßig. Menstruationsfluß veränderlich**
Ausgeprägte Dysmenorrhoe beginnt in der Pubertät.
Endometriose
Uterusprolaps

BRUST

Asthma, häufig allergisches Asthma

Dyspnœ oder Druckgefühl in der Brust: schlimmer beim Liegen, schlimmer abends und nachts, schlimmer durch Erkältung, schlimmer durch unterdrückte Hautausschläge, schlimmer durch Gefühlserregung, schlimmer durch große Anstrengung, schlimmer im warmen Zimmer, besser im Sitzen, besser im Freien

Husten nachts im Bett, verhindert oder unterbricht den Schlaf, • besonders bei Kindern. Bronchitis

Herzklopfen: schlimmer nachts im Bett, schlimmer beim Liegen auf der linken Seite

Galaktorrhoe. Mastitis. Zystische Mastopathie

RÜCKEN

• **Empfindung, als würde kaltes Wasser über den Rücken gegossen**

Rückenschmerzen vor der Menstruation, während der Wehen oder durch unterdrückte Menstruation

EXTREMITÄTEN

Wandernde Arthritis

Schmerzen schlimmer bei erster Bewegung, aber besser durch (anhaltende) Bewegung

Schmerzen schlimmer durch Hitze und besser durch Kälte

Schmerzen in den Fersen

Arthritische Schmerzen besonders in Hüften und Knien

Frostbeulen

Ekzem mit Juckreiz: schlimmer nachts und schlimmer durch Hitze

Hautgeschwüre. Ekzem. Psoriasis

Varizen: schlimmer in der Schwangerschaft, besser durch Kälte

PULSATILLA

Hitze in den Füßen; muß sie unter der Decke hervorstrecken

SCHLAF
- Schläft auf dem Bauch oder auf dem Rücken mit den Armen über dem Kopf
- Schlaf wird gestört durch ein bestimmtes Lied oder einen Satz aus einem Lied, der ihr nicht mehr aus dem Kopf geht.

AKUTE ERKRANKUNGEN

Otitis media mit Schmerzen, die das Kind aufwecken; es schreit und muß beruhigt werden, doch ohne die Wut von **Chamomilla**.
Infektion der oberen Atemwege oder Grippe: mit mildem Schnupfen, Niesen und Konjunktivitis
Nächtlicher Husten bei Kindern
Zystitis. Pyelonephritis
Heuschnupfen, ausgeprägtes Niesen und rote, juckende Augen
Masern. Mumps. Windpocken
Mastitis

KLINISCHE INDIKATIONEN

Allergie. Amenorrhoe. Angst. Arthritis. Asthma. Bronchitis. Bindegewebserkrankungen. Demenz. Depression. Dysmenorrhoe. Ekzem. Endometriose. Gastritis. Husten. Konjunktivitis. Kopfschmerzen. Menstruationsstörungen. Menopause. Metrorrhagie. Migräne. Mumps. Nahrungsmittelallergie. Orchitis. Otitis media. Prämenstruelles Syndrom. Prostatitis. Psoriasis. Rhinitis. Sarkoidose. Schwangerschaft. Schwindel. Sinusitis. Systemischer Lupus. Blockierte Tränengänge Urethrastriktur. Urethritis. Urtikaria. Uterusprolaps. Varizen. Wehen. Zystitis

ERGÄNZUNGSMITTEL
Silicea; *Lycopodium*; *Kalium sulfuricum*; *Fluoricum acidum*; *Tuberculinum*; *Calcarea carbonica*

VERGLEICHE
Phosphorus – Offen; besser durch Trost; abhängig; Verlangen nach Speiseeis und kalten Speisen; starkes sexuelles Interesse; Atemwegsbeschwerden
Sulfur – Warm; besser durch Kälte; rote Lippen und Wangen; streckt die Füße unter der Decke hervor; schlimmer abends im Bett
Argentum nitricum – Offen und emotional; warm und gebessert durch Kälte; Verlangen nach Speiseeis; Abneigung gegen Schweinefleisch; Magenverstimmung
Mercurius – Otitis; Verlangen nach Brot und Butter, Butterbrot; schlimmer nachts; Ekel
Kalium sulfuricum – Asthma und Allergie; schlimmer wenn überhitzt; Husten nachts; reizbar
Sepia; *Staphisagria*; *Baryta carbonica*; *Lycopodium*; *Medorrhinum*, *Capsicum*

PYROGENIUM

Die eiternde Eigenschaft von **Pyrogenium** sollte uns nicht erstaunen, wenn man bedenkt, daß dieses Mittel aus verwestem Fleisch gewonnen wird. Bestimmte Formen von Infektionen, Eiterung und sogar Sepsis werden auf dieses Mittel reagieren. Bislang ist es fast ausschließlich in akuten Fällen verwendet worden oder für Krankheitszustände, die mit einer akuten Infektion begonnen haben.

PYROGENIUM

GEMÜT
Heilwirkung nachgewiesen bei Delirium mit Symptomen ähnlich wie bei **Baptisia**, – wie das Gefühl, als sei eine andere Person im Bett, oder als bedecke er das Bett, oder als habe er zuviele Gliedmaßen.
Große Ruhelosigkeit während des Fiebers

ALLGEMEINSYMPTOME
- **Unangemessen hohe Pulsrate im Verhältnis zur Temperatur. Die Pulsrate beträgt z.B. 140, obwohl nur mäßiges Fieber besteht – oder umgekehrt.**

Ruhelos und besser durch Bewegung (**Rhus toxicodendron**)
Gestank
Beschwerden, die auf eine schwere Infektion zurückgehen; hat sich seither nie wieder richtig erholt.

KOPF
Pochender Kopfschmerz, besser durch Druck
Zunge ist rot und glänzend oder belegt

VERDAUUNGSTRAKT
Erbrechen von Flüssigkeiten, sobald sie im Magen erwärmt sind (**Phosphorus**)
Stinkender Stuhl

BRUST
- **Ist sich des eigenen Herzschlags bewußt**

Herzklopfen
Bronchitis. Pneumonie

EXTREMITÄTEN
Schmerzen im ganzen Körper, besser durch anhaltende Bewegung

Zerschlagenheitsgefühl; das Bett scheint zu hart zu sein (*Rhus toxicodendron*, *Arnica*, *Baptisia*).
Lymphangitis
Frostschauer beginnen zwischen den Schulterblättern
Abszeß. Zellulitis

AKUTE ERKRANKUNGEN
Grippe: hohes Fieber, Schmerzhaftigkeit in den Gliedern und Ruhelosigkeit (*Rhus toxicodendron*, *Arsenicum album*, *Eupatorium perfoliatum*)
- **Wochenbettfieber** mit Schmerzhaftigkeit, stinkenden Absonderungen und Lochien. Es ist nahezu ein Spezifikum für diese Erkrankung.

Es heißt, das Mittel rufe bei typhoidem Fieber eine dramatische Reaktion hervor, allerdings begegnet man solchen Erkrankungen in westlichen Ländern nur selten.

KLINISCHE INDIKATIONEN
Abszeß. Endometritis. Grippe. Hautgeschwüre. Lymphangiitis. Wochenbettfieber. Sepsis. Zellulitis

VERGLEICHE
Baptisia – Sepsis; Delirium; stinkende Absonderungen; Zerschlagenheitsgefühl
Rhus toxicodendron – Fieber; Zerschlagensein; Ruhelosigkeit; rote Zunge
Arsenicum album; *Sulfur*; *Ailanthus*

RADIUM BROMATUM

Radium bromatum hat sich als tiefwirkendes Mittel erwiesen. Doch unsere Kenntnisse über dieses Mittel sind sehr unvollständig. Wenn wir eine Kombination von Hautproblemen und arthritischen Beschwerden vorfinden, so müssen wir dieses Mittel in Betracht ziehen. Bei jedem rheumatischen Zustand als Folge einer Strahlenbehandlung kann **Radium bromatum** in Frage kommen.

ALLGEMEINSYMPTOME
    Warmblütig
    Allgemeine Verschlimmerung durch Erhitzung im Bett
    Allgemeine Verschlimmerung nachts
    Beschwerden, nachdem der Patient radioaktiven Strahlen ausgesetzt war oder nach einer Strahlenbehandlung eines malignen Tumors
    Die Beschwerden gehen von rechts nach links oder von links nach rechts.

EXTREMITÄTEN
    Arthritische Beschwerden; Gicht; Ischiasbeschwerden
    Gelenkschmerzen mit ähnlichen Modalitäten wie **Rhus toxicodendron**, vor allem schlimmer nachts und besser durch Bewegung
    Schmerzen besser an kühler Luft, schlimmer durch Bettwärme
    Schmerzen konzentrieren sich auf die Knie und unteren Extremitäten

HAUT
    Ekzem. Psoriasis
    Ringflechte mit absolut kreisrunden Läsionen
    Trockene, brennende Hautausschläge
    Hautausschläge an Oberschenkeln und Genitalien

AKUTE ERKRANKUNGEN
   Grippe mit starkem Hinterhauptsschmerz
   Akuter Rheumatismus

KLINISCHE INDIKATIONEN
   Arthritis. Bindegewebserkrankung. Ekzem. Grippe. Rheumatismus. Strahlenverseuchung. Tinea.

SYMPTOMENKOMBINATION
   Hautprobleme *und* arthritische Beschwerden

VERGLEICHE
   Rhus toxicodendron; **Sulfur**; **Pulsatilla**; **Arsenicum album**

RANUNCULUS BULBOSUS

Ranunculus bulbosus ist primär ein Mittel für arthritische Beschwerden und Rheumatismus, obgleich es ebenfalls eine starke Wirkung auf Haut, Atemwege und Nerven besitzt. Dieses Mittel reagiert, vergleicht man es mit den anderen Arzneien unserer Materia Medica, ganz besonders stark auf Kälte und Feuchtigkeit. In unserer homöopathischen Literatur steht viel über den Gebrauch von ***Ranunculus bulbosus*** bei Alkoholikern geschrieben. In der Praxis jedoch hat der Patient in der Regel eine Abneigung gegen Alkohol, allerdings kommt es recht häufig vor, daß der ***Ranunculus bulbosus***-Patient auf Alkohol mit Verschlimmerung oder Vergiftungserscheinungen reagiert. Darum wirkt es eher bei akuten, durch Alkohol verursachten Symptomen, als daß es ein Konstitutionsmittel für Alkoholiker wäre.

RANUNCULUS BULBOSUS

GEMÜT
  Reizbar und empfindlich
  Große Niedergeschlagenheit über seinen Zustand, die in keinem Verhältnis zu dem Schweregrad seiner Erkrankung steht.

ALLGEMEINSYMPTOME
  Allgemein schlimmer bei kaltem und naßkaltem Wetter oder durch Wetterwechsel
  Allgemeine Verschlimmerung im Freien oder durch Zugluft; auch schlimmer beim Gehen im Freien
  Allgemeine Verschlimmerung durch Alkohol
  In der Regel schlimmer abends
  In der Regel schlimmer, wenn er naß wird
  Allgemeine Verschlimmerung durch Berührung; Abneigung gegen Berührung
  Schmerzhafte kalte Stellen am Körper

KOPF
  Rechtsseitige Stirnkopfschmerzen
  Kopfschmerzen durch alkoholische Getränke
  Rheumatische Kopfschmerzen, schlimmer durch nasses Wetter oder Wetterwechsel
  Heuschnupfen

BRUST
  • **Intercostale Neuralgie, besonders im linken unteren Brustkorbbereich**
  Brustschmerzen: schlimmer durch Bewegung, schlimmer beim Einatmen, schlimmer beim Liegen auf der schmerzhaften Seite, schlimmer beim Umdrehen, schlimmer beim Gehen, schlimmer durch Berührung, schlimmer durch Kälte, besser durch Schienen oder festes Bandagieren des Brustkorbs

RANUNCULUS BULBOSUS

Pleuritis. Schmerzhafte Bronchitis oder Pneumonie. Schmerzhafte Atmung
Kältegefühl in Brustkorb und Lungen, schlimmer beim Einatmen kalter Luft
Herpes zoster der Brust, vor allem der linken Seite. Neuralgie, die nach Abheilen eines Herpes einsetzt

VERDAUUNGSTRAKT
Magenverstimmung und Schluckauf durch alkoholische Getränke
Schmerzen im rechten oberen Quadranten oder in der Leber beim Einatmen

RÜCKEN
Rheumatismus und Steifheit des Nackens
Schmerzen um den innere Winkel des linken Schulterblattes herum
Fibrositis-Syndrom
Rückenmuskeln sind berührungsempfindlich.
Stechende Schmerzen – wie von einem Dolch – zwischen Schulterblatt und Wirbelsäule
Rückenschmerzen: schlimmer durch Kälte, schlimmer durch Feuchtigkeit, schlimmer beim Gehen
Brennen oder kalte Stellen im Bereich von Brust oder Rücken
Ischiasbeschwerden, schlimmer bei kaltem, feuchtem Wetter
Herpes zoster am Rücken

EXTREMITÄTEN
Arthritische Schmerzen, schlimmer bei kaltem, feuchtem Wetter oder Wetterwechsel
Chronisch steife Gelenke
Geschwüre an den Fingern
Fibrositissyndrom

RAPHANUS

HAUT
Herpes zoster
Bläschenförmige Ausschläge, die harte Krusten bilden
Harte, hornige Schwielen

KLINISCHE INDIKATIONEN
Allergie. Arthritis. Bronchitis. Ekzem. Fibrositis-Syndrom. Gastritis. Herpes zoster. Ischiasbeschwerden. Kopfschmerz. Migräne. Neuralgie. Pleuritis. Pneumonie. Rheumatismus. Rückenschmerzen. Schwielen

VERGLEICHE
Bryonia – Linksseitige interkostale Neuralgie und Pleuritis, schlimmer durch Bewegung und Einatmen; Rheumatismus; reizbar. **Bryonia** hat Besserung beim Liegen auf der schmerzhaften Seite (im Gegensatz. zu **Ranunculus bulbosus**).
Rhus toxicodendron – Rheumatismus und Verschlimmerung durch kaltes, feuchtes Wetter; Bläschenausschläge und Herpes zoster
Dulcamara; **Kalium carbonicum**; **Rhododendron**; **Calcarea carbonica**

RAPHANUS

Raphanus wird hauptsächlich als akutes Mittel verwendet, vor allem nach Operationen, wenn länger als erwartet ein Ileus bestehen bleibt. Das Hauptschlüsselsymptom von **Raphanus** sind die eingeklemmten Blähungen, besonders im Bereich der Milzbiegung.

VERDAUUNGSTRAKT
  • **Empfindung von eingeklemmten Blähungen, besonders im linken oberen Quadranten des Abdomen**

UROGENITALTRAKT
  Übermäßig starker Sexualtrieb

KLINISCHE INDIKATIONEN
  Darmverschluß. Postoperativer Ileus

RATANHIA

Ratanhia ist fast ausschließlich in Fällen von Erkrankungen des Rektalbereiches oder für Beschwerden nach der Unterdrückung rektaler Symptome verwendet worden. Durch die sorgfältige Beobachtung dieser typischen Pathologie hat *Vithoulkas* entdeckt, daß **Ratanhia**-Patienten zu Zwangsneurosen neigen. Er hat eine Art von Aberglauben mit Zwangsvorstellungen religiöser Natur beschrieben. Die Patienten können allgemein recht zwanghaft sein, und ganz besonders, was die rektale Hygiene angeht. **Ratanhia** hat eine allgemeine Neigung zur Bildung von Fissuren – im Bereich von Rektum, Brustwarzen und an anderen Stellen.

GEMÜT
  Zwanghaftes Denken und Verhalten

VERDAUUNGSTRAKT
  Rektale Fissuren und Hämorrhoiden
  • **Schmerzen im Rektum nach dem Stuhlgang, minuten- bis stundenlang anhaltend**

RHEUM

Starke brennende, schneidende, splitterartige Schmerzen oder Schmerzen „wie von Scherben" im Rektum
Rektale Schmerzen schlimmer durch Berührung oder bei Entleerung von hartem Stuhl
Rektale Schmerzen: besser durch warmes Bad, im Liegen oder durch langsames Umhergehen
Hämorrhoiden treten beim Stuhlgang hervor.
Wundheit und Nässen am Rektum
Verlangen: Hähnchen. Salz. Süßes. Fett

KLINISCHE INDIKATIONEN
Angst. Fissuren. Hämorrhoiden. Proktalgie. Rektale Fissuren. Verstopfung. Zwangsneurose

VERGLEICHE
Paeonia, Aesculus; Collinsonia, Nitricum acidum, Arsenicum album

RHEUM

Rheum wird bisher vor allem als Mittel für Kinder und Säuglinge verwendet, und zwar bei subakuter oder chronischer Diarrhœ sowie während der Zahnung.

GEMÜT
Weinerlich und reizbar; weint, kreischt auf
Aufgebracht und ruhelos eher nachts (***Jalapa***)
Launenhaft
Will nicht, normal wie andere Kinder, spielen.

ALLGEMEINSYMPTOME
: **Schweiß und Absonderungen riechen sauer.**
Allgemeine Verschlimmerung während der Zahnung
Müde und schwitzt leicht.
Starkes Schwitzen schon durch geringfügige Bewegung

KOPF
: Zahnungsbeschwerden
Starker Speichelfluß
Kopf und Gesicht schwitzen, besonders im Schlaf

VERDAUUNGSTRAKT
: Diarrhœ; besonders Durchfall der Kinder, vor allem während der Zahnung
Der Stuhl riecht sauer.
Kolik

VERGLEICHE
: *Magnesium carbonicum*, *Calcarea carbonica*, *Calcarea phosphorica*, *Hepar sulfuris calcareum*, *Chamomilla*, *Jalapa*, *Cina*

RHODODENDRON

Rhododendron ist ein weiteres Rheumamittel, die meisten seiner Symptome betreffen die Gelenke. Es kann sehr schwierig sein, sie gegenüber den Symptomen von **Rhus toxicodendron** zu differenzieren – so zum Beispiel die Morgenverschlimmerung, Besserung durch Bewegung und Hitze und starke Reaktionen auf das Wetter.

RHODODENDRON

Alle **Rhododendron**-Symptome verschlimmern sich stark vor einem Sturm oder durch große atmosphärische Schwankungen.

GEMÜT
   Nervös und überempfindlich
   Ohnmacht, Verwirrung, Erregung vor einem Sturm. Furcht vor Stürmen

ALLGEMEINSYMPTOME
   • **Allgemeine Verschlimmerung vor einem Sturm oder Gewitter**
   Allgemeine Verschlimmerung durch Wind, besonders durch Föhn-Winde oder ähnliche Winde (wie der Santa Ana-Wind in Amerika)
   Allgemeine Verschlimmerung durch kaltes, nasses Wetter
   Allgemeine Besserung durch Bewegung

KOPF
   Gesichtsneuralgie oder Kopfschmerzen: schlimmer vor einem Sturm, bei schlechtem Wetter oder Wetterwechsel, besser durch Bewegung
   Zahnschmerzen, schlimmer bei stürmischem Wetter

UROGENITALTRAKT
   Orchitis. Epididymitis
   Schmerzen in den Hoden, häufiger auf der rechten Seite; möglicherweise besteht das Gefühl, als seien die Hoden zerdrückt.
   Schmerzen in den Hoden, Besserung durch Bewegung
   Schmerzen in den Hoden breiten sich aufwärts zum Bauch aus.
   Schwellung der Hoden und chronische Entzündung
   Schmerzen in den Hoden (oder Ovarien) schlimmer vor einem Sturm oder Wetterwechsel
   Hydrozele ist nachweislich durch dieses Mittel geheilt worden.

BEWEGUNGSAPPARAT
Gelenkschmerzen: schlimmer am Morgen, schlimmer durch Wetterwechsel oder bei nassem Wetter, besser durch Bewegung oder Gehen, besser durch Hitze
Schmerzen in den oberen Extremitäten, Sehnen, Fingern und Zehen
Wandernde Arthritis
Arthritische Verhärtungen
Schmerzen im Nacken oder unteren Rücken, schlimmer durch Wetterwechsel, besser durch Bewegung
Schmerzen in der Ferse

SCHLAF
Überkreuzt im Schlaf die Beine an den Fußknöcheln.

KLINISCHE INDIKATIONEN
Arthritis. Bursitis. Epididymitis. Gicht. Neuralgie. Orchitis. Rheumatismus. Zahnschmerzen

VERGLEICHE
Rhus toxicodendron – Arthritis, schlimmer bei nassem Wetter und vor einem Sturm; besser durch Wärme, Bewegung und Strecken
Ranunculus bulbosus*, *Phosphorus*, *Dulcamara*, *Ruta

RHUS TOXICODENDRON

Rhus toxicodendron ist eines unserer wichtigsten Polychreste. Obgleich es häufig als Arthritismittel angesehen wird, heilt es ebenfalls psychische Störungen und tiefgreifende pathologische Veränderungen des Nervensystems, des Herzens sowie nahezu aller anderen Organsysteme. Allgemein gilt die Regel, daß Patienten mit Gelenk- und Muskelleiden relativ wenig zu psychischen Störungen neigen. Daher überrascht es nicht, daß wir keinen tiefen Einblick in die Persönlichkeit des *Rhus toxicodendron*-Patienten haben.

Der Gemütszustand von *Rhus toxicodendron* zeigt mehrere Stadien. Im Frühstadium ist der Patient fröhlich, witzig und sehr lebhaft; er ist schlagfertig und freundlich, doch dabei eigenartig scheu. Dieser animierte Zustand weicht einer inneren Ruhelosigkeit und Erregung. In diesem Stadium wird der Patient oft reizbar und leicht frustriert. *Rhus toxicodendron* kann tatsächlich auch ein sehr nützliches Mittel für kindliche Verhaltensstörungen sein, die mit Ruhelosigkeit und großer Reizbarkeit oder sogar Boshaftigkeit einhergehen. Der erwachsene Patient ist oft sehr ernst, arbeitet hart, ist ungeduldig und fühlt sich wie von einem inneren Drang getrieben, wie *Nux vomica*.

Mit zunehmender Pathologie wird der Patient auf der emotionalen Ebene ebenso steif und rigide wie sein Körper, er ist verdrießlich und depressiv. In späteren Stadien wird der Patient auch geistig steif und fixiert. Hier begegnen wir zwanghaften und rituellen Verhaltensweisen. *Rhus toxicodendron* gehört zu den abergläubischsten Arzneimitteln. Der Patient entwickelt fixe Ideen und zeigt rituelles Verhalten.

Rhus toxicodendron hat einen starken Einfluß auf die Nerven, muköse und seröse Membranen sowie auf die Haut. Das Kennzeichen des Mittels ist fortschreitende Steifheit, die oft nach einer Phase der Ruhelosigkeit oder Überbeanspruchung einsetzt.

RHUS TOXICODENDRON

GEMÜT
Witzige, ruhelose, fröhliche Patienten
Ruheloser Geist; springt von einem Thema zum andern.
Reizbarkeit. Ungeduld. Gehetzt
Angst um seine Kinder
Furcht, jemanden zu töten. Furcht vor Vergiftung
Schüchtern. Gehemmt
Depression; Verdrießlichkeit
Abergläubisch; braucht Rituale; fixe Ideen. Zwanghaftes Verhalten

ALLGEMEINSYMPTOME
- **Allgemeine Verschlimmerung durch kaltes und naßkaltes Wetter**

Allgemeine Besserung bei warmem Wetter, durch warmes Baden
Allgemeine Verschlimmerung durch Zugluft
Allgemein schlimmer bei bewölktem, bedecktem oder nebligem Wetter
Allgemeine Verschlimmerung, wenn er naß wird
Allgemeine Verschlimmerung, wenn er abgedeckt ist oder schon eine einzige Extremität kalt wird
Allgemeine Verschlimmerung vor und während eines Sturms
In der Regel linksseitige Beschwerden
Periodische Beschwerden, vor allem Schüttelfrost und Fieber
Periodisch auftretende plötzliche Frostschauer, schlimmer nachts
Allgemeine Verschlimmerung im Herbst
Allgemeine Verschlimmerung durch Überanstrengung
Allgemeine Verschlimmerung abends nach den Anstrengungen des Tages
Allgemeine Besserung durch Bewegung; kann nicht stillsitzen.
Allgemein schlimmer morgens beim Aufstehen

RHUS TOXICODENDRON

NEUROLOGISCH
Morbus Parkinson: große Steifheit, besser durch Bewegung; der Patient ist in seinen Emotionen und seinem Gesichtsausdruck steif; Tremor.
Chorea. Zuckungen. Tics
Hemiplegie, besonders auf der linken Seite
Schwindel, schlimmer beim Aufstehen; Tendenz, rückwärts zu fallen

KOPF
Kopfschmerzen: schlimmer durch feuchtes Wetter, schlimmer durch Stürme, schlimmer durch Wetterwechsel, besser durch Bewegung
Rosacea. Erysipel im Gesicht
Hautausschläge an der Nasenspitze (***Causticum, Aethusa, Natrium carbonicum***)
Fieberbläschen um die Lippen. Risse in den Mundwinkeln
Schwellung und Entzündung der Augenlider (***Apis, Kalium carbonicum, Arsenicum album***)
Iritis

RACHENRAUM
• **Rote Zungenspitze oder rotes Dreieck auf der Zunge**
Knackender Kiefer. Schläfenbein-Unterkiefer-Syndrom
Pharyngitis, besser durch warme Getränke
Laryngitis und Heiserkeit: schlimmer durch Überanstrengung der Stimme, aber möglicherweise besser durch Sprechen (da ja die Sprachwerkzeuge bewegt werden!)

VERDAUUNGSTRAKT
Verlangen: • **Kalte Milch.** Käse. Süßigkeiten
Abneigung: Fleisch
Durstig, trinkt in kleinen Schlucken
Verlangen nach kalten Getränken

UROGENITALSYSTEM
Herpes genitalis
Hautausschläge auf Genitalien oder Schenkelinnenseiten
Häufiges Urinieren
Enuresis, vor allem bei Jungen

BRUST
Asthma, besonders in Verbindung mit Ekzem oder infolge Unterdrückung eines Ekzems
Husten: schlimmer bei kaltem oder feuchtem Wetter, schlimmer vor oder während eines Kälteschauers
Bronchitis; Pneumonie, erzeugt oft rostfarbenes Sputum.
Herzklopfen
Herzhypertrophie. Herzklappenerkrankungen
Angina pectoris, schlimmer durch Anstrengung; breitet sich zum linken Arm aus.

RÜCKEN
Schmerzen im unteren Rücken und Ischiasbereich
Rückenschmerzen, schlimmer nach Muskelzerrungen z.B. durch Autounfall oder Überheben
Rückenschmerzen, schlimmer beim Stillsitzen, was Steifheit verursacht
Rückenschmerzen, besser durch Hitze oder heiße Bäder oder Duschen
Rückenschmerzen, besser durch Bewegung; ist gezwungen, aufzustehen und sich zu bewegen.
Rückenschmerzen, besser durch harten Druck und Massage
Knacken von Hals und Rücken. Tortikollis
Steifheit und Schmerzen im Musculus trapezius bis zum Nacken
Steifheit des Halses veranlaßt den Patienten, sich zu strecken und den Kopf zu bewegen; schlimmer, wenn er gereizt ist, schlimmer durch Kälte und Feuchtigkeit,

RHUS TOXICODENDRON

besser durch Hitze. Die Steifheit kann auf den Hinterkopf übergreifen und Kopfschmerzen verursachen.

EXTREMITÄTEN
- **Arthritis; akuter oder chronischer Rheumatismus**
- **Arthritis: schlimmer nachts im Bett, schlimmer morgens beim Erwachen, schlimmer bei feuchtem und kaltem Wetter oder vor einem Sturm, schlimmer durch Anstrengung**
- **Arthritis: besser durch Hitze oder heißes Baden, besser durch trockenes Wetter, besser durch Bewegung**
Schmerzen in der linken Schulter
- **Schmerzen im inneren oberen linken Schulterblattwinkel**

Ruhelose Extremitäten, sogar bis hin zu Chorea
Ruhelose Beine im Bett
Bursitis. Tendinitis. Zerrungen
Taubheitsgefühl durch Liegen auf dem Arm oder Bein
Taubheitsgefühl des linken Armes bei Herzpathologie
Knackende Gelenke
Arthritische Knotenbildung

HAUT
Ekzem mit kleinen Blasen, die intensiv jucken
- **Juckreiz besser durch siedendheißes Wasser (*Rhus venenata*)**

Herpes. Gürtelrose. Reaktionen nach Berührung mit Gifteiche oder Giftsumach
Urtikaria. Psoriasis
Verdickte Haut bei langwährenden Hauterkrankungen
Erythema nodosum
Erysipel mit dunklen rötlichen Flecken

RHUS TOXICODENDRON

SCHLAF
Ruheloser Schlaf, muß sich im Schlaf fortwährend drehen, kann keine bequeme Lage finden.
Träume von Arbeit, langen Spaziergängen oder anstrengenden Tätigkeiten

AKUTE ERKRANKUNGEN
Grippe: mit viel Schmerzen, was den Patienten veranlaßt, sich fortwährend zu drehen und die Lage zu verändern. Das Fieber kann schnell steigen, besonders um 10.00 Uhr.
Windpocken. Impetigo. Scharlach
Pharyngitis: besser durch warme Getränke, mit ruhelosem unbehaglichem Gefühl im Körper. Infektion der oberen Atemwege
Pneumonie, Husten erzeugt rostfarbenes Sputum.
Zerrungen mit Empfindung von Steifheit und Wundsein, dennoch hat der Patient das Bedürfnis, das Gelenk zu beugen und zu bewegen.
Rückenverletzungen
Sehnen- oder Muskelverletzungen, schlimmer durch Überanstrengung

KLINISCHE INDIKATIONEN
Angina pectoris. Arthritis. Asthma. Bindegewebserkrankungen. Bronchitis. Chorea. Ekzem. Enuresis. Erysipel. Erythema nodosum. Fibrositis-Syndrom. Grippe. Gürtelrose. Halszerrung – Schleudertrauma. Hemiplegie. Herpes. Impetigo. Ischiasbeschwerden. Kopfschmerzen. Kreuzschmerzen. Laryngitis. Parkinson-Syndrom. Pemphigus. Pharyngitis. Pneumonie. Quetschungen. Rheumatisches Fieber. Rheumatismus. Tendinitis. Urtikaria. Verhaltensstörungen. Windpocken. Zerrungen. Zwanghaftes Verhalten

ERGÄNZUNGSMITTEL
Bryonia; *Calcarea carbonica*

RHUS TOXICODENDRON

UNVERTRÄGLICH
Apis

VERGLEICHE
Phosphorus – Arthritis mit Schmerzen, gebessert durch Bewegung und Hitze, schlimmer vor einem Sturm; Mangel an Lebenswärme; verlangt nach kalter Milch; Angina pectoris; Husten und Heiserkeit

Tuberculinum – Arthritis mit ähnlichen Modalitäten wie **Rhus toxicodendron**; schlimmer nachts; schlimmer durch Kälte, Feuchtigkeit und Stürme; ruhelos; rituelles Verhalten; verlangt nach kalter Milch; Ekzem; Atemwegsbeschwerden

Ruta – Arthritis und Verletzungen mit ähnlichen Modalitäten wie **Rhus toxicodendron**; Steifheit, Nackenschmerzen und -steifheit

Calcarea carbonica – Mangel an Lebenswärme und verschlimmert durch Kälte und Feuchtigkeit; verschlimmert durch Überanstrengung; Arthritis; Verlangen nach Süßem; aufgesprungene Haut und Ekzem

Arsenicum album – Verwechslung vor allem bei akuten Erkrankungen möglich, wenn Fieber auftritt: Mangel an Lebenswärme, Ruhelosigkeit, Durst auf kleine Schlucke, reizbar; Hautsymptome, Atemwegsbeschwerden; kann Verlangen nach Milch haben.

Apis – Akuter Rheumatismus; Fieber; Hautsymptome; Erysipel

Ranunculus bulbosus, Rhododendron, Cimicifuga, Dulcamara, Calcarea phosphorica, Radium bromatum, Stellaria media

RHUS VENENATA

Das Arzneimittelbild von **Rhus venenata** ähnelt weitgehend demjenigen von **Rhus toxicodendron**, wobei die Haut stärker im Mittelpunkt steht als die Gelenke. Aufspringen der Haut ist hier besonders stark ausgeprägt. Auch ein Ekzem mit ähnlichen Charakteristika wie **Rhus toxicodendron** kann vorliegen: starker Juckreiz, gebessert durch siedendes Wasser. Wenn ein solches Ekzem nicht mit dem charakteristischen Verlangen nach Milch oder den typischen Gelenksymptomen einhergeht, so erhält **Rhus venenata** den Vorzug. Es ist auch ein wichtiges Mittel bei der Behandlung von Sklerodermie.

ROBINIA

Robinia ist ein Spezifikum, das in schweren Fällen von Hyperazidität in Betracht gezogen werden muß. Intensives Brennen im Verdauungstrakt ist das Hauptschlüsselsymptom für dieses Mittel.

KOPF
: Berichte von geheilten Fällen von Gesichtsneuralgie und Migräne liegen vor.

VERDAUUNGSTRAKT
: **Starkes Brennen und Azidität des ganzen Verdauungstraktes**
Sodbrennen, schlimmer nachts und im Bett
Saures, scharfes Aufstoßen und Sodbrennen

KLINISCHE INDIKATIONEN
: Hiatushernie. Ulkus pepticum. Reflux-Oesophagitis

RUMEX CRISPUS

VERGLEICHE
Sulfur, Lycopodium, Arsenicum album, Phosphorus, Iris

RUMEX CRISPUS

Rumex ist in erster Linie ein Hustenmittel, allerdings hat das Schlüsselsymptom „Verschlimmerung durch Abdecken oder Entkleiden" dazu geführt, daß es auch für Haut- und Verdauungsbeschwerden verschrieben wird.

ALLGEMEINSYMPTOME
  Allgemeine Verschlimmerung durch kalte Luft oder im Freien
  Allgemeine Verschlimmerung durch Temperaturveränderung in beliebiger Richtung
  • **Allgemeine Verschlimmerung durch Abdecken oder Entkleiden**

VERDAUUNGSTRAKT
  Völlegefühl im Magen, die in den Hals aufsteigt und Hustenreiz auslöst
  Diarrhœ, besonders Morgendiarrhœ

LARYNX
  Rohe Empfindung in Kehlkopf oder Luftröhre, schlimmer im Freien
  Reichliche Schleimproduktion, besonders in den oberen Atemwegen, die abgehustet werden muß. *Kent* erwähnt das Mittel für tuberkulöse Laryngitis.
  Katarrh, Irritation und dicker Schleim im Hals

HUSTEN

Schlimmer durch kalte Luft oder im Freien. Schlimmer durch Abdecken

Schlimmer beim Einatmen, durch unregelmäßiges Atmen, durch Reden, durch Lachen

Schlimmer besonders morgens beim Erwachen oder gegen 11.00 Uhr

- **Schlimmer durch Berührung oder Druck auf Hals oder Kehlkopf**
- **Schlimmer durch Temperaturwechsel** (von warm auf kalt oder kalt auf warm)

Kalte Luft verursacht ein Kitzeln im Hals und löst einen Hustenreiz aus

Besser durch Lutschen eines Bonbons, besser durch Trinken

Trockener, kitzelnder Husten. Krupp. Pertussis

HAUT

- **Starker Juckreiz unmittelbar nach dem Abdecken oder Entkleiden**

VERGLEICHE

Coccus cacti, Spongia, Drosera, Phosphorus

RUTA

Ruta ist vor allem für die Behandlung von rheumatischen Beschwerden und Bindegewebserkrankungen von Nutzen. Das auffallendste Symptom bei *Ruta*-Patienten ist die schreckliche Steifheit, die sie in Muskeln und Sehnen verspüren. *Ruta* ist auch eines unserer

RUTA

wichtigsten Mittel für Traumata und Verletzungen. *Vithoulkas* hat mit **Ruta** einige bemerkenswerte Heilerfolge bei Angstzuständen erzielt.

GEMÜT
>Ängstliche, reizbare, rigide Patienten
>Geistige Stumpfheit und Abneigung gegen das Denken
>Mißtrauisch. Voller Reue. Streitsüchtig
>**Angst und Panikzustände mit Furcht vor dem Tod treten besonders während des Fiebers auf oder wenn der Patient überhitzt ist.**

ALLGEMEINSYMPTOME
>**Allgemein steif im ganzen Körper**
>Leicht erschöpft, verschlimmert durch Anstrengung
>Allgemeine Verschlimmerung durch kaltes, feuchtes Wetter
>Allgemeine Besserung im Liegen (manche Schmerzen können durch Liegen allerdings auch schlimmer werden.)
>Schmerzhafte Empfindlichkeit des Körperteils, auf dem er liegt
>Verletzungen von Bindegewebe, Sehnen und Periost
>Ruhelosigkeit

KOPF
>Schwindel: schlimmer abends; schlimmer, wenn er lange sitzt
>- **Überanstrengung der Augen;** allgemeine Steifheit um die Augen, verursacht und verschlimmert durch angestrengtes Sehen, besonders bei feiner Arbeit wie Stickerei, Uhrenreparatur oder Lesen von Kleingedrucktem.
>Brennen und Röte der Augen
>Gesichtsneuralgie: schlimmer durch Kälte, schlimmer im Liegen

VERDAUUNGSTRAKT
>Verstopfung, ergebnisloser Stuhldrang
>Rektumprolaps

RÜCKEN
Rückenschmerzen, Kreuzschmerzen und Ischiasbeschwerden, gebessert durch Liegen
Nackensteifigkeit
Rückenschmerzen im Brustwirbelbereich, welche die Atmung behindern
Lahmheitsgefühl im Rücken

EXTREMITÄTEN
Arthritische Schmerzen, schlimmer durch kaltes feuchtes Wetter, schlimmer durch Anstrengung, schlimmer durch Überanstrengung
Gefühl von Zerschlagenheit oder großer Empfindlichkeit in Verbindung mit Steifheit
- **Sehnenverletzungen durch Zerrungen oder Verstauchung des Gelenks, mit Steifheit und Zerschlagenheitsgefühl**
- **Akute Bursitis und Tendinitis, häufig mit Erguß**
- **Periostverletzungen; Blutergüsse am Periost**
- **Chronische Überbeanspruchung oder Verletzung der Sehnen verursacht Fibrose und Wachstum von Knötchen, besonders häufig an den Handgelenken**

Schwäche und Steifheit hindern ihn, sich aus dem Stuhl zu erheben.
Ganglionzysten. Neurome

KLINISCHE INDIKATIONEN
Arthritis. Überanstrengung der Augen. Bursitis. Fibrositis-Syndrom. Ischiasbeschwerden. Kopfschmerzen. Kreuzschmerzen. Muskelzerrungen. Neuralgie. Neurom. Panikzustände. Rektumprolaps. Tendinitis. Verletzung von Periost und Sehnen. Zerrungen

VERGLEICHE
Rhus toxicodendron – Steifheit; schlimmer morgens; besser durch Bewegung; schlimmer durch kaltes, feuchtes Wetter; Sehnenverletzungen; Nackensteifheit
Kalmia; **Ranunculus bulbosus**; **Plumbum**; **Causticum**

SABADILLA

Sabadilla ist in erster Linie ein Mittel für Heuschnupfen und Schnupfen. Das Hauptsleitsymptom ist das ungeheuer starke Niesen und das anfallsartige Auftreten des Niesens.

GEMÜT
„Wahnideen bezüglich seines körperlichen Zustandes" wird von vielen Homöopathen als Schlüsselsymptom angesehen, aber in der Praxis in *Sabadilla*-Fällen selten angetroffen.
Reizbar und erschrickt leicht.

ALLGEMEINSYMPTOME
Mangel an Lebenswärme und verschlimmert durch Kälte
Berührungsempfindliche oder brennende Stellen
Manche Autoren versichern, daß die Symptome von links nach rechts wechseln.

KOPF
- **Heuschnupfen mit ungeheuer starkem Niesen; wenn Niesen die Hauptbeschwerde ist.** Niesanfälle mit zehnfachem Niesen oder mehr: schlimmer durch Kälte, schlimmer durch Gerüche und Parfums

Jucken und Kribbeln in der Nase

In der Regel dünne und reichliche Absonderungen aus der Nase, oft wundmachend
Schnupfensymptome besser durch Wärme und warme Getränke
Pharyngitis: kann auf der linken Seite beginnen; besser durch warme Getränke, schlimmer durch kalte Luft
Empfindung von etwas im Hals, mit dem Drang zu schlucken

VERDAUUNGSSYSTEM
Verlangen: Warme Getränke. Zitronen. Zwiebeln
Abneigung: Zwiebeln
Hat einen Ruf als Mittel zur Behandlung von Würmern aller Art.

BRUST
Asthma, das während allgemeiner Allergie- oder Heuschnupfenperioden auftritt
Husten: trocken und gereizt

KLINISCHE INDIKATIONEN
Allergie. Asthma. Erkältungen. Husten. Pharyngitis. Würmer

ERGÄNZUNGSMITTEL
Sepia

VERGLEICHE
Allium cepa; *Euphrasia*; *Arsenicum album*; *Sanguinaria*

SABINA

Sabina ist besonders bei Gebärmutterbeschwerden von Nutzen: Hämorrhagien und entsetzliche Beckenschmerzen durch Menstruation, während oder nach Wehen oder Fehlgeburt oder durch Zysten und Tumore. Das große Leitsymptom der Schmerzen bei **Sabina** ist „Schmerzen vom Lendenbereich, die in das Schambein ausstrahlen". Viele Fälle jedoch werden dieses spezifische Symptom nicht haben, sondern allgemeinere Schmerzen in Rücken und Beckenknochen oder weiter innen empfinden.

KOPF
  Epistaxis

VERDAUUNGSTRAKT
  Verlangen: Zitronen. Salz. Erfrischende Dinge

UROGENITALTRAKT
  Starke Dysmenorrhœ oder Gebärmutterschmerzen anderer Ursache, die im Lendenbereich und Kreuzbein beginnen und sich zum Schambein hin ausbreiten.
  Schmerzen, „als würden die Knochen aufbrechen"
  Metrorrhagie mit aktiv herausströmendem Blutfluß; das Blut ist häufig hellrot – oder rot und mit Klumpen vermischt.
  Metrorrhagie: schlimmer durch Bewegung, schlimmer im Klimakterium, schlimmer durch Myome, schlimmer durch Plazentaretention; Gehen kann paradoxerweise bessern.
  Fehlgeburt; kann sowohl den akuten Fall verhindern als auch chronische Abortneigung heilen.
  Menses verspätet oder vorzeitig
  Kondylomata. Leukorrhœ

Sexuelles Verlangen gesteigert; Verlangen nach Sex gesteigert während Metrorrhagie

EXTREMITÄTEN
Rückenschmerzen bei Menstruation, Wehen, Uterusbeschwerden
Schmerzen in den Fersen; Schmerzen in den Oberschenkeln

KLINISCHE INDIKATIONEN
Dysmenorrhœ. Epistaxis. Fehlgeburt. Kondylomata. Leukorrhœ. Metrorrhagie. Plazentaretention

SYMPTOMENKOMBINATION
Gebärmuttererkrankungen *und* Epistaxis

VERGLEICHE
Secale, **Belladonna**, **Phosphorus**, **Ipecacuanha**, **Erigeron**

SAMBUCUS NIGRA

Die Hauptwirkung von **Sambucus** zielt auf Atemwegsbeschwerden, sowohl in den oberen Atemwegen und der Nase als auch bei Lungenerkrankungen.

ALLGEMEINSYMPTOME
Trockene Hitze während des Schlafes, ausgeprägtes Schwitzen während des Tages oder beim Erwachen ist das Schlüsselsymptom, aber oftmals besteht starkes Schwitzen während der gesamten Attacke, noch bevor der Patient erwacht.

SAMBUCUS

Schwitzen am ganzen Körper mit Ausnahme des Kopfes
Körper sehr heiß, aber die Füße sind eiskalt (**Belladonna**)
Schwäche mit außerordentlich starkem Schwitzen

KOPF
Nasenverstopfung; Schniefen, besonders bei Neugeborenen
Nasenverstopfung ist so ausgeprägt, daß das Kind nicht saugen kann.
Zyanose. Das Gesicht wird bei Asthma oder Husten blau.

HALS
Laryngospasmen
Heiserkeit mit viel Schleim im Rachen

BRUST
Asthma: schlimmer nachts und nach Mitternacht
Atmung nachts schwierig, der Patient fährt mit Erstickungsgefühl hoch.
Asthma in Verbindung mit starkem Schwitzen
Atmung schwierig, schlimmer im Liegen
Asthma bei Kindern
Bronchitis. Krupp. Pertussis

EXTREMITÄTEN
Kalte Füße oder kalte Hände und Füße, während der Körper warm ist.

KLINISCHE INDIKATIONEN
Allergie. Asthma. Bronchitis. Krupp. Laryngospasmen. Pertussis. Rhinitis.

SYMPTOMENKOMBINATIONEN
Asthma *und* starkes Schwitzen

VERGLEICHE
Lycopodium, Kalium carbonicum, Kalium sulfuricum, Kalium nitricum, Lachesis, Nux vomica

SANGUINARIA

Sanguinaria wird in der Regel nicht als „tiefwirkendes" Mittel angesehen, und doch läßt sich damit ein breites Spektrum an schweren Krankheiten behandeln. Von besonderem Nutzen ist *Sanguinaria* bei Allergie und allergischem Asthma, bei Migräne und Schleimbeutelentzündung.

ALLGEMEINSYMPTOME
- **Allgemeine Besserung durch Aufstoßen, Blähungsabgang, Erbrechen**
Rechtsseitige Beschwerden

KOPF
- **Migräneartige Kopfschmerzen auf der rechten Seite, typischer Beginn im Nacken oder sogar im rechten Deltamuskel und Ausbreitung zur Stirn und zu den Augen hin**
- **Kopfschmerzen besser durch Erbrechen**, besser durch Schlaf, besser durch Windabgang oder Aufstoßen

Kopfschmerzen schlimmer durch Licht, schlimmer durch Lärm, schlimmer durch Erschütterung, schlimmer durch Fasten oder Überschlagen von Mahlzeiten

Kopfschmerzen mit einschießender Röte im Gesicht, mit sichtbarem Puls in den „hüpfenden" Karotiden

Kopfschmerzen bei Magenbeschwerden

SANGUINARIA

Periodische Kopfschmerzen, oftmals alle 7 Tage
Schmerzen und Empfindung von Zerspringen oder Zerplatzen im rechten Auge

GESICHT
Gesichtsneuralgie
In das Gesicht einschießende Röte während der Menopause
Umschriebene rote Kreise auf den Wangen

NASE
- **Heuschnupfen, „Rosenallergie"**; der Patient ist sehr empfindlich gegen Gerüche, Blumen und Pollenflug.
Wässriger Schnupfen; häufiges Niesen
Rechtsseitiger Schnupfen (*Arsenicum album*)
Brennen in Nase, Mund, Hals
Sommererkältungen
Nasenpolypen

VERDAUUNGSTRAKT
Erbrechen bei Kopfschmerzen
Oesophagitis, starkes Sodbrennen und Reflux. Scharf-säuerliches Aufstoßen
Verlangen: Gewürzte Speisen
Aufstoßen, verursacht durch Husten

BRUST
Allergisches Asthma; „Heu-Asthma". Asthma schlimmer durch Gerüche, schlimmer durch Blumen
Asthma in Verbindung mit Sodbrennen und scharf-säuerlichem Aufstoßen
Reflux-Oesophagitis und Lungenentzündung durch Aspiration
Pneumonie, vor allem rechtsseitig, mit schmerzhaftem Husten, Hämoptysis, Dyspnœ und brennendheißen Extremitäten

- **Husten besser durch Aufstoßen oder Blähungsabgang, besser durch Erbrechen**

Husten: schlimmer durch Liegen, schlimmer durch Reizung in Kehlkopf oder Hals (***Rumex***)

Pertussis. Bronchitis. „Erkältungen schlagen auf die Brust"

Übelriechendes Sputum

Kent und andere empfehlen seine Anwendung im Spätstadium der Tuberkulose.

EXTREMITÄTEN
- **Schleimbeutelentzündung, besonders der rechten Schulter**
- **Schulterschmerzen: schlimmer beim Herumdrehen im Bett, schlimmer nachts im Bett, schlimmer beim Darauﬂiegen; schlimmer, wenn er versucht, den Arm zu heben.**

Schmerzen im rechten Deltamuskel

Schulterschmerzen breiten sich zu Nacken und Kopf aus oder abwärts in die Hand.

Brennendheiße Handflächen und Fußsohlen

Füße nachts heiß, streckt sie unter der Bettdecke hervor.

KLINISCHE INDIKATIONEN

Allergie. Arthritis. Asthma. Bronchitis. Bursitis. Erkältungen. Husten. Hypertonie. Oesophagitis. Menopause. Migräne. Nasenpolypen. Neuralgie. Pertussis. Pneumonie. Einschießende Röte. Tuberkulose.

SYMPTOMENKOMBINATION

Asthma *und* Sodbrennen

VERGLEICHE

Belladonna – Migräneartige Kopfschmerzen, auf der rechten Seite vom Hinterkopf her; Schmerzen im rechten Auge; einschießende Röte; pulsierende Karotiden; Hypertonie

Lycopodium – Rechtsseitige Beschwerden; Pneumonie; Aufstoßen und Magenbeschwerden; Asthma mit Verdauungsbeschwerden; streckt die Füße unter der Decke hervor.

Ferrum – Schulterschmerzen, schlimmer durch Heben des Armes; Migräne; Hitzewallungen; Metrorrhagie (**Ferrum muriaticum**)

Chelidonium – Schmerz in der rechten Schulter; rechtsseitige Pneumonie; Kopfschmerzen bei Magenbeschwerden; Leberstörungen

Pulsatilla – Migräne mit Erbrechen; Allergie; Asthma; deckt die Füße ab

Sabadilla, **Allium cepa**, **Kalium sulfuricum**, **Sulfur**

SANICULA

Sanicula ist in unserer Fachliteratur nicht gut beschrieben, dabei ist es – vor allem in der Kinderheilkunde – so nützlich, daß wir es fast als Polychrest ansehen müssen. Das Wasser aus dieser Quelle enthält Spuren vieler wichtiger Arzneimittel einschließlich **Natrium muriaticum**, **Calcarea carbonica**, **Borax** und **Silicea**. Darum überrascht es nicht, daß **Sanicula** Züge dieser bekannteren Arzneimittel enthält. Bei Kindern, die starrköpfig, reizbar und ruhelos sind, kann das Mittel leicht mit **Calcarea phosphorica** oder sogar mit **Chamomilla** verwechselt werden. Die Kinder können in ihren Forderungen sehr anstrengend oder sogar aggressiv sein und haben eine Abneigung gegen Berührung. Ältere **Sanicula**–Patienten klagen über Konzentrationsschwäche und eine Unfähigkeit, Aufgaben zu Ende zu führen.

Die körperlichen Störungen haben ihren Ursprung im Stoffwechsel, im Mittelpunkt steht hier die Absorption und Assimilation der Mineralien.

GEMÜT
> **Reizbare, mißmutige, starrköpfige Kinder (*Silicea*, *Calcarea phosphorica*)**
> Geistige Schwäche, schwache Konzentration und die Unfähigkeit, Aufgaben zu Ende zu führen
> Ängste: daß etwas Schlimmes passiert. Dunkelheit. Einbrecher. Abwärtsbewegung

ALLGEMEINSYMPTOME
> Mangel an Lebenswärme, schlimmer durch Kälte und besser durch Hitze
> - **Übelriechende Ausscheidungen, riechen z.B. nach Fisch** oder nach verdorbenem Käse (***Hepar sulfuris***)
> Allgemeine Verschlimmerung von 21.00 Uhr bis Mitternacht
> Übelriechender Schweiß, besonders an den Körperteilen, auf denen er liegt
> Schwäche und Erschöpfung

KOPF
> **Schwitzen der Kopfhaut, besonders am Hinterkopf, vor allem während des Schlafs**
> Blepharitis. Photophobie
> Tränenfluß, schlimmer bei Wind (***Calcarea carbonica***, ***Euphrasia***, ***Pulsatilla***, ***Natrium muriaticum***)
> Übelriechende Absonderungen aus dem Ohr
> Brennende Zunge; muß sie zum Abkühlen aus dem Mund heraushängen lassen.
> Akne, besonders um das Kinn herum

SANICULA

MAGEN
Verlangen: **Schinken. Speck**. Süßigkeiten. Salz. Fett. Kalte Milch. Weichgekochte Eier
Durst auf kleine Mengen
Erbrechen sofort nach dem Essen
Erbrechen mit plötzlichem Herausschießen des Mageninhalts
Häufiges Erbrechen, Aufschwulken und Milchunverträglichkeit bei Neugeborenen

ABDOMEN
Obstipation; Stuhl kann zurückgleiten (*Silicea*).
Große harte Stühle. Stuhl ist zu groß, um entleert zu werden, muß manchmal manuell entfernt werden.
Unwillkürlicher Stuhlabgang
Übelriechende Diarrhœ
Bauch ist vergrößert und schwabbelig.

UROGENITALTRAKT
Vaginitis mit Geruch nach Fischlake oder altem Käse
Enuresis. Unwillkürlicher Harnabgang
Übelriechende Kondylomata

EXTREMITÄTEN
Kreuzschmerzen, im Tagesverlauf zunehmend
Kältegefühl in Kreuzbein- und Lendenbereich
Rheumatismus der Schulter: schlimmer rechte Seite; schlimmer, wenn er den Arm auf den Rücken legt.
Risse und aufgesprungene Haut auf dem Handrücken und an den Gelenken
Brennende Hitze der Füße, besonders der Sohlen; streckt die Füße unter der Bettdecke hervor.
Übelriechender Fußschweiß

SANICULA

KLINISCHE INDIKATIONEN
Akne. Allergie. Blepharitis. Diarrhœ. Ekzem. Enuresis. Kondylomata. Kreuzschmerzen. Marasmus. Otitis media. Rheumatismus. Verstopfung. Vaginitis

SYMPTOMENKOMBINATION
Symptomatik erinnert stark an *Calcarea carbonica* – jedoch mit heißen Füßen.

ERGÄNZUNGSMITTEL
Chamomilla ist das akute Mittel bei einer *Sanicula*-Konstitution.

VERGLEICHE
Silicea – Starrköpfige und reizbare Kinder; Kopfschweiß im Schlaf; Obstipation und zurückgleitender Stuhl; übelriechender Fußschweiß; Akne
Calcarea carbonica – Starrköpfige Kinder; Furcht im Dunkeln und vor der Zukunft; Obstipation, obgleich der Stuhl nicht zurückgleitet; übelriechender Fußschweiß; Verlangen nach Süßigkeiten, Salz (aber nicht nach Fett); Hautrisse an den Händen; schwabbeliger, vergrößerter Bauch
Calcarea phosphorica – Schwitzen am Kopf im Schlaf; maulend und reizbar; verlangt nach Süßigkeiten, Salz, Speck; Kreuzschmerzen
Sulfur, Chamomilla, Rheum, Tuberculinum

SARSAPARILLA

Sarsaparilla ist eines unserer großartigen spezifischen Heilmittel für die Harnwege. Es ist durchweg unser bestes Arzneimittel für unkomplizierte Zystitis und wird auch bei fortgeschritteneren Erkrankungen des Harntraktes dienlich sein.

ALLGEMEINSYMPTOME
>   *Kent* beschreibt eine geschwächte und träge Vitalität, obgleich man dies in gewöhnlichen akuten oder subakuten Fällen nicht sieht.

UROGENITALTRAKT
>   • **Zystitis mit Schmerzen am Ende der Harnentleerung**
>   Brennen beim Urinieren und häufiger Harndrang
>   Kann nur im Stehen urinieren.
>   Urin enthält Sediment, oft von roter Farbe, das sich in dem Behälter absetzt.
>   Hämaturie. Pyelonephritis
>   Steine in Nieren oder Blase mit Brennen und Hämaturie
>   Enuresis
>   Ausschläge und Wundsein um Genitalien oder Gesäß
>   Herpes

BRUST
>   Eingezogene Brustwarzen

EXTREMITÄTEN
>   **Risse an Händen und Fußsohlen.** Die Risse können quer zu den Hautlinien verlaufen.
>   Trockene Handflächen

HAUT
Trockene, verdickte Haut
Juckreiz, der den Ort wechselt, besonders nach dem Kratzen
Dicke Hautfalten, besonders nach Gewichtsverlust

KLINISCHE INDIKATIONEN
Blasenkoliken. Ekzem mit aufspringender Haut. Harnwegsinfektionen. Herpes. Nierensteine. Pyelonephritis. Prostatitis. Urethritis. Zystitis

SYMPTOMENKOMBINATION
Hautsymptome *und* Harnwegssymptome

VERGLEICHE
Cantharis, **Equisetum**, **Lycopodium**, **Petroleum**

SCUTELLARIA

Louis Klein aus Vancouver, Kanada, berichtete bei der Fachkonferenz der *International Foundation for Homœopathy* im Jahre 1990 von mehreren Fällen von Chronische-Erschöpfung-Syndrom, die mit **Scutellaria** geheilt wurden. Die Hauptanhaltspunkte für die Verschreibung waren Erschöpfung, Angst, umwölktes Denken und Schwindelgefühle. Dieser Zustand folgte in der Regel auf eine grippeähnliche Erkrankung oder eine Sinusitis, die durch Antibiotika unterdrückt wurde.

SECALE

Secale wirkt hauptsächlich auf den Kreislauf. Allopathisch werden Ergotamine wegen ihrer (primär) vasokonstriktiven Eigenschaften verwendet. Homöopathisch ist *Secale* für jede beliebige Art von Kreislaufstörungen nützlich. Besonders wichtig ist die Verwendung von *Secale* bei hämorrhagischen Beschwerden, ganz spezifisch vor allem bei Gebärmutterblutung. Das Hauptleitsymptom für das Mittel ist die ungeheure Verschlimmerung durch Hitze und Besserung durch Kälte. *Secale* ist womöglich das heißeste Arzneimittel der Materia Medica, und man wird es schwerlich verschreiben können, wenn dieser charakteristische Aspekt fehlt.

GEMÜT

    Entmutigung, Gleichgültigkeit und geistige Stumpfheit
    Senilität. Geistesverwirrung. Fühlt insgeheim, daß er den Verstand verliert.

ALLGEMEINSYMPTOME

- **Brennen und Hitze. Schlimmer durch Hitze, sowohl allgemein als auch örtlich begrenzt**

    Allgemeine Besserung durch Kälte und durch Abdecken
    Allgemeine Besserung durch frische Luft oder Zufächern kühler Luft
    Die Haut fühlt sich bei Berührung kalt an, aber der Patient fühlt sich glühend heiß und kann keine Decken ertragen.
    Hämorrhagische Diathese: Gebärmutterblutungen, Epistaxis, Purpura usw.
    Passive Blutungen: oft dunkles Blut, nicht verklumpt, allerdings kann auch eine aktive Blutung vorliegen.
    Paralyse. Konvulsionen

SECALE

Erscheinung: in der Regel dünne oder sogar abgemagerte Patienten mit faltigem, alt aussehendem, erschöpftem Gesicht – „wie ein toter Mann"

KOPF
Epistaxis
Das Gesicht sieht alt, hippokratisch und faltig aus.

VERDAUUNGSTRAKT
Diarrhœ. Unwillkürlicher Stuhlabgang
Secale wurde als eines unserer Hauptcholeramittel angesehen – mit blutigen, unwillkürlichen Stühlen und eiskalter Haut.
Gastritis mit starkem Brennen und Hämorrhagie

UROGENITALTRAKT
- **Gebärmutterblutung: beständig, aber passiv, oft mit dunklem, dünnem Blut**

Hellrotes und klumpiges Blut
Wehen sind schwach oder hören auf.
Endometritis
Drohende oder unvollständige Fehlgeburt, besonders im dritten Monat

EXTREMITÄTEN
- **Hinken; Krämpfe in den Beinen beim Gehen oder bei Anstrengung**

Gangrän oder beginnende Gangrän an distalen Körperstellen mit Taubheitsgefühl
Ameisenlaufen an den Extremitäten; Krabbel- oder Taubheitsgefühl, besonders an den Waden
Brennende, zusammenschnürende Schmerzen der Beine, besser durch Kälte
Konvulsionen der Hände

SECALE

Ballt die Fäuste oder muß die Finger spreizen (*Lac caninum*, *Lachesis*)
Einschnürung und Beengung der Extremitäten ist unerträglich; ausgeprägte Empfindlichkeit gegen die Manschette des Blutdruckmeßgeräts
Raynaud-Syndrom
Krampfaderleiden: oft mit brennenden Schmerzen, schlimmer durch Hitze, besser durch kalte Luft
Heiße Füße, müssen abgedeckt werden.

HAUT
Geschwüre, schwarz und brennend (*Anthracinum*)
Ameisenlaufen
Blaue Flecke in Bereichen mit schwacher Zirkulation; Ekchymosen

KLINISCHE INDIKATIONEN
Cholera. Diarrhœ. Ekchymosen. Epileptische Krampfanfälle. Epistaxis. Fehlgeburt. Gangrän. Gebärmutterblutungen. Hautgeschwüre. Hinken. Raynaud-Syndrom. Varizen

VERGLEICHE
Sulfur – Brennende Schmerzen und Abneigung gegen Zudecken; schlimmer durch Hitze und besser durch Kälte; Abmagerung; usw.
Arsenicum album – Brennende Schmerzen; geschwächt; Gangrän usw.
Sabina, *Lachesis*, *China*, *Plumbum*, *Hamamelis*, *Crotalus horridus*

SELENIUM

Selenium ist ein Mittel für Schwäche und Kollaps – gesundheitliche Störungen, die bei den Belastungen der heutigen Zeit nur allzu üblich sind. Die Schwäche von *Selenium* tritt oft im Zusammenhang mit sexuellen Ausschweifungen (*Agnus castus*, *Phosphoricum acidum*, *Onosmodium*) oder langwierigen fieberhaften Erkrankungen auf. Sexuelle Funktionsstörungen sind gängige Begleiterscheinungen (Impotenz, tröpfelnde Absonderung von Prostatasekret, Samenergüsse). Auch wenn *Selenium* das einzige fettgedruckte Mittel in unserem Repertorium in der Rubrik „Schwäche durch Hitze" ist, so kommt dieses Symptom beim Chronische-Erschöpfung-Syndrom und Multipler Sklerose doch recht häufig vor, und in vielen Fällen sind dann andere Arzneimittel indiziert.

GEMÜT
Theoretisiert
Trübsinnig. Reizbar
Angeblich nützlich für Alkoholiker oder nach Drogenmißbrauch. *Kent* erwähnt das Symptom: „Trunksucht vor der Menstruation."

ALLGEMEINSYMPTOME
Schwäche nach sexuellen Ausschweifungen, Flüssigkeitsverlust oder fieberhaften Erkrankungen
Allgemeine Verschlimmerung durch Hitze, Sonne, Fieber und Überhitzung
Allgemeine Verschlimmerung durch geistige Überanstrengung (*Picrinicum acidum*)
Allgemeine Verschlimmerung durch Alkohol, Tee, andere Nahrungsmittel
Schwäche nach dem Koitus
Allgemeine Verschlimmerung nach Schlaf

SELENIUM

Allgemeine Verschlimmerung durch Anstrengung
Haarausfall am ganzen Körper (Achselhöhlen, Genitalbehaarung, Augenbrauen usw.)

KOPF
Kopfschmerzen über dem linken Auge. Kopfschmerzen schlimmer durch Tee, Salz, Sonne, Hitze
Haar ist schmerzhaft bei Berührung.
Alopezie

VERDAUUNGSTRAKT
Verlangen: Alkohol, besonders Brandy
Abneigung: Salz
Obstipation; Kotstau

UROGENITALTRAKT
Prostatitis. Prostatahypertrophie
Tröpfeln von Samenflüssigkeit während der Stuhlentleerung
Vorzeitige Ejakulation
Impotenz. Impotenz mit tröpfelnder Absonderung von Prostatasekret
Tröpfelnde Harnentleerung

LARYNX
Laryngitis mit viel Schleim und Kratzen im Hals
Heiserkeit schlimmer durch Singen

RÜCKEN
Rückenschwäche in Verbindung mit Koitus oder Samenerguß

SCHLAF
Kurze „Nickerchen", „Katzenschlaf" die ganze Nacht hindurch

KLINISCHE INDIKATIONEN
   Alopezie. Chronische-Müdigkeit-Syndrom. Impotenz. Laryngitis. Obstipation. Prostatitis. Prostatahypertrophie

VERGLEICHE
   Onosmodium, Caladium, Sulfur, Agnus castus, Phosphoricum acidum, Picrinicum acidum, Cannabis indica

SENEGA

Senega ist ein Mittel für chronische Bronchitis oder Katarrhe der Atemwege. Die Verschreibung ist schwierig, weil es keine eindeutigen Leitsymptome gibt, sondern eher eine „Symptomengestalt" zum Erkennen des Mittels führt.

KOPF
   Überanstrengung der Augen
   Entzündung der Augen und Augenlider

BRUST
   Chronische Bronchitis mit viel dickem zähflüssigem Schleim
   Chronische Atemwegsbeschwerden bei älteren Patienten
   Rasseln in der Brust (***Kalium sulfuricum, Kalium bichromicum, Antimonium tartaricum, Hippozaenum***)
   Auswurf ist schwierig.
   Husten: schlimmer durch kalte Luft oder Temperaturwechsel, schlimmer durch Liegen, schlimmer durch Reizung im Kehlkopf

SENEGA

Druck, ausgeprägte wunde Empfindlichkeit und Schwäche in der Brust
Atmung erschwert: schlimmer im Liegen, besser bei aufrechtem Sitzen; besser, wenn er einen tiefen Atemzug macht
Kent und andere beschreiben seinen Gebrauch bei fortgeschrittener Tuberkulose.

LARYNX
Schleim und Kratzen im Kehlkopf
Kehlkopfreizung und Heiserkeit

KLINISCHE INDIKATIONEN
Asthma. Überanstrengung der Augen. Bronchitis. Emphysem. Pneumonie

VERGLEICHE
Phosphorus – Rasseln in der Brust, schlimmer beim Liegen auf der linken Seite, besser im Sitzen; Überanstrengung der Augen
Antimonium tartaricum – Rasseln in der Brust; zähflüssiger Schleim; Druck in der Brust bei alten Menschen
Kalium bichromicum, Kalium carbonicum, Kalium sulfuricum, Sambucus nigra

SEPIA

Sepia rangiert mit Sicherheit unter unseren zehn „Spitzenpolychresten", bei Frauen gehört es sogar zu den drei am häufigsten verschriebenen Arzneimitteln. *Sepia*-Fälle sind bei Männern und Kindern schwieriger zu identifizieren, darum wird das Mittel für diese Patientengruppe zu selten verschrieben. Als zentrales Thema des Arzneimittels gibt *Vithoulkas* „Stase" an; damit meint er einen Zustand, der durch die Neutralisation der dynamischen Spannungen entsteht, die alle Organismen beleben. Dies spiegelt sich auf der körperlichen Ebene in der Schlaffheit der Gewebe und der glatten Muskulatur sowie vor allem in hormonellen und sexuellen Funktionsstörungen wider. Prolaps, Obstipation, Krampfaderleiden und schlaffes Gewebe reflektieren alle gleichermaßen die körperliche Stase. Im emotionalen Bereich sehen wir einen ähnlichen neutralisierenden Effekt, der Gleichgültigkeit und gefühlsmäßige Ablösung und Distanz hervorruft. Stase, auch auf mentaler Ebene, führt zu Trägheit und geistiger Abstumpfung.

Kinder. In den frühen *Sepia*-Stadien – d.h. bei Kindern und Jugendlichen – sehen wir keinerlei Anzeichen der typischen Stase. Das Kind ist lebhaft, erregbar und zärtlich. Es steht oft im Zentrum der Aufmerksamkeit. Beschwerden in diesem Stadium sind u.a. Ängste, Überempfindlichkeit und Übererregbarkeit. Das nächste Stadium der Pathologie entsteht durch Streß, Kummer und Enttäuschung. Das Kind wird distanzierter, introvertierter und verschlossener. Der Patient klagt hauptsächlich über körperliche Beschwerden wie Kopfschmerzen, Menstruationsstörungen und Hauterkrankungen wie Psoriasis oder Ringflechte.

Reizbarkeit. Die Patientin entfernt sich innerlich zusehends mehr von ihrer Familie und sozialen Gemeinschaft. Hier beobachten wir die Entwicklung von ausgeprägter Reizbarkeit, Depression und Gleichgültigkeit. Alle Ansprüche, die von seiten der Familie gestellt werden, empfindet sie als zusätzliche Belastung und reagiert darauf mit Wut. Sie schreit ihre Kinder an und kann ihre Wutausbrüche nicht kontrollieren.

Schuldgefühle und Isolation. Oft fühlt sich die Patientin schuldig, hat Angst vor diesen inneren Veränderungen, weint viel und ist verzweifelt. Schließlich verliert sie ihre innere Verbindung zu anderen, sogar in einem Ausmaß, daß sie keine Reue bezüglich ihres Verhaltens mehr empfindet. Wegen der emotionalen Ablösung und Distanz kann die Patientin einen klaren Einblick in die Schwächen ihrer Mitmenschen tun und trifft sie mit schneidenden, genau zutreffenden, sarkastischen, verletzenden Worten.

Männer. Die Identifizierung von **Sepia**-Männern kann etwas schwierig sein. Der beste Begriff zur Beschreibung dieses Patienten ist „Waschlappen" – d.h. schwach in bezug auf Geist, Selbstvertrauen und Männlichkeit. Die Differenzierung gegenüber **Staphisagria**, **Pulsatilla** oder **Gelsemium** kann schwerfallen. Der Patient wirkt ausgelaugt und mitleiderregend unzulänglich. Oft hat er große Schwierigkeiten, sich selbst zur Arbeit zu motivieren und sehnt sich danach, Beruf und Verantwortung aufzugeben.

Körperlich. Die körperlichen Beschwerden von **Sepia** haben oft ihren Mittelpunkt im hormonellen Bereich, vor allem bei Frauen. Menstruationszyklus, Libido und Mutterfunktionen sind im Ungleichgewicht und zeigen Anzeichen von Schwäche, Stase und Insuffizienz. Ein weiterer Hauptstörungsbereich ist die glatte Muskulatur; sie ist geschwächt und schlaff, was zu Obstipation, Schwäche und Prolaps der Beckenorgane, Harninkontinenz, Raynaud-Syndrom usw. führt. In einem frühen Stadium wird körperliche Anstrengung den Patienten aufmuntern und die Trägheit und Stase dramatisch bessern. In späteren Stadien jedoch sind **Sepia**-Patienten zu erschöpft, um sich körperlich zu betätigen, oder Anstrengung kann sogar eine Verschlimmerung bewirken.

GEMÜT

Emotional harte und gleichgültige Patienten
Weinerliche, von Sorgen gezeichnete, klägliche, mitleiderregende Patienten
- Weinen. Unwillkürliches Weinen, weiß nicht, warum sie weint.
- Sarkastische, schneidende Bemerkungen, oft gefolgt von Reue; die Patientin besitzt eine feine Intuition, was die Schwächen anderer angeht.

Emotional losgelöst und distanziert von der Familie und gleichgültig gegenüber der Familie
Reizbarkeit
- Mutter ist wütend und schreit bei der geringsten Störung die Kinder an.
- Hausfrauen, die gereizt und überwältigt sind. Besonders bei der Zubereitung des Abendessens reagiert sie gereizt auf ihre Kinder.

Prämenstruelle Reizbarkeit, Depression und Weinen
- Abneigung gegen Gesellschaft
- Fühlt sich besser, wenn sie allein ist.

Abneigung gegen Gesellschaft, doch große Angst vor völligem Alleinsein
Geistige Stumpfheit, Trägheit und Verwirrung

Furcht: Gespenster, Armut
Hat tiefste Zweifel an ihrer Genesung.
Depression, sogar bis hin zur Suizidneigung
Beschwerden werden ausgelöst durch spirituelle Bestrebungen, bei denen die Einhaltung des Zölibats eine wichtige Rolle spielt.
Liebt Tanzen und Gewitter

SEPIA

ALLGEMEINSYMPTOME
Mangel an Lebenswärme und schlimmer durch Kälte
- **Allgemeine Besserung durch kräftige körperliche Anstrengung und jede beliebige Betätigung (in manchen Fällen Erschöpfung durch Anstrengung)**

Allgemeine Besserung abends
- **Allgemeine Verschlimmerung von 14.00 bis 16.00 Uhr oder von 15.00 bis 17.00 Uhr**

Allgemeine Verschlimmerung vor oder während der Menstruation
Allgemeine Verschlimmerung durch Schwangerschaft, Fehlgeburt oder Abtreibung
- **Menopause.** Hitzewallungen mit Schwitzen, schlimmer nachts.

Allgemeine Verschlimmerung durch Koitus oder häufigen Geschlechtsverkehr
Allgemeine Verschlimmerung durch Flüssigkeitsverlust – wie beim Stillen oder bei Diarrhœ (***China**, **Phosphoricum acidum***)
Periodizität: alle 28 Tage, auch bei Männern oder nicht menstruierenden Frauen
Linksseitige Symptome
Ohnmachtsneigung
Allgemeine Verschlimmerung am Meer
Allgemeiner Kollapszustand durch Mißbrauch von Drogen, Alkohol, sexueller Energie
Nebenwirkungen von chemotherapeutischer Behandlung – sowohl Übelkeit als auch Schwäche
Ein Arzneimittel, an das man denkt, wenn die Symptomatik des Falles ungeordnet oder unklar ist.

Äußere Erscheinung:
1) Groß, dünn, flachbrüstig und schmalhüftig; eckiges, hartes Gesicht
2) Rund, beleibt, „Waschfrau", von Sorgen gezeichnetes Gesicht

SEPIA

KOPF
Linksseitige Kopfschmerzen, besonders über dem linken Auge
Kopfschmerzen: schlimmer durch Fasten, schlimmer während der Menopause, aber auch vor oder während der Menstruation
Rhinitis. Sinusitis mit übelkeitserregenden Absonderungen aus dem Nasenrachenraum
Chloasma
Gelber oder bräunlicher „Sattel" über dem Nasenrücken
Herpes simplex
Aufgesprungene Lippen, Risse entweder in den Mundwinkeln oder in der Mitte der Unterlippe

VERDAUUNGSTRAKT
- Leeregefühl im Magen, nicht gebessert durch Essen

Schwangerschaftsübelkeit und -erbrechen
Verlangen: Süßigkeiten. Essig oder saure Speisen. Brot. Salz
Abneigung: Fett. Salz
Obstipation, gewöhnlich ohne Drang
Kloßgefühl in Rektum oder Prostata
Juckreiz im Rektum
Rektaler Tumor oder maligne Entartung

GENITAL
- **Vaginitis mit weißer, übelriechender oder wundmachender Absonderung**
- **Juckreiz der Genitalien, verursacht durch Leukorrhœ**

Menstruation: spärlich und verfrüht. Amenorrhœ. Dysmenorrhœ
Prämenstruelles Syndrom

SEPIA

- **Uterusprolaps**, Gefühl von Herabdrängen im Unterleib oder ein Gefühl, als würde der Beckeninhalt herausfallen, und sie muß daher mit gekreuzten Beinen sitzen.

Schwangerschaft: Vaginitis oder Juckreiz in der Vagina; Gefühl eines Klumpens im Rektum und ergebnisloser Stuhldrang; Übelkeit und Abneigung gegen Gerüche von Speisen oder sogar den Geruch des Ehemannes; Abneigung gegen Geschlechtsverkehr

Unfruchtbarkeit. Fehlgeburt, besonders im ersten Drittel der Schwangerschaft. Schwache Wehen

Herpes genitalis oder Herpes im perianalen Bereich
Warzen an den Genitalien

- **Abneigung gegen Geschlechtsverkehr, gegen sexuelle Berührung**

Dyspareunie
Homosexualität (als Charakteristikum, nicht als Krankheit)
Impotenz oder vorzeitige Ejakulation
Prostatitis

HARNWEGE

Harninkontinenz unter Streßbedingungen: schlimmer durch Husten, schlimmer durch Lachen, schlimmer durch Niesen
Enuresis
Häufiger und plötzlicher Harndrang

BRUST

Husten: schlimmer nachts, schlimmer im Liegen, besser im Sitzen
Spärliche Laktation
Brüste verlieren an Masse und Fülle und werden flach.

RÜCKEN
Kreuzschmerzen: besser durch harten Druck oder Liegen auf hartem Boden oder Gegenständen (***Natrium muriaticum, Rhus toxicodendron***)
Rückenschmerzen vor oder während der Menstruation

EXTREMITÄTEN
Raynaud-Syndrom
Hände und Füße immer kalt, oft noch deutlicher ausgeprägt in den Händen
Aufgesprungene Haut an den Händen

HAUT
Verdickte und pergamentartige Haut. Trockene Haut
- **Psoriasis.** Ringflechte. Impetigo. Vitiligo
Männliche Körperbehaarung bei Frauen (Hirsutismus)

KLINISCHE INDIKATIONEN
Anämie. Beckenentzündung. Bronchitis. Bindegewebserkrankungen. Chronische-Müdigkeit-Syndrom. Depression. Dyspareunie. Endometriose. Enuresis. Fehlgeburt. Gastritis. Harninkontinenz durch Streß. Herpes. Hirsutismus. Hitzewallungen. Husten. Ischiassyndrom. Kollagenose. Kondylome. Kopfschmerzen. Kreuzschmerzen. Leukorrhœ. Menopause. Migräne. Obstipation. Prämenstruelles Syndrom. Psoriasis. Prostatitis. Pruritus ani. Raynaud-Syndrom. Rektalfissuren. Rhinitis. Schwangerschaftsübelkeit. Sexuelle Funktionsstörungen. Sinusitis. Sklerodermie. Tinea. Ulkus pepticum. Uterusprolaps. Vaginitis. Varizen. Warzen. Zystitis

ERGÄNZUNGSMITTEL
Natrium muriaticum, Nux vomica, Sabadilla, Lycopodium, Ignatia

SILICEA

VERGLEICHE

Natrium muriaticum – introvertiert; Abneigung gegen Gesellschaft; Herpes; Abneigung gegen Geschlechtsverkehr; besser durch körperliche Anstrengung; Rückenschmerzen gebessert durch festen Druck; Abneigung gegen Fett; verschlimmert am Meer

Pulsatilla – Hormonelle Störungen; Weinen; Reizbarkeit; Husten besser im Sitzen und schlimmer nachts; Harninkontinenz unter Streß; Kopfschmerzen usw.

Nux vomica. – Reizbar; aggressiv; prämenstruelles Syndrom; Obstipation; Kreuzschmerzen; Rhinitis; Migräne usw.

Phosphoricum acidum – Erschöpft und apathisch; Kopfschmerzen; Libidoverlust

Carbo vegetabilis. – Gleichgültig; reizbar; scharfzüngig; Mangel an Lebenswärme; erschöpft

Carcinosinum – Tanzen; liebt Gewitter; sensibel; Obstipation usw.

Ignatia, Petroleum, Lilium tigrinum, Murex, Thuja, Gelsemium, Nitricum acidum

SILICEA

Viele Zusammenfassungen von **Silicea** in unserer Fachliteratur beginnen damit, daß dieses Mittel indiziert ist, wenn das innere „Stützwerk" fehlt. Die Patienten sind oft fein, zart, sensibel und nachgiebig. Allgemein gesprochen ist **Silicea** im emotionalen Bereich recht ausgewogen; eine Ausnahme bildet allerdings das Selbstwertgefühl. Der Patient hat oftmals ein nur sehr schwaches Selbstbewußtsein.

Der Patient klagt vielleicht über geistige Stumpfheit und ein Gefühl von Ineffizienz. Er ist unsicher, was seine Fähigkeiten angeht und zieht alles, was er tut in Zweifel. Dieses Gefühl veranlaßt ihn dazu, sich zwanghaft immer wieder mit kleinen Einzelheiten zu beschäftigen; damit versucht er, seine Schwäche zu kompensieren („peinlich genau in Kleinigkeiten"). Diese Gewissenhaftigkeit führt bei manchen Patienten zu einem hochgradigen Angstzustand. **Silicea**-Menschen sind durch ihre Unentschlossenheit und Unsicherheit bezüglich ihrer Wahrnehmungen oder Leistungen geradezu gelähmt und verspüren vielleicht sogar den Wunsch, ihre Arbeit ganz aufzugeben.

Kinder. *Silicea*-Kinder können überempfindlich sowie regelrecht reizbar und hartnäckig sein. In den ersten Jahren fordert dieses Kind viel Aufmerksamkeit, aber mit zunehmendem Alter entwickelt es stärker die typischere Kultiviertheit und Nachgiebigkeit. Im Alter von sechs oder sieben Jahren ist das Kind ziemlich korrekt, wohlerzogen und ernsthaft. Es kann während der Konsultation sehr schüchtern sein und sich weigern, irgendwelche Fragen zu beantworten. Stattdessen flüstert es seine Antworten der Mutter zu, die seine Informationen dann dem Homöopathen übermitteln muß. Das *Silicea*-Kind leidet häufig an wiederholten Infektionen wie Erkältungen, Otitis media oder Pharyngitis. Durchhaltevermögen und Widerstandskraft sind oft sehr schwach. Das Kind hat feine und zarte Züge, das Haar ist oft recht dünn, die Haut blaß, und der Kopf kann im Vergleich zum Rumpf übermäßig groß wirken.

Körper. Physisch besitzen *Silicea*-Patienten gewöhnlich nur wenig Ausdauer. Die Abwehrkräfte sind schwach, und daraus ergibt sich eine Infektionsanfälligkeit, vor allem der oberen Atemwege, der Nebenhöhlen und der Ohren. Auch die Haut und Schleimhäute haben schwache Widerstandskräfte, daher bilden sich leicht Abszesse und „auf kleiner Flamme vor sich hinköchelnde" Infektionen an Haut, Zahnfleisch, Rektum und anderen Körperstellen.

Der andere zentrale Aspekt der körperlichen Erkrankungen von *Silicea* steht in Zusammenhang mit dem Stoffwechsel. Knochen, Nägel und Zähne sind oft schwach und weisen Mängel auf. In jedem

SILICEA

Fall von mangelhaftem Wachstum oder Erhalt dieser harten Gewebe kann *Silicea* in Betracht gezogen werden.

GEMÜT
Nachgiebige, kultivierte, zarte Patienten. Ruhig und distanziert
Mangel an Selbstvertrauen
- **Der Patient wird zugeben, daß er unumstößliche Überzeugungen hat** und innerlich an seiner Meinung festhält, auch wenn er zum Schein die Gesichtspunkte eines anderen übernimmt.

Ängstliche Gewissenhaftigkeit in bezug auf geringfügige und kleine Details
Angst durch Lärm. Ängstlich und deprimiert
Lampenfieber
Gelähmt durch Angst und Unentschlossenheit
Furcht vor Darbietungen oder Vorführen der eigenen Leistungen. Examensangst
Geistige Stumpfheit. Angst vor oder Verschlimmerung durch geistige Anstrengung
Schwaches Gedächtnis. Geistiger Verfall. Demenz
Furcht vor spitzen Gegenständen oder Nadeln
Eigensinnige Kinder, die „weinen, wenn sie zurechtgewiesen werden"
Schüchterne Kinder, die dem Homöopathen nicht direkt antworten, sondern stattdessen der Mutter die Antwort zuflüstern, und diese muß die Information weiterleiten.
Übersinnliche Fähigkeiten; hellsichtig
Fixe Ideen

SILICEA

ALLGEMEINSYMPTOME
Mangel an Lebenswärme und Verschlimmerung durch kaltes Wetter
Allgemeine Verschlimmerung durch warme, stickige Räume während einer akuten Erkrankung
Allgemeine Verschlimmerung durch Zugluft oder durch Abdecken, und sei es auch nur ein Bein oder Arm
- **Allgemeine Verschlimmerung durch unterdrückten Schweiß, meist durch Unterdrückung des Fußschweißes**

Schwäche und Erschöpfung. Kollaps
Entwicklungsverzögerung bei Kindern
Der Säugling gedeiht schlecht, kann Nahrung nicht assimilieren, verträgt keine Muttermilch; Gewichtverlust
Häufige Erkältungen und grippeähnliche Erkrankungen
Lymphknoten werden größer, hart und können eitern.
Mangelhafte Ausbildung von Knochen, Wirbelsäule, Haaren, Nägeln, Zähnen durch unzureichenden Mineralstoffwechsel
Saurer Schweiß
Allgemeine Verschlimmerung bei Neu- oder Vollmond
Allgemeine Verschlimmerung nach Impfung (Konvulsionen, Otitis media usw.)
Frostschauer vor der Menstruation
Harte fibröse Tumore oder Wucherungen an beliebiger Stelle im Körper
Allgemeine Verschlimmerung durch Koitus
Äußere Erscheinung:
1) Säuglinge können Anzeichen von Abmagerung mit vergrößertem Bauch aufweisen. Der Kopf ist oft im Verhältnis zum Körper überproportional groß.
2) Erwachsene sind oft dünn, leichtknochig und feingliedrig. Die Haut ist eher blaß, die Haarfarbe hell oder blond.

SILICEA

KOPF

Schwitzen der Kopfhaut, besonders während des Schlafs
Akne, die kleine „Krater" im Gesicht hinterläßt
Kopfschmerzen und Migräne: beginnen oft im Hinterkopf und strahlen zur Stirn oder der rechten Kopfseite aus.
Kopfschmerzen: schlimmer durch Kälte und Zugluft, schlimmer durch geistige Anstrengung, schlimmer durch Menstruation, schlimmer durch Entblößen des Kopfes
Kopfschmerzen mit Sitz in den Stirnhöhlen
Haarausfall und vorzeitige Glatzenbildung
Trägt selbst bei mildem Wetter einen Hut (***Psorinum***)

AUGEN

- **Infektion der Tränengänge oder verstopfte Tränengänge bei Neugeborenen**
Gerstenkörner

MUND- UND RACHENRAUM

- **Zahnabszesse, Fisteln und Infektionen des Zahnfleisches**
Schwierige oder langsame Zahnung, Zahnverfall oder leichtes Abbrechen der Zähne. Zahnschmerzen
Empfindung, als läge ein Haar auf der Zunge (***Kalium bichromicum***)
Pharyngitis mit splitterähnlichen Schmerzen
Akute oder chronische Pharyngitis; rezidivierende Pharyngitis und Tonsillitis
Vergrößerte Halslymphknoten, die hart und schmerzhaft sein können

OHREN

Menière-Syndrom mit ausgeprägtem Schwindelgefühl, in Verbindung mit chronischen Nebenhöhlenbeschwerden

SILICEA

- **Akute und chronische Otitis media und seröse Otitis;** lang schwelende Fälle von Otitis und Otorrhœ, oft mit Gehörverlust

NASE

Stirnhöhlen- oder Nebenhöhlenentzündung, mit dicken retronasalen Absonderungen

Nasenpolypen

- **Chronische, trockene Nasenverstopfung**

VERDAUUNGSTRAKT

- **Obstipation ohne Drang; „schüchterner Stuhl", der sich zurückzuziehen scheint, nachdem er fast ausgetreten ist.**

Harter Stuhl mit anstrengender Entleerung

Obstipation mit der Empfindung, daß sich noch mehr Stuhl im Rektum befindet.

Obstipation bei Kindern

Obstipation vor oder während der Menstruation

Verlangen: Süßigkeiten. Eier. Selten Milch

Abneigung: **Fett.** Fleisch. Salz. **Milch.** Warme Speisen

- **Säuglinge vertragen nicht einmal Muttermilch und erbrechen häufig die Milch (*Aethusa*)**

Krämpfe und Diarrhœ durch Milch

Rektumabszeß. Rektale Fissuren und Fisteln

UROGENITALTRAKT

- **Zyste der Bartholin-Drüse**

Vaginitis mit faulig riechenden Ausscheidungen

Hautausschläge um die Genitalien herum

- **Nachwehen, schlimmer während des Stillens**

Prostatitis

Vergrößerte Leistenlymphknoten

Sexuelles Verlangen ist schwach bis normal

SILICEA

Menstruation verzögert oder unterdrückt. Amenorrhœ

BRUST
Mastitis bei stillenden Frauen
Brustabszeß. Knoten in der Brust
Zystische Mastopathie
Husten: schlimmer durch kalte Getränke, besser durch warme Getränke
Bronchitis, die den ganzen Winter anhält
Asthma, besonders bei Kindern: schlimmer durch Anstrengung und Kälte
Steht in dem Ruf, bei der Behandlung von Tuberkulose und Empyem sowohl wirkungsvoll als auch potentiell gefährlich zu sein.

RÜCKEN
Skoliose
Rückgratverkrümmungen, Kalzifikation und Mängel der Knochenstruktur
Coccygodynie

EXTREMITÄTEN
- **Fußschweiß: oft übelriechend und reichlich, stärker ausgeprägt bei Kindern als bei Erwachsenen. Der Schweiß kann von zerstörender Schärfe sein, die Füße wundmachen und Löcher in die Socken ätzen.**
Arthritis: kann deformierend sein; schlimmer durch Kälte und kaltes, feuchtes Wetter
- **Entzündeter Fußballen**
- **Eingewachsene Zehennägel (*Calcarea carbonica, Magnetis polus australis*)**
Verkrüppelte Nägel, zerbrechliche Nägel, weiße Flecke auf den Nägeln
Pilzinfektionen der Nägel und zwischen den Zehen. Panaritium

SILICEA

Aufgesprungene Haut, besonders an Händen und Füßen

HAUT
- **Abszeßbildung** an beliebigen Körperstellen
Kann das Ausstoßen von Fremdkörpern durch die Haut begünstigen.
Ringflechte. Impetigo
Vitiligo (***Sepia***, ***Arsenicum sulphuratum flavum***)
Ungesunde Haut, jede Wunde infiziert sich.
Hauttumore, Zysten, Keloide, Warzen

KLINISCHE INDIKATIONEN
Abszeß. Akne. Angst. Arthritis. Asthma. Infektion der oberen Atemwege. Bindegewebserkrankungen. Blockierte Tränengänge. Bronchitis. Erkältungen. Entzündete Fußballen. Chronische-Erschöpfung-Syndrom. Fissuren. Fisteln. Gerstenkörner. Kopfschmerzen. Keloide. Menière-Syndrom. Nachtschweiß. Obstipation, Otitis. Otitis media. Pharyngitis. Psoriasis. Schwindel. Seröse Sinusitis. Skoliose. Tinea. Tonsillitis. Uterusmyome. Vitiligo. Eingewachsene Zehennägel. Zysten der Bartholin-Drüsen. Zystische Mastopathie

ERGÄNZUNGSMITTEL
Pulsatilla, ***Fluoricum acidum***, ***Calcarea carbonica***, ***Thuja***, ***Sanicula***

UNVERTRÄGLICH
Mercurius

VERGLEICHE
Staphisagria – Kultivierte, nachgiebige, distanzierte Patienten; können Abneigung gegen Milch haben; Abszesse; Gerstenkörner

Calcarea carbonica – Mangel an Lebenswärme; schlimmer durch Kälte, Feuchtigkeit; geistige Erschöpfung und allgemeine Schwäche; Probleme mit den Nägeln; Abszeß; chronische oder häufig rezidivierende Infektionen; Kopfschweiß nachts im Schlaf; schlimmer bei Vollmond; Verlangen nach Eiern; Stoffwechselbeschwerden; Wirbelsäulenverkrümmung; Arthritis; kalte Füße; Fußschweiß; entzündete Fußballen; Obstipation usw.

Hepar sulfuris – Mangel an Lebenswärme; schlimmer durch Entblößen; häufige Infektionen und ungesunde Haut; Abszeßbildung; splitterähnliche Schmerzen im Hals; Erschöpfung

Sanicula*, *Mercurius*, *Pulsatilla*, *Natrium carbonicum*, *Kalium carbonicum*, *Nitricum acidum*, *Carbo animalis

SINAPIS NIGRA

Als Mittel, das vor allem bei Allergien und Heuschnupfen indiziert ist, hat *Sinapis nigra* nur einige wenige charakteristische Symptome aufzuweisen.

KOPF

Linksseitiger Schnupfen, kann von linksseitigem Tränenfluß begleitet sein.
Trockener, heißer Schnupfen, schlimmer auf der linken Seite
Schnupfen abwechselnd mit Nasenverstopfung
Schnupfen wechselt die Seiten.
Intensives Niesen, oft schlimmer nachts
Aphthen. Stinkender Atem

VERDAUUNGSTRAKT
   Abneigung: Süßigkeiten

VERGLEICHE
   Allium cepa, **Arundo**, **Sabadilla**, **Euphrasia**, **Wyethia**

SPIGELIA

Spigelia erkennt man daran, daß es sich fast ausschließlich auf die linke Körperhälfte konzentriert (linksseitige Kopfschmerzen und Neuralgie, Herzbeschwerden, Parasitenbefall im linken Dickdarm usw.). Das Mittel wird sehr häufig für Migräne oder Sinusitis-Kopfschmerzen verwendet und ist auch nützlich bei Neuralgie, Herzerkrankungen und parasitären Infektionen. Die Schmerzen von *Spigelia* sind außerordentlich stark – durchbohrend und stechend.

GEMÜT
   Furcht vor spitzen Gegenständen

ALLGEMEINSYMPTOME
   • **Allgemeine Verschlimmerung durch Rauch** und Tabak
   Allgemeine Verschlimmerung durch Gehen im Freien
   Allgemeine Verschlimmerung durch Berührung

KOPF
   • **Linksseitige (oder selten: rechtsseitige) entsetzliche Kopfschmerzen, in der Regel über dem linken Auge oder durch das Auge bzw. die Augenhöhle hindurch**

SPIGELIA

Stechende Kopfschmerzen können vom Hinterkopf ausstrahlen oder sich von der Stirn oder dem Auge aus nach innen ausbreiten.
Kopfschmerzen, Gesichtsneuralgie und Augenschmerzen: schlimmer durch Bewegung, Berührung und Erschütterung; schlimmer durch Bücken, schlimmer durch Lärm, schlimmer im Freien, schlimmer durch Rauch
Sinusitis mit starken Schmerzen in den Stirnhöhlen
Linksseitige Otitis media
- **Linksseitige Gesichtsneuralgie oder Ziliarneuralgie;** der Patient kann die Stelle genau bezeichnen, indem er mit dem Finger darauf deutet.
Glaukom. Iritis

VERDAUUNGSTRAKT
Wurmbefall
Obstipation in Verbindung mit Herzerkrankung
Verlangen nach warmen Getränken

BRUST
Angina pectoris
Brustschmerzen: schlimmer durch Bewegung oder Einatmen, schlimmer beim Liegen auf der linken Seite,
- **besser durch warme Getränke**

Herzklopfen: stürmisch und, wie es heißt, von außen sichtbar
Herzklopfen: schlimmer durch tiefes Einatmen, schlimmer durch Vornüberbeugen, schlimmer beim Liegen auf der linken Seite, schlimmer durch Bewegung
Herzgeräusche. Herzklappenstörungen

EXTREMITÄTEN
Rheumatismus

KLINISCHE INDIKATIONEN

Angina pectoris. Arrhythmie. Glaukom. Herzbeschwerden. Herzklappenerkrankungen. Hyperthyreose. Iritis. Kopfschmerzen. Migräne. Neuralgie. Otitis media. Perikarditis. Rheumatische Herzbeschwerden. Sinusitis. Würmer. Zahnschmerzen

VERGLEICHE

Kalmia – Neuralgie; Herzbeschwerden; Rheumatismus
Lachesis – Linksseitige Beschwerden; Herzerkrankungen; schlimmer durch Liegen auf der linken Seite
Naja, *Spongia*, *Cactus*

SPONGIA TOSTA

Obwohl *Spongia* weitaus am häufigsten für akute Atemwegsinfektionen und Husten verschrieben wird, gibt es eine Reihe von wichtigen chronischen Erkrankungen, die nach diesem Mittel verlangen. Kein Arzneimittel deckt ein breiteres Spektrum von akuten Hustenarten ab (vor allem trockener und krupppartiger Husten) als *Spongia*. Aber es ist auch ein wichtiges Mittel bei Asthma, Herzerkrankungen, Hodenerkrankungen und Kropf oder Schilddrüsenerkrankungen. Zumal der Schwamm ein Salzwassertier ist, überrascht es nicht, daß es in seiner Wirkung mit anderen Halogenen wie *Jodum*, *Bromum*, *Chlorum* und mit den *Muriaticum*-Mitteln verwandt ist. Das sieht man besonders klar an seinem breiten Wirkungsspektrum auf Larynx und Atemwege und an seiner Wirkung auf die Drüsen und endokrinen Organe (ebenso bei *Jodum* und seinen Salzen, *Bromum* usw.).

SPONGIA TOSTA

ALLGEMEINSYMPTOME
   Allgemeine Verschlimmerung durch Hitze
   Allgemeine Verschlimmerung durch Anstrengung und Bewegung
   Entzündung und Vergrößerung von Drüsen

HALS UND LARYNX
   Zusammenschnürung, Kitzeln und Trockenheit im Hals
   Schmerz durch Husten, Reden, Schlucken, Berührung
   Muß sich häufig räuspern.
   Heiserkeit
   Kropf oder Schilddrüsenerkrankungen

BRUST
   - **Husten: gewöhnlich trocken, üblicherweise schlimmer vor Mitternacht; oft schroff, bellend oder kruppartig**
   - **Trockener Husten: wie „eine Säge, die durch Holz fährt" oder wie „das Bellen eines Seehundes"**
   - **Krupp, schlimmer vor Mitternacht**

   Husten durch Kitzeln oder Reizung in Hals oder Brust
   - **Husten besser durch Essen und Trinken**, besonders warmer Getränke

   Husten schlimmer durch kalte Getränke
   Husten gebessert durch Essen von Süßigkeiten
   Asthma: schlimmer nachts oder während des Schlafs, schlimmer durch Atemwegsinfekte oder Erkältungen, schlimmer bei Menstruation
   Asthma: gebessert durch Vorwärtslehnen, besser durch Rückwärtsbeugen des Kopfes, besser durch warme Speisen oder Getränke
   Erstickungsgefühl: schlimmer während des Schlafes nachts, weckt ihn aus dem Schlaf (***Lachesis***, ***Grindelia***, ***Sulfur***, ***Opium***)
   Angina pectoris

SPONGIA TOSTA

Herzklappenerkrankungen
Herzklopfen: schlimmer nachts, schlimmer vor der Menstruation, schlimmer im Liegen
In der Fachliteratur finden sich Tuberkulosefälle, die auf *Spongia* gut reagiert haben.

UROGENITALTRAKT
Schwellung, Entzündung und Schmerzen in Hoden oder Nebenhoden

EXTREMITÄTEN
Gicht

KLINISCHE INDIKATIONEN
Angina pectoris. Arrhythmie. Asthma. Bronchitis. Epididymitis. Gicht. Herzklappenerkrankungen. Husten. Kropf. Krupp. Hyperthyreose. Orchitis

SYMPTOMENKOMBINATIONEN
Asthma *und* Schilddrüsenerkrankungen
Atemwegserkrankungen *und* Hodenschmerzen

VERGLEICHE
Phosphorus – Heiserkeit; Husten und Atemwegsinfekte; schlimmer im Liegen auf der linken Seite; Angina pectoris; Herzklopfen usw.
Lachesis – Asthma, schlimmer im Liegen auf der linken Seite; Herzerkrankungen; Erstickungsgefühle nachts
Rumex*, *Coccus cacti*, *Hepar sulfuris*, *Spigelia*, *Kalium sulfuricum*, *Lycopodium

SQUILLA MARITIMA

In manchen Texten auch „*Scilla*" genannt, ist **Squilla maritima** primär ein Mittel für Atemwegserkrankungen – Husten, Asthma, Bronchitis.

BRUST
   Harter oder heftiger Husten: entweder trocken oder locker
   Asthma
   Atemwegsinfekte – Bronchitis, Pneumonie
   Stechende Schmerzen, besonders im linken unteren Brustkorb

UROGENITALTRAKT
   Unwillkürlicher Harnabgang bei Husten
   Reichlicher klarer Urin

VERDAUUNGSTRAKT
   • **Unwillkürlicher Stuhlabgang bei Husten**
   Besitzt einen guten Ruf bei Schmerzen oder Erkrankungen der Milz

VERGLEICHE
   Pulsatilla, **Causticum**

STANNUM

Stannum ist von ungeheurem Wert in Fällen von Schwäche und Erschöpfung, besonders wenn diese mit Atemwegsstörungen einhergehen. Vor allem, wenn die Schwäche primär im Brustkorb empfunden wird, ist **Stannum** wahrscheinlich das Heilmittel. Dieses Krankheits

STANNUM

muster trifft man besonders im Verlauf oder gegen Ende von schweren Atemwegsinfekten wie Pneumonie oder Bronchitis an. **Stannum** ist auch ein wichtiges Mittel für Tuberkulose (die in westlichen Ländern aufgrund von rechtlichen Überlegungen fast nie homöopathisch behandelt wird) oder auch für Patienten mit anhaltender Erschöpfung nach einer Standardbehandlung von Tuberkulose.

GEMÜT
Trauer und Weinen, besonders vor der Menstruation
Große Müdigkeit durch Reden oder Unterhaltung

ALLGEMEINSYMPTOME
- **Schwäche: schlimmer durch geringe Anstrengung, schlimmer durch Reden, besser im Liegen.** Zu schwach zu sprechen; kann kaum das Zimmer durchqueren.

Allgemeine Verschlimmerung während des Tages, oder die Beschwerden kommen und gehen mit Sonnenauf- und -untergang.

Allgemeine Verschlimmerung von 16.00 bis 18.00 Uhr
Schmerzen nehmen allmählich zu und ab.
Große Schwäche und Schlappheit; Zittern aus Schwäche
Nachtschweiße

KOPF
Kopfschmerzen oder Neuralgie, die allmählich beginnen und ausklingen
Neuralgie abwechselnd mit Leukorrhœ
Sprache ist schwierig durch Schwäche in Hals oder Brust.

UROGENITALTRAKT
Uterusprolaps, schlimmer durch Stuhlgang

STANNUM

BRUST
Schmerzhafte Empfindlichkeit, Irritation und Schleim in den oberen Atemwegen und der Trachea
- **Atmung schwierig oder schwach; Dyspnœ schon bei geringer Anstrengung, wie etwa beim Durchqueren des Zimmers oder auch nur kurzzeitigem Sprechen**
- **Leeres, hohles Gefühl in der Brust**
- **Kann weder sprechen noch sich anstrengen, weil er sich in der Brust schwach oder hohl fühlt.**

Schwäche in der Brust nach Husten und Auswurf
Husten: hart, schmerzhaft und tief; Auswurf ist von dickem, grünem Schleim.
Muß sich beim Husten die Brust halten.
- **Reichlicher Auswurf, süßer oder salziger Geschmack,** oder übelriechend

EXTREMITÄTEN
Zittern der Hände
Schreibkrampf
Schmerzen und Schwäche im Deltamuskel

KLINISCHE INDIKATIONEN
Asthma. Atemwegsinfektion. Bronchitis. Chronische-Erschöpfung-Syndrom. Kopfschmerzen. Neuralgie. Pneumozysten. Pneumonie. Rezidivierendes Fieber. Tuberkulose. Uterusprolaps. Vaginitis

VERGLEICHE
Gelsemium – Schwäche; Müdigkeit; Zittrigkeit; Neuralgie und Kopfschmerzen
Laurocerasus – Brustbeschwerden und Erschöpfung; mangelhafte Genesung nach Atemwegsinfektionen; allgemeine Erschöpfung

Muriaticum acidum – Schwäche bei Fieber; Prolapssymptome

STAPHISAGRIA

Staphisagria ist eines unserer am häufigsten gebrauchten Polychreste, und doch stößt man in den meisten Fällen nicht durch detaillierte Informationen über körperliche Symptome, Allgemein- oder Schlüsselsymptome darauf, sondern die Verschreibung basiert vielfach vollkommen auf der „Essenz" oder der Krankheitsursache.

Liebenswürdigkeit. Die *Staphisagria*-Patientin ist während der Konsultation extrem liebenswürdig und sanft. Sie erweckt den Eindruck, als sei sie nach Kräften darum bemüht, eine gute Patientin zu sein und wird die Sympathien des Homöopathen gewinnen. Das liegt vor allem daran, daß die Patientin oft eine Leidensgeschichte erzählt.

Unterdrückung. Bei *Staphisagria*-Patienten ist eine seelische Unterdrückung die Ursache für die Erkrankung. In der Regel ist die Patientin so lieb und nett, daß sie nicht in der Lage ist, für sich selbst und ihre Rechte einzutreten. Es ist vor allem ein Mittel für Frauen, die von ihrem Mann mißbraucht werden, und für Kinder, die von ihren Eltern mißhandelt werden u.ä. Es ist wichtig zu wissen, daß die Patientin nach der Einnahme dieses Mittels die innere Kraft finden wird, eine schlimme Ehe oder Beziehung zu beenden. Dies bedeutet eine zusätzliche Verantwortung für uns Homöopathen, die wir ernst nehmen müssen.

Ausdruck von Wut. *Staphisagria* steht in unserer Fachliteratur ganz besonders für Unterdrückung von Wut. Es ist ein wichtiges Mittel für Patienten, deren Beschwerden von heruntergeschluckter Wut oder Beleidigungen herrühren. In vielen chronischen Fällen jedoch wird die Patientin sagen, daß sie niemals wütend wird oder über haupt Wut empfindet. Die Wut ist vielmehr so tief unterdrückt, daß die **Staphisagira**-Patientin dann Schuld- oder Schamgefühle hat, wenn ein normaler Mensch Wut empfinden würde. Konfrontation ist für sie sehr schwierig. Nur in den späten Stadien, wenn die Wut schließlich zu groß wird, um unterdrückt werden zu können, bringt die **Staphisagria**-Patientin ihre Wut wirklich offen zum Ausdruck. Dann können Wutausbrüche stattfinden, in der Regel mit der ausgeprägten, instinktiven Neigung, Gegenstände zu werfen – oft in Richtung auf die Gegenpartei!

Sexualität. Fast direkt proportional zum Ausmaß der Unterdrükkung finden wir bei **Staphisagria** eine Erregung im sexuellen Bereich. Das romantische und erotische Innenleben der Patientin ist wahrhaft exzessiv. Dies wird oft durch häufige Masturbation ausgedrückt, zumal die Patientin schüchtern und nicht in der Lage ist, aktiv einen Sexualpartner zu suchen. **Staphisagria** ist eines der ersten Mittel, das bei sexuellem Mißbrauch in der Anamnese in Betracht kommt.

Kinder. Das **Staphisagria**-Kind hat große Ähnlichkeit mit **Natrium muriaticum**. Das Kind ist normalerweise ruhig, ernst und beherrscht. Sensibilität, Gehemmtheit und Verletzbarkeit sind sehr offensichtlich. Hin und wieder kann das Kind Phasen von Gefühls- oder Wutausbrüchen haben. In den meisten Fällen hat in der Vorgeschichte ein Elternteil oder älteres Geschwisterkind den Patienten unterdrückt oder gedemütigt. Man muß sich sorgfältig überlegen, ob man einem Kind, das in einem Haushalt lebt, in dem es mißbraucht wird, **Staphisagria** geben soll. Wenn wir die Reaktionsfähigkeit des Kindes gegen eine übergeordnete Macht wecken, so kann das unzweckmäßigen Aufruhr verursachen.

GEMÜT
> **Liebenswürdige, unterdrückte Patienten, die unsere Sympathien gewinnen.**
> **Beschwerden durch Kummer**

Patienten mit vielfachem Kummer über viele Jahre hinweg (*Causticum*)
Beschwerden als Folge unterdrückter Wut
Beschwerden nach Beleidigung oder Demütigung
Redet laut mit sich selbst.
- Neigung, Gegenstände zu werfen, wenn sie sehr wütend ist

Weint während der Konsultation.
Geringes Selbstwertgefühl
Depression
Sentimental und romantisch, schreibt Gedichte.
Zorn in sehr fortgeschrittenen Stadien
Furcht: an hochgelegenen Orten. Vor Wut. Vor Ärzten
Patientin hält an einer entsetzlichen Ehe fest und rechtfertigt dies mit spirituellen Gründen.
Fortwährende und oft besorgniserregend häufige sexuelle Phantasien
Bei Patienten mit Inzest, sexuellem Mißbrauch oder alkoholabhängigen Eltern in der Vorgeschichte

ALLGEMEINSYMPTOME
- **Allgemeine Verschlimmerung nach einem kurzen Schläfchen tagsüber, vor allem nachmittags**

Allgemeine Verschlimmerung durch Schlaf (reizbar, nicht erfrischt usw.)
Allgemeine Verschlimmerung nach einer Operation
Allgemeine Verschlimmerung durch Masturbation
Vor allem ein sykotisches Mittel

KOPF
Kopfschmerzen werden oft beschrieben als Empfindung wie von einem „Holzstück" oder einer „Holzkugel" in der Stirn oder im Hinterkopf.

STAPHISAGRIA

Kopfschmerzen: schlimmer durch Wut oder unterdrückte Wut, schlimmer durch Kummer und Gefühlserregung, schlimmer durch Masturbation
- **Gerstenkörner oder Tumore an den Augenlidern**

Iritis
Psoriasis oder andere Hautausschläge an der Kopfhaut, vor allem am Hinterkopf
Kreisrunder Haarausfall nach Kummer oder Unterdrückung
Gewebszerreißungen oder Einschnitte an den Augen
Zerbröckelnde Zähne bei Kindern – vorzeitiger Zahnverfall
Zahnschmerzen: schlimmer durch Kälte, schlimmer nach dem Essen, schlimmer bei der Menstruation
Gesichtsneuralgie
Zuckungen von Gesicht oder Augenlidern

VERDAUUNGSTRAKT
Verlangen: Süßigkeiten. Milch
Abneigung: Fett. Milch
Bauchkolik seit einem operativen Eingriff
Bauchschmerzen nach Wut
Ulkus pepticum
Enkopresis, besonders bei Kindern

UROGENITALTRAKT
- **Zystitis, seit dem ersten Geschlechtsverkehr, oder die Zystitis kann nach jedem Geschlechtsverkehr auftreten.**

Urethritis
Häufiger Harndrang
Enuresis
Schmerzhafte Kondylome an den Genitalien
- **Masturbation. Zahlreiche sexuelle Phantasien**

Starkes sexuelles Verlangen, schwacher Widerstand gegen Annäherung in sexueller Absicht, manchmal häufiger Partnerwechsel
Nächtlicher Samenerguß
Prostatitis
Gutartige Hypertrophie der Prostata; Harnretention
Orchitis, besonders linksseitig
Hodentumore
Hodenatrophie
Impotenz

BRUST

Chronischer Husten, lang anhaltend und so häufig, daß es „zum Verrücktwerden" ist, aber sanft
Nervöser oder gefühlsbedingter Husten

EXTREMITÄTEN
- **Zittern aus Wut oder Gefühlserregung**
Zuckungen. Chorea. Parese
Parese nach Apoplexie

HAUT
- **Psoriasis nach Kummer oder Unterdrückung von Wut oder anderen Gefühlen, besonders bei Kindern**
Narben oder Hauttumore sind oft empfindlich und schmerzhaft.
Hauttumore, Warzen
Haut ungesund und leicht infiziert
Hautwunden. Operative Einschnitte

SCHLAF
- **„Den ganzen Tag über schläfrig, aber nachts schlaflos"**
Schlaflosigkeit: oft begleitet von sexuellen Gedanken oder mit häufiger Masturbation, um das Einschlafen zu erleichtern

STELLARIA MEDIA

KLINISCHE INDIKATIONEN
Apoplexie. Chorea. Depression. Enuresis. Gerstenkörner. Hämorrhoiden. Bindegewebserkrankungen. Kondylome. Kopfschmerzen. Multiple Sklerose. Orchitis. Prostatitis. Psoriasis. Schlaflosigkeit. Strabismus. Postoperative Schmerzen. Tics. Ulkus pepticum. Zahnung. Zystitis

ERGÄNZUNGSMITTEL
Causticum**, **Colocynthis**, **Nux vomica

VERGLEICHE
Pulsatilla – Liebenswürdig; tränenreich; sexuell erregt; leicht beleidigt; Kopfschmerzen; Harnwegssymptome; Höhenangst; Verlangen nach Süßigkeiten und Abneigung gegen Fett
Silicea – Liebenswürdig; nachgiebig; Kopfschmerz im Hinterkopf; Gerstenkörner; ungesunde Haut; Abneigung gegen Milch und Fett
Natrium carbonicum – Liebenswürdige hilfsbereite Patienten; peptisches Ulkus; Abneigung gegen Milch und Fett
Causticum, **Anacardium**, **Natrium muriaticum**, **Nux vomica**

STELLARIA MEDIA

Stellaria ist ein Mittel, das vor allem bei rheumatischen Beschwerden verwendet wird, sogar in recht fortgeschrittenen Fällen. Wir haben wenig Indikationen für seinen Gebrauch, aber die Modalitäten des Mittels sind zwischen **Rhus toxicodendron** und **Bryonia** angesiedelt. **Stellaria** hat ausgeprägte Schmerzen durch geringe Bewegung wie **Bryonia**, kann aber durch fortgesetzte Bewegung gebessert werden. Der Patient hat eine Abneigung gegen Berührung oder körperliche Untersuchung. Wenn **Bryonia** in einem Rheumafall versagt, können wir **Stellaria** in Betracht ziehen. Die Rheumaschmerzen können wandern wie bei **Berberis** oder **Pulsatilla**.

VERGLEICHE
   Rhus toxicodendron, *Bryonia*, *Berberis*

STICTA PULMONARIA

Sticta wird primär für nasale Beschwerden gebraucht, ist aber auch bei allergischen Erkrankungen und Atemwegserkrankungen im weiteren Sinne nützlich. Außerdem ist es ein Rheumamittel. *Sticta* hat ein eigenartiges Schwebegefühl geheilt.

KOPF
- **Nasenkatarrh. Extreme Verstopfung der Nase. Ständiger Drang, sich die Nase zu putzen, doch es kommt nichts heraus.**

  Nasensekretionen trocknen schnell und bilden Krusten in der Nase.

  Chronische Nasenverstopfung

  Schmerzen und Völlegefühl in Nasenwurzel und Stirn durch Katarrh mit Krusten und Schleimpfropfen

  Stirnhöhlenentzündung. Schleim tropft aus dem Nasenrachenraum.

  Heuschnupfen

  Kribbelgefühl in der Nase

  Starkes Niesen

  Trockenheit von Hals und Gaumen

STICTA

BRUST
Allergisches Asthma und Husten
Trockenheit und Kitzeln in Hals und Larynx verursachen Husten.
Nächtlicher Husten, der den Schlaf stört.

BEWEGUNGSAPPARAT
Nash empfiehlt **Sticta** bei akuten Entzündungen der Kniegelenke, von anderen wird es als Spezifikum für „Hausmädchenknie" betrachtet.
Schwebegefühl in den Beinen
Rheumatismus und Steifheit von Nacken und Schultern.
Arthritis mit hellrotem Fleck auf der Haut über dem betroffenem Gelenk
Steifheit und Hitze der Gelenke

AKUTE ERKRANKUNGEN
Akuter Rheumatismus oder Schleimbeutelentzündung mit heißem Gelenk und Hautrötung
Grippe

KLINISCHE INDIKATIONEN
Allergie und Rhinitis. Asthma. Arthritis. Grippe. Sinusitis.

VERGLEICHE
Kalium bichromicum – Nasenkatarrh mit Druck in den Stirnhöhlen; Krusten in der Nase, Arthritis
Teucrium, Silicea, Calcarea carbonica, Kalium sulfuricum, Lemna minor

STRAMONIUM

Wegen des großen Ausmaßes an Gewalt in unserer Gesellschaft ist **Stramonium** zu einem zunehmend häufiger gebrauchten Mittel, vor allem für Kinder, geworden. Wir erwarten oft, bei **Stramonium**-Patienten pathologisch sehr fortgeschrittene Gemütszustände oder Manien zu sehen, doch es gibt zahlreiche Patienten, die geistig völlig normal sind und denen mit diesem Mittel geholfen werden kann. In solchen Frühstadien sehen wir nur erste Anzeichen der Gewalt und Angst, die in fortgeschritteneren Fällen üblich ist. Doch durch die gesamte Pathologie zieht sich eine ungeheure Intensität und Energie. **Stramonium** ist auch ein wichtiges Mittel bei akuten Erkrankungen mit Delirium und Fieberkrämpfen.

Gewalt in Taten, Gedanken und körperlichen Symptomen – das ist der zentrale Aspekt von **Stramonium**: Gewalttätigkeit oder Angst vor Gewalt. **Stramonium** ist hauptsächlich ein Mittel für das Nervensystem. Die Gewalt ist anscheinend oft neurologischer Natur und kommt beinahe als Konvulsion zum Ausdruck. Epilepsie, Strabismus, Schlafstörungen, Gemütserkrankungen in Zusammenhang mit gestörter Aufmerksamkeit und sogar Schizophrenie sind übliche Manifestationen von **Stramonium**, die auf eine zugrundeliegende Überempfindlichkeit und ein Ungleichgewicht des Nervensystems hinweisen und helfen, die Gewalt des Mittels zu erklären. In dieser Art von Erregung und Aufruhr des Nervensystems ist der Wirkungsbereich dieses Arzneimittels zu suchen. Jede beliebige neurologische Verletzung kann einen **Stramonium**-Zustand hervorrufen: Fieber, Alkohol, körperliche Verletzung.

Erwachsene **Stramonium**-Patienten zeigen oft keinerlei gewalttätiges Verhalten, sondern leiden unter großen Ängsten. Bei diesen Ängsten dreht es sich fast immer um Gewalt, Tod oder Dinge, die Tod symbolisieren (Dunkelheit, Friedhöfe), aber auch für Gewalt stehen (Tiere).

STRAMONIUM

Oft werden wir bei **Stramonium** echten manischen Fällen begegnen. Diese Patienten können erschreckend gewalttätig sein. Die **Stramonium**-Manie kann sogar zu gemeingefährlichen Wutausbrüchen führen. Dieses Arzneimittel kann Patienten mit sehr fortgeschrittenen Gemütserkrankungen heilen.

Kinder. Das **Stramonium**-Kind ist oft angenehm in der Sprechstunde und zeigt wenig oder nichts von der Gewalttätigkeit, welche die Eltern beschreiben. Manchmal verfällt das Kind in einen verträumten oder benommenen Zustand, während die Mutter die Probleme beschreibt. Die Beschwerden beginnen oft nach einem großen Schreck – wie einem Autounfall, sexuellem Mißbrauch, wenn das Kind Zeuge einer Gewalttat wurde oder nach einer neurologischen Erkrankung wie Meningitis oder Enzephalitis. Dem einschneidenden Ereignis folgen oft Alpträume oder entsetzliche Angst nachts, und schließlich entwickeln sich Wutausbrüche und Raserei. Der Zorn ist bei **Stramonium** unkontrolliert und impulsiv, d.h. ohne bösartige Hintergedanken. Er bricht hervor, beinahe krampfartig oder als neurologische Entladung. Es wäre ungewöhnlich für einen **Stramonium**-Patienten, wenn sich solche Gewalt ohne ebenso intensive Ängste entwickeln würde. Denken Sie daran, daß sich die Eltern aus verschiedenen Gründen möglicherweise über das volle Ausmaß der Pathologie eines solchen Kindes ausschweigen.

GEMÜT
- **Zorn, Raserei und Gewalt. Hat die Fähigkeit, einen Mord zu begehen**
- **Gewalttätiges Verhalten** beliebiger Art – Beißen, Schlagen, Würgen usw
- **Manie** mit rotem Gesicht, erweiterten Pupillen, übermenschlicher Kraft
- **Furcht vor dem Tod** – besonders vor gewaltsamem Tod oder Ermordung
- **Furcht im Dunkeln** – schläft bei Licht, geht ins Bett der Eltern.

STRAMONIUM

Furcht vor Wasser – vor allem, wenn der Kopf unter Wasser gerät, sogar Furcht vor der Dusche und vor fließendem Wasser
Furcht vor dem Alleinsein – besonders nachts oder im Dunkeln
Ängste: Tiere. Hunde. Spiegel und andere reflektierende Gegenstände. Krankheit. Gespenster. Verletzung. Wahnsinn. Erstickung. Klaustrophobie. Agoraphobie
Beschwerden nach einem Schreck – vor allem durch Gewalttaten oder Situationen, in denen der Patient dem Tode nur knapp entrinnen konnte
Nächtliche Panikattacken: Das Kind schreit auf, fährt hoch, ist angsterfüllt, aber nicht richtig wach; stellt keinen Kontakt zu den Eltern her oder denkt vielleicht, die Eltern versuchten, es zu verletzen, anstatt es zu trösten; erkennt niemanden und kann sich an nichts erinnern, wenn es richtig wach ist.
Eifersucht
Geschwätzigkeit
Fluchen
Lachen, laut und grausam oder wild
Hyperaktive Kinder. Verhaltensstörungen
Stottern: der Patient unternimmt gräßliche Anstrengungen, um zu sprechen, schließlich bricht das Wort explosionsartig aus ihm heraus.

ALLGEMEINSYMPTOME

Konvulsionen, oft heftig. **Konvulsionen bei Kindern**
Fieberkrämpfe. Heftiges Delirium
Sonnenstich
Neurologische Erkrankungen als Folge von Kopfverletzung, Impfung, Schreck, Meningitis
Chorea, Athetose, Rucken einzelner Muskeln oder ganzer Gliedmaßen, Tics, Gestikulieren
Unausgeruht nach dem Schlaf

STRAMONIUM

KOPF
Heftiges Rucken des Kopfes
Kopfverletzung
Starke Kopfschmerzen, schlimmer in der Sonne. Der Kopf ruckt während der Kopfschmerzen.
Grimassen. Tics. Zuckungen. Zähneknirschen im Schlaf
Meningitis, Enzephalitis oder Beschwerden, die eine Folge von Enzephalitis oder Meningitis sind
Angsterfüllter Augen- oder Gesichtsausdruck
Strabismus. Diplopie. Erweiterte Pupillen
Zunge trocken und aufgesprungen
Männliche Gesichtsbehaarung bei Frauen

VERDAUUNGSTRAKT
Verlangen nach Süßigkeiten
Stinkende Diarrhœ
Heftiger Schluckauf
Vermehrter Durst

UROGENITALTRAKT
Heftiges sexuelles Verlangen, aggressiv, vulgäre Sprache, häufiger Partnerwechsel
Masturbation
Patienten mit Inzest oder irgendeiner Form von erschreckendem sexuellem Mißbrauch in der Anamnese
Ständiges Berühren der Genitalien
Enuresis, besonders nach einem Schreck
Metrorrhagie

BRUST
Angina pectoris. Arrhythmie
Chronischer Husten und Bronchitis
Spasmodisches Asthma

STRAMONIUM

EXTREMITÄTEN
Schmerzen oder Abszeß in der linken Hüfte

HAUT
Hautabszeß

KLINISCHE INDIKATION
Abszeß. Angina pectoris. Apoplexie. Arrhythmie. Asthma. Chorea. Delirium. Diarrhœ. Enuresis. Epileptische Krampfanfälle. Fieberkrämpfe. Hirsutismus. Hyperaktive Kinder. Kopfverletzung. Kopfschmerzen. Manie. Manisch-depressive Zustände. Meningitis. Metrorrhagie. Nächtliche Panikattacken. Phobien. Strabismus. Schizophrenie. Sexuelle Störungen. Stottern. Verhaltensstörungen

SYMPTOMENKOMBINATIONEN
Eine beliebige Verbindung von zweien der folgenden Ängste: Dunkelheit. Tod. Alleinsein. Tiere. Wasser
- **Wutausbrüche *und* Ängste oder Alpträume**
- **Konvulsionen *und* Ängste**

VERGLEICHE
Hyoscyamus – Manie; bringt seine Sexualität überdurchschnittlich stark zum Ausdruck; Geschwätzigkeit; Gewalttätigkeit und Wut; Fluchen; Konvulsionen

Belladonna – Fieberkrämpfe; Wut und Manie; Angst vor Hunden; erweiterte Pupillen; vermehrte Körperstärke bei Manie oder Delirium

Veratrum album, *Cuprum*, *Lachesis*, *Anacardium*, *Medorrhinum*, *Kalium bromatum*

STRONTIUM

Strontium ist hauptsächlich bei Beschwerden nach Operation verwendet worden, und das Bild ähnelt **Carbo vegetabilis**: Kälte, Kollaps und Erschöpfung. Wenn so ein Bild nach einer Operation auftritt, so sollte man **Strontium** den Vorzug geben. *Vithoulkas* hat erwähnt, daß konstitutionelle Fälle dieses Mittels auf der geistigen und emotionalen Ebene relativ gesund sind und recht vital und sozial aktiv wirken.

ALLGEMEINSYMPTOME
Postoperative Schwäche, Kollaps, Kälte
Mangel an Lebenswärme und schlimmer durch Kälte und kaltes, feuchtes Wetter
Allgemein besser durch warmes Einwickeln; Verschlimmerung durch Abdecken
Hypertonie
Verletzungen, Extravasat, Hämorrhagie. Schweres Trauma in der Anamnese

KOPF
Kälte des Kopfes; Kopfschmerzen beim Entblößen des Kopfes
Hitzewallungen im Gesicht

VERDAUUNGSTRAKT
Bauchschmerzen nach dem Essen

UROGENITALTRAKT
Sexualtrieb nicht vorhanden, was bei einem so vitalen Menschen überrascht.
Nephritis; unterdrückte Harnausscheidung

EXTREMITÄTEN
Verstauchte Hand- oder Fußgelenke oder chronische Tendenz zu solchen Verstauchungen
Varikosis. Erweiterte Venen

KLINISCHE INDIKATIONEN
Postoperative Erschöpfung. Verstauchungen. Nephritis. Kopfschmerzen. Hypertonie

STRYCHNINUM

Viele unserer Informationen über **Strychninum** entstammen Vergiftungen, darum sind die Konvulsionssymptome besonders gut beschrieben. Es ist auch hilfreich, daran zu denken, daß Strychnin der Hauptinhaltsstoff von **Ignatia** und **Nux vomica** ist. Bei den Gemütssymptomen finden wir unter anderem große Traurigkeit, ähnlich der von **Ignatia**, wie auch die Reizbarkeit von **Nux vomica**. Mehrere Fälle haben auch eine ausgeprägte Furcht vor übernatürlichen Kräften gezeigt.

GEMÜT
Kummer
Fühlt sich wie in der Falle sitzend oder ist ärgerlich auf seine Lebensumstände (*Jonathan Shore*).
Furcht vor dunklen, bösen Mächten; oder ist sich dunkler, böser Mächte bewußt. (*Jonathan Shore*)

ALLGEMEINSYMPTOME
Zuckungen, Rucken, Krämpfe

STRYCHNINUM

    Konvulsionen: schlimmer durch Berührung, schlimmer durch Zugluft, schlimmer durch Bewegung
    Tetanie
    Spasmen – besonders, wenn diese durch schon geringe Berührung stimuliert werden

KOPF
    Kiefersperre. Spannung, Krämpfe oder Schmerzen des Kiefergelenks
    Konvulsionen des Gesichtes; Verzerrung der Gesichtszüge
    Würgen, Einschnürungsgefühl im Hals

VERDAUUNGSTRAKT
    Bauchkrämpfe
    Obstipation

RÜCKEN
    Verspannung, Steifheit und Spasmen im Rücken, besonders im Zervikalbereich
    Opisthotonus. Schiefhals
    Zuckungen im Rücken

EXTREMITÄTEN
    Konvulsionen der Gliedmaßen
    Steifheit
    Fußkrämpfe
    Zuckungen in beliebigen Körperteilen

KLINISCHE INDIKATIONEN
    Konvulsionen – Epilepsie, Zuckungen, Krämpfe, Spasmen. Kiefergelenk-Syndrom. Tortikollis

VERGLEICHE
Cuprum, *Zincum*, *Nux vomica*, *Ignatia*, *Cicuta*, *Crotalus cascavella*

SULFUR

Es ist nahezu unmöglich, die essentiellen Punkte von **Sulfur** in Kürze darzustellen, weil das Spektrum des Arzneimittels so breit gefächert ist, daß jedem Charakteristikum ein Symptom entgegengehalten werden kann, das ebenso charakteristisch ist, aber dem ersten widerspricht. **Sulfur** ist mit Sicherheit unser am häufigsten verschriebenes Arzneimittel, und man kann, wie *Kent* einmal gesagt hat, gemessen an der Häufigkeit, mit der **Sulfur** verschrieben wird, nicht zwischen einem erfahrenen Homöopathen und einem Neuling unterscheiden – höchstens anhand dessen, wie erfolgreich es verwendet wird. **Sulfur** ist vorwiegend ein Männermittel. Es gibt im wesentlichen zwei Persönlichkeitstypen bei diesem Mittel:

1) **Der philosophische Typ**, der intellektuell interessiert ist, aber eine schwache Bindung an Freunde und Familie hat. Er ist ein wahrhaft tiefer Denker und geht tiefgründigen Fragen lange und unvoreingenomen nach. Seine Intelligenz hebt ihn aus anderen heraus und gibt ihm eine Sonderstellung unter seinen Mitmenschen, und mit der Zeit bildet er sich auf seinen Verstand und auf das, was er damit erreichen kann, viel ein – was angetan ist, seinen Egoismus zu fördern. Sein größter Wunsch wäre es, eine Wahrheit zu entdecken oder zu einer Erkenntnis zu kommen, die ihn berühmt machen würde. Er ist ehrgeizig, intellektuell, distanziert. Dies verleiht ihm eine zynische und herablassende Haltung. Er kann sogar Abscheu gegenüber anderen empfinden. Sein Selbstvertrauen ist unerschütterlich.

2) **Der „praktische Idealist"**, bei dem der Dienst am Menschen und soziale Interaktion im Mittelpunkt stehen. Dieser Patiententypus ist eher extrovertiert, freundlich, charmant und wirkt bis zu einem gewissen Grad unschuldig. Menschen sind von ihm abhängig; er strotzt vor Lebenskraft und ist begeisterungsfähig. Dieser Typ braucht Anerkennung und Zuneigung von anderen Menschen und sucht nach Bestätigung, obgleich er viel Selbstbewußtsein zu haben scheint. Er kann sich egozentrisch lautstark darstellen, doch tut er dies auf eine naive Art, die nicht abstoßend wirkt. Er kann sehr großzügig sein. Dieser Patient kann viel Angst haben, oft um die Gesundheit und um seine Familie. Er kann phasenweise in Trübseligkeit und Angst oder Depression verfallen.

Frauen. Die *Sulfur*-Patientin zeigt nicht unbedingt die Persönlichkeit der männlichen Typen. Obgleich sie selbstbezogen und intellektuell sein kann, scheint sie sich oft stärker auf geschäftliche und praktische Angelegenheiten zu konzentrieren. Sie ist äußerst kompetent, ist gern beschäftigt, sie ist aufgeweckt und scharfsinnig. Eine andere Art von *Sulfur*-Frau, obgleich ebenfalls intelligent und vielseitig, wirkt sehr zerstreut und unorganisiert. Die typische *Sulfur*-Frau hat auch häufig etwas männliche oder dominierende Eigenschaften. Sie genießt Positionen, die mit Autorität, Kontrolle und Verantwortung verbunden sind. Emotionale Symptome werden in der Anamnese eher von der Familie als von der Patientin selbst erwähnt werden. Die Familie klagt hauptsächlich über den Starrsinn und die Reizbarkeit der Patientin. Angst und Hypochondrie können ausgeprägt sein. Die Patientin hat oft einen stämmigen, aber sehr soliden und straffen Körperbau.

Faulheit ist eines der großen Charakteristika des *Sulfur*-Patienten. Er zögert ständig die Erfüllung seiner Aufgaben hinaus. Er denkt an viele Projekte, führt sie jedoch selten aus. Er bevorzugt es womöglich, philosophische Diskussionen zu führen, anstatt an praktischen Dingen zu arbeiten. Ein *Sulfur*-Patient drückte diesen Aspekt einmal folgendermaßen aus: Er las viele Buchbesprechungen in Zeitschriften, denn er wollte gern über die zeitgenössische Literatur auf dem laufenden sein, konnte sich aber nicht dazu durchringen, das Buch selbst zu lesen.

Schlampigkeit ist ein weiteres Charakteristikum von *Sulfur*. In der Vergangenheit, vor dem Zeitalter der leicht herbeiführbaren Körperhygiene, der heißen Duschen und der fortschrittlichen Techniken zur Unterdrückung der typischen „schmutzig aussehenden" Hautläsionen, war dies offensichtlicher. Nichtsdestoweniger sind *Sulfur*-Patienten oft unordentlich, die Kleider haben Flecken vom Mittagessen der vergangenen Woche, das Haar ist fettig und ungekämmt, das Hemd falsch zugeknöpft oder hängt aus der Hose. Womöglich besteht eine Abneigung gegen das regelmäßige Bad, oder der Patient ist sehr faul und badet deshalb nur in sehr begrenztem Maße. Wohnung oder Büro des Patienten können aussehen wie ein Katastrophengebiet – mit Stapeln von Büchern, Papieren und schmutzigem Geschirr. Andererseits können *Sulfur*-Patienten abnorm perfektionistisch sein.

Kritik ist ein weiterer Zug von *Sulfur*. Der Patient kann an jedem etwas auszusetzen finden. Er scheint zu meinen, daß er jedes beliebige Buch besser hätte schreiben können als der Autor. Es kann sogar eine Art von Abscheu gegenüber anderen Menschen bestehen, zum Beispiel gegenüber fettleibigen oder betagten Personen.

Angst ist auch recht üblich bei *Sulfur*, dabei geht es häufig um die Gesundheit oder die Familie. Der *Sulfur*-Patient kann ein echter Hypochonder sein. Er kann auch irrationale Angst um das Wohlbefinden der Familie haben; wenn sich jemand verspätet, denkt er z.B. sofort an einen Autounfall oder ähnliches.

Selbstüberschätzung und Egoismus ist ein weiteres Charakteristikum, obgleich manche *Sulfur*-Patienten ein schwaches Selbstwertgefühl und ein starkes Bedürfnis nach Bestätigung beschreiben. In der Regel ist der Patient sehr stolz auf seinen geistigen Scharfsinn und seine Intelligenz. Der Patient hat großes Selbstvertrauen und findet die meisten Menschen langweilig, besonders dann, wenn sie von ihm nicht fasziniert sind.

SULFUR

Kinder. *Sulfur*-Kinder sind neugierig, robust, willensstark und extrovertiert. Sie müssen im Zentrum der Aufmerksamkeit stehen und können eifersüchtig und wütend reagieren, wenn andere in den Mittelpunkt treten. Die Arroganz, die wir bei Erwachsenen sehen, kann man auch oft bei Kindern beobachten. *Sulfur*-Jungen haben einen großen Sinn für mechanische Zusammenhänge und zeigen Scharfsinn, wenn es darum geht herauszufinden, wie bestimmte Dinge funktionieren. Die Jungen sind oft groß, schwer und streitlustig. Im positiven Falle sind sie in der Schule beliebt und übernehmen dort Führungsrollen. Im negativen Falle werden sie Raufbolde oder „Ellbogenfahrer", oder sie entwickeln Verhaltensstörungen. *Sulfur*-Kinder können auch sehr offen und unschuldig sein. Sie genießen den Kontakt mit Erwachsenen und nehmen es übel, wenn sie nicht wie Erwachsene behandelt werden; so finden sie es unfair, wenn sie früh zu Bett geschickt werden, während sich die Erwachsenen noch weiter unterhalten.

Körper. *Sulfur* kann bei jeder beliebigen körperlichen Erkrankung angezeigt sein. Häufige Problembereiche sind u.a. die Haut (Abszeß, Akne, Ekzem, Psoriasis usw.) und der Verdauungstrakt (Diarrhœ, Geschwüre, Hämorrhoiden usw.).

GEMÜT
- **Egoismus. Prahlerei**
- **Faulheit**
- **Schmutzig oder unordentlich. Gleichgültig in bezug auf die äußere Erscheinung.** Abneigung gegen Baden
- **Intellektuell, philosophisch, theoretisierend**

Extrovertiert, ausgelassen und freundlich
Extrovertiert, Interesse für das mechanische Funktionieren von Dingen, befehlshaberische Kinder
Angst um die Gesundheit
Angst um die Familie oder Kinder – Unfälle, Krankheiten
Ehrgeizig
Kritisch

- **Ekel** – eine die Eingeweide betreffende Empfindung, hervorgerufen durch Gerüche, Gegenstände oder sogar Personen

Höhenangst – sogar, wenn andere sich an einem hochgelegenen Ort befinden

Ängste: Krankheit. Klaustrophobie. Infektion. Krebs. Zurückweisung. Versagen

Perfektionistisch. Zwanghaft.

Kaut an den Nägeln.

Hartnäckig und starrsinnig

Schwaches Selbstbewußtsein; braucht Lob.

Sammelt Dinge. Wahnvorstellung oder der Eindruck, „Lumpen stellten Reichtümer dar".

Impuls, die Familie zu verletzen, was ihn erschreckt.

Weinen während der Menopause

Wiederholt die Frage, bevor er antwortet.

ALLGEMEINSYMPTOME

Warm und verschlimmert durch Hitze, obwohl manche Patienten auch einen Mangel an Lebenswärme aufweisen.

Allgemeine und örtliche Verschlimmerung durch Bettwärme

Allgemeine Verschlimmerung im Winter

- **Allgemeine Verschlimmerung um 11.00 Uhr** mit Hunger, Kopfschmerzen usw.

Allgemeine Verschlimmerung nachts oder nachts im Bett

- **Allgemeine Verschlimmerung im Stehen** (Kreuzschmerzen, Diarrhœ, Ohmacht)

Allgemeine Besserung im Liegen

- **Allgemeine Abneigung gegen und Verschlimmerung durch Baden**

Übelriechende Ausscheidungen – Kot, Schweiß usw.

Unmäßiges Schwitzen

Allgemeine Verschlimmerung durch unterdrückte Hautausschläge oder unterdrückte Absonderungen

SULFUR

Brennende Schmerzen
Allgemeine Verschlimmerung am Wochenende
Allgemeine Verschlimmerung an bewölkten Tagen, wenn die Sonne kurz durch die Wolken scheint
Äußere Erscheinung:
1) von dünner Statur, mit Hängeschultern, hager.
2) Beleibt, rötliche Wangen, plethorisch, rote Lippen. Ungepflegtes, fettiges oder ungekämmtes Haar usw.

KOPF
- **Kopfschmerzen am Wochenende**

Kopfschmerzen, oft als Bandgefühl um den Kopf
Kopfschmerzen oder Brennen auf dem Scheitel, besser durch kalte Anwendungen
Kopfschmerzen: schlimmer im Winter, schlimmer durch Gerüche
Hautausschläge auf der Kopfhaut oder am Haaransatz
Schuppen, Seborrhœ der Kopfhaut, am Haaransatz, der Augenbrauen
Rezidivierende Zahninfektionen
Rötliches Gesicht; manchmal eine alkoholische Rötung oder als vergrößerte Venen in Nase oder Wangen
Klimakterische Hitzewallungen
Otitis media, Otorrhœ: besonders linksseitig
Rosacea; Akne auf der Nase
Rote Lippen

AUGEN
- **Dichte, buschige Augenbrauen**
- **Konjunktivitis mit dem Gefühl von Sand oder Körnchen in den Augen**

Blepharitis; Rötung, Brennen und Reizung an den Lidrändern
Iritis

SULFUR

Retinitis. Netzhautblutung

NASE
Starke Geruchsüberempfindlichkeit
- **Abneigung gegen Körpergerüche anderer Menschen (aber liebt seine eigenen Ausdünstungen)**

Sinusitis. Chronisches, eitriges Nasensekret
Heuschnupfen
Nasenpolypen

MAGEN
Verlangen: **Süßigkeiten. Schokolade. Speiseeis. Fett. Gewürzte Speisen. Alkohol, vor allem Bier oder Whisky.** Fleisch. Scharfe Speisen. Äpfel

Verlangen nach Süßigkeiten und Schokolade vor der Menstruation

Abneigung: • **Eier**, vor allem weiches Eidotter. Fisch. Saure Speisen. Oliven. Limonade. Leber. Selten gegen Süßigkeiten

Großer Appetit, ißt ausgesprochen gern.
- **Gefühl von Leere und Hunger täglich gegen 11.00 Uhr**

Großer Durst auf eiskalte Getränke.

Gastritis; Ulkus pepticum

Sodbrennen, besonders durch falsche Ernährung

Magenverstimmung während der Menstruation

REKTUM
- **Diarrhœ oder weicher Stuhl jeden Morgen, treibt ihn oft morgens aus dem Bett, vor allem gegen 5.00 oder 6.00 Uhr. Kann jeden Morgen mehrere Stuhlentleerungen haben.**

Diarrhœ durch Bier
Plötzlicher starker Stuhldrang
- **Stuhl sehr übelriechend**; die ganze Familie weiß infolgedessen, wann er Stuhlgang hat.

SULFUR

Übelriechende Blähungen
- **Juckreiz oder Brennen am Rektum: schlimmer durch Hitze, besser durch Kälte**

Hämorrhoiden. Rektalfisteln

Nässe im Rektalbereich durch Heraussickern von Sekret aus dem Anus, was sehr störend wirkt.

UROGENITALTRAKT

Hautausschläge um die Genitalien. Herpes genitalis

Starker Sexualtrieb ist üblich bei dem plethorischen Typus. Bei dem schlaksigen. philosophischen Typus kann die Sexualität eine untergeordnete Bedeutung haben oder sogar als geschmacklos gelten.

Impotenz oder Erektionsverlust

Enuresis

Phimose. Balanitis

Prostatitis, Brennen in Urethra oder Prostata. Prostatahypertrophie

Absonderungen aus der Harnröhre

Übelriechender Harn

Leukorrhœ gelb und übelriechend. Vaginales Jucken

Übelriechender Schweiß in den Leisten

HERZ

Angina pectoris

Herzklopfen: schlimmer nachts im Bett, schlimmer im Schlaf

Herzerkrankung im fortgeschrittenen Stadium

BRUST

Asthma, schlimmer durch Erkältung

Atemwegsbeschwerden schlimmer abends

Apnœ im Schlaf, fährt mit Erstickungsgefühl aus dem Schlaf hoch.

Husten schlimmer nachts im Bett

Pneumonie. Bronchitis. Emphysem. Tuberkulose

RÜCKEN
Schwacher Rücken, sackt in seinem Stuhl zusammen.
Kreuzschmerzen und Ischiassyndrom
Rückenschmerzen: schlimmer durch langes Stehen, schlimmer durch Bücken
Unfähig, aufrecht zu stehen
Akne auf dem Rücken

EXTREMITÄTEN
Schmerzen in der linken Schulter
Arthritis: schlimmer durch Überhitzen und besser durch kalte Anwendungen
Rheumatoide Arthritis. Gicht. Psoriatische Arthritis
Zellulitis, Lymphangiitis, besonders in den Unterarmen. Panaritium
Varizen
Nägel dick und unförmig, vor allem die Zehennägel
Füße schwitzen und haben einen üblen Geruch.
- **Die Füße sind brennend heiß und müssen unter der Decke hervorgestreckt werden, oder er sucht ruhelos nach kalten Stellen in den Laken.**

SCHLAF
Schlaflosigkeit. • **Schläft drei bis vier Stunden lang gut, wacht dann auf und döst den Rest der Nacht vor sich hin.**
Apnœ im Schlaf, richtet sich mit Erstickungsgefühl auf.
Lacht im Schlaf (*Lycopodium*)
Alpträume, • **vor allem, wenn er auf dem Rücken schläft.**
Schläft bevorzugt auf der linken Seite

SULFUR

HAUT

Hautausschläge: gewöhnlich feucht und extrem stark juckend

Juckreiz: schlimmer durch Hitze, schlimmer durch Bettwärme, schlimmer nachts, schlimmer durch Baden, schlimmer durch Wolle

- Ekzem. Psoriasis. Seborrhœ. Reaktion durch Berührung mit der Gifteiche. Krätze

Furunkel, schmerzhaft, häufig rezidivierende Tendenz

Herpes. Impetigo. Tinea. Windpocken. Erysipel. Zellulitis

KLINISCHE INDIKATIONEN

Abszeß. Akne. Alkoholismus. Allergie. Angina pectoris. Amyotrophische Lateralsklerose. Angst. Arrhythmie. Arthritis. Rheumatoide Arthritis. Asthma. Bindegewebserkrankung. Blepharitis. Bronchitis. Bursitis. Chronische-Erschöpfung-Syndrom. Darmentzündung. Demenz. Depression. Diabetes. Diarrhœ. Ekzem. Fissuren. Fisteln im Rektalbereich. Gicht. Hämorrhoiden. Hepatitis. Herpes. Hiatushernie. Klimakterische Hitzewallungen. Hypertonie. Impetigo. Iritis. Ischiassyndrom. Kolitis. Konjunktivitis. Kopfschmerzen. Kreuzschmerzen. Lateralsklerose. Maligne Entartungen. Migräne. Multiple Sklerose. Nasenpolypen. Obstipation. Otitis media. Pharyngitis. Pneumonie. Proktitis. Prostatitis. Psoriasis. Reflux-Ösophagitis. Rhinitis. Schuppen. Seborrhœ. Sinusitis. Stauungsherzinsuffizienz. Tinea. Tonsillitis. Ulkus pepticum. Zirrhose

ERGÄNZUNGSMITTEL

Arsenicum album, *Nux vomica*, *Psorinum*, *Aconitum*, *Pulsatilla*

Zyklus: ***Sulfur – Calarea carbonica – Lycopodium – Sulfur***

AKUTE ERKRANKUNGEN

Bei anhaltenden, „vernachlässigten" Erkältungen, Grippe, Tonsillitis, Bronchitis, Pneumonie; der Patient ist warm, verschwitzt, trägt alte Kleider und vergißt tagelang, die Kleider zu wechseln, das Haar wird fettig und klebt am Kopf.
Masern (*Apis. Belladonna. Bryonia. Euphrasia. Gelsemium. Pulsatilla. Rhus toxicodendron.*)

VERGLEICHE

Nux vomica – Ehrgeizig; egoistisch; ungeduldig; verlangt nach Fett, Gewürztem; Verdauungsstörungen
Pulsatilla – Warmblütig; schlimmer durch Hitze; Höhenangst; reizbar; Ekel; Verlangen nach Süßem; Kopfschmerzen; heiße Füße; Hauterkrankungen
Argentum nitricum – Warmblütig; extrovertiert; Höhenangst; Verdauungsbeschwerden; Diarrhœ; Verlangen nach Süßem
Psorinum. Aloe. Medorrhinum. Lycopodium. Platinum. Antimonium crudum. Graphites. Mezereum

SULFURICUM ACIDUM

Sulfuricum acidum (Schwefelsäure) ist eines der Hauptbestandteile der Abgase von Verbrennungsmotoren aller Art. Und Eile ist das Hauptcharakteristikum dieses Arzneimittels. Metaphorisch ist es also sowohl ein Nebenprodukt des Eiltempos unserer Kultur (Autos, Flugzeuge usw.) als auch eine Ursache für diese Eile.

Die übersteigerte Eile von *Sulfuricum acidum* drückt sich in allen Lebensbereichen des Patienten aus – er ißt schnell, geht schnell und tut Dinge in so großer Eile, daß er dadurch verwirrt wird und durcheinander gerät. Oder er ist vielleicht innerlich mit Plänen für

SULFURICUM ACIDUM

zehn verschiedene Projekte oder Aufgaben beschäftigt, die er erledigen muß. Das andere große Charakteristikum dieses Arzneimittels ist ungeheure Sensibilität gegenüber Dämpfen und Rauch. Überempfindlichkeit gegen Chemikalien und allergische Umweltkrankheiten können mit diesem Mittel geheilt werden.

Auf der körperlichen Ebene sind Symptome der Schleimhäute ausgeprägt, ebenso die Neigung zu Hämorrhagie und Ekchymose.

GEMÜT
    Eile. Andere sollen sich beeilen.
    Hat es so eilig, daß er mit seiner Planung durcheinander gerät.
    Geistig zerstreut, aber voller Pläne für Dinge, die er zu tun hat
    Redet mit sich selbst.
    Unzufrieden und mißmutig

ALLGEMEINSYMPTOME
- **Allgemeine Verschlimmerung durch Dämpfe und Kfz-Abgase**

    Allgemeine Verschlimmerung durch Rauch, Staub und ätherische Düfte
    Mangel an Lebenswärme und schlimmer durch Kälte
    Müdigkeit und Erschöpfung, Zittern aus Schwäche
    Schmerzen kommen allmählich und verschwinden plötzlich.
    Rechtsseitige Beschwerden (mit Ausnahme des Kopfes)
    Allgemeine Verschlimmerung im Klimakterium
    Saurer Geruch (wie bei fiebrigen oder septischen Erkrankungen)
    Schwitzen durch geringe Anstrengung oder warme Speisen
    Ruheloser Schlaf, erwacht häufig. Schläft zwei Stunden lang und wacht dann immer wieder auf.
    Alpträume vor der Menstruation
    Neigung zu Blutergüssen und Hämorrhagie

SULFURICUM ACIDUM

KOPF
Kopfschmerzen und Neuralgie, oft linksseitig, nehmen langsam zu und verschwinden allmählich; besser am Meer
Gehirn fühlt sich an, als sei es lose im Kopf.
Neuralgie nach einer Grippe
Linksseitige Schwellung der Submaxillar- und Parotisdrüsen
Schnupfen und Heuschnupfen mit Brennen und Jucken in Gaumen und Nase
Empfindung, als befände sich Eiweiß im Gesicht
Aphthen: schmerzhaft; auf Zunge, Wangeninnenseiten, dem ganzen Verdauungstrakt; treten oft periodisch auf.

VERDAUUNGSTRAKT
Gastritis
Aufstoßenen und Magenverstimmung, schlimmer durch Alkoholgenuß
Verlangen nach Brandy und Alkohol im allgemeinen
Abneigung gegen Wasser – es sei denn, Likör oder Brandy ist beigemischt.

UROGENITALTRAKT
Vorzeitige Ejakulation

BRUST
Asthma: schlimmer durch Rauch, Dämpfe und Staub

EXTREMITÄTEN
Blutergüsse und Ekchymose, folgt auf *Arnica* bei akuten Verletzungen.
Verletzungen der weichen Gewebe. Gangrän nach Verletzung
Jucken der Fingerspitzen

SYMPHYTUM

KLINISCHE INDIKATIONEN
 Allergie. Aphthen. Asthma. Ekchymosen. Gastritis. Kopfschmerzen. Purpura. Umweltbedingte Krankheiten und Überempfindlichkeit gegenüber Chemikalien. Verstauchungen

SYMPTOMENKOMBINATION
 Eile *und* Beschwerden durch Erschöpfung

ERGÄNZUNGSMITTEL
 Pulsatilla, **Arnica**

VERGLEICHE
 Tarantula hispanica, **Medorrhinum**, **Nux vomica**, **Jodum**

SYMPHYTUM

Symphytum ist ein Mittel für Verletzungen. Es wird hauptsächlich für Frakturen verwendet, sowohl akut als auch in Fällen, in denen ein Knochenbruch nicht heilt. Es ist außerdem ein nützliches Mittel bei Verletzungen von Periost und Knochen, wenn die Schmerzen nach der Verletzung lange anhalten. Bei stumpfem Augentrauma ist **Symphytum** das Spezifikum, allerdings ist **Arnica** von größerem Nutzen bei Verletzungen der Augenhöhle.

VERLETZUNG
 Trauma von Auge und Augenhöhle (**Arnica**)
 Frakturen – sowohl für den Schmerz als auch für eine bessere Knochenheilung
 Phantomschmerzen nach einer Amputation
 Periostschmerzen nach Wundheilung

SYPHILINUM

Im syphilitischen Miasma sehen wir Zerstörung auf allen Ebenen, aber keine gewaltsame Destruktivität, sondern eher eine Art Zerfressenwerden. Im körperlichen Bereich können wir ein Zerfressen des Knochens (z.B. Nasenbein usw.) beobachten; im emotionalen Bereich kann der Patient eine Art Nihilismus empfinden oder ein Gefühl, daß er am liebsten alles um sich herum abstürzen und zusammenbrechen ließe; und auf der geistigen Ebene sehen wir einen Zusammenbruch in Richtung Wahnsinn. Bei syphilitischen Patienten ist die Bindung zu anderen Menschen eher schwach. Familien mit starker erblicher Tendenz zu Alkoholismus sind in der Regel syphilitisch.

Körperlich ist der syphilitische Patient oft blaßhäutig, die Haut ist dünn und läßt die tieferliegenden Gewebeschichten durchscheinen. Es sind eher schlanke Menschen, anmutig in ihren Bewegungen. Es gibt mehrere charakteristische syphilitische Gesundheitsprobleme:

1) Allgemeine Verschlimmerung nachts oder von Sonnenuntergang bis Sonnenaufgang
2) Knochenschmerzen oder -zerstörung, vor allem nächtliche Knochenschmerzen
3) Ulzeration der Haut oder Schleimhäute
4) Anatomische Mißbildung, oftmals angeboren (Gesichtszüge, Gaumenspalte, Strabismus usw.)
5) Neuralgie

Nun wollen wir uns spezifisch dem Arzneimittel *Syphilinum* zuwenden. Der Gemütszustand von *Syphilinum* zeichnet sich aus durch Furcht und Angst. Die Furcht betrifft oft die Gesundheit bzw. Krankheit. Es besteht vor allem große Angst vor ansteckenden Krankheiten oder Bazillen, besonders vor Infektionskrankheiten wie Tuberkulose usw. Wenn wir hören, daß jemand eine irrationale Angst vor AIDS oder dem Lyme-Syndrom hat, müssen wir *Syphilinum* in Betracht ziehen (***Arsenicum album***, ***Borax***,

SPYHILINUM

Calcarea carbonica, *Sulfur*). Diese Angst führt oftmals zu einer tiefsitzenden Abneigung gegen Schmutz oder gegen das Berühren von schmutzigen Dingen.

Es besteht auch eine starke Tendenz, Dinge wiederholt nachzuprüfen: „Habe ich daran gedacht, den Herd abzustellen?" Diese Unsicherheit führt mit der Zeit zu einer Zwangsneurose. *Syphilinum* ist eines der Hauptmittel für Zwangsneurose. Wenn wir diese beiden Tendenzen – Zwangsneurose und Furcht vor Ansteckung – miteinander verbinden, so erhalten wir das große Schlüsselsymptom von *Syphilinum*: Verlangen, die Hände zu waschen. Der *Syphilinum*-Patient kann sich buchstäblich hundert Mal am Tag die Hände waschen. Jedesmal, wenn er eine öffentliche Türklinke berührt, Geld anfaßt, jemandem die Hand gibt, überfällt ihn das unwiderstehliche Verlangen, sich zu waschen. Das Verlangen nach Reinlichkeit betrifft auch seine Kleidung. Natürlich erkennt der Patient, daß seine Gefühle nicht normal sind. Er spürt, daß etwas ernstlich nicht in Ordnung ist, und er kann eine starke Furcht vor dem Wahnsinn entwickeln. Der Patient kann tatsächlich an der Grenze eines schweren geistigen Zusammenbruchs stehen.

GEMÜT

Zwanghaftes Überprüfen. Zwanghaftes Händewaschen
Furcht vor Ansteckung, Krankheit, Wahnsinn
Alkoholismus
Große Reizbarkeit während der Kopfschmerzen
Megalomanie

ALLGEMEINSYMPTOME

Allgemeine Verschlimmerung nachts, fürchtet die Nacht, weil er weiß, daß er sich elend fühlen wird.
Allgemeine Verschlimmerung von 2.00 bis 4.00 Uhr
Knochenschmerzen – vor allem in Schädel und langen Knochen, schlimmer nachts. Das schließt u.U. auch Wachstumsschmerzen bei Kindern ein.

SYPHILINUM

KOPF
Kopfschmerzen: können in den Schädelknochen empfunden werden, schlimmer nachts.
Strabismus
Verzerrte Gesichtszüge; möglicherweise nur eine milde Gesichtsasymmetrie
Nasen- oder Mundkrebs
„Sattelnase"
Chronische retronasale Absonderungen
Reichlicher Speichelfluß, vor allem nachts im Bett
Haarausfall; Alopezie
Zähne deformiert, Verfall der Zähne unterhalb des Zahnfleisches. Die Zähne brechen wegen chronischem krampfhaftem Zusammenbeißen der Kiefer ab.
Ulzera im Mund
Gaumenspalte
Gesichtsneuralgie, schlimmer nachts

VERDAUUNGSTRAKT
Verlangen nach Alkohol
Obstipation

BRUST
Aneurysma

UROGENITALTRAKT
Reichliche Leukorrhœ, kann grünlich sein; so viel, daß ein Tampon sich damit vollgesaugt.
Verhärtung der Samenstränge

EXTREMITÄTEN
Knochenschmerzen: schlimmer durch Bettwärme, besser durch kalte Anwendungen
Rückenschmerzen nachts

TABACUM

Osteomyelitis
Wirbelsäulenverkrümmung
Hautgeschwüre, vor allem an den Beinen. Psoriasis

SCHLAF
Schlaflosigkeit, erwacht oft zwischen 2.00 und 4.00 Uhr.

KLINISCHE INDIKATIONEN
Abszeß. Akne. Alkoholismus. Alopezie. Aneurysma. Angst. Hautgeschwüre. Knochenschmerzen. Kopfschmerzen. Leukorrhœ. Maligne Entartungen. Mundgeschwüre. Neuralgie. Psoriasis. Schlaflosigkeit. Skoliose. Zwanghaftes Verhalten

ERGÄNZUNGSMITTEL
Arsenicum album, *Aurum*, *Kalium jodatum*, *Mercurius*, *Nitricum acidum*, *Phytolacca*, *Platinum*, *Sulfur*

TABACUM

Tabacum erzeugt (wie jedes Kind bestätigen kann, das einmal an einer Zigarette gelutscht hat) extreme Übelkeit. Der Patient fühlt sich, als müßte er sterben; ihm wird kalt, klamm, und er wird blaß. Die Ursache dafür kann Seekrankheit, Reisekrankheit, akute Gastritis, Chemotherapie oder jeder beliebige andere Grund sein. *Tabacum* ist ein Mittel, das man in Betracht ziehen sollte, wenn Beschwerden durch Tabakmißbrauch hervorgerufen sind, sei es durch Kauen oder durch Rauchen.

KOPF
Kopfschmerzen mit tödlich elender Übelkeit
Gesicht blaß und eingefallen
Schwindel: schlimmer durch Öffnen der Augen, besser im Freien

VERDAUUNGSTRAKT
- **Tödlich elende Übelkeit; herabsinkendes Gefühl im Magen**

Übelkeit mit oder ohne Erbrechen, was ihn handlungsunfähig macht
Schwangerschaftsübelkeit mit Erbrechen
Übelkeit: besser durch kühle Luft und Bloßlegen des Bauches, schlimmer beim Öffnen der Augen
Verlangen nach Tabak
Obstipation, besonders bei Tabakkonsumenten
Anstrengung und Schwitzen während der Stuhlentleerung
Rektale Spasmen

BRUST
Die Wirksamkeit des Mittels wurde in Fällen von arteriosklerotischer Herzkrankheit bei Tabakkonsumenten nachgewiesen.

EXTREMITÄTEN
Muskelspasmen oder Gliederzucken

KLINISCHE INDIKATIONEN
Erbrechen. Gastritis. Kopfschmerzen. Obstipation. Rektale Spasmen. Reisekrankheit. Seekrankheit. Schwindel. Übelkeit

VERGLEICHE
Ipecacuanha, *Sepia*, *Cocculus*

TARAXACUM

Taraxacum ist nützlich bei Verdauungsstörungen und Cholezystitis. Das Hauptschlüsselsymptom für dieses Mittel ist die Zungenverfärbung und der an eine Landkarte erinnernde Zungenbelag.

KOPF
   Kopfschmerzen: im Hinterkopf, schlimmer im Liegen
   • **Belegte**, wunde Zunge, **Landkartenzunge**. Rohe Stellen auf der Zunge

ABDOMEN
   Cholezystitis. Gastritis
   Magenverstimmung, schlimmer durch fetthaltige Speisen

KLINISCHE INDIKATIONEN
   Cholezystitis. Gastritis. Glossitis. Kopfschmerzen

VERGLEICHE
   Ptelea, *Chelidonium*, *China*

TARANTULA CUBENSIS

Tarantula cubensis kann Hautsymptome mit intensiv brennenden Läsionen, ähnlich denen von **Anthracinum**, hervorrufen und heilen und ignoriert damit die Diskussionen um die Originalquelle des Arzneimittels (ein verdorbenes Spinnenexemplar). Die Läsionen sind u.a. Infektionen, Abszesse, Geschwüre und Ekzem. Die Haut ist oft dunkel, violett oder fleckig blau. Furchtbares Brennen des ganzen

Körpers, das sich in einer empfindlichen Stelle lokalisiert, charakterisiert eine prägangränöse Erkrankung.

KOPF
Mundgeschwüre mit ausgeprägtem Brennen, können sich über den gesamten Verdauungstrakt ausbreiten (*Arsenicum album*).

HAUT
Brennen der Haut, aggressives Panaritium
Pusteln, Karbunkel. Abszeß
Abszeß mit brennenden, stechenden Schmerzen und fleckig blauer Verfärbung
Kent hat einen syphilitischen Fall mit Abszeß in einem Bubo geheilt.
Brennende Hautgeschwüre
Qualvoll brennende Stellen mit beginnender Gangrän (*Kent*)

VERGLEICHE
Anthracinum, Hepar sulfuris, Lachesis

TARANTULA HISPANICA

Tarantula ist ein Mittel für Überreizung des Nervensystems. Das spiegelt sich zunächst in einer Überaktivität und ausgeprägtem Fleiß wider: Arbeitswut. Auf diese relativ normale Phase folgen intensive Eile und Ungeduld. Es ist vielleicht das am meisten zur Eile angetriebene aller Arzneimittel. Der Patient ist hyperaktiv und kann es kaum ertragen, wenn er jemanden sieht, der sich langsam bewegt. Musik und Tanz, sogar wildes Tanzen, liebt er sehr.

TARANTULA

Wenn Aktivität und körperliche Bewegung nicht ausreichen, um die innere Stimulation zu lindern, entwickelt sich Destruktivität. ***Tarantula*** ist ein manisches Mittel mit Gewalttätigkeit und Zorn ähnlich wie ***Stramonium***, ***Belladonna*** ua. Außerdem besitzt es einen subtilen, listigen und sehr betrügerischen Aspekt. Der Patient kann Unterhaltungen und Situationen durch List oder gar Lüge, anstelle von Überzeugungskraft, so manipulieren, daß er sein Ziel erreicht.

Auf der körperlichen Ebene greift ***Tarantula*** zuerst das Nervensystem an – was als Ruhelosigkeit, Zuckungen und sogar Chorea zum Ausdruck kommt. Auch Herz, Haut und Genitalien sind besonders krankheitsanfällig.

GEMÜT

- **Ungeheuer zur Eile angetrieben, von intensiver Ausstrahlung, erregt und ruhelos**

    Fleißig. Arbeitet mit unglaublichem Tempo

    Ungeduldig – kann es nicht ertagen, wenn andere sich langsam bewegen.

- **Liebt Musik und Tanz**. Musik erregt oder beruhigt ihn.

    Abneigung gegen Berührung

- **Abneigung gegen kräftige Farben** oder bestimmte Farben
- **Hinterlistig**, manipulierend und unehrlich

    Zerstörerisch – zerbricht, zerreißt, wirft Gegenstände

    Manie und Wutausbrüche mit ungeheurer Leidenschaft oder sogar extremer Gewalttätigkeit und Verlangen zu töten.

    Vermehrte Kraft während der manischen Phase (***Stramonium***, ***Belladonna***, ***Hyoscyamus***)

    Plötzliches zerstörerisches Verhalten

    Täuscht Krankheit vor (***Plumbum***, ***Moschus***, ***Veratrum album***)

    Widerspenstig und ungehorsam. Hyperaktive Kinder

    Lachen und Wildheit

TARANTULA

ALLGEMEINSYMPTOME
  Ungeheure Ruhelosigkeit und besser durch Anstrengung
  Bedeutende Besserung durch Musik (vor allem laute, wilde Musik) und Tanzen
  Mangel an Lebenswärme und schlimmer durch Kälte
  Periodizität
  Abmagerung (***Jodum***)

NERVENSYSTEM
  Zuckungen und Rucken
  Chorea.
  Hyperästhesie. Ameisenlaufen. Kribbelgefühl, wie „eingeschlafen" oder wie „tausend Stecknadeln"

VERDAUUNGSTRAKT
  Verlangen: Salzige Speisen. Rohkost. Sand
  Abneigung gegen Fleisch
  Kent heilte einen Fall von hochgradiger Obstipation und Angst mit **Tarantula**

UROGENITALTRAKT
  Übermäßiger Sexualtrieb; häufiger Partnerwechsel
  Uterusmyome
  Brennen im Uterus
  Tumore und Erkrankungen der Ovarien und Hoden
  Metrorrhagie
  Ausgeprägtes Jucken von Vulva und Vagina, schlimmer nach der Menstruation
  Sediment im Urin; Blasentenesmus

BRUST
  Angina pectoris
  Mitralklappenerkrankung
  Plötzliches, heftiges Herzklopfen

TARANTULA

EXTREMITÄTEN
Ruhelosigkeit
Beine ruhelos im Bett
Chorea
Zuckungen und Rucken
Überempfindlichkeit der Fingerspitzen, besser durch Reiben
Taubheitsgefühl in den Beinen

SCHLAF
Unruhiger Schlaf, das Bett ist am Morgen völlig zerwühlt.

HAUT
Abszeß
Hautgeschwüre
Ameisenlaufen (*Coca*, *Secale*)

SYMPTOMENKOMBINATIONEN
Erkrankung von Herz *und* Ovarien
Eile *und* Juckreiz im Genitalbereich

KLINISCHE INDIKATIONEN
Abszeß. Angina pectoris. Arrhythmie. Chorea. Diabetes. Ekzem. Hautgeschwüre. Herzklappenerkrankung. Hodentumor. Hyperaktivität. Manie. Metrorrhagie. Mitralklappenerkrankung. Syndrom der ruhelosen Beine. Sexuelle Störungen. Uterusmyom. Vaginitis. Verhaltensstörung

VERGLEICHE
Nux vomica – Eilig; fleißig; Wut; Mangel an Lebenswärme; Verlangen nach gewürzten Speisen
Sulfuricum acidum – Extreme Eile; Wut; Mangel an Lebenswärme; Ekchymosen

Arsenicum album – Ruhelosigkeit; Reizbarkeit; Periodizität; brennende Schmerzen; rechtsseitige Beschwerden; Vaginitis; Herzerkrankung

Lilium tigrinum – Eile; hypersexuell; Zorn und Wut; Gebärmuttererkrankungen

Medorrhinum, **Belladonna**, **Stramonium**, **Hyoscyamus**, **Tuberculinum**

TELLURIUM

Obwohl gewöhnlich bei akuten Kreuzschmerzen und Ischiassyndrom verwendet, ist **Tellurium** auch bei manchen Hauterkrankungen nützlich. Die Rückenschmerzen ähneln stark dem klinischen Bild einer akuten Bandscheibenruptur: Schmerzen, verursacht durch Bewegung, Berührung und Anstrengung bei der Stuhlentleerung sowie durch Husten.

KOPF

Chronische Otorrhœ mit scharfer, wundmachender und übelriechender Absonderung, oft mit fischartigem Geruch

Ausschläge am Haaransatz

RÜCKEN

- **Rückenschmerzen schlimmer durch Berührung, Husten, Niesen und Anstrengung bei der Stuhlentleerung**

Hochgradige Schmerzen im Rücken, oft mit Ausstrahlung dem Ischiasnerv entlang

Rechtsseitige Ischiasschmerzen

Schmerzen im Rücken, die sich durch Berührung oder Druck zum Kopf ausbreiten (*Clarke*)

TEREBINTHINA

KLINISCHE INDIKATIONEN
Ekzem. Otorrhœ. Psoriasis. Rückenschmerzen (sogar Metastasen in der Wirbelsäule)

ERGÄNZUNGSMITTEL
Sulfur folgt und bringt den Fall zum Abschluß.

VERGLEICHE
Rhus toxicodendron, Colocynthis, Bryonia, Kalium jodatum, Lachesis, Dioscorea, Graphites, Sanicula

TEREBINTHINA

Es besteht Ähnlichkeit mit **Kreosotum**, einmal wegen seiner Neigung zu ätzender gewebezerstörender Schärfe seiner Absonderungen und Brennen in dem betroffenen Organ und zum andern mit seiner Neigung zu Blutungen. **Terebinthina** ist vor allem bei Nephritis und Erkrankungen der Harnwege nützlich, das charakteristische Leitsymptom ist rauchig verfärbter Harn.

ALLGEMEINSYMPTOME
Brennende Schmerzen in allen Schleimhäuten
Ödeme

KOPF
Glänzende Zunge (*Kalium bichromicum, Pyrogenium*)
Juckende Augenlider. Violette Schwellung unter den Augen

VERDAUUNGSTRAKT
Auftreibung des Abdomens
Diarrhœ und rektale Blutung
Peritonitis. Aszites

UROGENITALTRAKT
Urin blutig oder • rauchig verfärbt
Urin riecht nach Veilchen.
Nephritis
Schwere Harnwegsinfekte, sogar Pyelonephritis, mit brennenden Schmerzen über den Nieren und Erschöpfung
Hämorrhagische Zystitis. Ausgeprägtes Brennen beim Urinieren
Uterustumore oder -infektion
Urethritis mit ausgeprägtem Brennen; chronische Absonderungen aus der Harnröhre

EXTREMITÄTEN
Ödeme der Gliedmaßen
Purpura
„Schwitzen oder kalter Schweiß, hauptsächlich an den unteren Extremitäten" wird von manchen Autoren als Schlüsselsymptom angesehen.

KLINISCHE INDIKATIONEN
Bronchitis. Nephritis. Peritonitis. Purpura. Urethritis. Zystitis

VERGLEICHE
Kreosotum – Brennen; Entzündung und Hämorrhagie im Urogenitaltrakt (obgleich ***Kreosotum*** eine stärkere Beziehung zu den Genitalien hat)
Cantharis, ***Mercurius corrosivus***, ***Apis***

TEUCRIUM

Dieses Arzneimittel ist vor allem in Fällen von Polypen indiziert. *Teucrium* ist ein Hauptmittel für Nasenpolypen, aber es ist auch bei Polypen der Gebärmutter, der Harnwege, des Darms oder des Rektums indiziert. Außerdem steht es in dem Ruf, Patienten von dem Befall mit Madenwürmern zu heilen.

THEA

Thea ist vor allem bei schweren psychiatrischen Fällen mit starken, gewalttätigen Impulsen indiziert (*Mercurius*, *Platinum*, *Arsenicum album*, *Jodum*, *Hepar sulfuris*, *Nux vomica*, *Sulfur*). Es besteht der Drang, einen nahen Familienangehörigen oder geliebten Menschen zu töten, vor allem aber das eigene Kind (*Mercurius*, *Nux vomica*, *Sulfur*, *Argentum nitricum*). Der Patient klagt womöglich über ungeheure Angst, daß er sein Kind töten könnte und schickt vielleicht das Kind sogar zu einem Nachbarn, um es zu schützen. Das gesamte Nervensystem ist erregt.

THERIDION

Wenn eine Kombination von Schwindel, Schlaflosigkeit und extremer Lärmempfindlichkeit vorliegt, ist *Theridion* das Mittel der Wahl. Die Patientin ist oft ängstlich, geschwächt, erschöpft, übererregt und hysterisch. *Theridion* ist meist ein Frauenmittel.

GEMÜT
Ausgeprägte Überempfindlichkeit gegen Lärm (verursacht Schmerzen, Zahnschmerzen usw.)
Hysterie und Angst. Panikattacken

KOPF
Schwindel: schlimmer beim Schließen der Augen, schlimmer durch Bewegung oder beim Autofahren; hat das Gefühl, daß sich das Auto noch bewegt. Übelkeit bei Schwindel
Hysterischer Schwindel
Schwindel bei Kopfschmerzen
Kopfschmerzen: schlimmer um das linke Auge, schlimmer durch Bewegung, schlimmer beim Reden
Zahnschmerzen infolge von Lärm
Nasenverstopfung, grünliche Absonderungen, Niesen

VERDAUUNGSTRAKT
- **Verlangen nach Bananen**

UROGENITALTRAKT
Nächtliche Samenergüsse
Amenorrhœ

BRUST
Hysterisches Herzklopfen

SCHLAF
- **Schreckliche Schlaflosigkeit trotz Erschöpfung**

KLINISCHE INDIKATIONEN
Allergie. Angst. Arrhythmie. Kopfschmerz. Neuralgie. Panikattacken. Nächtliche Samenergüsse. Schlaflosigkeit. Schwindel. Zahnschmerzen

THLAPSI

SYMPTOMENKOMBINATIONEN
Lärmempfindlichkeit *und* Schwindel
Schlaflosigkeit *und* Schwindel

VERGLEICHE
Asarum – Lärmempfindlichkeit; Schwindel; Hysterie
Nux vomica, Sepia, Coffea, Conium, Cocculus, Arsenicum album, Jodum

THLASPI

An **Thlaspi** denkt man primär bei hämorrhagischen Erkrankungen in Verbindung mit oder während der Schwangerschaft.

KOPF
Epistaxis während der Schwangerschaft

GENITALIEN
Blutung während der Schwangerschaft. Hämorrhagie während der Wehen
Fehlgeburt oder drohender Abort

VERGLEICHE
Sabina, Erigeron, Ipecacuanha, Phosphorus, Millefolium, Ustilago

THUJA

Bill Gray, homöopathischer Arzt aus Concord, Kalifornien, hat einen enormen Beitrag zu dem Verständnis von **Thuja** geleistet und dabei auf den Beobachtungen von *Vithoulkas* aufgebaut. *Vithoulkas* erwähnt zwar eine frühe selbstbewußte und arrogante Phase bei **Thuja**, doch gewöhnlich leidet der Patient an einem ausgeprägtem Mangel an Selbstvertrauen und dem Gefühl von Wertlosigkeit. Aus diesem inneren Zweifel heraus verwendet der Patient zunächst viel Energie auf den Aufbau einer ansprechenden Selbstdarstellung, die den Erwartungen der Außenwelt gerecht wird. Seine anfängliche Konzentration auf die Imagepflege und das Verbergen von unangenehmen Aspekten führt später zu Heimlichtuerei oder sogar zu Täuschung und Lüge. Depressionen und geringes Selbstwertgefühl sind oft die primären Gründe dafür, daß der Patient zur Behandlung kommt. Häufig finden wir auch in der Anamnese Mißbrauch oder Vernachlässigung in der Kindheit.

Es gibt hauptsächlich drei Vorboten für die chronischen Erkrankungen von **Thuja**:

1) Unterdrückte Gonorrhœ
2) Unterdrückte Warzen
3) Impfung

Der Gebrauch von **Thuja** in Fällen, in denen die Anamnese eine Impfung als Ursache zeigt, wurde zuerst von *Burnett* eingeführt. Dieses Arzneimittel hat eine spezifische Beziehung zum Pockenimpfstoff und besitzt in geringerem Maße die Fähigkeit, die Spätfolgen auch anderer Impfungen zu beheben. Die Pathologie entspricht dem sykotischen Miasma – Entartungen, Gewächse und Tumore, chronische Nebenhöhlen- und Atemwegserkrankungen, Erkrankungen der Genitalien.

THUJA

GEMÜT

Schwaches Selbstwertgefühl und Gefühl von Wertlosigkeit

Fühlt sich unattraktiv oder verwendet sehr viel Zeit auf die Vervollkommnung seiner äußeren Erscheinung.

Depression. Einsamkeit und Traurigkeit durch das Gefühl, von den Mitmenschen emotional getrennt zu sein

Verzweifelt darum bemüht, „dazuzugehören."

- **Das Gefühl, „andere würden mich nicht mögen, wenn sie mich wirklich kennen würden."**

Zwangs- oder Wahnvorstellungen: • **etwas Lebendiges sei im Bauch; schwanger zu sein;** • **zerbrechlich oder aus Glas zu sein mit dem Gefühl, zerbrechen zu können**

Heimlichtuerisch, lügt sogar bezüglich seiner Lebensumstände.

- **Beim Sprechen werden die letzten Worte eines Satzes murmelnd geäußert.**

Anmaßend und herrschsüchtig in früheren Stadien

Ängste: daß andere ihn nicht mögen; sich zu offenbaren; die Kontrolle zu verlieren.

ALLGEMEINSYMPTOME

Mangel an Lebenswärme und schlimmer durch Kälte

Kälteschauer, wenn er warmer Luft ausgesetzt ist

Allgemeine Verschlimmerung durch feuchtes Wetter

Linksseitige Beschwerden

Schwitzt an unbedeckten Körperstellen.

- **Schweiß ist fettig und hat einen süßlichen oder üblen Geruch.**

- **Allgemeine Besserung chronischer Beschwerden während einer Erkältung**

THUJA

- **Wiederholte Pockenimpfungen in der Anamnese** oder Impfreaktionen oder ausbleibende Impfreaktion, auch schlimme Folgen von anderen Impfungen

KOPF

Linksseitige Stirn- oder Schläfenkopfschmerzen
Kopfschmerzen, „als würde ein Nagel hineingetrieben"
Gesicht fettig oder schmierig
Schwere Akne, sogar mit Narbenbildung
Fieberbläschen um die Lippen
Zahnverfall am Zahnfleischrand
Haar ist trocken und steht ab; das Haar läßt sich nicht kämmen.
- **Augenbrauen sind dünn oder verschwinden allmählich in der lateralen Hälfte.**
Warzen oder Tumore auf Gesicht oder Augenlidern. Gerstenkörner

NASE

Chronische Sinusitis und dicke retronasale Absonderungen
Dicker Schorf oder Krusten an der Nasenscheidewand. Geschwüre am Septum
Schnupfen, Heuschnupfen
- **Schnupfen während des Stuhlgangs**

VERDAUUNGSTRAKT

- **Unverträglichkeit von Zwiebeln**
Verlangen nach oder Abneigung gegen Zwiebeln und Knoblauch
Verlangen nach Süßigkeiten
Bulimie
Empfindung von etwas Lebendigem im Bauch
Rektalfissur
Kondylomata am Anus
Diarrhœ am Morgen

THUJA

UROGENITALTRAKT
Kondylomata der Genitalien
Herpes
• **Gabelung des Harnstrahles**
Urethritis, rezidivierende Absonderungen aus der Harnröhre
Prostatitis. Prostatahypertrophie
Gebärmuttertumore oder Uteruspolypen
Ovarialzysten, vor allem linksseitig
Reichliche, grünliche Leukorrhœ
Sexualtrieb ist in der Regel stark.

BRUST
Asthma: schlimmer durch kaltes, feuchtes Wetter

RÜCKEN
Skoliose

EXTREMITÄTEN
Warzen an Händen und Fingern
Warzen an den Fußsohlen, oft schmerzhaft
Panaritium
Nägel sind brüchig oder verkrüppelt.
Hautausschläge zwischen den Zehen
Aufgesprungene Haut an den Füßen
Füße schwitzen übermäßig und haben einen üblen Geruch.
Rheumatische Beschwerden mit Gonorrhœ in der Anamnese

SCHLAF
Schläft auf der linken Seite.
Träume vom Fallen, die den Patienten aus dem Schlaf aufwecken können.
Erwacht um 3.00 oder 4.00 Uhr morgens.

THUJA

HAUT
- **Warzen und Hautwucherungen oder jede andere Art von Hauttumoren**
Ekzem. Psoriasis. Tinea

KLINISCHE INDIKATIONEN
Abszeß. Akne. Allergie. Arthritis. Asthma. Bindegewebserkrankung. Bulimie. Chronische-Erschöpfung-Syndrom. Depression. Ekzem. Epileptische Krampfanfälle. Gonorrhœ. Harnröhrenstrikturen.Herpes. Kondylomata. Kopfschmerzen. Maligne Erkrankungen. Neuralgie. Ovarialzyste. Panaritium. Proktitis. Prostatahypertrophie. Prostatitis. Psoriasis. Rektalfissuren. Rheumatismus. Schlaflosigkeit. Sinusitis. Skoliose. Sykose. Tinea. Urethra-Strikturen. .Urethritis. Uteruspolypen. Myome. Warzen

ERGÄNZUNGSMITTEL
Arsenicum album, *Natrium sulfuricum*, *Medorrhinum*, *Silicea*, *Sabina*

VERGLEICHE
Lycopodium– Schwaches Selbstbewußtsein, stellt ein bestimmtes Bild von sich zur Schau zur Kompensation; Mangel an Lebenswärme; verträgt keine Zwiebeln; übelriechende Füße; Diarrhœ am Morgen; Risse an den Fußsohlen

Silicea – Schwaches Selbstbewußtsein; Mangel an Lebenswärme; Fußschweiß; Sinusitis; schlimme Folgen von Impfungen; Skoliose; Nägel verkrüppelt oder brüchig

Staphisagria – Schwaches Selbstwertgefühl; verbirgt ihre Gefühle; Kondylomata und Myome; Kopfschmerzen; vorzeitiger Zahnverfall; starker Sexualtrieb

Phosphorus, *Nitricum acidum*, *Natrium sulfuricum*, *Arsenicum album*, *Medorrhinum*, *Anacardium*

TUBERCULINUM

Der **Tuberculinum**-Patient ist bekannt für seine innere Unzufriedenheit, seine romantische und sehnsuchtsvolle Natur und sein ständiges Bedürfnis nach Veränderung und Reisen. Kleidung und Stil zeigen oft eine romantische und poetische Sensibilität. Obwohl der Sinn für Romantik sehr ansprechend ist, führt er dazu, daß sich der **Tuberculinum**-Mensch in der profanen Routine des Lebens langweilt. Der Patient ist völlig unfähig, die Ursache für seine Unzufriedenheit zu erklären und erlebt sie möglicherweise als normalen Teil des Alltags. Diese Frustration drückt sich leicht in Bösartigkeit aus, und besonders bei Kindern ist dieses Verhalten gang und gäbe. Erwachsene suchen oft alle möglichen Mittel und Betätigungsfelder, um das Leben aufregender zu gestalten – gefährliche Sportarten, Drogen, Nachtleben usw. Häufige Veränderungen im Beruf, in Beziehungen, häufiger Wohnungswechsel und das Verlangen zu reisen sind Teil derselben Tendenz.

Zwanghaftes und rituelles Verhalten ist ein weiterer Aspekt von **Tuberculinum**, den man nicht vergessen sollte. Der Patient kann nach Beendigung der Konsultation noch drei- oder viermal an die Praxistür klopfen, weil er noch irgendeine geringfügige Einzelheit mitteilen möchte. Dieses Verhalten reflektiert einen inneren Zwang, der sich auch in Form von rituellen Handlungen zeigen kann.

Kinder. *Tuberculinum* ist ein wichtiges Kindermittel für rezidivierende infektiöse Krankheiten, die vor allem in der Kindheit auftreten – wie Otitis media und rezidivierende Bronchitis. Es ist auch ein wichtiges Mittel bei fortgeschrittenerer Pathologie – wie zum Beispiel, wenn das Kind schlecht gedeiht, bei Entwicklungsstörungen, geistiger Retardierung und Konzentrationsmangel.

Bei klassischer Hyperaktivität ist **Tuberculinum** in der Praxis ein unverzichtbares Arzneimittel. Das Kind ist unfähig, lange an einem Ort zu verweilen, es ist laut, launisch und verlangt sehr viel Aufmerksamkeit. Wir denken besonders an **Tuberculinum**, wenn die Eltern uns erzählen, daß das Kind kaltblütig und skrupellos, destruktiv und bösartig ist. Er zerstört absichtlich die Lieblingsvase seiner Mutter vor ihren Augen, wenn sie ihm nicht seinen Willen läßt. Das Kind kann sehr wütend, ja sogar gewalttätig werden und neigt dazu, andere zu schlagen. Strafe oder Zurechtweisung scheinen ihm vollkommen gleichgültig zu sein. *Tuberculinum* ist auch eines unserer besten Mittel in Fällen von geistiger Retardierung und sogar Autismus. In diesen Fällen sind rituelles Verhalten und Kopfschlagen übliche Zeichen der Pathologie.

Körperlich. Viele Patienten, die *Tuberculinum* brauchen, zeigen nicht die oben besprochenen psychischen Neigungen. Bei ihnen führen eine frühere Tuberkulose-Erkrankung in der Anamnese oder in der Familienanamnese oder die Schlüsselsymptome bzw. Körpersymptome zur Diagnose des Mittels. Wir denken besonders dann an *Tuberculinum*, wenn eine starke Neigung zu allergischen Erkrankungen und Atemwegsprobleme bestehen. Rezidivierende fiebrige Erkrankungen, auch mit ungeklärter Ursache, Bindegewebserkrankungen und rheumatische Beschwerden gehören zu den gesundheitlichen Störungen, die für tuberkuläre Fälle üblich sind.

GEMÜT
- **Romantische, unausgefüllte, „kosmopolitische" Patienten**
- **Braucht Veränderung und Aufregung. Häufiger Berufswechsel**
- **Verlangen zu reisen. Reist leidenschaftlich gern.**

Reizbarkeit und sogar Gewalttätigkeit
Bösartiges Verhalten; zerstört Gegenstände; zerbricht Dinge, die anderen lieb und teuer sind.
Hyperaktivität. Verhaltensstörungen bei Kindern
Starrsinnige und ungehorsame Kinder
Ängste: • **Katzen.** Hunde. Tiere. Abscheu vor Katzen und anderen Pelztieren
Mißbrauch von halluzinogenen Substanzen

TUBERCULINUM

Zwanghaftes und rituelles Verhalten
Beständiges Gefühl, daß er etwas vergessen hat
Kehrt wiederholt an die Praxistür zurück, um bedeutungslose Informationen zu geben.
Aufschreien im Schlaf, besonders vor der Menstruation
Geistige Stumpfheit und Konzentrationsschwierigkeit

ALLGEMEINSYMPTOME
  Allgemein schlimmer vor Gewitter oder bei jedem Wetterwechsel
  Allgemein besser in den Bergen, vor allem in Kiefernwäldern
  Allgemeine Verschlimmerung durch kaltes und feuchtes Wetter
  Allgemeine Verschlimmerung, wenn er naß wird – oder Verschlimmerung durch kaltes Baden
  Allgemeine Besserung bei warmem und trockenem Wetter
  Schwache, erschöpfte Konstitutionen
  Allgemeine Verschlimmerung am Abend
  Allgemeine Verschlimmerung am Meer
  Allgemeine Besserung im Freien, oder wenn er mit offenen Fenstern fährt
  Klimakterische Hitzewallungen mit Schwitzen
  Rezidivierendes Fieber; Fieber tritt regelmäßig nachmittags oder nachts auf.
  Häufige Erkältungen und Grippe
  Nachtschweiße
  Abmagerung, obwohl er viel ißt
  • **Allergie gegen Milch**
  • **Allergie gegen Katzen (*Kalium carbonicum, Arsenicum album, Dulcamara, Pulsatilla, Sulfur*)**

KOPF
  Nächtliches Zähneknirschen
  Zwanghaftes oder wütendes Schlagen des Kopfes

TUBERCULINUM

Kopfschmerzen oder Migräne, möglicherweise „wie ein eisernes Band". Periodische Kopfschmerzen
Rezidivierende Otitis media
In unserer Fachliteratur finden sich viele geheilte Meningitisfälle.
Adenopathie und harte Lymphknoten an Kopf und Hals

GESICHT
Alopezie. Alopezie im Bartbereich. Tinea capitis
Tuberkuläre, umschriebene rote Stellen auf den Wangen

AUGEN
* **Lange, feine Wimpern, vor allem bei Kindern**
* Astigmatismus
Blaue Skleren (*Carcinosinum*)

VERDAUUNGSTRAKT
Verlangen: • **Geräuchertes Fleisch und Speck. Schweinefleisch. Schinken. Salami. Milch**, besonders kalte Milch.
Fett. Salziges. Speiseeis
Obstipation. Diarrhœ. Rezidivierende Diarrhœ
* **Milchallergie**

UROGENITALTRAKT
Übermäßiger Sexualtrieb; häufiger Partnerwechsel. Frühe oder übermäßige Masturbation
Amenorrhœ
Rezidivierende Zystitis. Enuresis

BRUST
Rezidivierende Brusterkältungen, Bronchitis oder Pneumonie
Akute Atemwegsinfekte, sogar Pneumonie – in Fällen mit Tuberkulose in der Familienanamnese

TUBERCULINUM

Harter, kurzer, trockener, ständiger Husten. Chronischer flacher Husten
Schmale, enge Brust. Schwache Brust
Asthma: besser im Freien, besser beim Fahren mit offenem Fenster
Schwellung und Empfindlichkeit der Brüste, vor allem vor der Menstruation

RÜCKEN
Dunkles oder langes, feines Haar auf dem Rücken bei Kindern, entlang der Wirbelsäule
Skoliose

EXTREMITÄTEN
Arthritis: Gelenkschmerzen schlimmer durch kaltes, nasses Wetter; schlimmer beim Aufstehen; schlimmer nachts, verbunden mit Ruhelosigkeit; besser durch Hitze und Bewegung (***Rhus toxicodendron, Rhododendron, Ruta, Phosphorus***)
Wandernde Arthritis
Fußpilz
Fußschweiß

HAUT
Tinea. Ekzem, oft von Geburt an. Psoriasis. Erythematodes integumentalis (diskoider Lupus erythematodes)
Hautjucken: besser durch Hitze, vor allem Strahlungshitze

SCHLAF
Schläft in der Knie-Brust-Stellung
Alpträume

SYMPTOMENKOMBINATION
Atemwegsbeschwerden *und* Rheumatismus

TUBERCULINUM

KLINISCHE INDIKATIONEN
 Adenopathie. Alkoholismus. Allergie. Alopezie. Amenorrhœ. Arthritis. Asthma. Astigmatismus. Atemwegsinfektion. Autismus. Bindegewebserkrankungen. Bronchitis. Enuresis. Erkältungen. Hitzewallungen. Morbus Hodgkin. Hyperaktivität. Infektionen der oberen Atemwege. Krupp. Kopfschmerzen. Lupus erythematodes visceralis oder integumentalis. Lymphome. Maligne Entartung. Meningitis. Menopause. Osteomyelitis. Pneumonie. Geistige Retardierung. Rheumatoide Arthritis. Skoliose. Sexuelle Störungen. Tinea. Verhaltensstörungen. Zähneknirschen. Zwanghaftes Verhalten

ERGÄNZUNGSMITTEL
 Pulsatilla, Phosphorus, Calcarea carbonica, Conium, Sulfur, Stannum

VERGLEICHE
 Calcarea phosphorica – Verlangen zu reisen; unzufrieden; schlimmer durch Kälte; Feuchtigkeit; Verlangen nach geräuchertem Fleisch und Speck, Salzigem, Speiseeis; Gelenkschmerzen
 Medorrhinum – Asthma; Verlangen nach Fett und Salz; Verhaltensstörungen; sexueller Exzess; braucht erregende Erfahrungen
 Bacillinum – Tuberkuläre Symptome; häufige Erkältungen; Verlangen nach Saurem; Alopezie
 Carcinosinum, Sanicula, Rhus toxicodendron, Veratrum album, Platinum

URTICA URENS

Urtica urens wird primär für seine wohltuende Wirkung bei Hauterkrankungen – wie bei Urtikaria, Verbrennungen und Ekzem – verwendet. *Burnett* empfahl seinen Gebrauch für Gicht und Rheumatismus, Malaria und rezidivierende Fieber sowie bei verminderter Milchbildung. Bei diesen Erkrankungen gebrauchte er das Mittel vor allem in materiellen Dosen diesseits der Lohschmidt'schen Zahl.

ALLGEMEINSYMPTOME
  Allergische Reaktionen auf Muscheln und andere Schalentiere
  Beschwerden durch unterdrückte Ausschläge

BRUST
  Laktation versiegt, ist ungenügend oder unpassend

UROGENITALTRAKT
  Hautausschläge und Juckreiz oder Schwellung der Genitalien

EXTREMITÄTEN
  Laut Arzneimittelprüfungen und geheilter Fälle Rheumatismus des rechten Deltamuskels (***Causticum***)
  Gicht, viele Fälle von akuter gichtiger Arthritis sind als geheilt berichtet, im allgemeinen mit materiellen Gaben des Mittels.

HAUT
  Verbrennungen, besonders erster und zweiter Grad (***Cantharis***), kann auch äußerlich als Tinktur verwendet werden.
  Urtikaria mit Empfindlichkeit und brennenden, stechenden Schmerzen
  Urtikaria durch Überhitzen und Anstrengung
  Insektenstiche und Bisse (***Ledum***, ***Apis***), Windpocken

KLINISCHE INDIKATIONEN
 Agalaktie. Fieber. Gicht. Malaria. Rheumatismus. Urtikaria. Verbrennungen

USTILAGO

Ustilago ist vor allem ein Mittel für Gebärmutterblutungen und Fehlgeburt. Bei der Fachkonferenz der *International Foundation for Homœopathy* im Jahre 1991 präsentierte *Laurie Dack* aus Vancouver, Kanada, drei schöne Fälle von Uterusmyomen, die mit ***Ustilago*** geheilt wurden.

UROGENITALTRAKT
 Linksseitige Ovarial- oder Beckenschmerzen, können in die Beine ausstrahlen
 Uterusmyome mit Hämorrhagie
 Metrorrhagie, oft mit dunklen Klumpen
 Außerordentlich starke Menses, besonders wenn das Klimakterium bevorsteht
 Fehlgeburt im dritten Monat oder drohender Abort
 Hämorrhagie nach Entbindung
 Masturbation und Sexualtrieb sind exzessiv.

KLINISCHE INDIKATIONEN
 Fehlgeburt. Uterusmyom. Uterusblutungen

VERGLEICHE
 Sabina, ***Secale***, ***Kalium ferrocyanatum***, ***Erigeron***, ***Xanthoxylum***

VALERIANA

Valeriana ist ein hysterisches Mittel mit Schwerpunkt auf rheumatischen und neurologischen Symptomen. Der phytotherapeutische Gebrauch von Baldrian für Schlaflosigkeit reicht auch in die homöopathische Anwendung hinein. **Valeriana** ist indiziert, um erregte, ruhelose und nervöse Patienten zu beruhigen.

GEMÜT
   Erregbare, lebhafte, ängstliche, reizbare, ruhelose und zerstreute Patienten mit ausgeprägten Stimmungswechseln
   Schwebegefühl

ALLGEMEINSYMPTOME
   Allgemeine Verschlimmerung bei Ruhe und Besserung durch Bewegung
   Schmerzen oder Krämpfe, die an verschiedenen Stellen auftreten
   Hitzewallungen

KOPF
   Kopfschmerzen und stechende Schmerzen im Bereich von Kopf, Gesicht und Augen
   Empfindung, als ob ein Faden im Hals herabhinge

VERDAUUNGSTRAKT
   Milchunverträglichkeit

RÜCKEN
   Kreuzschmerzen und Ischiassyndrom: schlimmer im Sitzen, schlimmer im Stehen, schlimmer während der Schwangerschaft, gebessert durch Umhergehen

Nash erwähnt einen Fall von Ischiassyndrom mit Schmerzen, die im Stehen gebessert wurden, wenn die Patientin das Bein auf einen Stuhl stellte.

EXTREMITÄTEN
Rheumatische Schmerzen: schlimmer im Sitzen, besser durch Bewegung
Schmerzen in den unteren Gliedmaßen, Knöcheln, Achillessehne, Fersen
Zuckungen

SCHLAF
Schlaflosigkeit

KLINISCHE INDIKATIONEN
Angst. Arthritische Schmerzen. Ischiassyndrom. Kopfschmerzen. Neuralgie

VERGLEICHE
Cimicifuga, Lac caninum, Rhus toxicodendron, Zincum

VERATRUM ALBUM

Veratrum album findet vor allem Verwendung im Gemütsbereich, wo es eine ausgeprägte Überreizung und schließlich Manie erzeugt. Der Patient ist überbetont „kopforientiert" und hat keine innere Verbindung zu seinen Mitmenschen. Er kann emotional verhärtet wirken, ist oft kritisch und in seiner Kritik ausgesprochen schroff. Mit der Zeit führt dieser Charakterzug zu dem Hochmut und der Selbstgerechtigkeit, für die **Veratrum album** bekannt ist. Während sich der Zustand des Patienten in Richtung Manie entwickelt, wird diese Selbstgerechtigkeit zur Wahnvorstellung. Er glaubt, er sei ein Bote Gottes oder er sei „erleuchtet" worden. Er kann die Wahnvorstellung haben, er verkörpere Christus oder eine andere religiöse Figur. Das klassische Bild ist das des religiösen Psychotikers, der an der Straßenecke predigt. Es gibt auch ein depressives Stadium mit Trübsinnigkeit und Verzweiflung in bezug auf sein Seelenheil.

Kinder. Die Pathologie beginnt mit außerordentlich rasanter geistiger Entwicklung und Frühreife. Das Kind ist neugierig und hat nahezu die Auffassungsgabe eines Erwachsenen. Aber diese Überreizung des Geistes spiegelt sich schließlich auch in großer Ruhelosigkeit wider. Es besteht eine innere Frustration, die zu Ungehorsam und Verhaltensstörungen führt. Das Kind fühlt in sich eine extreme Unruhe – der typische Ausdruck davon sind sinnlose, sich wiederholende Handlungen; so stapelt es z.B. Gegenstände aufeinander, oder es schneidet Papier in immer kleinere Schnipsel. In manchen Fällen ist die Ruhelosigkeit so groß, daß sich das Kind zum Essen nicht hinsetzen kann, sondern sich ständig bewegen muß. Das Kind kann emotional extrem distanziert sein, oder aber es wirkt in seinen Gefühlen „knallhart". Es zeigt keine Gefühle, auch wenn es zurechtgewiesen oder bestraft wird. Bei einem solchen Kind kann die Differenzierung gegenüber anderen Mitteln, die bei Verhaltensstörungen indiziert sind, schwierig sein – z.B. gegenüber **Tarantula**, **Anacardium**, **Stramonium**, **Sulfur** oder **Hyoscyamus**.

GEMÜT
- **Hyperaktive und ungehorsame Kinder**
  - **Bedeutungslose und ziellose Wiederholungshandlungen: Dinge schneiden oder zerreißen**
  - **Frühreife**: Stellt viele Fragen; ist philosophisch
- **Hochmütig**
  - **Religiosität. Unmäßiges Beten**
  - **Wahnvorstellung bezüglich der Religion und seiner Identität** – glaubt er sei Christus, ein Erlöser oder Prophet, oder er habe eine göttliche Mission.
- **Manie; akute oder chronische Psychose** (Gewalttätigkeit, Ausgeben großer Mengen Geldes usw.)
- **Kritisch oder tadelnd. Unverschämt, grob**

Wut und Gewalttätigkeit. Fluchen

Eifersucht

Täuscht Krankheit vor (**Moschus**, **Tarantula**, **Plumbum**)

Verzweiflung, weil er glaubt, daß seine Seele nicht gerettet wird

Verliebtheit. Verteilt unangebrachterweise Umarmungen und Küsse.

Lügt und weiß offenbar selbst kaum, daß er es tut.

Läuft schon in einem frühen Alter von zu Hause fort.

ALLGEMEINSYMPTOME
- **Mangel an Lebenswärme und schlimmer durch Kälte**
- **Innere Kälte** oder das Gefühl, als fließe Eiswasser und kein Blut in seinen Adern
- **Schwäche und Kollapszustände**, vor allem bei Erbrechen oder Diarrhoe

Schwitzen während der Menstruation

Kälteschauer und Schwitzen beim Stuhlgang

VERATRUM ALBUM

Konvulsionen

KOPF

Schwindel mit Erbrechen und kaltem Schweiß
Starke Kopfschmerzen, oft mit Erbrechen
Kopfschmerzen mit eisiger Kälte, besonders auf dem Scheitel
Kaltes Gesicht
Empfindung, als fließe das Wasser, das er trinkt, außen am Hals entlang
- **Reichlich kalter Schweiß, vor allem auf der Stirn**
- **Kalter Atem** und kalte Zunge bei akuter Erkrankung oder während des Kollaps

VERDAUUNGSTRAKT

- **Gastroenteritis mit Erbrechen und Diarrhœ gleichzeitig** (*Arsenicum album*). Wird als eines der Hauptmittel für Cholera angesehen.
- **Erbrechen und Diarrhœ während der Menstruation** mit Dysmenorrhœ
- **Erbrechen mit Herausschießen des Mageninhalts**

Verlangen: **Saures. Saures Obst. Zitronen. Salz. Eis**. Obst. Sardinen
Intensiver Durst
Bauchkrämpfe. Aufgetriebener Bauch
Diarrhœ reichlich und schwächend
Kolitis
Diarrhœ: schlimmer während der Frostschauer, schlimmer während der Menstruation
Erbrechen bei Husten

UROGENITALTRAKT
- **Schwere Dysmenorrhœ mit Kälte, Erbrechen, Diarrhœ und Schwäche oder Entkräftung**

Übermäßiger Sexualtrieb

BRUST
Asthma
Pneumonie
Schaumiges Sputum

EXTREMITÄTEN
Kalte Hände; Raynaud-Syndrom
Kalte Füße
Krämpfe und Zuckungen

KLINISCHE INDIKATIONEN
Cholera. Depression. Dysmenorrhœ. Epileptische Krampfanfälle. Gastroenteritis. Hyperaktivität. Kopfschmerzen. Manie. Manisch-depressive Zustände. Neuralgie. Pneumonie. Raynaud-Syndrom. Schizophrenie. Überempfindlichkeit gegenüber chemischen Substanzen. Verhaltensstörungen

VERGLEICHE

Hyoscyamus – Hyperaktivität; Fluchen; Exhibitionismus; Manie; Konvulsionen; Wahnvorstellungen; Eifersucht

Arsenicum album – Ruhelos; religiös; überaus kritisch; zweifelt zutiefst an seinem Seelenheil; Erbrechen und Diarrhœ gleichzeitig; große Kälte und Entkräftung; Raynaud-Syndrom; Verlangen nach Saurem;

Tuberculinum, Medorrhinum, Stramonium, Tarantula, Camphora, Platinum

VERATRUM VIRIDE

Veratrum viride wird weniger häufig gebraucht als ***Veratrum album***, allerdings können die Gemütscharakteristika ähnlich sein. Es hat seine besten Ergebnisse in Fällen von Pneumonie erzielt, vor allem im Frühstadium.

GEMÜT
> Ruhelosigkeit und Störungen ähnlich wie bei ***Veratrum album***
> Schlägt sich selbst.

KOPF
> - **Roter Streifen entlang der Zungenmitte**
> Verschiedene Verfärbungen oder Belag auf der Zunge, vor allem im Zentrum der Zunge
> Blutandrang zum Kopf und gerötetes Gesicht
> Kalter Schweiß auf der Stirn

BRUST
> **Pneumonie**, die rasch einsetzt: mit Angst, schnellem Puls, Erbrechen und hohem Fieber
> - **Schneller Puls während Pneumonie**
> Schneller springender Puls.

EXTREMITÄTEN
> Zuckungen

VERGLEICHE
> ***Belladonna***, ***Veratrum album***, ***Arsenicum album***

VERBASCUM

Verbascum ist ein wichtiges Mittel für Trigeminusneuralgie. Seine Wirkung in der Behandlung von schmerzhafter Neuralgie erklärt vielleicht seinen Nutzen bei akuter Otitis als örtliche Einträufelung (*Flores verbasci*-Öl oder Wollkraut-Öl).

KOPF
    Gesichtsschmerzen, in der Regel auf der linken Seite. Trigeminusneuralgie
    Gesichtsschmerz: schlimmer beim Reden oder Kauen, schlimmer bei Bewegung, schlimmer bei Temperaturveränderungen und durch Luft; schwere Schmerzattacken
    Örtliche Infusion von warmem *Flores verbasci*-Öl in die Ohren verschafft oft sofortige Schmerzlinderung bei akuter Otitis media

BRUST
    Tiefer Husten, „trompetenartig"
    Husten: schlimmer nachts, besser durch tiefes Atmen

KLINISCHE INDIKATIONEN
    Gesichtsneuralgie. Husten und Bronchitis

VERGLEICHE
    Magnesium phosphoricum**, **Colocynthis**, **Causticum

VIBURNUM

Viburnum ist ein spezifisches Gebärmuttermittel und nützlich bei Dysmenorrhœ, falschen Wehen, Nachwehen und drohendem Abort. Das Hauptsleitsymptom ist, daß die Schmerzen vom Kreuzbein zum Becken und in die Innenseiten der Oberschenkel ausstrahlen.

GENITALIEN
Dysmenorrhœ mit Schmerzen, die sich in die Schenkel ausbreiten
Gebärmutterblutung
Fehlgeburt

VERGLEICHE
Sabina – Dysmenorrhœ; Schmerzen, die sich abwärts in die Beine ausbreiten; Fehlgeburt
Cimicifuga, ***Xanthoxylum***, ***Caulophyllum***

VIOLA ODORATA

Viola odorata hat eine spezifische örtliche Wirkung auf die Handgelenke, hauptsächlich auf das **rechte Handgelenk**. Es können ausgeprägte Schmerzen und Taubheitsgefühl vorliegen, sogar bis in die Hand und Finger, wie beim Karpaltunnel-Syndrom.

VERGLEICHE
Causticum, ***Guajacum***, ***Actaea spicata***

VIOLA TRICOLOR

Viola tricolor hat ein ungewöhnliches aber bestätigtes Leitsymptom: **Der Urin riecht wie Katzenharn.**

WYETHIA

Wyethia ist ein spezifisches Heuschnupfenmittel.

KOPF
Ungeheurer Juckreiz in Nase, Hals und Gaumen, manchmal bis hin zu den Ohren
Muß mit der Zunge kräftig am Gaumen hin- und herreiben, um den Juckreiz zu lindern.
Der innere Hals ist geschwollen und gereizt
Ständiges Räuspern

VERGLEICHE
Arundo, *Arum triphyllum*, *Nux vomica*, *Agaricus*

XANTHOXYLUM

Xanthoxylum ist vor allem ein Mittel für Gebärmuttererkrankungen.

ALLGEMEINSYMPTOME
Stechende, schießende, neuralgische Schmerzen

Störendes Taubheitsgefühl

KOPF
Kopfschmerzen vor oder während der Menstruation
Einschießendes Blut oder Röte im Gesicht während der Dysmenorrhœ

UROGENITALTRAKT
Schmerzen in Uterus oder Ovarien, die bis in die Schenkel ausstrahlen (*Viburnum, Cimicifuga*)
Nachwehen
Gebärmutterblutungen

RÜCKEN
Kreuzschmerzen und Ischiassyndrom
Rückenschmerzen während der Menstruation

VERGLEICHE
Viburnum, Sabina, Cimicifuga

ZINCUM

Das Kennzeichen von *Zincum* ist die ungeheure Erregung des Nervensystems, die führt zu Ruhelosigkeit, abnormen oder unwillkürlichen Bewegungen, Zuckungen und sogar Konvulsionen führt. Ebenso erlebt der Patient in der Gemütssphäre anfangs eine Phase großer Stimulation und geistiger Aktivität. Diesem überreizten Zustand folgt oft ein Kollaps, der schließlich auf geistige Stumpfheit, Unzufriedenheit, schwere Depression und sogar Selbstmordgedanken hinausläuft.

ZINCUM

Eine Neigung zu Reizbarkeit und sogar Wutausbrüchen zieht sich durch das gesamte Mittelbild von **Zincum**. Die Menschen, die dieses Mittel benötigen, beklagen sich über die Maßen, und darin ähnelt es **Calcarea phosphorica** und übertrifft es sogar noch. Nichts scheint den Patienten in seinem Leben zufriedenzustellen. Er kann sogar Selbstmordgedanken haben. In späteren Stadien zeigt **Zincum** ein Bild von geistigem Verfall mit langsamem Sprechen, Konzentrationsunfähigkeit, Zerstreutheit, unkorrektem Gebrauch von Worten und Verwirrung.

GEMÜT
Übererregte und überempfindliche Patienten
Beklagt sich und ist unzufrieden, „macht andere mit seinem ständigen Gejammer verrückt".
Rasende Gedanken und Ideenreichtum. Geschwätzig
Reizbarkeit und Zorn
Geistige Verwirrung und Stumpfheit
Verwirrung mit ausgeprägter Verschlimmerung durch Wein
Wiederholt die Frage, bevor er antwortet (**Sulfur, Causticum**).
Fehler beim Sprechen und Schreiben
Depression und Selbstmordgedanken
Denkt in aller Ruhe an den Tod, Gedanken an den Tod verschaffen ihm Erleichterung.
Abneigung gegen Lärm, vor allem gegen Unterhaltung
Abergläubisch
Aufschreien
Delirium mit Wut, Gewalttätigkeit und dem Verlangen zu entfliehen.
Verhaltensstörungen bei Kindern

ALLGEMEINSYMPTOME
Allgemeine Verschlimmerung durch unterdrückte Hautausschläge

ZINCUM

Allgemeine Verschlimmerung durch unterdrückte Menses und besser beim Menstruationsfluß. Fühlt sich nur während der Menstruation wohl.
- **Allgemeine Verschlimmerung durch Wein** und alkoholische Getränke

Allgemeine Besserung am Abend
Allgemeine Verschlimmerung durch Impfung
Allgemeine Verschlimmerung durch Kälte oder kaltes Baden
Schwäche nach Wut
Äußere Erscheinung: „welk, faltig, sieht alt und ungesund aus."

NERVENSYSTEM
Ruhelosigkeit. Chorea, besonders der Füße und der unteren Extremitäten
Zuckungen, Rucken, faszikuläre Zuckungen. Konvulsionen
Parkinson-Syndrom mit ausgeprägtem Tremor, Parese und geistiger Stumpfheit
Meningitis, Enzephalitis mit Kopfrollen, Aufschreien, Delirium, Konvulsionen und schließlich Stupor

KOPF
Kopfschmerzen, vor allem des Hinterkopfs
Kopfschmerzen durch Weintrinken
Kopf vorn oder an der Stirn kalt und am Hinterkopf warm
Zähne locker, fallen aus.
Gehirnerschütterung oder Kopfverletzung in der Vergangenheit

GESICHT
Gesichtszucken, Tics und Grimassen
Aufgesprungene Lippen, besonders in den Mundwinkeln
Gesicht ist faltig und sieht alt aus.

Dicke Lippen

AUGEN
Photophobie
Strabismus
Stechende Schmerzen in den inneren Augenwinkeln

MAGEN
Gastritis
Magenverstimmung oder Erbrechen nach dem Essen
Magenverstimmung schlimmer durch Wein, Brot, Milch, Kalbfleisch
Leeregefühl und Hungergefühl im Magen um 11.00 Uhr
Abneigung: Fisch, Süßigkeiten

ABDOMEN
Bauchkolik: schlimmer durch Essen, schlimmer durch Lärm, schlimmer durch das Führen von Gesprächen
Obstipation oder Diarrhœ durch Wein
Diarrhœ während der Kopfschmerzen

UROGENITALTRAKT
Harnretention durch Prostatabeschwerden oder -lähmung
Harnentleerung ist im Stehen unmöglich; kann besser im Sitzen urinieren oder wenn er sich zurücklehnt.
Harninkontinenz während der Konvulsionen
Harninkontinenz unter Streß bei Husten und Niesen
Enuresis
Prostatavergrößerung
Absonderung von Samen bei der Stuhlentleerung (***Selenium***)
Exzessive sexuelle Leidenschaft; häufiger Partnerwechsel
Vorzeitige Ejakulation

ZINCUM

BRUST
Asthma infolge von unterdrückter Menses
Husten schlimmer durch Süßigkeiten

RÜCKEN
Brennende Schmerzen in der Wirbelsäule, schlimmer im Sitzen

EXTREMITÄTEN
- **Ruhelose Beine; bewegt ständig die Beine und Füße.**

Ruhelose Beine oder Extremitäten nachts im Bett, hindert ihn oft am Schlaf.
Zuckungen und Rucken in jeder beliebigen Muskelgruppe
Nächtliche Myoklonie
Schmerzen in den Fersen, besonders durch Weingenuß
Periphere Neuropathie; Taubheitsgefühl oder Brennen in den Extremitäten

SCHLAF
Schlaflosigkeit durch Unruhe oder Rucken.
Nächtliches Zähneknirschen
Starkes Rucken, das den Patienten fast ständig aufweckt.
Erwacht nachts mit einem Aufschrei, erkennt niemanden wieder.

HAUT
Ekzem. Exantheme
Hautausschläge lassen sich leicht unterdrücken.

ZINCUM

AKUTE BESCHWERDEN

Meningitis oder Enzephalitis mit durchdringendem Schrei, Konvulsion, Tremor, Kopfrollen, oder er bohrt den Kopf in das Kissen, Stupor oder Koma, ungeheure Kopfschmerzen

Chronische Beschwerden durch unterdrücktes Exanthem

KLINISCHE INDIKATIONEN

Asthma. Chorea. Demenz. Depression. Diarrhœ. Ekzem. Enzephalitis. Enuresis. Epileptische Krampfanfälle. Gastritis. Harninkontinenz. Harnretention. Husten. Kolitis. Kopfschmerzen. Kopfverletzung. Kreuzschmerzen. Meningitis. Nächtliche Myoklonien. Neuralgie. Obstipation. Parkinson-Syndrom. Prostatahypertrophie. Prostatitis. Syndrom der unruhigen Beine. Strabismus. Tics. Tremor. Zähneknirschen im Schlaf. Zuckungen

VERGLEICHE

Nux vomica – Überreizung; Reizbarkeit; Spasmen und neurologische Beschwerden; Gastritis; Obstipation; Verschlimmerung durch Alkohol

Cuprum – Konvulsionen und Rucken; neurologische Beschwerden durch unterdrückte Ausschläge; Aufschreien; Grimassen; Asthma; Husten; Reizbarkeit

Stramonium – Spasmen und Konvulsionen; nächtliches Entsetzen; Reizbarkeit und Verhaltensstörungen

Rhus toxicodendron – Ruhelose Beine; Chorea; Hautausschläge; Grimassen; Verhaltensstörungen Harnwegsbeschwerden; Parkinson-Syndrom; Aberglaube; Mangel an Lebenswärme und schlimmer durch kaltes Baden

Agaricus, ***Cicuta***, ***Causticum***, ***Lachesis***

INDEX

Alphabetische Übersicht über die größeren Themen des Index

Abdecken 715
Abdomen 715
Abmagerung 716
Abneigung 716
Absonderung (vgl. auch die verschiedenen Orte der Absonderung) 717
Abszeß 717
Akne 718
Alkohol 719
Allergie (vgl. auch die verschiedenen Agentien u. Substanzen, die
   verschlimmern) 719
Angina pectoris 720
Angst (siehe auch Furcht) 721
Anstrengung 723
Antwortet 723
Apathie 724
Aphthen 724
Appetit 724
Arbeit 725
Arthritis 725
Asthma 728
Atemnot 730
Andere Probleme der Atemwege 730
Aufgesprungen 731
Aufstoßen 732
Augen 732

Baden 737
Bauch (vergleiche auch Abdomen) 737
Bauchschmerz 738
Beine 739
Beklemmung 740
Berufswechsel, häufiger 741
Berührung 741
Beschwerden diverser Art 741
Besserung 742
Blähungen (vgl. Abdomen, aufgetriebenes) 744
Brennen od. Brennschmerzen 744
Bronchitis 746
Brust 746

Chorea (siehe auch Zuckungen) 751

Delirium 752
Depression 753
Diarrhoe 754
Drogen 757
Durst 757
Dysmenorrhoe 758
Dyspnœ 759

Eierstock 760
Eifersucht 760
Eile 760
Ekzem (vgl. auch Hautausschläge) 761
Emotionen 762
Empfindlich (vgl. auch Allergie/Verschlimmerung) 762
Empfindungen, „als ob..." (vgl. auch Gefühl, als ob...) 763
Enuresis (vgl. auch Harnwege) 765
Enzephalitis 765
Epilepsie (vgl. auch Konvulsionen) 765
Epistaxis (vgl. auch Nasenbluten) 766
Erbrechen (vgl. auch Magen) 766
Erkältungen (siehe auch KorYza/Nase/Schnupfen) 767
Erschöpfung 768
Erstickung 768
Erwachen 769
Extremitäten 770

Fehlgeburt 775
Fieber 776
Frakturen 777
Frostschauer 778
Furcht (vergl. auch Angst) 778
Furunkel 782
Füße 782

Gangrän 784
Gastritis 784
Gastroenteritis 784
Gebärmutter, Beschwerden der (siehe auch Genital/Uterus) 784
Geburt 785
Gedächtnis 786
Gedanken 786
Gefühl als ob...(vgl. Empfindung als ob) 786
Gehirn 788
Geist 788
Gelenkbeschwerden (siehe auch Arthritis...) 789

Genital	790
Geschwüre (vgl. Ulzerationen)	793
Gesicht	793
Gesichtsschmerz	799
Gewalt	800
Gicht	801
Gleichgültig	801
Grippe	802
Haar	803
Halsschmerz	804
Hals	805
Hämoptyse	809
Hämorrhagie (vgl. Blutungen)	809
Hämorrhoiden	809
Hände (mit Fingern)	810
Harnblase	812
Harndrang	812
Harnentleerung	813
Harnwegsbeschwerden, diverse	813
Harn	814
Harninkontinenz	815
Harnröhre	816
Hart/Härte/Verhärtung	816
Haut	817
Hautausschläge (vgl. auch Ekzem/Akne)	819
Hautausschlag, verschlimmert durch Waschen	822
Hautgeschwüre (vgl. Ulkus/Ulzera)	822
Heiserkeit	822
Hepatitis (vgl. auch Leber)	823
Herpes (vgl. auch Hautausschläge)	824
Herpes im perianalen Bereich	824
Herpes genitalis	824
Herpes zoster	824
Herz	824
Herzklopfen	826
Heuschnupfen	828
Hitze/Hitzewallungen	829
Hoden	829
Husten	830
Hyper-	835
Impfung	837
Impotenz	837
Impulse	837

Infektion 838
Inzest 838
Ischias 839

Juckreiz 840

Kälte 842
Karzinom (vgl. auch Krebs/Krebs der betreffenden Organe/maligne Entartung/Tumore) 844
Katarrh 845
Kiefer 845
Kinder (vgl. auch Säuglinge) 845
Knochen 848
Kolik 850
Kolitis 850
Kollaps 850
Kondylomata 851
Konvulsionen (vgl. Epilepsie) 851
Konzentrationsschwäche 853
Kopf 853
Kopfschmerzen 856
Kopfverletzung 866
Koryza (vgl. Schnupfen/Nase/Erkältungen) 867
Krampfadern, Varizen 867
Krämpfe 868
Krebs (vgl. Karzinom/Tumore/Krebs der betreffenden Organe/maligne Entartung) 869
Kreuzschmerzen 869
Kummer 869

Lähmung 871
Lärm 871
Leber 872
Leere 873
Leidenschaftlich 873
Leukorrhœ 873
Liegen 874
Lippen (vgl. auch Gesicht) 874
Luft 875
Lungen (siehe auch Pneumonie) 875
Lymphsystem 876

Magen 876
Magenschmerzen 877

Maligne Entartung (vgl. Karzinom/Krebs/Krebs der betreffenden Organe/Tumore) 878
Manie 879
Mastitis (vgl. auch Brust: Mammae) 879
Masturbation (vgl. auch Sexualität: Selbstbefriedigung) 879
Meningitis 880
Menses 881
Metrorrhagie 883
Migräne 883
Milz 884
Minderwertigkeitsgefühl 884
Mißbrauch/Mißhandlung 884
Mond 884
Mund 885
Musik 887
Muskeln 887
Myokardinfarkt (vgl. Herz) 887

Nabel 888
Nackenschmerzen 888
Nägel (vgl. Hände: Finger/Extremitäten) 889
Nahrungsmittelverlangen oder -abneigungen 889
Nase (vgl. auch /Heuschnupfen/Schnupfen/Koryza/Erkältung) 893
Nasenbluten 895
Nephritis (vgl. Nieren) 896
Nieren (vgl. Nephritis) 897

Oberkörper, heißer, bei Kälte der unteren Körperhälfte 898
Obstipation 898
Ohnmacht 899
Ohr 900
Orchitis 902
Otitis/Otitis media 902
Ovarien (vgl. Eierstock) 903

Panik 904
Periodizität 905
Pflichtgefühl 906
Pharyngitis 906
Pneumonie (vgl. Lungen) 907
Postoperativ 908
Prämenstruell 909
Prostata 909
Psoriasis 909
Puls 910

Pulsieren ... 910
Pyelonephritis ... 910

Quetschungen ... 911

Reisen ... 912
Reizbar ... 912
Reizkolon ... 913
Rektum ... 913
Religiösität ... 916
Rheumatismus ... 916
Rücken ... 918
Rückenschmerzen ... 921
Rückenschwäche ... 923
Ruhelosigkeit ... 924

Säuglinge (vgl. auch Kinder) ... 925
Schlaf ... 926
Schlaflage ... 927
Schlaflosigkeit ... 928
Schläfrigkeit ... 928
Schluckauf ... 929
Schmerzen ... 930
Schnupfen (vgl. Koryza/Erkältungen/Nase/Heuschnupfen) ... 931
Schreck ... 932
Schreien ... 932
Schüchtern ... 932
Schulter ... 933
Schwäche ... 933
Schwangerschaft ... 934
Schweiß/Schwitzen ... 935
Schwindel ... 936
Sehnen ... 938
Selbstmordgefährdung ... 938
Sexualität ... 939
Sinusitis ... 943
Sprache/Sprechen ... 944
Stechende Schmerzen ... 946
Stuhl ... 947
Stuhldrang ... 948
Symptome ... 949

Tabak ... 949
Taubheitsgefühl ... 950
Tinea ... 951

Tod/Töten ... 951
Träume ... 951
Traurigkeit ... 952
Tremor ... 952
Trost ... 953
Tuberkulose ... 953

Übelkeit ... 954
Überempfindlichkeit (vgl. Empfindlichkeit/Sensibilität) ... 955
Ungeduldig ... 956
Uterus (vgl. Gebärmutter) ... 957

Vagina ... 958
Venenerkrankungen (vgl. Krampfadern) ... 958
Verdauung/Verdauungstrakt ... 959
Verletzungen (vgl. Wunden) ... 960
Verschlimmerung (vgl. Empfindlich) ... 961
Verwirrung ... 963

Wahnideen und -vorstellungen ... 964
Wärme/Warme Einflüsse ... 965
Warzen ... 965
Wechsel ... 966
Weinen ... 966
Wetter ... 967
Wind ... 968
Wunden (vgl. Verletzungen) ... 968
Würgen ... 969
Würmer ... 969
Wut ... 969

Zähne/Zahnfleisch ... 970
Zahnschmerz ... 971
Zittern ... 972
Zorn ... 972
Zuckungen (vgl. Chorea) ... 972
Zunge ... 973
Zwanghaftes Verhalten ... 974
Zyanose ... 975
Zystitis (vgl. Harnblase) ... 975

INDEX

A

Abdecken *verschlimmert*; 582; 644
Abdecken einer *Hand* oder eines *Fußes* verschlimmert; 326
Abdecken *verschlimmert*, und sei es auch nur ein Bein oder Arm; 617
Abdecken: Verschlimmerung, wenn er abgedeckt ist oder schon eine *einzige Extremität kalt* wird; 575

Abdomen
Abdomen *aufgetrieben*: mit *Gasen* gefüllt und stark *aufgetrieben*, aber *kein Blähungsabgang*, trotz *starken Aufstoßens*; 99
Abdomen *aufgetrieben*: *gebläbtes* und *aufgetriebenes* Abdomen, *gebessert* durch *Aufstoßen* und *Windabgang*, schlimmer nach dem Verzehr selbst kleiner Nahrungsmengen; 416
Abdomen, *aufgetrieben*: geschwollener, durch *Blähungen aufgetriebener* Bauch; 225
Abdomen: aufgetriebener *Bauch*; 192; 193; 694
Abdomen: aufgetriebener *Bauch* bei *Abmagerung*; 113
Abdomen: Aufgetriebenheit des *Bauches*, die sich durch *Aufstoßen bessern* kann oder auch nicht; 76
Abdomen: *Brennschmerzen* um den *Bauchnabel* herum oder *stechende* Schmerzen vor *Diarrhœ*. Bauchschmerzen *besser nach* der *Stuhlentleerung* in chronischen Fällen; 300
Abdomen: *einschnürende Kleidung* um das Abdomen ist *unerträglich*; 393
Abdomen *empfindlich* gegen das Gewicht der *Kleidung*; 416
Abdomen: *Herabdrängen* im Unterleib oder ein Gefühl, als würde der *Beckeninhalt herausfallen*, und sie muß daher mit *gekreuzten Beinen sitzen*; 407; 453; 612
Abdomen: *Rumoren* im Abdomen *vor* der *Stuhlentleerung*; 301
Abdomen: *Rumoren* im Bauch; 44; 416; 477
Abdomen: *Rumoren* im Bauch, *Aufstoßen* und *Flatulenz*; 225
Abdomen: *Rumpelgeräusche* im Bauch und *Flatulenz*; 77
Abdomen: *Rumpeln* in den *Eingeweiden*; 551
Abdomen: *Rumpeln* und *Gurgeln* im Bauch; 267
Abdomen: *Schmerz* des *rechten Hypochondriums*; 220
Abdomen: *Schmerzen, Krämpfe* oder *Brennen* im *Magen* oder Abdomen; 130
Abdomen: *Schmerzen* im Abdomen oder in der Leber, schlimmer durch *tiefes Einatmen*, schlimmer bei jeder *Bewegung*; 203
Abdomen: *Schmerzen* im Abdomen sind auf *kleine Stellen* beschränkt; 130
Abdomen: *Schmerzen* im Bauch *vor* dem *Stuhlgang*; 43

INDEX

Abdomen: *Schmerzen* im *rechten oberen Quadranten* oder in der *Leber* beim *Einatmen*; 567
Abdomen, *Schmerzen*: schneidende krampfartige Schmerzen im Bauch; 256
Abdomen, *Schmerzen*: streckt sich, *biegt sich nach hinten*, um die *Bauchschmerzen* zu lindern; 277
Abdomen: *Schocks*, Erschütterungen im Abdomen; 232
Abdomen: *Stein* im *Epigastrium*, Gefühl wie von einem; 21
Abdomen: *Völle* und *Aufblähung* des Bauches; 487
Abdomen: *ziehendes* Gefühl im Bauch, sehr charakteristisch am *Nabel*; 542
Abdomen: *ziehendes* Gefühl im *Nabelbereich*; 539

Abends: *schlimmer* abends; 566
Aberglaube mit Zwangsvorstellungen *religiöser* Natur; 569
Abergläubisch: 73; 74; 258; 259; 575; 701
Abgase *verschlimmern*; 658
Abgeschnitten von der *Welt*, fühlt sich wie; 320
Abgezehrt und entkräftet; 60
Abhängigkeit; 39; 115
Abhängigkeit, *ruft* den *Arzt* häufig an; 36
Abhängigkeit vom *Arzt* oder ihm *nahestehenden Personen*; 112; 524
Abies Nigra; 21

Abmagerung; 169; 349; 669
Abmagerung bei *aufgetriebenem* Abdomen; 113; 162
Abmagerung der betroffenen *Körperteile*; 541
Abmagerung der *unteren Extremitäten*, ausgeprägter oder früher als am übrigen Körper; 24
Abmagerung der *weiblichen* Brüste; 251
Abmagerung *gelähmter Gliedmaßen*; 543
Abmagerung mit *Ausschlägen* um den *Nabel* oder *Absonderungen* des Nabels; 24
Abmagerung mit *großem Hunger*; 23; 349; 350
Abmagerung bei *vergrößertem Bauch*; 617
Abmagerung *trotz* Aufnahme *großer Nahrungsmengen*; 23; 351; 684

Abneigung gegen *Fleisch*, *Salz* und *Süßigkeiten* miteinander; 314
Abneigung gegen *kräftige Farben* oder *bestimmte Farben*; 668
Abneigung gegen *Lärm*, vor allem gegen *Unterhaltung*; 701
Abneigung gegen *schlimme Neuigkeiten*; 159
Abneigung gegen und *Verschlimmerung* durch *Baden*; 651
Abneigung gegen *Wasser*; 333

INDEX

Abneigung gegen *Wasser* – es sei denn, *Likör* oder *Brandy* ist beigemischt; 659
Abneigung gegen *Zurechtweisung* und *Widerspruch*; 199
Abneigung gegenüber *geistiger Arbeit*; 302

Abrotanum; 22; 380
Abschälen der *Haut* von den *Fingerspitzen*; 470
Abscheu vor *Katzen* und anderen *Pelztieren*; 683
Abschürfungen; 174

Absonderung (vgl. auch die verschiedenen Orte der Absonderung)
Absonderung aus dem *Nabel*, vor allem bei *Neugeborenen*; 23
Absonderung von *Samen* bei der *Stuhlentleerung*; 703
Absonderung von *Samen-* oder *Prostataflüssigkeit*; 276
Absonderungen aus den *Ohren*, insbesondere aus dem *linken* Ohr; 311
Absonderungen aus der *Harnröhre*; 181; 654
Absonderungen: *stinkende eitrige* Absonderungen, gleichgültig woher; 443; 548
Absonderungen: *stinkender* Geruch von *Schweiß* oder anderen Absonderungen; 482; 484
Absonderungen: *übelriechende, faulige* Absonderungen; 87

Abstumpfung und geistige Dumpfheit; 321

Abszeß im *Rektal-* oder Analbereich; 173
Abszeß in einem *Bubo*; 667
Abszeßbildung an beliebigen Körperstellen; 621
Abszeßbildung des *äußeren Ohr*kanals; 173
Abszesse in den *Achselhöhlen*, in denen sie *Narben* hinterlassen; 353
Abszesse, *besser* durch *kalte* Bäder oder Umschläge; 403
Abszeß; 83; 124; 164; 172; 202; 212; 266; 314; 320; 325; 328; 329; 370; 404; 445; 536; 550; 563; 615; 621; 643; 656; 664; 666; 667; 670; 681
Abszeß stark *geschwollen* und äußerst *hart*; 320
Abszeß mit *brennenden, stechenden* Schmerzen und *fleckig blauer* Verfärbung; 667
Abszeß, äußerst schmerzhaft; 328

Abtreibung verschlimmert; 610
Abwärtsbewegung verschlimmert; 133
Abwärtsdrängende Empfindung im *Becken*, muß die *Beine kreuzen*; 453
Abwärtsdrängende *Unterleibsschmerzen* während des *Stuhlgangs*; 545
Abwärtsgleiten in *Bett* oder Stuhl aus *Schwäche*; 455

INDEX

Achsel: *Furunkel* in den Achselbeugen; 328
Achselhöhle: *Abszesse* in den Achselhöhlen, in denen sie *Narben* hinterlassen; 353
Achsellymphknoten: *Adenopathie* der Achsel*lymphknoten*; 190
Aconitum; 25; 83; 93; 123; 150; 151; 152; 182; 209; 345; 507; 509; 656
Actaea racemosa; 233
Actaea spicata; 32; 698
Adenopathie; 114; 116; 138; 164; 190; 329; 352; 687
Adenopathie der *Achsellymphknoten*; 190
Adenopathie und *harte Lymphknoten* an *Kopf* und *Hals*; 685
Adipositas; 59; 131; 156; 164; 169; 173; 186; 188; 193; 194; 291; 293; 294; 309; 310; 314; 344; 356; 359; 363; 422; 471; 540
Aesculus hippocastanum; 32; 45; 254; 320; 511; 570
Aethusa; 23; 24; 34; 209; 425; 576; 619
Affektiert; 538
Agalaktie; 40; 689
Agaricus muscarius; 36; 72; 78; 93; 175; 485; 531; 699; 705
Aggressivität; 390
Aggressivität bis hin zu *Grausamkeit* und *Gewalttätigkeit*; 435
Agnus castus; 39; 154; 502; 603; 605
Agoraphobie; 26; 86; 112; 325; 326; 329; 331; 333; 412; 414; 442; 641
Ailanthus glandulosa; 111; 563

Akne; 122; 138; 161; 164; 172; 199; 202; 210; 311; 327; 329; 361; 415; 445; 484; 549; 550; 597; 621; 656; 664; 681;
Akne vom sehr *malignen* Typus, mit *roten, tief* in der Haut sitzenden Läsionen und *ohne* sichtbare *Eiter*ansammlungen; 120
Akne auf dem *Rücken*; 655
Akne auf der *Nase*; 652
Akne im *Gesicht*: *chronisch*, sondert leicht Eiter ab und hinterläßt *Narben*; 443
Akne im *Gesicht*, auf *Rücken* und *Brust*; 201
Akne im *Gesicht*, besonders auf der *Stirn*; 360
Akne um das *Kinn* herum; 595
Akne, die *kleine „Krater"* im *Gesicht* hinterläßt; 618
Akne mit *Zysten*bildung; 482
Akne mit *Narben*bildung; 679

Aktive, *vitale* und *geschäftige* Patienten; 64
Alberne Geschwätzigkeit; 49+123
Albernes Lachen; 334
Albernes, *Ärgernis erregendes Verhalten*, insbesondere bei *Kindern*; 336

INDEX

Alkohol
Alkohol verschlimmert; 492; 566; 603; 702
Alkoholismus; 101; 102; 104; 186; 212; 391; 395; 402; 404; 491; 495; 529; 565; 603; 656; 662; 664; 687
Alkohol- oder *Drogenmißbrauch*; 39; 54
Alkohol: *Empfindlichkeit* gegenüber Alkohol, der große *Verwirrung* verursachen kann; 246
Alkohol: *trinkt* Alkohol, um *Hemmschwellen* zu *überwinden*; 467
Alkoholismus nach *Kummer*; 208

Alleinsein: *Verlangen* nach – und *Besserung* durch Alleinsein; 466

Allergie (vgl. auch die verschiedenen Agentien u. Substanzen, die verschlimmern); 68; 92; 95; 97; 98; 131; 134; 138; 164; 174; 202; 212; 242; 273; 274; 283; 290; 298; 329; 351; 352; 359; 366; 370; 372; 377; 386; 418; 438; 457; 459; 463; 471; 474; 478; 488; 550; 560; 568; 587; 590; 593; 597; 622; 656; 660; 675; 681; 687
Allergien: Neigung zu *allergischen Erkrankungen* und *Atemwegsproblemen*; 683
Allergie gegen *Eier* und *Fisch*; 542
Allergie gegen *Katzen*; 281; 684
Allergie gegen *Milch*; 684
Allergie gegen oder Verschlimmerung durch *Aspirin*; 160
Allergie wird *gebessert* in *warmen Räumen*, obgleich sich der Patient dort schlechter fühlt; 368
Allergie schlimmer an *kalter Luft*; 354
Allergische Erkrankungen, bei denen die *Haut* und *Schleimhäute* angegriffen sind; 96
Allergische Reaktionen auf *Muscheln* und andere *Schalentiere*; 688
Allergische *Rhinitis*; 312; 638
Allergische *Rhinitis* mit *dicken gelben* oder *grünen* Absonderungen, *Brennen* und Entzündung der Nase; 368
Allergisches *Asthma*; 290; 592
Allergisches *Asthma* und *Husten*; 638

Alleinsein: fühlt sich *besser*, wenn sie *allein* ist; 609
Alles wird als *zu hart* empfunden; 80
Allium cepa; 41; 97; 98; 289; 290; 587; 594; 623
Aloe; 34; 43; 546; 657
Alumina; 45; 91; 245; 246; 248; 311; 321; 323; 399; 445; 485; 487; 488; 507; 543
Alzheimer, Morbus; 48; 323; 488
Amaurose; 30; 135

INDEX

Amaurose bei *Kopfschmerzen*; 348
Ambra grisea; 48; 669
Ameisenlaufen; 244; 602; 670
Ammoniacum; 61; 63
Ammonium carbonicum; 50; 191; 305
Amnesie; 360
Amoralisch; 297
Amyotrophische Lateralsklerose; 271; 398; 543; 656
Anacardium; 53; 95; 339; 438; 485; 496; 636; 643; 681; 693
Anagallis; 55
Anämie; 92; 224; 227; 272; 274; 291; 293; 296; 366; 432; 433; 467; 471; 613
Anämie, die *nach Blutungen* auftritt; 291
Anämische *Frauen* mit *spärlichem Menstruationsfluß*; 432
Anästhesie: *hysterische* Paralyse oder Anästhesie; 342
Anaphylaktische Reaktion auf einen *Bienenstich*; 195
Anaphylaktischer *Schock*; 65; 196
Anasarka; 66; 69; 70; 90; 155
Anästhesie; 75; 360; 504
Anästhesie des betroffenen Körperteils; 541
Anatomische Mißbildung, oftmals angeboren (Gesichtszüge, Gaumenspalte, Strabismus usw.); 661
Anerkennung und Lob: Bedürfnis nach *Anerkennung* und *Lob* bei einer Art subtiler *Selbstbezogenheit*; 511
Aneurysma; 115; 116; 663; 664
Angeborene Herzerkrankungen; 400
Angeborene Mißbildung; 114
Angeschoppte oder thrombosierte *Hämorrhoiden*; 510

Angina pectoris; 29; 52; 76; 81; 83; 90; 92; 107; 108; 150; 265; 266; 277; 284; 285; 308; 365; 366; 379; 394; 395; 399; 408; 420; 438; 457; 494; 495; 510; 529; 542; 543; 579; 624; 625; 626; 627; 642; 643; 654; 656; 669; 670;
Angina pectoris: schlimmer am *Abend*, schlimmer beim *Treppensteigen*; 106;
Angina pectoris: schlimmer durch *Koitus*, schlimmer durch *Erregung*, schlimmer durch *körperliche Anstrengung*; 276;
Angina pectoris: Schmerzen schlimmer durch *Streß*, schlimmer beim *Liegen* auf der linken Seite, besser durch *kalte Getränke*; 528
Angina pectoris breitet sich *zum linken Arm* aus, verbunden mit *Taubheitsgefühl* und *Schwäche* im betroffenen *Arm*; 276
Angina pectoris mit *Ausstrahlung* des Schmerzes in *Hals, Nacken, linken Arm* und *Hand. Stechende* Schmerzen im Herzen; 457

INDEX

Angina pectoris, die *schon in frühen Jahren* einsetzt; 437
Angina pectoris schlimmer durch *Anstrengung*; 577
Angina pectoris-Schmerzen: *stechend*, können sich bis in *Schulter, Arm* oder *Abdomen* ausbreiten; 509

Angioneurotisches Ödem; 65

Angst (siehe auch Furcht); 438; 445; 451; 621; 664; 675; 691
Angst bei *Abwärtsbewegung*; 595
Angst beim *Alleinsein*; 74; 130; 331; 336; 448; 524
Angst vor *völligem Alleinsein*; 609
Angst, daß *andere* ihn *nicht mögen*; 678
Angst um *andere* Menschen; 26; 31; 228; 524
Angst vor *Armut*; 139
Angst, wenn er die *Augen schließt*; 424
Angst beim Anblick von *Blut*; 486
Angst vor *Bösem*, vor *Unheil* oder *Unglück*; 228
Angst vor *Demütigung*
Angst im *Dunkeln*; 159; 169; 207; 208; 430; 442; 466; 548; 595
Angst vor dem Eingehen einer *Ehe*; 490
Angst wird im *Epigastrium* empfunden; 162; 165; 363
Angstgefühl oder das *Gefühl wie zerschlagen* im *Epigastrium*; 364
Angst oder *Übelkeit* im *Epigastrium* durch *emotionale Erregung*; 364
Angst am Morgen beim *Erwachen*; 74
Angst und Dumpfheit *morgens* beim *Erwachen*; 310
Angst und Sorgen in *Erwartung* eines *bevorstehenden Ereignisses*; 199
Angst um das Wohlbefinden der *Familie*; 281; 649
Angst um das Wohlergehen von *Familienmitgliedern* oder *engen Freunden*, die der Erfüllung des *Sicherheitsbedürfnisses* dienen; 86
Angst um die *Familie* oder *Kinder* – Unfälle, Krankheiten; 575; 650
Angst vor *Friedhöfen*; 442
Angst hält den *ganzen Tag* über an und wird besonders schlimm, nachdem er *warme Speisen* gegessen hat; 421
Angst vor oder Verschlimmerung durch *geistige Anstrengung*; 616
Angst um *Geldangelegenheiten*; 228
Angst: tiefste *Zweifel* an der *Genesung*; 112
Angst um die *Gesundheit*; 36; 39; 74; 85; 112; 154; 159; 166; 178; 245; 353; 371; 383; 384; 409; 410; 412; 458; 480; 481; 519; 650
Angst und Verzweiflung um seine *Gesundheit*; 39
Angst um die *Gesundheit*; 39; 198; 414; 435; 538

INDEX

Angst wegen seiner *Gesundheit* oder *Impotenz*; 39
Angst um die *Gesundheit*: *ruft* ständig den *Arzt* an und läßt sich nur mit Mühe beruhigen;.85
Angst vor *Gewalt*; 639
Angsterfüllt und *verzweifelt* aufgrund einer *Hauterkrankung*; 548
Angst, wenn er andere an einem *hochgelegenen Ort* stehen sieht; 157
Angst um seine *Kinder*; 575; 650
Angst, daß er sein *Kind töten* könnte; 674
Angst *besser* durch *körperliche Anstrengung*, besser durch *Essen*; 350
Angst, „die *Kontrolle* zu *verlieren*"; 178
Ängstlich vor *Krampfanfällen*; 231
Angst vor *Krankheit*; 442; 473; 524; 641; 651
Angst durch *Lärm*; 616
Angst schlimmer beim *Lesen*, schlimmer *abends* oder beim *Abendessen*, schlimmer während *Menstruation*; 425
Angst schlimmer im *Liegen* oder in der *ersten Stunde nach* dem *Hinlegen*; 425
Angst im *Liegen*, beim *Schließen* der *Augen*; 424
Angst wird im *Magen* empfunden; 448
Angst und *Mißtrauen*; 231
Angstzustände *nachts*; 360; 361; 424
Angst in der *Nacht* – vor allem, wenn er *nachts allein* ist; 175
Angst und *Nervosität*; 245
Angst vor einem *öffentlichen Auftritt* (siehe auch *Lampenfieber*); 303
Angst vor *rauhen Spielen, Radfahren, Schlittenfahren* oder *Schwimmen*; 413
Angst mit großer *Ruhelosigkeit*; 85
Angst, daß etwas *Schlimmes* geschieht; 524; 595
Angst: *Schulängste*; 112; 168
Angst *tagsüber, besser abends* im *Bett*; 421
Angst oder Wahnvorstellung, der *Tod* stehe *nahe* bevor; 515
Angst und Panikzustände mit Furcht vor dem *Tod* während des *Fiebers* oder wenn der Patient *überhitzt* ist; 584
Angst, wenn er von schrecklichen *Unfällen hört* oder *Gewalt* in Filmen *sieht*; 326
Angst infolge *unterdrückter Hautausschläge*; 449
Angst, wenn eine *Verabredung* oder eine *Prüfung bevorsteht* (siehe auch *Lampenfieber*); 74; 302; 303
Angst zu *versagen*; 491
Angst schlimmer durch *warme Speisen*; 422
Angst und *Hoffnungslosigkeit* in bezug auf die *Zukunft*; 548
Angst um die *Zukunft*; 140; 154; 524; 548
Angst vor *Zurückweisung*; 651

INDEX

Ängstliche *Ruhelosigkeit*; 130; 349; 548
Ängstliche, *ordentliche*, angespannte und *besorgte* Patienten; 85
Ängstliches *Händeringen*; 102
Ängstliches, *Seelenqual* verursachendes, *leeres Gefühl* im *Magen*, als ob man *stürbe*; 449
Angstneurose; 352
Angstzustände nach *Schock* oder *Schrecken*; 31
Angustura vera; 55
Anhalten des *Atems* bei *zornigen Kindern*; 217
Anmaßend und *herrschsüchtig*; 678
Anorexia nervosa; 86; 89; 102; 104; 106; 225

Anstrengung
Anstrengung und *Schwitzen* während der *Stuhlentleerung*; 665
Anstrengung: *Besserung* durch kräftige *körperliche Anstrengung* und jede beliebige Betätigung; 610
Anstregung, körperliche: *Verlangen* nach *intensiver körperlicher Betätigung* wie *Rennen* oder *Tanzen*; 507
Anstrengung *verschlechtert*; ; 80; 131; 584; 604; 626
Anstrengung, geistige: *Verschlimmerung* oder *Erschöpfung* durch *Lesen* oder geistige Überanstrengung (führt zu Schwäche, Diarrhœ, Kopfschmerzen, Rückenschmerzen); 535
Anstrengung, *körperliche*, verschlimmert; 160; 291
Anstrengung, *körperliche*, oder *Stillsitzen* verschlimmert. Der Patient fühlt sich *am besten*, wenn er *langsam umhergeht*; 291

Anthracinum; 56; 602; 666; 667
Antimonium crudum; 56; 165; 167; 168; 188; 218; 294; 315; 347; 657
Antimonium tartaricum; 60; 177; 191; 305; 376; 399; 400; 401; 605; 606
Antriebslosigkeit und *Langeweile*; 375

Antwortet *langsam*; 442; 520; 524
Antwortet *langsam* und mit großen *Schwierigkeiten*; 321
Antworten: *ausführliche, weitschweifige* Antworten, wo ein Satz genügen würde; 355
Antworten: beantwortet Fragen *richtig, schläft danach* ein; 80
Antworten: beantwortet Fragen *teilweise* und *schläft* sogar während des *Sprechens* oder unmittelbar nach *Beendigung* des Satzes wieder ein; 109

Anwesenheit *anderer* Menschen ist *unerträglich* während der *Stuhlentleerung*; 49

INDEX

Anzügliche *Witze*; 336

Apathie; 39; 191; 192; 321; 524
Apathie, die von *Reizbarkeit* und *schneidenden*, kritischen Bemerkungen *unterbrochen* wird; 191
Apathie und *Gleichgültigkeit gegenüber seinem Zustand*; 304
Apathisch, *erschöpft*, ausgelaugt und *antwortet langsam*; 520

Aphasie: *Apoplexie* mit *Parese*, ausgeprägter Aphasie, *Konvulsionen*; 492

Aphthen; 133; 134; 136; 164; 300; 330; 459; 471; 549; 550; 622; 659; 660
Aphthen auf der *Zunge*; 133; 443; 468
Aphthen breiten sich über den *gesamten Verdauungstrakt* aus; 134
Aphthen im *Mund*; 58; 161; 443; 461; 468
Aphthen in der *Nase*; 461
Aphthen am *Zahnfleisch*; 468
Aphthen und *Geschwüre* im *Mund*, an der *Zungenspitze* und im *Hals*; 369
Aphthen, *brennender* Schmerz; 88

Apis; 56; 63; 70; 78; 121; 123; 135; 136; 185; 196; 290; 344; 396; 471; 513; 518; 576; 580; 657; 673; 688
Apnœ im Schlaf, fährt mit *Erstickungsgefühl* aus dem *Schlaf* hoch; 654
Apnœ im *Schlaf*, richtet sich mit *Erstickungsgefühl* auf; 655
Apocynum; 130

Apoplexie; 30; 75; 77; 83; 113; 116; 135; 209; 212; 264; 338; 361; 392; 395; 418; 494; 503; 504; 506; 525; 541; 543; 636; 643
Apoplexie: *Durchblutungsstörungen* des *Gehirns* mit Apoplexfolge; 31
Apoplexie mit *Parese*, ausgeprägter *Aphasie*, *Konvulsionen*; 492
Apoplexie mit *rotem plethorischem* Gesicht; 81
Apoplexie mit *Stupor, aufgedunsenem* und *fleckigem* Gesicht, großer *Hitze* und *Schwitzen*, stertoröser Atmung, verengten Pupillen; 506

Appendizitis; 120; 122; 123; 143; 144

Appetit *kehrt* nach dem *ersten Bissen zurück*; 225
Appetit *nimmt* während des *Essens zu*; 416
Appetit *vermehrt* bei *Kopfschmerz*, während des *Fiebers*; 526
Appetitlosigkeit: *gleichgültig* gegen Nahrung, in manchen Fällen jedoch *gierig* nach Nahrung; 194

INDEX

Appetit*mangel*; 349
Appetitzunahme *nachts* oder während der *Schwangerschaft*. Muß aufstehen, um etwas zu essen; 549
Appetitzunahme vor oder während der *Kopfschmerzen*; 549

Arbeit aufgeben: möchten ihre *Arbeit aufgeben*, weil sie sich den *Problemen*, denen sie dort begegnen, *nicht mehr gewachsen* fühlen; 303
Arbeit und Verantwortung; 157
Arbeitet bis zur *Erschöpfung* und muß daraufhin seine *Arbeit völlig aufgeben*; 159
Arbeitsunfähig durch *Erschöpfung*; 303
Arbeitswut; 63; 68; 434; 491; 503; 667

Argentum metallicum; 70; 97; 116; 242
Argentum nitricum; 39; 72; 100; 195; 236; 327; 339; 342; 352; 387; 419; 426; 430; 431; 561; 657; 674
Ärger: *Beschwerden* durch *Verärgerung*; 140
Argwohn; 178; 335; 336; 342
Armut; 547
Armutsbewußtsein; 547
Arnica; 30; 78; 87; 110; 124; 125; 231; 288; 320; 340; 402; 403; 404; 504; 507; 563; 660
Arrhythmie des Herzschlags; 30; 77; 92; 106; 150; 263; 277; 293; 308; 344; 352; 379; 395; 407; 420; 453; 457; 471; 495; 508; 510; 529; 625; 627; 642; 643; 656; 670; 675
Arrogant; 104; 389
Arrogante, hochmütige Frauen; 315
Arsenicum album; 35; 39; 56; 69; 70; 81; 83; 95; 115; 131; 134; 151; 152; 156; 178; 181; 183; 195; 202; 227; 267; 276; 279; 281; 300; 301; 305; 329; 333; 353; 355; 359; 361; 367; 370; 383; 394; 411; 419; 424; 425; 440; 445; 447; 448; 458; 459; 479; 484; 485; 518; 529; 530; 546; 548; 551; 563; 565; 570; 576; 580; 582; 587; 592; 602; 656; 661; 664; 667; 671; 674; 676; 681; 684; 694; 695; 696
Arsenicum jodatum; 93; 95
Arsenicum sulphuratum flavum; 621
Artemisia vulgaris; 95; 232
Arteriosklerose; 541
Arteriosklerotische Herzkrankheit; 665

Arthritis; 24; 58; 59; 68; 72; 83; 106; 122; 129; 167; 177; 206; 212; 227; 229; 235; 254; 293; 301; 313; 314; 318; 343; 344; 359; 362; 370; 377; 379; 386; 396; 409; 418; 438; 478; 488; 495; 529; 534; 543; 546; 560; 564; 565; 573; 578; 579; 585; 593; 621; 638; 681; 687; 691

INDEX

Arthritis: schlimmer *abends*; 376
Arthritische Schmerzen, die *abwärts ausstrahlen*; 379
Arthritis: schlimmer durch *Anstrengung*; 578; 585
Arthritis des *Beckengürtels*; 32
Arthritis: *besser* durch *Bewegung*; 167; 374; 578
Arthritis: schlimmer bei *Bewegung*; 317; 379
Arthritis: stark entzündet, rotes, geschwollenes Gelenk, schlimmer durch *Bewegung*; 123
Arthritis: Gelenke werden *heiß, rot, entzünden* sich und sind außerordentlich *schmerzhaft*, insbesondere durch *geringfügige Bewegung*; 299
Arthritis: *deformierend*; 620
Arthritis mit Schmerzen, schlimmer durch die *geringste Bewegung*; 143
Arthritis: stark entzündet, rotes, geschwollenes Gelenk, schlimmer durch *Erschütterung*; 123
Arthritis: schlimmer *morgens* beim *Erwachen*; 578
Arthritis mit *Erythema nodosum*; 229
Arthritis: schlimmer bei *feuchtem* und *kaltem Wetter*; 578
Arthritis mit empfindlichen, *steifen* Gelenken, verschlimmert durch *Feuchtigkeit*; 82
Arthritis der *Finger* – insbesondere wenn die *Fingergelenke* die einzigen Gelenke sind, die betroffen sind; 205
Arthritis der *Hände* und der *Finger*; 211
Arthritis mit *hellrotem Fleck* auf der *Haut* über dem betroffenem Gelenk; 638
Arthritis, wobei *Gonorrhoe* in der *Vorgeschichte* vorausging; 437
Arthritis: *besser* durch *Hitze* oder *heißes Baden*; 578
Arthritis: schlimmer durch *Hitze*; 376
Arthritis, die sich durch *Hitze bessert*; 167
Arthritische Schmerzen; schlimmer durch *Hitze*; 317
Arthritis der *Hüfte*; 409
Arthritische Erkrankungen der *Hüftgelenke*; 408
Arthritische Schmerzen in den *Hüften*; 559
Arthritis der *linken Hüfte*; 478
Arthritische Schmerzen, die als *kalt* und schmerzhaft empfunden werden; 177
Arthritis: Gelenkschmerzen schlimmer durch *kaltes, nasses Wetter*; 686
Arthritische Schmerzen, schlimmer bei *kaltem, feuchtem Wetter* oder *Wetterwechsel*; 567
Arthritis mit Schmerzen, schlimmer durch *Kälte*; 143; 235
Arthritis: besser bei *kaltem Wetter*; 376
Arthritische Schmerzen, schlimmer durch *kaltes feuchtes Wetter*; 585
Arthritis, vor allem *nach* Einfluß von *kaltem Wind*; 29

INDEX

Arthritis: besser durch *kalte Umschläge*; 376
Arthritis: stark entzündet, rotes, geschwollenes Gelenk, *gebessert* durch *kalte Umschläge*; 123
Arthritis: besser durch *kalte Anwendungen*; 317; 655
Arthritis mit empfindlichen, *steifen* Gelenken, verschlimmert durch *Kälte*; 82
Arthritis der *kleinen Gelenke*; 408
Arthritis: Entzündungen der *Kniegelenke*; 638
Arthritische Schmerzen in *den Knien*; 559
Arthritis, die hauptsächlich die *Knie* befällt; 163
Arthritis: besonders im *Knie*, besser durch *Bewegung*; 370
Arthritis: *entzündete* Gelenke, deren Schmerzen sich *bessern*, wenn auf die Gelenke *Druck ausgeübt* wird; 342
Arthritis: besonders im *Knie*, schlimmer bei *Hitze*; 370
Arthritis und Schmerzen in den *Iliosakralgelenken*; 33
Arthritis: besonders im *Knie*, besser durch *Kälte*; 370
Arthritis: besonders im *Knie*, besser durch *Bewegung* und *Kälte*, schlimmer bei *Hitze*; 370
Arthritische *Knötchen*; 24
Arthritische *Knötchen* der *Finger* oder *Handgelenke*; 126
Arthritische *Knötchenbildung*; 163; 167; 170; 408; 578
Arthritische *knotige Schwellungen*; 409
Arthritis: schlimmer *nachts*; 379
Arthritis: schlimmer *nachts* im Bett; 217; 578
Arthritis der *oberen Gliedmaßen*; 293
Arthritis, die von „*paralytischen*" Schmerzen begleitet ist; 254
Arthritis *psoriatica*; 164
Arthritis und Gicht mit *reißenden, kneifenden* Schmerzen, die ausstrahlen; 129
Arthritis: *rheumatische* Arthritis; 163
Arthritis, *rheumatoide*; 144; 165; 655; 656; 687
Arthritis und Schmerzen im *Sakrum*; 33
Arthritis der *Schultergelenke*; 293
Arthritis: schlimmer vor einem *Sturm*; 578
Arthritis: besser durch *trockenes Wetter*; 578
Arthritische Schmerzen, schlimmer durch *Überanstrengung*; 585
Arthritis: schlimmer durch *Überhitzen*; 655
Arthritische Schmerzen; besser durch *Umhergehen*; 217
Arthritis: durch *Unterdrückung* kommt es zu einer *Herzerkrankung*; 22
Arthritische *Verhärtungen*; 573
Arthritis, *wandernde*; 129; 254; 299; 358; 376; 559; 573; 686
Arthritis: besser durch *Wärme*; 374

INDEX

Arthritische Schmerzen, schlimmer bei *warmem Wetter*; 359
Arthritis der *Wirbelsäule*; 32; 478
Arthritis: *degenerative* Arthritis der *Wirbelsäule*; 163
Arthritis der *Zehen*; 205

Arthrosis deformans; 366
Arum triphyllum; 96; 98; 238; 699
Arundo; 43; 97; 98; 623; 699
Asa fœtida; 98
Asarum europaeum; 100; 155; 496; 676
Asterias; 519

Probleme der Atemwege:
Asthma; 94; 95; 138; 149; 164; 194; 200; 202; 212; 217; 227; 314; 328; 329; 344; 347; 352; 353; 371; 372; 375; 390; 411; 417; 431; 437; 438; 440; 450; 459; 492; 518; 528; 529; 579; 587; 590; 593; 606; 621; 627; 628; 630; 638; 643; 656; 660; 681; 687; 695; 705
Asthma: schlimmer am *Morgen*; 494
Asthma: schlimmer am *Abend*; 474
Asthma am *Abend*, schlimmer 17.00 bis 19.00 Uhr; 470
Asthma: schlimmer *abends* oder *nachts*; 376
Asthma: schlimmer *nachts*; 457; 494
Asthma: schlimmer *nachts* und *nach Mitternacht*; 590
Asthma verschlimmert von 24.00 Uhr bis 2.00 Uhr; 90
Asthma: schlimmer *nachts*, besonders von 1.00 bis 2.00 Uhr morgens; 358
Asthma: schlimmer *nachts*, besonders von 1.00 bis 3.00 Uhr morgens; 354
Asthma schlimmer von 2.00 bis 4.00 Uhr oder um 3.00 Uhr morgens; 365
Asthma: schlimmer um 3.00 oder 4.00 Uhr morgens; 494
Asthma: schlimmer um 3.00 Uhr, *muß* sich *aufsetzen*; 372
Asthma schlimmer um 4.00 Uhr; 478
Asthma mit Verschlimmerung um 5.00 Uhr *morgens*; 369
Asthma: schlimmer *nachts*, schlimmer während des *Schlafs*, schlimmer am *Morgen* beim *Erwachen*, schlimmer in einem *heißen Raum*; 394
Asthma: schlimmer *nachts* oder während des *Schlafs*; 626
Asthma *und* Adipositas; 131
Asthma, *allergisches* Asthma; 559
Asthma *und* Allergie, wenn gleichzeitig eine *Hämorrhagie* im Vordergrund steht; 367
Asthma, das während allgemeiner *Allergie-* oder *Heuschnupfenperioden* auftritt; 587

INDEX

Asthmatische Krise mit *Angst, Ruhelosigkeit* und *Durst*; 92
Asthma: schlimmer durch *Anstrengung*; 211; 474; 494
Asthma: schlimmer durch *Atemwegsinfekte* oder *Erkältungen*; 626
Asthma schlimmer durch *Blumendüfte*; 592
Asthma: schlimmer durch *Dämpfe*; 659
Asthma *und* Depressionen; 479; 479
Asthma *und* Diabetes; 479
Asthma bei *Diabetes* in der *Vorgeschichte*; 475
Asthma nach *Eifersucht* oder intensiver *Gefühlserregung*; 394
Asthma begleitet von *Ekzem*; 437; 517; 577
Asthma, das in Situationen *emotionaler Überbelastung* entsteht; 211
Asthma *und* epileptische Krampfanfälle; 271
Asthma: schlimmer durch *Erkältung*; 654
Asthma: *Erstickungsanfälle* durch Asthma, schlimmer um 3.00 Uhr morgens, schlimmer durch *Gefühlserregung*; 270
Asthma: *besser* im *Freien*; 376; 394; 686
Asthma: *besser* beim *Fahren* mit *offenem Fenster*; 686
Asthma: schlimmer durch *Gerüche*; 592
Asthma: will während des Asthmaanfalles *Hemd* oder *Nachtgewand aufreißen*; 394
Asthma, das im *Herbst* auftritt; 226
Asthma: *hysterisches* Asthma und *Stridor*; 452
Asthma: *Kälte* verschlimmert; 494
Asthma: schlimmer durch *kaltes, feuchtes* Wetter; 680
Asthma mit starkem *Keuchen*: schlimmer durch *Anstrengung*; 131
Asthma bei *Kindern*; 478; 590
Asthma, besonders bei *Kindern*: schlimmer durch *Anstrengung*; 620
Asthma, besonders bei *Kindern*: schlimmer durch *Kälte*; 620
Asthma *seit* der *Kindheit*; 437
Asthma *und* Kolitis oder Polypen bzw. *maligne Entartung* in Kolon oder Rektum; 479
Asthma nach *Kummer*; 478
Asthma: *Magenbeschwerden abwechselnd* mit Asthma; 357
Asthma: schlimmer bei *Menstruation*; 626
Asthma: *plötzliches*, schweres Asthma; 452
Asthma kann in der *Pubertät aufhören* und im vierten Lebensjahrzehnt (also jenseits der Dreißig) oder *später wieder auftreten*; 478
Asthma: schlimmer durch *Rauch*; 659
Asthma: *besser* durch *Rückwärtsbiegen* des *Kopfes*; 626
Asthma und starkes *Schwitzen*; 590
Asthma der *Seeleute*, das sich beim *Landgang* verschlimmert; 138

INDEX

Asthma, *besser* durch aufrechtes *Sitzen*; 90
Asthma *und* Sodbrennen; 593
Asthma in Verbindung mit *Sodbrennen* und *scharf-säuerlichem Aufstoßen*; 592
Asthma: schlimmer durch *Staub*; 659
Asthma *und* Schilddrüsenerkrankungen; 627
Asthma in Verbindung mit starkem *Schwitzen*; 590
Asthma, das durch *unterdrückte Gefühle* entsteht; 211
Asthma nach *unterdrückten Hautausschlägen*; 313; 449; 577
Asthma infolge von *unterdrückter Menses*; 704
Asthma: *gebessert* durch *Vorwärtslehnen*; 626
Asthma: *besser* durch *warme Speisen* oder *Getränke*; 626

Atemnot bei *älteren* Patienten; 244
Atemnot schon durch *leichte Anstrengung*; 131; 243
Atemnot bei *Anstrengung*, besonders bei *Treppensteigen* oder beim Ersteigen einer *Anhöhe*; 163
Atemnot, muß sich deshalb *im Bett aufsetzen*; 194
Atemnot durch *Blähungsbildung* oder *Überessen*, *besser* durch *Aufstoßen*; 194
Atemnot, daß er glaubt, er müsse *ersticken*; 410
Atemnot und *rasselnde Atmung*; 70
Atemnot, sogar *Zyanose*, doch die *Lungen* sind bei *Auskultation frei* und normal funktionsfähig; 411
Atemnot, wenn der Patient *flach auf dem Rücken liegt* oder sich *vornüber beugt*, vor allem bei *schwergewichtigen* Menschen; 163

Andere Probleme der Atemwege
Atemwegsbeschwerden schlimmer *abends*; 654
Atmung *nachts* schwierig, der Patient fährt mit *Erstickungsgefühl* hoch; 590
Atemwege: Neigung zu *allergischen Erkrankungen* und Atemwegsproblemen; 683
Atemwegserkrankungen *und* Hodenschmerzen; 627
Atemwegsinfektion; 24; 628; 630; 687
Atemwegsinfekte, *akute*; 685
Atemwegserkrankungen: *chronische* Atemwegsbeschwerden bei *älteren* Patienten; 605
Atmung: *erschwerte* Atmung, *besser* durch *langsames Umhergehen*; 293
Atmung, erschwerte: schlimmer beim *Einatmen*, durch *unregelmäßiges Atmen*, durch *Reden*, durch *Lachen*; 583
Atmung *langsam, geräuschvoll, behindert*; 505
Atmung erschwert: schlimmer im *Liegen*, *besser* bei *aufrechtem Sitzen*; 606
Atmung schwierig, schlimmer im *Liegen*; 590

INDEX

Atmung durch den *Mund*; 113
Atemwegsbeschwerden bei *Neugeborenen*; 62
Atmung: *Rasselgeräusch* beim Atmen; 60; 61; 605
Atmung: *rasselnde* Atmung während des *Schlafes*; 358
Atemwegserkrankung wegen *Rauch* oder *Ruß*; 459
Atemwegsbeschwerden *und* Rheumatismus; 686
Atemwege: *rezidivierende Atemwegsinfekte*; 527
Atemwege: *rezidivierende* Erkrankungen der oberen Atemwege; 240
Atmung *schmerzhaft*; 567
Atmung: *spasmodisches Asthma*; 642
Atemwegsinfektionen infolge *unterdrückter Hautausschläge*; 23
Atemstillstand im *Schlaf*; 395; 506
Atemstillstand wegen des hochgradigen *Hustens*; 346
Atemstillstand: *Anhalten* des *Atems* bei *zornigen Kindern*; 217
Atmung: *Stridor*; 230

Astigmatismus; 531; 685; 687
Aszites; 66; 69; 90; 204; 673
Ataxie; 37; 48; 75; 77; 212; 246; 260; 323; 361; 528; 529; 531
Athetose; 641
Atrophie von Körperteilen; 113

Aufgesprungene *Brustwarzen*; 533
Aufgesprungene und *blutende Fingerspitzen* im *Winter*; 241
Aufgesprungene *Haut* an den *Fersen*; 417
Aufgesprungene *Haut* an den *Fingern*; 470
Aufgesprungene *Haut* an den *Füßen*; 680
Aufgesprungene *Haut* an den *Händen*; 613
Aufgesprungene *Lippen*; 97; 449
Aufgesprungene, *rohe Lippen*; 96
Aufgesprungene *Lippen* und *Heiserkeit*; 97
Aufgesprungene *Lippen*, besonders in den *Mundwinkeln*; 468; 702
Aufgesprungene *Lippen*, Risse entweder in den *Mundwinkeln* oder in der *Mitte* der *Unterlippe*; 611
Aufgesprungene *Nasenflügel* oder *Augenwinkel*; 516

Aufmerksamkeit, braucht ungeteilte A., sonst ist er unfähig zu reden; 441
Aufregung, *Nervosität* und *Schlaflosigkeit* während des *Entzugs* von *Narkotika* oder *Sedativa*; 503

INDEX

Aufschreien; 701; 702
Aufschreien im *Schlaf*, besonders *vor* der *Menstruation*; 684
Aufschreien *vor* den *Konvulsionen*; 231
Aufschreien während der *Stuhlentleerung*; 382
Aufschreien, besonders der *Kinder*: bei *Zystitis*, aber auch bei *beunruhigenden Träumen*; 132

Aufstoßen; 58; 396; 426; 462; 527; 551
Aufstoßen nach Verzehr von *Süßigkeiten*; 76
Aufstoßen oder *Blähungsabgang* mit Geruch nach „*faulen Eiern*"; 81
Aufstoßen: *leeres* oder *erfolgloses* Aufstoßen; 99
Aufstoßen von *stinkendem* Geruch; 99
Aufstoßen – so häufig und *laut*, daß man im Freundes- und Familienkreis „*in Verruf*" gerät; 76
Aufstoßen, verursacht durch *Husten*; 592
Aufstoßen, was sowohl die *Magenbeschwerden* als auch den *Allgemeinzustand bessert*; 193
Aufstoßenen und *Magenverstimmung*, schlimmer durch *Alkoholgenuß*; 659
Aufstoßen, *saures*; 162; 473
Aufstoßen: *saures, scharfes* Aufstoßen und *Sodbrennen*; 581

Aufwärtssteigen verschlimmert; 118; 131; 219

Augen
Augen: *Akommodationsunfähigkeit*; 531
Augen fühlen sich *angestrengt* an; 501
Augen: *Bindehautreizung, gebessert* durch *kalte Umschläge*; 76
Augen: *blaue Skleren*; 199; 685
Augen: *bläuliche* Verfärbung der *Skleren*, besonders bei *Kindern*; 199
Augen: *Blindheit* nach *Schreck* oder *Schock*; 28
Augen: *blockierte Tränengänge*; 560; 557; 621
Augen: *blockierte Tränengänge* bei *Säuglingen*; 557
Augen; Sehen: *Blitze* im Sichtfeld, schlimmer beim *Einschlafen*; 526
Augen *brennen* und sind *gereizt*; 289
Augen: *Brennen* und *Röte* der Augen; 584
Augen: *brennende* Augen und *scharfer Tränenfluß*; 88
Augen: *brennende* Lidränder; 88
Augen: *chronische Infektionen* der Augen, Nebenhöhlen, Ohren; 549
Augen: *Diplopie*; 273; 306; 642
Augen: *Diplopie* infolge *Schwäche* der extraokulären *Muskeln*; 304

INDEX

Augen: *Diplopie*, häufig vor oder während der *Kopfschmerzen*; 304
Augen: *eingerissene* Augenwinkel; 311; 415
Augen: *Einrisse* der Augenlider und der Augenwinkel; 311
Augen: *Eiter* im inneren und äußeren *Augenwinkel*; 289
Augen: *entzündete* Augen*lider*; 58
Augen: *erweiterte Pupillen*; 642
Augen fühlen sich *vergrößert* an; 514
Augen: *Fremdkörper* in Auge oder *Orbita*; 81
Augen: *Gefühl*, als würden die Augen *hervortreten*; 514
Augen: *Gefühl*, als würden sich die *Lider nicht schließen*; 514
Augen: *Geschwüre* der *Kornea*; 327
Augen: Gesichtsfeld*ausfall*; 408
Augen: *Gewebszerreißungen* oder *Einschnitte* an den Augen; 634
Augen *glänzen*; 117
Augen: *Glaukom*; 526; 531; 624; 625
Augen: *grünliche Absonderungen* aus den Augen; 557
Augenlider: *Hautausschläge* um die Augenlider; 327
Augen: *Hautausschläge* um die Augen; 499
Augen: rechtsseitige *Hemianopsie*; 408
Augen: *Hitze* im Gesicht oder in den Augen; 216
Augenlider – *horizontale Linie* in der *Mitte des Oberlids*, besonders bei *Kindern*; 469
Augen: *Hornhautflecken* des Auges; 152
Augen: *Infektion* der *Tränengänge* oder *verstopfte Tränengänge* bei *Neugeborenen*; 618
Augen: *Infektion* der *oberen Atemwege* oder *Grippe*: mit *mildem Schnupfen, Niesen* und *Konjunktivitis*; 560
Augen: *Infektionen* der *Tränengänge*; 516
Augen: *Inversion* der *Lider*; 133
Augen: *Juckreiz, Tränenfluß* und *Schmerzen* in den Augen, *besser* durch *kalte* Anwendung; 557
Augen: *juckende* Augen*lider*; 672
Augen: *Karzinom* im Bereich des Gesichts, der Augen, der Nase, des Mundes, des Halses; 189
Auge: *Katarakt*; 167; 189; 190
Augen: *Keratitis*; 92; 311; 314
Augen: *Konjunktivitis*; 42; 77; 88; 241; 242; 311; 314; 327; 445; 560; 656
Augen: *Konjunktivitis* infolge *Erkältung*; 281
Augen: *Konjunktivitis* nach *kaltem Wind*; 27
Augen: *Konjunktivitis, allergisch* oder *infektiös*; 557

INDEX

Augen: *kontrahierte* Pupillen; 30
Augen: *Kontusion* um das Auge; 319
Augen: *lange, feine Wimpern*, vor allem bei *Kindern*; 685
Augen: *langsame Akkomodation* des Gesichtssinnes; 304
Augen: *Lichtscheu*, danach *Sehverlust* mit *Kopfschmerzen*; 356
Augen: *Mydriasis*; 531
Augen: *Myopie*; 531
Augen: *Netzhautablösung*; 526; 529
Augen: *Netzhautblutung*; 135; 265; 392; 395; 526; 529; 653
Augen: *Neuralgien* mit *plötzlichen rezidivierenden Augenschmerzen*, die sich zur *Stirn* ausbreiten; 109
Augen: *Neuritis optica*; 526
Augen *schwer* und *halb geschlossen*; 504
Augen *müde* und *trocken*; 459
Augen: *Ödem* der *Bindehaut*, v.a. als *allergische* Reaktion; 363
Augen: *Photophobie*; 27; 259; 289; 311; 332; 385; 387; 492; 531; 595; 703
Augen: *Photophobie* und Kopfschmerzen bei *Fieber*; 296
Augen: *Photophobie* während der *Kopfschmerzen*; 477
Augen: *Prellungen* im *periorbitalen* Bereich; 402
Augen: *Prolaps* der *Konjunktiven*; 65
Augen: *Ptosis* der Augenlider; 363; 304
Augen: *Pupillen* sind *erweitert*; 117
Augen: *Pupillen verengt* oder *erweitert*; 504
Augen: *reichliche, dünne Absonderungen* aus Augen und Nase; 289
Augen: *Reizung* und Schmerzen in den Augen nach einer *Verbrennung* oder *Chemikalienverletzung*; 183
Augen: *Retinitis*; 526; 653
Augen: *roter Fleck* auf der *Sklera*, der aussieht „*wie rohes Fleisch*"; 75
Augen: sackartige *Schwellung* des *Oberlids* im *inneren Augenwinkel*; 363
Augen: *Schmerzen* der Augen: *Schauen* verschlimmert, *Lesen* verschlimmert; 469
Augen: *Schmerzen* im Augenbereich: schlimmer im *Tagesverlauf*, schlimmer durch *Bewegung* der *Augen*; 378
Augen: *Schmerzen* strahlen vom *inneren Augenwinkel* zur *Stirn* aus; 239
Augen: *Schmerzen* und Empfindung von *Zerspringen* oder *Zerplatzen* im *rechten* Auge; 592
Augen: *Schwellung* der *Augenlider*, Ober- oder Unterlid; 363
Augen: *Schwellung* der *Konjunktiven*; 65
Augen: *Schwellung* der *Unterlider*; 354
Augen: *Schwellung* um die Augen herum; 65
Augen: *Schwellung* und *Entzündung* der *Augenlider*; 576

INDEX

Augen: *Schwere* in den *Augenlidern* und *Herabfallen* der Augenlider; 304
Augen: *schwere, herabhängende* Augenlider; 302
Augen: *Schweregefühl* oder *Lähmung* der *Augenlider*; 209
Augen: *Schwierigkeiten* beim *Fokussieren* des Blickes; 500
Augen: *Seh-* oder *Gehörverlust* nach einer Kopfverletzung; 81
Augen; Sehen: *getrübte Sicht* durch *Koitus*; 363
Augen: *Sehschwäche*; 273
Augen: *Sehschwäche*, schlimmer durch *Koitus*; 406
Augen: *Sehstörungen*; 197; 272; 274; 407
Augen: *Sehverlust vor* Einsetzen der *Konvulsion*; 269
Augen: *sieht* einen *gelben* oder *grünen Lichthof* um Gegenstände; 275
Augen: *sieht Farben* vor den Augen; 237
Augen: *Spasmen* und *Zuckungen* der *Augenlider* oder des *Gesichts*; 37
Augen: *Spasmen, Zuckungen* und *Zusammenkneifen* der Augenlider; 337
Augen: *starrender, leerer* Blick; 322
Augen: *stechende* Schmerzen im Bereich von Kopf, Gesicht und Augen; 690
Augen: *Stechende* Schmerzen in den Augen; 234
Augen: *stechende* Schmerzen in den *inneren Augenwinkeln*; 703
Augen: *Steifheit* um die Augen und Augenlider herum; 378
Augen: *Steifheit* um die Augen, verursacht und verschlimmert durch *angestrengtes Sehen*, besonders bei *feiner Arbeit* wie Stickerei, Uhrenreparatur oder Lesen von Kleingedrucktem; 584
Augen: *Stichwunden* in *nervenreichen* Körperpartien: Fingerspitzen, Zunge, Zähne, *Augen*, Genitalien; 339
Augen: *Strabismus*; 209; 232; 273; 274; 337; 338; 636; 639; 642; 643; 663; 703; 705
Augen: *Strabismus*: anatomische Mißbildung, oftmals *angeboren*; 661
Augen: *stumpfes* Augen*trauma*; 81; 660
Augen: *Tränen* der Augen: schlimmer im *Freien* oder durch *Wind*; 469
Augen: *Tränen* der Augen: schlimmer durch *Husten*; 469
Augen: *Tränen* der Augen: schlimmer beim *Lesen*; 469
Augen: *Tränen zurückhalten*, was zu *Schluchzen* führt; 341
Augen: *Tränenfluß* bei *Photophobie*; 259
Augen: *Tränenfluß*, gewöhnlich *milde*, während das *Nasensekret scharf* und *wundmachend* ist; 41
Augen: *Tränenfluß* bei *Wind*; 595
Augen: *Trauma* von Auge und Augenhöhle; 660
Augen: *trockene* Augen, dadurch *schwierig*, sie zu *öffnen* oder zu *schließen*; 487
Augenüberanstrengung; 502; 531; 584; 585; 605; 606
Auge fühlt sich *überanstrengt* oder *trocken* an infolge *angestrengten Schauens* oder *Blickens* ins *Licht*; 432

INDEX

Augen: *Ulzeration* der *Kornea*; 88
Augen: *Ulzeration* der *Konjunktiva*; 446
Augen*verletzungen*; 290
Augen: *verklebte* Augenlider; 311
Augen: *verschwommenes* Sehen; 501; 531
Augen: *verschwommene* Sicht *vor* den *Kopfschmerzen*; 387
Augen: *Wunden* und *Fremdkörper* im Auge; 27
Augen: *ziehendes* Gefühl in den Augäpfeln; 514
Augen: *ziehende* Schmerzen, wie durch eine *Schnur* – an den Brustwarzen, an den Augen; 266
Augen: *Zucken* der Augenlider; 262; 531; 634
Augen: *Zucken* der Augenlider, insbesondere der unteren Augenlider; 351
Augen: *Zucken* der Augenlider, schlimmer *vor* einem *Sturm*; 37
Augen: *Zucken* oder *Zittern* des *linken* Augenlids; 96
Augen: *Zucken*, *Tics* oder häufiges *Zwinkern* der Augen; 200
Augen: *Zwinkern*, Blinzeln; 51; 52; 289
Augenwinkel: *aufgesprungene* Nasenflügel oder Augenwinkel; 516

Aura wird im *Sonnengeflecht* oder in den *Extremitäten* empfunden; 269
Aurum; 102; 103; 108; 340; 355; 445; 472; 479; 485; 491; 496; 522; 537; 540; 664
Aurum muriaticum; 107
Aurum muriaticum natronatum; 108
Ausdauer, *Mangel* an; 159; 163
Ausdauer, *Mangel* an: beim *Gehen* und vor allem *Aufwärtssteigen*; 51
Ausgelassen; 650
Aussehen: will *perfekt* aussehen; 112
Ausweglosigkeit: Erkrankungen, die aus *Konfliktsituationen* entstehen, in denen der Patient das Gefühl hat, *keinen Ausweg* aus einer *unerträglichen Situation* zu finden; 398
Außer sich vor *Schmerzen*; 26
Autismus; 360; 683; 687
Autofahren *bessert*; 482
Autorität wird *abgelehnt*; 390
Autorität: *duldet keine elterliche* Autorität; 236
Autoritäten: haßt *Autorität*; 208

INDEX

B

Baden; 51
Baden, *Abneigung* gegen: 51; 650
Baden: *Abneigung* gegen und *Verschlimmerung* durch Baden; 651
Baden verschlimmert: *Beschwerden* nach einem *kalten* Bad; 57
Baden im *Meer* verschlimmert; 454
Baden: *Besserung* durch *kaltes* Baden; 297; 556
Bäder, *Verlangen* nach *eiskalten*; 175
Baden, *kaltes*, verschlimmert; 410; 684; 702

Badiaga; 445
Bacillinum; 687
Baker, Jeff; 56
Balanitis; 184; 185; 239; 328; 329; 349; 445; 447; 483; 484; 654
Ball im *Perineum*, Gefühl wie von; 222
Ballt die *Fäuste* oder muß die *Finger spreizen*; 602
Bandgefühl: Gefühl, als läge ein *Band* um den *Körperteil*; 54; 540
Bandscheibenvorfall mit starker Verschlimmerung durch *Bewegung* oder *Erschütterung*; 121
Baptisia; 80; 83; 109; 197; 266; 506; 562; 563
Baryta carbonica; 50; 111; 115; 116; 148; 548; 561
Baryta muriatica; 115; 232
Basedow-Syndrom; 369; 420; 471

Bauch (vergleiche auch: Abdomen)
Bauch: *aufgetriebener* Bauch; 44; 192; 193; 252; 253; 673; 694
Bauch: *aufgetriebener* Bauch bei *Abmagerung*; 113
Bauch: *Aufgetriebenheit* des Bauches, die sich durch *Aufstoßen bessern* kann oder auch nicht; 76
Bauch ist *vergrößert* und *schwabbelig*; 596
Bauch*kolik*; 90; 120
Bauch*kolik*, *besser* durch *Hitze*, extrem *heiße Anwendungen, heiße Getränke*; 428
Bauch*kolik*, schlimmer durch *Essen*, schlimmer durch *Lärm*, schlimmer durch das Führen von *Gesprächen*; 703
Bauch*kolik seit* einem *operativen* Eingriff; 634
Bauch*kolik* schlimmer durch *Milch*; 422
Bauch*koliken* der *Säuglinge*, die den *Rücken* nach hinten *durchbiegen*; 278
Bauchkrämpfe; 270; 282; 646; 694

INDEX

Bauchkrämpfe, *anfallsweise*, schlimmer durch *Vorwärtsbeugen*, besser durch *Aufstoßen*; 277
Bauchkrämpfe oder *Kolik*; 346
Bauchkrämpfe und *Durchfall*. Das *Kind* möchte in der *Knie-Brust-Lage* oder *über* der *Schulter* der Mutter liegen; 238
Bauchkrämpfe und *Kolik*; 505
Bauchkrämpfe, *besser* durch *Rückwärtsbeugen* des *Oberkörpers* oder durch *aufrechte Sitzhaltung*; 277
Bauchkrämpfe, schlimmer durch *Bewegung*; 270
Bauchschmerz: gebessert durch *Liegen* auf der *linken* Seite, bei *angezogenen Beinen*; 220

Bauchschmerz
Bauchschmerzen, schlimmer von 16.00 bis 18.00 Uhr; 200
Bauchschmerz, der sich *über* das *Abdomen* erstreckt; 220
Bauchschmerz in Verbindung mit *Asthma*; 452
Bauchschmerzen: schlimmer durch *Berührung*; 121; 216
Bauchschmerzen, die sich durch *Bewegung* verschlimmern; 292
Bauchschmerz: *Brennschmerzen* um den *Bauchnabel* herum oder *stechende* Schmerzen *vor Diarrhœ*. Bauchschmerzen *besser* nach der *Stuhlentleerung* in chronischen Fällen; 300
Bauchschmerzen: *besser* durch *Druck*; 200; 256; 428
Bauchschmerzen verschlimmert *vor Durchfall*; 256
Bauchschmerzen und *Durst*; 130
Bauchschmerzen: verschlimmert durch *Entrüstung*; 256
Bauchschmerzen: verschlimmert durch *Erregung*; 256
Bauchschmerz *besser* durch *Essen*; 220
Bauchschmerzen *nach* dem *Essen*; 644
Bauchschmerzen und *Furcht*; 130
Bauchschmerzen: *besser* durch *heiße Getränke*; 200
Bauchschmerzen *besser* durch *Hitze*; 220
Bauchschmerzen: schlimmer durch *Kaffee*; 216
Bauchschmerzen *besser* durch *Kaffee*; 256
Bauchschmerzen *wechseln* mit *Kopfschmerzen* ab; 130
Bauchschmerzen, die sich in die *Leisten* oder *Beine* ausbreiten; 542
Bauchschmerzen: *besser* durch *Liegen* mit dem *Gesicht* nach *unten*; 256
Bauchschmerzen beim *Liegen* auf der *linken* Seite, *besser* beim *Liegen* auf der *rechten* Seite; 551
Bauchschmerzen, *gebessert* durch *Liegen* auf dem *Abdomen*; 284
Bauchschmerzen, oft *rechtsseitig* oder im *rechten oberen Quadranten*; 551

INDEX

Bauchschmerzen: *besser* durch *Reiben*; 428
Bauchschmerz, der sich *abwärts zum Rektum* hin erstreckt; 267
Bauchschmerz, der durch den Körper hindurch *bis zum Rücken* ausstrahlt; 220
Bauchschmerz *gebessert* durch *Rückwärtslehnen*; 542
Bauchschmerz, der in den Bereich des *rechten Schulterblatts* hin *ausstrahlt*; 220
Bauchschmerzen wie von *Steinen,* die *gegeneinander reiben*; 247
Bauchschmerz *besser* durch *Stuhlgang*; 220; 245
Bauchschmerzen und Bauchkrämpfe: schlimmer *vor* oder *während* des *Stuhlgangs*; 545
Bauchschmerzen und Bauchkrämpfe: *besser nach* dem *Stuhlgang*; 220; 545
Bauchschmerzen schlimmer durch *Trinken*; 256
Bauchschmerzen: *besser* durch *Vorwärtsbeugen*; 200
Bauchschmerz *besser* durch *warme Getränke* oder *warme Milch*; 220
Bauchschmerz *besser* durch *warme Milch*; 220; 267
Bauchschmerzen nach *Wut*; 634
Bauchschmerzen: verschlimmert durch *Zorn*; 256
Bauchschmerzen: *besser* durch *Zusammenkrümmen*; 256; 428

Bauscht *Probleme* auf; 456
Beantwortet Fragen *teilweise* und *schläft* sogar *während* des *Sprechens* oder unmittelbar nach Beendigung des Satzes wieder ein; 109
Bechterew, Morbus; 33
Beckenentzündung; 613
Bedeutungslose und ziellose *Wiederholungshandlungen*: Dinge *schneiden* oder *zerreißen*; 693
Beeinflußbarkeit; 73; 112; 115
Beginnt einen Satz und *vergißt,* was er *sagen wollte*; 435

Beine
Beine: *brennende, zusammenschnürende* Schmerzen der *Beine, besser* durch *Kälte*; 601
Beine: *Geschwüre* an den Beinen; 395
Beine: *Geschwürsbildungen* an Beinen, Füßen und Fingerspitzen; 91
Beine: *Hautausschläge* oben an der *Innenseite* der *Oberschenkel*; 312
Beine: *Herpes* an Gesäß oder *Oberschenkeln*; 462
Beine beim Gehen *zu hoch* zu *heben*, Neigung, die; 501
Beine; Knie: *Knacken* in den Knien bei *Bewegung*; 248
Beine; *Knieschmerz.* Will das Knie *strecken*, obgleich dadurch *keine Linderung* erzielt wird; 439

739

INDEX

Beine; *Knieschmerzen*: vor allem *links*, verschlimmert durch das *Aufstehen* aus der *Sitzposition*; 129
Beine; Knie: *Kontrakturen*, insbesondere der *Kniesehnen*; 318
Bein*krämpfe*; 164; 170
Beine: vergrößerte *Leistenlymphknoten*; 619
Beine *ruhelos*; 704
Beine *ruhelos* im *Bett*; 578; 670
Beine: *ruhelose* Beine oder Extremitäten *nachts* im *Bett*, hindert ihn oft am Schlaf; 704
Beine: Syndrom der *ruhelosen* Beine; 670; 705
Beine: *Schwäche, fortschreitende*, der unteren Gliedmaßen; 398
Beine: *Schwäche* der Beine infolge *Treppensteigen*; 163; 350
Beine: *Schwäche* der unteren Extremitäten; 501
Beine: *schwache Venen*: *Krampfader*leiden und *passive Blutungen*; 318 (vgl. auch Krampfadern, Varizen)
Beine: *Schwäche* der *Fußgelenke*; 190; 462
Beine: *Schwäche*, die gewöhnlich in den Beinen *beginnt*; 398
Beine: *Schwäche, Taubheitsgefühl* und *Wehtun*, vor allem in den *Oberschenkeln*; 201
Beine: *Schwere* der Beine; 75; 77
Beine: *Schwere, Taubheit* und *Schwäche* der unteren Extremitäten; 536
Beine: *Taubheit* und *Kribbeln* in Beinen und Füßen; 501
Beine: *Taubheitsgefühl* in den Beinen; 670
Beine *überkreuzen*, um das Gefühl zu vermeiden, daß die *Unterleibsorgane herausfallen*; 407
Beine: *unruhige* Beine nachts im Bett; 211

Beißen: aus *Wut* beißen; 332
Beißt ständig auf die *Lippen* oder *zupft* mit den Fingern daran herum, wodurch sie *bluten* können; 96
Beißen: *Verlangen* zu beißen; 118
Beklagt sich und ist *unzufrieden*; 168; 218; 701

Beklemmung in der *Brust*, schlimmer im *Liegen* auf der *linken* Seite; 394
Beklemmungs- und *Erstickungsgefühl*, vor allem bei *Herzerkrankungen*; 149
Beklemmungsgefühl in der *Brust*: schlimmer durch *körperliche Anstrengung*, schlimmer beim *Liegen* auf der *rechten* Seite; 420
Beklemmungsgefühl in der *Brust* schon nach *leichter Anstrengung*; 400
Beklemmungsgefühl in der *Brust*, das große *Angst* hervorruft; 409

INDEX

Beleidigung: *Beschwerden* nach Beleidigung oder Demütigung; 633
Belladonna; 31; 68; 80; 87; 116; 145; 165; 177; 182; 278; 296; 307; 308; 327; 339; 407; 408; 439; 440; 497; 507; 513; 520; 534; 547; 589; 590; 594; 643; 657; 668; 671; 696
Bellis perennis; 82; 83; 124; 363; 403
Benommenheit; 109
Benommenheit, schlimmer bei der *Menses*; 486
Benzoicum acidum; 125; 129; 254; 397; 409; 484
Berauscht: fühlt sich wie *berauscht* oder wie von seinem *Körper getrennt*; 247
Berberis; 127; 233; 254; 376; 377; 380; 497; 514; 637
Berechnend; 334
Berge: besser in den *Bergen*, vor allem in *Kiefernwäldern*; 684
Bergmannslunge; 459
Berufswechsel, *häufiger*; 683

Berührung, *Abneigung* gegen: 57; 60; 215; 218; 363; 566; 594; 637; 668
Berührung: *Abneigung* gegen Berührung, aber *Verlangen, getragen* zu werden; 237
Berührung, *Abneigung* gegen: *Kind* läßt nicht zu, daß man es berührt oder ärztlich untersucht; 217
Berührung oder *Druck, Abneigung* gegen; 392
Berührung, *Abneigung* gegen, insbesondere gegen *leichte* Berührung; 224
Berührungsempfindlichkeit; 250; 449
Berührung: *scheut* vor *Berührung zornig* zurück; 215
Berührung verschlimmert; 118; 224; 566; 623
Berührung: schlimmer durch *Berührung*, aber *gebessert* durch *harten Druck*; 425

Beschuldigt den Arzt, ihm *Schaden* zuzufügen; 482

Beschwerden diverser Art
Beschwerden gegen 9.00 Uhr; 214
Beschwerden beginnen gegen 11.00 Uhr und erreichen um 15.00 Uhr ihren *Höhepunkt*; 118
Beschwerden *täglich* zur *selben Stunde*; 356
Beschwerden, die in *Intervallen* von *zwei* oder *sieben Tagen* auftreten; 224
Beschwerden *kommen* und *gehen* mit *Sonnenauf-* und *-untergang*; 629
Beschwerden gehen von *rechts* nach *links* oder von *links* nach *rechts*; 564
Beschwerden *wechseln* die *Seiten*; 384
Beschwerden, bei denen heftige *Bauchschmerzen* auftreten, die von großer *Furcht* und einem *Verlangen nach Gesellschaft* begleitet sind; 129

INDEX

Beschwerden als *Folge* von *Enzephalitis* oder *Meningitis*; 642
Beschwerden in *Erwartung* eines *bevorstehenden Ereignisses*; 303
Beschwerden, die auf der *Haut* ihren *Ausgang nehmen*; 448
Beschwerden, die *seit* einem *grippalen Infekt* nicht mehr verschwinden wollen; 303
Beschwerden *seit* einer schweren *Infektion*; 562
Beschwerden nach einem *kalten Bad*; 57
Beschwerden *infolge* des Verlusts von *Körperflüssigkeiten* (z. B. nach *Blutungen*, *Durchfall*, *Absonderungen* aus Furunkeln); 223
Beschwerden *entwickeln* sich *langsam* und *fortschreitend*; 258
Beschwerden nach dem Schauen *furchterregender Filme*; 430
Beschwerden nach *Operation*; 644
Beschwerden, nachdem der Patient *radioaktiven Strahlen* ausgesetzt war oder nach einer *Strahlenbehandlung* eines malignen Tumors; 564
Beschwerden nach einem *Schreck*; 27; 303; 503
Beschwerden nach einem *Schreck* oder *plötzlichen schockierenden* Ereignissen; 27; 503
Beschwerden, die im *Sommer* auftreten; 137
Beschwerden werden *übertrieben* und verursachen große *Furcht* und *Verzweiflung*; 36
Beschwerden infolge von *heruntergeschluckter Wut* oder *Beleidigungen*; 631
Beschwerden als Folge *unterdrückter Wut*; 633
Beschwerden während des *Zahnens: Durchfall, Fieber, Reizbarkeit*; 215
Beschwerden, die von den *Zähnen* ausgehen; 320
Beschwerden nach *Zorn*; 215
Beschwerden werden *ausgelöst* durch *spirituelle Bestrebungen*, bei denen die Einhaltung des *Zölibats* eine wichtige Rolle spielt; 609

Besorgt bei *kleinstem Makel*; 466

Besserung, wenn der Geist *anderweitig beschäftigt* ist; 323
Besserung *abends* oder um *Mitternacht*; 414
Besserung am Abend; 105; 199; 435; 610; 702
Besserung durch *Aufstoßen, Blähungsabgang, Erbrechen*; 591
Besserung durch *Ausscheidungen*; 436
Besserung durch ein *Bad* oder Baden der *betroffenen Körperpartie*, vor allem in *kaltem Wasser*; 101
Besserung *chronischer Beschwerden* während einer *Erkältung*; 678
Besserung während der *Diarrhœ*; 23
Besserung im *Freien*; 41; 105; 350; 684

INDEX

Besserung im *Freien*, oder wenn er mit *offenen Fenstern* fährt; 684
Besserung, wenn sie *langsam* im *Freien umhergeht*; 556
Besserung beim *Hinlegen*, durch *Ruhe* oder tiefen, erholsamen *Schlaf*; 535
Besserung durch *Hitze* und *Druck*; 428
Besserung des Allgemeinzustandes sowie lokaler Beschwerden durch *kalte Umschläge* und Anwendungen; 64
Besserung durch *Kälte* und *Verschlimmerung* durch *Hitze*; 402
Besserung im *Liegen*; 431; 432; 584; 651
Besserung am *Meer*; 137; 199; 435
Besserung am *Meer* und durch *Schwimmen* im Meer; 435
Besserung *nach* dem *Mittagessen*; 219
Besserung, wenn mit dem *Harn Sediment ausgeschieden* wird; 126
Besserung *nach* dem *Stuhlgang*; 133; 476
Besserung durch *eiskalte Umschläge* oder *Bäder*; 402
Besserung bei *warmem* und *trockenem Wetter*; 684
Besserung bei *warmem Wetter*, durch *warmes Baden*; 575

Beten, *exzessives*; 555; 693
Betrügerisch; 451
Betrunken, wie: Gefühl, ständig *wie berauscht* oder *betrunken* zu sein; 537
Betrunken: *wirkt* wie *betrunken*, wie *unter Drogen*; 486
Bett fühlt sich *zu hart* an; 110; 111
Bett: trägt im Bett Socken; 164
Bettsocken; 164
Bettwärme verschlimmert; 310; 402; 443; 564; 651
Bewahrt alles auf; 86
Bewegung *bessert*; 350; 368; 430; 572; 575; 690
Bewegung, *fortgesetzte* B. *bessert*; 368
Bewegung verschlimmert; 141; 626
Bienenstich; 63; 68
Bienenstich: *anaphylaktische* Reaktion auf einen Bienenstich; 195
Bier verschlimmert; 356
Bindegewebserkrankungen; 68; 72; 77; 106; 144; 164; 314; 366; 395; 418; 445; 471; 478; 529; 550; 560; 565; 579; 613; 621; 656; 681; 683; 687
Bindegewebs*geschwulste* nach *Verletzungen*; 167
Bismuthum; 69; 93; 129; 152
Bisse, Stiche und Wunden; 401
Bitterer *Geschmack* im Mund, *nur Wasser schmeckt normal*; 28
Bitterer Mundgeschmack; 28; 225

INDEX

Blähungen (vgl. Abdomen, aufgetriebenes); 374; 426; 452; 462; 551; 557
Blähende Nahrungsmittel *verschlimmern*; 141
Blähungen: *eingeklemmte* Gase; 253
Blähungen: *eingeklemmten* Blähungen, besonders im Bereich der *Milzbiegung*; 568
Blähungen schlimmer durch *Zucker*; 77
Blähungen: schlimmer am *Morgen*; 77
Blähungen: schlimmer in der *Nacht*; 193
Blähungen: schlimmer im *Liegen*; 193
Blähungsbildung mit *Aufstoßen*; 192
Blähungsabgang und *Aufstoßen bessern*; 591

Blatta; 131
Blepharitis; 311; 314; 327; 329; 549; 595; 597; 652; 656
Blöken oder *Aufschreien* vor Einsetzen der *Konvulsionen*; 269
Blutergüsse; 78; 125; 658
Blutergüsse, *Neigung* zu Blutergüssen; 395
Blutergüsse am *Periost*; 585
Blutergüsse und *Ekchymose*; 659
Bluthusten; 265
Blutungen: Bewegung *verschlimmert*; 286
Blutungen – aus jeder *beliebigen Körperöffnung*, sogar in den *Tränen* oder im *Schweiß* kann Blut sein; 264
Blutungsneigung (vgl. *Hämorrhagie*); 87
Blutungsneigung bei *dunklem*, aber *nicht verklumptem* Blut; 265
Bohren in der *Nase*; 96; 237; 259
Bohrt den *Kopf* in das *Kissen*; 65
Bombastisch; 412
Borax; 132; 136; 472; 518; 594; 661
Borland, Douglas; 133; 432
Bösartig; 334; 335; 683
Bösartige *Witze*; 334
Böse, dunkle Mächte: ist sich ihrer bewußt; 645
Bothrops; 135
Bovista; 135; 423
Bradycardie oder *Tachycardie* mit *langsamer Reizleitung*; 276

Brennen od. Brennschmerzen
Brennen: *Abszeß* mit *brennenden, stechenden* Schmerzen und *fleckig blauer* Verfärbung; 667

INDEX

Brennschmerz, insbesondere bei *Berührung*; 188
Brennschmerzen um den *Bauchnabel* herum oder *stechende* Schmerzen *vor Diarrhœ*. Bauchschmerzen *besser* nach der *Stuhlentleerung* in chronischen Fällen; 300
Brennende, *zusammenschnürende* Schmerzen der *Beine, besser* durch *Kälte*; 601
Brennende Schmerzen des *Gebärmutterhalses*, „wie *glühende Kohlen*"; 190
Brennen im *Gehirn*; 183
Brennen im *Hals*, schlimmer durch *Einatmen*; 240
Brennendheiße *Handflächen* und *Fußsohlen*; 593
Brennen der *Haut*; 667
Brennende *Hautgeschwüre*; 667
Brennen oder *eisige Kälte* in der *Nase* und im *Rachen*, schlimmer durch *Einatmen*, insbesondere beim *Einatmen kalter Luft*; 240
Brennen oder *kalte Stellen* im Bereich von *Brust* oder *Rücken*; 567
Brennende Schmerzen im *aufsteigenden Kolon*, „wie Feuer"; 200
Brennen in *Nase, Mund, Hals*; 592
Brennen in *Ösophagus* oder *Magen*, mit *Verlangen* nach *Wasser* in *kleinen Schlucken*; 89
Brennende Empfindung oder *Geschwüre* in *Mund* und *Hals*; 187
Brennschmerz im *Mund* oder *Rachen*; 183
Brennschmerzen verursachende *Nesselsucht*, die gehäuft in einer *einzelnen Körperpartie* auftritt; 264
Brennende, *schneidende, splitterartige* Schmerzen oder Schmerzen „wie von *Scherben*" im *Rektum*; 570
Brennen und *Jucken* der *Schamlippen*, schlimmer durch *Wasserlassen*; 184
Brennende Schmerzen in allen *Schleimhäuten*; 672
Brennen und *Reizung* der *Schleimhäute*; 186
Brennende Schmerzen des *erkrankten* Körperbereichs; 183
Brennen beim *Urinieren*; 180; 673
Brennen beim *Urinieren* und *häufiger Harndrang*; 598
Brennen im *Uterus*; 669
Brennen im *Verdauungstrakt*; 581
Brennen im *Verdauungstrakt* vom Mund über den Magen bis zum Anus; 348
Brennen und *Azidität* des ganzen *Verdauungstraktes*; 581
Brennen, *wundmachende Absonderungen*; 446
Brennende Schmerzen in der *Wirbelsäule*, schlimmer im *Sitzen*; 704
Brennende Schmerzen in der *Wirbelsäule*, schlimmer infolge von geistiger Anstrengung; 536
Brennende *Zunge*; 595

INDEX

Bromum; 137; 352; 625
Bronchialasthma; 131
Bronchiektasen; 437
Bronchiolitis; 346; 418

Bronchitis; 24; 131; 138; 143; 164; 185; 217; 226; 249; 280; 283; 328; 329; 330; 347; 352; 365; 371; 383; 401; 402; 418; 431; 433; 437; 440; 478; 550; 559; 562; 577; 590; 593; 606; 613; 621; 627; 628; 630; 642; 655; 656; 657; 673; 685; 687; 697
Bronchitis: *chronische* Bronchitis; 528; 605
Bronchitis: *chronische* Bronchitis mit *viel dickem zähflüssigem Schleim*; 605
Bronchitis bei *Säuglingen* und *älteren* Patienten mit schwacher Brust und *mangelnder Kraft* zur *Expektoration*; 61
Bronchitis mit *dickem Auswurf*; 330
Bronchitis mit *locker* klingendem *Husten*; 376
Bronchitis oder *Asthmaanfälle* als Folge der *Unterdrückung* von *Koryza* mittels **Allium cepa** reagieren oft auf **Phosphorus**; 42
Bronchitis: *rezidivierende* Bronchitis; 200
Bronchitis, die den *ganzen Winter* anhält; 620
Bronchitis, die von *hartem, trockenem Husten* begleitet ist; 211

Brot verschlimmert; 141; 56

Brust
Brust*abszeß*; 533; 534; 620
Brust: *Ausschläge* in den *Achselhöhlen, unter* den *Mammæ*; 313
Brustschmerzen: schlimmer durch *Bewegung* oder *Einatmen*, schlimmer beim *Liegen* auf der *linken* Seite, besser durch *warme Getränke*; 624
Brust: *Blutanschoppung* im *Halsbereich* und *oberen Brustkorb* bei starker *Gefühlserregung*; 444
Brust: *Brennen* oder *kalte Stellen* im Bereich von Brust oder Rücken; 567
Brust: schmerzhafte *Bronchitis* oder *Pneumonie*; 567
Brust: *Druck*, ausgeprägte *wunde* Empfindlichkeit und *Schwäche* in der Brust; 606
Brust: *Druckgefühl* in der Brust; 200
Brustschmerzen oder *Herzklopfen*, insbesondere *vor Epilepsie*; 155
Brust: *flachbrüstig*; 610
Brust: *Furunkel* an Brust und Rücken; 369
Brüste sind *geschwollen* und *schmerzen*, insbesondere *vor* der *Menstruation*; 163
Brust: *Giemen, Pfeifen* und *Knisterrasseln* in der Brust während des *Schlafes*, v.a. bei *Kindern*; 376
Brust: *Hitze* in der Brust; 29

INDEX

Brust: *intercostale Neuralgie*, besonders im *linken unteren* Brustkorbbereich; 566
Brust: rechtsseitige *Intercostalneuralgie*, verschlimmert durch *Bewegung*; 220
Brust: *Jucken* der *Mammæ*; 260
Brust: *Kältegefühl* in Brustkorb und Lungen, schlimmer beim *Einatmen kalter Luft*; 567
Brust: *Kältegefühl* in der Brust; 400
Brust: *Kinder* mit *Rasselgeräuschen* in der Brust; 62
Brust: *Kitzelgefühl* an der *Gabelung* der *Luftröhre*; 358
Brust: *Kongestion, pulsierendes* Gefühl bei Empfindung von *Hitze* in der Brust; 308
Brustkrebs; 163; 259
Brustkrebs in der *Vorgeschichte* des Patienten; 260
Brustkrebs nach *Brustverletzung*; 125
Brustkrebs, der sich mit *langsam voranschreitenden* Wucherungen entwickelt, welche *brennen* und *übelriechende Absonderungen* produzieren können; 190
Brust: *Leeregefühl* in der Brust; 305; 630
Brustschmerzen: schlimmer beim *Liegen* auf der *linken* Seite, schlimmer durch *Anstrengung*; 150
Brustschmerzen oder *Herzklopfen*: schlimmer beim *Liegen* auf der *linken* Seite, besser in *Rückenlage*; 379
Brust; Mammae, *Abmagerung* der: 251
Brust: Mamma-Abszeß; 328
Brust; Mammae: *aufgesprungene* Brustwarzen; 533
Brust; Mammae: *Muttermilch, Abneigung* gegen; 238
Brust; Mammae: *Muttermilch* schießt nicht ein; 40; 689
Brust; Mammae: *eingezogene Brustwarzen*; 598
Brust; Mammae: *Einrisse* an den Brustwarzen; 313
Brust; Mammae: *Empfindlichkeit* der Brüste, insbesondere der *Brustwarzen*; 324
Brust; Mammae: *Empfindlichkeit* der Brüste, schlimmer *vor* und *während* der *Menstruation*; 533
Brust: Mammae: *entzündliche* Veränderungen der Brustwarzen; 204
Brust: Mammae, *Krebs*; 90; 91; 313
Brust; Mammae: *Schmerz* in den *Brustwarzen*, wenn das *Kind gestillt* wird; 520
Brust; Mammae: *Schmerz* und *Ziehen* in den *Brustwarzen*; 267
Brust; Mammae: *Schmerzen* in den *Brustwarzen* beim *Stillen*; 267
Brust; Mammae: *Schmerzen* und *Schwellung* der *Brüste*: schlimmer vor der *Menstruation*, schlimmer durch *Erschütterung*; 385
Brust; Mammae: *Schwellung* der Brüste; 365
Brust; Mammae: *Schwellung* und *Empfindlichkeit* der Brüste vor der *Menstruation*; 200; 260; 686
Brust; Mammae: *spärliche Laktation*; 612

INDEX

Brust; Mammae: *Ulzeration* der *Brustwarzen* bei *stillenden* Müttern; 134
Brust; Mammae: verminderter *Milchbildung*; 688
Brust; Mammae: Versiegen der Milch beim *Abstillen, fördert*; 385
Brust; Mammae: *Zystenbildung* der weiblichen Brust; 189; 190; 528; 533; 534; 559; 620; 621
Brüste *verlieren* an *Masse* und *Fülle* und werden *flach*; 612
Brust: *Mastitis*; 122; 144; 204; 267; 328; 329; 519; 534; 559; 560
Brust: *Mastitis*; große Schmerzen beim *Stillen*, schlimmer in der *linken* Brust; 533
Brust: *Mastitis*; vor allem *rechtsseitig*, rot, schmerzhaft, schlimmer durch *Erschütterung*; 123
Brust: *Pleuraerguß*; 69; 70; 91
Brust: *Pleuritis*; 68; 91; 92; 122; 134; 143; 185; 296; 318; 328; 329; 510; 567; 568
Brust: *Pleuritis* mit außerordentlich starken *Schmerzen* beim *Einatmen*; 66; 145
Brust: *Pleuritis*, bei der sich die *Schmerzen* durch die *Atembewegungen* verschlimmern; 66; 145
Brust: *Rasseln* in der Brust; 605
Brust: *Rasselgeräusche* in der Brust und *auswurffördernder Husten*; 459
Brust:*Rasseln* in Brust oder *Larynx*; 60; 61; 605
Brust: *rezidivierende* Brusterkältungen; 685
Brust: *Rippenknorpelentzündung*; 81; 83
Brust: *Roheit* in der Brust; 211
Brustschmerzen *strahlen* zur *linken Hand* und dem *linken Arm* aus – bei *Rheumatismus, intercostaler Neuralgie* oder *Herzbeschwerden*; 378
Brustschmerzen, die in den *linken Arm* ausstrahlen; 150
Brustschmerzen, die in den *Rücken* ausstrahlen; 358
Brustschmerzen, die sich verschlimmern, wenn der Patient auf der *linken Seite* liegt; 265
Brust: *Schmerzen* im *Brustbein*; 358
Brust: *Schmerzen* in der Brust oder im Herzen „wie von einer *eisernen Faust umklammert*"; 149
Brust: *Schmerzen* in der Brust, die zur *Achsel* oder den *linken Arm* hinunter ausstrahlen, was *Taubheitsgefühl* und *Kälte* der *Hand* verursacht; 399
Brust: *Schmerzen* in der *Herzgegend*, schlimmer beim *Vorwärtsbeugen*, schlimmer *vor* und *während* der *Harnentleerung*, aber *besser nach* dem *Urinieren*; 408
Brust: *Schmerzen* in der *rechten Brust*; 519
Brust*schmerzen* verschlimmert durch *Treppensteigen*; 265
Brust: *schmerzhafte Tumoren* der Brust, hier wirkt das Mittel sogar bei *malignen Geschwulsten* palliativ; 533
Brust: *Schwäche* in der Brust *nach* Husten und Auswurf; 630
Brust: *Schwäche* wird im Brustkorb empfunden; 628

INDEX

Brust: *Schwächegefühl* in der Brust; 478
Brust: *Schwere* und *Druck* auf der Brust; 487
Brust: *stechende* Schmerzen, besonders im *linken unteren* Brustkorb; 628
Brust: *stechende, reißende* Schmerzen, die in der Brust umherwandern; 365
Brust: *stechender* Schmerz, der von der Brust bis zum Rücken durchgeht; 519
Brust: *Stein* in der Brust, Gefühl wie ein; 211
Brust: *Stiche* in der Brust beim *Husten*; 143
Brust: Spätstadium der *Tuberkulose*; 593
Brust: *ziehende* Schmerzen in der Brust; 542
Brust: *ziehende* Schmerzen, wie durch eine *Schnur* – an den Brustwarzen, an den Augen; 266
Brust: *zusammenschnürende* Schmerzen der Brust oder des Zwerchfells; 149
Brust: *Zusammenschnürungsgefühl* oder Empfindung von einem *Gewicht* in der Brust bei *Dyspnœ*; 343

Bryonia; 31; 48; 69; 82; 83; 123; 131; 139; 151; 221; 254; 270; 288; 323; 363; 380; 410; 427; 471; 568; 579; 636; 657; 672
Bubo: *Abszeß* in einem Bubo; 667
Bufo; 116; 146; 232; 271; 498
Bulimie; 343; 344; 416; 418; 539; 679; 681
Burnett, Compton; 677; 688
Bursitis; 144; 221; 293; 296; 379; 533; 534; 573; 578; 585; 593; 656

C

Cactus; 148; 351; 380; 396; 458; 509; 510; 625
Cadmium; 151
Cadmium sulfuricum; 189
Caladium; 40; 152; 605
Calcarea carbonica; 35; 52; 59; 83; 113; 114; 123; 131; 132; 133; 144; 146; 156; 167; 188; 191; 195; 218; 240; 241; 248; 271; 280; 283; 290; 294; 311; 314; 320; 329; 344; 367; 374; 404; 409; 412; 423; 427; 448; 496; 507; 518; 534; 548; 551; 568; 571; 579; 580; 594; 595; 597; 620; 621; 638; 662; 687
Calcarea fluorica; 166; 299; 320
Calcarea phosphorica; 168; 203; 213; 218; 236; 344; 381; 383; 571; 580; 594; 595; 597; 687; 701
Calcarea silicata; 172
Calcarea sulfurica; 154; 172; 377; 390
Calendula; 174

INDEX

Camphora; 175; 185; 193; 195; 399; 695
Cannabis indica; 93; 178; 182; 185; 222; 431; 438; 485; 488; 502; 515; 605
Cannabis sativa; 181; 185; 519
Cantharis; 177; 182; 242; 285; 447; 519; 599; 673; 688
Capsicum; 59; 165; 186; 315; 561
Carbo animalis; 188; 195; 241; 261; 383; 455; 551; 622
Carbo vegetabilis; 59; 78; 92; 100; 176; 178; 191; 227; 305; 366; 377; 399; 401; 419; 455; 461; 505; 522; 614; 644
Carbolicum acidum; 195
Carboneum sulfuratum; 197; 488
Carcinosinum; 197; 433; 438; 496; 614; 685; 687
Carduus marianus; 203; 279; 552
Carlston, Michael; 51; 451
Castor equi; 204
Caulophyllum; 32; 204; 236; 698
Causticum; 32; 96; 97; 152; 203; 206; 248; 249; 257; 260; 261; 270; 271; 272; 344; 361; 399; 417; 426; 472; 498; 514; 518; 529; 530; 576; 586; 628; 633; 636; 688; 697; 698; 701; 705
Cedron; 214; 229
Chamomilla; 56; 141; 145; 168; 169; 214; 215; 236; 237; 238; 256; 257; 309; 327; 345; 381; 496; 560; 571; 594; 597
Chelidonium; 146; 204; 219; 226; 267; 277; 279; 418; 479; 552; 594; 666
Chemikalienallergie; 102; 164; 471; 495; 525
Chemotherapeutischer Behandlung verursacht *Übelkeit* und *Schwäche*; 610
Chemotherapie; 610; 664
Chemotherapie: *Schwäche* nach *Chemotherapie* oder *Krebsoperation*; 373
Cheyne-Stokes-Atmung im Koma; 505
Chimaphila; 221; 260; 514
China; 78; 93; 100; 191; 195; 204; 214; 221; 222; 227; 229; 252; 274; 293; 294; 344; 345; 423; 427; 429; 472; 479; 521; 602; 610; 666
Chininsulfat; 228
Chininum arsenicosum; 227
Chininum sulfuricum; 214; 227
Chirurgische *Eingriffe*; 124
Chirurgischer *Verletzung*; 78
Chloasma; 611
Chlorum; 230; 625
Cholelithiasis; 166; 221; 366
Cholera; 61; 176; 270; 271; 602; 694; 695
Cholera: mit *blutigen, unwillkürlichen Stühlen* und *eiskalter Haut*; 601

INDEX

Cholezystitis; 121; 122; 128; 162; 164; 221; 227; 257; 418; 426; 477; 478; 552; 666
Cholezystitis mit *Schmerzen*, schlimmer durch *Essen* und *tiefes Einatmen*; 416

Chorea (siehe auch Zuckungen); 38; 95; 212; 231; 235; 263; 270; 271; 342; 344; 429; 504; 576; 579; 635; 636; 641; 643; 668; 669; 670; 705
Chorea der *Beine*; 246; 702
Chorea, besonders der *Füße* und der *unteren Extremitäten*; 702
Chorea: schlimmer durch *Koitus*, besser durch *Schlaf*; 37
Chorea infolge *Kummer*; 341,
Chorea: schlimmer während der *Menses*, schlimmer durch *Druck*, schlimmer auf der *Seite*, auf der man *liegt*; 234
Chorea schlimmer im *Schlaf*, schlimmer auf der *rechten Seite*; 209
Chorea nach *Schreck*; 503

Chronische Beschwerden durch *unterdrücktes Exanthem*; 705
Chronische-Erschöpfung-Syndrom; 52; 59; 77; 106; 164; 171; 177; 180; 190; 194; 202; 227; 248; 252; 293; 306; 344; 374; 418; 423; 427; 471; 502; 522; 536; 599; 603; 605; 613; 621; 630; 656; 681
Cicuta; 96; 115; 148; 230; 269; 271; 498; 504; 647; 705
Cimex; 318
Cimicifuga; 171; 206; 233; 270; 377; 380; 396; 580; 691; 698; 700
Cina; 96; 97; 168; 218; 236; 571
Cinchona; 223
Cinnabaris; 239; 359
Cistus canadensis; 240
Citrus vulgaris; 500
Claudicatio; 164; 395
Clematis; 241
Chloralum; 230
Cobaltum; 154; 243; 474
Coca; 670
Cocculus; 48; 228; 244; 261; 276; 310; 472; 488; 543; 665; 676
Coccus cacti; 249; 270; 280; 583; 627
Coccygodynie; 190; 620
Coffea; 30; 102; 250; 504; 507; 530; 676
Colchicum; 100; 127; 129; 196; 252; 276; 346
Colchizin; 252
Collinsonia; 34; 254; 420; 570
Colocynthis; 212; 215; 218; 255; 277; 278; 309; 423; 428; 429; 497; 636; 672; 697
Conium; 138; 154; 191; 203; 222; 248; 258; 272; 373; 399; 534; 536; 676; 687

INDEX

Copaiva; 222
Corallium rubrum; 261
Costen-Syndrom; 55
Costochondritis; 81
Cri encephalique; 65
Crocus; 262; 342
Crohn, Morbus; 300; 418; 447; 495
Crotalus cascavella; 263; 647
Crotalus horridus; 111; 135; 264; 396; 458; 602
Croton tiglium; 266; 301; 515; 518; 546
Cubeba; 268
Culex; 56
Cuprum; 39; 96; 232; 249; 268; 280; 452; 453; 497; 498; 643; 647; 705
Curare; 271
Cyclamen; 272; 429

D

Dack, Laurie; 689
Dämpfe verschlimmern; 658
Darmentzündung; 92; 471; 495; 546; 656
Darm*polypen*; 674
Darmverschluß; 505; 542; 569
Daumen sind *abwärts gezogen* und stecken in den zu *Fäusten geballten Händen*; 270

Delirium; 31; 117; 122; 231; 641; 643; 702
Delirium bei *Enzephalitis* oder *Meningitis*; 322
Delirium infolge von *Apoplexie*, *Alkoholgenuß* oder *Fieber*; 337
Delirium mit *Gewalttätigkeit*, mit *Wut* und oft mit *sexueller Manie*; 183
Delirium mit *Wut*, *Gewalttätigkeit* und dem Verlangen zu *entfliehen*; 701
Delirium *tremens*; 92; 102; 360; 491
Delirium: während des Deliriums *geschäftig*; 109
Deliriöse *Redseligkeit* während oder nach *Schüttelfrost* bei fieberhaften Erkrankungen; 544

Demenz; 48; 74; 231; 260; 264; 308; 314; 323; 543; 560; 616; 656; 705
Demenz, *präsenile*; 50

INDEX

Demütigung, *Beschwerden* durch Demütigung; 255; 466; 633
Demütigung: *Beschwerden* infolge von Zorn, Entrüstung oder Demütigung; 255; 633
Demütigung: *denkt* immer wieder an *vergangenen Kummer* und Demütigungen; 466
Demütigung oder Zurückweisung sind *unerträglich*; 464

Denken *verlangsamt*; 186; 309
Denken, *vernebeltes*; 179
Denkt immer wieder über *eingebildete Schwierigkeiten* nach; 456
Denkt in aller Ruhe an den *Tod*; 701
Denkt und antwortet *langsam*; 197
Depremierte, *apathische* Patienten – *innerlich* beinahe *tot*; 520

Depression; 106; 258; 300; 321; 323; 324; 329; 344; 418; 481; 544; 609; 613; 633; 636; 681; 695; 701; 705
Depressiv und *ängstlich*, schlimmer *morgens* beim Erwachen; 391
Depressionen, die mit *Durchfallerkrankungen* abwechseln, oder die einsetzen, nachdem *Durchfall unterdrückt* wurde; 300
Depression: *Einsamkeit* und *Traurigkeit* durch das Gefühl, von den *Mitmenschen emotional getrennt* zu sein; 678
Depression: niedergeschlagen und ängstlich, hauptsächlich wegen seiner *Gesundheit* oder *Impotenz*; 39
Depressionen verschlimmert durch *Koitus* ; 363
Depressionen oder *Manie*, die auftreten, nachdem eine *Liebesbeziehung zerbrochen* ist; 335
Depression mit *Suizidgedanken* und *stinkendem Geruch*; 550
Depression und *Trägheit*; 375
Depression: Niedergeschlagenheit über seinen Zustand, die in *keinem Verhältnis* zu dem *Schweregrad* seiner Erkrankung steht; 566
Depressionen und *Verzweiflung*, weil sie nicht glaubt, die *ewige Seligkeit* zu gewinnen; 406
Depressionen und *grundloses Weinen*; 310

Dermatitis; 177; 550
Dermatitis, insbesondere **Rhus**-Vergiftung; 267
Dermatographie; 450
Desorientiertheit; 46; 178
Destruktiv und *bösartig*; 683

INDEX

Diabetes; 199; 202; 324; 387; 388; 396; 397; 418; 420; 452; 471; 476; 478; 522; 525; 529; 543; 656; 670
Diabetes insipidus; 324; 371
Diabetes *und* Rheumatismus; 397

Diarrhoe: 24; 111; 144; 171; 218; 238; 283; 302; 306; 317; 333; 349; 352; 372; 374; 395; 500; 509; 527; 546; 582; 597; 601; 602; 643; 656; 673; 685; 705
Diarrhoe schlimmer um 4.00 Uhr; 544
Diarrhœ mit *plötzlichem Stuhldrang* morgens um 5.00 Uhr; 45
Diarrhœ am *Morgen*; 143; 406; 477; 544; 582; 679
Diarrhœ am *Morgen* beim *Erwachen*; 406
Diarrhœ am *Morgen* nach dem *Aufstehen*; 357; 477
Diarrhoe schlimmer *abends*; 544
Diarrhœ schlimmer *nachts*; 354
Diarrhœ bei *abgemagerten Kindern*; 351
Diarrhoe: *akut*, mitunter *blutig*; 277
Diarrhœ: schlimmer durch *Alkohol*; 493
Diarrhœ bei *alten Menschen*; 300
Diarrhœ bei *Anasarka*; 69
Diarrhœ schlimmer durch *Angst*; 89
Diarrhoe schlimmer beim *Aufstehen* aus dem Bett; 143
Diarrhoe schlimmer durch *Austern*; 44
Diarrhoe schlimmer durch *Bewegung*; 143
Diarrhœ schlimmer durch *Bier*; 45; 357; 653
Diarrhoe: *blutiger* Durchfall; 183; 253; 277
Diarrhoe: *brennend, blutig*, voller *Schleim*; 446
Diarrhoe, begleitet von starkem *Brennen* und *blutigem* Stuhl; 183
Diarrhœ durch *Brot*; 58
Diarrhœ, *chronische*; 225
Diarrhœ bei gleichzeitigem *Erbrechen*; 300
Diarrhoe infolge *Erkältung*; 281
Diarrhœ, die dem Organismus *Erleichterung* verschafft; 23
Diarrhœ durch geringfügige *Ernährungsfehler*; 521
Diarrhœ durch *Erregung*; 305; 505
Diarrhœ bei *Erwartung* eines bevorstehenden Ereignisses; 77; 305
Diarrhoe und *Kolik*: schlimmer durch *Essen*; 256
Diarrhoe schlimmer *während* oder *nach* dem *Essen*; 292
Diarrhœ schlimmer *unmittelbar nach* dem *Essen* oder *Trinken*; 267
Diarrhoe schlimmer durch *Essen*; 544
Diarrhœ durch *Essig*; 58

INDEX

Diarrhœ bei *exanthematösen* Ausschlägen; 61
Diarrhœ mit *faulig stinkendem* Stuhl; 110
Diarrhœ oder Bauchschmerzen: schlimmer durch *Fett*; 426
Diarrhœ schlimmer durch *Fisch*; 225
Diarrhœ ist *begleitet* von *Flatus*; 170
Diarrhœ mit *Flatus*, was eine *spritzende Stuhlentleerung* verursacht; 462; 477; 544
Diarrhoe schlimmer während der *Frostschauer*; 694
Diarrhoe und *Kolik*: schlimmer durch intensive *Gefühlsbewegung*; 256
Diarrhœ mit *gelbem, fadenziehendem* Stuhl; 102
Diarrhoe: *gelee-artiger* Durchfall; 253
Diarrhœ durch *Gemüse*; 477
Diarrhœ bei *gestillten Säuglingen asthmatischer Mütter*; 477
Diarrhoe, wobei der Stuhl *gußartig* ausgeschieden wird; 300
Diarrhœ *abwechselnd* mit *Hämorrhoiden*; 44
Diarrhœ mit *häufiger Harnentleerung*; 305
Diarrhoe: *Hautausschlag*, der mit Durchfall *abwechselt*; 267
Diarrhœ mit der Empfindung, daß der Stuhl *heiß* ist; 446
Diarrhoe schlimmer bei *heißem Wetter*; 499
Diarrhoe im *Herbst*; 253
Diarrhoe schlimmer durch *Hitze*; 544
Diarrhoe infolge *Kalbfleisch*; 371
Diarrhoe verschlimmert durch *kaltes feuchtes Wetter*; 282
Diarrhœ: schlimmer durch *Kälte*; 493
Diarrhœ schlimmer durch *kalte Getränke*; 89
Diarrhoe verschlimmert durch *kalte Speisen*; 282
Diarrhœ bei *Kindern*; 133; 216; 558; 571
Diarrhœ *während* der *Kopfschmerzen*; 703
Diarrhœ *und* Krämpfe in den Gliedmaßen; 271
Diarrhœ nach *Kummer*; 521
Diarrhoe durch *Lesen* oder *geistige Überanstrengung*; 535
Diarrhoe schlimmer im *Liegen* oder in der *ersten Stunde nach dem Hinlegen*; 425
Diarrhœ durch *mehlhaltige* Speisen; 477
Diarrhœ *vor* der *Menstruation*; 393
Diarrhœ *vor* oder *während* der *Menstruation*; 136
Diarrhoe schlimmer während der *Menstruation*; 694
Diarrhoe durch *Milch*; 35; 225; 422; 426; 619
Diarrhoe schlimmer *nach* dem *Mittagessen*; 422
Diarrhoe und *Kolik*: schlimmer durch *Obst*; 256
Diarrhoe schlimmer durch *Obst*; 225; 256; 426; 499
Diarrhoe schlimmer durch *Orangen*; 499

755

INDEX

Diarrhœ *vor* einer *Panikattacke*; 77
Diarrhoe, *periodisch* auftretende; 225
Diarrhoe, *plötzlicher* Stuhldrang; 544
Diarrhœ mit *plötzlichem Stuhldrang* morgens um 5.00 Uhr; 45
Diarrhœ, die *plötzlich* mit *starkem Drang* in einem *Guß* auftritt; 267
Diarrhœ, *plötzlicher Stuhldrang*, besonders *morgens*, der ihn ihn *aus* dem *Bett treibt*; 44
Diarrhœ *reichlich* und *schwächend*; 694
Diarrhoe: *reichliche* Diarrhœ, *ohne* die zu erwartende *Schwäche*; 521
Diarrhœ, *rezidivierende*; 685
Diarrhœ *abwechselnd* mit *Rheumatismus*; 357
Diarrhoe: Rheumatismus, *abwechselnd* mit *Diarrhœ* oder nach *unterdrückter Diarrhœ*; 24
Diarrhœ infolge von *Sauerkraut*; 516
Diarrhoe: *saure* Diarrhœ, insbesondere bei *Säuglingen*; 162
Diarrhœ durch *säurehaltige* Speisen; 477
Diarrhœ durch *saure Speisen*; 58
Diarrhoe häufig mit *scharfen, übelriechenden, wäßrigen* Stühlen; 89
Diarrhœ infolge *schlechter Nachrichten*; 305
Diarrhœ, *schmerzlose*; 292; 545
Diarrhoe: *schmerzlose* und *geruchslose* Diarrhœ; 521
Diarrhœ durch *Schreck*; 305; 505
Diarrhoe: *Sommer*durchfall; 357
Diarrhœ schlimmer durch *Speiseeis*; 89
Diarrhœ *spritzt* heraus mit *Windabgang*; 462; 477; 544
Diarrhœ, oft mit *Beimischung* von *Gasen, spritzt heraus*; 462; 477; 544
Diarrhoe schlimmer im *Stehen*; 651
Diarrhoe: *stinkende* Diarrhœ; 642
Diarrhoe schlimmer durch *Süßigkeiten*; 77
Diarrhœ nur *tagsüber*; 516
Diarrhoe, begleitet von *Tenesmus* sowie *blutigem* Stuhl; 183
Diarrhoe schlimmer durch *Trinken*; 544
Diarrhoe sehr *übelriechend*; 374; 596
Diarrhoe: *unwillkürliche* Diarrhœ; 521
Diarrhœ verschlimmert im Sinne eines *Verlusts* von *Körperflüssigkeit*; 224; 610
Diarrhoe und *Verstopfung wechseln* einander ab; 58; 493; 545
Diarrhoe schlimmer durch *Wasser*; 77
Diarrhoe oder *Obstipation* durch *Wein*; 703
Diarrhœ infolge von *Weißkohl*; 516
Diarrhœ, *wundmachende*; 348

INDEX

Diarrhoe während des *Zahnens*; 215; 216; 571
Diarrhoe: Zahnung – *reizbare* Säuglinge, *wundes* Zahnfleisch, ruft oft *Diarrhœ* hervor; 218

Digitalis; 275; 305; 343; 411; 457
Dioscorea; 277; 309; 542; 672
Diphtherie; 52; 97; 110; 138; 265; 266; 385; 386; 532; 533
Dogmatisch. Mag keine Veränderung; 362
Dolichos; 278
Dominante, herrschsüchtige Menschen; 219
Drahtkäfig: *Kopf* fühlt sich an, als sei er in einen Drahtkäfig *eingewickelt*; 430

Drogen
Drogen- oder Alkoholmißbrauch; 103
Drogenabhängigkeit; 391; 395
Drogenabusus; 39; 103; 104; 106; 603
Drogenentzug: *Schlaflosigkeit*; schlimmer durch *leises Geräusch*, schlimmer bei *Drogenentzug*; 506
Drogen: *wilde* Patienten mit *Drogenkonsum* und *exzessivem sexuellem* Verhalten; 476
Drogen: *wirkt* wie *betrunken*, wie unter Drogen; 486
Drogen: *Zusammenbruch* durch Mißbrauch bestimmter stimulierender Substanzen; 492

Drosera; 249; 279; 429; 440; 583
Druck *bessert*; 141
Druck, *fester, bessert*; 224; 256; 482
Druck: schlimmer durch *Berührung*, aber *gebessert* durch harten Druck; 425
Drüsenverhärtungen; 138
Drüsen: *Entzündung* und *Vergrößerung* von Drüsen; 626
Dulcamara; 280; 367; 479; 518; 568; 573; 580; 684
Dumpfheit des Geistes; 39; 186
Durchnässung: Verschlimmerung, wenn er naß wird; 124; 160; 575; 684
Durchnässung: Verschlimmerung, wenn die Füße naß werden; 556

Durst am *Morgen*; 483
Durst auf *eiskalte* Getränke; 469; 653
Durstig, aber *erbricht Flüssigkeit sofort*; 69
Durst *vor* dem Auftreten des *Frostschauers*; 187; 288
Durst auf *große Mengen* – häufig oder in großen Abständen; 142

INDEX

Durst auf *kalte* Getränke; 30; 69; 217; 296; 312; 436; 527
Durst auf *kalte* Getränke, besonders während des *Froststadiums* oder sogar während des Auftretens von *Rigor*; 288
Durst auf *kaltes Wasser*; 130
Durst mit *häufigem Verlangen* nach *kleinen Schlucken*; 89; 576; 596
Durst ist vermehrt *vor* der *Menstruation*; 431
Durst mit Verlangen nach *großen Mengen Wasser*; 140
Durst nach *Stuhlgang*; 187
Durstlos; 35; 66; 120; 305; 322; 487; 558
Durstlos, vor allem bei *chronischen* Erkrankungen; 89

Düstere Stimmung; 233
Dysarthrie; 264
Dysenterie; 81; 175; 177; 546

Dysmenorrhoe; 52; 66; 108; 124; 125; 136; 202; 206; 218; 225; 235; 244; 247; 248; 255; 274; 285; 383; 407; 429; 437; 439; 540; 560; 588; 589; 611; 695; 698
Dysmenorrhoe: intensiv, oft mit *abwärtsdrängendem* Gefühl; 540
Dysmenorrhœ mit „*abwärtsdrängenden*" Schmerzen; 121
Dysmenorrhœ: *beginnt* beim *ersten Einsetzen der Menstruation* und dauert bis zum Erwachsenenalter an; 170; 558
Dysmenorrhoe oder Metrorrhagie mit *Blutklumpen* und *zusammenschnürenden* Schmerzen, jedesmal wenn ein *Blutklumpen ausgestoßen* wird; 150
Dysmenorrhoe: *besser* durch *Druck*; 256; 429
Dysmenorrhœ, Druck: kann *keine Kleidung* ertragen; 393
Dysmenorrhœ mit *Kälte*, *Erbrechen*, *Diarrhœ* und *Schwäche* oder *Entkräftung*; 695
Dysmenorrhoe *beginnt* in der *Pubertät*; 170; 558
Dysmenorrhoe *und* Rheumatismus; 236
Dysmenorrhœ mit Schmerzen, die sich in die *Schenkel* ausbreiten; 217; 698
Dysmenorrhœ mit der für das Mittel typischen *schwarzen Blutung*; 285
Dysmenorrhoe mit *Stuhldrang vor* oder *während* des Menstruationsflusses; 494
Dysmenorrhœ mit *Übelkeit*; 347
Dysmenorrhœ: *besser* durch *Wärme*; 256; 429
Dysmenorrhœ, *wehenartige* Schmerzen; 274
Dysmenorrhœ: schlimmer, wenn der *Regelfluß zunimmt*; 234

Dyspareunie; 128; 333; 382; 383; 471; 612; 613
Dyspepsie; 462
Dysphagie; 212; 337

INDEX

Dyspnœ; 400; 420
Dyspnoe: *gequälte,* anstrengende Atmung; 62
Dyspnoe schlimmer *vor* oder *während* der *Menses*; 452
Dyspnœ; schlimmer durch *Verärgerung*; 411
Dyspnœ; schlimmer infolge *Zugluft*; 411
Dyspnœ; schlimmer durch *unterdrückte Menstruation*; 411
Dyspnœ; schlimmer durch *körperliche Anstrengun*; 52; 411
Dyspnœ; schlimmer bei einer *Erkältung*; 411
Dyspnœ; schlimmer im *Liegen,* besser durch *aufrechtes Sitzen* oder *Vornüberbeugen*; 90
Dyspnœ bei Patienten, in deren *Vorgeschichte* eine *Pleuritis, Pneumonie* usw. auftaucht; 411
Dyspnoe: *psychogene* Dyspnœ; 410
Dyspnœ *besser* durch Einnahme der *Knie-Brust-Stellung*; 437
Dyspnœ *gebessert* durch *Sitzen*; 90
Dyspnœ mit *gleichzeitig weichem Stuhl*; 420
Dyspnœ oder *Druckgefühl* in der *Brust*: schlimmer beim *Liegen*; 559
Dyspnœ oder *Druckgefühl* in der *Brust*: schlimmer *abends* und *nachts*; 559
Dyspnœ oder *Druckgefühl* in der *Brust*: schlimmer durch *Erkältung*; 559
Dyspnœ oder *Druckgefühl* in der *Brust*: schlimmer durch *unterdrückte Hautausschläge*; 559
Dyspnœ oder *Druckgefühl* in der *Brust*: schlimmer durch *Gefühlserregung*; 559
Dyspnœ oder hochgradiges *Asthma* in Begleitung einer *Herzerkrankung*; 276
Dyspnœ, *kann nicht trinken* wegen der Kurzatmigkeit; 372

Dysurie; 221
Dysurie mit Brennschmerz, häufiger Harndrang; 68
Dysurie, Brennen von der Harnröhre her; 447
Dysurie, häufiger Harndrang; 222

E

Egoismus (vgl. Selbstsucht); 104; 480; 649; 650
Ehe: Patientin *hält* an einer *entsetzlichen Ehe fest* und *rechtfertigt* dies mit *spirituellen Gründen*; 633
Ehebruch; 416
Ehrgeizig; 100; 458; 489; 491; 647; 650

INDEX

Eierstock-Beschwerden (vgl. auch *Ovarien*)
Eierstöcke: *Entzündung* der Eierstöcke; 184
Eierstöcke: *Erkrankung* von Herz *und* Ovarien; 670
Eierstöcke: *Erkrankungen* der Ovarien und Hoden; 669
Eierstockschmerzen; 257
Eierstocksschmerzen: *besser* durch *Beugen* der *Beine*; 512
Eierstocksschmerzen: schlimmer durch *Erschütterung*; 512
Eierstocksschmerzen: schlimmer durch *Erregung*; 512
Eierstocksschmerzen: *besser* durch *Liegen* auf der *linken* Seite; 512
Eierstocksschmerzen: schlimmer *nach* der *Menstruation*; 512
Eierstockszyste; 512; 546
Eierstockszyste links und linksseitige Unterleibsschmerzen; 457

Eifersucht; 63; 64; 172; 173; 335; 336; 342; 389; 390; 538; 555; 641; 693
Eifersucht gegenüber den *Geschwistern* oder besonders *begabten Klassenkameraden*; 490
Eifersüchtig seinem *neuen Brüderchen* oder *Schwesterchen* gegenüber; 390
Eifersüchtig und *wütend*, wenn *andere* in den *Mittelpunkt* treten; 650

Eigenmißhandlung – beißt oder schlägt sich selbst; 272
Eigensinnig; 159; 198; 236; 616

Eile; 74; 208; 297; 350; 405; 406; 442; 657; 658
Eile: zur Eile *angetrieben*; 326; 668
Eile und Beschwerden durch *Erschöpfung*; 660
Eile: *gehetzt*; 405; 406; 503; 575
Eile: *hyperaktiv* und kann es *kaum ertragen*, wenn er jemanden sieht, der sich *langsam bewegt*; 667
Eile *und* Juckreiz im Genitalbereich; 670
Eile und *Ungeduld*; 667
Eile *verursacht* großes *Leiden*; 46
Eile: beeilt sich bei der *Ausführung* von *Aufgaben*; 208
Eile: hat es *so eilig*, daß er mit seiner *Planung durcheinander* gerät; 658

Einschnürung und *Beengung* der *Extremitäten* ist *unerträglich*; 602
Einschüchternd; 104
Einseitiger Frostschauer; 218
Einzelgänger; 34; 412
Eiswasser in den Adern: Gefühl, als *fließe Eiswasser* und kein Blut in seinen *Adern*; 693

INDEX

Eiterung; 172; 325; 526
Eitrige Absonderungen und *übler* Geruch; 195
Eiterabsonderung im Sinne eines *Verlusts* von *Körperflüssigkeit* verschlimmert; 224
Ekchymose; 194; 201; 266; 319; 403; 528; 602; 660
Ekel vor *Nahrung*, selbst vor dem *Geruch* von Nahrung; 346
Ekel – eine die Eingeweide betreffende Empfindung, hervorgerufen durch *Gerüche, Gegenstände* oder sogar *Personen*; 651
Eklampsie; 118; 231; 392; 504; 505
Ekstatische Zustände; 36; 178; 181; 250

Ekzem (vgl. auch Hautausschläge); 35; 54; 82; 94; 174; 185; 212; 242; 283; 314; 328; 354; 415; 417; 418; 432; 433; 438; 444; 445; 450; 463; 470; 484; 518; 528; 550; 559; 560; 564; 579; 597; 656; 670; 672; 681; 688; 704; 705
Ekzem mit *aufspringender* Haut; 599
Ekzem und *aufgesprungene* Haut an den *Händen*; 194
Ekzem mit *kleinen Blasen*, die intensiv *jucken*; 578
Ekzem mit enormem *Brennen*; 56
Ekzem mit *trockener Haut*, intensivem *Brennen* und *Juckreiz*; 91
Ekzem und *Einrisse* der Haut, vor allem im *Winter*; 164
Ekzem in der *Ellenbeuge* und der *Kniekehle*; 450
Ekzem: stark *entzündete* Haut, *besser* durch *kalte Umschläge*; 403
Ekzem an den *Fingerspitzen* oder im *antekubitalen* Bereich (am Unterarm vor dem Ellbogen); 462
Ekzem *besser* im *Freien*; 377
Ekzem an den *Fußgelenken*; 474
Ekzem von *Geburt* an; 686
Ekzem und *Herpes*; 515; 518
Ekzem, ungeheurer *Juckreiz*; 550
Ekzem: starker *Juckreiz, gebessert* durch *siedend heißes Wasser*; 581
Ekzem mit *Juckreiz*: schlimmer *nachts* und schlimmer durch *Hitze*; 559
Ekzem: stark *entzündete* Haut, *besser* durch *kalte Umschläge*; 403
Ekzem mit *kleinen Blasen*, die intensiv *jucken*; 578
Ekzem mit *trockener Haut*, intensivem *Brennen* und *Juckreiz*; 91
Ekzem auf der *Kopfhaut* oder am Kopf; 516
Ekzem, *Psoriasis* oder andere Erkrankungen der *Kopfhaut*; 449
Ekzem vom *Säuglingsalter* an; 438
Ekzem mit auffallender *Schwellung, besser* durch *kalte Anwendungen*; 67
Ekzem schlimmer durch *Schwimmen* im *Meer*; 433
Ekzem mit *trockener Haut*, intensivem *Brennen* und *Juckreiz*; 91
Ekzem und *Einrisse* der Haut, vor allem im *Winter*; 164

INDEX

Elaps; 284; 458
Elektrischer Schlag, Gefühl wie ein – vor allem, wenn es einer *Konvulsion vorausgeht*; 115
Elektrische Schläge im *Rücken*; 38
Elektrische Schläge: *Schmerzen* wie von elektrischen Schlägen im *Rücken*; 361
Elektrische Schläge, vor allem im *Schlaf* oder beim *Einschlafen*; 71
Elektrisiert; 71
Elephantiasis; 403
Ellbogenfahrer; 650

Emotionen
Emotional *harte* und *gleichgültige* Patienten; 609
Emotional *losgelöst* und *distanziert* von der *Familie* und *gleichgültig* gegenüber der Familie; 609
Emotional *verschlossene*, gefühlsmäßig „*flache*" oder *harte* Menschen; 258
Emotionale *Härte*; 514
Emotionale *Unreife*; 111
Emotionen werden oft im *Magen* empfunden; 57
Emotionen verschlimmern; 251

Empfindlich (vgl. auch Allergie/Verschlimmerung)
Empfindlichkeit gegenüber *Alkohol*, der große *Verwirrung* verursachen kann; 246
Empfindlich gegen *Berührung*; 449
Empfindlich gegen *Geräusche*; 100; 467
Empfindlich gegen *Gerüche*; 224
Empfindlich gegen *Gerüche, Blumen* und *Pollenflug*; 592
Empfindlichkeit gegenüber *Gerüchen*, was zu *Übelkeit, Erbrechen, Ohnmacht* usw. führt; 253
Empfindlich gegenüber *glitzernden Gegenständen*; 332
Empfindlich gegenüber *Hitze* und *Kälte*; 441; 461
Empfindlich gegenüber *Lärm während* des *Froststadiums*; 186
Empfindlich gegenüber *Lärm, Licht* und *Berührung*; 384
Empfindlichkeit gegenüber *Lärm, Geschmack* und anderen *Reizen*; 101; 250
Empfindlich gegenüber *Musik*; 49; 380; 467
Empfindlichkeit gegenüber dem Geräusch *raschelnden Papiers*; 291
Empfindlichkeit gegen *Rauch*; 458
Empfindlichkeit gegenüber *Schimmel, Mehltau* oder *faulenden Blättern*; 131
Empfindlich gegenüber allen Arten von *Schmerzen*; 325
Empfindlich gegen *Stimuli*, vor allem *Lärm*; 223
Empfindlich gegen *Wind* oder das *Zufächeln kühler Luft*; 332

INDEX

Empfindungen, „als ob..." (vgl. auch Gefühl, als ob...)
Empfindung in den *Augäpfeln*, als würden sie von einem *Faden nach hinten gezogen*; 514
Empfindung, als seien die *Augen geschwollen*; 317
Empfindung wie von einem *Band* oder *Draht*; 148
Empfindung im *Bauch* von *eingeschlossenen Gasen*; 312
Empfindung von *eingeklemmten Blähungen*, besonders im *linken oberen Quadranten* des Abdomen; 569
Empfindung, „als hätte man ein *Ei* oder einen *Stein verschluckt*"; 21
Empfindung, als könnte das *Herz aufhören* zu *schlagen*; 411
Empfindung von *brennender* Hitze und von *Kälte im Kopf*; 514
Empfindung von Müdigkeit und *Druck* in der *Brust*; 52
Empfindung, als befände sich *Eiweiß* im *Gesicht*; 659
Empfindung, als ob ein *Faden* im *Hals herabhinge*; 690
Empfindung von etwas im *Hals*, mit dem *Drang* zu *schlucken*; 587
Empfindung von einem *Haar* auf der *Zunge*; 356
Empfindung, als werde das *Herz umfaßt* oder *zusammengepreßt*; 351
Empfindung, als wolle das *Herz aufhören* zu *schlagen*, schlimmer durch *körperliche Anstrengung*; 276
Empfindung von *Hitze* und *Kälte* (oder Eiseskälte) in *einander gegenüberliegenden Seiten* oder Körperstellen; 514
Empfindung von *innerer Kälte*; 400; 515
Empfindung von *Kälte*: im *Mund, Hals, Magen* usw.; 240
Empfindung von *Kälte* in der *Brust*; 365
Empfindung von *kalten Flecken*; 177
Empfindung von *Kloß* im *Hals*, zeitweilig *besser* durch *Schlucken*; 393
Empfindung von einem *Kloß* im *Hals*; 410; 469
Empfindung von einem *Klumpen* im *Epigastrium*; 21
Empfindung, als ob: *Kopf* fühlt sich an, als sei er in einen *Drahtkäfig eingewickelt*; 430
Empfindung, als sei der *Kopf vergrößert*; 187
Empfindung von etwas *Lebendigem* im *Bauch*; 679
Empfindung von etwas *Lebendigem* im *Bauch* oder als ob sich etwas im Bauch *bewegt*; 262
Empfindung wie von *kalten* oder *heißen Nadeln*; 38
Empfindung, daß eine Person *neben ihm* oder *hinter ihm* ist; 435
Empfindung von einem *nassen Tuch* auf dem *Rücken*; 21
Empfindung wie von einem *Rauschzustand* im *Kopf*; 311
Empfindung, als säße ein *Sandkorn unter* der *Haut*; 244
Empfindung, als würde etwas *durch* den *Scheitel herausgepreßt*; 234

763

INDEX

Empfindung wie von einem *Schürhaken* oder *Messer* im *Rektum*; 343
Empfindung zu *schweben*; 384
Empfindung wie von *Spinnweben* im *Gesicht*; 47; 311
Empfindung, als sei das *Rektum* voller *kleiner scharfer Splitter*; 254
Empfindung „wie von einem *Stein*"; 208
Empfindung, „als hätte man ein *Ei* oder einen *Stein verschluckt*"; 21
Empfindung eines *Steines* im *Bauchnabel*; 247
Empfindung, als *fließe* das *Wasser*, das er *trinkt, außen* am Hals entlang; 694
Empfindung, als würde *kaltes Wasser* über den *Rücken gegossen*; 559
Empfindung, als würde *Wasser* im *Magen hin* und *herschwappen*; 500
Empfindung, als sei die *Zunge dick* und *gelähmt*; 247

Emphysem; 62; 91; 194; 243; 395; 528; 529; 606; 655
Emphysematöse Atemnot; 192
Empyem; 620
Endokarditis; 106; 379; 457
Endometriose; 66; 68; 395; 495; 558; 560; 613
Endometritis; 184; 185; 563; 601
Enge *Kleidung, Abneigung* gegen; 491
Enge *Kragen*, Rollkragen, *Halsketten* sind *unerträglich*; 393
Engstirnig; 281
Enkopresis; 45; 338
Enkopresis bei *Kindern*; 634
Entbindung; 82
Entblößt sich; 335
Enteritis oder Kolitis: die Erkrankung geht einher mit *Entkräftung, brennenden Schmerzen, üblem* Geruch und *Kältegefühl*; 151
Enteritis, *infektiöse*; 45
Entkräftung; 34; 224; 294
Entkräftet und *abgezehrt*; 60
Entkräftung und Erschöpfung, die mit *Rubelosigkeit abwechseln* können; 87
Entkräftung, besonders bei *Neugeborenen*; 34
Entmutigt oder sogar *Selbstmordneigung* wegen seiner *Leiden*; 326
Entmutigung; 600
Entrüstung: *Beschwerden infolge* von Zorn, Entrüstung oder Demütigung; 255
Entscheidungsschwierigkeiten; 112
Entschlossenes *Auftreten*; 291
Entschuldigungen lassen ihn *ungerührt*; 480; 481
Enttäuschte *Liebe*; 107; 507
Enttäuschung; 607

INDEX

Enttäuschungen führen oft zu *Verbitterung* und sogar *Verhärtung*; 341
Entwicklung der *Muskulatur* ist verzögert; 421
Entwicklungs*verzögerung*; 112; 114; 115; 147; 148; 158; 165; 169; 202; 418; 617; 682
Entzündete Partie ist gewöhnlich *tiefrot verfärbt*; 117
Entzündung der *Augen* und *Augenlider*; 605
Entzug von *Narkotika* oder *Sedativa*: Aufregung, *Nervosität* und *Schlaflosigkeit* während des *Entzugs* von Narkotika oder Sedativa; 503

Enuresis (vgl. auch Harnwege); 114; 121; 126; 162; 210; 212; 285; 292; 338; 416; 579; 596; 597; 598; 612; 613; 634; 636; 643; 654; 685; 687; 703; 705
Enuresis im *Tiefschlaf*; 382
Enuresis nach einem *Schreck* bei *Kindern*, die bereits trocken sind und keine Windel mehr brauchten; 505
Enuresis nach einem *Schreck*; 642
Enuresis, vor allem bei *Jungen*; 577

Enzephalitis; 122; 144; 271; 323; 338; 342; 344; 506; 642; 705
Enzephalitis, *Folgen* von; 642
Enzephalitis: *gefurchte Stirn* während Meningitis oder Enzephalitis; 322
Enzephalitis mit *Kopfrollen*; 702

Epididymitis; 121; 437; 572; 573; 627
Epigastrium: Empfindung von Muskelkater oder „wie zerschlagen"; 354

Epilepsie (vgl. auch Konvulsionen); 75; 77; 122; 154; 156; 160; 180; 209; 212; 230; 232; 237; 238; 268; 333; 338; 359; 361; 395; 498; 506; 602; 639; 643; 681; 695; 705
Epilepsie *und* Herzerkrankung oder *Arrhythmie*; 156
Epilepsie: Aura wird im *Sonnengeflecht* oder in den *Extremitäten* empfunden; 162; 269
Epileptische *Aura* wird im *Epigastrium* empfunden; 162; 269
Epilepsie: *Brustschmerzen* oder *Herzklopfen*, insbesondere *vor* Epilepsie; 155
Epilepsie *und* Herzerkrankung oder *Arrhythmie*; 156
Epileptische *Krampfanfälle*; 271
Epileptische Krampfanfälle bei *Kindern*; 95
Epilepsie; *generalisierte* Konvulsionen: schlimmer während der *Menstruation*; 209
Epilepsie; *generalisierte* Konvulsionen: schlimmer auf der *rechten Körperseite*; 209
Epilepsie; *generalisierte* Konvulsionen: schlimmer im *Schlaf*; 209
Epilepsie: *Schreie* oder *Kreischen* während des epileptischen Anfalls; 336´
Epilepsie: *Schwindel* oder *Tinnitus* vor *Konvulsionen*; 337

INDEX

Epilepsie: *Schwindel*, der vor einem *epileptischen Anfall* auftritt; 155
Epilepsie: *Sehverlust vor* Einsetzen der *Konvulsion*; 269
Epilepsie: *Spasmen* und sogar Konvulsionen bei *Kindern*; 216
Epilepsie: *Stupor* nach dem *epileptischen* Anfall; 497
Epilepsie: *stürzt* während der Konvulsionen zu Boden; 497
Epilepsie: *tonisch-klonische* Konvulsionen; 95; 497
Epilepsie: *Verzerrungen* des *Gesichts* während der *Konvulsionen*; 231

Epistaxis (vgl. auch Nasenbluten); 52; 144; 150; 263; 265; 287; 293; 296; 319; 347; 392; 395; 402; 404; 526; 529; 588; 589; 600; 601; 602
Epistaxis schlimmer *nachts*; 482
Epistaxis mit *Blutklumpen*; 345
Epistaxis mit *Blutstau* im *Gesicht*; 439
Epistaxis bei *gerötetem Gesicht*; 286
Epistaxis *und* Hämorrhoiden oder Venenerkrankungen; 320
Epistaxis beim *Husten* ; 81
Epistaxis mit *Klumpen* oder *Klumpenfäden*; 262
Epistaxis während der *Schwangerschaft*; 676
Epistaxis durch *Trauma*; 81
Epistaxis schlimmer durch *Waschen* des *Gesichts* ; 51; 81

Epitheliom; 354; 377
Equisetum; 285; 599

Erbrechen (vgl. auch Magen); 102; 249; 665
Erbrechen *morgens* mit *Angst* vor dem *bevorstehenden Tag*; 76
Erbrechen *bessert*; 591
Erbrechen verschlimmert; 345
Erbrechen *nach* einem *chirurgischen* Eingriff; 292
Erbrechen und *Diarrhœ* mit Dehydratation; 35
Erbrechen und *Diarrhœ* während der *Menstruation* mit *Dysmenorrhœ*; 694
Erbrechen *nach* dem *Essen*; 296; 596
Erbrechen *sofort nach* dem *Essen*; 596
Erbrechen von *Flüssigkeiten*, sobald sie im *Magen erwärmt* sind; 562
Erbricht *Flüssiges*, aber feste Nahrung wird länger im Magen behalten; 130
Erbrechen *nach fester Nahrung*, behält Flüssiges bei sich; 143
Erbricht, *nachdem* er *getrunken* hat; 143; 152
Erbrechen infolge von *Husten*; 143; 280; 364; 694
Erbrechen, *kaffeesatzartiges*; 152
Erbrechen von *kalter* Nahrung oder *Speiseeis*; 89

INDEX

Erbrechen: *Schwindel* mit Erbrechen und *kaltem Schweiß*; 694
Erbrechen bei *Kopfschmerz*, was *keine Linderung* bringt; 348
Erbrechen bei *Kopfschmerzen*; 439; 592
Erbrechen *vor Konvulsionen*; 270
Erbrechen *während* der *Konvulsionen* oder im *Wechsel* mit den Anfällen; 232
Erbrechen der *Milch*; 619
Erbricht große Mengen *geronnener Milch*; 35
Erbrechen, Aufschwulken und *Milchunverträglichkeit* bei *Neugeborenen*; 596
Erbricht alles mit *Ausnahme* von *warmer Milch*; 220
Erbrechen mit *plötzlichem Herausschießen* des Mageninhalts; 596; 694
Erbrechen von *Schleimfäden*; 357
Erbrechen: *Schwindel* mit Erbrechen und *kaltem Schweiß*; 694
Erbrechen und tödliche *Übelkeit*; 89
Erbrechen *unverdauter Nahrung* Stunden nach der Nahrungsaufnahme; 381
Erbrechen, sobald das *Wasser* den *Magen* erreicht; 130
Erbrechen oder *Würgen* durch *Husten*; 364

Erbrochenes ist *dick* und *fadenziehend*; 330
Erdbeeren verschlimmern; 508
Erdverbundene und *unkultivierte* Patienten; 309
Erethismus – eine *Erregbarkeit*, die sich in *Pulsieren, Hämorrhagie, Hitzewallungen* und *Absonderungen* ausdrückt; 389
Erethismus – so, als würden die *Nerven bloßliegen*; 101
Erethismus, *nervöser*; 222
Erfleht ohne Scheu *Beruhigung* und *Zuspruch*; 112
Erfroren; 449
Erigeron; 286; 589; 689

Erkältungen (siehe auch Koryza/Nase/Schnupfen); 164; 290; 296; 445; 593; 621; 687
Erkältungen *beginnen* mit *Niesen*; 468
Erkältungen greifen rasch auf *Larynx* und *Brust* über; 42
Erkältungen: *häufig* auftretende Erkältungen und grippale Infekte; 160; 684
Erkältungen treten *wiederholt* auf; 312
Erkältungen *wandern* zur *Brust* herab; 143
Erkältungen, *Husten* oder *Koryza* in Verbindung mit dem typischen Nahrungsmittelverlangen nach *sauren Dingen*; 261
Erkältung führt zu *Konjunktivitis, Durchfall, Zystitis, Kreuzschmerzen*; 281

Ermüdet leicht bei *körperlicher Anstrengung*; 158

INDEX

Ernst und *verschlossen*; 104; 207; 409
Ernsthafte *Geschäftsleute*; 107

Erregbarkeit; 250; 607
Erregbare, *lebhafte, ängstliche, reizbare, ruhelose* und *zerstreute* Patienten mit ausgeprägten *Stimmungswechseln*; 690
Erregt; 179
Erregung und *Ekstase*; 36
Erregung verschlimmert; 303; 504
Erregung, *Unruhe* und *Schlaflosigkeit* wegen einer *Unterhaltung*; 49

Erschöpfung; 324; 373; 495
Erschöpfung und krank durch *Sorge* um einen *geliebten Menschen*; 245
Erschöpfung durch *Anstrengung*; 610
Erschöpfung durch *geistige Überanstrengung*; 401; 536
Erschöpfung nach einer *Standardbehandlung* von *Tuberkulose*; 629
Erschöpfung oder *Hysterie*, verbunden mit *Prolaps* oder anderen *Gebärmutterbeschwerden*; 324
Erschöpfung und *Schwäche*; 303
Erschöpfung und Schwäche bei *überempfindlichen* Patienten; 251
Erschöpfung, *Angst, umwölktes Denken* und *Schwindelgefühle*. Dieser Zustand *folgt* auf eine *grippeähnliche* Erkrankung oder eine *Sinusitis*, die durch Antibiotika *unterdrückt* wurde; 599

Erschrickt leicht; 586
Erschrickt leicht, *fährt leicht zusammen* – bei Geräuschen usw.; 363
Erschütterung verschlimmert; 118
Erschütterung, geringe, verschlimmert; 80

Erstickungsanfälle durch *Asthma*, schlimmer um 3.00 Uhr morgens,; 270
Erstickungsgefühl *nachts*; 457
Erstickungsanfälle durch *Asthma*, schlimmer durch Gefühlserregung; 270
Erstickungsgefühl; 230
Erstickungsgefühl: schlimmer während des Schlafes nachts, *weckt ihn* aus dem Schlaf; 626
Erstickungsgefühl: *fährt im Schlaf auf,* wie durch Erstickungsgefühl; 395
Erstickungsgefühl beim *Schlucken* von *Pillen* oder sogar beim *Schlucken* von *Wasser*; 332
Erstickungsgefühl beim *Schlucken*, selbst beim Schlucken von *Flüssigkeiten*; 337
Erstickungsgefahr und *Zyanose*; 60

INDEX

Erwachen besonders um 4.00 Uhr herum; 134
Erwacht um 2.00 Uhr; 484
Erwacht *früh* oder um 4.00 Uhr; 201
Erwachen *nachts*, besonders zwischen 2.00 und 4.00 Uhr; 366
Erwacht um 3.00 Uhr morgens und *kann nicht wieder einschlafen*; 423
Erwacht um 3.00 oder 4.00 Uhr morgens; 680
Erwacht *4 Stunden nach* dem *Einschlafen*; 106; 366
Erwacht *1 bis 2 Stunden nach* dem *Einschlafen* mit *Schrecken*; 26
Erwacht *3 oder 4 Stunden nach* dem *Einschlafen*; 106
Erwacht *nachts* mit einem *Aufschrei, erkennt niemanden wieder*; 704
Erwacht und kann seine *Augen nicht öffnen*; 246
Erwacht mit *Erstickungsgefühl* und *Dyspnœ*; 369
Erwacht durch das *geringste Geräusch*; 252
Erwacht durch *Hunger*; 416; 417
Erwacht *plötzlich* aus dem Schlaf, *ringt keuchend nach Luft* und hat *Angst zu ersticken*; 277
Erwacht aus dem Schlaf mit *Schrecken*; 31
Erwacht *nachts* mit *Erstickungsgefühl*, insbesondere beim *Einschlafen*; 394
Erwacht *plötzlich* mit *Erstickungsgefühl*; 506
Erwacht *nachts*, um zu *essen*; 416; 417
Erwacht wie durch einen *Schrecken*; 417
Erwacht wie durch einen *Schrecken* oder einen *elektrischen Schlag*; 427

Erwartung eines *bevorstehenden Ereignisses* verschlimmert; 303

Erysipel; 65; 68; 183; 266; 314; 395; 444; 579; 656
Erysipel im *Gesicht*; 576
Erysipel mit *dunklen rötlichen Flecken*; 578
Erysipel mit *leuchtend roter* Verfärbung und *Schwellung*; 67
Erysipel während der *Schwangerschaft*; 133

Erythema nodosum; 229; 578; 579
Erythematodes integumentalis; 686
Erzürnt; 208
Eserin; 526; 531
Essen *bessert*; 54; 525
Essen, *schnelles*; 297
Essen verschlimmert; 491
Essen: schlimmer durch *Fasten* und besser durch *Essen*; 350
Essig verschlimmert; 57

INDEX

Eupatorium perfoliatum; 142; 283; 287; 563
Euphorie; 503
Euphrasia; 43; 289; 587; 595; 623; 657
Examensangst; 198; 303; 616
Exanthem; 30; 68; 123; 144; 704
Exantheme jeder Art im *Frühstadium* – Röteln, Mumps usw; 123
Exhibitionismus; 334; 336
Exophthalmus; 259; 312; 419; 420
Exophthalmus bei *Hyperthyreose*patienten; 351
Exostose im *Kiefer*; 320
Exostose in jedem *beliebigen Körperteil*; 320
Exostosen; 166; 167
Extrakorporale Erfahrungen; 179; 524
Extremist; 433; 435

Extremitäten
Extremitäten: Abmagerung *gelähmter* Gliedmaßen; 543
Extremitäten: *Abmagerung der unteren Gliedmaßen, bevor* der *übrige Körper* betroffen wird; 23
Extremitäten: *Ameisenlaufen* an den Extremitäten; 601
Extremitäten: *Beine* kreuzen: *abwärtsdrängende* Empfindung im *Becken*, muß die Beine *kreuzen*; 453
Extremitäten: *Unfähigkeit, die Beine übereinanderzuschlagen*, ohne die Hände zuhilfe zu nehmen; 398
Extremitäten: *Bursitis* und *Tendinitis*, akute, häufig mit *Erguß*; 585
Extremitäten: *Deformierungen* der Nägel; 313
Extremitäten: *Einschnürung* und *Beengung* der Extremitäten ist *unerträglich*; 602
Extremitäten: *eiskalte* Gliedmaßen; 395
Extremitäten: *Empfindlichkeit* der Extremitäten: muß die Finger oder Beine *spreizen*, um zu verhindern, daß sie einander berühren; 386
Extremitäten: *Empfindlichkeit* gegen die *Manschette* des *Blutdruckmeßgeräts*; 602
Extremitäten: *Empfindlichkeit* des *Periosts*, besonders über dem *Schienbein*; 432
Extremitäten: *Schmerzen* in den *Fersen*; 432; 559; 573; 589
Extremitäten: *Schmerzen* in den *Fersen*, besonders durch *Weingenuß*; 704
Extremitäten: *splitterähnliche* Schmerzen in der *Ferse*, schlimmer beim *Gehen* oder *Stehen*; 517
Extremitäten: *Schmerz* in den *Fußknöcheln*; 274
Extremitäten: *Umknicken* und *Verstauchen* der *Fußknöchel*; 164
Extremitäten: *gelähmte* Gliedmaßen *abgemagert*: 543
Extremitäten: *Schmerzen* in den *kleinen Gelenken*; 32; 409

INDEX

Extremitäten: *Schmerzen* in den *Gelenken*, die *plötzlich* auftreten und verschwinden; 358
Extremitäten; *rechtes Handgelenk*: es können ausgeprägte *Schmerzen* und *Taubheitsgefühl* vorliegen, sogar *bis* in die *Hand* und *Finger*; 698
Extremitäten: *Schmerz* des *linken Handgelenks*; 317
Extremitäten: *Hautausschläge* an *Oberschenkeln* und *Genitalien*; 564
Extremitäten: *Hautausschläge* in den *Gelenkfalten*; 550
Extremitäten: *Schwierigkeiten* beim *Aufstehen* aus der *Hocke*; 260
Extremitäten: *Kauen* der *Fingernägel* oder sogar den *Zehennägel*; 435
Extremitäten: allmählich voranschreitende *Lähmung*; 212
Extremitäten: *schmerzlose Lähmung*, in erster Linie der *oberen* Extremitäten; 499
Extremitäten: *langsame Heilung* von Knochenbrüchen oder Verstauchung; 171
Extremitäten: *spätes Laufenlernen*; 163; 169
Extremitäten: *übelriechender* Schweiß in den *Leisten*; 654
Extremitäten: *mangelhafte Ausbildung* von Knochen und Nägeln durch unzureichenden Mineralstoffwechsel; 617
Extremitäten: *Schmerzen* in *den Muskeln*, die *plötzlich* auftreten und verschwinden; 358
Extremitäten: *Ödeme* der Extremitäten; 67; 457; 673
Extremitäten: *Ödeme* der *unteren* Extremitäten, wobei die betroffene Gliedmaße *blaß* aussieht. Drückt man auf das Ödem, bleibt eine *Delle* zurück; 226
Extremitäten; *Panaritium*, aggressives; 667
Extremitäten: *Empfindlichkeit* des *Periosts*, besonders über dem *Schienbein*; 432
Extremitäten: *reißende, schießende* Schmerzen in den Extremitäten, *besser* durch *Reiben*; 543
Extremitäten: *Risse* in den *Gelenkbeugen*; 484
Extremitäten: *Risse* und aufgesprungene Haut auf dem *Handrücken* und an den Gelenken; 596
Extremitäten: *ruhelose* Extremitäten, sogar bis hin zu *Chorea*; 578
Extremitäten: *Empfindlichkeit* des *Periosts*, besonders über dem *Schienbein*; 432
Extremitäten: *Schmerz* des *linken Handgelenks*; 317
Extremitäten: *Schmerz* in den *Fußknöcheln*; 274
Extremitäten: *Schmerzen* erstrecken sich *von oben nach unten* (sowohl was die Ausstrahlung der Schmerzen betrifft als auch im Hinblick auf das Fortschreiten der Erkrankung und Übergreifen auf neue Gelenke und Muskelgruppen in weiter unten liegenden Bereichen); 378
Extremitäten: *Schmerzen* an den *Sehnenansätzen*; 533
Extremitäten: *Schmerzen* in den Extremitäten, welche die *Seiten wechseln*; 386
Extremitäten: *reißende, schießende* Schmerzen in den Extremitäten, *besser* durch *Reiben*; 543

INDEX

Extremitäten: *Schmerzen* in den *Fersen;* 432; 559; 573; 589
Extremitäten: *Schmerzen* in den *Fersen,* besonders durch *Weingenuß;* 704
Extremitäten: *Schmerzen* in den *kleinen Gelenken;* 32; 409
Extremitäten: *Schmerzen* in den *oberen* Extremitäten, *Sehnen, Fingern* und *Zehen;* 573
Extremitäten: *Schmerzen* in den *Gelenken,* die *plötzlich* auftreten und verschwinden; 358
Extremitäten: *Schmerzen* in *den Muskeln,* die *plötzlich* auftreten und verschwinden; 358
Extremitäten: *Schmerzen* und *Steifheit* in den Gliedmaßen, oft in den *Knochen* selbst; 288
Extremitäten: Schmerzen *verschlimmern* sich bei der *Menstruation* und durch *Bewegung;* 129
Extremitäten: *Schmerzen verschlimmern* sich durch *Kälte* und durch *Feuchtigkeit;* 163
Extremitäten: *Schmerzen* schlimmer durch *Anstrengung;* 163
Extremitäten: *Schmerzen verschlimmern* sich, wenn der Patient die *Gliedmaßen herabhängen* läßt; 163
Extremitäten: *schmerzlose Lähmung,* in erster Linie der *oberen* Extremitäten; 499
Extremitäten: *Schockempfindung* in den Gliedmaßen; 232
Extremitäten: *Schwäche* beginnt im allgemeinen in den *Oberschenkeln* oder in den *Beinen;* 260
Extremitäten; *Schwäche* der Extremitäten; 163; 194
Extremitäten; *Schwäche* der Extremitäten sogar bis hin zur *Lähmung;* 260
Extremitäten, Handgelenke: *Schwäche* der Hände bei Klavierspielern; 272
Extremitäten: *Schwäche* oder *Zittern* der *Extremitäten* oder des *Rückens* nach *Samenergüssen;* 474
Extremitäten: *schwankender* Gang; 75
Extremitäten: *Schwebegefühl* in den Beinen; 638
Extremitäten: *übelriechender* Schweiß in den Leisten; 654
Extremitäten: *Schwellung* der *Fußgelenke;* 437
Extremitäten: *Schwellung* der *Gelenke;* 397
Extremitäten: *Schwellung* oder *Entzündung* der *Füße* und *Knöchel;* 403
Extremitäten: *Schwere* der Gliedmaßen, mit *progressiver Lähmung;* 48
Extremitäten: *Schweregefühl* in den Gliedern; 72
Extremitäten: *Schweregefühl* und *Zittern* der Extremitäten, insbesondere der *Beine;* 305
Extremitäten: *Schwierigkeiten* beim *Aufstehen* aus der *Hocke;* 260
Extremitäten: *Sehnen-* oder *Muskelverletzungen,* schlimmer durch *Überanstrengung;* 579

INDEX

Extremitäten: *Schmerzen* an den *Sehnenansätzen*; 533
Extremitäten: *Sehnenentzündung*; 407
Extremitäten: *Sehnenkontrakturen*; 72
Extremitäten: *Sehnenverhärtungen*; 212
Extremitäten: *Sehnenverletzungen* durch *Zerrungen* oder *Verstauchung* des Gelenks, mit *Steifheit* und *Zerschlagenheitsgefühl*; 585
Extremitäten: *Schmerzen* in den Extremitäten, welche die *Seiten wechseln*; 386
Extremitäten: *Spasmen* der *Hände* und *Füße*; 238 -
Extremitäten: *Spasmen* und *Zuckungen* der Extremitäten; 232
Extremitäten: *spätes Laufenlernen*; 163; 169
Extremitäten: *splitterähnliche* Schmerzen in der *Ferse*, schlimmer beim *Gehen* oder *Stehen*; 517
Extremitäten: *steife Gelenke*; 567
Extremitäten: *Steifheit* und *Hitze* der *Gelenke*; 638
Extremitäten: *Steifheit* und *Schmerzen* in den Gelenken: schlimmer durch *kaltes feuchtes Wetter*, schlimmer infolge *Durchnässung*; 283
Extremitäten: *Taubheit* der Extremitäten; 488
Extremitäten: *Taubheit* und *hölzernes* Gefühl in den Gliedern; 372
Extremitäten: *Taubheit* des *Armes* bei *Herzerkrankung*; 509
Extremitäten: *Taubheitsgefühl* der *distalen* Extremitäten; 531
Extremitäten: *Taubheitsgefühl* des *linken Armes* bei *Herzpathologie*; 578
Extremitäten: *Taubheitsgefühl* durch *Liegen* auf dem *Arm* oder *Bein*; 578
Extremitäten: *Taubheitsgefühl* in den Extremitäten; 427
Extremitäten: *Taubheitsgefühl* in den Unterarmen; 313
Extremitäten: *Taubheitsgefühl* oder *Brennen* in den Extremitäten; 704
Extremitäten: *Taubheitsgefühl* oder *Schmerzen* bei *Herzerkrankungen*, die sich in den *linken Arm*, die *Hand* oder sogar die *Finger* ausbreiten; 150
Extremitäten: *Taubheitsgefühl* oder *Schwäche* im *linken Arm* bei *Herzerkrankungen*; 29
Extremitäten: *Taubheitsgefühl*, das *abwechselnd* in den *Händen* und *Füßen* auftritt; 248
Extremitäten; rechtes Handgelenk: es können ausgeprägte *Schmerzen* und *Taubheitsgefühl* vorliegen, sogar *bis* in die *Hand* und *Finger*; 698
Extremitäten: *Tendinitis*; 144; 171; 212; 407; 533; 578; 585
Extremitäten: *übelriechender* Schweiß in den *Leisten*; 654
Extremitäten: *Überbeanspruchung* oder *Verletzung* der *Sehnen* verursacht *Fibrose* und Wachstum von *Knötchen*, besonders häufig an den *Handgelenken*; 585
Extremitäten: *Umknicken* und *Verstauchen* der *Fußknöchel*; 164
Extremitäten; Gehen: *unfähig*, auf *unebenem* Boden zu laufen; 407

INDEX

Extremitäten: *Unfähigkeit*, die *Beine übereinanderzuschlagen*, ohne die Hände zuhilfe zu nehmen; 398
Extremitäten: *Ungeschicklichkeit*; 37; 67; 77
Extremitäten: *Ungeschicklichkeit* mit der Neigung, *Dinge fallen* zu lassen; 136
Extremitäten: *Ungeschicklichkeit*, insbesondere wenn er sich *nicht* auf das *konzentriert*, was er tut, selbst beim *Sprechen*; 322
Extremitäten: *Ungeschicklichkeit*, Unbeholfenheit der Arme und Beine; 38
Extremitäten: *untere Gliedmaßen magern ab, bevor* der *übrige Körper* betroffen wird; 23
Extremitäten: *verdickte Nägel*, die sehr *hart* sind; 313
Extremitäten: *Verdickungen* und *Verwachsungen* der *Nägel*; 309
Extremitäten: *verkrüppelte Nägel*; 620
Extremitäten: *Verrenkungen*; 78
Extremitäten: *verstauchte* Hand- oder Fußgelenke oder chronische Tendenz zu solchen *Verstauchungen*; 645
Extremitäten: *Verstauchungen* heilen *langsam* oder werden *chronisch*; 164
Extremitäten: *langsame Heilung* von Knochenbrüchen oder *Verstauchung*; 171
Extremitäten: *Verstauchungen* mit *Ekchymose, Steifheit* und *Kälte*; 125
Extremitäten: *Verstauchungen*, insbesondere der unteren Gliedmaßen, mit *starker Prellung* und bedeutendem *Bluterguß*; 403
Extremitäten: *Umknicken* und *Verstauchen* der *Fußknöchel*; 164
Extremitäten: *Verwachsungen* oder *Schwäche* der *Nägel*; 298
Extremitäten: *Wachstumsschmerzen* bei *Kindern*; 171; 432; 662
Extremitäten: *wandernde Gelenk-* oder *Muskel*schmerzen; 488
Extremitäten: *weiße Flecke* auf den *Nägeln*; 620
Extremitäten: nervös *zappelnde* Bewegungen der *Finger* und *Füße*; 361
Extremitäten: *Zehen schwellen* während der *Menstruation* an; 313
Extremitäten: *zerebellare Ataxie*; 75
Extremitäten: *Zerrungen*; 80; 534; 578; 579; 585
Extremitäten: *zerbrechliche Nägel*; 620
Extremitäten: eingewachsene Zehennägel; 621
Extremitäten: *Zittern* und *Schweregefühl* der Extremitäten, insbesondere der *Beine*; 305
Extremitäten: *Zuckungen* der Extremitäten; 263
Extremitäten: *Zuckungen* der *Muskeln*, schlimmer im Bereich der *Finger* und *Zehenmuskulatur*; 270
Extremitäten: *Zuckungen* in der *Schulter*; 280
Extremitäten: *Zuckungen* und *Rucken* der Extremitäten, besonders der *Hände* und *Füße*; 338
Extremitäten: *Zusammenschlagen* der *Knie* beim *Gehen*; 398

INDEX

Extrovertiert; 72; 334; 383; 650

F

Fadenförmig empfundene *neuralgische* Schmerzen; 41
Fadenziehende, gelbe *Leukorrhœ*; 330
Fallfuß; 543
Fallhand; 543
Falsche Beurteilung von *zeitlichen Dimensionen*; 435
Falsche *Wehen*; 698
Familienmitglieder, *Abneigung* gegen; 461
Familiensinn; 64
Fanatische oder *rigide religiöse* Ideen; 555
Farben, *Abneigung* gegen *kräftige*, oder gegen *bestimmte* Farben; 668
Farbenblindheit; 197
Fasergeschwulste; 166
Fasten verschlimmert; 415; 525; 548
Fasten: schlimmer durch Fasten und *besser* durch *Essen*; 350
Faszikuläre *Zuckungen*; 38; 702
Faulheit; 648; 650
Faulig-eitriger *Geruch* wie nach „nach *faulen Eiern*"; 80
Fauliger, stinkender *Geruch*: Mund, Stuhl, Schweiß; 110
Faustkämpfe; 54

Fazialisparese; 30; 37; 152; 539; 540 (vgl. Gesichtslähmung, Bell-Lähmung)
Fazialisparese nach *kaltem Wind*; 28
Fazialisparese: schlimmer, wenn der Patient *Wind ausgesetzt* ist; 152
Fazialisparese, begleitet von *Schwierigkeiten* beim *Sprechen*; 282

Fehler beim Schreiben; 181
Fehler beim Sprechen und Schreiben; 223; 384; 701
Fehler: Verwirrung – macht Fehler in der *Umgebungsorientierung*, beim *Sprechen*; 486

Fehlgeburt; 68; 206; 287; 347; 364; 542; 588; 589; 602; 613; 689; 698 (vgl. Abort)
Fehlgeburt im *dritten Monat*; 689
Fehlgeburt, besonders im *ersten Drittel* der Schwangerschaft; 612
Fehlgeburt oder *drohender Abort*; 676
Fehlgeburt, *drohende* oder *unvollständige*, besonders im *dritten Monat*; 601

INDEX

Fehlgeburt während des *ersten Trimenons*; 66; 205
Fehlgeburt: spontaner oder drohender *Abort*; 286
Fehlgeburt oder Abtreibung verschlimmert; 610
Fehlgeburt: Abortneigung; 588
Fehlgeburt: Abort, *drohender* oder *unvollkommener*; 324
Fehlgebrt: drohender Abort; 205; 324; 347; 601; 689

Feigheit; 115; 302; 303
Feigheit auf dem *Schlachtfeld*; 302
Ferrum; 48; 59; 188; 227; 290; 295; 315; 426; 594
Ferrum jodatum; 294; 370
Ferrum muriaticum; 293; 594
Ferrum phosphoricum; 31; 293; 295
Fersensporn; 167
Fette oder *reichhaltige Speisen* verschlimmern; 556
Fett verschlimmert; 273
Fettleibigkeit; 57; 155; 160; 556 (vgl. Adipositas)
Fettsucht: *nimmt schnell* und leich an Gewicht *zu*; 160
Feuchtigkeit oder feuchte Kälte verschlimmern; 80
Feuchte Kälte verschlimmert; 253
Fibröse und *fibrozystische Wucherungen*; 525
Fibrositis-Syndrom; 379; 386; 495; 528; 567; 579; 585
Fibrositis-Syndrom; schlimmer durch *Kälte*, besser durch *Wärme*; 494

Fieber; 153; 689
Fieber von 12.00 Uhr bis 14.00 Uhr oder 15.00 Uhr; 92
Fieber von 24.00 Uhr bis 2.00 Uhr oder 3.00 Uhr; 92
Fieber, dem *Frostschauer vorausgehen*, insbesondere in der Zeit zwischen 7.00 und 9.00 Uhr *morgens*; 287
Fieber verschlimmert; 603
Fieber aus *unbekannter Ursache*; 228; 455; 471
Fieber tritt regelmäßig *nachmittags* oder *nachts* auf; 684
Fieber, aber *keine lokal bestimmbaren* oder *charakteristischen* Symptome; 296
Fieber: *Haut* ist *empfindlich* oder *schmerzhaft* während des Fiebers; 226
Fieber: *periodisch* auftretendes Fieber; 223; 289; 467; 575
Fieber, *rezidivierendes*; 467; 630; 684; 688
Fieber beim *Zahnen*; 215
Fieber nach *Zorn*; 215
Fieberhafte Erkrankungen, sogar mit *Delirium*, stark *gebessert* nach dem *Schlafen*; 153

INDEX

Fieberkrämpfe; 122; 641; 643
Fieber: *Schüttelfrost,* wenn er sich *unter seiner Decke bewegt* (während des Fiebers); 491
Fieber: *Schwäche* nach *fieberhaften Erkrankungen;* 603

Finanzielle Sorgen, *übertriebene;* 139
Fistelbildung; 172; 173; 621
Fisteln und Infektionen des *Zahnfleisches;* 618
Fixe Ideen; 74; 258; 574; 575; 616
Fixe Idee, daß er zu einer *bestimmten Zeit sterben* wird; 26
Fleht um Hilfe; 321
Fleißig. Arbeitet mit unglaublichem Tempo; 668
Flores verbasci; 697
Fluchen; 334; 336; 482; 641; 693
Fluchen wird von diesen *provokativen Kindern* insbesondere eingesetzt, um *andere* zu *schockieren;* 336
Fluchen: *unwiderstehliches* Verlangen zu fluchen; 53
Flugangst; 26
Flugkrankheit; 516
Fluoricum acidum; 40; 297; 320; 518; 561; 621
Flüssigkeiten werden *schlecht vertragen* und häufig *sofort erbrochen;* 89
Fontanellen *schließen* sich beim Kleinkind nur *langsam* und *verspätet;* 161
Formica rufa; 129; 299; 376
Fragen: *weigert* sich, Fragen zu *beantworten;* 615
Fragen: *wiederholt* die Frage, bevor er antwortet; 651; 701

Frakturen: *langsame Heilung* von Knochenbrüchen oder Verstauchung; 171
Frakturen oder *Verstauchung* mit *Schmerzen* bei der *geringsten Bewegung;* 143
Frakturen – sowohl für den *Schmerz* als auch für eine *bessere Knochenheilung;* 660
Frakturen: *Linderung* der *Schmerzen* bei Knochenbrüchen; 287

Frauen, die von ihrem Mann *mißbraucht* werden; 631
Fremdkörper: *Ausstoßen* von Fremdkörpern *durch* die *Haut;* 621
Freude: *Folgen* von Freude oder Überraschungen; 250
Freude verschlimmert; 504
Frieden: *braucht Frieden* und eine friedliche Umgebung; 424
Frieden: erträgt *keinen Streit* und *braucht Frieden* und *Harmonie;* 421
Friedensstifter; 421; 424
Frigidität; 416; 539

INDEX

Fröhlich und munter *in Gesellschaft*, obgleich der Energieaufwand sie *anstrengt*; 512
Fröhlich und zu *Scherzen* aufgelegt; 334
Fröhlich nach dem *Stuhlgang*; 476
Fröhliches Auftreten, *übertrieben fröhlich*; 461
Frostbeulen; 38; 241; 517; 559
Frösteln nach dem *Trinken*; 186

Frostschauer; 226; 228
Frostschauer *beginnen* im *Rücken*; 283; 288
Frostschauer *beginnen* in den *Händen* oder *Füßen*; 305
Frostschauer *beginnen* zwischen den *Schulterblättern*; 563
Frostschauer: *periodisch* auftretende *plötzliche* Frostschauer, schlimmer *nachts*; 575
Frostschauer gegen 17.00 bis 18.00 Uhr; 363
Frostschauer mit *Zittern*; 303
Frostschauer *vor* der *Menstruation*; 617
Frostschauer *wechseln* mit *Hitzewellen* ab; 303
Frostschauer, die den *Körper hinauf- und hinunterlaufen*, schlimmer durch *Gefühlserregung*; 101
Frostschauer, die den *Rücken* auf- und ablaufen; 305

Frühreif; 236; 390; 442; 466; 523; 692
Frühreife, *geistige*: stellt viele Fragen; 693
Frustration, die zu *Ungehorsam* und *Verhaltensstörungen* führt; 692
Fühlt sich *unerklärlich gut* an dem Tag, bevor er *krank* wird; 549
Fühlt sich wie ein *Kind*; 231
Fühlt sich wie im *Traum*; 486

Furcht (vergl. auch Angst)
Furcht bei *Abwärtsbewegungen*; 132; 595
Furcht vor *Aggression* oder *Gewalt*; 421
Furcht vor *AIDS*; 480; 481
Furcht vor *Alleinsein*; 74; 130; 331; 336; 360; 363; 414; 448; 524; 609; 641
Furcht vor dem *Alleinsein* – besonders *nachts* oder im *Dunkeln*; 641
Furcht beim *Alleinsein*, *Verlangen* nach *Gesellschaft*; 86
Furcht vor *ansteckenden Krankheiten*; 86; 132; 159; 662
Furcht, sein Mittel zu *antidotieren*; 481
Furcht vor *Armut*; 139; 140; 159; 166; 442; 481; 609
Furcht vor *Armut* und *Unfällen*; 159

INDEX

Furcht vor *Ärzten*; 633
Furcht in *Aufzügen*; 74
Furcht, *ausgelacht* zu werden; 112
Furcht vor dem *Autofahren*; 331; 384
Furcht vor *Bazillen*; 466
Furcht vor *Berührung* oder *Erschütterung*; 80
Furcht vor dem *Bösen*; 86; 228; 368; 406
Furcht vor dem *Bösen*, vor *Besessenheit* durch den *Teufel* oder *Dämonen*; 430
Furcht auf *Brücken*; 132
Furcht im *Dunkeln*; 31; 159; 169; 207; 208; 363; 430; 435; 442; 466; 548; 595
Furcht im *Dunkeln* – schläft bei *Licht, geht* ins *Bett* der *Eltern*; 640
Furcht vor *dunklen, bösen* Mächten; 645
Furcht in Verbindung *mit* dem *Durst* auf *kalte Getränke*; 130
Furcht vor der *Dusche* und vor *fließendem Wasser*; 641
Furcht, vom *Ehemann verlassen* zu werden – oder *fürchtet seinen Tod*; 538
Furcht, der *Ehemann* könnte *getötet* oder *entführt* werden, wenn er aus dem Haus geht; 538
Furcht vor *Einbrechern*; 86; 466; 555; 595
Furcht *vor* dem *Einschlafen*, denn er „könnte vielleicht *nie wieder aufwachen*"; 34
Furcht in *engen geschlossenen Räumen, Klaustrophobie*; 26; 31; 74; 159; 331; 342; 414; 435; 466; 555; 641; 651
Furcht vor *Erbrechen*; 86; 391
Furcht vor *Erdbeben*; 26; 159; 384; 524
Furcht, *ermordet* zu werden; 234
Furcht vor *Berührung* oder *Erschütterung*; 80
Furcht zu *ersticken*; 331; 641
Furcht im *Fahrstuhl*; 132
Furcht zu *fallen*; 132; 303
Furcht vor *Feuer*; 269; 326
Furcht vor *finanziellem Ruin*; 140
Furcht in *Flugzeugen*; 74; 331
Furcht vor *Geistern, Gespenstern, Stimmen*; 263
Furcht vor und Abneigung gegen *Geschlechtsverkehr* bei *Frauen*; 380
Furcht vor *Gespenstern*; 26; 363; 414; 430; 442; 524; 538; 609; 641
Furcht vor *Gewalt*; 421; 538; 639
Furcht bei *Gewitter*; 159; 169; 384; 524
Furcht vor *Gift* und *Vergiftetwerden*; 336; 391; 439
Furcht vor *Haustieren*; 223
Furcht beim *Herabsteigen* der Treppen; 132

INDEX

Furcht, daß das *Herz plötzlich stehenbleiben* könnte; 275
Furcht, daß sein *Herz aufhören* könnte zu *schlagen*; 303
Furcht, das *Herz* werde *aufhören* zu *schlagen*, wenn er *nicht in Bewegung bleibt*; 305
Furcht vor *Herzerkrankung*; 26; 74; 79; 86; 104; 353; 391
Furcht vor *Herzkrankheiten*, besonders *nachts*; 79
Furcht, es könnte jemand *hinter ihm* sein; 54; 391; 519
Furcht vor *Hirnschlag*; 74; 353
Furcht an *hochgelegenen Orten*; 74; 104; 157; 159; 166; 188; 442; 466; 555; 609; 651
Furcht, wenn er an einem *hohen Gebäude emporblickt*, mit der Vorstellung, es könnte *auf ihn stürzen*; 74
Furcht vor *Hunden*; 117; 159; 223; 331; 335; 336; 384; 641; 683
Furcht vor *Impotenz*; 413
Furcht vor *Infektion*; 86; 651
Furcht vor *Insekten*; 159; 466; 473; 524
Furcht vor *Katzen*; 683
Furcht in *engen geschlossenen Räumen, Klaustrophobie*; 26; 31; 74; 159; 331; 342; 414; 435; 466; 555; 641; 651
Furcht vor *Krankenhäusern*; 74
Furcht vor *Krankheit*; 86; 384; 442; 473; 524; 641; 651; 662
Furcht vor drohender *Krankheit*; 363
Furcht vor *Krebs*; 36; 74; 86; 159; 198; 353; 480; 481; 548; 651
Furcht vor *Küchenschaben*; 46
Furcht in bezug auf *Leben* und *Tod*; 158
Furcht vor dem *Leiden*; 297
Furcht vor *Marsmenschen*; 430
Furcht vor *Mäusen*; 157; 159; 166
Furcht vor *Menschen*; 412; 442
Furcht in einer *Menschenmenge*; 26; 198; 303
Furcht vor *Messern*; 46
Furcht vor *Multipler Sklerose*; 86
Furcht, *nachts allein* zu sein; 412
Furcht vor der *Nacht*, weil er weiß, daß er sich elend fühlen wird; 662
Furcht vor *Nadeln*; 616
Furcht, etwas *Neues* zu *unternehmen*; 112
Furcht, *ohnmächtig* zu werden; 74; 383; 384
Furcht vor einer *Operation*; 34
Furcht vor der *Polizei*; 439
Furcht vor *Schwierigkeiten* mit der *Polizei*; 186
Furcht vor *Prüfungen*; 198; 303; 616

INDEX

Furcht, sich beim *Rasieren* zu *schneiden*; 153
Furcht vor *Ratten*; 157; 159; 336
Furcht vor *Regen*; 284
Furcht im *Schaukelstuhl*; 132
Furcht vor *Schlaganfall*; 284; 538
Furcht vor *Schlangen*; 284; 383; 384; 391
Furcht vor *schlimmen Nachrichten*; 26
Furcht oder Verschlimmerung, wenn er *schlimme Neuigkeiten* hört; 169
Furcht, daß sich etwas *Schlimmes* ereignen wird; 208; 331
Furcht vor *Schwierigkeiten* mit der *Polizei*; 186
Furcht, *Selbstmord* zu begehen; 86
Furcht, *zu spät* zu kommen; 74
Furcht vor *Spiegeln*; 555; 641
Furcht vor *Spiegeln* und anderen *reflektierenden Gegenständen*; 183; 555; 641
Furcht vor *Spinnen*; 159
Furcht vor *spitzen Gegenständen*; 616; 623
Furcht bei *Sturm*; 159; 466; 473; 524; 572
Furcht vor *Sünde*; 430
Furcht im *Theater*; 74
Furcht vor *Tieren*; 223; 228; 335; 538; 641; 683
Furcht in bezug auf *Leben* und *Tod*; 158
Furcht vor dem *Tod*; 25; 26; 86; 130; 234; 383; 384; 442; 473; 481; 524; 538; 640
Furcht vor dem *Tod* bei *Herzsymptomen*; 275
Furcht vor dem *Tod* – besonders vor *gewaltsamem* Tod oder *Ermordung*; 640
Furcht vor dem *Tod* aufgrund von *Herz-* oder *Atemwegserkrankung*; 410
Furcht vor *tödlichen Krankheiten* wie *Krebs* oder *AIDS*; 480
Furcht jemanden zu *töten*; 86; 575
Furcht vor *Tuberkulose*; 159
Furcht vor *übernatürlichen Kräften*; 645
Furcht, einen *Unfall* zu *verursachen*; 74
Furcht vor *Ungeheuern* im *Dunkeln* oder im *Schrank*; 435
Furcht vor *Verarmung*; 86
Furcht, die Wahnvorstellung oder der Traum, *verfolgt* zu werden; 54
Furcht vor *Vergiftung*; 335; 360; 757
Furcht vor *Verletzung*; 153; 326; 335; 360; 641
Furcht, daß er versuchen könnte, *jemanden* zu *verletzen*; 74
Furcht zu *versagen*; 104; 548; 651
Furcht, den *Verstand* zu *verlieren*; 46; 157; 159; 179; 234; 331
Furcht vor *Vögeln*; 154; 173
Furcht vor Darbietungen oder *Vorführen* der *eigenen Leistungen*; 616

INDEX

Furcht vor *Wahnsinn*; 86; 157; 360; 383; 384; 391; 430; 435; 442; 524; 555; 641; 662
Furcht vor *Wasser* – vor allem, wenn der *Kopf unter Wasser* gerät; 641
Furcht vor *Wasser*; 331; 335; 336; 524
Furcht verschlimmert durch Hören oder Sehen von *fließendem Wasser*; 331; 332
Furcht vor der *Dusche* und vor *fließendem Wasser*; 641
Furcht *während* der *Wehen*, fürchtet zu *sterben*; 26
Furcht vor *Wind*; 215
Furcht vor *Wut*; 609
Furcht vor dem *Zahnarztbesuch*; 326
Furcht vor der *Zukunft*; 140; 154; 421; 524; 548

Furunkel; 56; 82; 122; 164; 201; 266; 370; 444; 518; 550
Furunkel am *Kopf* und im *Gesicht*; 369
Furunkel an *Brust* und *Rücken*; 369
Furunkel in den *Achselbeugen*; 328
Furunkel in den *Ohren*; 536
Furunkel unmittelbar über dem *Schulterblatt* auf dem Rücken oder auf der *rückwärtigen Schulter*; 56
Furunkel *unterhalb* der *Ohren*; 161
Furunkel, die sich öffnen und Tage, Wochen, ja sogar *monatelang* einen *gelblichen Eiter* absondern; 174
Furunkel: *schmerzhaft*, häufig *rezidivierende* Tendenz; 656

Füße
Füße: *aufgesprungene* Haut an den Fersen; 417
Füße: *aufgesprungene* Haut an den Füßen; 621; 680
Füße: *brennende* Hitze der *Füße*; 596
Füße: *brennendheiße* Handflächen und Fußsohlen; 593
Füße: *deckt* die *Füße* im Bett *ab*; 386; 417; 437
Fuß: *eingewachsene* Zehennägel; 620
Füße: *Empfindlichkeit* der Fuß*sohlen*. Kann *nicht auf Steinen* oder *Felsen* laufen; 437
Füße: *entzündete* Fuß*ballen*; 164; 620; 621
Füße: *Entzündung* der Fußsohlen*faszien*; 534
Füße: *Entzündung* der Fußsohlen*faszien* mit *Lähmung*; 534
Füße; *schmerzhafte* empfindliche *Fersen: schlimmer* durch *Sitzen, schlimmer* durch *Stehen*; 274
Füße: *Geschwürsbildungen* an Beinen, Füßen und Fingerspitzen; 91
Füße: *Großzehen*gicht; 474

INDEX

Füße: *Hautausschläge* in Form von „*Socke-Handschuh*"-Ausbreitung an Händen und Füßen; 450
Füße: *Hautausschläge* zwischen den *Zehen*; 680
Füße *heiß*, deckt sie ab; 294; 298; 423; 5427; 93
Füße: *heiße* Füße bei *Kindern* – sie ziehen ihre Schuhe aus, sobald es ihnen erlaubt ist; 437
Füße *heiß*, *übelriechend*; 313
Füße: *Hitze* in den Füßen; 386; 560
Füße sind *heiß*; 217
Fuß*krämpfe*; 646
Fuß*pilz*; 686
Füße: *Pilzinfektionen* der *Nägel* und *zwischen* den *Zehen*; 620
Füße: *Risse* an Händen und Fußsohlen. Die Risse können *quer* zu den Hautlinien verlaufen; 598
Füße: *ruhelose* Füße *nachts* im *Bett*; 437
Füße: *Schmerzen* in den Füßen und an den *Fußsohlen*, *schlimmer* beim *Gehen*; 58
Fuß*schweiß*; 164; 686
Füße: *übelriechender Fußschweiß*; 114; 165; 298; 417; 543; 596
Fußschweiß: *übelriechend* und *reichlich*, *stärker ausgeprägt* bei *Kindern* als bei Erwachsenen; 620
Fußschweiß, *unterdrückter*, verschlimmert; 617
Füße *schwitzen* und haben einen *üblen Geruch*; 164; 655; 680
Füße: *Taubheitsgefühl* in den Händen oder Füßen; 248
Fuß; Verletzung: *eingetretener* Nagel; 403
Füße: Verlangen, die *Füße* in *kaltes* oder sogar *eiskaltes Wasser* zu legen; 403

G

Gähnen; 237; 343
Gähnen und Schläfrigkeit begleiten die Beschwerde; 398
Galaktorrhoe; 559
Galaktorrhoe oder übermäßig starke Laktation; 163

Gallenblase
Gallenblasen*kolik*; 128; 255
Gallenblase: *Erkrankung* der Gallenblase; 220; 225
Gallenblase: *Erkrankung* von *Leber* und Gallenblase, hat oft den Wunsch, auf der rechten Seite mit *angezogenen Beinen* zu liegen; 477
Gallen*steine*; 203; 255

INDEX

Gambogia; 267; 300; 315; 316; 546
Ganglion*zysten*; 585

Gangrän; 91; 602
Gangrän nach *Verletzung*; 659
Gangrän oder beginnende Gangrän an *distalen Körperstellen* mit *Taubheitsgefühl*; 601
Gangrän: *brennende* Stellen mit beginnender *Gangrän*; 667

Gastritis; 22; 30; 35; 59; 61; 70; 77; 81; 83; 88; 100; 129; 143; 144; 194; 221; 225; 227; 274; 284; 293; 296; 314; 316; 359; 364; 381; 383; 396; 449; 463; 477; 529; 560; 568; 613; 659; 660; 665; 666; 703; 705
Gastritis: schlimmer durch *geringfügige Bewegung*, besser durch *Stilliegen*; 144
Gastritis durch *Alkoholabusus*; 492; 495
Gastritis durch *kalte Getränke* bei *Überhitzung*; 29
Gastritis mit *brennenden* Schmerzen im Magen; 357; 601
Gastritis mit *Paralyse* des Magens; 69
Gastritis mit *Schmerzen* durch *Alkoholmißbrauch* oder *übermäßiges Essen*; 495
Gastritis mit starkem *Brennen* und *Hämorrhagie*; 601
Gastritis mit *Übelkeit* und *Erbrechen*: besser durch *kalte Getränke*, kehrt aber wieder, sobald sich die Flüssigkeit im Magen erwärmt; 526
Gastritis oder *Geschwüre* mit Schmerzen, die durch *Essen* oder *Milch gebessert* werden , oder *gebessert* durch *warme Getränke*; 312
Gastritis, *Enteritis* und *Durchfälle* mit Empfindung von *Brennen* und *Tenesmus*; 187

Gastroenteritis; 35; 130; 152; 185; 254; 257; 278; 300; 301; 348; 383; 445; 546; 695
Gastroenteritis mit *Erbrechen* und *Diarrhœ gleichzeitig*; 92; 694
Gastroenteritis mit *Erbrechen* und *Diarrhœ*, manchmal sogar *gleichzeitig*; 92
Gastroenteritis mit *starkem Stuhldrang* bei *Diarrhœ* und der berühmten Empfindung, *„niemals fertig zu werden"*; 444

Gaumenspalte; 663

Gebärmutter, Beschwerden der (siehe auch Genital/Uterus)
Gebärmutter: Patientin ist sich ihrer Gebärmutter *bewußt*; 323
Gebärmutter*blutung*; 29; 136; 600; 602; 698; 700 (vgl. Uterushämorrhagie)
Gebärmutter*blutung*: beständig, aber *passiv*, oft mit *dunklem, dünnem Blut*; 601
Gebärmutter*blutung*: schlimmer durch *Bewegung* oder *Anstrengung*; 286

INDEX

Gebärmutter*blutung* oder *schwere Menstruation* mit *reichlichen* Blutungen, die auffallend *schmerzlos* sind; 367
Gebärmutter*blutung*, die *plötzlich* mit *hellrotem*, nicht verklumptem Blut beginnt; 346
Gebärmutter*blutungen* nach *Zorn*; 217
Gebärmutter: *Entzündungen* oder *Wucherungen* in der Gebärmutter; 247
Gebärmuttererkrankungen; 699
Gebärmuttererkrankungen *und* Epistaxis; 589
Gebärmutter: *Gefühl*, als würde sich die Gebärmutter mit *jeder* ihrer *Bewegungen mitbewegen*; 324
Gebärmutter*hals* bleibt *rigide*; 205
Gebärmutter*kolik*; 255
Gebärmutter*kontraktionen* (die die Patientin als heftig erlebt) sind *nicht koordiniert* und können den *Ort wechseln*; 205
Gebärmutter: *Krebs* der Gebärmutter; 90; 313; 382; 540
Gebärmutter: *Krebs*, oftmals mit *Blutungen* oder *übelriechendem* und *scharfem Ausfluß* in der Mitte des *Zyklus*; 190
Gebärmutter*myome*; 324
Gebärmutter*polypen*; 674
Gebärmutter*schmerzen: besser* durch *Beugen* der *Beine, besser* im *Liegen* auf der *linken* Seite; 410
Gebärmutter*schmerzen* anderer Ursache, die im *Lendenbereich* und *Kreuzbein* beginnen und sich hin *zum Schambein ausbreiten*; 588
Gebärmutter*tumore* oder Uterus*polypen*; 680
Gebärmutter*vorfall*; 470; 512; 527
Gebärmutter*vorfall*, schlimmer *nach* der *Schwangerschaft*, hält sich den Bauch; 324
Gebärmutter: *Entzündungen* oder *Wucherungen* in der Gebärmutter; 247

Gebet oder *Meditation*; 104

Geburt
Geburt *kommt nicht voran*; 235
Geburt: Gebärmutter*hals* bleibt *rigide*; 205
Geburt: *krampfartige* oder *schießende* Schmerzen *durch das Becken hindurch* oder in die *Oberschenkel* hinein während der *Wehen* oder nach der *Entbindung*; 235
Geburt: *Nachwehen*; 205; 698; 700
Geburt: *Nachwehen*, schlimmer während des *Stillens*; 619
Geburt: *Plazentaretention*; 184; 235; 589

INDEX

Geburt: *schläfrig* und *schwach* während der *Wehen*; 304
Geburt: *schwache Wehen*; 612
Geburt: *Steißlage*; 558
Geburt: *Stimmungswechsel* während der *Wehen*; 205
Geburt: *verspätete Wehen* mit starken *Rückenschmerzen*; 364
Geburt: *verzögerte Wehen*; 205
Geburt: *Wehen*; 29; 30; 83; 235; 560
Geburt: *Wehen erfolglos*; 205
Geburt: *Wehen* sind *schwach* oder hören auf.; 601
Geburt: *Wehen* verzögert und *ergebnislos*; 558
Geburt: *Wehen hören auf* oder bleiben *erfolglos*; 206
Geburt: Wehen*hemmung*; 505
Geburt: *Wehenschmerzen*, ist dabei sehr *reizbar*; 217
Geburt: Wehen*schwäche*; 205
Geburt: *Wundschmerz* nach der *Entbindung*; 82

Gedächtnis
Gedächtnis und die *Konzentrationsfähigkeit* sind nahezu *gelähmt*; 321
Gedächtnisschwäche; 46; 54; 74; 360
Gedächtnisschwäche: es *fällt* dem Patienten *schwer, Anweisungen* zu *folgen*; 263
Gedächtnisschwäche im Hinblick auf *kurz zurückliegende* Ereignisse; 310
Gedächtnisschwäche; 39; 192; 616
Gedächtnisschwäche für *Worte*, kann sich *schlecht ausdrücken*; 541
Gedächtnisschwäche *und* Arteriosklerose; 543
Gedächtnisschwäche, kann sich kaum erinnern, was man ihm gesagt hat; 321
Gedächtnis: *Verlust* des Erinnerungsvermögens über größere Zeiträume hinweg; 231

Gedanken
Gedanken treten *zu rasch* auf und *können nicht erfaßt* werden; 179
Gedanken und Worte sind von *größerer Heftigkeit als* sein *Handeln*; 334
Gedanken *wandern* oder *verschwinden*; 486
Gedankenablauf *schnell*; 250
Gedankenverloren *dasitzen* und *„meditieren"*; 188

Gedeihen, *schlechtes*: Kind gedeiht schlecht; 682

Gefühl als ob…(vgl. Empfindung als ob)
Gefühl, *„andere* würden *mich nicht mögen*, wenn sie *mich wirklich kennen* würden"; 678

INDEX

Gefühl, als würden die *Augen hervortreten*; 514
Gefühl, als läge ein *Band* um den *Körperteil*; 540
Gefühl, ständig *wie berauscht* oder *betrunken* zu sein; 537
Gefühl, daß er *im Bett verstreut herumliege* und bemüht sich, die *einzelnen Teile* wieder *zusammenzufügen*; 109
Gefühl, daß er *nicht* die *geringste Anstrengung* zum *Denken unternehmen* kann; 302
Gefühl, als fließe *Eiswasser* und kein Blut in seinen *Adern*; 693
Gefühl, ein *Ereignis* aus der *jüngeren Vergangenheit* läge *lange Zeit zurück*; 435
Gefühl, als *müsse* sie *etwas tun*, kann sich jedoch *nicht konzentrieren*; 406
Gefühl, als würde sich die *Gebärmutter* mit *jeder* ihrer *Bewegungen mitbewegen*; 324
Gefühl von *Geschwollenheit*; 514
Gefühl, er sei *Ziel* von *Gottes Zorn* oder von *Gott verlassen*; 360
Gefühl, als werde ihm etwas *Unbeschreibliches* und *Katastrophales* zustoßen; 321
Gefühl, als sei der *Kopf* oder auch der *Körper klein*; 315
Gefühl von *Leere* und *Hunger* täglich gegen *11.00* Uhr; 653
Gefühl von *Leere, Angst, Abwärtssinken* oder „*Hinsein*" nach der *Stuhlentleerung*; 545
Gefühl, als würden sich die *Lider nicht schließen*; 514
Gefühl, als sei eine *andere Person im Bett*, oder als *bedecke* er das *Bett*, oder als habe er *zuviele Gliedmaßen*; 562
Gefühl, eine *Pflicht versäumt* zu haben; 272
Gefühl, als ob sich der *Scheitel öffnet* und *schließt*; 180
Gefühl, er *drohe zu sterben*; 451
Gefühl, als werde ihm etwas *Unbeschreibliches* und *Katastrophales* zustoßen; 321
Gefühl, er hätte ein *Verbrechen verübt*; 360
Gefühl, daß er etwas *vergessen* hat; 684
Gefühl, daß der *Verstand schwach* wird oder daß er den *Verstand verlieren* könnte und *andere* seine *Verwirrung bemerken* könnten; 159
Gefühl von *Wertlosigkeit*; 678
Gefühl, als würde *Wind* in den *Ohren* wehen; 449
Gefühl von *Zerschlagenheit* oder großer *Empfindlichkeit* in Verbindung mit *Steifheit*; 585

Gefühle werden *krampfartig innerlich festgehalten*; 341
Gefühlserregung verschlimmert; 406
Gefühle, *unterdrückte*; 458
Gefühle: *verrückte* oder *wilde* Gefühle im Kopf; 405
Gegenstände, *wirft*; 632; 668

INDEX

Gegenstände, *wirft*: wenn sie sehr *wütend* ist; 633
Gehen an *frischer Luft* verschlimmert; 375; 623

Gehirn
Gehirn: *Brennen* im Gehirn; 183
Gehirn wie *locker* in der *Hirnschale* und als würde es gegen die *Innenseiten* des *Schädels schlagen*; 224; 695
Gehirn*erschütterung*; 79; 81; 322; 339; 478; 504; 506; 702
Gehirn*erschütterung* mit *Schläfrigkeit* und *Verwirrung*; 506

Gehör *vermindert* infolge von *Otitis media*; 557
Gehör*verlust*; 311; 314; 433; 450; 516; 518; 619
Gehör*verlust* nach *unterdrücktem Hautausschlag*; 449
Gehstörungen: *schleppender Gang*; 432
Geht *rückwärts*; 432
Geht *von Zimmer zu Zimmer* oder *wechselt* vom Bett zum Stuhl und dann zum Sofa; 87
Geilheit *abwechselnd* mit *Zorn*; 405

Geist...
Geistige *Abstumpfung*; 46; 535
Geistige *Abstumpfung* oder *Benebeltsein* im Geist während der *Kopfschmerzen*; 233
Geistige *Abstumpfung* und *Trägheit*; 268
Geistes*abwesenheit*; 46; 51
Geistige Anstrengung: Beschwerden durch *geistige Anstrengung* oder *Lesen*; 461
Geistige Arbeit, *Abneigung* gegen; 302
Geistige *Behinderung*; 49; 111
Geistesfunktionen: *gesteigerte Bewußtheit* und *Hyperaktivität* des Geistes, worauf später *geistige Dumpfheit* und *Begriffsstutzigkeit* sowie *Depressionen* folgen; 331
Geistige *Dumpfheit* bei *Kopfschmerzen*; 321
Geistige *Dumpfheit* oder *Schwäche*; 169
Geistige *Dumpfheit* oder *Verwirrung*; 258
Geistige *Erschöpfung*; 373
Geistige und *körperliche Erschöpfung* nach Phasen großer Belastung oder Überbeanspruchung; 372
Geist ist *völlig leer*, so daß *kaum Gedanken* vorhanden sind; 321
Geistige *Retardierung*; 114; 116; 199; 230; 360; 682; 687
Geistige *Retardierung* nach einer *Kopfverletzung*; 231

INDEX

Geistiger *Schwäche;* 401
Geistige *Schwäche* nach *Kummer;* 520
Geistige *Schwäche* und *Verwirrung;* 535
Geistige *Schwäche, schwache Konzentration* und die *Unfähigkeit, Aufgaben zu Ende* zu führen; 595
Geistes*schwund* infolge *geistiger Überanstrengung;* 258
Geistige *Stumpfheit;* 115; 607; 609; 616; 684
Geistige *Stumpfheit* in Verbindung mit *Nervosität* und *Überempfindlichkeit;* 373
Geistige *Stumpfheit* nach *Samenergüssen;* 473
Geistige *Stumpfheit* und *Abneigung* gegen das *Denken;* 584
Geistige *Stumpfheit* und *Erschöpfung;* 461
Geistige *Stumpfheit,* schlimmer *morgens* beim *Erwachen;* 46
Geistige *Trägheit;* 51
Geistige *Überanstrengung* verschlimmert; 603
Geistige *Verwirrung;* 178; 179; 600; 701
Geistig *zerstreut,* aber *voller Pläne* für Dinge, die er zu tun hat; 658

Geiz; 84; 86; 442
Gelähmt durch *Angst* und *Unentschlossenheit;* 616
Gelbsucht bei *hellem* oder *weißlichem Stuhl;* 275
Gelbsucht kann *auffallend stark* ausgeprägt sein; 203

Gelenkbeschwerden (siehe auch Arthritis...)
Gelenk*entzündungen* mit *Röte* und entzündetem Aussehen; 67
Gelenke werden *heiß, rot, entzünden* sich und sind außerordentlich schmerzhaft, insbesondere durch *geringfügige Bewegung;* 299
Gelenke, *knackende;* 578
Gelenkschmerzen: schlimmer am *Morgen,* schlimmer durch *Wetterwechsel* oder bei *nassem Wetter, besser* durch *Bewegung* oder *Gehen,* besser durch *Hitze;* 573
Gelenkschmerzen: schlimmer *vor* der *Menstruation;* 206
Gelenkschmerzen mit *ähnlichen Modalitäten* wie **Rhus toxicodendron**; 564
Gelenkschmerzen und *akute Entzündungen, besser* durch *Kälte;* 318
Gelenkschmerzen *und* Menstruationsstörungen oder Fehlgeburten; 206
Gelenkschmerzen verschlimmern sich durch die *geringste Bewegung;* 254
Gelenkschmerzen *wechseln* ab mit *Atemwegs-* oder *Verdauungsbeschwerden;* 358
Gelenkschmerzen *wechseln* mit *Ausscheidung* von *stinkendem Urin* ab; 126
Gelenkschmerzen, die *wandern* und fortschreitend die Gelenke *von oben nach unten* in Mitleidenschaft ziehen; 379
Gelenkschmerzen *gebessert* durch *Hitze* und *Bewegung;* 167
Gelenkschmerzen *rechtsseitig;* 221

INDEX

Gelenkschmerzen während *Schüttelfrost*; 545
Gelenkschmerzen schlimmer bei *Kälte* und *feuchter Kälte*; 366
Gelenkschmerzen verschlimmert durch *Erschütterung*; 82
Gelenke: *Schmerzen* und *Schwellung* der Gelenke, schlimmer durch *geringfügige Anstrengung* oder *Ermüdung*; 32

Gelsemium; 111; 283; 301; 374; 378; 411; 455; 488; 536; 608; 614; 630; 657
Gemüts- und *Körper*symptome *wechseln* einander ab; 36; 538
Gemütsymptome treten während der *Pubertät* oder im *Klimakterium* auf; 430

Genital

Genital: *Atrophie* oder *geringe Größe* der Genitalien, Hoden, Ovarien, des Uterus; 114
Genital: *Atrophie* der Geschlechtsorgane – der Hoden, Eierstöcke, Mammæ, Brustwarzen – möglicherweise, nachdem eine *Vergrößerung vorausgegangen* ist; 351
Genital: *Ausschläge* an den Genitalien; 194; 312
Genital: *Ausschläge* und *Wundsein* um Genitalien oder *Gesäß*; 598
Genital: *Berühren* der Genitalien; 336; 642
Genital: *Brennen* und *Jucken* der *Schamlippen*, schlimmer durch *Wasserlassen*; 184
Genital: *Dysplasie* des *Zervix* uteri; 190; 260
Genital: *Dysplasien* des *Gebärmuttermundes* oder der *Gebärmutter* selbst; 190
Genital: *Eiter* unter der *Vorhaut*; 239; 349
Genital: *empfindet* die ganze Zeit ihre *Gebärmutter*; 324
Genital: *Empfindlichkeit* der Genitalien. Selbst *leichte Berührung* ist schmerzhaft oder kann *starke sexuelle Erregung* hervorrufen; 453
Genital: nächtliche *Erektionen*; 184
Genital: *Erektionsverlust*; 654
Genital: Nachlassen der *Erektion* während des *Geschlechtsverkehrs*; 313
Genital: Nachlassen der *geschlechtlichen Funktionsfähigkeiten*; 152
Genital: *Erektionen*: beständige oder *störende* Erektionen; 536
Genital: *Erkrankungen* der *Hoden* und *Nebenhoden*; 105
Genital: *Erkrankungen* der *Ovarien* und *Hoden*; 669
Genital: *Erschöpfung* oder *Hysterie*, verbunden mit *Prolaps* oder anderen *Gebärmutterbeschwerden*; 324
Genital: *Flatus* aus der *Vagina*; 138; 386
Genital: *Geschwürsbildung* auf dem *Penis*; 239
Genital: *Gonorrhoe*, unterdrückte; 477; 677
Genitalien: *greift* sich in Gegenwart anderer Menschen an seine Genitalien; 337

INDEX

Genital: *Hautausschläge* an *Oberschenkeln* und Genitalien; 564
Genital: *Hautausschläge* auf Genitalien oder *Schenkelinnenseiten*; 577
Genital: *Hautausschläge* der Genitalien, insbesondere *zwischen Hodensack* und *Oberschenkel*; 282
Genital: *Hautausschläge* im Bereich der Genitalien; 549; 619; 654
Genital: *Hautausschläge* und *Feuchtigkeit* im Bereich der Genitalien, des *Skrotums* und an der Innenseite der *Schenkel*; 517
Genital: *Hautausschlägen* im Genitalbereich und im Gesicht; 267
Genital: *Hautausschläge* und *Juckreiz* oder *Schwellung* der Genitalien; 688
Genital: *Hypersensibilität* der *Vagina*; 539
Genital: *Jucken* der Genitalien; 50; 153
Genital: *Jucken* von *Vulva* und *Vagina*, schlimmer *nach* der *Menstruation*; 669
Genital: wollüstiges *Jucken* der Genitalien; 539
Genital: wollüstiges *Jucken* der *Vagina*, was zur *Masturbation* führt, insbesondere bei *Kindern*; 153
Genital: *Juckreiz* der Genitalien; 50; 153
Genital: *Juckreiz* der Genitalien, *verursacht* durch *Leukorrhœ*; 611
Genital: *Kältegefühl* in den Genitalien; 154
Genital: *Karzinom* oder Tumor von Hoden, Prostata, Ovarien, Uterus; 260
Genital: *Koitus schmerzhaft*; 470
Genital: schmerzhafte *Kondylome* an den Genitalien; 634
Genital: *Krampf* der *Gebärmutter* oder des *Rektums* während des *Orgasmus*; 494
Genital: *Krebs* des *Zervix uteri* oder der *Vagina*; 382
Genital: *maligne* Wucherungen im Bereich der *äußeren Genitalien*; 540
Genital: *Phimose*; 239; 447; 654
Genital: *Prolaps* der Beckenorgane; 608
Genital: *Samenerguß ohne Erektion*; 521
Genital: *Samenergüsse*; 603
Genital: *Schamhaare fallen aus*; 470
Genital: *Schmerz* im *Samenstrang*, der *zu den Hoden hin* ausstrahlt; 128
Genital: *Schmerzen* in der *Schambeinfuge* während der *Schwangerschaft*; 170
Genital: *Schwellung* der *Hoden* und chronische *Entzündung*; 572
Genital: *Schwellung* und *Ödeme* der Genitalien; 70
Genital: *Schwellung, Entzündung* und Schmerzen in *Hoden* oder *Nebenhoden*; 627
Genital: *Stichwunden* in *nervenreichen* Körperpartien: Fingerspitzen, Zunge, Zähne, Augen, Genitalien; 339
Genital: *Schwere*, die im *Perineum* empfunden wird; 260
Genital: *Taubheitsgefühl* der Genitalien; 539
Genital: *Tröpfeln* von *Samenflüssigkeit* während der *Stuhlentleerung*; 604

INDEX

Genital: *Tumore* der Ovarien und Hoden; 108
Genital: *Tumoren* oder *Zysten* der *Eierstöcke*; 545
Genitale *Ulzera*; 483
Genital: *Unfruchtbarkeit*; 68; 134; 136; 205; 206; 462; 463; 612
Genital: *Varikozele*; 319
Genital: *Verhärtung* der *Samenstränge*; 663
Genital: *Verhärtung* oder sogar *Tumorbildung* des *linken Hodens* oder des *linken Ovars*; 138
Genital: *Wundheit* und *Hypersensibilität* der Genitalien; 453
Genital: *Wundheit, Entzündung* und *Hämorrhagie* im Bereich der *Vagina*, des *Zervix uteri* und der *Gebärmutter*; 380
Genital: *wundmachende Leukorrhoe*; 190; 351; 484
Genital: *Zervixdysplasie*; 382
Genital: *Zervizitis*; 190; 261; 330; 382; 454
Genital: *ziehende* oder *neuralgische* Schmerzen in *Nebenhoden* oder *Samenstrang*; 509
Genital: Zyste der *Bartholin*-Drüse; 619; 621
Genital: Zysten in den *Ovarien*; 121
Genital: *Zysten* oder *Tumore* der *Ovarien*; 360

Genußsüchtig; 541
Gequält durch *Wahnideen* und *Ängste* im *Dunkeln*; 430
Gequälte, anstrengende *Atmung*; 62
Geräuschempfindlichkeit; 421; 425
Geräuschempfindlichkeit *und* beliebige herpetiforme oder aphthöse Symptome; 135
Gerechtigkeitssinn; 207
Geringschätzig; 538
Gerstenkörner; 311; 314; 549; 618; 621; 636; 679
Gerstenkörner oder *Tumore* an den *Augenlidern*; 634
Geruchsempfindlichkeit; 196; 224; 449; 525; 592; 653
Geruch, *saurer*, wie bei *fiebrigen* oder *septischen* Erkrankungen; 658
Geruch, *saurer*: saurer Geruch der *Sekretionen* und *Absonderungen* – Schweiß, Menstruation, Erbrochenes, Diarrhœ; 422
Geschäftliche Dinge; 291
Geschäftliche *Rückschläge* und *Demütigung*; 104
Geruchssinn, geschärfter; 196
Geruchssinn, *geschärfter*: schlimmer durch *Kopfschmerzen*. *Parfums, Blumen* sind unerträglich; 526
Geruchssinn: *Verlust* des Geruchssinnes; 351; 404

INDEX

Geschwätzigkeit; 233; 334; 336; 390; 439; 641; 701
Geschwätzigkeit, *alberne*; 49
Geschwätzigkeit *und* Rheumatismus; 236
Geschwisterrivalität; 335
Geschwister: *Schwierigkeiten* mit Geschwistern; 335
Geschwollene *Leistenlymphknoten*; 239; 242
Geschwollene und *verhärtete Lymphknoten* im ganzen Körper; 189

Geschwüre (vgl. Ulzerationen); 666
Geschwüre an den *Beinen*; 395
Geschwürsbildungen an *Beinen, Füßen* und *Fingerspitzen*; 91
Geschwüre: *brennender* Schmerz der Geschwüre; 91
Geschwüre an den *Fingern*; 567
Geschwüre der *Kornea*; 327
Geschwüre am *Naseseptum*; 679
Geschwürsbildung auf dem *Penis*; 239
Geschwüre in *Rachen* oder *Tonsillen* mit *stechenden* Schmerzen; 483
Geschwüre, *schwarz* und *brennend*; 602

Gesellschaft, Abneigung gegen; 49; 231; 272; 414; 461; 466; 609
Gesellschaft: zeigt sich in G. von ihrer strahlenden Seite und ist nachher erschöpft; 511
Gesellschaft, *Verlangen* nach; 130
Gesellschaft verschlimmert; 49

Gesicht
Gesicht: *Alopezie* im *Bartbereich*; 685
Gesicht sieht *alt, hippokratisch* und *faltig* aus; 601
Gesicht: überzeugt, daß er *alt aussieht* oder *plötzlich gealtert* ist; 425
Gesicht: *angsterfüllter* Augen- oder Gesichtsausdruck; 642
Gesichts*asymmetrie*; 663
Gesicht ist *aufgedunsen* und kann eine *bläuliche* oder zyanotische Färbung annehmen; 193
Gesicht *aufgedunsen, gerötet; dicke Lippen* und ein *stumpfer, sinnlicher* oder *verträumter* Ausdruck; 504
Gesicht: *fleckig, verquollen* und *aufgedunsen*; 402
Gesicht: *aufgesprungene* Gesichtshaut; 499
Gesicht: *Augenbrauen* sind *dünn* oder *verschwinden allmählich* in der lateralen Hälfte; 679
Gesicht: *Ausfallen* der Augenbrauen; 364

INDEX

Gesicht: *Ausdruck*: benommen, dümmlich, stumpfsinnig; 110
Gesicht: *Ausdruck*: erschöpft; 304
Gesicht: *Ausdruck*: idiotisch; 232
Gesicht: *Ausdruck*: stupide; 113
Gesicht *blaß* und *eingefallen*; 665
Gesicht, *blasses*; 224; 275; 400
Gesicht: *blasses* Gesicht mit *dunklen Ringen* unter den Augen; 273
Gesicht: *blasses* Gesicht, das *leicht errötet*; 292
Gesicht: während des *Fiebers* kann das Gesicht *blaß* sein; 237
Gesicht: *eine* Wange *rot*, die *andere blaß*; 28; 216; 452
Gesicht: Teint ist *blaß* und *gelblich*; 421
Gesichtshaut *blaß, fleckig*, von durchscheinender Beschaffenheit, wie *Marmor*; 443
Gesicht ist *blau* während der *Konvulsionen*; 497
Gesicht wird *blau* und *zyanotisch* während der *Konvulsion* oder während des *Asthmaanfalls*; 269
Gesicht: *blaues* Auge; 319
Gesicht ist erfüllt von *blankem Entsetzen*; 26
Gesicht: *starrender, leerer Blick*; 322
Gesicht: *Blutandrang* zum Kopf und *gerötetes* Gesicht; 696
Gesicht: *Blutstau* im Gesicht; 28
Gesicht: *Einrisse* im Bereich der *Nasolabialfalten*; 312
Gesicht: *einschießende Röte* während der *Menopause*; 592
Gesicht: *einschießende Röte*; 593
Gesicht: *einschießendes Blut* oder *Röte* im Gesicht während der *Dysmenorrhœ*; 700
Gesicht: *erhitztes* und *gerötetes* Gesicht oder Blässe; 296
Gesicht *erhitzt* und *gerötet* nach *Wein*; 294
Gesicht: *deformierter* Kiefer; 147
Gesicht: *Erkrankungen* oder *Spasmen* des *Kiefergelenks*, schlimmer auf der *rechten* Seite; 209
Gesicht: *errötet* leicht; 556
Gesicht: *Falten* und *Trockenheit* der Haut; sieht dadurch *gealtert* oder verlebt aus; 425; 601
Gesicht hat viele *feine Fältchen*; 160
Gesicht sieht *alt, hippokratisch* und *faltig* aus; 601
Gesicht ist *faltig* und sieht *alt* aus; 35; 601; 702
Gesicht: *faltiges, alt aussehendes*, erschöpftes Gesicht – „wie ein *toter Mann*"; 601
Gesicht: rechtsseitige *Fazialislähmung*, schlimmer durch kalten *Wind*; 209
Gesicht: *feine Linie* unter dem Rand des *Unterlides*; 469

INDEX

Gesicht *fettig* oder schmierig; 679
Gesicht: *fettige* Gesichtshaut; 147; 542; 549
Gesicht: während des *Fiebers* kann das Gesicht *blaß* sein; 237
Gesicht: *umschriebene rote Flecken* auf den Wangen; 296; 592
Gesichtshaut *blaß, fleckig*, von durchscheinender Beschaffenheit, wie *Marmor*; 443
Gesicht: *fleckig, verquollen* und *aufgedunsen*; 402
Gesicht: tiefe *Furchen* auf der *Stirn* oder in den *Wangen*; 415
Gesicht: *furchtsamer, flehender* oder *fragender Ausdruck* in den Augen; 322
Gesicht: *Furunkel* am Kopf und im Gesicht; 369
Gesicht: *Furchen* im Gesicht; 541
Gesicht: *tiefe Furchen* in *Wangen* oder auf der *Stirn*;415
Gesicht: *gefurchte Stirn* während *Meningitis* oder *Enzephalitis*; 322
Gesicht: *gelber* oder *bräunlicher „Sattel"* über dem *Nasenrücken*; 611
Gesicht: Teint ist *blaß* und *gelblich*; 421
Gesicht: sieht aus, als habe er *lange gelitten*; 421; 424
Gesicht: *gerötete* Wangen; 291
Gesicht: *gerötetes* Gesicht; 31; 292
Gesicht auf *einer Seite gerötet* und *heiß*; 218; 345
Gesicht ist *gerötet* und wirkt *schläfrig*; 304
Gesicht: *gerunzelte Stirn*, insbesondere bei dem Versuch zu *denken*; 322
Gesicht: Mund ist zu einem *Grinsen* verzogen; 176
Gesicht: *großmütterliches* Gesicht; 57
Gesicht: *Hautausschläge, krustenbildende*, auf dem Kopf oder im Gesicht; 282; 549
Gesicht: *Hautausschläge* hinter den Ohren, auf Nacken, Gesicht, Kopfhaut und Kopf, stark *juckend*; 549
Gesicht: *Hautausschläge* im Gesicht, am *Haaransatz* oder in den *Augen*
Gesicht: *Hautausschläge* um die *Augen*; 499
Gesicht: *Hautausschläge, Herpes, Warzen, Fissuren* der *Lippen*, besonders in den Mundwinkeln; 482
Gesicht: *Hautausschlägen* im Genitalbereich und im Gesicht; 267
Gesicht: eine Wange *kalt*, die andere *heiß*; 452
Gesicht: *herabhängender* Kiefer; 505
Gesicht: *Herpes* an den *Lippen* oder im Gesicht; 133; 282; 461
Gesicht: *Herpesausschlag – Lippen*, Gesicht, *Nasenflügel, Mundwinkel, Kinn* sind betroffen.; 468
Gesicht: *Herpes zoster* im Gesicht; 65; 67; 449
Gesicht: *hippokratisches* Aussehen, *eingesunkene* Gesichtszüge; 23; 35; 61
Gesicht sieht *alt, hippokratisch* und *faltig* aus; 601

INDEX

Gesicht: *Hitze* im Gesicht oder in den *Augen*; 216
Gesicht: *Hitze* und *Rötung* im Gesicht; 26; 28
Gesicht: *Hitzewallungen* im Gesicht; 392; 644
Gesicht: *Hitzewallungen* in der *linken* Gesichtshälfte und im *Nacken*; 387
Gesicht: *Hitzewallungen zum Gesicht* hin; 556
Gesicht: *idiotischer* Gesichtsausdruck; 232
Gesicht: *Jucken* im *Schnurrbart*; 462
Gesicht: *Jucken* von *Nase* und *Lippen*; 96
Gesicht: *kalter Schweiß* auf dem Gesicht, insbesondere um *Nase* und *Oberlippe*; 225
Gesicht: *kalter Schweiß* auf der *Stirn*; 193; 696
Gesicht, *kaltes*; 694
Gesicht ist *kalt* und sogar *blau*; 176
Gesicht: *Wange kalt*, die andere *heiß*; 452
Gesicht: *Karzinom* im Bereich des Gesichts, der Augen, der Nase, des Mundes, des Halses; 189
Gesicht: Kiefer, *herabhängender*; 505
Gesicht und *Kiefer* sehen sehr *kantig* aus; 173
Gesicht: *Knacken* des *Temporomandibulargelenks*; 482; 576
Gesicht: Kiefer, *knackender*; 482; 576
Gesicht: *Konvulsionen* der Gesichtsmuskulatur; 269; 497; 646
Gesicht: *Krampfaderbildung* des Gesichts und der Nase; 265
Gesichts*krämpfe*, besonders auf der *rechten* Seite; 120
Gesicht: *krustenbildende Hautausschläge* auf dem Kopf oder im Gesicht; 282; 549
Gesicht: *starrender, leerer Blick*; 322
Gesicht ist von seinem *Leid* gezeichnet; 481
Gesicht: *linksseitige* Gesichtsneuralgie oder Ziliarneuralgie; 624
Gesicht: *linksseitige Schwellung* der Submaxillar- und Parotisdrüsen; 659
Gesicht: *Lippenherpes*; 133; 282; 461
Gesicht: *Lippen* sind *zyanotisch*; 400
Gesicht: *Lippenkrebs*, insbesondere bei *Rauchern*; 259
Gesicht: *männliche* Gesichts*behaarung* bei *Frauen*; 642
Gesichtshaut *blaß, fleckig*, von durchscheinender Beschaffenheit, wie *Marmor*; 443
Gesicht: linksseitige Gesichts*neuralgie* oder Ziliarneuralgie; 624
Gesicht: *Neuralgie* der *linken Gesichtshälfte*, schlimmer durch *Bewegung*, schlimmer durch *Berührung*. Der Schmerz tritt *anfallsweise* auf; 256
Gesicht: linksseitige *Schwellung* der Submaxillar- und *Parotisdrüsen*; 659
Gesicht: *purpurne* Verfärbung des Gesichts, von *Hautläsionen*, *Furunkeln*, Hämorrhoiden; 392

INDEX

Gesicht: *Risse* in den *Mundwinkeln*; 96; 576
Gesicht: *Risse* und Entzündungen der *Mundwinkel*; 58
Gesicht: *rissige Lippen* mit rotem und gereiztem Aussehen; 96
Gesicht: *Risus sardonicus*; 176; 498
Gesicht *rosig*; 291
Gesicht: *rote* bis *dunkelrote* Färbung des Gesichts infolge *Kongestion*; 110
Gesicht: *Röte* des Gesichtes (bzw. in das Gesicht einschießende Röte) *während* des *Kopfschmerzes*; 439
Gesicht: *einschießende Röte* während der *Menopause*; 592
Gesicht: umschriebene *rote Flecken* auf den Wangen; 296; 592
Gesicht: *rote Lippen*; 652
Gesicht: *rote* Wangen; 556; 652
Gesicht: *eine* Wange *rot*, die *andere blaß*; 28
Gesicht ist *rot* und *heiß*; 117
Gesicht: *rotes* Gesicht mit vielen *roten, erweiterten Blutgefäßen* im Gesicht und auf der Nase; 186
Gesicht *rötlich*; 652
Gesicht: *Rötung* der *Ränder* der *Augenlider*; 311
Gesicht: *Rötung* und *Reizung* um den *Mund herum* und im Bereich der *unteren Gesichtshälfte*; 96
Gesicht: dunkle *Ringe* um die *Augen*; 229
Gesicht: *Schläfenbein-Unterkiefer*-Syndrom; 576
Gesicht: *Gesichtsneuralgie* und Augenschmerzen: schlimmer durch *Bewegung, Berührung* und *Erschütterung*; 624
Gesicht; *Schmerz*: Kopfschmerzen oder *Neuralgien* des Gesichtes durch *unterdrückten Hautausschlag*; 449
Gesicht: *schmatzt* mit den Lippen; 487
Gesicht: *Schmerzen* strahlen vom *inneren Augenwinkel* zur *Stirn* aus; 239
Gesicht: *schmerzlose Gesichtslähmung*; 539
Gesicht sieht *schmutzig* aus, selbst wenn es gut gewaschen ist; 549
Gesicht: *schuppende Hausschläge* an Kopf und Gesicht; 549
Gesicht: linksseitige *Schwellung* der Submaxillar- und Parotisdrüsen; 659
Gesicht: *kalter Schweiß* auf dem Gesicht, insbesondere um *Nase* und *Oberlippe*; 225
Gesicht: *kalter Schweiß* auf der *Stirn*; 193; 696
Gesicht: *Schwellung* der *Augenlider*, Ober- oder Unterlid; 363
Gesicht: *Schwellung* des *Gesichts* und der *Zunge* nach *Insektenstich*; 196
Gesicht: *Schwellung* um die *Augen* herum; 65; 273
Gesicht: *Schwellung* um die *Augen* und häufig *unterhalb* der *Unterlider*; 88
Gesicht: *Schwellung* und *Entzündung* der *Augenlider*; 576

INDEX

Gesicht: *Schwellung* und Entzündung der *linken Parotis*; 137
Gesicht: *violette Schwellung* unter den Augen; 672
Gesicht: *Schwitzen* des Gesichts nur da, wo es mit dem *Kissen* in *Berührung* kommt; 28
Gesicht: *Schwitzen* im Gesicht *nach* dem *Essen*; 216
Gesicht: *schwitzt zuerst* im *Gesicht* oder an den *Lippen*; 342
Gesicht: Kopf und Gesicht *schwitzen*, besonders im *Schlaf*; 571
Gesicht: *sinnlichen* Lippen; 147
Gesicht: *Sinusitis, maxillar*; 356
Gesicht: *Spannung, Krämpfe* oder Schmerzen des *Kiefergelenks*; 646
Gesicht: *Spasmen* und *Zuckungen* der *Augenlider* oder des *Gesichts*; 37
Gesicht: *starrender, leerer Blick*; 322
Gesicht: tiefe *Stirnfalten*; 425
Gesicht: *stupider* Gesichtsausdruck; 113
Gesicht: linksseitige Schwellung der *Submaxillar-* und Parotisdrüsen; 659
Gesicht: *Taubheit* in Gesicht oder der *Lippen* vor den *Kopfschmerzen*; 468
Gesicht: *Taubheitsgefühl* (oder *Kälte*) im Bereich von Kopf und Gesicht, besonders um *Wangenknochen* und *Lippen*; 539
Gesicht: *Taubheitsgefühl* des Gesichts, besonders der *rechten* Gesichtshälfte; 220
Gesicht: *Taubheitsgefühl* im Gesicht; 28
Gesicht: Teint ist *blaß* und *gelblich*; 421
Gesicht: tiefe *Furchen* auf der *Stirn* oder in den *Wangen*; 415
Gesicht: tiefe *Stirnfalten*; 425
Gesicht ist *tiefrot* angelaufen oder *violett gefleckt*; 504
Gesicht: *Trismus*; 113
Gesicht: *tuberkuläre, umschriebene rote* Stellen auf den Wangen; 685
Gesicht: *umschriebene rote Flecken* auf den Wangen; 296; 592
Gesicht: fleckig, *verquollen* und aufgedunsen; 402
Gesicht: *verzerrte* Gesichtszüge; 231; 646; 663
Gesicht: *violette Schwellung* unter den Augen; 672
Gesicht: *weiches* Gesicht mit *feinen* oberflächlichen *Fältchen*; 304
Gesicht: linksseitige *Ziliarneuralgie*; 624
Gesicht: *Zuckungen* im Gesicht; 37; 634
Gesicht: *Zuckungen* oder *Tremor*, besonders *Gesicht* und *Kopf* sind betroffen; 467
Gesicht: *Zyanose* bei *Atemwegserkrankungen*, vor allem um die Lippen; 61
Gesicht: *Zyanose*. Das Gesicht wird bei *Asthma* oder *Husten* blau; 590
Gesicht: *Zysten* oder *Abszesse* unter der Gesichtshaut, *feuerrot* und sehr schmerzhaft; 120

INDEX

Gesichtsneuralgie; 28; 30; 196; 216; 247; 257; 304; 317; 539; 581; 592; 634; 697
Gesichtsneuralgie oder Kopfschmerzen: besser durch *Bewegung*; 572
Gesichtsneuralgie *besser* durch *Druck*; 426; 428
Gesichtsneuralgie schlimmer durch *Erregung*; 251
Gesichtsneuralgie infolge *unterdrückter Hautausschläge* im Gesicht; 282
Gesichtsneuralgie nach *Herpes zoster*; 378
Gesichtsneuralgie *besser* durch *Hitze*; 426; 428
Gesichtsneuralgie schlimmer durch *Kälte*; 584
Gesichtsneuralgie oder *Zahnschmerzen*: schlimmer durch *kalte* Anwendungen; 428
Gesichtsneuralgie schlimmer durch *Lärm*; 251
Gesichtsneuralgie insbesondere, wenn sie mit *Erkrankungen* der *Leber* einhergeht; 219
Gesichtsneuralgie schlimmer im *Liegen*; 584
Gesicht: *linksseitige* Gesichtsneuralgie oder Ziliarneuralgie; 624
Gesichtsneuralgie schlimmer durch *unterdrückte Malaria* oder *Chinin*-Einnahme, besonders auf der *linken* Seite; 468
Gesichtsneuralgie schlimmer *nachts*; 663
Gesichtsneuralgie: *rechtsseitige*; 149; 378; 415
Gesichtsneuralgie *rechtsseitig, besser* durch *Hitze* und *Druck*; 428
Gesichtsneuralgie oder Kopfschmerzen: bei *schlechtem Wetter*; 572
Gesichtsneuralgie oder Kopfschmerzen: bei *Wetterwechsel*; 572
Gesichtsneuralgie: *rechtsseitige*, schlimmer durch *Wind*; 209
Gesichtsneuralgie oder *Zahnschmerzen*: schlimmer durch *Wind*; 428
Gesichtsneuralgie oder Kopfschmerzen: schlimmer *vor* einem *Sturm*; 572
Gesichtsneuralgie: *Trigeminusneuralgie*, häufig in Verbindung mit oder als Folge von *unterdrücktem Nasensekret*
Gesichtsneuralgie: *Trigeminusneuralgie*; 697
Gesichtsneuralgie: *Trigeminusneuralgie*, insbesondere der *linken* Seite; 410; 422
Gesichts- oder *Ziliar*neuralgie; 224; 624

Gesichtsparese; 542

Gesichtsschmerz
Gesichtsschmerzen: außerordentlich stark, erstrecken sich in den Bereich der *Augen* hinein; 219; 378
Gesichtsschmerz schlimmer bei *Bewegung*; 697
Gesichtsschmerz, besser durch *kalte Anwendungen*; 251
Gesichtsschmerz schlimmer beim *Kauen* 697
Gesichtsschmerz schlimmer durch *Luft*; 697

INDEX

Gesichtsschmerzen: in der Regel auf der *linken* Seite; 697
Gesichtsschmerz schlimmer beim *Reden*; 697
Gesichtsschmerz: *stechende* Schmerzen im Bereich von Kopf, Gesicht und Augen; 690
Gesichtsschmerz kann mit *Taubheitsgefühl abwechseln*; 539
Gesichtsschmerz schlimmer bei *Temperaturveränderungen*; 697
Gesichtsschmerzen: außerordentlich stark, erstrecken sich zu den *Zähnen*; 219; 378

Gesichtszucken; 37; 209; 542; 702
Gestank; 548; 562
Gesteigerte Bewußtheit und *Hyperaktivität* des *Geistes*, worauf später *geistige Dumpfheit* und *Begriffsstutzigkeit* sowie *Depressionen* folgen; 331
Gestikulieren; 336; 641
Gestikulieren, das oft *rhythmisch* und bizarr anmutet; 338
Getragen werden, will, bei *Abneigung* gegen *Berührung*: 237
Geukens, Alfons; 146

Gewalt
Gewalt vonseiten der *Familie* in der *Vorgeschichte*; 208
Gewalttätige *Impulse*; 325; 326; 538
Gewalttätigkeit: *psychiatrische* Fälle mit starken, *gewalttätigen Impulsen*; 674
Gewalttätigkeit und Verlangen zu *töten*; 668
Gewalttätiges Verhalten beliebiger Art – *Beißen, Schlagen, Würgen* usw; 640
Gewalttätigkeit; 262; 268; 334; 434; 639; 693
Gewalttätigkeit: *Impulse* der *Gewalttätigkeit*, wenn er zur *Untätigkeit* gezwungen ist; 350
Gewalttätigkeit und Verlangen zu *töten*; 668

Gewissenhaftigkeit; 615
Gewissenhaftigkeit: *ängstliche* Gewissenhaftigkeit in bezug auf *geringfügige* und *kleine Details*; 616
Gewissensbisse; 391
Gewissensangst: Gefühl, eine *Pflicht versäumt* zu haben; 272
Gewissen, Verlust des; 503

Gewitter: *liebt* die aufregende *Spannung* von Gewittern; 198
Gewitter: *liebt* Tanzen und Gewitter; 609
Gewitter verschlimmert *Herzklopfen* oder *Kopfschmerzen*; 473
Gewitter: Verschlimmerung *vor* einem *Gewitter*; 37; 572

INDEX

Gewitter: schlimmer *vor Gewitter* oder bei jedem *Wetterwechsel*; 684

Gewürzte Speisen verschlimmern; 525

Gicht; 24; 82; 83; 129; 143; 164; 211; 252; 318; 379; 418; 474; 564; 573; 627; 655; 656; 688; 689
Gicht: *Arthritis* und Gicht mit *reißenden, kneifenden* Schmerzen, die *ausstrahlen*; 129
Gicht in der *großen Zehe*; 403; 417; 474
Gicht mit *starker Entzündung* der Gelenke, Gicht*schmerzen,* schlimmer durch die *geringste Bewegung*; 253
Gicht, die insbesondere die *Knie* und *Füße* in Mitleidenschaft zieht; 403
Gicht, insbesondere des *Knies* oder der *Großzehe*; 126

Giemen, *Pfeifen* und *Knisterrasseln* in der *Brust* während des *Schlafes*, v.a. bei *Kindern*; 376
Gifteiche; 65
Gifteiche: *Vergiftungen* durch Gifteiche; 54
Gifteiche: Hautreaktion nach *Berührung* von *Gifteiche*; 267; 314; 656
Giftsumach-Ausschläge mit *Bläschen*, die *aufplatzen, abschuppen* und dann wiederkehren; 55
Gingivitis; 443
Ginseng; 309
Glaubt, daß sein *Zustand ernst* ist, und daß der Arzt eine *Fehldiagnose* gestellt hat; 481
Glaubt *trotz* wiederholter Nachweise, daß *keine organische Pathologie* vorliegt, *nicht* an seine *Genesung*; 38
Glaukom; 526; 531; 624; 625

Gleichgültig; 191; 192; 321; 607
Gleichgültig gegen *Nahrung*, in manchen Fällen jedoch *gierig nach Nahrung*; 194
Gleichgültigkeit gegenüber *nahestehenden Personen*; 297
Gleichgültig gegenüber seiner *Umgebung*; 321
Gleichgültigkeit gegenüber *Sexualität*; 194
Gleichgültig in bezug auf die *äußere Erscheinung*; 650
Gleichgültigkeit gegenüber *allen äußeren Ereignissen* – möchte *nur liegen* und fernsehen; 520
Gleichgültigkeit und *geistige Stumpfheit*; 600

INDEX

Gliedmaßen sind *weich* und *geben nach*; 302
Gliedmaßen *schweben*, was oft als *furchteinflößend* erlebt wird; 180
Glitzernde Gegenstände verschlimmern; 332
Globus hystericus; 99; 344; 395; 411; 452; 453; 471
Glomerulonephritis; 66; 68
Glonoinum; 124; 305; 306; 378; 440; 461; 515
Glossitis; 59; 92; 133; 445; 468; 532; 666
Glückselige, friedvolle, *schläfrige*, sinnliche, *traumähnliche* Zustände; 503
Gnaphalium; 308
Gonorrhoe; 477; 483; 484; 519; 681
Gonorrhœ in der *Vorgeschichte*; 435; 476
Gott: Gefühl, er sei *Ziel* von *Gottes Zorn* oder von *Gott verlassen*; 360
Grand Mal; 95; 118; 497
Graphites; 48; 59; 93; 154; 165; 188; 204; 220; 267; 294; 309; 329; 419; 451; 500; 518; 657; 672
Gratiola; 300; 301; 315; 508; 540
Graues *Haar* (Kopf oder Bart) in *Streifen* oder *Flecken*, hauptsächlich auf der rechten Seite; 415

Grausam; 368
Grausam gegenüber *Tieren*; 435
Grausam gegenüber *Tieren* oder seinen *Kindern*; 434
Grausamkeit: *Härte* und *Grausamkeit* gegenüber *Tieren* oder *Menschen*; 53

Gray, Bill; 677
Grimassen; 642; 702
Grimassenartige Mundbewegungen; 37
Grimassenschneiden, was der Patient *versucht*, zu *verbergen* oder zu vertuschen; 269
Grindelia; 277; 316; 506; 626

Grippe
Grippe; 30; 68; 83; 92; 111; 122; 123; 144; 164; 177; 227; 296; 306; 495; 563; 579; 638; 657
Grippe: Verschlimmerung *nach* Grippe; 23
Grippe: *Beschwerden*, die *seit* einem *grippalen Infekt* nicht mehr verschwinden wollen; 303
Grippale Infekte: treten *plötzlich* auf, nachdem man *kaltem Wind ausgesetzt* war; 27
Grippe; *häufig* auftretende Erkältungen und grippale Infekte; 160; 684

INDEX

Grippaler Infekt mit *hohem Fieber, Röte* und *Erhitzung, Frostschauern* oder sogar *Rigor*, dabei paradoxerweise mit *Durst* auf *kalte Getränke, spärlicher Schweiß*; 289
Grippe: *hohes Fieber, Schmerzhaftigkeit* in den *Gliedern* und *Ruhelosigkeit*; 563
Grippe: *Infektion* der *oberen Atemwege* oder *Grippe*: mit *mildem Schnupfen, Niesen* und *Konjunktivitis*; 560
Grippe: mit viel *Schmerzen*, was den Patienten veranlaßt, sich *fortwährend* zu *drehen* und die *Lage* zu *verändern*. Das *Fieber* kann *schnell steigen*, besonders um 10.00 Uhr; 579
Grippe mit Schmerzen wie *zerschlagen*; 110
Grippe mit starkem *Hinterhauptsschmerz*; 565
Grippe mit *Zerschlagenheitsgefühl, jede Lage* ist *unbequem*; 110
Grippe oder andere fieberhafte Erkrankungen mit *hohem Fieber* und heftigem *Schüttelfrost*, schlimmer durch jede *Bewegung*, welche die *Luft unter der Bettdecke* in Bewegung versetzt; 495

Grob; 693
Großmütterliches Gesicht; 57
Großzehengicht; 474
Größenwahnsinn; 662
Guajacum; 32; 317; 376; 404; 698
Gurgeln im *Bauch vor* dem *Stuhlgang*; 545
Gurgeln im *Ösophagus* beim *Trinken*; 400
Gurgeln in der *Speiseröhre* durch *Husten* oder beim *Schlucken*; 238
Gürtelrose (vgl. auch Herpes zoster); 68; 92; 450; 518; 578; 579
Gürtelrose, insbesondere auf der *rechten* Seite des *Abdomens*; 348

H

Haar
Haarausfall; 298; 663
Haarausfall am *ganzen Körper* (Achselhöhlen, Genitalbehaarung, Augenbrauen usw.); 604
Haarausfall: *kreisrunder* Haarausfall nach *Kummer* oder *Unterdrückung*; 634
Haarausfall im *Schläfenbereich*; 311
Haarausfall und *vorzeitige Glatzen*bildung; 618
Haarausfall, besonders in der *Schwangerschaft*; 392
Haarausfall, sogar im Bereich der *Augenbrauen*, der *Brust* oder anderen behaarten Körperteilen; 521

INDEX

Haare *fallen aus* oder werden *grau* nach *Kummer*; 521
Haarausfall: *Verlust* des *Haupthaares*, schon bei *sehr jungen Männern*; 113
Haar, *dunkel*, bei dunklem Teint; 351
Haar: *graues* Haar (Kopf oder Bart) in *Streifen* oder *Flecken*, hauptsächlich auf der *rechten* Seite; 415
Haare *mangelhafte Ausbildung* von Knochen, Haaren, Zähnen durch unzureichenden Mineralstoffwechsel; 617
Haar ist *schmerzhaft* bei *Berührung*; 604
Haar ist *trocken* und *steht ab*; 679
Haar: *ungepflegtes, fettiges* oder *ungekämmtes* Haar; 652
Haar*wäsche* verschlimmert; 118
Haare ziehen: *Verlangen*, an den Haaren zu ziehen; 118

Hahnemann, Samuel; 222; 320; 498; 502
Hahnemann Medical Clinic; 103
Halitosis (vgl. übler Mundgeruch); 312; 482
Halitosis, der Atem riecht nach *Urin*; 312

Halluzinationen; 106; 178
Halluzinationen der *lebhaftesten* Art, besonders bei *Fieber*; 117
Halluzinationen von *schrecklichen Grimassen* beim *Schließen* der *Augen*; 160

Halluzinogene: Mißbrauch von Halluzinogenen; 683
Halogene; 137
Halsdrüsenentzündung; 241
Halsgeschwüre; 97

Halsschmerz
Halsschmerzen und *Druck* im Hals, schlimmer durch *äußerliche Berührung*; 446
Halsschmerzen wie von einem „*brennend heißen Ball*"; 532
Halsschmerz mit *Rohheit* und *Brennen*, schlimmer durch *Schlucken*; 97
Halsschmerz durch *Berührung*; 626
Halsschmerz und *Empfindlichkeit* des *Kehlkopfes*, schlimmer durch *Berührung*; 526
Halsschmerz im *Halswirbelbereich*, der vom Patienten beinahe als *neuralgisch* empfunden wird; 235
Halsschmerz durch *Husten*; 626
Halsschmerz und *Empfindlichkeit* des *Kehlkopfes*, schlimmer durch *Husten*; 526
Halsschmerz schlimmer durch *Einatmen kalter Luft*; 298
Halsschmerzen schlimmer auf der *rechten* Seite; 116

INDEX

Halsschmerzen: schlimmer durch *Kälte*; 364
Halsschmerzen *besser* durch *kalte Getränke*; 116
Halsschmerzen *besser* durch *kalte Getränke* und schlimmer durch *warme Getränke*; 532
Halsschmerzen: schlimmer durch *kalten Luftzug*; 364
Halsschmerzen, die sich *zu den Ohren* erstrecken; 66; 385
Halsschmerz durch *Reden*; 626
Halsschmerzen: *reißende* Schmerzen im *Kehlkopf* während des *Hustens*; 42
Halsschmerz mit *Rohheit* und *Brennen*, schlimmer durch *Schlucken*; 97
Halsschmerz durch *Schlucken*; 626
Halsschmerzen *bessern* sich beim *Schlucken*; 342
Halsschmerzen: schlimmer durch *leeres Schlucken*; 364
Halsschmerzen: schlimmer durch *Schlucken*, v.a. von *Flüssigkeiten* oder *Speichel*, aber *besser* beim Schlucken *fester Nahrung*; 393
Halsschmerz breitet sich beim *Schlucken* zu den *Ohren* aus; 393; 532
Halsschmerzen mit *ständigem* Verlangen zu *schlucken* – nach unter Einwirkung von **Allium cepa** *unterdrücktem Schnupfen*; 42
Halsschmerz beim *Schlucken*, das sogar im Hals, in der Brust und im Bauch empfunden wird; 170
Halsschmerzen wie von *Splittern* im Hals; 76
Halsschmerz mit *Rohheit* und *Brennen*, schlimmer durch *Schlucken*; 97
Halsschmerzen *besser* durch *kalte Getränke* und schlimmer durch *warme Getränke*; 532
Halsschmerzen *besser* durch *warme Getränke*, in manchen Fällen jedoch besser durch kalte Getränke; 415
Halsschmerzen, *dunkelrote* Verfärbung und *Entzündung* von *Tonsillen*, *Pharynx* oder *Zungenwurzel*, schlimmer auf der *rechten* Seite; 532

Hals
Hals: dicke *Absonderungen* werden aus dem Hals *ausgeräuspert*; 357
Hals: *Berührung* am Hals, *Abneigung* gegen; 393
Hals: schlimmer durch *Berührung* oder *Druck* auf Hals oder *Kehlkopf*; 583
Hals: *Blutanschoppung* im Halsbereich und *oberen Brustkorb* bei starker *Gefühlserregung*; 444
Hals: *Brennen* im Hals, schlimmer durch *Einatmen*; 240
Hals: *Rötung* und *Brennschmerz* des inneren Halses; 187
Hals: *brennende* Empfindung oder *Geschwüre* in Mund und Hals; 187
Hals: *enge Kragen*, *Abneigung* gegen; 120
Hals: dunkelrote *Entzündung* oder *Geschwürsbildung* im Hals, dabei bemerkenswert *schmerzfrei*; 110

INDEX

Hals: *Entzündung* der *Tonsillen*; 113; 161
Hals: *Entzündungen* der *Tonsillen* und des *Rachens*; 161
Hals: *Erkrankung* der Hals*lymphknoten*; 444
Hals: *Geschwüre* in Rachen oder Tonsillen mit *stechenden* Schmerzen; 483
Hals: *harte*, schmerzhafte *Schwellung* der *Halslymphknoten*; 533
Hals: *Juckreiz* in Nase, Hals und Gaumen, manchmal bis hin zu den Ohren; 699
Hals: *Karzinom* im Bereich des Gesichts, der Augen, der Nase, des Mundes, des *Halses*; 189
Hals: *Karzinom* von Zunge oder *Hals*; 105
Hals: *Katarrh* und *Roheit* des *Kehlkopfes*; 432
Hals: *Katarrh*, Irritation und *dicker Schleim* im Hals; 582
Hals: *Kehlkopfpolypen*; 77; 328
Hals; *Kehlkopf: Warzen*; 328
Hals: *Kehlkopfreizung* und *Heiserkeit*; 606
Hals: *Kloß* im Hals: schlimmer beim *Leerschlucken*, schlimmer *nachts* oder *beim Erwachen*, schlimmer durch *Hitze* und besser durch *Kälte*; 200
Hals: *Kloß* im Hals, der am *Schlucken hindert*; 116
Hals: *Kloß*, der *vom Magen* her in die Kehle *aufsteigt*; 99
Hals, *Kloßgefühl* im Hals; 343
Hals: *Kragen* sind *unerträglich*; 265; 430; 456
Hals: *Kropf*; 469; 471; 627
Hals: *Kropf* oder Schilddrüsenerkrankungen; 626
Hals: *Kropf*, groß und in einigen Fällen schmerzhaft; 351
Hals: *Laryngismus* mit *Brennen* in der *Brust* und im *Kehlkopf*; 351
Hals: *Laryngitis*; 72; 77; 97; 138; 306; 328; 329; 357; 433; 526; 579; 605
Hals: *Laryngitis* mit viel *Schleim* und *Kratzen* im Hals; 604
Hals: *Laryngitis* und *Heiserkeit*: schlimmer durch *Überanstrengung* der *Stimme*, aber möglicherweise *besser* durch *Sprechen*; 576
Hals: *Laryngospasmus*; 138; 230; 351; 352; 590
Hals; *Larynx: Rasseln* in Brust oder *Larynx*; 60; 61; 605
Hals: *linksseitige Pharyngitis*; 393
Hals: *linksseitige* Tonsillitis oder Pharyngitis; 137; 448
Hals: *linksseitige* Pharyngitis, Tonsillitis, peritonsillarer Abszeß; 265
Hals*lymphknoten verhärtet*; 113; 137; 259; 533
Hals: *Mandelentzündung* mit riesiger Schwellung; 116
Hals: schlimmer vor oder während der *Menstruation* – bekommt jeden Monat eine *Halsentzündung, Schnupfen* und leidet an *Schwäche*; 422
Hals: *Mandeln* rot und geschwollen; 296
Hals: linksseitige *Pharyngitis*; 393
Hals: *rechtsseitige* Pharyngitis; 447

INDEX

Hals: *rechtsseitige* Pharyngitis, oder sie *beginnt* auf der *rechten* Seite und *wandert* zur *linken* hinüber; 415
Hals: rezidivierende *Pharyngitis* und *Tonsillitis*; 618
Hals: *rohe* Empfindung in *Kehlkopf* oder *Luftröhre*, schlimmer im *Freien*; 582
Hals: *Rötung* und *Brennschmerz* des inneren Halses; 187
Hals: *Schilddrüsen*probleme; 469
Hals: *Schilddrüse: Geschwulste* oder *Wucherungen* der Schilddrüse; 166
Hals: *Schilddrüse, Knötchenbildung* der Schilddrüse; 167
Hals: *reichliche Schleimproduktion*, besonders in den oberen Atemwegen, die abgehustet werden muß; 582
Hals: *Schleim* im Hals, der sich *nur unter Schwierigkeiten durch Räuspern* löst; 210
Hals: *Schleim* und *Kratzen* im Kehlkopf; 606
Hals: *Schleudertrauma*; 579
Hals: *Schlucken: beständiges* Verlangen zu *schlucken*; 210
Hals: kann *nicht schlucken*; 265
Hals; *Schlucken* ist *schwierig*; 110
Hals: *Schluckschwierigkeiten – muß trinken*, um zu schlucken; 272
Hals: *Schluckschwierigkeiten*, besonders beim Schlucken von *Flüssigkeiten* oder *Speichel*; 393
Hals: *harte*, schmerzhafte *Schwellung* der *Halslymphknoten*; 533
Hals: *Schwellung* der *Halslymphknoten* erscheint wie an einer *Schnur aneinandergereiht*; 240
Hals: *Schwellung* und Reizung des inneren Halses; 699
Hals: *Schwellung* von *Uvula, Tonsillen, Larynx*; 369
Hals: *Schwellung*, daß die Mandeln den Hals beinahe vollkommen *verschließen*; 113
Hals: *Schwierigkeiten* beim *Schlucken*; 113; 364
Hals: *Spasmen* im Hals oder in der *Speiseröhre* beim *Schlucken*; 446
Hals: *Struma*; 138; 161; 165; 167; 312; 314; 352; 370; 419; 420
Hals: *Struma* in Verbindung mit *Exophthalmus*; 259; 369
Hals: *Struma*, mit oder ohne klinische *Hyperthyreose*; 369
Hals: *Tonsillen geschwollen* und *vereitert*; 327
Hals: *Tonsillen vergrößert, geschwollen*; 66
Hals: *Tonsillitis*; 28; 30; 76; 111; 114; 116; 138; 165; 240; 266; 296; 329; 385; 386; 393; 418; 445; 447; 534; 621; 656; 657
Hals: *Tonsillitis* mit ausgeprägter *Anschwellung* der Mandeln; 115
Hals: *Tonsillitis* mit *tiefroter* Verfärbung: stark *geschwollene* Tonsillen, oft eindeutig *rechtsseitig*, schlimmer durch *Schlucken*; 122
Hals: *Tonsillitis*, schlimmer auf der *rechten* Seite; 120; 122

INDEX

Hals: *Tortikollis*; 182; 210; 211; 212; 417; 577; 646
Hals: *Tortikollis*, das Kinn wird auf die Brust gezogen; 182
Hals: *Trockenheit* von Nase und Hals; 501
Hals: *Trockenheit* des Halses, *besser* durch *Schlucken*; 240
Hals: *Trockenheit* von Hals und Gaumen; 637
Hals: *tuberkulöse* Laryngitis; 582
Hals: *Ulzerationen* im Hals; 77
Hals: *Ulzeration* der nasalen oder oropharyngealen *Schleimhäute*; 357
Hals: *Ulzeration* im Hals; 66
Hals: *Ulzeration* im Hals kann *tief* sein und sich *rasch ausbreiten*; 88
Hals: *Ulzeration* in Mund oder Rachen; 443
Hals: *Ulzerationen* im Hals; 76
Hals: *Ulzerationen* im Hals, die sich auf den *gesamten Verdauungstrakt* ausbreiten; 88
Hals: *Unerträglichkeit* eines *Kragens*; 456
Hals: Struma *verhärtet*; 137
Hals: *vergrößerte Halslymphknoten*, die *hart* und *schmerzhaft* sein können; 618
Hals: *Vergrößerung* der *Tonsillen* und der *Halslymphknoten*, vor allem *rechtsseitig*; 116
Hals*zerrung*; 579
Hals: *Zusammenschnüren* im Hals oder in der Brust, schlimmer durch *Reden*, besser durch *Gehen*; 279
Hals: *Zusammenschnürung* im Hals verschlimmert sich beim *Ausatmen*, allerdings auch beim *Einatmen*, sowie durch *Schlaf*; 230
Hals: *Zusammenschnürung* in Hals oder Brust; 99
Brust: *Zusammenschnürung* in Hals oder Brust; 99
Hals: *Zusammenschnürung*, *Kitzeln* und *Trockenheit* im Hals; 626
Hals:*Zusammenschnürungsgefühl* des Halses; 456
Hals:*Zusammenschnürungsgefühl* in der *Stimmritze*; 230
Hals:*Zusammenschnürungsgefühl* und *Würgen* im Hals; 149

Hamamelis; 34; 265; 318; 602

Hämatemesis; 89; 152; 204; 225; 319
Hämatemesis; Blut *hellrot* oder *kaffeesatzartig*; 526
Hämatemesis, *schwarzes* Blut; 284
Hämatemesis verschlimmert sich durch die *geringste Bewegung*; 286

Hämophilie; 525; 529

INDEX

Hämoptyse; 81; 296; 346; 395; 402
Hämoptyse durch *unterdrückte Menses*; 276
Hämoptyse mit *schwarzem Blut*; 284
Hämoptyse mit „*kirschrotem*" Sputum; 29
Hämoptysis mit *hochgradigen Schmerzen, Zusammenschnürung* oder *Beklemmungsgefühl* in der Brust; 149

Hämorrhagie (vgl. Blutungen); 149; 135; 263; 264; 266; 285; 293; 296; 345; 383; 395; 401; 402; 404; 529; 600; 644; 658
Hämorrhagie der *Retina*; 135; 392; 395
Hämorrhagie: bleibt im Bett liegen, um eine *Blutung* zu *vermeiden*; 286
Hämorrhagie durch *Nierensteine*; 286
Hämorrhagie nach *Entbindung*; 689
Hämorrhagie während der *Menses* oder durch *unterdrückte Menstruation*; 318
Hämorrhagien aus jeder *Wunde*; 525
Hämorrhagien und *abnorme Blutungen*; 380
Hämorrhagien und *entsetzliche Beckenschmerzen* durch *Menstruation*, während oder nach *Wehen* oder *Fehlgeburt* oder durch *Zysten* und *Tumore*; 588
Hämorrhagien, primär (aber nicht ausschließlich) der *Gebärmutter*; 286
Hämorrhagische Beschwerden mit *dunklem* oder *schwarzem* Blut; 284
Hämorrhagische *Diathese*; 600
Hämorrhagie im Sinne eines *Verlusts* von *Körperflüssigkeit* verschlimmert; 224
Hämorrhagie; *passive* Blutungen: oft *dunkles* Blut, *nicht verklumpt*, allerdings kann auch eine aktive Blutung vorliegen; 600
Hämorrhagische *Zystitis*; 184; 673
Hämorrhagische Erkrankungen in Verbindung *mit* oder *während* der *Schwangerschaft*; 676

Hämorrhoiden; 23; 24; 92; 122; 171; 187; 204; 254; 312; 319; 343; 395; 406; 407; 420; 471; 484; 493; 495; 510; 511; 527; 558; 569; 636; 654; 656
Hämorrhoiden: *angeschoppte* oder *thrombosierte* Hämorrhoiden; 510
Hämorrhoiden, *blutende*; 319
Hämorrhoiden: *blutende* Hämorrhoiden, schlimmer nach *hartem Stuhl*; 469
Hämorrhoiden: *brennend, stechend*, schlimmer *nachts*; 364
Hämorrhoiden: *brennende* Hämorrhoiden, *gelindert* durch *Hitze*; 90
Hämorrhoiden: *gestaut, inkarzeriert, purpurfarben*; 393
Hämorrhoiden bei *abgemagerten Kindern*; 455
Hämorrhoiden *gebessert* durch *kaltes Baden*; 44
Hämorrhoiden mit ausgeprägter *Kongestion*; 44
Hämorrhoiden: *purpurne* Verfärbung der Hämorrhoiden; 392

INDEX

Hämorrhoiden mit großen *Schmerzen nach* dem *Stuhlgang,* die *stundenlang* anhalten; 483
Hämorrhoiden *treten* beim Stuhlgang *hervor*; 170; 570
Hämorrhoiden, *hervortretende*; 455
Hämorrhoiden während der *Schwangerschaft*; 33
Hämorrhoiden, die *mit Rückenschmerzen* einhergehen; 33
Hämorrhoiden, die ungemein *starke Schmerzen* verursachen, mit *Kongestion*; 121
Hämorrhoiden, *gestaut* (passive Kongestion) und *purpurfarben*; 32
Hämorrhoiden haben das Aussehen „wie eine *Traubendolde*"; 44
Hämorrhoiden, *unterdrückte*; 23; 419
Hämorrhoiden: *unterdrückte* Hämorrhoiden verschlimmern; 492

Hände (mit Fingern)
Hände: *Abschälen* der *Haut* von den *Fingerspitzen*; 470
Hände: *aufgesprungene* Haut an den *Fingern*; 517; 470
Hände: *aufgesprungene* Haut an den Händen; 517; 613; 621
Hände: *aufgesprungene* und *blutende* Fingerspitzen im *Winter*; 241
Hände: *Haut* an Händen und Fingern stark *aufgesprungen*; 352
Hände: *Ausschläge* in Form von „*Socke-Handschuh*"-Ausbreitung an Händen und Füßen; 450
Hände: *Ausschläge* und *Juckreiz* an den Händen und vor allem den *Handflächen*; 55
Hände: *ballt* die *Fäuste* oder muß die *Finger spreizen*; 602
Hände: *ballt* die Hände zu *Fäusten*; 270; 498
Hände: *brennendheiße* Handflächen und Fußsohlen; 593
Hände: *Daumen* sind *abwärts gezogen* und stecken in den zu *Fäusten* geballten Händen; 270
Hände: Schmerzen im *Daumen*, v.a. links; 383
Hände: *Deformierungen* der Nägel; 313
Hände: *eine* Hand (oder ein Fuß) wesentlich *kälter* als die (der) andere; 226; 417
Hände: trockenes *Ekzem* an den Händen bei *Arbeitern, Schreinern* oder *Friseuren*, die mit *teer-* oder *petroleumhaltigen* Chemikalien arbeiten; 517
Hände: *Geschwüre* an den Fingern; 567
Hände: *Geschwürsbildungen* an Beinen, Füßen und Fingerspitzen; 91
Hände: *Haut* an den Händen sieht *schmutzig* aus; 517
Hände: *Haut* an Händen und Fingern stark *aufgesprungen*; 352
Hände: *Hautausschläge zwischen* den *Fingern* oder um die Nägel; 550
Hände: *Jucken* der *Fingerspitzen*; 659
Hände: *kalter, klammer Händedruck*; 164
Hände und Füße immer *kalt*, oft noch deutlicher ausgeprägt in den Händen; 613

INDEX

Hände: *eine* Hand (oder ein Fuß) wesentlich *kälter* als die (der) andere; 226; 417
Hände: *Kauen* der Fingernägel oder sogar den *Zehennägel*; 435
Hände: *kaut* an den *Fingernägeln*; 112; 352; 435; 467; 470; 651
Hände: *kontrahierte* Finger; 126; 274
Hände: *Konvulsionen* der Hände; 601
Hände: *Krusten* und *aufgesprungene Haut* an Händen oder Handflächen; 56
Hände: *nervöse* oder *ruhelose* Hände; 102; 336; 361
Hände: *Niednägel*; 470
Hände: *Panaritium*; 329; 484; 620; 655; 680; 681
Hände: *Paronychie*; 67; 147; 328; 329; 403
Hände*ringen*; 101; 360; 361
Hände*ringen, ängstliches*; 102
Hände: *Risse* an den *Fingern*; 484
Hände: *Risse* an Händen und Fußsohlen. Die Risse können *quer* zu den Hautlinien verlaufen; 598
Hände: *Risse* in den *Fingerspitzen*; 107
Hände: *Risse* und aufgesprungene Haut auf dem *Handrücken* und an den *Gelenken*; 596
Hände: *vertikale Risse* in der Mitte der *Fingernägel*; 108
Hände: *ruhelose* Finger; 102; 336; 361
Hände: *Schmerzen* im Daumen, v.a. links; 383
Hände: *Haut* an den Händen sieht *schmutzig* aus; 517
Hände: *Schwäche* der Hände bei Klavierspielern; 272
Hände: *schwarze* Verfärbung der *Nägel*; 91
Hände: *Schwellung* der *linken* Hand bei *Herzerkrankungen*; 150
Hände: *verdickte* oder *kontrahierte Sehnen* in den Handflächen; 543
Hände: *splitterähnliche* Schmerzen unter den *Nägeln*; 484
Hände: *spreizt* die *Finger*, kann es *nicht ertragen*, daß sie einander *berühren*; 394
Hände: *Stichwunden* in *nervenreichen* Körperpartien: Fingerspitzen, Zunge, Zähne, Augen, Genitalien; 339
Hände: *Stichwunden, Lazerationen* oder *Quetschungen* der Fingerspitzen; 340
Hände: *Taubheit* der *Finger*, besonders *morgens* beim Erwachen; 528
Hände: *Taubheitsgefühl* in den Händen oder Füßen; 248
Hände: *tiefe Sprünge* in den Handflächen; 517
Hände: *trockene* Handflächen; 598
Hände: *trockenes Ekzem* an den Händen bei *Arbeitern, Schreinern* oder *Friseuren*, die mit *teer-* oder *petroleumhaltigen* Chemikalien arbeiten; 517
Hände: *Überempfindlichkeit* der *Fingerspitzen, besser* durch *Reiben*; 670
Hände: *verdickte* oder *kontrahierte* Sehnen in den Handflächen; 543
Hände: *Verlangen*, die Hände zu *waschen*; 662

INDEX

Hände: *vertikale Risse* in der Mitte der *Fingernägel*; 108
Hände: *Verwachsungen* oder *Schwäche* der *Nägel*; 298
Hände: zwanghaftes *Händewaschen*; 86; 662

Handlungsunfähigkeit *nach Scheidung* oder *nach* dem *Tod* der *Ehefrau*; 476
Hängeschultern; 652

Harnblase

Harnblasen*entzündung* mit *Dysurie*, die *Brennschmerz* verursacht; 177
Harnblasen*koliken*; 599
Harnblasen*lähmung*; 531;
Harnblasen*lähmung*: *unterbrochener Harnstrahl* trotz Anstrengung; 260
Harnblasen*lähmung*; 210
Harnblasen*lähmung* bei *älteren* Menschen; 90
Harnblasen*schmerz* bei *Harnretention*; 134
Harnblasen*schmerzen*: schlimmer gegen *Ende* der *Harnentleerung*; 558
Harnblasen*schmerzen*: schlimmer *nach* dem *Urinieren* oder wenn der Patient *nicht uriniert*; 128
Harnblasen*schmerzen* mit *Harndrang*, schlimmer durch *Bewegung* oder *Gehen*; 128
Harnblasen*steine*; 126
Harnblase: *Steine* in Blase oder Nieren; 513
Harnblase: *Steine* in Nieren oder Blase mit *Brennen* und *Hämaturie*; 598
Harnblasen*tenesmus*; 447; 669
Harn*blasen-* oder Harnröhren*schmerz*: schlimmer durch *Husten*, schlimmer *nach* dem *Urinieren*; 187
Harnblase: *Verschluß* des *Blasenschließmuskels*, wodurch der *Harnfluß* unterbrochen wird; 181

Harndrang

Harndrang, *beständiger*; 447
Harndrang: *beständiger* Harndrang in der *Nacht*; 276
Harnwege: *Kind* hat *plötzlichen, schmerzhaften Harndrang*, der es veranlaßt *herumzutanzen* oder *auf- und abzuhüpfen*; 519
Harndrang: *plötzlicher*, intensiver Harndrang; 519
Harndrang, häufiger; 210; 285; 634
Harndrang, häufiger, vor der Menses; 369
Harndrang bei *Verkühlung*; 282
Harndrang: schmerzhafter *Harndrang*; 416; 513

INDEX

Harn*drang* oder *unfreiwilliger* Harnabgang beim *Geräusch fließenden Wassers*; 333
Harndrang verschlimmert durch *Hören* oder *Sehen* von *fließendem Wasser*; 332
Harndrang: *Zunahme* des *Harndranges*, wenn die *Harnblase* beinahe *entleert* ist; 285
Harndrang: *weniger Harndrang* und weniger Dysurie, wenn die *Harnblase mehr Harn* enthält; 285

Harnentleerung
Harnentleerung: kann *in Gegenwart* der *Pflegerin*, oder wenn eine andere Person im Raum oder sogar im Hause ist, oder auf *öffentlichen Toiletten nicht Stuhl* oder *Harn entleeren*; 49
Harnentleerung: *Brennen* beim Urinieren; 598; 673
Harnentleerung: *Brennschmerz* vor, nach und während des Wasserlassens; 184
Harnentleerung: kann *nicht* in *Gegenwart anderer* urinieren; 470
Harnentleerung: *Kind schreit vor* dem Urinieren in Erwartung des Schmerzes laut auf; 134
Harnentleerung: *reichliche* oder häufige Harnentleerung bei *Kopfschmerzen*; 388
Harnentleerung: *Schmerz am Ende* der *Miktion*; 285; 462
Harnentleerung: *Schmerz* oder *Völlegefühl* in der *Harnblase*, sogar nach der Entleerung; 285
Harnentleerung: *Schmerzen* im *Blasenhals* bei *Harnretention*; 408
Harnentleerung: *schwacher Harnstrahl*, insbesondere bei *Herz-* und *Lungenerkrankungen*; 400
Harnentleerung: Schmerzen in der *Blase*, die sich die *Beine* und *Schenkel herab* ausbreiten, wenn er bei der *Harnentleerung Druck* ausübt; 513
Harnentleerung ist *im Stehen unmöglich*; 703
Harnentleerung: kann *nur im Stehen* urinieren; 598
Harnentleerung: kann *nur während* des *Stuhlgangs* urinieren; 47
Harnabgang, *unfreiwilliger*, durch *Husten*; 66
Harnentleerung: *unterdrückte* Harnausscheidung; 70; 644
Harnentleerung; *unvollständige* oder *unterbrochene* Miktion; 242
Harnentleerung: *verlangsamte* Harnausscheidung, schlimmer am *Morgen*; 47
Harnentleerung: *Völlegefühl* der *Blase* während der *Schwangerschaft*, *Harnentleerung* verschafft *keine Erleichterung*; 285

Harnwegsbeschwerden, diverse
Harnwegs*entzündung*; 180
Harnorgane: *Hämorrhagie* durch *Nierensteine*; 286
Harnwegs*infektionen*; 30; 130; 177; 185; 333; 418; 513; 531; 673

INDEX

Harnleiter*kolik*; 255
Harnleiter*koliken* und Steine mit Blut oder Klumpen im Urin; 150
Harnwegs*polypen*; 674
Harnwege: *Reizblase*; 531
Harnwege: *Reizung* von *Blase* und Rektum; 286
Harnwege: *Schmerz* strahlt *von* den *Harnleitern zu* den *Hoden*, der *Harnröhre*, den *Oberschenkeln* aus; 128
Harnwege: *Schmerz* oder *Völlegefühl* in der *Harnblase*, sogar nach der Entleerung; 285
Harnwege: *Schmerzen* im *Blasenhals* bei *Harnretention*; 408
Harnwege: *Schwäche* an isolierten Stellen – vornehmlich in den *Sphinktern* von *Blase* oder *Rektum*; 454
Harnwege: *schwache Blase* mit *Tröpfeln* und *verzögerter Harnentleerung*; 328
Harnwege: schmerzhafte *Harnverhaltung*; 493
Harnwege: *Ureterkolik*; 150
Harnwege: Urethra*striktur*; 328; 329; 436; 560
Harnwege: Verschlimmerung, wenn sich die *Ausscheidung* des *Harnsediments vermindert*; 126

Harn

Harn: *Blutklumpen* im *Urin*; 184
Harn, *Blut* im: *Hämorrhagie* durch *Nierensteine*; 286
Harn: Urin *blutig* oder *rauchig* verfärbt; 673
Harn: *dunkler* oder sogar „*tintenfarbener*" Urin; 253
Harn mit weißlichen *Flocken* am Ende der Harnentleerung; 521
Harn: *Gabelung* des *Harnstrahles*; 222; 680
Harn: *gespaltener* Harn*strahl*; 222; 680
Harn, *grüner*; 177
Harn: *Hämaturie*; 347; 598 (vgl. Urin, Blut im)
Harn: *Hämaturie* verschlimmert sich durch die *geringste Bewegung*; 286
Harn: *Hämaturie* bei *Zystitis*; 221
Harn: *hämorrhagische* Zystitis; 184; 673
Harn, *milchig*; 521
Harn *rauchig verfärbt*; 672
Harn: *reichlicher klarer* Urin; 628
Harn: *reichliche Harnausscheidung*; 397
Harn *riecht faulig* oder stark, „wie *Pferdeharn*"; 126; 484
Harn *riecht* nach *Veilchen*; 673
Harn: *riecht* wie *Katzenharn*; 699
Harn *riecht* sehr intensiv – riecht wie *Pferdeharn*; 126; 484

INDEX

Harn *riecht* stark; 452
Harn*sediment* kann mit *rheumatischen* Beschwerden oder *Herz*beschwerden *abwechseln*; 253
Harn*sedimente* werden *ausgeschieden*, was dem Organismus allgemein *Erleichterung* bringt und ihn *entgiftet*; 125
Harn*sediment: Besserung*, wenn mit dem *Harn Sediment* ausgeschieden wird; 126
Harn: *rötliches Sediment* im Urin; 416
Harn: *Sediment* im Urin; 128; 669
Harn: *übelriechender* Harn; 126; 654
Harn: Urin enthält *Sediment*, oft von *roter* Farbe, das sich in dem Behälter absetzt; 598
Harn: Urin ist stark *konzentriert* und *übelriechend*; 125

Harninkontinenz; 68; 90; 212; 242; 337; 455; 527; 596; 601; 608; 705
Harnentleerung: Harntröpfeln, *unfreiwilliger* Harnabgang, besonders bei *Prostatabeschwerden*; 513
Harnentleerung, *tröpfelnde*; 604
Harninkontinenz durch *Husten* oder *Niesen*, vor allem bei *älteren Frauen*; 210
Harninkontinenz durch *Streß*; 470; 613
Harninkontinenz: *Belastungs*inkontinenz; 210; 613
Harninkontinenz unter *Streß* bei *Husten* und *Niesen*; 612; 703
Harninkontinenz unter *Streß*bedingungen: schlimmer durch *Husten*, schlimmer durch *Lachen*, schlimmer durch *Niesen*; 612; 703
Harninkontinenz während der *Konvulsionen*; 337; 497; 498; 703
Harninkontinenz: *unbemerkter* Harnabgang; 210; 426
Harninkontinenz: *unfreiwilliger* Harnabgang bei *Husten*; 527
Harninkontinenz: *unfreiwilliger* Harnabgang oder *Tröpfeln* nach dem Urinieren: schlimmer während *Zystitis*, schlimmer während der *Menstruation*; 184
Harninkontinenz; *unwillkürlicher* Harnabgang: schlimmer während der *Schwangerschaft*; 558
Harninkontinenz; *unwillkürlicher* Harnabgang beim *Husten*; 66; 558; 628

Harnretention; 48; 82; 92; 222; 531; 635; 705
Harnretention bei *Brustkindern*, nachdem die *Mutter* einen *Schreck* erlebt hat; 505
Harnretention bei gutartiger *Prostatahypertrophie*; 222
Harnretention bei *Säuglingen* oder *Müttern* unmittelbar *nach* der *Entbindung*; 29
Harnretention bei *vergrößerter Prostata*; 222; 276; 513
Harnretention durch *Blasenlähmung*; 542
Harnretention durch *Prostatabeschwerden* oder -lähmung; 703
Harnretention, *besser* beim *Gehen*, muß *lange pressen*; 426

INDEX

Harnretention bei *Neugeborenen*; 66
Harnretention, schlimmer durch *Schreck*, oft mit *Sphinkterspasmen*; 505
Harnretention, wenn der Patient den *Urin lange zurückgehalten* hat; 210

Harnröhre

Harnröhre: *Absonderungen* aus der Harnröhre; 181; 654
Harnröhre: *grünliche Absonderungen* aus der Harnröhre; 477
Harnröhre: *Ausfluß* aus der Harnröhre, kann *blutig* sein; 483
Harnröhre: *Blutungen* aus der Harnröhre; 184
Harnröhren*entzündung*; 179
Harnröhre: *Juckreiz* in der *Urethra* oder *Blase*; 519
Harnröhre: *Kribbeln* und der *Juckreiz* so intensiv sind, daß er am liebsten irgendeinen *Gegenstand in die Harnröhre hineinrammen* würde; 519
Harnröhren*reizung* oder *Fissuren* verursachen *Stechen* und *Brennen*; 462
Harnröhre: *Reizung* und Schwellung der Harnröhre; 181
Harnröhren*schmerz*: schlimmer durch *Husten*, schlimmer nach dem *Urinieren*; 187
Harnröhren*striktur*; 181; 185; 222; 242
Harnröhre: *Ulzera* oder *Striktur* in der Harnröhre mit *stechenden* Schmerzen; 483
Harnröhre: *Urethritis*; 38; 40; 180; 182; 184; 185; 187; 196; 221; 242; 329; 330; 369; 418; 438; 447; 463; 484; 518; 519; 560; 599; 634; 673
Harnröhre: *Urethritis* mit ausgeprägtem *Brennen*; 673
Harnröhre: *Urethritis* mit *eitriger* Absonderung, intensivem *Brennen* und *Exkoriation*; 447
Harnröhre: *Urethritis* mit *eitriger* oder *blutiger* Absonderung; 184
Harnröhre: *Urethritis, rezidivierende Absonderungen* aus der Harnröhre; 680
Harnröhre: *unspezifische Urethritis*; 436; 483

Hart/Härte/Verhärtung

Hart: *alles* wird als *zu hart* empfunden; 80
Harte *Drüsen* – Submaxillardrüsen, Halslymphknoten, Struma; 137
Harte *fibröse Tumore* oder *Wucherungen* an beliebiger Stelle im Körper; 617
Harte *Parotisdrüsen*; 116
Härte und *Grausamkeit* gegenüber *Tieren* oder *Menschen*; 53
Harte *Uterusmyome*; 167
Harte *Wucherungen*; 166
Harte, hornige *Schwielen*; 568
Harte, schmerzhafte *Schwellung* der *Halslymphknoten*; 533

INDEX

Hartnäckig und *starrsinnig*; 651
Haschisch; 178
Haß; 390
Haßgefühl gegenüber denjenigen Menschen, die *Ungerechtigkeit* schaffen; 207
Haßt *Autorität*; 208
Hausfrauen, die gereizt und überwältigt sind.; 609
Haustiere; 34

Haut
Haut: gelbe, stinkende *Absonderungen* der Haut; 550
Haut*abszeß*; 643
Haut: *Abszeß* stark *geschwollen* und äußerst *hart*; 320
Haut; *Abszesse* in den Achselhöhlen, in denen sie *Narben* hinterlassen; 353
Hautverfärbung: *Abszeß* mit brennenden, stechenden Schmerzen und *fleckig blauer* Verfärbung; 667
Haut; *Anästhesie*: verzögerte Reizleitung; 48
Hautprobleme *und* arthritische Beschwerden; 565
Haut an *Händen* und *Fingern* stark *aufgesprungen*; 352
Haut fühlt sich *bei Berührung kalt* an, aber der Patient fühlt sich *glühend heiß* und kann *keine Decken ertragen*; 600
Haut: *Beschwerden* durch *unterdrückte Ausschläge*; 688
Haut: *Beschwerden* durch *unterdrücktes Exanthem*; 62
Haut: *blaue Flecke* in Bereichen mit *schwacher Zirkulation*; 602
Haut: Brennen der Haut; 667
Haut: *dicke harte* Haut, häufig *aufgesprungen*; 59
Haut: *dicke* Haut*falten*, besonders nach *Gewichtverlust*; 599
Haut ist *dunkel, violett* oder *fleckig blau*; 666
Haut: *dunkler Teint* und dunkles Haar; 351
Haut: *dunkler*, erdiger Teint; 199
Haut *heilt langsam, eitert* leicht; 328
Haut ist *ungesund*, und es *eitert* aus den Wunden; 517
Haut: *Empfindlichkeit* der Haut gegen *kalte Berührung*; 388
Haut ist *empfindlich* oder *schmerzhaft* während des *Fiebers*; 226
Haut an den *Händen* sieht *schmutzig* aus; 517
Haut: *Fissuren*; 97; 314; 343; 484; 515; 570; 621; 656
Haut: *Fissuren, Rhagaden, aufgesprungene* Haut; 328; 450; 581
Haut: *Fissuren* – im Bereich von *Rektum, Brustwarzen* und an anderen Stellen; 569
Haut: *Fissuren*, insbesondere an Stellen, an denen Haut und Schleimhäute zusammentreffen; 310

INDEX

Haut: *rote Flecken* auf der Haut mit starkem *Juckreiz*, schlimmer *nachts* im *Bett*; 248
Hautreaktion nach *Berührung* von *Gifteiche*; 267; 314
Haut*risse* mit *geometrischem Muster*; 450
Haut*jucken*: *besser* durch *Hitze*, vor allem *Strahlungshitze*; 686
Haut: *übermäßige Körperbehaarung* bei *Frauen*; 343; 344
Haut an *Händen* und *Fingern* stark *aufgesprungen*; 352
Haut *heilt langsam, eitert* leicht; 328
Haut: *kalte Stellen* auf der Haut; 175
Haut fühlt sich *bei Berührung kalt* an, aber der Patient fühlt sich *glühend heiß* und kann *keine Decken ertragen*; 600
Haut: *Konvulsionen* oder andere neurologische Erkrankungen infolge *unterdrückter Hautausschläge*; 269
Hauterkrankungen der *Kopfhaut*; 498
Haut: rezidivierende oder unterdrückte *Krätze*; 550
Haut*krebs*; 354; 377
Haut: *Leberflecke*; 199; 201; 202
Haut: diskoider *Lupus* erythematodes; 686
Haut: *milchkaffeeartige* Hautfarbe; 199
Haut:*Milchschorf*; 499
Haut: *Nævi*; 201; 202
Haut: schmerzhafte *Narben*; 340
Haut: *Narben* oder *Hauttumore* sind *empfindlich* und *schmerzhaft*; 635
Haut an der *Nase schält sich*; 462
Haut: *Ödem*; 69; 70; 135; 672
Haut: *Ödem* – die Haut ist so *stark gespannt*, daß das Gefühl entsteht, „sie könne jeden Augenblick *reißen*"; 67
Haut: passiven *Ödeme*; 401
Haut: *Purpura*; 82; 266; 319; 395; 403; 404; 528; 529; 600; 660; 673
Haut: *purpurne* Verfärbung; 402
Haut: *purpurne* Verfärbung von *Hautläsionen* oder *Furunkeln*; 392
Haut: *Pusteln*, die *brennen* und zu *dicken gelben Krusten* im Gesicht konfluieren; 232
Haut*risse*: schlimmer im *Winter*; 174
Haut*risse*: schlimmer durch *Waschen*; 174
Haut*risse tief* und *blutig*; 517
Haut: *rote Flecken* auf der Haut mit starkem *Juckreiz*, schlimmer *nachts* im *Bett*; 248
Haut *schält sich* an der Nase; 462
Hauterkrankung in Verbindung *mit* großer *Schlaflosigkeit*; 230

INDEX

Haut ist *empfindlich* oder *schmerzhaft* während des *Fiebers*; 226
Haut an den *Händen* sieht *schmutzig* aus; 517
Haut: *schwarze* oder *purpurne* Hautläsionen; 395
Haut: *Schwellung* und *Ödeme*; 64
Haut: *Schwielen*; 59; 568
Haut; *Schwielen*: *harte*, hornige Schwielen; 568
Haut: *Schwielen* an *Ellbogen, Knien, Händen*; 313
Haut*symptome* mit intensiv *brennenden* Läsionen; 666
Hautsymptome *und* Harnwegssymptome; 599
Haut so entsetzlich *trocken*, daß *keine Creme oder Salbe hilft*; 515
Haut *trocken* oder *extrem fettig*; 550
Haut, *trockene*; 528
Haut: *trockene* Hauterkrankung mit *aufgesprungener* Haut; 517
Haut: *trockene, verdickte* Haut; 599
Haut*tumore*; 438; 621; 635; 681
Haut: *Narben* oder *Hauttumore* sind *empfindlich* und *schmerzhaft*; 635
Haut *ungesund* und leicht *infiziert*; 635
Haut ist *ungesund*, und es *eitert* aus den Wunden; 517
Haut: *übermäßige Körperbehaarung* bei *Frauen*; 343; 344
Haut: *Ulzeration* der Haut oder Schleimhäute; 91; 133; 482; 661
Haut: *Ulzeration* und *Dekubitus*; 511
Haut: *Ulzeration*, besonders der *Schleimhäute*; 482
Haut: *Ulzerationen* der Haut; 91
Haut: *ungesunde* Haut – es kommt leicht zu *Infektionen, Abszessen*; 314
Haut: *ungesunde* Haut, jede *Wunde infiziert* sich.; 621
Haut: *verdickte* Haut bei langwährenden Hauterkrankungen; 578
Haut: *verdickte* Haut, die oftmals *Risse* aufweist; 313
Haut: *verdickte* und *pergamentartige* Haut; 613
Haut ist *dunkel, violett* oder *fleckig blau*; 666
Hautbeschwerden schlimmer im *Winter*, besser im *Sommer*; 517
Haut: *Wucherungen* aller Art; 309
Haut*wunden*; 635
Haut: *Zellulitis*; 563; 655; 656
Haut: *Zellulitis* mit *Schwellung* und *Lymphangitis*: schlimmer durch *Hitze*, besser durch *Kälte*; 403

Hautausschläge (vgl. auch Ekzem/Akne)
Hautausschläge mit *Absonderung* einer *dicken, gelben* oder „*honigähnlichen*" Flüssigkeit, die trocknet und *goldene Kristalle* auf der Haut bildet; 314
Hautausschläge mit *honigartigen* Absonderungen; 59

INDEX

Hautausschläge um die *Augen*; 499
Hautausschläge schlimmer durch *Baden*; 59
Hautausschläge: *Bläschen* der Haut mit *Jucken* und starkem *Brennen*; 185
Hautausschläge: *Bläschenausschläge* am ganzen Körper, insbesondere an den *Händen*; 196
Hautausschläge: *Bläschenausschläge* mit unerträglichem *Juckreiz*; 267
Hautausschläge: *Bläschenförmige* Ausschläge, die *harte Krusten* bilden; 568
Hautausschläge, Ekzeme: *beginnen* mit intensiv *juckenden* und *brennenden Bläschen*, die durch *Kratzen* verkrusten oder sich *verdicken*; 450
Hautausschläge: *brennende Bläschen*ausschläge, die *Krusten* bilden; 136
Hautausschläge: *blaue* oder *schwärzliche* Ausschläge; 56
Hautausschläge: *brennende, juckende* Ausschläge: schlimmer durch *Entkleiden*, schlimmer durch *Kälte*; 354
Hautausschlag: *brennender Bläschenausschlag*; 242
Hautausschlag, der mit *Durchfall* abwechselt; 267
Hautausschläge, *Ekzeme: beginnen* mit intensiv *juckenden* und *brennenden Bläschen*, die durch *Kratzen* verkrusten oder sich *verdicken*; 450
Hautausschläge: gewöhnlich *feucht* und extrem stark *juckend*; 656
Hautausschläge *zwischen* den *Fingern* oder um die *Nägel*; 550
Hautausschläge, *Herpes, Warzen, Fissuren* der *Lippen*, besonders in den Mundwinkeln; 482
Hautausschläge oder *Gefäßentzündungen*, die aussehen wie die *Bisse* von *roten Ameisen*; 299
Hautausschläge in den *Gelenkfalten*; 550
Hautausschläge an *Oberschenkeln* und *Genitalien*; 564
Hautausschläge im Bereich der *Genitalien*; 549; 619; 654
Hautausschläge auf *Genitalien* oder *Schenkelinnenseiten*; 577
Hautausschläge und *Feuchtigkeit* im Bereich der *Genitalien*, des *Skrotums* und an der *Innenseite* der *Schenkel*; 517
Hautausschläge der *Genitalien*, insbesondere *zwischen* Hodensack und *Oberschenkel*; 282
Hautausschläge im *Genitalbereich* und im *Gesicht*; 267
Hautausschläge und *Juckreiz* oder Schwellung der *Genitalien*; 688
Hautausschläge im *Gesicht*, am *Haaransatz* oder in den *Augenbrauen*, die oft *verkrustet* sind, Sekret absondern und intensiv *jucken*; 449
Hautausschläge im *Gesicht*, insbesondere auf der *Nasenspitze*; 209
Hautausschläge: *Giftsumach*-Ausschläge mit *Bläschen*, die aufplatzen, abschuppen und dann wiederkehren; 55
Hautausschläge, *Herpes, Warzen, Fissuren* der *Lippen*, besonders in den Mundwinkeln; 482

INDEX

Hautausschläge schlimmer durch *strahlende Hitze*; 59
Hautausschläge mit *honigartigen* Absonderungen; 59
Hautausschläge und *Juckreiz* oder Schwellung der *Genitalien*; 688
Hautausschläge auf dem *Kopf*; 232
Hautausschläge auf der *Kopfhaut* oder am *Haaransatz*; 652
Hautausschläge auf der *Kopfhaut*, *hinter* den *Ohren*; 311; 415; 499
Hautausschläge auf der *Kopfhaut*, insbesondere am *Hinterhaupt*; 311
Hautausschläge der *Kopfhaut*; 173
Hautausschläge, *kupferfarbene* ; 190
Hautausschläge, *Herpes*, *Warzen*, *Fissuren* der *Lippen*, besonders in den Mundwinkeln; 482
Hautausschlag um den *Nabel* herum bei *Neugeborenen*; 23
Hautausschläge um den *Nabel* mit *Abmagerung*: 24
Hautausschläge um die *Nägel*; 550
Hautausschläge auf der *Nasenspitze*; 35
Hautausschläge oben an der *Innenseite* der *Oberschenkel*; 312
Hautausschläge auf den *Ohren* oder darunter; 161
Hautausschläge *hinter* den *Ohren*; 311; 415; 499
Hautausschläge und *aufgesprungene* Haut hinter den *Ohren*; 516
Hautausschläge *hinter* den *Ohren*, auf *Nacken*, *Gesicht*, *Kopfhaut* und Kopf, stark *juckend*; 549
Hautausschläge: *Ringelflechte*; 470; 564; 607; 613; 621
Hautausschläge: *Rosacea*; 210; 327; 549
Hautausschläge infolge Bestrahlung durch *Sonnenlicht*; 177
Hautausschläge: *stinkende* Ausschläge; 444
Hautausschläge: *symmetrische* Hautausschläge; 82
Hautausschläge, die *nach* einem *Trauma* auftreten; 82
Hautausschläge: *trockene*, *brennende* Hautausschläge; 564
Hautausschläge lassen sich *leicht unterdrücken*; 704
Hautausschläge, *unterdrückte*, verschlimmern; 208; 269; 281; 516; 548; 651; 701
Hautausschläge: *Urtikaria*, aggressive; 438
Hautausschläge; *Urtikaria*: *Brennschmerzen* verursachende *Nesselsucht*, die gehäuft in einer einzelnen Körperpartie auftritt; 264
Hautausschläge: *Urtikaria*; 283
Hautausschläge: *Urtikaria*, die den ganzen Körper bedeckt; 196
Hautausschläge: *Urtikaria*, die sich durch *Wein verschlimmern*; 230
Hautausschläge: *Urtikaria*; 68; 92; 196; 264; 266; 314; 370; 470; 471; 560; 578; 579; 688; 689
Hautausschläge: *Urtikaria* durch *Überhitzen* und *Anstrengung*; 688
Hautausschläge: *Urtikaria* ist von *brennenden* Schmerzen begleitet; 230

INDEX

Hautausschläge: *Urtikaria* mit Empfindlichkeit und *brennenden, stechenden* Schmerzen; 688
Hautausschläge, *Herpes, Warzen, Fissuren* der *Lippen*, besonders in den Mundwinkeln; 482
Hautausschlag, verschlimmert durch *Waschen*; 242
Hautausschläge *zwischen* den *Zehen*; 680

Hautgeschwüre (vgl. Ulkus/Ulzera); 56; 328; 529; 550; 559; 563; 602; 664; 670
Hautgeschwüre, *schwarz* und *brennend*; 602
Hautgeschwüre: *brennende* Hautgeschwüre; 667
Hautgeschwüre: *tief* und *scharf umgrenzt*; 359
Hautgeschwüre: *tief*, schmerzhaft, mit blauen Rändern; 100
Hautgeschwüre, gewöhnlich *oberflächlich* und mit der Tendenz sich auszubreiten; 444
Hautgeschwüre, vor allem an den *Beinen*; 664

Heimlichtuerisch; 678
Heimgehen: Verlangen, „nach Hause zu gehen"; 144
Heimweh; 186; 188
Heimweh: *Zurücksehnen* nach der *Vergangenheit*; 186

Heiserkeit; 23; 42; 305; 357; 510; 626
Heiserkeit: *aufgesprungene* Lippen *und* Heiserkeit; 97
Heiserkeit, *chronische*; 187
Heiserkeit *ohne Schmerzen*; 526
Heiserkeit schlimmer bei fast jeder *Erkältung*; 210
Heiserkeit schlimmer am *Morgen*; 210
Heiserkeit schlimmer durch *Überbeanspruchung* der *Stimmbändere*; 71; 97; 210
Heiserkeit *besser* durch *kalte Getränke*; 210
Heiserkeit in Verbindung *mit* oder im *Wechsel* mit *Herzbeschwerden*; 509
Heiserkeit mit viel *Schleim* im *Rachen*; 590
Heiserkeit oder *Kitzelhusten* durch *Überhitzung*; 138
Heiserkeit schlimmer durch *Singen*; 604

Heiße *Füße* bei *Kindern* – sie ziehen ihre Schuhe aus, sobald es ihnen erlaubt ist; 437

Heißhunger; 351; 416
Heißhunger während *Diarrhœ* oder *nach* dem *Stuhlgang*; 499; 516
Heißhunger *wechselt* mit *Appetitverlust* ab; 292

INDEX

Heißhunger, besonders bei *Diarrhœ*; 499
Heißhunger: steht sogar *nachts* auf, um zu essen.; 526

Hekla lava; 320
Heldentaten: liegt *nachts* in seinem Bett, *wachgehalten* durch *Phantasievorstellungen* von *Heldentaten* oder *großartigen Zukunftsplänen*; 223
Helleborus; 48; 245; 248; 320; 485; 488; 504
Hellseherische Träume; 473
Hellsichtigkeit; 179; 473; 522; 524; 616
Helonias; 510
Hemiballismus; 322
Hemiparese; 338; 504; 525
Hemiparese *nach* einem *Gehirnschlag*; 114
Hemiplegie; 75; 392; 579
Hemiplegie, besonders auf der *linken* Seite; 576
Hemmungen, Stuhl oder sogar Harn zu entleeren, wenn andere es bemerken könnten; 50
Hepar sulfuris; 93; 158; 174; 218; 325; 333; 363; 396; 422; 423; 450; 551; 571; 595; 622; 627; 667; 674

Hepatitis (vgl. auch Leber); 29; 30; 45; 77; 90; 92; 143; 144; 203; 221; 227; 275; 277; 393; 395; 418; 422; 423; 477; 478; 527; 529; 546; 552; 656
Hepatitis: *chronische* Hepatitis; 397
Hepatitis bis hin zur *Zirrhose*; 225
Hepatitis mit *Gelbsucht*: die *Schmerzen* in der Leber werden durch *Liegen* auf der *rechten* Seite *gebessert*, es besteht große *Übelkeit*; 144
Hepatitis mit *harter, berührungsempfindlicher Leber*; 275
Hepatitis mit *Ikterus* und *hellem* oder *weißem Stuhl*; 278
Hepatitis mit *Schmerzen*, die sich *zum Rücken hin* ausbreiten; 426
Hepatitis, *akute* oder *chronische* Fälle; 416
Hepatitis, entweder *infektiös* oder durch *Alkoholmißbrauch*; 492

Hepatomegalie; 225
Herabdrängen im *Unterleib* oder ein Gefühl, als würde der *Beckeninhalt herausfallen*, und sie muß daher mit *gekreuzten Beinen sitzen*; 407; 612
Herabhängen des *Magens*; 69
Herabhängender *Kiefer*; 505
Herablassend; 647
Hering, Constantin; 243; 408; 455; 483
Hernie; 418; 492

INDEX

Herpes (vgl. auch Hautausschläge); 35; 90; 314; 438; 450; 500; 518; 540; 578; 598; 599; 611; 613; 656; 680; 681
Herpes an den *Lippen* oder im *Gesicht*; 133; 282; 461
Herpes an *Genitalien, Gesäß* und *Oberschenkeln* oder *Rücken*; 462
Herpes im *perianalen* Bereich; 612
Herpes und *Wundsein* am *Perineum*; 517
Herpes, vor allem der *unteren Extremitäten*; 136
Herpesausschlag – *Lippen, Gesicht, Nasenflügel, Mundwinkel, Kinn* sind betroffen; 468
Herpetische Läsionen im *Gesicht*; 35

Herpes genitalis; 134; 282; 312; 437; 483; 516; 518; 539; 577; 612; 654
Herpes genitalis breitet sich den *Oberschenkel entlang abwärts* aus; 417
Herpes genitalis breitet sich *zum Anus* und *zu den Schenkeln* aus; 516
Herpes genitalis, besonders *rechtsseitig*; 417

Herpes zoster; 348; 395; 450; 518; 568
Herpes zoster der *Brust*, vor allem der *linken* Seite; 567
Herpes zoster im *Gesicht*; 449
Herpes zoster im *Gesicht*, besonders auf der *linken* Seite; 65
Herpes zoster mit ausgeprägter *Besserung* durch *kalte Anwendungen*; 67
Herpes zoster oder *Giftsumach-Vergiftung* im *Gesicht* mit stark *geschwollenen Lidern*, die sich kaum öffnen lassen; 67
Herpes zoster am *Rücken*; 567
Herpes zoster auf der *linken* Seite des *Rückens*; 395

Herrick, Nancy; 103; 175; 451; 554
Herrisch; 297; 413
Herrisch und *besorgt* in bezug auf *familiäre Angelegenheiten*; 281
Herrschsüchtig und *anmaßend*; 678

Herz
Herzerkrankungen, *angeborene*: 400
Herz: organische Herzerkrankung, v.a. infolge von unterdrückter *Arthritis*; 379
Herz*asthma*; 192; 457
Herz: bei *fortgeschrittenen* Erkrankungen des *Herzens* oder der *Atemwege*, wenn der Patient unter der *charakteristischen Apnœ im Schlaf* leidet; 316
Herz: paroxysmale Atrium*tachykardie*; 72
Herz fühlt sich wie *zusammengeschnürt* an, wie „von einer *eisernen Hand* umklammert"; 407

INDEX

Herz: *Schmerzen* in der Brust oder im Herzen „wie von einer *eisernen Faust umklammert*"; 149
Herz- und Lungenerkrankungen im *Endstadium*; 63
Herzerkrankung im *fortgeschrittenen* Stadium; 654
Herz: bei *fortgeschrittenen Erkrankungen* des *Herzens* oder der *Atemwege*, wenn der Patient unter der *charakteristischen Apnœ im Schlaf* leidet; 316
Herz: *frühe* Herzerkrankung in der Anamnese der *Eltern*; 436
Herz*geräusche*; 308; 528; 624
Herzerkrankung *und* Hämorrhagie; 151
Herz: laute *Herzgeräusche*; 456
Herz: *schwacher Harnstrahl*, insbesondere bei *Herz-* und *Lungenerkrankungen*; 400
Herzentzündung infolge *unterdrückter Hautausschläge*; 90
Herz: ist sich des eigenen *Herzschlags bewußt*; 562
Herz*hypertrophie*; 577
Herz*infarkt*; 150
Herz*infarkt* mit hochgradigen *zusammenschnürenden* Schmerzen, *Beklemmungsgefühl* in der Brust, *Angst, Atemnot* oder sogar *Zyanose* und *Kälte* der *Extremitäten*; 150
Herz*insuffizienz* duch Blutstau mit *unregelmäßigem Herzschlag*; 90
Herz*insuffizienz* im *fortgeschrittenen Stadium*; 193
Herz: *kongestive* Herz*insuffizienz*; 192; 194; 277; 305; 308
Herz: *kongestive* Herz*insuffizienz* mit *Angst, Dyspnœ, Zyanose, Aufgetriebenheit*, gebessert durch *Zufächeln* oder *Aufstoßen*; 194
Herz: *Kältegefühl* in der Herzgegend; 358; 372
Herz: *Pulsieren* des Herzens mit sichtbarem Pulsieren der *Karotiden*; 308
Herz- oder Atemwegsserkrankungen, bei denen hochgradig *Kollaps* und *Kälte* vorliegen; 399
Herz*klappen*erkrankung und *laute Herzgeräusche*; 420
Herz*klappen*erkrankungen; 106; 150; 308; 378; 379; 395; 420; 456; 457; 529; 577; 624; 625; 627; 670
Herz*klappen*läsionen, das Mittel kann selbst in *fortgeschrittenen Fällen palliativ* wirken; 456
Herz*klappen*schäden bei *Kindern*; 456
Herz: *Mitralklappen*erkrankung; 669; 670
Herz*muskel*erkrankungen; 150
Herz: *Myokardinfarkt*; 150; 266; 395
Herz: *Myokardinfarkt* mit hochgradigen Brustschmerzen; 30
Herz: *Myokardinfarkt* mit *Taubheitsgefühl* im *linken* Arm; 29

INDEX

Herz: *Myokardinfarkt* mit *Zusammenschnürungsgefühl* in der Brust, die *Schmerzen strahlen* aus zum *linken* Arm; 394
Herzerkrankung in Begleitung einer *Nierenerkrankung*; 155; 420
Herzbeschwerden, besonders wenn diese *mit Niereninsuffizienz* oder *Nephritis* einhergeht; 154; 155; 420
Herz: *Erkrankung* von Herz *und* Ovarien; 670
Herz oder Brust wie in einer *Rüstung* oder einem *Panzer eingeschlossen*; 106
Herzkreislaufsystem: der *pathologische Schwerpunkt* des Falles liegt im Bereich der *Blutzirkulation* mit außerordentlicher *Venenschwäche*; 318
Herz: *Perikarditis*; 106; 150; 625
Herz: *Pulsieren* des Herzens mit sichtbarem Pulsieren der *Karotiden*; 308
Herz: Rheumatismus *und* Herzklappenerkrankung; 409
Herz: *rheumatische* Herzbeschwerden; 24; 106; 127; 276; 277; 402; 625
Herzbeschwerden *wechseln* ab mit *Rheumatismus* oder treten nach *unterdrückten rheumatischen* Erkrankungen auf; 23; 126
Herzerkrankungen *mit* Erkrankungen der Schilddrüse; 52
Herz: *Schmerzen* in der Brust oder im Herzen „wie von einer *eisernen Faust umklammert*"; 149
Herz: *Septumdefekt*; 400
Herz: *Stauungsherzinsuffizienz*; 62; 92; 276; 365; 366; 379; 394; 400; 420; 457; 510; 528; 529; 656
Herz: *Stauungsherzinsuffizienz* mit *Dyspnœ, Zyanose, Herzflimmern*; 509
Herz: paroxysmale Atrium*tachykardie*; 72
Herz: *tumultartige* Tätigkeit des Herzens; 419
Herzentzündung infolge *unterdrückter Hautausschläge*; 90
Herz*vergrößerung*; 379; 420; 457
Herz: *Vorhofflimmern*; 90
Herz: *Wechsel* oder Kombination von *Herzsymptomen* oder *Herzklopfen* und *Hämorrhoiden*; 255
Herz fühlt sich wie *zusammengeschnürt* an, wie „von einer *eisernen Hand umklammert*"; 407

Herzklopfen; 29; 72; 306; 407; 562; 577
Herzklopfen: schlimmer *abends* im *Bett*; 417
Herzklopfen: schlimmer durch *Gemütsbewegung* und *Angst*; 106
Herzklopfen: schlimmer durch *Anstrengung*; 52; 106; 150; 494; 528
Herzklopfen: schlimmer durch *geringe körperliche Anstrengung*; 150; 351; 457
Herzklopfen: schlimmer durch *plötzliche Anstrengung*; 71
Herzklopfen: schlimmer durch *Aufregung*; 528
Herzklopfen: schlimmer beim *Aufstehen*; 528

INDEX

Herzklopfen, verbunden mit der Empfindung, als würde *etwas* im Herzen *auf- und abspringen*; 263
Herzklopfen: schlimmer durch *Bewegung*; 293; 624
Herzklopfen: schlimmer durch geringfügige *Bewegung*; 528
Herzklopfen: schlimmer, wenn er *daran denkt*; 509
Herzklopfen mit *Hitzewallungen* und *Dyspnœ*; 365
Herzklopfen: schlimmer durch *tiefes Einatmen*; 624
Herzklopfen: Brustschmerzen oder Herzklopfen, insbesondere *vor Epilepsie*; 155
Herzklopfen infolge *Erregung*; 251
Herzklopfen mit der Empfindung, als würde das *Herz von seinem Platz fortspringen*; 76
Herzklopfen: schlimmer durch *Gemütsbewegung* und *Angst*; 106
Herzklopfen: *Gewitter* verschlimmert Herzklopfen; 473
Herzklopfen, *heftiges*, mit Pulsieren, das *im ganzen Körper empfunden* wird; 420
Herzklopfen: schlimmer durch *Hitze*; 351
Herzklopfen mit *Hitzewallungen* und *Dyspnœ*; 365
Herzklopfen bei *hysterischen* Patienten; 453
Herzklopfen: *hysterisches* Herzklopfen; 453; 675
Herzklopfen kann sehr *intensiv* sein, dabei *sichtbares Anheben* des *Brustkorbs* und laute Herzgeräusche; 379
Herzklopfen: *besser* durch *Kälte*; 351
Herzklopfen durch *Kaffee*; 494
Herzklopfen infolge von *Kummer*; 276; 343
Herzklopfen: schlimmer im *Liegen*; 509; 627
Herzklopfen: schlimmer beim *Liegen* auf der *linken* Seite; 150; 394; 457; 470; 528; 542; 550; 559; 624
Herzklopfen nachts: schlimmer durch *Lärm*; 470
Herzklopfen: schlimmer *vor* der *Menstruation*; 627
Herzklopfen: schlimmer *nachts*; 106; 394; 627
Herzklopfen: schlimmer *nachts* im *Bett*; 107; 559; 654
Herzklopfen *nachts*: schlimmer beim *Liegen* auf der *linken* Seite; 470
Herzklopfen, verschlimmert durch *Liegen* auf der *rechten* Seite; 76
Herzklopfen *nachts*: schlimmer durch *Lärm*; 470
Herzklopfen: *plötzliches*, heftiges Herzklopfen; 669
Herzklopfen, heftiges, mit *Pulsieren*, das *im ganzen Körper empfunden* wird; 420
Herzklopfen oder sogar Herz*rasen*; 26
Herzklopfen: schlimmer im *Schlaf*; 394; 654
Herzklopfen und *Pulsieren nach* einem *Schrecken*; 29
Herzklopfen: *besser* durch *Seufzen*; 71
Herzklopfen während der *Schwangerschaft*; 407

INDEX

Herzklopfen, *rascher* und *schwacher Puls*; 400
Herzklopfen: *Sprechen* verschlimmert; 457
Herzklopfen: *stürmisch* und von außen *sichtbar*; 624
Herzklopfen: schlimmer bei *Verdauungsstörung* oder *Überessen*; 417
Herzklopfen: schlimmer durch *Vornüberbeugen*; 624

Heuasthma; 352
Heufieber; 492
Heult im Schlaf auf; 106

Heuschnupfen; 37; 51; 88; 289; 290; 306; 376; 426; 456; 473; 492; 526; 549; 566; 592; 622; 637; 653; 679; 699
Heuschnupfen, Schnupfen, Niesen: schlimmer *abends*; 557
Heuschnupfen: schlimmer durch *Blumen*; 42
Heuschnupfen mit *Brennen* und *Jucken* in *Gaumen* und *Nase*; 659
Heuschnupfen: schlimmer auf der *linken Seite*; 42
Heuschnupfen: schlimmer am *späten Nachmittag* oder *abends, besser im Freien*; 42
Heuschnupfen: *besser im Freien*; 42
Heuschnupfen, Schnupfen, Niesen: schlimmer im *Freien*; 557
Heuschnupfen gegen *Ende* des *Sommers* oder im *Herbst*; 282
Heuschnupfen mit *Brennen* und *Jucken* in *Gaumen* und *Nase*; 659
Heuschnupfen mit ausgeprägtem *Niesen*; 487; 560; 568
Heuschnupfen mit *scharfen wässrigen* Absonderungen; 94
Heuschnupfen: ausgeprägtes *Niesen* und *rote, juckende Augen*; 560
Heuschnupfen bei *übermäßig verstandesorientierten* Patienten; 468
Heuschnupfen und chronische *Verstopfung der Nase*; 462
Heuschnupfen, Schnupfen, Niesen: schlimmer im *warmen Zimmer*; 557
Heuschnupfen: schlimmer in *warmen Räume*; 42
Heuschnupfen, *wundmachende* Nasenabsonderung; 351

Hiatushernie; 22; 581; 656
Hilfe: *kann nicht* um Hilfe *bitten*, weil dies für ihn eine *Demütigung* bedeutet; 464
Hinken; 164; 541; 543; 601; 602
Hinterlistig, manipulierend und unehrlich; 668
Hippokratisches Aussehen, eingesunkene Gesichtszüge; 23; 35; 61
Hippozaenum; 63; 605
Hirnmüdigkeit; 54; 535
Hirsutismus; 556; 613; 643

INDEX

Hitze/Hitzewallungen
Hitze; 349; 350
Hitze in den *Augen*; 216
Hitze verschlimmert, sobald sich die *Beschwerde festgesetzt* hat; 27
Hitze *bessert*; 87; 482; 595
Hitze der *betroffenen* Körperpartien; 118
Hitze in der *Brust*; 29
Hitze in den *Füßen*; 560
Hitze und *Empfindlichkeit* der *Füße*; 386
Hitze im *Gesicht*; 216
Hitze und *Rötung* im *Gesicht*; 26; 28
Hitze verschlimmert; 199; 291; 371; 430
Hitze: schlimmer durch Hitze, sowohl *allgemein* als auch *örtlich* begrenzt; 600
Hitze: *schlimmer* durch *Hitze* oder *warme Umschläge*; 375
Hitze: *schlimmer* durch *Hitze* und *Besserung* durch *Kälte* oder *kaltes Baden*; 350
Hitze als auch *Kälte verschlimmern*; 443
Hitzegefühl im *Kopf* während des *Kopfschmerzes, besser* durch *kalte Umschläge*; 228
Hitze: *trockene Hitze* während des *Schlafes*, ausgeprägtes *Schwitzen* während des *Tages* oder beim *Erwachen*; 589
Hitze*wallungen*; 59; 65; 166; 306; 308; 368; 392; 395; 525; 613; 687; 690
Hitze*wallungen*: schlimmer durch *leichte Anstrengung*, schlimmer durch *Ruhe*; 291
Hitze*wallungen* im *Gesicht*; 392; 644
Hitze*wallungen, klimakterische*; 65; 122; 218; 652; 656
Hitze*wallungen, klimakterische*, mit *Schwitzen*; 684
Hitzewallungen: *klimakterische* Wallungen durch jede *Gefühlserregung*; 525
Hitzewallungen in der *linken Gesichtshälfte* und im *Nacken*; 387
Hitze*wallungen* mit *Herzklopfen, abwechselnd* mit *Frösteln*; 166
Hitze*wallungen* mit *Schwitzen*, schlimmer *nachts*; 610
Hitze*wallungen zum Gesicht hin*; 556
Hitze*wallungen, aufsteigende* Hitze während der *Menopause*; 307
Hitze*wallungen*, im *Klimakterium* oder *vaskulär* bedingt; 118

Hitzschlag; 307; 308
Hochdruckkrise; 395
Hochmütig; 104; 192; 284; 315; 538; 693

Hoden
Hoden werden *aufwärts gezogen*; 242

INDEX

Hoden*atrophie*; 369; 635
Hoden*entzündung*; 71 (vgl. Orchitis)
Hoden*hochstand*; 105; 106; 351; 542
Hoden: *Infektionen* der Blase, der Nieren und der *Hoden*; 127
Hoden: Krebs; 90; 105; 190; 540
Hoden*schmerzen*; 71
Hoden*schmerzen*, verschlimmert durch *Bewegung* und durch *Gehen*; 128
Hoden: *Schmerz* des *rechten* Hodens; 105
Hoden: *Schmerzen* in den *Hoden* (oder *Ovarien*) schlimmer vor einem *Sturm* oder *Wetterwechsel*; 572
Hoden: *Schmerzen* in den *Hoden* breiten sich *aufwärts* zum Bauch aus; 572
Hoden: *Schmerzen* in den *Hoden*, Besserung durch *Bewegung*; 572
Hoden: *Schmerzen* in den *Hoden*, häufiger auf der *rechten* Seite; 572
Hoden: schmerzhafte *Schwellung* der *Hoden*, wobei sich die *Schmerzen* in der *Nacht verschlimmern*; 242
Hoden: steinharte *Schwellung* der *Hoden*; 242
Hoden*tumor*; 72; 635; 670

Hodgkin, Morbus; 92; 114; 213; 687
Höhenkrankheit; 243
Hollywood-Typen; 538
Homosexualität; 441; 612
Hormonelle und *sexuelle Funktionsstörungen*; 607
Hormonelle *Unregelmäßigkeiten* verschlimmern; 118
Hornhautflecken des *Auges*; 152
Hüftschmerzen: schlimmer, wenn man *anfängt zu gehen* – aber *besser* durch *Bewegung*; 417
Hüftschmerzen *und* Herzerkrankung; 409
Hüfte: *schmalhüftig*; 610
Hüfte: *Schmerz* in der *rechten Hüfte*; 333
Hüfte: *Schmerzen* oder *Abszeß* in der *linken* Hüfte; 643
Hungergefühl *nachts*, so daß er *aufstehen muß*, um etwas zu *essen*; 225

Husten
Husten schlimmer gegen 6.00 Uhr morgens und 23.00 Uhr oder 23.30 Uhr; 249
Husten, der sich *abends sofort* nach dem *Hinlegen* verschlimmert; 280
Husten und Bronchitis bei *älteren Patienten*, vor allem in den *Wintermonaten*; 61
Husten, der *anfallsartig* auftritt; 249
Husten; *anhaltender*, *kitzelnder* Husten: schlimmer durch *kalte Luft*; 527
Husten; *anhaltender*, *kitzelnder* Husten: schlimmer durch *Anstrengung*; 527

INDEX

Husten; *anhaltender, kitzelnder* Husten: schlimmer durch *Reden* und *Lachen*; 527
Husten; *anhaltender, kitzelnder* Husten: schlimmer durch *Temperaturveränderung* und *Wetterwechsel*; 527
Husten; *anhaltender, kitzelnder* Husten: schlimmer, wenn er *flach* oder auf der *linken* Seite *liegt*; 527
Husten: schlimmer durch *Anstrengung*; 138
Husten: *besser* durch *tiefes Atmen*; 697
Husten *besser* durch *Aufstoßen* oder *Blähungsabgang*; 593
Husten: *Ausatmen* verschlimmert; 440
Husten mit *dickem, eitrigem Auswurf* von *käsigem Geschmack*; 365
Husten und Bronchitis mit *eitrigem* oder *blutigem Auswurf*; 382
Husten mit *heftigem Auswurf*; 109
Husten: schlimmer durch *Bewegung*; 143; 293
Husten: muß sich beim Husten die *Brust halten*; 280; 630
Husten: verursacht *Brustschmerzen*; 372; 630
Husten: *chronischer* flacher Husten; 686
Husten, *chronisch*; 400; 642
Husten: *chronischer* Husten, *lang anhaltend* und so häufig, daß es „zum Verrücktwerden" ist, aber sanft; 635
Husten: *chronischer rasselnder* Husten; 52
Husten und Bronchitis mit *eitrigem* oder *blutigem Auswurf*; 382
Husten *besser* durch *Erbrechen*; 593
Husten schlimmer am *Morgen* beim *Erwachen*; 358
Husten: *Essen* verschlimmert; 143; 280; 358; 440
Husten *besser* durch *Essen* und *Trinken*, besonders *warmer Getränke*; 626
Husten: *feucht* klingender Husten; 60
Husten ist *feucht* und *rasselnd*, doch mit *nur spärlichem Auswurf*; 61
Husten: schlimmer bei *feuchtem Wetter*; 283; 577
Husten schlimmer durch *flaches Liegen* des *Kopfes*; 226
Husten: schlimmer im *Freien*; 91; 550
Husten: schlimmer beim *Gähnen*; 200
Husten löst *Gähnen* aus; 382
Husten mit *grünlichem Sputum*; 478
Husten: *harter* oder *heftiger* Husten: entweder *trocken* oder *locker*; 628
Husten: *harter, kurzer, trockener, ständiger* Husten; 686
Husten mit *heftigem Auswurf*; 109
Husten schlimmer *gleich* nach dem *Hinlegen*, was den Patienten *zwingt*, sich *wieder aufzusetzen*; 260
Husten: *Hinlegen* verschlimmert; 440
Husten *besser* beim *Hinlegen*; 432

INDEX

Husten, *Bronchitis* oder *Asthma* mit *Dyspnœ* und *Ermüdung*: besser durch *Hinlegen*, besonders wenn er sich mit *ausgebreiteten Armen* auf den *Rücken* legt, „als sei er *gekreuzigt*"; 550

Husten: ausgelöst durch das *Hören* von *Musik*, schlimmer durch *lautes Sprechen* oder *Lesen*; 50

Husten: schlimmer bei *kaltem Wetter*; 577

Husten: schlimmer *vor* oder *während* eines *Kälteschauers*; 577

Husten: schlimmer durch *Kälte*; 550

Husten: schlimmer durch *kalte Getränke*; 211; 550; 620; 626

Husten: schlimmer durch *kalte Getränke*, besser durch *warme Getränke*; 620

Husten *besser* durch *kalte Getränke*; 249; 270

Husten: schlimmer durch *kalte Luft* oder *Temperaturwechsel*; 605

Husten: schlimmer durch *kalte* oder *frische Luft*; 91; 372

Husten: *kalte Luft* verursacht ein *Kitzeln* im Hals und löst einen *Hustenreiz* aus; 583

Husten oder Asthma, welche bei *kaltem feuchten Wetter* auftreten; 283

Husten mit dickem, eitrigem Auswurf von *käsigem Geschmack*; 365

Husten: *Keuchhusten*; 62; 238; 249; 261; 279; 365

Husten: *Keuchhusten* mit Gefühl von *Empfindlichkeit* und wundem Schmerz in der *Brust* und mit *Epistaxis*; 81

Husten: *Keuchhusten* mit schweren Hustenanfällen, die zu *Zyanose* führen; 270

Husten: *Keuchhusten* oder andere schwere Hustenerkrankungen mit *Würgen, Erbrechen, Steifheit* und *Zyanose*; 346

Husten; *Keuchusten*: Verschlimmerung seit *Mononukleose* oder Keuchhusten; 199

Husten; *kitzelnder* Husten: schlimmer durch *kalte Luft*; 527

Husten; *kitzelnder* Husten: schlimmer durch *Anstrengung*; 527

Husten; *kitzelnder* Husten: schlimmer durch *Reden* und *Lachen*; 527

Husten; *kitzelnder* Husten: schlimmer durch *Temperaturveränderung* und *Wetterwechsel*; 527

Husten; *kitzelnder* Husten: schlimmer, wenn er *flach* oder auf der *linken* Seite *liegt*; 527

Husten: gewöhnlich *trocken*, üblicherweise schlimmer *vor Mitternacht*; 626

Husten: *hart, schmerzhaft* und *tief*; 630

Husten: *kalte Luft* verursacht ein *Kitzeln* im Hals und löst einen *Hustenreiz* aus; 583

Husten: *Kitzelhusten*; 58

Husten: *Kitzelreiz* löst *Husten* aus, schlimmer im *Liegen nachts*; 338

Husten durch *Kitzelgefühl* oder *Reizung* im Kehlkopf; 249

Husten: Anfälle von *Kitzelhusten* ohne Krankheitszeichen; 343

Husten durch *Kitzeln* im Hals; 200

INDEX

Husten durch *Kitzelreiz* oder *Trockenheit* im Kehlkopf; 260
Husten: *krampfartiger* Husten, *Kitzeln* im Hals; 365
Husten: *Krupp*; 29; 30; 138; 174; 217; 249; 280; 329; 346; 352; 358; 359; 529; 583; 590; 627; 687
Husten: *Krupp*; schlimmer durch Einwirkung von *Kälte*, schlimmer *nachts*; 328
Husten: *Krupp*, schlimmer *vor Mitternacht*; 626
Husten: *Krupphusten*, der sich *am Morgen* verschlimmert; 173
Husten: schlimmer beim *Lachen*; 71; 200; 226
Husten, wenn die *Lage im Bett verändert* wird; 382
Husten: *besser* durch *langsames Umhergehen*; 293
Husten: *Lesen* oder *Sprechen* verschlimmern; 440
Husten: schlimmer durch *lautes Sprechen* oder *Lesen*; 50
Husten: schlimmer durch *Liegen*; 593; 605
Husten schlimmer durch *flaches Liegen* des *Kopfes*; 226
Husten: schlimmer im *Liegen*, besser im *Sitzen*; 612
Hustenanfälle, die mitunter so stark sind, daß der Patient *keine Luft bekommt* oder *blau anläuft*; 279
Husten schlimmer *nach Mitternacht*; 279; 440
Husten: schlimmer *morgens*, oder am *Morgen* im *Bett*; 494
Husten schlimmer am *Morgen* beim *Erwachen*; 358
Husten *besser nachts* im *Bett*; 290
Husten: schlimmer *nachts*, besonders von 2.00 bis 4.00 Uhr morgens; 365
Husten: schlimmer *nachts*,; 372; 517; 612; 697
Husten schlimmer *nachts* im *Bett*; 654
Husten *nachts* im *Bett*, *verhindert* oder *unterbricht* den *Schlaf*, besonders bei *Kindern*; 559
Husten: *nächtlicher* Husten bei *Kindern*; 560
Husten: *nächtlicher* Husten, der den *Schlaf stört*; 638
Husten, der so stark ist, daß er *Nasenbluten* verursacht; 280
Husten: *nervöser* oder *gefühlsbedingter* Husten; 635
Husten: chronischer *rasselnder* Husten; 52
Husten: *Rasselgeräusche* in der Brust und *auswurffördernder* Husten; 459
Husten: *rasselnder* Husten, der bei *feuchtwarmem Wetter* auftritt; 346
Husten: *reißende* Schmerzen im *Kehlkopf* während des Hustens; 42
Husten: schlimmer durch *Reizung* im *Kehlkopf*; 593; 605
Husten: *roher, schmerzhafter* Husten; 288
Husten *gefolgt* von *Rülpsen*; 50
Husten mit *reichlichem, dickem* oder *fadenziehendem Schleim*; 249
Husten mit *reichlichem dickem* oder *fädigem grünem Sputum* bei Asthma oder Bronchitis; 358

INDEX

Husten: *reichliche Schleimproduktion*, besonders in den oberen Atemwegen, die abgehustet werden muß; 582
Husten: verschlimmert durch *Schlucken*; 138
Husten verursacht *Schmerzen* im *Kopf* oder in der *Brust*; 145
Husten: *schmerzhafter* Husten, der Patient muß sich beim Husten den *Brustkorb halten*; 280
Hustenanfälle, die sehr *schwer* verlaufen; 270
Husten: *besser* im *Sitzen*; 612
Husten, begleitet von *Spasmen* der *Gliedmaßen*; 238
Husten schlimmer durch lautes *Sprechen* oder *Lesen*; 50
Husten: schlimmer beim *Sprechen*; 200
Husten: schlimmer durch *Staub* oder *Rauch*; 138
Husten: *Steifheit* und die Empfindung von *Zusammenziehen* in *Gesichts-* und *Halsmuskeln* beim Husten; 345
Husten: *Stiche* in der *Brust* beim Husten; 143
Husten *gebessert* durch Essen von *Süßigkeiten*; 626
Husten schlimmer durch *Süßigkeiten*; 704
Husten macht *während* des *Tages keine Probleme*; 440
Husten nur *tagsüber*; 290
Husten, der von starkem *Tränenfluß* begleitet ist; 290
Husten: *Trinken* verschlimmert; 440
Husten: *tiefer* Husten, „*trompetenartig*"; 697
Hustet *zunehmend tiefer* im Bemühen, den *Schleim zu erreichen* und zu lösen; 211
Husten: *trockener* Kitzelhusten; 249; 279; 417; 583; 638
Husten; *trockener* Husten: wie „eine *Säge*, die durch *Holz* fährt" oder wie „das *Bellen* eines *Seehundes*"; 626
Husten, *trocken*, schlimmer von 21.00 bis 24.00 Uhr; 217
Husten: *trockener* Husten *nachts*; 52
Husten: *trockener* Husten und *stechende* Schmerzen in der *Brust*; 134
Husten: *trocken* und *gereizt*; 587
Husten: *trockener* und *kruppartiger* Husten; 625
Husten: *trockener, harter, schmerzhafter* Husten, muß sich die *Brust halten*; 143
Husten: *trockener, schmerzhafter* Husten; 352
Husten: *Trockenheit* und *Kitzeln* in Hals und Larynx verursachen Husten; 279; 638
Husten: *Trockenheit* und *Reizung* des inneren Halses oder Kehlkopfes, die Husten hervorrufen können; 279; 638
Husten mit auffallend *üblem Geruch* der *ausgestoßenen Luft*; 187
Husten:schlimmer durch *Vornüberbeugen*; 211
Husten: schlimmer beim *Betreten* eines *warmen Raumes*; 58; 143; 249

INDEX

Husten *besser* durch *warme Getränke*; 626
Husten verschlimmert durch *warme Speisen*; 249
Husten verschlimmert durch *warme Getränke*; 249
Husten infolge von *Weinen*; 81
Hustenanfälle treten insbesondere im *Winter* auf; 249
Husten: *Würgen* durch Husten; 238; 249
Hustet *zunehmend tiefer* im Bemühen, den *Schleim zu erreichen* und zu lösen; 211

Hydradenitis; 174; 353
Hydrastis; 329; 359
Hydrocyanicum acidum; 305
Hydrophobinum; 331
Hydrozele; 572
Hydrozephalus; 65
Hyoscyamus; 55; 95; 334; 361; 390; 396; 498; 508; 540; 643; 668; 671; 693; 695

Hyper...
Hyper*aktiv* und kann es *kaum ertragen*, wenn er jemanden sieht, der sich *langsam bewegt*; 667
Hyper*aktive Kinder*; 93; 641; 643; 668
Hyper*aktive Kinder*, die dabei *nicht aggressiv* sind; 94
Hyper*aktive* und *ungehorsame* Kinder; 693
Hyper*aktivität*; 338; 670; 683; 687; 695

Hyper*ästhesie*; 669
Hyper*ästhesie* der Haut, besonders in Verbindung *mit Paralyse*; 541
Hyper*azidität*; 581
Hypericum; 231; 339; 403; 404
Hyperostotische *Spondylose* der *Halswirbel*; 167
Hyper*sensibilität* der *Vagina*; 539
Hyper*thyreose*; 260; 294; 349; 352; 370; 395; 419; 625; 627
Hyper*tonie*; 77; 106; 119; 164; 283; 306; 308; 366; 386; 392; 395; 418; 438; 440; 457; 471; 495; 529; 543; 593; 644; 645; 656
Hyper*tonie-Krise*, begleitet von *Hitzewallungen, Erregung* des *Herz-Kreislauf-Systems*, hämmernden *Kopfschmerzen* und *drohendem Schlaganfall*; 119
Hyper*ventilation*; 411

Hypo*chondrie*; 326; 466; 480; 649
Hypo*chondrie* und große *Angst* vor dem *Tod*; 480

INDEX

Hypochondrie äußert sich in dem Verlangen, *für jeden Flecken oder Pickel die Ursache herauszufinden*; 465
Hypo*thyreose*; 161; 164; 370

Hysterie; 49; 99; 100; 101; 205; 233; 235; 262; 263; 323; 324; 361; 405; 407; 429; 451; 453; 690
Hysterie oder eine *Reaktion, die gegenteilig zu dem ist, was man eigentlich erwarten würde*; 344
Hysterie *und* Angst; 675
Hysterisches *Asthma* und *Stridor*; 452
Hysterisches *Herzklopfen*; 453; 675
Hysterische *Konvulsionen*; 452
Hysterisches *Lachen* und *Weinen*; 101
Hysterische *Ohnmacht*; 452
Hysterische Symptome wie *Parästhesie*; 342
Hysterische Symptome wie *Paralyse*; 342
Hysterische *Paralyse* oder *Anästhesie*; 342
Hysterie *und* Rücken- oder Nackenkrämpfe; 236
Hysterischer *Schwindel*; 675
Hysterische Symptome wie *Taubheitsgefühl*; 342
Hysterisch *überempfindliche Kinder, die zu stark zu Leistungen angetrieben worden sind*; 101
Hysterischer Symptome infolge *unterdrückte Absonderungen*; 99
Hysterisches *Weinen*; 465

I

Ichthyosis; 528; 529
Idealistisch; 207; 341
Identitätsverlust; 45; 46
Idiotischer Gelehrter; 147
Idiotischer Gesichtsausdruck; 232
Ignatia; 99; 100; 107; 154; 171; 227; 236; 256; 340; 411; 453; 471; 472; 495; 496; 522; 613; 614; 645; 647
Ikterus; 219; 221; 265; 393
Ikterus bei *vergrößerter Leber* und *Milz*; 351
Ikterus neonatorum; 219
Ileus; 506

INDEX

Ileus, *postoperativ*: nach Operationen, wenn länger als erwartet ein Ileus bestehen bleibt; 568
Immunschwäche; 202
Impetigo; 59; 62; 68; 174; 283; 314; 328; 579; 613; 621; 656

Impfung; 677
Impfreaktion; 679
Impfung: *ausbleibende* Impfreaktion; 679
Impfungen, *Folgen* von; 679
Impfung verschlimmert; 617; 702
Impfung: *neurologische* Erkrankungen als *Folge* von Impfung; 641
Impfung gegen *Pocken*; 679

Impotenz; 77; 114; 115; 153; 211; 212; 243; 244; 259; 260; 437; 502; 521; 522; 542; 603; 604; 605; 612; 635; 654
Impotenz: *unfähig*, während des *Geschlechtsaktes* die *Erektion beizubehalten*; 40
Impotenz mit *chronischem Harnröhrenausfluß*; 40
Impotenz mit großer *Besorgnis* um die *Sexualität*; 501
Impotenz mit *tröpfelnder Absonderung* von *Prostatasekret*; 604
Impotenz nach *mehrmaliger Infektion* mit *Gonorrhœ*; 40
Impotenz *und* Verlangen nach Tabak oder Zigaretten; 153
Impotenz infolge *sexueller Exzesse*; 298
Impotenz, insbesondere im *Zusammensein* mit seiner *Frau*; 417
Impotenz, oft *trotz* starker *sexueller Erregung* und Phantasien; 40
Impotenz: verzweifelt darum bemüht, seine *verlorene Potenz* wiederzuerlangen; 501

Impulse
Impulse; 73; 441
Impuls, die *Familie* zu *verletzen*, was ihn erschreckt; 651
Impuls, einen *Gegenstand* auf den *Vorgesetzten werfen*; 73
Impuls, sich das *Leben* zu *nehmen*; 86
Impuls, einen *Schraubenzieher* in die *Steckdose* stecken; 73
Impuls zu *schreien*; 442
Impuls zu *stechen* oder zu *töten*; 326
Impuls zu *töten*; 538
Impuls zu *töten*: den *Ehemann* zu töten, den sie *liebt*; 538
Impuls, eine Person, die ihn beleidigt, zu *schlagen* oder gar zu *töten*; 441
Impuls, *sich selbst* oder *andere* Personen mit einem *Messer* zu *töten*; 46
Impulse, die beim *Anblick* eines *Messers* auftreten; 46

INDEX

Impuls, *sich zu stechen*; 331
Impuls, aus *großer Höhe hinabspringen*; 73
Impulse der *Gewalttätigkeit*, wenn er *zur Untätigkeit gezwungen* ist; 350
Impulse, die bei *geistiger Schwäche* auftreten; 46
Impulse, oft *gewalttätige*, destruktive *Gedanken* (Messerstecherei usw.); 442
Impulsives *Weinen*, Weinen voller *Reue*; 74
Impulsivität; 73

Infektion der oberen Atemwege; 306; 445; 550; 579; 621; 687
Infektion der *oberen Atemwege* oder *Grippe*: mit *mildem Schnupfen, Niesen* und *Konjunktivitis*; 560
Infektion der *Tränengänge* oder *verstopfte Tränengänge* bei *Neugeborenen*; 618
Infektionen der *Blase*, der *Nieren* und der *Hoden*; 127
Infektionen der *Tränengänge*; 516; 618
Infektions*anfälligkeit*, vor allem der *oberen Atemwege*, der *Nebenhöhlen* und der *Ohren*; 615

Informationen, *bedeutungslose: kehrt wiederholt an die Praxistür zurück*, um bedeutungslose Informationen zu *geben*; 684
Insektenstiche und -bisse, häufig mit *starker Schwellung* und *Entzündung*; 403
Insektenstich: *Schwellung* des *Gesichts* und der *Zunge* nach *Insektenstich*; 196
Insektenstiche und Bisse; 688
Intellektuell; 414; 647; 650
Intellektuell und zurückgezogen; 414
Intercostale Neuralgie, besonders im *linken unteren* Brustkorbbereich; 566
Introvertiert; 222; 441; 442
Intuition, was die *Schwächen anderer* angeht; 609
Invagination; 505; 542

Inzest; 437
Inzest oder irgendeine Form von erschreckendem *sexuellem Mißbrauch* in der *Anamnese*; 642
Inzest, *sexueller Mißbrauch* oder *alkoholabhängigen Eltern* in der Vorgeschichte; 633
Inzestuöse *Impulse*; 435

Ipecacuanha; 63; 345; 348; 443; 589; 665
Iris; 346; 347; 387; 388; 582

INDEX

Iritis; 92; 100; 122; 290; 327; 329; 370; 378; 445; 447; 482; 532; 534; 576; 624; 625; 634; 652; 656
Iritis mit intensivem *Brennen, Tränenfluß* und *Photophobie*; 446
Iritis mit *starker Lichtempfindlichkeit*; 88; 446
Iritis, oft *syphilitisch*, schlimmer *nachts*; 369

Ischias
Ischiasbeschwerden, Ischiassyndrom; 32; 33; 37; 38; 122; 144; 164; 167; 212; 226; 211; 227; 235; 257; 278; 293; 318; 358; 359; 361; 366; 370; 386; 395; 429; 471; 478; 495; 533; 534; 550; 564; 568; 579; 585; 613; 655; 656; 671; 691; 700
Ischiassyndrom und Kreuzschmerzen mit ausgeprägter Verschlimmerung durch *falsches Auftreten*; 123
Ischiassyndrom: schlimmer durch *Bewegung*; 429
Ischiassyndrom und Kreuzschmerzen mit ausgeprägter Verschlimmerung durch *Bewegung*; 123
Ischiasbeschwerden: *besser* durch *Bewegung* und *Umherlaufen*; 370
Ischiassyndrom: *besser* durch *Druck*; 429
Ischiassyndrom und Kreuzschmerzen mit ausgeprägter Verschlimmerung durch *Erschütterung*; 123
Ischiasschmerzen: *besser* beim *Gehen*; 417
Ischiassyndrom *und* Hämorrhoiden; 33
Ischias infolge *unterdrückter Hautausschläge*; 449
Ischiasschmerzen, verschlimmert durch *Hitze*; 318
Ischiassyndrom: *besser* durch *Hitze*; 429
Ischiasbeschwerden: rechts- oder linksseitig, mit *Hyperästhesie* der Beine – selbst die *Berührung* des Bettlakens ist *unerträglich*; 394
Ischiasbeschwerden: schlimmer bei *kaltem, feuchtem Wetter*; 567
Ischiassyndrom: schlimmer durch *Kälte*; 429
Ischiassyndrom *und* Kreuzschmerzen; 187
Ischiassyndrom und *Kreuzschmerzen* mit ausgeprägter Verschlimmerung durch *Bewegung*; 123
Ischiassyndrom und *Kreuzschmerzen* mit ausgeprägter Verschlimmerung durch *Erschütterung*; 123
Ischiassyndrom und *Kreuzschmerzen* mit ausgeprägter Verschlimmerung durch *falsches Auftreten*; 123
Ischiasbeschwerden: schlimmer beim *Liegen* auf der *befallenen* Seite; 370
Ischiasschmerzen: schlimmer im *Liegen* auf der *Seite*; 417
Ischias: Rücken- und Ischiasschmerzen werden im *Liegen gelindert*; 243
Ischiassyndrom: *rechtsseitig*; 278; 366; 395; 429; 671

INDEX

Ischias: *rechtsseitige* Ischiasschmerzen, oder seltener: linksseitige Ischiasschmerzen
– *besser* durch *Liegen* auf der *schmerzhaften Seite*, schlimmer durch *Bettwärme*;
257
Ischiasbeschwerden: schlimmer bei *Ruhe*; 370
Ischiasbeschwerden mit *Schmerzen* und gleichzeitigem *Taubheitsgefühl*; 309
Ischias: Rücken- und Ischiasschmerzen können mit *Schwäche* oder *Schmerzen* in
den *Beinen* einhergehen; 243
Ischiasyndrom während der *Schwangerschaft*; 395
Ischiasbeschwerden, welche die *Seiten wechseln*; 386
Ischiasschmerzen: schlimmer im *Liegen* auf der *Seite*; 417
Ischias: Rücken- und Ischiasschmerzen werden im *Sitzen verschlimmert*; 243
Ischiasyndrom mit Schmerzen, die im *Stehen gebessert* werden, wenn die Patientin das *Bein auf einen Stuhl stellt*; 691
Ischiasschmerzen mit *Taubheit* in den Beinen; 543

Isolation, fühlt sich *gequält* oder *lächerlich* gemacht; 331; 332
Isolation: fühlt sich *isoliert*; 176; 297; 548; 608

J

Jacaranda; 349
Jalapa; 349; 570; 571
Jodum; 78; 93; 95; 138; 349; 370; 418; 420; 625; 660; 669; 674; 676

Juckreiz
Juckreiz unmittelbar nach dem *Abdecken* oder *Entkleiden*; 583
Juckreiz, Tränenfluß und Schmerzen in den *Augen, besser* durch *kalte Anwendung*;
557
Juckende *Augenlider*; 672
Jucken: schlimmer durch *Baden*; 656
Juckreiz schlimmer durch *Bettwärme*; 314; 444; 450; 517; 528; 550; 656
Juckreiz oder *Brennen* am *Rektum*: schlimmer durch *Hitze, besser* durch *Kälte*;
654
Jucken in der betroffenen *Drüse*; 259
Juckreiz schlimmer durch *Entkleiden*; 201; 478; 583
Juckreiz unmittelbar nach dem Abdecken oder *Entkleiden*; 583
Juckreiz nach dem *Entkleiden*, besonders an den *unteren Gliedmaßen*; 201; 478
Jucken der *Fingerspitzen*; 659
Juckreiz am *Gaumen*, manchmal bis hin zu den Ohren; 699

INDEX

Juckreiz am *Gaumen*; 98
Jucken der *Genitalien*; 50; 153
Juckreiz der *Genitalien*, verursacht durch *Leukorrhœ*; 611
Juckreiz im *Hals*, manchmal bis hin zu den Ohren; 699
Juckreiz am ganzen Körper *ohne sichtbaren Hautausschlag*; 48; 91; 278; 279; 450
Jucken ist verschlimmert durch *Hitze*; 370; 444; 450; 528; 550; 656
Jucken: *besser* durch *kaltes Baden*; 279; 370
Juckreiz: *besser* durch *kalte Luft*; 370
Jucken, verschlimmert durch *Kratzen*; 91
Jucken: *kratzt* die Haut, bis sie *roh* ist; 517
Jucken und Kribbeln *in* der *Nase*; 586
Jucken von *Nase* und *Lippen*; 96
Jucken der *Mammæ*; 260
Jucken: schlimmer *nachts*; 279; 517; ; 528; 550; 656
Juckreiz schlimmer *nachts*
Juckreiz in *Nase*, *Hals* und *Gaumen*, manchmal bis hin zu den Ohren; 699
Juckreiz *innerhalb* der *Nasenflügel* und am *Gaumen*; 98
Juckreiz in den *Ohren* und im *Gaumendach*; 37
Juckreiz, der den *Ort wechselt*, besonders nach dem *Kratzen*; 599
Juckreiz im *Rektum*; 312; 611
Juckreiz oder *Brennen* am *Rektum*: schlimmer durch *Hitze*, besser durch *Kälte*; 654
Jucken im *Schnurrbart*; 462
Jucken: schlimmer in der *Schwangerschaft*; 279
Juckreiz der *schwitzenden Körperpartien*; 432
Juckreiz, *Schwitzen* verschlimmert; 444
Juckreiz *besser* durch *siedendheißes Wasser*; 578
Juckreiz in der *Urethra* oder *Blase*; 519
Jucken von *Vulva* und *Vagina*, schlimmer *nach* der *Menstruation*; 669
Jucken: schlimmer durch *Wolle*; 656
Juckreiz und *Wundheit* der Haut, v.a. in den *Hautfalten*; 383

Jugendliche: *empfindliche, launische, sarkastische, idealistische* Jugendliche; 223
Juglans cinerea; 352; 518
Juglans regia; 353

INDEX

K

Kachexie; 352
Kaffee *bessert*; 256
Kaffee verschlimmert; 216; 251
Kalbfleisch verschlimmert; 371
Kalium arsenicosum; 93; 156; 353; 411; 448
Kalium bichromicum; 24; 45; 129; 249; 329; 330; 348; 355; 367; 372; 376; 440; 479; 508; 605; 606; 618; 638; 672
Kalium bromatum; 359; 431; 445; 643
Kalium carbonicum; 89; 165; 195; 280; 281; 283; 305; 347; 355; 361; 362; 394; 422; 448; 451; 472; 479; 495; 529; 568; 576; 591; 606; 622; 684
Kalium ferrocyanatum; 689
Kalium jodatum; 95; 356; 368; 664; 672
Kalium nitricum; 358; 371; 591
Kalium phosphoricum; 252; 372; 474; 536
Kalium sulfuricum; 62; 63; 330; 347; 370; 372; 374; 561; 591; 594; 605; 606; 627; 638
Kalmia; 151; 305; 377; 458; 586; 625
Kalt bis auf die *Knochen*; 449
Kalt und verschlimmert durch *Kälte*; 189
Kalt, aber Abneigung dagegen, zugedeckt zu werden; 175; 193
Kalt, aber kann *keine Bedeckung ertragen*; 175; 193
Kaltblütig; 335; 683
Kaltblütig und *skrupellos*; 335; 336; 683
Kaltblütige *bösartige Impulse*; 336

Kälte
Kälte bessert; 600
Kälte verschlimmert; 51; 86; 155; 169; 208; 219; 234; 240; 253; 273; 326; 354; 356; 363; 373; 378; 410; 428; 432; 486; 491; 515; 532; 595; 610; 658; 644; 669; 678; 693; 702
Kälte und *Abdecken bessern*; 600
Kälte und *Schaudern*, aber *Abneigung* gegen *Zugedecktwerden*; 176
Kalter *Atem*; 176; 193
Kalter *Atem* und *kalte Zunge*; 193
Kalter *Atem* und *kalte Zunge* bei akuter Erkrankung oder während des *Kollaps*; 694
Kälte: kaltes *Baden* verschlimmert; 428
Kalte oder *eiskalte Bäder bessern* sehr; 402
Kältegefühl im *Bauch*; 516

INDEX

Kälte der *Beine* und *Füße*; 194; 695
Kälte: *Berührung* eines kalten *Gegenstandes* mit der Hand verschlimmert – wie einer kalten Flasche aus dem Kühlschrank; 326
Kältegefühl in der *Brust*; 400
Kälte in der *Brust*, insbesondere *nach kalten Getränken*; 284
Kältegefühl in *Brustkorb* und Lungen, schlimmer beim *Einatmen kalter Luft*; 567
Kälte in *einzelnen Körperteilen*; 193
Kälte wird an *einzelnen Stellen* oder *Gliedern* empfunden; 449
Kälte der *Extremitäten*; 91; 241; 293; 313; 328
Kalte, *feuchtklamme Extremitäten*; 164
Kälte: schlimmer durch *feuchte* Kälte; 80; 281; 356; 486; 532
Kalte, *zyanotische Finger*; 509
Kälte der *Fingerspitzen*; 221
Kalte *Flecken* auf der *Haut*; 175
Kalte, *klamme Füße*; 164
Kalte *Füße nachts* im *Bett*; 164
Kalte *Füße* oder *kalte Hände* und *Füße*, während der *Körper warm* ist; 590
Kalte, *klamme Hände* und *Füße nach* einer *Rückenverletzung*; 484
Kälte der *Genitalien*; 40
Kältegefühl in den *Genitalien*; 154
Kalte *Getränke* bei *Überhitzung* verschlimmern; 124; 354; 363
Kalte *Getränke* verschlimmern; 141
Kalte *Speisen* oder *Getränke* nach *Überhitzung* verschlimmern; 354
Kalte *Getränke bessern*; 269; 525
Kalte *Hände*; 695
Kalte *Hände* und *Füße*; 177; 376
Kalte *Hände* und *Füße*, das *Gesicht* jedoch ist *heiß*; 122
Kalter, *klammer Händedruck*; 164
Kältegefühl der *Haut nach* dem *Kratzen*; 517
Kalte *Flecken* auf der *Haut*; 175
Kältegefühl in der *Herzgegend*; 358; 372
Kälteempfinden oder Beengungsgefühl in der *Kehle*; 138
Kälte, *Kollaps* und *Erschöpfung*; 644
Kälte des *Kopfes*; 644
Kälte des *Kopfes*, insbesondere des *Hinterhaupts*; 219
Kältegefühl in *Kreuzbein-* und *Lendenbereich*; 596
Kalte *Luft* oder *Aufenthalt im Freien* verschlimmert; 582
Kalte *Luft* verschlimmert; 240; 428
Kalte *Luft* verursacht ein *Kitzeln* im *Hals* und löst einen *Hustenreiz* aus; 583
Kältegefühl in Brustkorb und *Lungen*, schlimmer beim *Einatmen kalter Luft*; 567

INDEX

Kältegefühl im *Magen*, schlimmer nach *kalten Getränken*; 284
Kalte *Nase*; 385
Kältegefühl im *Rücken*; 187
Kältegefühl im *Rücken* oder *Nackenbereich*; 358
Kälte*schauer* und *Schwitzen* beim *Stuhlgang*; 693
Kälte*schauer* vor oder *während* der *Menstruation*; 556
Kälte*schauer*, wenn er *warmer Luft* ausgesetzt ist; 678
Kalter *Schweiß* auf dem *Gesicht*, insbesondere um *Nase* und *Oberlippe*; 225
Kalter *Schweiß* auf der *Stirn*; 193; 696
Kälte oder kalte *Umschläge bessern*; 43; 64; 75; 183
Kälte ist *unerträglich*; 400
Kältempfindlichkeit: *erträgt nicht* einmal, daß nur ein *einziger Körperteil* der *Kälte ausgesetzt ist*; 326
Kälte der *Unterarme*, besonders *während* der *Menstruation*; 77
Kälte der *unteren Extremitäten*; 372
Kälte: schlimmer durch kaltes, *feuchtes Wetter*; 23; 51; 432; 644
Kälte: schlimmer durch kalten, trockenen *Wind*; 27; 326; 491
Kälte in den *Zähnen*; 300
Kältempfindlichkeit der *Zähne*; 300
Kälte der *Zehen*; 438
Kälte: Betreten eines kalten *Zimmers* verschlimmert; 354
Kälte und *Schaudern*, aber *Abneigung* gegen *Zugedecktwerden*; 176
Kälte: kalte *Zugluft* verschlimmert; 428
Kalter Atem und kalte *Zunge*; 193
Kalter Atem und kalte *Zunge* bei akuter Erkrankung oder während des *Kollaps*; 694

Kalzifikation und *Mängel* der *Knochenstruktur*; 620
Karbunkel; 667
Kardiovaskulären Erkrankungen; 508
Karies; 298
Karpaltunnelsyndrom; 170; 171; 212; 317; 698
Kartoffeln verschlimmern; 46; 47

Karzinom (vgl. auch Krebs/Krebs der betreffenden Organe/maligne Entartung/Tumore); 259
Karzinom im Bereich des *Gesichts*, der *Augen*, der *Nase*, des *Mundes*, des *Halses*; 189
Karzinom im *Ohr-Rachen*bereich; 107
Karzinom oder Tumor von *Hoden, Prostata, Ovarien, Uterus*; 260
Karzinom von *Zunge* oder *Hals*; 105

INDEX

Katastrophe: *Gefühl*, als werde ihm etwas *Unbeschreibliches* und *Katastrophales zustoßen*; 321

Katarrh der Atemwege; 362; 605
Katarrh der *eustachischen* Röhren; 116
Katarrh mit *dickem gelblichem* Schleim, der die *Nebenhöhlen* und *Ohren* füllt; 282
Katarrh und *Roheit* des *Kehlkopfes*; 432
Katarrh, Irritation und dicker Schleim im *Hals*; 582

Katatonie; 359; 360
„Kater" durch *Alkohol*; 492
Katzen: *Abscheu* vor Katzen und anderen *Pelztieren*; 683
Katzen*bisse*; 403
Kaubewegungen des *Mundes*; 142; 322
Kaut an den *Fingernägeln*; 112; 352; 466; 470; 651
Kava; 537
Kehlkopf*polypen*; 77
Kehlkopfreizung und Heiserkeit; 606
Keloide; 314; 333; 621
Kent, James Tyler; 51; 94; 111; 151; 153; 155; 176; 195; 243; 368; 402; 408; 456; 532; 582; 593; 598; 603; 606; 647; 667; 669
Keuchen: schlimmer in *warmen Räumen*, besser an *kühler Luft*; 376

Kiefer *knacken* beim Essen; 385
Kiefergelenk-Syndrom; 646
Kiefergelenks*arthralgie*; 55
Kiefer*sperre*; 646

Kiefernwälder, *besser in*; 684

Kinder (vgl. auch Säuglinge)
Kinder, *Abneigung* gegen; 538
Kinder: *albernes*, *Ärgernis erregendes* Verhalten, insbesondere bei Kindern; 336
Kinder: *Atemwegsbeschwerden* bei *Neugeborenen*; 62
Kinder: *Aufschreien*, besonders der Kinder: bei *Zystitis*, aber auch bei *beunruhigenden Träumen*; 132
Kinder: *befehlshaberische* Kinder; 650
Kind läßt nicht zu, daß man es *berührt* oder ärztlich *untersucht*; 217
Kinder: *Bronchitis* bei *Säuglingen* und älteren Patienten mit schwacher Brust und *mangelnder Kraft* zur Expektoration; 61

INDEX

Kinder: *Entwicklungsverzögerung*; 112; 114; 115; 165; 169
Kind *erwacht nachts* und *kommt zu den Eltern ins Bett*; 529
Kind *erwacht* nachts *schreiend*, ist *untröstlich, zornig* und muß *umhergetragen* werden; 217
Kind: *fühlt sich* wie ein Kind; 231
Kind hat plötzlichen, schmerzhaften *Harndrang*, der es veranlaßt *herumzutanzen* oder *auf- und abzuhüpfen*; 519
Kinder: Symptome entwickeln sich nach der *Geburt* von *Geschwistern*; 113
Kinder: mangelhaftes *Gedeihen*; 23; 24; 162; 421; 423; 597; 682
Kinder: *Giemen*, Pfeifen und Knisterrasseln in der Brust während des *Schlafes*, v.a. bei Kindern; 376
Kinder: dunkles oder langes, feines *Haar* auf dem *Rücken* bei Kindern, entlang der *Wirbelsäule*; 686
Kinder: *Harnretention* bei *Neugeborenen*; 66
Kinder: *Hautausschlag* um den *Nabel* herum bei *Neugeborenen*; 23
Kind wurde durch *Horrorfilme* übermäßig *erschreckt* und beginnt, sich davor zu *fürchten*, daß *böse Mächte von ihm Besitz ergreifen* könnten; 429
Kinder: *hyperaktive* Kinder; 93; 641; 643; 668
Kinder: *hyperaktive* Kinder, die dabei *nicht aggressiv* sind; 94
Kinder: *hyperaktive* und *ungehorsame* Kinder; 693
Kinder: Giemen, Pfeifen und *Knisterrasseln* in der Brust während des *Schlafes*, v.a. bei Kindern; 376
Kinder: wollüstiges *Jucken* der *Vagina*, was zur *Masturbation* führt, insbesondere bei *Kindern*; 153
Kinder: *Kolik* der Neugeborenen; 257
Kinder: *Kolik* – Kind läßt sich *nicht trösten, biegt* sich nach *hinten* durch, *schreit zornig*; 218
Kinder: *Konvulsionen* bei Kindern; 641
Kinder: übertriebene *Liebe* zu *Haustieren*, besonders bei Kindern; 435
Kinder: *Masturbation*, sogar bei kleinen Kindern; 316; 337; 437
Kinder: wollüstiges *Jucken* der *Vagina*, was zur *Masturbation* führt, insbesondere bei *Kindern*; 153
Kinder, die *von* ihren Eltern *mißhandelt* werden; 631
Kinder; *Neugeborene*: *Absonderung* aus dem *Nabel*, vor allem bei Neugeborenen; 23
Kinder: *Nasenverstopfung* ist so ausgeprägt, daß das Kind *nicht saugen* kann; 590
Kind: *Panikattacken, nächtliche*: das Kind *schreit auf*, fährt hoch, ist angsterfüllt, aber *nicht richtig wach*; 641
Kinder: Giemen, *Pfeifen* und Knisterrasseln in der Brust während des *Schlafes*, v.a. bei Kindern; 376

INDEX

Kinder: *Psoriasis* nach *Kummer* oder *Unterdrückung* von *Wut* oder anderen *Gefühlen*, besonders bei *Kindern*; 635
Kinder mit *Rasselgeräuschen* in der *Brust*; 62
Kindern, die starrköpfig, *reizbar* und ruhelos sind; 594
Kinder: *reizbare* Kinder und Säuglinge; 57; 215; 218; 380; 595
Kinder: *Rektumprolaps* bei Kindern; 545
Kinder: *rezidivierende infektiöse* Krankheiten, die vor allem in der *Kindheit* auftreten – wie Otitis media und rezidivierende Bronchitis; 682
Kinder: *Rheumatismus* bei Kindern; 474
Kinder: *Rückschritte* in der *Sauberkeitserziehung* in Zeiten, in denen das Kind einen *Mangel an Sicherheit* verspürt; 114
Kinder: *Schlaflosigkeit* bei Kindern: gebessert, wenn man sie in den *Schlaf wiegt*; 201
Kind *schreit vor* dem *Urinieren* in Erwartung des Schmerzes laut auf; 134
Kinder: *schreit* die ganze *Nacht* lang, aber *schläft* am *Tag*; 349
Kinder: *schreit* und weint *zornig*, wenn er *abgesetzt* wird, und die Eltern müssen mit ihm *auf- und abgehen*, um ihn zu *beruhigen*; 215
Kinder: *schüchterne* Kinder, die dem Homöopathen *nicht direkt antworten*, sondern stattdessen der *Mutter* die *Antwort zuflüstern*, und diese muß die Information weiterleiten; 616
Kinder: *sexuelle Spiele* mit anderen Kindern; 336
Kinder: *Sexualentwicklung* kann schon im Alter von zwei oder drei Jahren einsetzen; 434
Kinder: *Spasmen* und sogar *Konvulsionen* bei Kindern; 216
Kinder: *spätes Laufenlernen*; 163; 169
Kinder: will *nicht*, normal wie andere Kinder, *spielen*; 570
Kinder: *starrsinnige* und ungehorsame Kinder; 683
Kindern, die *starrköpfig*, reizbar und ruhelos sind; 594
Kinder: *Stomatitis aphthosa* der Kinder; 133
Kinder sind scheu: das Kind *versteckt* sich *hinter* der *Mutter*; 112
Kinder: Infektion der *Tränengänge* oder *verstopfte Tränengänge* bei *Neugeborenen*; 618
Kinder: blockierte *Tränengänge* bei Säuglingen; 557
Kinder: Abneigung gegen *Trost*: will mit seinem *Kummer* lieber allein sein und schüttelt die tröstende Umarmung der *Eltern unwillig ab*; 466
Kinder: *übersensible* Kinder; 208
Kinder und Säuglinge, die *unruhig* und *untröstlich* sind; 349
Kinder: *untröstliche* Kinder und Säuglinge; 215
Kinder: wollüstiges Jucken der *Vagina*, was zur *Masturbation* führt, insbesondere bei *Kindern*; 153

INDEX

Kinder: *Verhaltensstörungen* bei Kindern; 335; 683; 701
Kinder: *Verhaltensstörungen* bei Kindern – *geschwätzig*, geistig „*weggetreten*", *lästig*; 180
Kinder: *Verhaltensstörungen* oder emotionale Probleme in die Sprechstunde, die typischerweise nach der Geburt eines neuen Babys in der Familie einsetzen; 390
Kinder: *Verstopfung* bei *Kindern* mit hartem, *schmerzhaftem* Stuhl; 493
Kinder: *Verstopfung* bei Neugeborenen; 505
Kinder: *Wachstumsschmerzen* bei Kindern; 171; 432; 662
Kinder: Zahnung – *reizbare* Säuglinge, *wundes* Zahnfleisch, ruft oft *Diarrhœ* hervor; 218
Kinder: *zornige*, um sich *schlagende, kneifende* Kinder; 237
Kinder: *Zyanose* der Neugeborenen; 400

Kindisches Benehmen; 112; 230; 231
Kindlich; 73
Kinetose; 516
Kipnis, Sheryl; 458
Kitzelgefühl an der *Gabelung* der *Luftröhre*; 358
Klagen wirken *im Verhältnis zu* der *Erkrankung* oder Verletzung oft *übermäßig stark*; 325
Kleidet sich *auffallend, sinnlich*; 538
Kleidung: *Schmerz* durch Berührung mit der *Kleidung*; 267
Klein, Louis; 258; 271; 331; 599
Klimakterium; 59; 308; 395; 560; 593; 613; 687 (vgl. Menopause)
Klimakterium: *Verschlimmerung* bei der Menopause; 556
Klimakterium verschlimmert; 391; 658

Knochen
Knochen; *Entzündung* oder *Schwellung* der *Knorpel*; 72
Knochen: *Entzündungen* von Knochen und Knochen*haut*; 100
Knochen: *Erkrankungen* der Knochen; 298
Knochen*frakturen*; 289
Knochen*hautentzündung*; 450
Knochen: langsame *Heilung* von Knochenbrüchen oder Verstauchung; 171
Knochen: *Kalzifikation* und *Mängel* der *Knochenstruktur*; 620
Knochen*karies*; 298; 661
Knochen: *Mangelerscheinungen* der Knochen; 165; 615
Knochen: *mangelhafte* Ausbildung von *Knochen, Wirbelsäule, Zähnen* durch unzureichenden Mineralstoffwechsel; 617
Knochen, *Nägel* und *Zähne* sind oft *schwach* und weisen *Mängel* auf; 615

INDEX

Knochen: *Osteoarthritis*; 163; 165
Knochen: *Osteomyelitis*; 217; 218; 298; 370; 664; 687
Knochen: *Periostentzündung* im *Kieferbereich* durch *Wurzelkanal*behandlung; 526
Knochen: *Periostschmerzen* nach *Wundheilung*; 660
Knochen: *Periostverletzungen*; 585
Knochen: *Psoriasis* und *Knochenschmerzen*; 534
Knochen*schmerzen*; 100; 106; 433; 664
Knochen*schmerzen*, „als würden die *Knochen aufbrechen*"; 588
Knochen*schmerzen*: schlimmer durch *Bettwärme, besser* durch *kalte Anwendungen*; 663
Knochen*schmerzen nachts*; 106; 368; 370; 661
Knochen*schmerzen* oder -*zerstörung*; 661
Knochen*schmerzen* – vor allem in *Schädel* und *langen Knochen*, schlimmer *nachts*; 662
Knochen*schmerzen*, welche die *Fieberzustände begleiten*; 287
Knochen*schmerz*, „als seien die *Knochen gebrochen*"; 287
Knochen*schmerzen* an den *Sehnenansätzen*; 533
Knochen*schmerzen* bei *akuten Frakturen*; 288
Knochen: *Schmerzen* der Knochen oder des *Periosts*; 55
Knochen: *Schmerzen* in den Knochen – „als seien die Knochen *gebrochen*"; 287
Knochen: *Schmerzen* in den Knochen, besonders der *Tibia*, schlimmer *nachts*; 450; 533
Knochen: *Schmerzen* in den Knochen, besonders in den *langen Knochen* der *Ober*- und *Unterschenkel*; 347
Knochen*schmerzen* und *Steifheit* in den Gliedmaßen, oft in den Knochen selbst; 288
Knochen*schmerzen*, die *direkt im Knochen* empfunden werden; 287
Knochen*tumore*; 370
Knochen: *Verletzung* von *Periost* und *Sehnen*; 584; 585
Knochen: *Verletzungen* von *Bindegewebe, Sehnen* und *Periost*; 584; 660
Knochen: *Verletzungen* von *Periost* und *Knochen*, wenn die *Schmerzen* nach der Verletzung *lange anhalten*; 660
Knochen*vorsprünge*; 167

Knurren; 332
Koagulopathie; 529
Körpergerüche anderer Menschen, *Abneigung* gegen (aber *liebt* seine *eigenen Ausdünstungen*); 653
Körpersäfte: Verschlimmerung durch den *Verlust* von Körpersäften; 224; 610

INDEX

Kohlensäurehaltige Getränke: trinkt kohlensäurehaltige Getränke, um *Aufstoßen* zu *provozieren*, welches ihn *erleichtert*; 193

Kolik; 216; 255; 423; 429; 495; 542; 571
Kolik bei *Neugeborenen* mit ausgeprägter *Verstopfung*; 487
Kolik der *Neugeborenen*; 257
Kolik – Kind läßt sich *nicht trösten, biegt* sich *nach hinten* durch, *schreit zornig*; 218
Kolik – *Nierensteine, Cholezystitis* – mit *krampfartigen* Schmerzen, *besser* durch *Hitze*, schlimmer durch *Berührung*; 495
Kolikartige *Bauchschmerzen*; 270
Kolik schlimmer im *Liegen* oder in der *ersten Stunde nach dem Hinlegen*; 425

Kolitis; 45; 77; 90; 92; 100; 185; 187; 202; 225; 294; 303; 357; 372; 395; 407; 418; 422; 445; 447; 500; 522; 527; 546; 552; 656; 694; 705
Kolitis in Verbindung mit *Blähungen, Gasbildung* und *Aufstoßen*; 294
Kolitis mit *krampfartigem* Schmerz *vor* dem *Stuhlgang*; 516
Kolitis mit *Linderung* während der *Diarrhœ*; 393
Kolitis mit *plötzlichem Stuhldrang*, mit *Durchfall*; 469
Kolitis mit *scharfer, stinkender Diarrhœ*; 483
Kolitis mit *Schleim* und *reichlicher wässriger Stuhlentleerung*; 322
Kolitis mit *wundmachender Diarrhœ* und schweren *Bauchkrämpfen*; 371
Kolitis oder *Dysenterie* mit *beständigem Tenesmus*, Anstrengung ist unvermindert bei der Stuhlentleerung; 446
Kolitis *ulzerosa*; 300; 322; 323; 444; 445; 477; 478; 484; 495
Kolitis *und* Rheumatismus; 546

Kollagenose; 613

Kollaps; 193; 195; 224; 265; 400; 490; 617
Kollaps: *Herz-* oder *Atemwegs*serkrankungen, bei denen hochgradig *Kollaps* und *Kälte* vorliegen; 399
Kollaps eher auf der *körperlichen Ebene* als im emotionalen oder geistigen Bereich; 454
Kollaps *nach langer Diarrhœ* oder *Verlust* anderer *Körperflüssigkeiten*; 521
Kollaps und Erschöpfungszustände durch *Überarbeitung*; 491
Kollaps, ob im *körperlichen* oder im *Gemütsbereich*, der auf *Arbeitsüberlastung* zurückzuführen ist; 157
Kollapszustand durch *Mißbrauch* von *Drogen, Alkohol, sexueller* Energie; 610
Kollapszustände durch *Kummer, Krankheit, Drogen-* oder *Alkoholmißbrauch*; 521

INDEX

Kollapszustände, begleitet von *Kälte* und erschöpfter Lebenskraft, „der *Puls* ist *kaum wahrnehmbar*"; 176

Kolon *irritabile*; 77; 257; 316; 418; 463; 471; 495
Koma; 62; 65; 109; 118; 144; 192; 194; 322; 323; 337; 401; 503
Koma oder *Delirium* mit *hohem Fieber, gerötetem Gesicht, heißem Schweiß*; 506
Koma und *Delirium* infolge von *Hirnschlag, Alkohol* oder *Fieber*; 392

Kondylomata; 239; 588; 589; 597; 613; 636; 681
Kondylomata am *Anus*; 239; 679
Kondylomata der *Genitalien*; 239; 680
Kondylomata des *Zervix uteri*; 313
Kondylomata im *genitalen* oder *perianalen Bereich*; 477
Kondylome auf der *Vorhaut*; 239
Kondylome von der Form eines *Fächers*; 239
Kondylomata, *übelriechende*; 596

Konflikt: Erkrankungen, die aus *Konfliktsituationen* entstehen, in denen der Patient das Gefühl hat, *keinen Ausweg* aus einer *unerträglichen Situation* zu finden; 398
Konflikt zwischen einer *stark ausgeprägten Sexualität* und einer gleichermaßen starken *moralischen Seite*; 405
Konflikt zwischen *religiösen Idealen* und *Sexualität*; 406
Konformist; 355
Konkurrenzverhalten; 489; 491
Konservativ; 375
Konservative *Kleidung*; 363
Konservative und korrekte Erscheinung; 441
Konservative, loyale, moralisch aufrechte Menschen; 362
Konservativer und reservierter Charakter; 353

Kontrakturen; 212; 474; 541; 543
Kontrakturen der *Muskeln* und *Sehnen*; 212
Kontrakturen der *Sehnen*; 543
Kontrakturen, insbesondere der *Kniesehnen*; 318

Konvulsionen (vgl. Epilepsie); 75; 100; 118; 122; 155; 246; 338; 342; 360; 392; 453; 503; 600; 646; 694; 702
Konvulsionen mit Verschlimmerung bei *Abkühlung* nach *körperlicher Anstrengung*; 95

INDEX

Konvulsionen *und* Ängste; 643
Konvulsionen: schlimmer durch *Berührung*; 231; 237; 492; 646
Konvulsionen: schlimmer durch *Bewegung*; 646
Konvulsionen: danach *Bewußtlosigkeit, Schlaf* oder ein *dumpfer, traumähnlicher Zustand*; 230
Konvulsionen: *Blöken* oder *Aufschreien* vor Einsetzen der Konvulsionen; 269
Konvulsionen mit Schwindelgefühl, *Brustschmerzen,* Schmerzen in den Händen als *Aura*; 155
Konvulsionen nach Tadel oder *Disziplinarmaßnahmen*; 237
Konvulsionen: schlimmer infolge von *Durchnässung*; 269
Konvulsionen: schlimmer durch *Flüssigkeiten*; 332
Konvulsionen: schlimmer durch *Gefühlserregung*; 269
Konvulsionen: *generalisierte* Konvulsionen: schlimmer auf der *rechten Körperseite*; 209
Konvulsionen: *generalisierte tonisch-klonische* epileptische Krampfanfälle; 497
Konvulsionen: schlimmer durch *Geräusche*; 231
Konvulsionen des *Gesichtes*; 497; 646
Konvulsionen der *Gesichtsmuskulatur*; 269
Konvulsionen der *Gliedmaßen*; 646
Konvulsionen mit Schwindelgefühl, Brustschmerzen, Schmerzen in den *Händen* als *Aura*; 155
Konvulsionen der *Hände*; 601
Konvulsionen beginnen in den *Händen* und breiten sich von dort her über den ganzen Körper aus; 270
Konvulsionen: *Harninkontinenz* während der Konvulsionen; 497
Konvulsionen oder andere neurologische Erkrankungen infolge *unterdrückter Hautausschläge*; 269
Konvulsionen: schlimmer durch *Hitze*; 231; 504
Konvulsionen: *hysterische* Konvulsionen; 452
Konvulsionen nach *Impfung*; 617
Konvulsionen bei *Kindern*; 641
Konvulsionen nach dem *Koitus*; 37
Konvulsionen infolge *Kopfverletzungen*; 231; 339; 497
Konvulsionen nach *Kummer*; 209; 336
Konvulsionen: schlimmer durch *Licht*; 95; 332
Konvulsionen des *Magens* in Verbindung mit *Erbrechen*; 270
Konvulsive Erkrankungen, oft im Zusammenhang mit der *Menstruation* oder *Menarche*; 497
Konvulsionen: schlimmer *während* der *Menstruation*; 209; 269; 336
Konvulsionen *während* oder *vor* der *Menstruation*; 497

INDEX

Konvulsionen: schlimmer während *unterdrückter Menstruation*; 497
Konvulsionen: schlimmer in der *Nacht*; 147; 269
Konvulsionen sind ausgesprochen heftig und gehen oft mit *Opisthotonus* oder *bizarren Verrenkungen* einher; 230
Konvulsionen: während der Konvulsionen tritt *Schaum* vor den Mund; 498
Konvulsionen: schlimmer während des *Schlafs*; 147; 209; 231; 269; 336; 497
Konvulsionen: schlimmer bei dem Versuch zu *schlucken*; 332
Konvulsionen nach *Schreck*; 209; 336; 503; 504
Konvulsionen: schlimmer während der *Schwangerschaft*; 269; 497
Konvulsionen mit *Schwindelgefühl*, *Brustschmerzen*, *Schmerzen* in den *Händen* als *Aura*; 155
Konvulsionen nach *Tadel* oder *Disziplinarmaßnahmen*; 237
Konvulsionen mit *Verdrehungen* und *Verrenkungen* von Körper und Gliedmaßen; 231
Konvulsionen: schlimmer durch *Verdruß*; 269
Konvulsionen sind ausgesprochen heftig und gehen oft mit *Opisthotonus* oder *bizarren Verrenkungen* einher; 230
Konvulsionen: schlimmer durch *fließendes Wasser*; 332
Konvulsionen nach *Wirbelsäulentrauma*; 339
Konvulsionen, die in Zusammenhang mit *Wurmbefall* auftreten; 237
Konvulsionen: verschlimmert durch *Wut*; 492
Konvulsionen: schlimmer durch *Zugluft*; 646
Konvulsionen nach *Zurechtweisung*, *Tadel* oder *Disziplinarmaßnahmen*; 237

Konzentrationsschwäche und eine *Unfähigkeit, Aufgaben zu Ende zu führen*; 595
Konzentrationsschwierigkeiten; 46; 179; 192; 199; 309; 321; 384; 682; 684
Konzentration: muß sich auf das konzentrieren, was er tut, sonst „vergessen seine Hände, was sie tun wollten"; 321

Kopf
Kopf: *Alopezie*; 114; 115; 298; 311; 314; 343; 522; 604; 605; 663; 664; 685; 687 (vgl. auch Haarausfall)
Kopf: *Alopezie* nach *Kummer*; 343
Kopf: *Berührung* der *Kopfhaut* ist *unerträglich*; 449
Kopf: *Blutandrang* zum Kopf und *gerötetes Gesicht*; 696
Kopf: *bohrt* den Kopf in das *Kissen*; 65
Kopf: *Einrisse* hinter dem *Ohr*; 311
Kopf: *Einschnürungsgefühl* an Kopf oder Kopfhaut; 514
Kopf: *empfindliche* Kopfhaut; 449

INDEX

Kopf: *Empfindlichkeit* der Kopfhaut, sogar gegen *Berührung* der *Haare*; 224
Kopf: *Furunkel* am Kopf und im Gesicht; 369
Kopf: *Furunkel* unterhalb der *Ohren*; 161
Kopf: *Gefühl*, als sei der *Kopf* oder auch der *Körper klein*; 315
Kopf: organische *Gehirnerkrankungen*; 442; 488
Kopf: *Gehirn* fühlt sich an, als sei es *lose im Kopf*; 224; 659
Kopf: *gelbliche Abschuppung* der Kopfhaut; 376
Kopf: *Hautausschläge* am *Haaransatz*; 468; 671
Kopf: *Hautausschläge* am *Hinterkopf*; 210
Kopf: *Hautausschläge* auf der Kopfhaut, schlimmer nach Genuß von *Orangen*; 499
Kopf: *Hautausschläge* auf dem Kopf; 173; 232; 498
Kopf: *Hautausschläge* auf der Kopfhaut oder am Haaransatz; 652
Kopf: *Hautausschläge* auf der Kopfhaut, *hinter* den *Ohren*; 311; 415; 499
Kopf: *Hautausschläge* auf der Kopfhaut, insbesondere am *Hinterhaupt*; 311
Kopf: *Hautausschläge* hinter den *Ohren*; 311; 415; 499
Kopf: *Hautausschläge* hinter den Ohren, auf Nacken, Gesicht, Kopfhaut und Kopf, stark *juckend*; 549
Kopf, *heißer*, mit *kaltem Körper*; 80; 81
Kopf: *Hitzegefühl* im Kopf *während* des *Kopfschmerzes, besser* durch *kalte Umschläge*; 228
Kopf: trägt selbst bei *mildem Wetter* einen *Hut*; 549; 618
Kopfsymptome durch *Kälte gebessert* (z.B. Kopfschmerzen bei Grippe usw.), und der Kopf fühlt sich *heiß* an, während der *übrige Körper fröstelig* bleibt; 87
Kopf ist *vorn* oder an der *Stirn* kalt und am *Hinterkopf warm*; 702
Kopf: *Konvulsionen* nach Kopf- oder Wirbelsäulentrauma; 339
Kopf: *leeres* Gefühl im Kopf; 311
Kopf: *Mastoiditis*; 106; 111; 173; 174; 188
Kopf: *Mastoiditis* als Folge von Grippe; 110
Kopf: *Mastoiditis* mit Brennschmerz; 186
Kopf: *Pusteln*, die *brennen* und zu *dicken gelben Krusten* auf der Kopfhaut konfluieren; 232
Kopf: *rollt* den Kopf, insbesondere bei *Meningitis*; 322
Kopf: *Rucken* des Kopfes; 642
Kopf *empfindlich*, wenn er *unbedeckt* ist; 327
Kopf fühlt sich an, als sei er in einen *Drahtkäfig* eingewickelt; 430
Kopf: *Krusten* auf der Kopfhaut, die *aufbrechen* und ein *eitriges Sekret* absondern (wodurch das *Haar verfilzt*); 449
Kopf: *krustenbildende Hautausschläge* auf dem Kopf oder im Gesicht; 282
Kopf: *Psoriasis* auf der Kopfhaut; 311
Kopf: *Psoriasis* der Kopfhaut mit *weißen Flocken*; 499

INDEX

Kopf: *Psoriasis* oder andere Hautausschläge an der Kopfhaut, vor allem am *Hinterkopf*; 634
Kopf: *reibt* die *Stirn* bei dem Versuch, sich zu *konzentrieren*; 322
Kopf: *schuppende Hausschläge* an Kopf und Gesicht; 549
Kopf ist *im Verhältnis zum Körper überproportional* groß; 413; 617
Kopf *ruckt* während der *Kopfschmerzen*; 642
Kopf: *Schläfenbein-Unterkiefer*-Syndrom; 576
Kopf*schlagen*; 683
Kopf: *Schocks*, Erschütterungen im Kopf; 232
Kopf: *Schuppen*; 314; 652; 656
Kopf: *Schuppen* und andere *schuppende Ausschläge* auf der Kopfhaut, wobei *riesige Flocken* (von bis zu 1 cm im Durchmesser) vom Kopf fallen; 499
Kopf: *schüttelt* den Kopf, um die *wilde Empfindung* im Innern loszuwerden; 322
Kopf: *Schwächegefühl* im *Nacken*, so daß er das Gefühl hat, er könne seinen *Kopf nicht aufrechthalten*; 248
Kopf: *Schwere* im Kopf; 288; 304
Kopf: *Schweregefühl*, das sich zum *Scheitel* und zur *Stirn* ausbreitet; 516
Kopf: *Schwitzen* am *ganzen Körper* mit *Ausnahme* des *Kopfes*; 590
Kopf: *Schwitzen* am Kopf *nachts* im *Bett*; 169
Kopf: *Schwitzen* am Kopf, besonders am *Hinterhaupt* oder im *Nacken*, *nachts* während des *Schlafs*; 161; 595
Kopf und Gesicht *schwitzen*, besonders im *Schlaf*; 571
Kopf: *Schwitzen* der *bedeckten Körperteile* und der *Kopfhaut*; 218
Kopf: *Schwitzen* der *Kopfhaut*, besonders während des *Schlafs*; 618
Kopf*schweiß*; 218
Kopf*schweiß* während des *Schlafs*; 165
Kopf: reichlich kalter *Schweiß*, vor allem auf der *Stirn*; 694
Kopf: *Seborrhoe*; 499; 500; 656
Kopf: *Seborrhœ* der Kopfhaut, am *Haaransatz*, der *Augenbrauen*; 652
Kopf: schmerzende *Stellen* auf der *Kopfhaut*; 508
Kopf: *Summen* im Kopf, insbesondere im *Hinterhaupt*; 251
Kopf: *Taubheitsgefühl* (oder *Kälte*) im Bereich von Kopf und Gesicht, besonders um *Wangenknochen* und *Lippen*; 539
Kopf: *Taubheitsgefühl* im *Kopfbereich*, vor allem in den *Zähnen* während *sexueller Erregung*; 539
Kopf: *trockene juckende* Kopfhaut; 499
Kopf: *umschriebene kalte* Stellen auf dem Kopf; 37
Kopf: *Verletzung* von Kopf oder Wirbelsäule, Folgen von; 476
Kopf: *verzögerter Fontanellen*schluß; 169
Kopf: *Völlegefühl* im Kopf; 234

INDEX

Kopf: stumpfes, schweres *Völlegefühl* in der Stirn, welches die Konzentration verhindert; 535
Kopf: *Völle* im Kopf und *Kongestion*, besonders in *Scheitel* und *Stirn*; 239
Kopf: muß das ganze Jahr über einen *warmen Hut* oder eine *Pelzmütze* tragen, sogar im Sommer; 549; 618
Kopf: *weißliche Krusten* auf der Kopfhaut; 468
Kopf: *wilde, strudelnde* Empfindung im Gehirn; 321
Kopf: *wildes* Gefühl im Kopf; 406; 434; 435
Kopf: *wirft* den Kopf *unruhig* von einer Seite zur anderen; 88
Kopf: *Zuckungen* oder *Tremor*, besonders *Gesicht* und *Kopf* sind betroffen; 467
Kopf: *zwanghaftes* oder *wütendes Schlagen* des Kopfes; 684

Kopfschmerzen

Kopfschmerz: schlimmer gegen *10.00 Uhr morgens*; 133; 304
Kopfschmerzen beginnen gegen *15.00 Uhr* oder um *11.00 Uhr* und erreichen gegen *15.00 Uhr* ihren *Höhepunkt*; 119
Kopfschmerzen schlimmer um *10.00 Uhr* oder von *10.00 bis 15.00 Uhr*; 468
Kopfschmerz: schlimmer von *16.00 bis 20.00 Uhr*; 415
Kopfschmerzen halten *2* oder *3 Tage lang* an; 292; 426
Kopfschmerz, der *während des Schlafs* entsteht, insbesondere gegen *3.00 Uhr morgens*; 228

Kopfschmerzen: geistige *Abstumpfung* oder *Benebeltsein* im Geist während der Kopfschmerzen; 233
Kopfschmerz, der *abwechselnd auf beiden Seiten* auftritt; 348
Kopfschmerzen durch *alkoholische Getränke*; 247; 307; 566
Kopfschmerz: verschlimmert durch *geistige Aktivität*; 492
Kopfschmerzen, die *allmählich* beginnen und ausklingen; 629; 659
Kopfschmerzen, die *allmählich schlimmer* werden und *plötzlich verschwinden*; 75
Kopfschmerz: schlimmer durch *Anstrengung*; 556
Kopfschmerzen durch *Anstrengung* der *Augen*; 500
Kopfschmerzen oder Migräne bei *Überanstrengung* der *Augen*; 501
Kopfschmerz: schlimmer durch geistige *Anstrengung*; 373; 535; 618
Kopfschmerz: verschlimmert durch *Ärger*; 492
Kopfschmerzen besser durch Windabgang oder *Aufstoßen*; 591
Kopfschmerzen oder Pneumonie mit *Aufstoßen* oder *Verdauungsstörungen*; 219
Kopfschmerz bei Schmerzen in den *Augen*, schlimmer durch *Bewegung* der *Augen*; 234
Kopfschmerzen, „als würden die *Augen* aus dem Kopf *herausgedrückt*"; 119

INDEX

Kopf: Schmerzen strahlen vom inneren *Augenwinkel* zur *Stirn* aus; 239
Kopfschmerzen über dem *linken Auge*; 604; 611
Kopfschmerz: schlimmer um das *linke Auge*; 675
Kopfschmerzen: linksseitige (oder selten: rechtsseitige) entsetzliche Kopfschmerzen, in der Regel über dem *linken Auge* oder *durch* das *Auge* bzw. die *Augenhöhle hindurch*; 623
Kopfschmerzen verschlimmert beim *Schließen der Augen*; 41

Kopfschmerz, der sich als *Band von Ohr zu Ohr um den Oberkopf* legt; 512
Kopfschmerzen oder Migräne, „wie ein *eisernes Band*"; 685
Kopfschmerzen, wie *Bandgefühl* um den Kopf; 652
Kopfschmerzen: *Benebeltsein* im Geist während der Kopfschmerzen; 233
Kopfschmerz: schlimmer durch *Berührung*; 119; 624
Kopfschmerzen, Gesichtsneuralgie und Augenschmerzen: schlimmer durch *Berührung*; 624
Kopfschmerz, durch den er sich fühlt, als sei er „*betrunken*"; 537
Kopfschmerz: schlimmer durch *Bettwärme*; 415
Kopfschmerz: besser durch *Bewegung*; 576
Kopfschmerz: schlimmer durch *Bewegung*; 119; 307; 624; 675
Kopfschmerzen, Gesichtsneuralgie und Augenschmerzen: schlimmer durch *Bewegung*; 624
Kopfschmerzen schlimmer durch *Bewegung*, sogar durch die *Bewegung der Augen*; 142
Kopfschmerz: schlimmer durch *Bewegung des Kopfes*; 487
Kopfschmerzen *gastrischen* oder *biliösen Ursprungs*; 476
Kopfschmerzen mit *bitterem Mundgeschmack*, *Erbrechen* von Galle, *Magenverstimmung*; 476
Kopfschmerz: schlimmer durch *Blutung*; 224
Kopfschmerzen: *bohrende* Kopfschmerzen im inneren rechten *Augenwinkel*, insbesondere an der *rechten* Seite der *Nasenwurzel*; 105
Kopfschmerzen oder *Brennen* auf dem *Scheitel*, besser durch *kalte Anwendungen*; 652
Kopfschmerz: *brennende* oder *stechende* Schmerzen, schlimmer um *5.00 Uhr*; 369
Kopfschmerz: *brennende* oder *stechende* Schmerzen, schlimmer durch *Hitze*; 369
Kopfschmerz: schlimmer durch *Bücken*; 119
Kopfschmerz: schlimmer durch *Bügeln*; 142

Kopfschmerz: schlimmer beim *Denken an die Schmerzen*; 508
Kopfschmerzen im *Wechsel* mit *Diarrhœ*; 43; 544
Kopfschmerz *besser* durch festen *Druck*; 224; 228; 256; 556

857

INDEX

Kopfschmerzen besser durch *Druck*; 119; 392; 428; 562
Kopfschmerzen verschlimmert durch den *Druck* oder das Tragen von *Hüten*; 482
Kopfschmerzen schlimmer durch *Druck* des *Hutes*; 193
Kopfschmerzen pulsierend oder *drücken von innen nach außen*; 556
Kopfschmerzen wie ein *Druck von außen*; 482
Kopfschmerzen, als wäre der Kopf vergrößert oder *von innen her unter Druck* gesetzt; 514
Kopfschmerzen, besonders in den Schläfen: *besser* durch *harten Druck*; 426
Kopfschmerzen, besonders in den Schläfen: *besser* durch *Druck auf die Augäpfel*; 426
Kopfschmerzen: *dumpfer* Kopfschmerz und *geistige Erschöpfung*; 536
Kopfschmerzen: geistige *Dumpfheit* bei Kopfschmerzen; 321
Kopfschmerzen und *geistige Dumpfheit* in Verbindung mit extremer *Steifheit des Nackens*; 234
Kopfschmerz: besser, wenn der Patient *im Dunkeln liegt*; 119; 387; 468

Kopfschmerzen oder Migräne, „wie ein *eisernes Band*"; 685
Kopfschmerzen mit *eisiger Kälte*, besonders auf dem *Scheitel*; 694
Kopfschmerz: schlimmer nach *emotionaler Belastung*; 556
Kopfschmerz: schlimmer durch *Entblößen des Kopfes*; 618; 644
Kopfschmerzen besser durch *Erbrechen*; 591
Kopfschmerzen mit *Erbrechen*; 694
Kopfschmerzen mit *bitterem Mundgeschmack*, *Erbrechen* von Galle, *Magenverstimmung*; 476
Kopfschmerzen, gebessert während des *Essens*; 408
Kopfschmerz: schlimmer durch *Erschütterung*; 119; 307; 591; 624

Kopfschmerz: schlimmer durch *Fahren* in einem Auto; 247
Kopfschmerz: schlimmer durch *Fasten*; 351; 525; 549; 611
Kopfschmerzen schlimmer durch *Fasten* oder Überschlagen von Mahlzeiten; 591
Kopfschmerz schlimmer durch *Fasten*, häufiger auf der *rechten* Seite; 149
Kopfschmerzen gebessert durch *festes Einbinden* des *Kopfes*; 75; 119
Kopfschmerz: schlimmer durch *feuchtes Wetter*; 576
Kopfschmerzen, Sinusitis: schlimmer bei kaltem *feuchtem Wetter*, schlimmer nach *Verkühlung*; 282
Kopfschmerz, der während oder nach dem *Fieber* auftritt; 288
Kopfschmerzen während des *Fiebers* – als Folge davon, daß er *kaltem Wind* ausgesetzt war –, wenn *Schnupfen unterdrückt* wird; 27
Kopfschmerzen mit Schwindel oder *Flackern* vor den *Augen*; 273
Kopfschmerz: häufig migräneartige Kopfschmerzen, besser *im Freien*; 525

INDEX

Kopfschmerzen besser im *Freien*; 406; 556
Kopfschmerz: schlimmer *im Freien*; 549
Kopfschmerz: besser beim Gehen an *frischer Luft*; 376

Kopfschmerzen *gastrischen* oder *biliösen Ursprungs*; 476
Kopfschmerz: schlimmer durch Kummer und *Gefühlserregung*; 634
Kopfschmerzen durch *Gemütserregung*; 406
Kopfschmerz: *Geräusche* verschlimmern; 468
Kopfschmerz: schlimmer durch *Gerüche*; 652
Kopfschmerzen, die sich zum *Gesicht*, zur *Mundhöhle*, den *Zähnen* oder der *Zungenwurzel* hin erstrecken; 345
Kopfschmerzen: *Gesichtsröte* (bzw. in das Gesicht einschießende Röte) während des Kopfschmerzes; 439
Kopfschmerzen mit injizierten Skleren, *gerötetem* und erhitztem *Gesicht* sowie prallgefüllten *pulsierenden Karotiden*; 307
Kopfschmerzen mit Schweregefühl, „als würde ein *Gewicht auf den Kopf niederdrücken*"; 521
Kopfschmerzen: *Gewitter* verschlimmert Kopfschmerzen; 473

Kopfschmerz: schlimmer durch *Haarwäsche*; 119
Kopfschmerzen erstrecken sich *vom Hals* oder Rücken zum Kopf; 378
Kopfschmerzen, die vom *Nacken-* und *Halsbereich* ausgehen; 169
Kopfschmerzen, die entweder in den *Halswirbelbereich* hinein oder *vom Halswirbelbereich her* ausstrahlen; 234
Kopfschmerz, „als ob *Hämmer auf den Kopf schlagen*"; 468
Kopfschmerzen: *hämmernde* Kopfschmerzen; 119
Kopfschmerz gebessert durch *Hämorrhagie* – Epistaxis, Metrorrhagie usw; 439
Kopfschmerzen, abwechselnd mit *Hämorrhoiden*; 43
Kopfschmerz: schlimmer, wenn keine *Harnentleerung* stattfindet und besser durch Harnentleerung; 298
Kopfschmerzen: reichliche oder häufige *Harnentleerung* bei Kopfschmerzen; 388
Kopfschmerzen infolge Unterdrückung von *Hautausschlägen* im Gesicht; 282
Kopfschmerz besser durch *Hinlegen*; 292
Kopfschmerzen schlimmer im Liegen oder in der *ersten Stunde nach* dem *Hinlegen*; 425
Kopfschmerzen rechtsseitig; können sich bis *zum Hinterhaupt* ausbreiten; 546
Kopfschmerzen und Migräne: beginnen im *Hinterkopf* und strahlen *zur Stirn* oder der *rechten Kopfseite* aus; 618
Kopfschmerz in *Hinterkopf* und *Nacken*; 535
Kopfschmerz: im *Hinterkopf*, schlimmer im *Liegen*; 666

INDEX

Kopfschmerzen: *Hinterhaupts*kopfschmerzen; 353; 516; 702
Kopfschmerzen im *Hinterhaupt*, besser beim *Schließen* der *Augen*; 322
Kopfschmerzen im *Hinterhaupt*, die *zur Stirn* ausstrahlen; 304; 384
Kopfschmerzen beginnen im *Hinterkopf*, strahlen *zur rechten Schläfe* oder *zur Stirn* aus und setzen sich im Bereich des *rechten Auges* fest; 119
Kopfschmerzen an der *Hirnbasis*; 504
Kopfschmerz schlimmer durch *Hitze*; 43; 119; 307; 369; 392; 525; 556; 604
Kopfschmerz: besser durch *Hitze* oder *heiße Umschläge*; 428
Kopfschmerzen: *Hitzegefühl* im *Kopf* während des Kopfschmerzes, *besser* durch *kalte Umschläge*; 228
Kopfschmerzen wie von einem „*Holzstück*" oder einer „*Holzkugel*" in der *Stirn* oder im *Hinterkopf*; 633
Kopfschmerz: häufig migräneartige Kopfschmerzen, schlimmer durch *Husten*; 525
Kopfschmerz: schlimmer durch *Husten*; 119; 142; 187
Kopfschmerzen schlimmer durch *Druck* des *Hutes*; 193

Kopfschmerz besser durch *Kaffee*; 256
Kopfschmerzen infolge *Kalbfleisch*; 371
Kopfschmerz: schlimmer durch *Kälte*; 428
Kopfschmerz oder Gesichtsschmerz, besser durch *kalte Anwendungen*; 251
Kopfschmerzen besser durch *Kälte* oder *kalte Anwendungen*; 556
Kopfschmerz, gebessert durch *kalte Umschläge*; 43; 119; 387; 468
Kopfschmerz: häufig migräneartige Kopfschmerzen, besser durch *Kälte*; 525
Kopfschmerz: schlimmer durch *Kälte* und *Zugluft*; 618
Kopfschmerzen, Sinusitis: schlimmer bei *kaltem feuchtem Wetter*, schlimmer nach *Verkühlung*; 282
Kopfschmerzen an spezifischen *kleinen Stellen*; 508
Kopfschmerz: schlimmer während der Schwangerschaft und im *Klimakterium*; 392
Kopfschmerz: schlimmer im *Klimakterium*; 556
Kopfschmerzen: *kongestive* Kopfschmerzen bei *gerötetem Gesicht*; 149
Kopfschmerz: *Kopfverletzung* verschlimmert; 468; 476
Kopfschmerzen während der *Koryza*; 41
Kopfschmerz: schlimmer durch enge *Kragen*; 307
Kopfschmerzen, *abwechselnd* mit *Kreuzschmerzen*; 43
Kopfschmerzen durch *Kummer*; 341; 343; 468
Kopfschmerz: schlimmer durch *Kummer* und *Gefühlserregung*; 634

Kopfschmerz: schlimmer durch *Lärm*; 199; 251; 387; 492; 591
Kopfschmerzen durch *Lesen*; 459; 468; 535
Kopfschmerz: *Licht* verschlimmert; 119; 387; 468; 492; 591

INDEX

Kopfschmerzen: *Lichtscheu*, danach *Sehverlust* mit Kopfschmerzen; 356
Kopfschmerz: besser im *Liegen*; 387
Kopfschmerzen gebessert durch *Liegen im Dunkeln*; 119
Kopfschmerzen schlimmer im *Liegen* oder in der *ersten Stunde nach* dem *Hinlegen*; 425
Kopfschmerz: schlimmer im *Liegen*, besser im *Stehen*; 224
Kopfschmerz: im Hinterkopf, schlimmer im *Liegen*; 666
Kopfschmerzen schlimmer durch flaches *Liegen*; 193
Kopfschmerzen gebessert durch *Liegen* auf dem *Bauch*; 119
Kopfschmerzen, *linksseitig*; 137; 142; 311; 392
Kopfschmerzen, *linksseitig*, besonders *über* dem *linken Auge*; 611
Kopfschmerz: schlimmer um das *linke Auge*; 675
Kopfschmerzen: *linksseitige* (oder selten: rechtsseitige) entsetzliche Kopfschmerzen, in der Regel über dem *linken Auge* oder *durch* das *Auge* bzw. die *Augenhöhle hindurch*; 623
Kopfschmerz *links*: *Stirn*, *Schläfe*; 456
Kopfschmerz, der an einer *Stelle in der linken Schläfe* auftritt; 292
Kopfschmerz über dem *linken Auge* oder im *linken Stirnbereich*, der sich zunächst *zum Hinterhaupt* erstreckt, dann aber den gesamten Kopf erfaßt; 142
Kopfschmerzen: *linksseitige* Stirn- oder Schläfenkopfschmerzen; 679
Kopfschmerz, *linksseitig*: Kopfschmerz, der von einer Stelle *hinter dem Ohr ausgeht* und sich zum *linken Auge* oder zur *linken Schläfe* erstreckt; 65
Kopfschmerzen und Neuralgie, oft *linksseitig*, *nehmen langsam zu* und *verschwinden allmählich*; 659

Kopfschmerzen bei *Magenbeschwerden*; 591
Kopfschmerzen mit bitterem Mundgeschmack, Erbrechen von Galle, *Magenverstimmung*; 476
Kopfschmerz: schlimmer durch *Masturbation*; 634
Kopfschmerzen bei *Meningitis*; 65
Kopfschmerz: sschlimmer während der *Menopause*; 611
Kopfschmerz: schlimmer durch *Menstruation*; 119; 381; 618
Kopfschmerz: schlimmer *während* der *Menstruation*; 387
Kopfschmerzen schlimmer vor der *Menstruation* oder während der Menses; 381; 700
Kopfschmerz: schlimmer vor oder nach der *Menstruation*; 468; 611
Kopfschmerz: schlimmer *vor* der *Menstruation*, besser *während* des *Menstruationsflusses*; 392
Kopfschmerzen, besonders in den Schläfen: schlimmer während der *Menstruation*; 426

INDEX

Kopfschmerzen, oft migräneartig, die in der *letzten Stunde* des *Menstruationsflusses* auftreten; 556
Kopfschmerzen schneidend – *„wie* mit einem *Messer"*; 119
Kopfschmerz: häufig *migräneartige* Kopfschmerzen, schlimmer durch *Fasten*, schlimmer durch *Husten*, schlimmer durch *Hitze*, besser durch *Schlaf*, besser durch *Kälte* und *im Freien*; 525
Kopfschmerz schlimmer *nach Mitternacht*; 292; 385
Kopfschmerz: schlimmer am *Morgen*; 142
Kopfschmerz: schlimmer *morgens* beim *Erwachen*; 385
Kopfschmerzen, die sich zum *Gesicht*, zur *Mundhöhle*, den *Zähnen* oder der *Zungenwurzel* hin erstrecken; 345
Kopfschmerz: schlimmer durch *Musik*; 251

Kopfschmerzen können in den Schädelknochen empfunden werden, schlimmer *nachts*; 663
Kopfschmerzen, die vom *Nacken-* und *Halsbereich* ausgehen; 169
Kopfschmerzen, als werde ein *Nagel in den Kopf getrieben*; 251; 343; 679
Kopfschmerz *besser* durch *Nasenbluten*; 439
Kopfschmerzen oder Trigeminusneuralgie, häufig in Verbindung mit oder als Folge von *unterdrücktem Nasensekret*; 356
Kopf: Schmerz, Schweregefühl oder Brennen an der *Nasenwurzel*; 356
Kopf: Schmerzen an der *Nasenwurzel* oder *zwischen* den *Augen*; 98
Kopf: Schmerzen und Völlegefühl in *Nasenwurzel* und *Stirn* durch *Katarrh* mit *Krusten* und *Schleimpfropfen*; 637
Kopfschmerzen, besonders in den *Nebenhöhlen*; 363
Kopfschmerz *und* Neuralgie; 450
Kopfschmerz von *neuralgischer* Art; 71; 224

Kopfschmerz: schlimmer bei *Obstipation*; 142
Kopfschmerz, der sich als Band *von Ohr zu Ohr um den Oberkopf* legt; 512
Kopfschmerz, der von einer Stelle *hinter dem Ohr ausgeht* und sich zum *linken Auge* oder zur *linken Schläfe erstreckt*; 65
Kopfschmerz durch *Ofenhitze*; 58

Kopfschmerzen, *periodisch* auftretende; 288; 592
Kopfschmerzen, *periodisch* auftretende: *jeden* Tag, jeden *zweiten* Tag, alle *sieben* Tage; 224
Kopfschmerzen: *periodisch* auftretender Kopfschmerz, insbesondere alle *14* Tage; 292

INDEX

Kopfschmerzen: *periodische* Kopfschmerzen, insbesondere *wöchentlich* auftretende Kopfschmerzen; 387; 592
Kopfschmerzen, die oft *periodisch* in *täglichem, wöchentlichem* oder *14tägigem* Rhythmus auftreten; 88
Kopfschmerzen: *pochender* Kopfschmerz, besser durch *Druck*; 562
Kopfschmerzen: *pulsierende* Kopfschmerzen; 119; 392
Kopfschmerzen: *pulsierende* Kopfschmerzen von *größter Heftigkeit*; 439
Kopfschmerzen: *pulsierende, berstende* Kopfschmerzen; 307
Kopfschmerzen: *pulsierender* Kopfschmerz, insbesondere im *Hinterhaupt*; 176
Kopfschmerz *pulsierend*, schlimmer *nach Mitternacht*; 292
Kopfschmerz *pulsierend*, besser durch *Hinlegen*; 292
Kopfschmerzen *pulsierend* oder *drücken von innen nach außen*; 556

Kopfschmerzen: *rechtsseitige* Stirnkopfschmerzen; 566
Kopfschmerz im *rechten Stirnbereich*, der sich anfühlt, als sei der *Kopf geschwollen* und im Begriff zu *platzen*; 546
Kopfschmerz im *rechten Stirnbereich*, der sich anfühlt, als würde ein *Tumor nach außen drängen*; 546
Kopfschmerz: schlimmer auf der *rechten Seite*; 415
Kopfschmerzen *rechtsseitig*; können sich bis *zum Hinterhaupt* ausbreiten; 546
Kopfschmerzen: *rechtsseitige* Kopfschmerzen oder *Neuralgie* (insbesondere supraorbital); 219
Kopfschmerz schlimmer durch Fasten, häufiger auf der *rechten* Seite; 149
Kopfschmerzen an beliebiger Stelle, häufiger *rechtsseitige Hemikranie*, aber auch *okzipital*; 468
Kopfschmerzen auf der *rechten* Seite, typischer *Beginn* im *Nacken* oder sogar im *rechten Deltamuskel* und Ausbreitung *zur Stirn* und *zu den Augen* hin; 591
Kopfschmerzen beginnen im Hinterkopf, strahlen *zur rechten Schläfe* oder *zur Stirn* aus und setzen sich im Bereich des *rechten Auges* fest; 119
Kopfschmerz: schlimmer beim *Reden*; 675
Kopfschmerzen: *Röte* des *Gesichtes* (bzw. in das Gesicht einschießende Röte) während des Kopfschmerzes; 439
Kopfschmerzen mit einschießender *Röte* im *Gesicht*, mit sichtbarem Puls in den „*hüpfenden*" Karotiden; 591
Kopfschmerzen: *Rucken* des Kopfes bei Kopfschmerzen; 642
Kopfschmerzen erstrecken sich *vom* Hals oder *Rücken* zum Kopf; 378

Kopfschmerzen schlimmer durch *Salz*; 604
Kopfschmerzen mit der Empfindung, als würde sich das *Schädeldach öffnen* oder „*abheben* und *davonfliegen*"; 234

INDEX

Kopfschmerzen können in den *Schädelknochen* empfunden werden, schlimmer *nachts*; 663
Kopfschmerz entlang der *Schädelnähte*; 169; 298
Kopfschmerz auf dem *Scheitel*; 189; 234; 392
Kopfschmerz: häufig migräneartige Kopfschmerzen, besser durch *Schlaf*; 525
Kopfschmerzen besser durch *Schlaf*; 591
Kopfschmerz: schlimmer durch *Schlafmangel*; 247
Kopfschmerzen, besonders in den *Schläfen*: schlimmer während der *Menstruation*; 426
Kopfschmerzen, besonders in den *Schläfen*: besser durch *harten Druck*; 426
Kopfschmerzen, besonders in den *Schläfen*: besser durch *Druck auf die Augäpfel*; 426
Kopfschmerzen, besonders in den *Schläfen*: besser durch *Zitronen*; 426
Kopfschmerzen besser durch *Schleimabsonderung*; 282
Kopfschmerzen verschlimmert beim *Schließen der Augen*; 41
Kopfschmerzen *schneidend* – „wie mit einem Messer"; 119
Kopfschmerzen während des Fiebers – als Folge davon, daß er *kaltem Wind* ausgesetzt war –, wenn *Schnupfen* unterdrückt wird; 27
Kopfschmerz: schlimmer durch das Geräusch von *Schritten*; 119; 251
Kopfschmerzen: *Schul*kopfschmerzen; 113; 168
Kopfschmerzen bei *Schulkindern*; 169
Kopfschmerzen bei *Schulmädchen*; 468
Kopfschmerz: schlimmer während der *Schwangerschaft* und im *Klimakterium*; 392
Kopfschmerzen mit *Schweregefühl*, „als würde ein *Gewicht auf den Kopf niederdrücken*"; 521
Kopfschmerzen mit *Schwindel* oder *Flackern* vor den *Augen*; 273
Kopfschmerzen mit *Schwindel*; 675
Kopfschmerz: besser durch *Schwitzen*; 468
Kopfschmerzen: Lichtscheu, danach *Sehverlust* mit Kopfschmerzen; 356
Kopfschmerzen wechseln die *Seiten*, entweder während einer Kopfschmerzattacke oder von einer Attacke zur nächsten; 384
Kopfschmerzen, die durch *Seitwärtsblicken* oder Kreuzen der Augen (*Schielen*) gebessert wurden; 499
Kopfschmerzen infolge Unterdrückung von *Sinusitis*; 282
Kopfschmerzen gebessert durch *Sitzen*; 119
Kopfschmerz: schlimmer durch *Sonne*; 119; 307; 642; 461; 468; 556; 604
Kopfschmerzen *kommen und gehen mit der Sonne*, selbst wenn der Patient sich nicht direkter Sonnenstrahlung aussetzt; 307
Kopfschmerz durch *Sonnenhitze*; 58

INDEX

Kopfschmerz: *Stauungs*kopfschmerz; 75
Kopfschmerz: *Stauungs*kopfschmerzen, *gebessert* durch *kalte Luft*; 402
Kopfschmerz: *stechende* Schmerzen im Bereich von Kopf, Gesicht und Augen; 690
Kopfschmerzen: *stechende* Kopfschmerzen können *vom Hinterkopf ausstrahlen* oder sich *von* der *Stirn* oder dem *Auge* aus *nach innen* ausbreiten.; 624
Kopfschmerz: brennende oder *stechende* Schmerzen, schlimmer um *5.00 Uhr*; 369
Kopfschmerz: brennende oder *stechende* Schmerzen, schlimmer durch *Hitze*; 369
Kopfschmerz: schlimmer im Liegen, besser im *Stehen*; 224
Kopfschmerzen und geistige Dumpfheit in Verbindung mit extremer *Steifheit* des *Nackens*; 234
Kopfschmerzen mit Sitz in den *Stirnhöhlen*; 618
Kopfschmerzen: *Stirn*kopfschmerz; 292
Kopfschmerzen: *Stirn*kopfschmerzen: gewöhnlich *dumpf*, Wehtun oder Gefühl wie von einem *Band*; 195
Kopfschmerzen: *Stirn*kopfschmerzen mit *Übelkeit* und *Erbrechen* sowie *Schüttelfrost*; 387
Kopfschmerz: besonders *Stirnmitte* oder an der *Nasenwurzel*, schlimmer durch *Lesen*; 459
Kopfschmerzen mit *geistiger Stumpfheit* und Betäubung; 322
Kopfschmerz: schlimmer durch *Stürme*; 473; 576

Kopfschmerzen: *Taubheit* in Gesicht oder der *Lippen* vor den *Kopfschmerzen*; 468
Kopfschmerzen schlimmer durch *Tee*; 604
Kopfschmerzen, die *tief im Kopf* sitzen; 199
Kopfschmerzen: *Tinnitus* bei Kopfschmerzen; 224

Kopfschmerzen mit tödlich elender *Übelkeit*; 665
Kopfschmerzen mit ausgeprägter *Übelkeit* und Erbrechen; 387
Kopfschmerzen durch geistige *Überanstrengung*; 461; 535
Kopfschmerzen oder Migräne bei *Überanstrengung* der *Augen*; 501
Kopfschmerz: schlimmer durch *Überessen*; 487
Kopfschmerzen, verursacht durch *Überhitzung*; 461
Kopfschmerzen an *umschriebener Stelle* – etwa in der Größe einer *kleinen Münze*; 356
Kopfschmerz: schlimmer durch *unterdrückte Ausschläge*; 549
Kopfschmerzen oder Trigeminusneuralgie, häufig in Verbindung mit oder als Folge von *unterdrücktem Nasensekret*; 356
Kopfschmerzen infolge *Unterdrückung* von *Sinusitis*; 282
Kopfschmerzen infolge *Unterdrückung* von *Hautausschlägen* im Gesicht; 282; 449
Kopfschmerzen *besser* durch *Urinieren*; 303; 304

INDEX

Kopfschmerz wechselt ab mit *Verdauungsbeschwerden*; 219; 229; 461
Kopfschmerzen, als wäre der Kopf *vergrößert* oder *von innen her unter Druck* gesetzt; 514
Kopfschmerzen: *verschwommene Sicht vor* den Kopfschmerzen; 348; 387
Kopfschmerzen: *visuelle Störungen vor* dem Kopfschmerz; 469

Kopfschmerz: „*wahnsinnig machende*" Kopfschmerzen; 119; 304
Kopfschmerzen *wandern* zu der *Seite*, auf der man *nicht liegt*; 155
Kopfschmerz: schlimmer in *warmen Räumen*; 376; 406
Kopfschmerz schlimmer durch *warme Speisen*; 422
Kopfschmerzen beim Hören von *fließendem Wasser*; 332
Kopfschmerzen *wechseln* die *Seiten*, entweder während einer Kopfschmerzattacke oder von einer Attacke zur nächsten; 384
Kopfschmerz: schlimmer durch *Wein*; 304; 508; 702
Kopfschmerz: schlimmer durch *feuchtes Wetter*; 576
Kopfschmerzen, Sinusitis: schlimmer bei *kaltem feuchtem Wetter*, schlimmer nach *Verkühlung*; 282
Kopfschmerz: schlimmer durch *Wetterwechsel*; 576
Kopfschmerzen besser durch *Windabgang* oder *Aufstoßen*; 591
Kopfschmerzen während des Fiebers – als Folge davon, daß er *kaltem Wind* ausgesetzt war –, wenn Schnupfen unterdrückt wird; 27
Kopfschmerz: schlimmer im *Winter*; 652
Kopfschmerzen am *Wochenende*; 348; 652
Kopfschmerz: schlimmer durch *Wut* oder *unterdrückte Wut*; 634

Kopfschmerzen mit Ausstrahlung zu den *Zahnwurzeln*, wie Nervenschmerzen; 381
Kopfschmerzen, die sich zum Gesicht, zur Mundhöhle, den *Zähnen* oder der *Zungenwurzel* hin erstrecken; 345
Kopfschmerzen, besonders in den Schläfen: besser durch *Zitronen*; 426
Kopfschmerz: schlimmer durch *Zugluft*; 549; 618
Kopfschmerzen: *zusammenschnürender* Kopfschmerz, beginnt und endet langsam; 539

Kopfverletzung; 83; 323; 478; 498; 504; 506; 642; 643; 705
Kopfverletzung in der *Vergangenheit*; 702
Kopfverletzung mit *geistiger Stumpfheit* und *Verwirrung*; 322
Kopfverletzung: *Konvulsionen* infolge Kopfverletzungen; 231; 476; 497
Kopfverletzung: *neurologische* Erkrankungen als *Folge* von *Kopfverletzung*; 641
Kopfverletzung: *Seh-* oder *Gehörverlust* nach einer Kopfverletzung; 81
Kopfverletzung: *Stupor* nach einer *Kopfverletzung*; 80

INDEX

Kopfverletzung: *Verwirrung* oder *geistige Stumpfheit* nach einer Kopfverletzung; 476

Körper sehr *heiß*, aber die *Füße* sind *eiskalt*; 590
Körperkraft ist beinahe *übermenschlich gesteigert*; 117
Körperkraft: *vermehrte Kraft* während der *manischen Phase*; 668
Körperliche *Anstrengung bessert*; 350
Körperliche *Mißhandlung*; 332

Koryza (vgl. Schnupfen/Nase/Erkältungen); 98; 289
Koryza mit reichlichen und *wundmachenden* Absonderungen, vor allem *rechtsseitig*; 96
Koryza, begleitet von *mildem Nasensekret* und *wundmachendem*, reichlich fließendem *Tränenfluß*; 289
Koryza, begleitet von reichlicher *wäßriger* Absonderung, „läuft wie ein *Wasserhahn*"; 298
Koryza, vor allem *linksseitig*; 304
Koryza, *rechtsseitig*; 88; 173; 592
Koryza mit *scharfem* Nasensekret; 41

Ko*tverhaltung*; 48; 338
Ko*tverhaltung* bei *älteren* Menschen; 337
Kräfteverfall und *Frösteln* bei *Enteritis*, *Gastritis* oder *Kolitis*; 151
Kragen sind *unerträglich*; 265; 430; 456

Krampfadern, Varizen
Krampfaderleiden: oft mit *brennenden* Schmerzen, schlimmer durch *Hitze*; 602
Krampfaderleiden: oft mit *brennenden* Schmerzen, besser durch *kalte Luft*; 602
Krampfaderleiden: oft mit *brennenden* Schmerzen, schlimmer durch *Hitze*, *besser* durch *kalte Luft*; 602
Krampfaderbildung des *Gesichts* und der *Nase*; 265
Krampfader*geschwüre*; 204; 319
Krampfader*leiden*; 420; 607
Krampfaderleiden: schlimmer während der *Menstruation*; 319
Krampfaderleiden: schlimmer während der *Schwangerschaft*; 293; 319
Krampfaderleiden, besonders der *Beine*, gewöhnlich kräftig *rosa*, aber auch *schwarze* Verfärbung ist möglich; 395
Krampfaderleiden: *schwache Venen*: Krampfaderleiden und *passive Blutungen*; 318
Krampfadern: groß, *Wundschmerz*, leicht *gereizt, stechend*; 319

INDEX

Krampfadern, oft *schmerzhaft*; 298

Krampfartige Bauchschmerzen: *besser* durch *Zusammenkrümmen*; 225
Krampfartige Bauchschmerzen: schlimmer beim *Frostschauer*; 225

Krämpfe
Krämpfe bei *Schreinern, Zimmerleuten* usw; 429
Krämpfe der *Hände* und *Finger*; 429
Krämpfe der *Muskeln* und der *glatten Muskulatur*; 451
Krämpfe der *Rückenmuskulatur*, insbesondere nach *Kummer*; 343
Krämpfe der *Waden* und *Füße*; 211
Krämpfe in den *Beinen* beim *Gehen* oder bei *Anstrengung*; 601
Krämpfe in den *Beinen* während des *Urinierens*; 513
Krämpfe in den *Fingern* und *Zehen* während der *Wehen*; 278
Krämpfe in den *Füßen*; 177; 211; 293
Krämpfe in den *Füßen*, insbesondere im *Fußrücken*; 177
Krämpfe in den *Oberschenkeln* und *Waden*; 257
Krämpfe in *Oberschenkel, Waden, Fußmuskeln* – besonders *nachts im Bett*, aber auch bei *Dehnung* oder *Überbeanspruchung*; 163
Krämpfe oder Muskelkontraktionen: die *Beine* werden *zusammengezogen*; 182
Krämpfe oder *stechende* Schmerzen im *Abdomen*, schlimmer nach dem *Essen,*; 493
Krämpfe oder *stechende* Schmerzen im *Abdomen*, schlimmer durch *Kälte*; 493
Krämpfe und *Diarrhœ* durch *Milch*; 619
Krämpfe und Kontrakturen der Muskeln; 494
Krämpfe und Spasmen, die in praktisch *jedem Organsystem* auftreten können: in den *Atemwegen (Asthma)*, im *Verdauungstrakt (Koliken* und krampfartiges *Erbrechen)*, im *Bewegungsapparat (Beinkrämpfe)*, aber ganz besonders im *Nervensystem*; 268
Krämpfe und Zusammenschnürung um den *Nabel* herum; 256
Krämpfe, die zur *Schambeingegend* hin ausstrahlen; 256

Krankenpflege: Folgen von *Kummer, Zorn* oder *Pflege* einer erkrankten nahestehenden Person; 245
Krankheit *kommt* auf wie ein *Sturm* und ist *nur selten von großer Dauer*; 117
Krankheiten im *Endstadium* mit *gefährdeter Atmung* und *schwachem Puls*; 60
Krankheiten, die bedingt sind durch eine *belastete Umwelt* (z.B. *Chemikalienallergien*); 344
Kränkung: *Beschwerden* durch Kränkung; 512
Kränkungen oder *Kritik* bleiben in seinem Gedächtnis haften, und es fällt ihm sehr *schwer zu vergeben*; 464

INDEX

Kränkung: *leicht* gekränkt oder verletzt; 341; 466; 491; 512
Kränkung: *verletzter Stolz* und Kränkung; 512
Krätze; 550; 656
Krätze, *rezidivierende* oder *unterdrückte*; 550

Krebs (vgl. Karzinom/Tumore/Krebs der betreffenden Organe/maligne Entartung)
Krebs in der *Vorgeschichte* des Patienten; 199
Krebs *und* Diabetes in der *Familienanamnese*; 197; 199
Krebs der *Haut*; 354; 377

Kreislaufstörungen; 291; 600
Kreosotum; 185; 380; 454; 672; 673

Kreuzschmerzen (vgl. Ischiassyndrom); 38; 144; 167; 171; 211; 212; 248; 278; 344; 361; 366; 411; 471; 484; 495; 550; 579; 585; 597; 613; 655; 656; 700; 705
Kreuzschmerzen: *besser* durch *harten Druck* oder *Liegen auf hartem Boden* oder Gegenständen; 613
Kreuzschmerzen: schlimmer durch *Bücken*; 283
Kreuzschmerzen: schlimmer im *Liegen*; 129
Kreuzschmerzen: schlimmer im *Sitzen* oder beim *Aufstehen* vom Sitzen; 129
Kreuzschmerzen *abwechselnd* mit *Hämorrhoiden* oder *Kopfschmerzen*; 44
Kreuzschmerzen durch *unterdrückte Menses*; 411
Kreuzschmerzen mit ausgeprägter *Steifheit*; 129
Kreuzschmerzen oder Ischiassyndrom *und* nächtliche *Samenergüsse*; 243
Kreuzschmerzen oder Ischiassyndrom: schlimmer im *Sitzen*; 690
Kreuzschmerzen oder Ischiassyndrom: schlimmer im *Stehen* 690
Kreuzschmerzen oder Ischiassyndrom: schlimmer während der *Schwangerschaft*; 690
Kreuzschmerzen oder Ischiassyndrom: gebessert durch *Umhergehen*; 690
Kreuzschmerzen und Ischiassyndrom mit *stechenden*, *plötzlichen* Schmerzen, die *zum Abdomen* oder *zur Hinterseite* des *Oberschenkels* ausstrahlen; 128
Kreuzschmerzen, die sich *aufwärts* ausbreiten; 121
Kreuzschmerzen, im *Tagesverlauf zunehmend*; 596

Kritik, Demütigung oder Zurückweisung sind *unerträglich*; 464
Kritisch; 326; 650; 693

Kummer; 208; 245; 458; 466; 607; 645
Kummer: *Beschwerden* durch Kummer; 169; 250; 341; 391; 466; 520; 632
Kummer: *denkt* immer wieder an *vergangenen Kummer* und Demütigungen; 466

INDEX

Kummer: *Folgen* von Kummer, Zorn oder Pflege einer erkrankten nahestehenden Person; 245
Kummer: *Konvulsionen* nach Schreck oder Kummer; 209
Kummer hat *bereits pathologische Veränderungen des Körpergewebes verursacht*, anstatt sich auf noch funktionelle Störungen zu beschränken; 340
Kummer als Element von *Spastizität* und *Hysterie*; 340
Kummer oder *enttäuschte Liebe*; 104
Kummer, *Liebesenttäuschung*: nach einer *Enttäuschung verschließt* er sich *für viele Jahre* weiteren Beziehungen; 465
Kummer über *viele Jahre* hinweg; 633
Kummer durch *plötzlichen unerwarteten Verlust*; 166
Kummer, *stiller*; 466

Kümmert sich kaum um seine Familie; 297
Künstlerische Neigungen; 223
Kurzatmigkeit; 26
Küssen: *Verlangen* zu singen, zu tanzen, zu springen, jeden zu küssen und zu umarmen; 262
Küssen: Verliebtheit. Verteilt unangebrachterweise Umarmungen und Küsse.; 693

L

Lac caninum; 78; 155; 156; 236; 317; 348; 376; 383; 396; 602; 691
Lac defloratum; 387; 397

Lachen; 668
Lachen: schlimmer beim *Einatmen*, durch *unregelmäßiges Atmen*, durch *Reden*, durch *Lachen*; 583
Lachen, *albernes*; 334
Lachen: *hysterisches* Lachen und Weinen; 101
Lachen, *laut* und *grausam* oder *wild*; 641
Lacht im *Schlaf*; 655
Lacht *unbändig*; 335
Lachen, *unkontrollierbares*; 262
Lachen, *unmäßiges*; 179

INDEX

Lachesis; 81; 95; 99; 119; 123; 135; 236; 264; 265; 266; 277; 284; 285; 305; 307; 308; 327; 331; 335; 338; 352; 355; 361; 370; 380; 384; 388; 407; 411; 418; 420; 438; 439; 440; 448; 455; 457; 484; 506; 507; 510; 515; 540; 591; 602; 625; 626; 627; 643; 667; 672; 705
Lachnanthes; 417
Lacticum acidum; 196; 396
Lactuca; 397

Lähmung; 500
Lähmung der *Extremitäten*; 305
Lähmung: Folge einer *fortschreitenden Lähmung* oder einer *zunehmenden Verhärtung*, die schließlich zu *maligner Entartung* führt; 258
Lähmung, *fortschreitende*; 246
Lähmung, *fortschreitende*, insbesondere von *Extensor-Muskelgruppen*; 272
Lähmung: *hysterische* Paralyse oder *Anästhesie*; 342
Lähmung, *progressive* Lähmung, häufiger der *oberen Extremitäten*; 543
Lähmung: *progressive* Paralyse durch *wiederholte* kleine *Gefäßverletzungen*; 541
Lähmung der *Speiseröhre*; 210
Lähmung, die sich *allmählich fortschreitend* entwickelt; 206
Lähmung, besonders der *unteren Extremitäten*; 77
Lähmung, die vor allem oder zuerst in den *unteren Extremitäten* empfunden wird; 248

Laktation *versiegt*, ist *ungenügend* oder *unpassend*; 688
Laktose*intoleranz*; 35
Lampenfieber; 302; 303; 414; 616
Langeweile, verbunden mit einem *chronischen grundlosen Gefühl* von *Unglücklichsein* und einer allgemeinen *negativen Lebenseinstellung*; 168
Langsames *Sprechen* und *Beantworten* der Fragen; 48

Lärm, *Abneigung* gegen, vor allem gegen *Unterhaltung*; 701
Lärmempfindlichkeit; 102; 132; 291
Lärmempfindlichkeit *und* Schwindel; 676
Lärmempfindlichkeit: *Schwindel, Schlaflosigkeit* und extreme *Lärmempfindlichkeit* treten gemeinsam auf; 674
Lärmempfindlichkeit: empfindlich gegen *Stimuli*, vor allem *Lärm*; 100; 223
Lärm verschlimmert; 49; 118
Lärm, laute Geräusche verschlimmern; 101

Lateralsklerose; 656

INDEX

Lathyrus; 397
Latrodectus mactans; 151; 399
Läuft schon in einem *frühen Alter von zu Hause fort*; 693
Launenhaft: *verlangt* nach *etwas* und *wirft* es dann von sich *fort* (oder schleudert es auf jemanden), *sobald* er das *Verlangte bekommen* hat; 215
Launisch; 136; 215; 218; 368; 486; 570

Laurocerasus; 52; 178; 191; 305; 306; 399; 455; 630

Leber
Leber: *Blutstau* und *Hitze* in der Leber; 43
Leber: *Erkrankung* der Leber oder der Gallenblase; 220
Leber: *Erkrankung* von Leber und Gallenblase, hat oft den Wunsch, auf der *rechten Seite* mit *angezogenen Beinen* zu liegen; 477
Lebererkrankungen, *fortgeschrittene*; 397
Leber- *und* Herzbeschwerden; 277; 653
Lebererkrankungen im *Finalstadium*; 90
Leber*krebs*; 90
Leberschmerz und *Schwellung* der Leber: schlimmer durch *Ärger* und *Zorn*; 247
Leberschmerzen schlimmer im *Liegen* auf der *linken* Seite; 426
Leberschmerzen, gebessert durch *Reiben* der Leber; 545
Leber: *Schmerzen* im Abdomen oder in der Leber, schlimmer durch *tiefes Einatmen*, schlimmer bei jeder *Bewegung*; 203
Leber: *Schmerz* in Leber oder Milz, schlimmer während des *Froststadiums*; 229
Leber: *Schmerzen* im *rechten oberen Quadranten* oder in der *Leber* beim *Einatmen*; 567
Leber: *Schmerzen* in der Leber oder Gallenblase, *schlimmer* durch *Bewegung*; 203
Leber: *Schmerzen* in der Leber sind besonders stark beim *Liegen* auf der *linken Seite*; 203
Leber*stauung*; 527
Leber: *vergrößerte* und *entzündete* Leber, insbesondere der *linke* Leberlappen ist betroffen; 203
Leber: *Vergrößerung* von *Drüsen*, *Leber* oder *Milz* bei *abgemagerten* Patienten; 350
Leber*zirrhose*; 90; 203; 397; 527

Lecithin; 401; 536
Ledum; 125; 127; 317; 318; 340; 376; 401; 688

INDEX

Leere und Vernichtungsgefühl im Epigastrium; 234
Leeregefühl im *Epigastrium*; 354
Leeregefühl im *Magen: ängstliches, Seelenqual* verursachendes, leeres Gefühl im *Magen*, als ob man *stürbe*; 449
Leeregefühl im *Magen, besser* durch *Essen*; 516

Legasthenie: *stellt Buchstaben* und *Worte* beim *Lesen* und *Sprechen um*; 414
Leicht erschöpft; 584
Leichtgläubig; 524

Leidenschaftlich; 388; 390
Leidenschaftliche Menschen, die durch ihr *starkes Bedürfnis nach Ausdruck ihrer Leidenschaft* in *Schwierigkeiten* geraten; 435
Leidenschaftliche Patienten voller *Sehnsucht*, die auf vielen Ebenen *über ihre Grenzen hinausgehen*; 198
Leidenschaft, *exzessive*, braucht *Aufregung* oder *Drama*; 538

Leiden: *unfähig*, das *Leiden anderer* zu *ertragen*; 207
Leistenbruch; 416; 492
Leistenlymphknoten, *geschwollene*; 239; 242
Leistungsorientiert; 458
Lemna minor; 404; 638
Lernschwierigkeiten in der Schule; 112
Leukämie; 92; 213; 323; 459; 478

Leukorrhœ; 40; 205; 206; 324; 330; 352; 354; 438; 453; 470; 588; 589; 613; 664
Leukorrhoe: *blutdurchsetzte* Leukorrhœ; 225
Leukorrhoe: *weißlich, wundmachend* oder *blutig*; 260
Leukorrhoe: *wundmachend* oder *milchig*, schlimmer *zwischen* den *Menses*; 162
Leukorrhœ *frißt Löcher* in die Wäsche; 351
Leukorrhœ *gelb* und *übelriechend*; 654
Leukorrhœ mit *eitrigen wundmachenden* Absonderungen und starkem *Jucken*; 382
Leukorrhœ: *reichliche* Leukorrhœ, kann *grünlich* sein; 663
Leukorrhœ: *reichliche, grünliche* Leukorrhœ; 680
Leukorrhœ *vor* und *nach* der *Menstruation*; 136
Leukorrhœ *zwischen* den *Menses*; 134
Leukorrhœ, die *Juckreiz, Schwellung* und *Wundheit* der *Vulva* verursacht; 382
Leukorrhœ: schlimmer während der *Schwangerschaft*; 382
Leukorrhœ: schlimmer *vor* der *Menstruation*; 382

INDEX

Leukorrhoe: *übelriechende* Menses oder *Leukorrhoe*; 374

Licht verschlimmert; 118
Liebe: *enttäuschte* Liebe; 107; 507
Liebe, *Beschwerden* durch *enttäuschte* Liebe; 336; 341; 391; 466; 520
Liebenswürdig und *sanft*; 631
Liebenswürdige und *sentimentale* Patienten, besonders durch *Mondlicht* beeinflußt; 57
Liebenswürdige, *unterdrückte* Patienten, die unsere Sympathien gewinnenn; 632
Liebenswürdigkeit; 178; 631
Liebt das *Verbotene*; 435
Liebt Tanzen und Gewitter; 609

Liegen *bessert*; 431
Liegen auf der *schmerzhaften Seite bessert*; 141
Liegen auf der *linken Seite* verschlimmert; 149; 392; 525
Liegen verschlimmert; 49
Liegen: Verschlimmerung im *flachen* Liegen, *muß* sich *aufsetzen*; 193
Liegen auf der *rechten* Seite verschlimmert; 455
Liegt vollkommen *reglos* da, um eine *Verschlimmerung* zu *vermeiden*; 140

Lilium tigrinum; 405; 435; 453; 454; 496; 515; 540; 614; 671
Linksseitige Beschwerden; 137; 310; 381; 448; 455; 456; 508; 525; 575; 610; 678
Listig; 668
Lithium; 408

Lippen (vgl. auch Gesicht)
Lippen: *aufgesprungene* Lippen; 97; 449
Lippen: *aufgesprungene* Lippen und *Heiserkeit*; 97
Lippen: *aufgesprungene* Lippen, besonders in den *Mundwinkeln*; 468; 702
Lippen: *aufgesprungene* Lippen, Risse entweder in den *Mundwinkeln* oder in der *Mitte* der *Unterlippe*; 611
Lippen: *aufgesprungene, rohe* Lippen; 96
Lippen: *dicke* Lippen; 703
Lippen: *Einrisse* der Lippen und der *Mundwinkel*; 312
Lippen: *Fieberbläschen* um die Lippen; 312; 576; 679
Lippen: *trocken, aufgesprungen*; 142

Lobelia; 409
Loyal und hingebungsvoll gegenüber denen, die er liebt; 465

INDEX

Lufthunger; 192

Luft
Luftzug verschlimmert; 363
Luftzug ist *unerträglich*; 363
Luft: an *kalter* und *frischer* Luft *besser*; 375
Luft: *besser* im *Freien* (selbst wenn er u.U. kälteempfindlich ist); 415
Luft: *Besserung* durch *frische Luft* oder *Zufächern* kühler Luft; 600
Luft, *Verlangen* nach frischer, *trotz Kälte* des *Körpers* sowie Verlangen, den Körper warm bedeckt zu halten; 86
Luft, *Verlangen* nach frischer, selbst wenn er einen *Mangel an Lebenswärme* hat; 425
Luft: Verlangen, *kühle Luft zugefächelt* zu bekommen; 193

Lügt sogar bezüglich seiner *Lebensumstände*; 678
Lügt und weiß offenbar selbst kaum, daß er es tut; 693

Lungen (siehe auch Pneumonie)
Lunge: *Bergmanns*lunge; 459
Lungen voller *Rauch* oder *Staub*, Gefühl, als seien die; 90
Lungen*abszeß*; 328
Lungen*embolie*; 135
Lungen*entzündung*; 283
Lungenentzündung durch *Aspiration*; 592
Lungenentzündung im *fortgeschrittenen* Stadium; 194
Lungenentzündung, begleitet von *Nasenbluten*; 138
Lungenentzündung, die *plötzlich* auftritt; 29
Lungenentzündung *rechtsseitig*; 296
Lungenentzündung mit *Aufstoßen* oder *Verdauungsstörungen*; 219
Lungenerkrankungen, verbunden mit hochgradigem *Blutandrang* und *Katarrh*; 60
Lungen*fibrose*; 438
Lungen*ödem*; 52
Lungen: *plötzliche stechende* Schmerzen in der *linken unteren* Lunge; 509
Lungen*sarkoidose*; 458; 459
Lungen: *schwacher Harnstrahl*, insbesondere bei *Herz-* und *Lungenerkrankungen*; 400
Lungen*tuberkulose*; 528

Lupus; 495
Lupus erythematodes visceralis oder integumentalis; 687

INDEX

Lupus, systemischer; 92; 165; 418; 560
Lüsterne Gedanken; 297; 536
Lüsterne Gedanken, doch *ohne* die geringste *Erektionsfähigkeit*; 153
Lycopodium; 40; 69; 78; 89; 93; 95; 114; 121; 124; 129; 154; 195; 204; 221; 226; 227; 254; 255; 300; 305; 306; 311; 315; 316; 321; 352; 396; 412; 423; 425; 427; 463; 471; 485; 490; 496; 497; 513; 518; 540; 543; 546; 561; 582; 591; 594; 599; 613; 627; 655; 657; 681
Lycopus virginicus; 108
Lymphangiitis; 563

Lymphsystem
Lymphangiitis, besonders der Arme; 147; 655
Lymphknoten werden *größer, hart* und können *eitern*; 617
Lymphknoten: *geschwollene* und *verhärtete* Lymphknoten im ganzen Körper; 189
Lymphknoten: *Schwellung* und *Verhärtung* der Drüsen; 137; 327
Lymphknoten: *Schwellung* und *Verhärtung* der *Leistenlymphknoten*; 189
Lymphknoten: *Schwellung, Abszeß, Atrophie* der Drüsen; 368
Lymphknoten: *vergrößerte* oder *entzündete* Lymphdrüsen; 23
Lymphom; 92; 190; 260; 687

M

Madenwürmer (siehe auch Würmer); 236; 238; 674

Magen
Magen: *Brennen* in *Ösophagus* oder Magen, mit *Verlangen* nach *Wasser* in *kleinen Schlucken*; 89
Magen: *brennende* Gastritis; 184
Magen*geschwüre*; 330
Magen*geschwüre* und *Gastritis* mit Schmerzen, die durch *Essen besser* werden; 54
Magen*geschwüre* – gutartig oder bösartig; 330
Magen*geschwür* durch *unterdrückte Hämorrhoiden*; 492
Magen: *Herabhängen* des Magens; 69
Magen scheint im Körper *lose herabzuhängen*; 346
Magen; *Hungergefühl*: Gefühl von *Leere* und *Hunger* täglich gegen *11.00* Uhr; 653
Magen: *Kältegefühl* im Magen, schlimmer nach *kalten Getränken*; 284
Magen*krämpfe* und *Diarrhœ* nach *Obst*; 133
Magen*krämpfe*, begleitet von *Erbrechen*; 348

INDEX

Magen*krebs*; 88; 130; 152
Magen*krebs* mit ausgeprägter *Hämatemesis*; 151
Magen: *Leeregefühl* im Magen; 611
Magen: *Leeregefühl* im Magen, *nicht gelindert* durch *Essen*; 499
Magen: *Leeregefühl* und *Hungergefühl* im Magen um 11.00 Uhr; 703
Magenbeschwerden abwechselnd mit *Rheumatismus* oder *Asthma*; 357
Magen*reizung*; 189
Magen: *schnelle Sättigung*; 374
Magen- oder Bauchschmerzen der *Schulkinder*, mit oder ohne Durchfall; 170
Magen: *Schweregefühl* und Empfindung im Magen wie von einem *Klumpen* oder *Stein*, besonders *nach dem Essen*; 143
Magen: *Sodbrennen*; 162; 165; 187; 194; 381; 396; 462; 653
Magen: *Sodbrennen* und *Reflux*. Scharf-säuerliches *Aufstoßen*; 592
Magen: *Sodbrennen*, saures *Aufstoßen*; 416
Magen: *Sodbrennen*, schlimmer *nachts* und im *Bett*; 581
Magen: *Völlegefühl* im Magen, die in den *Hals aufsteigt* und *Hustenreiz* auslöst; 582
Magen: *Wiederhochkommen* der *Nahrung* aus dem Magen; 292
Magen: *Wiederhochwürgen* der Speisen; 527

Magenschmerzen
Magenschmerzen um *2.00 Uhr*; 89
Magenschmerzen: *Berührung* verschlimmert; 462
Magenschmerzen: schlimmer durch *Bewegung*; 142
Magenschmerzen: schlimmer *nach* dem *Essen*; 142
Magenschmerzen: schlimmer durch *Erbrechen*; 142
Magenschmerzen durch *kalte Getränke* bei *Überhitzung*; 364
Magenschmerzen, gebessert durch *kalte Getränke*; 210
Magenschmerzen, *Krämpfe* oder *Brennen* im Magen oder *Abdomen*; 130
Magenschmerzen mit *Leeregefühl* im Magen; 462
Magenschmerzen werden *gebessert* durch *Milch*; 89
Magenschmerzen: *Milch* verschlimmert; 462
Magenschmerzen: *besser* durch *Reiben* des Abdomens; 416
Magenschmerzen, verschlimmert in *Seitenlage rechts*; 76
Magenschmerzen: schlimmer durch *trockene Nahrung* und *Ernährungsfehler*; 142
Magenschmerzen können durch *warme Getränke gebessert* und durch *kalte Getränke* oder Nahrung *verschlimmert* werden; 89
Magenschmerzen: schlimmer durch *Wut*; 493

INDEX

Magenverstimmung; 462; 527
Magenverstimmung durch *Fett* und *reichhaltige* Speisen, *Speiseeis* und *Schweinefleisch*; 557
Magenverstimmung oder *Erbrechen nach* dem *Essen*; 703
Magenverstimmung schlimmer durch *Wein*; 703
Magenverstimmung schlimmer durch *Kalbfleisch*; 703
Magenverstimmung schlimmer durch *Milch*; 703
Magenverstimmung schlimmer durch *Brot*; 703
Magenverstimmung und *Schluckauf* durch *alkoholische* Getränke; 567
Magenverstimmung und *Übelkeit* durch *Milch*; 483
Magenverstimmung während der *Menstruation*; 653
Magenverstimmung schlimmer durch *fetthaltige* Speisen; 666

Magnesia carbonica; 24; 35; 52; 136; 421; 426; 427; 571
Magnesia muriatica; 144; 204; 419; 421; 423; 424; 463; 552
Magnesia phosphorica; 256; 257; 426; 427; 697
Magnetis polus australis; 620
Magnolia; 411
Malaria; 80; 92; 214; 223; 226; 227; 229; 287; 289; 467; 471; 688; 689
Malaria in der Familienanamnese; 467
Malerkolik; 542

Maligne Entartung (vgl. Karzinom/Krebs/Krebs der betreffenden Organe/Tumore); 87; 92; 94; 106; 152; 165; 189; 190; 221; 241; 258; 259; 261; 314; 323; 329; 330; 354; 383; 395; 418; 471; 478; 484; 525; 529; 540; 656; 664; 681; 687 (vgl. auch Krebs; Karzinom; Krebs der verschiedenen Organe)
Maligne Entartung der *Hoden*; 90; 105; 190; 540
Maligne Entartung der *Ovarien*; 90
Maligne Entartung der *Gebärmutter*; 90
Maligne Entartung der *Mammae*; 90
Maligne Entartung des *Uterus*, oftmals mit *Blutungen* oder *übelriechendem* und *scharfem Ausfluß* in der *Mitte* des *Zyklus*; 190
Maligne Entartungen im *Nasenbereich*; 105
Maligne Entartungen im *Rektalbereich*; 483
Maligne *Geschwüre*; 189
Maligne *Magen*erkrankungen; 130; 152
Maligne *Polypen* in *Kolon* oder *Rektum*; 477
Maligne Wucherungen im Bereich der *äußeren Genitalien*; 540

INDEX

Mancinella; 264; 429
Manganum; 431

Mangel an Lebenswärme; 69; 75; 86; 101; 208; 219; 240; 291; 300; 326; 354; 356; 363; 373; 378; 402; 425; 449; 452; 458; 482; 486; 491; 515; 524; 548; 586; 595; 610; 617; 644; 658; 669; 678; 693
Mangel an Lebenswärme, aber *gebessert* bei *kaltem Wetter*; 384

Manie; 116; 117; 176; 268; 360; 440; 643; 670; 693; 695
Manie mit *rotem Gesicht, erweiterten Pupillen, übermenschlicher Kraft*; 640
Manie und *Wutausbrüche*; 668
Manie, begleitet von *Raserei* und *Zunahme an Körperkraft, Tanzen*, wildem Reden und Lachen; 336
Manisch-*depressive* Zustände; 55; 104; 106; 180; 338; 395; 407; 529; 643; 695
Manische Zustände mit *gepreßtem Sprechen, Aggressivität, Schlaflosigkeit*; 391
Manische Zustände – besonders dann, wenn *sexuelles Verhalten* in den *Vordergrund* tritt; 115

Marasmus; 23; 24; 162; 421; 423; 597
Marihuana; 178
Masern; 290; 560; 657

Mastitis (vgl. auch Brust: Mammae); 122; 144; 204; 267; 328; 329; 519; 534; 559; 560
Mastitis: große Schmerzen beim *Stillen*, schlimmer in der *linken* Brust; 533
Mastitis: vor allem *rechtsseitig*, rot, schmerzhaft, schlimmer durch *Erschütterung*; 123
Mastitis bei *stillenden* Frauen; 620
Mastitis mit *harten, heißen*, schmerzhaften Brüsten, *besser* durch *Hitze*; 143
Mastitis mit hochgradiger *Empfindlichkeit*, *Hitze* und Entzündung; 121

Masturbation (vgl. auch Sexualität: Selbstbefriedigung); 146; 201; 316; 336; 394; 437; 452; 501; 632; 634; 642; 689
Masturbation verschlimmert; 633
Masturbation: *möchte allein sein*, um masturbieren zu können; 146
Masturbation bei *jungen Mädchen* – oft, indem sie die Schenkel gegeneinander reiben; 507
Masturbation wird dem *Geschlechtsverkehr vorgezogen*; 507
Masturbation und *Beschäftigung* mit *pornographischem* Material; 147
Masturbation, sogar bei *kleinen Kindern*; 437

INDEX

Masturbieren *kleiner Mädchen*; 316
Sexualität: *frühe* oder übermäßige *Masturbation*; 685
Masturbieren *morgens* beim *Erwachen*; 38
Masturbation: *Schlaflosigkeit*; oft begleitet von *sexuellen Gedanken* oder mit häufiger *Masturbation*, um das *Einschlafen* zu *erleichtern*; 635

Meditation; 103; 188
Meditation: *gedankenverloren* dasitzen und „meditieren"; 188
Medorrhinum; 55; 89; 95; 105; 138; 154; 174; 181; 201; 202; 222; 238; 242; 264; 299; 315; 361; 396; 405; 408; 419; 433; 479; 485; 496; 508; 518; 530; 540; 543; 555; 561; 643; 657; 660; 671; 681; 687; 695
Meernähe *bessert*; 137; 199; 435
Meer verschlimmert; 87; 368; 425; 467; 610; 684
Megalomanie; 662
Mehltau: *Empfindlichkeit* gegenüber Schimmel, Mehltau oder faulenden Blättern; 131
Melanom; 395
Melilotus; 124; 307; 308; 346; 439
Menière-Krankheit mit Ohrgeräuschen und Schwindel, die den Patienten daran *hindern, sich im Bett umzudrehen*; 119
Menière-Syndrom; 122; 228; 525; 529; 621
Menière-Syndrom mit ausgeprägtem Schwindelgefühl, in Verbindung mit *chronischen Nebenhöhlenbeschwerden*; 618

Meningitis; 81; 83; 122; 144; 185; 231; 237; 271; 322; 323; 338; 478; 506; 642; 643; 685; 687; 702; 705
Meningitis, *Folgen* von; 642
Meningitis: *gefurchte Stirn* während Meningitis oder Enzephalitis; 322
Meningitis mit hochgradigen *Kopfschmerzen*; 65
Meningitis: *neurologische* Erkrankungen als *Folge* von Meningitis; 641
Meningitis mit *Stupor*; 68
Meningitis oder Enzephalitis bei gleichzeitigem Auftreten der typischen *Harnwegssymptomatik* des Arzneimittels; 183
Meningitis oder Enzephalitis mit *durchdringendem Schrei, Konvulsion, Tremor*, Kopfrollen, oder er *bohrt den Kopf in das Kissen, Stupor* oder *Koma*, ungeheure *Kopfschmerzen*; 705
Meningitis spinalis; 510
Meningitis, oft mit *Delirium*; 144
Meningitis: *Kopfrollen* bei Meningitis; 322

INDEX

Menopause; 395; 560; 593; 613; 687 (vgl. Klimakterium)
Menschenscheu; 112; 115

Menses
Menses: *Amenorrhœ*; 205; 226; 274; 313; 558; 560; 611; 675; 685; 687
Menses: *Amenorrhœ* infolge *Kummer*; 341
Menses: *Besserung*, sobald (oder nachdem) der *Menstruationsfluß einsetzt*; 391
Menses *dunkel*; 190; 540
Menses: membranöse *Dysmenorrhœ*; 134
Menstruation *erschöpfend*, dunkel, klumpig; 190
Menses *fädig*; 540
Menstruation zu *früh* – alle 21 Tage; 423
Menstruation schlimmer im Stehen oder *Gehen*; 247
Menstruationsfluß hört beim *Gehen* auf; 382
Menses: *Kälteschauer vor* oder *während* der Menstruation; 556
Menses: *klumpiger* Menstruationsfluß; 190; 274; 382
Menses: *Konvulsionen* während oder vor der Menstruation; 497
Menses: *konvulsive Erkrankungen*, oft im Zusammenhang mit der Menstruation oder Menarche; 497
Menses von *kurzer* Dauer; 558
Menstruation dauert zu *lange* an; 162
Menstruationsfluß oder Gebärmutterblutung mit *leuchtend rotem* Blut; 286
Menstruationsfluß *nur* während der *Nacht*; 423
Menstruationsfluß tritt während der *Nacht* auf oder ist nachts oder morgens beim Aufstehen deutlich stärker; 136
Menstruationsschmerzen, die von Ziehen in den *Oberschenkeln* (sogar bis hinab zu den Füßen) begleitet sind; 205
Menses *reichlich*; 162; 274; 382; 540
Menses: *schlimmer vor* oder *während* der Menstruation – bekommt jeden Monat eine *Halsentzündung*, *Schnupfen* und leidet an *Schwäche*; 422
Menses: *schlimmer* durch Menstruation; 234
Menses: *Schwäche* während der Menstruation; 247
Menses mit *schwarzer* Blutung; 274; 371
Menses: *Schwitzen* während der Menstruation; 693
Menses: *spärliche* Monatsblutung; 52; 611
Menses: *starker* und *klumpiger* Menstruationsfluß; 382
Menses sehr *stark*, besonders wenn das *Klimakterium bevorsteht*; 689
Menstruation schlimmer im *Stehen* oder *Gehen*; 247
Menstruations*störungen*; 274; 380; 560; 607
Menstruation: *Trauer* und *Weinen*, besonders vor der Menstruation; 629

INDEX

Menses: *übelriechende* Menses ; 374; 382
Menstruationszyklus, Libido und Mutterfunktionen sind im *Ungleichgewicht* und zeigen Anzeichen von *Schwäche, Stase* und *Insuffizienz*; 608
Menstruation, *unregelmäßige*; 235; 426; 558
Menses leicht *unterdrückbar*; 558; 620
Menses: Verschlimmerung durch *unterdrückte Menstruation*; 273
Menstruation kann durch starke *Gefühlsregungen* oder Streß *unterdrückt* werden; 235
Menses: leicht *unterdrückbare* Menstruation – als Folge von *Durchnässung*, infolge *körperlicher Anstrengung*; 274
Menstruation *unterdrückt* durch *kaltes Baden*; 410
Menstruation *unterdrückt* infolge von *Zorn*; 256
Menses: Verschlimmerung durch *unterdrückte Menses* und *besser* beim *Menstruationsfluß*; 702
Menses: Verschlimmerung durch *unterdrückte* Menstruation; 556
Menstruationsfluß *veränderlich*; 558
Menses *verfrüht*; 162; 201; 274; 364; 540; 588; 611
Menses *verspätet*; 364; 588; 620
Menses *verspätet* sich oder *bleibt aus*; 364
Menses: Verschlimmerung *vor* der *Menstruation*; 391; 556; 610
Menses: Verschlimmerung *vor* oder *während* der Menstruation; 610
Menses: Verschlimmerung *während* der Menses; 51; 118; 486; 556
Menstruation: Trauer und *Weinen*, besonders vor der Menstruation; 629
Menstruation: *Wohlgefühl* – fühlt sich nur während der Menstruation wohl; 702
Menses scharf, *wundmachend*; 364; 382
Menstruationsschmerzen, die von *Ziehen* in den *Oberschenkeln* (sogar bis hinab zu den Füßen) begleitet sind; 205

Mercurius; 50; 107; 113; 133; 135; 216; 239; 323; 329; 330; 333; 342; 359; 383; 431; 441; 446; 447; 451; 461; 518; 532; 534; 543; 548; 561; 621; 622; 664; 674
Mercurius corrosivus; 183; 185; 383; 446; 673
Mercurius jodatus flavus; 447
Mercurius jodatus ruber; 447
Messer: *Impuls, sich selbst* oder *andere Personen* mit einem Messer zu *töten*; 46
Messer: Vorstellung, *sich* mit einem Messer zu *verletzen* und sich damit zu *zerfleischen*; 86
Metallischer *Mundgeschmack*; 443
Metaphysische Themen, wie dem Leben nach dem Tode, Reinkarnation usw; 159
Metastasierung; 22

INDEX

Metrorrhagie; 30; 122; 165; 167; 205; 206; 218; 263; 324; 347; 364; 383; 395; 540; 558; 560; 589; 642; 643; 669; 670
Metrorrhagie mit *aktiv* herausströmendem *Blutfluß*; 588
Metrorrhagie verschlimmert sich durch die *geringste Bewegung*; 286
Metrorrhagie: schlimmer durch *Bewegung*; 347; 588
Metrorrhagie: das Blut sieht *dunkel* aus; 226
Metrorrhagie mit *dunklem, klumpigem, übelriechendem* Blut; 262
Metrorrhagie mit *dunklen Klumpen*; 689
Metrorrhagie schlimmer durch *Koitus*; 77; 382
Metrorrhagie: während der *Geburtswehen* oder nach der *Entbindung*; 347
Metrorrhagie mit *hellrotem* Blut, fast niemals klumpig; 527
Metrorrhagie, begleitet von *Hitzewallungen*; 292
Metrorrhagie: schlimmer im *Klimakterium*; 162; 167; 588
Metrorrhagie: schlimmer durch *Myome*; 588
Metrorrhagie: schlimmer durch *Plazentaretention*; 588
Metrorrhagie mit flüssigem, *rotem* oder *dunklem Blut*, aber vermischt mit *großen* oder *dunklen Klumpen*; 121
Metrorrhagie nach *Zorn*; 215

Mezereum; 91; 329; 448; 518; 551; 657

Migräne; 119; 122; 144; 165; 221; 227; 229; 235; 248; 252; 271; 273; 293; 306; 323; 344; 347; 348; 359; 366; 386; 388; 392; 395; 418; 429; 440; 457; 468; 471; 495; 529; 560; 568; 581; 593; 613; 623; 625; 656
Migräne mit *visueller Aura*, Hemikranie sowie auffallender *Übelkeit* und *Erbrechen*; 347
Migräne, die eine zeitweilige *Dumpfheit* des *Geistes* hervorruft; 320
Migräne mit *kaleidoskopartiger visueller Aura*; 436
Migränekopfschmerz an der *Nasenwurzel*; 269
Migräneartige Kopfschmerzen, die sich durch *Licht* verschlimmern; 161
Migräneartige Kopfschmerzen, die sich bei der *Menstruation* verschlimmern; 161
Migräne: *Psoriasis* oder *Herpes* mit Migräne; 348
Migräneartige Kopfschmerzen, die sich beim *Treppensteigen* verschlimmern; 161
Migränekopfschmerz mit hochgradiger *Übelkeit* und *Erbrechen*; 345
Migränekopfschmerzen, denen eine *Aura von verschwommenem Sehen* vorausgeht; 387

Milch- oder Laktoseunverträglichkeit; 35; 388; 685; 459; 461; 462; 690
Milch verschlimmert; 387; 425
Millefolium; 287

INDEX

Milz: *Schmerz* in Leber oder Milz, schlimmer während des *Froststadiums*; 229
Milz: *Schmerzen* oder *Erkrankungen* der Milz; 628
Milz: *Splenomegalie*; 225; 227
Milz: *Vergrößerung* und *Empfindlichkeit* der Milz; 213
Milz: *Vergrößerung* von *Drüsen*, *Leber* oder *Milz* bei *abgemagerten* Patienten; 350

Minderwertigkeitsgefühl (vgl. Selbstvertrauen, Mangel an); 53; 112; 412
Minderwertigkeitsgefühl und *Grausamkeit*; 53
Minderwertigkeitsgefühl und *Hemmungen*; 391
Minderwertigkeitsgefühle mit einer Art von *verborgenem Neid*, eine *Schüchternheit* und eine *frustrierte, kritische Haltung* nahezu *allen* seinen Mitmenschen gegenüber; 389

Mißbildung: *anatomische* Mißbildung, oftmals *angeboren* (Gesichtszüge, Gaumenspalte, Strabismus usw.); 661

Mißbrauch/Mißhandlung
Mißbrauch oder *Vernachlässigung* in der *Kindheit*; 677
Mißbrauch oder *Mißhandlung* in der *Familie, Ehe* oder anderen *persönlichen Beziehungen*; 53
Mißbrauchs- oder Mißhandlungsthematik; 272; 331; 677
Mißhandelt seine *Geschwister*; 335
Mißhandlung: Kinder, die von ihren Eltern *mißhandelt* werden; 631
Mißhandlung, *körperliche* ; 332
Mißbrauch im *Kindesalter*; 359
Mißbrauchsthematik in der Anamnese; 642

Mißtrauisch; 284; 335; 389; 390; 439; 442; 584
Mitgefühl; 73; 198; 206; 207; 245; 250; 273; 482; 524

Mondlicht macht *sanft, milde* und *romantisch*; 57
Mond: *liebenswürdige* und *sentimentale* Patienten, besonders durch Mondlicht beeinflußt; 57
Mond: *Verschlimmerung* bei Neu- oder Vollmond; 617
Mond: *Verschlimmerung* bei Vollmond; 160

Mononukleose; 116; 165; 455; 522
Mononucleosis infectiosa: *Schwäche* als *Folgeerscheinung* einer *schweren Infektionskrankheit* und tritt nach einer *Lungenentzündung* oder *Pfeifferschem Drüsenfieber* auf; 192

INDEX

Mononukleose: *Verschlimmerung* seit *Mononukleose* oder *Keuchhusten*; 199
Moral: *fehlendes* Empfinden für *moralische Werte*; 54
Morbus Parkinson; 212
Mord: *Fähigkeit*, einen Mord zu begehen; 640
Morgens beim *Erwachen* schlimmer; 46; 414
Mortelmans, Guido; 331
Moschus; 451; 668; 693
Müdigkeit durch *Reden* oder *Unterhaltung*; 629
Müdigkeit und Erschöpfung; 658
Multiple Sklerose; 38; 48; 75; 77; 102; 165; 212; 246; 261; 271; 306; 374; 398; 461; 463; 467; 495; 528; 543; 603; 656; 636
Multiple Sklerose mit *Taubheit* und *Schwäche* in den *Beinen*; 528
Mumps; 24; 533; 534; 556; 560
Mumpserkrankung wechselt von den Ohrspeicheldrüsen zu den Hoden hin; 22

Mund
Mund*atmer*; 113
Mund: Neigung, sich *während* des *Sprechens* oder *Kauens auf* die *Zunge* oder die *Wangeninnenseiten* zu *beißen*; 343
Mund: überaus starke *Blutung* nach *Zahnextraktion*; 526
Mund; Rachen: *Brennen* oder *eisige Kälte* in der Nase und im Rachen, schlimmer durch *Einatmen*, insbesondere beim *Einatmen kalter Luft*; 240
Mund: *brennende* Empfindung oder *Geschwüre* in Mund und Hals; 187
Mund: *dicker Schleim* oder *Speichel* im Mund; 487
Mund: *dicker, fadenziehender* Schleim auf den *Zähnen* oder im Hals; 356
Mund: Mundgeruch oder schlechter *Geschmack* im Mund; 404
Mund; *Gaumenspalte*: anatomische Mißbildung, oftmals angeboren ; 661
Mund*geschwüre*; 663; 664
Mund: *Geschwüre* in Mund oder Rachen; 443
Mund*geschwüre* mit ausgeprägtem *Brennen*, können sich über den *gesamten Verdauungstrakt* ausbreiten; 667
Mundschleimhaut ist durch *empfindliche, blutende, heiße Geschwüre* in Mitleidenschaft gezogen; 133
Mund: *Gingivitis*; 443
Mund ist zu einem *Grinsen* verzogen; 176
Mund: *Juckreiz* in den Ohren und im *Gaumendach*; 37
Mund: *Juckreiz* innerhalb der Nasenflügel und am *Gaumen*; 98
Mund: *Karzinom* im Bereich des Gesichts, der Augen, der Nase, des Mundes, des Halses; 189
Mund: *metallischer* Mundgeschmack; 443

INDEX

Mund: *Mundgeruch* oder schlechter *Geschmack* im Mund; 404
Mund: *Periostentzündung* im *Kieferbereich* durch *Wurzelkanal*behandlung; 526
Mund: während der Konvulsionen tritt *Schaum* vor den Mund; 498
Mund: *Schleim fliegt* ihm *aus* dem Mund; 109
Mund: *Schmerz* an der *Zungenwurzel* beim *Herausstrecken* der Zunge; 369; 532
Mund: *Schmerzen* nach einer *Zahnbehandlung*; 339
Mund: *Schwellung* der *Uvula*; 67; 357
Mund: *Schwellung* des *Gesichts* und der *Zunge* nach *Insektenstich*; 196
Mund: *Schwellung* und *Bluten* des *Zahnfleischs*, besonders in Verbindung mit *Verdauungsstörungen*; 373
Mund: *Schwellung* von *Uvula, Tonsillen, Larynx*; 369
Mund: reichlicher *Speichelfluß*, vor allem *nachts* im *Bett*; 663
Mund: *Speichelfluß*; 113; 446; 571
Mund: *Speichelfluß* mit häufigem Bedürfnis, den Speichel *auszuspucken*; 332
Mund: *Speichelfluß* während der *Schwangerschaft*; 381
Mund: *Speichelfluß* während des *Schnupfens*; 98
Mund: *Speichelfluß*, besonders nachts im *Bett*; 443
Mund: *Stichwunden* in *nervenreichen* Körperpartien: Fingerspitzen, Zunge, Zähne, Augen, Genitalien; 339
Mund: *stinkender* Atem; 110; 443; 622
Mund: *Stomatitis*; 96; 97; 133; 134; 300; 442; 445; 471
Mund: *Stomatitis* aphthosa der *Kinder*; 133
Mund: *Taubheitsgefühl* im *Kopfbereich*, vor allem in den *Zähnen* während *sexueller Erregung*; 539
Mund: *Taubheitsgefühl* und *Schweregefühl* in der *Zunge*; 304
Mund: *Taubheitsgefühl* von *Mund* und *Zunge*; 28
Mund *trocken* ohne Durst; 410
Mund: *trockener* Mund mit *unlöschbarem* Durst; 487
Mund: *trockener* Mund und *Zunge*; 487
Mund: *trockener* Mund, aber *kein Durst*; 142; 487; 557
Mund: *trockener* Mund, mit oder ohne Durst; 142
Mund: *Trockenheit* des Mundes und Rachenraumes, vor allem der *Zungenmitte*; 28
Mund: *Trockenheit* von Hals und Gaumen; 637
Mund: *Trockenheit* von *Lippen* und *Zunge* bei *Dehydrierung*; 526
Mund: *übler Mundgeruch*, insbesondere durch *entzündetes* Zahnfleisch oder *kariöse Zähne*; 381
Mund: Verlangen, *Wasser* in den Mund zu nehmen, um ihn *anzufeuchten, spuckt* es dann wieder *aus*; 487
Mund: *wattiges* Gefühl im Mund; 487

INDEX

Mund: muß mit der *Zunge* kräftig am *Gaumen* hin- und her*reiben*, um den *Juckreiz* zu lindern; 699

Murex; 325; 383; 407; 408; 546; 614
Muriaticum acidum; 306; 425; 454; 522; 631

Musik *bessert*; 104; 669
Musik (vor allem *laute, wilde* Musik) und *Tanzen bessern*; 669
Musik: *empfänglich* für Musik; 461
Musik: *empfindlich* gegen *Geräusch* und *Musik*; 467
Musik, *liebt* Musik; 104; 147
Musik: *liebt* Musik und Tanz. Musik erregt oder beruhigt ihn; 668
Musik, *Verlangen* nach; 198
Musik *verschlimmert*; 49

Muskeln
Muskel*dystrophie*; 165
Muskelkater im *Epigastrium*; 354
Muskel*krämpfe*; 38; 452
Muskel*krämpfe* insbesondere in den *Beinen, Händen, Waden*; 270
Muskel*krämpfe* schlimmer durch *Schlaf*; 270
Muskel*krämpfe* schlimmer durch *Koitus*; 270
Muskel*schwäche*; 164
Muskel*spasmen*; 494
Muskel*spasmen* oder *Gliederzucken*; 665
Muskel*spasmen* und -krämpfe; 531
Muskel*verspannungen*; 37; 38
Muskel*zerrungen*; 585
Muskel*zuckungen*; 201; 235; 543

Mutter ist *wütend* und *schreit* bei der *geringsten Störung* die *Kinder* an; 609
Myalgie; 212; 227
Myalgie, Gelenkschmerzen schlimmer durch Berührung; 226
Myalgien, besonders nach Überanstrengung; 82
Myasthenia gravis; 271; 306
Mygale; 270

Myokardinfarkt (vgl. Herz); 150; 266; 395; 399
Myokardinfarkt mit *hochgradigen Brustschmerzen*; 30
Myokardinfarkt mit *Taubheitsgefühl* im *linken* Arm; 29

INDEX

Myokardinfarkt mit *Zusammenschnürungsgefühl* in der Brust, die Schmerzen *strahlen* aus zum *linken* Arm; 394

Myoklonie, *nächtliche*; 271; 704; 705

N

Nabel
Nabel: *Absonderungen* des Nabels bei *Abmagerung*: 24
Nabel: *Absonderung* aus dem Nabel, vor allem bei *Neugeborenen*; 23
Nabel: *Ausschläge* um den Nabel oder *Absonderungen* des Nabels: 24
Nabel: *Brennschmerzen* um den *Bauchnabel* herum oder *stechende* Schmerzen vor *Diarrhoe*. Bauchschmerzen *besser nach* der *Stuhlentleerung* in chronischen Fällen; 300
Nabel*bruch*; 492
Nabel*bruch*, besonders bei *Neugeborenen*; 487
Nabel: *infektiöse* Erkrankungen des Nabels; 24
Nabel: *Schmerzen* um den Nabel, vor allem während der *Stuhlentleerung*, können *zur Brust* ausstrahlen; 29
Nabel: *ziehendes* Gefühl im *Nabelbereich*; 539

Nachgiebig; 616
Nachrichten: *Beschwerden* infolge *schlechter Nachrichten*; 303
Nachrichten, schlechte: *gerät* durch schlechte Nachrichten oder internationale Katastrophenmeldungen *leicht aus der Fassung*; 373
Nachtragend; 481
Nachtragend: *Kränkungen* oder *Kritik* bleiben in seinem Gedächtnis haften, und es fällt ihm sehr *schwer* zu *vergeben*; 464
Nacht*schweiße*; 165; 224; 443; 621; 629; 684
Nachtwachen verschlimmern; 245; 246

Nackenschmerzen
Nacken*krämpfe*; 235
Nacken*schmerzen*; 171
Nacken- oder Rückenschmerzen: schlimmer durch *Anstrengung*; 170
Nackenschmerzen und -steifheit: schlimmer durch geringfügige *Bewegung*; 533
Nackenschmerzen und -steifheit: schlimmer *nachts*; 533
Nackenschmerzen und -steifheit: schlimmer auf der *rechten* Seite; 533
Nacken- oder Rückenschmerzen: schlimmer beim *Schlucken*; 170

INDEX

Nacken*steifigkeit*; 585
Nacken- oder Rückenschmerzen: schlimmer durch *Zugluft*; 170

Nacktheit: will nackt sein; 336

Nägel (vgl. Hände: Finger/Extremitäten)
Nägel sind *brüchig* oder *verkrüppelt*; 680
Nägel: *Deformierungen* der Nägel; 313
Nägel sind *deformiert*, *brüchig* und *brechen* oder *schälen* sich leicht ab; 164
Nägel *dick* und *unförmig*, vor allem die *Zehennägel*; 655
Nägel*kauen*; 114; 147 (vgl. auch Hände/Extremitäten)
Nägel: *Kauen der Fingernägel* oder sogar der *Zehennägel*; 435
Nägel: *Knochen, Nägel und Zähne* sind oft *schwach* und weisen *Mängel* auf; 615
Nägel: *mangelhafte Ausbildung* von Knochen und Nägeln durch unzureichenden Mineralstoffwechsel; 617
Nägel *reißen* leicht *ein*; 470
Nägel sind *verdickt* und *eingerissen*; 59
Nägel: *Verdickungen* und *Verwachsungen* der Nägel; 309
Nägel: *verdickte* Nägel, die sehr *hart* sind; 313
Nägel: *verkrüppelte* Nägel; 620
Nägel: *Verwachsungen* oder *Schwäche* der Nägel; 298
Nagel*wallentzündung*; 67
Nägel: *weiße Flecke* auf den Nägeln; 620

Nahrung: *gleichgültig* gegen Nahrung, in manchen Fällen jedoch *gierig nach Nahrung*; 194

Nahrungsmittelverlangen oder -abneigungen
Äpfel; 317; 322; 653
Alkohol; 89; 102; 105; 187; 200; 393; 416; 436; 492; 527; 565; 604; 653; 659; 663
Artischocken; 28; 444;
Auberginen: 436
„Ausgefallene" Dinge; 426
Austern; 142; 393; 416; 527

Bananen; 284; 675
Bier; 312; 469; 473; 653
Bitteres; 469
Bohnen und Erbsen; 89; 436

INDEX

Brandy; 604; 659
Brot; 89; 105; 422; 444; 469; 483; 611
Butter; 200; 225; 273; 422; 444; 557
Butterbrot: 292; 422; 444

Delikatessen; 105

Eidotter, weiches; 653
Eier: 113; 161; 189; 200; 210; 292; 376; 473; 483; 500; 527; 619; 653 – Hartgekochte Eier; 557 – Weichgekochte Eier; 596
Eis; 284; 436; 477; 694
Eiweiß; 469
Erdnußbutter; 557
Erfrischende Dinge; 521; 588
Essig; 58; 327; 373; 611
Essiggemüse; 166
Essiggurken; 327

Feingebäck; 105; 161
Fett: 76; 89; 102; 162; 200; 273; 194; 200; 225; 327; 371; 410; 426; 469; 492; 516; 527; 557; 570; 596; 611; 619; 634; 653; 685
Fisch; 28; 31; 102; 312; 436; 449; 469; 473; 477; 527; 653; 703 – Salziger Fisch; 294
Fischsuppe; 527
Fleisch: 102; 105; 142; 162; 200; 210; 273; 312; 314; 357; 406; 422; 436; 516; 527; 576; 619; 653; 669
Fleischfett; 436
Fruchtsäfte; 521

Gemüse: 120; 322; 422; 426
Geräuchertes Fleisch; 170; 210; 685
Geräucherte Speisen; 381
Gewürztes; 187; 200; 225; 327; 385; 473; 492; 527; 592; 653
Gurken: 42; 327

Hähnchen; 312; 469; 527; 570
Hamburger; 527
Hot Dogs; 170

Joghurt; 284; 477

INDEX

Kaffee; 55; 162; 187; 492
Kalte Getränke; 89; 142; 200; 373; 416; 576
Kalte Speisen; 288; 373; 376; 416; 527; 557
Käse; 76; 210; 220; 241; 343; 452; 483; 527; 557; 576
Kartoffeln; 47; 462; 500
Knoblauch; 102; 200; 679
Kohlensäurehaltige Getränke; 527

Leichte Speisen; 426
Limonade; 120; 273; 653

Mehlspeisen; 89
Milch; 102; 105; 162; 200; 220; 388; 462; 469; 527; 619; 634; 685 – Kalte Milch; 576; 596; 685 – Warme Milch; 142

Nichteßbares (Schmutz, Kreide); 483
Nüsse; 102; 268

Obst; 113; 200; 225; 343; 422; 426; 521; 527; 694
Obst, unreifes; 173; 436
Oliven; 161; 653
Olivenöl; 89
Orangen; 284; 436

Pfeffer; 187; 385
Pickles; 166

Reichhaltige Speisen; 469
Reis; 527
Rohkost; 669

Sahne; 557
Salami; 170; 685
Salat; 284; 426
Salz: 76; 78; 161; 166; 194; 200; 210; 225; 261; 312; 314; 385; 436; 444; 469; 473; 483; 527; 542; 570; 588; 596; 604; 611; 619; 669; 685; 694
Salziger Fisch; 294
Sand; 669
Sardinen; 294; 694
Saures Obst; 694

INDEX

Saure Speisen; 89; 120; 166; 261; 469; 611; 653; 694
Scharf gewürzte Speisen: 187; 225; 327; 393; 653
Schinken; 200; 449; 596; 685
Schinkenfett; 200; 449;
Schlagsahne; 557
Schleimige Speisen: 162; 436; 469
Schmalz; 89
Schokolade; 200; 322; 333; 469; 527; 653
Schweinefleisch; 76; 265; 273; 557; 685
Seltsame Dinge; 322; 333
Speck; 170; 200; 210; 596; 685
Speiseeis; 76; 161; 288; 473; 527; 557; 653; 685
Spiegeleier; 473
Spinat; 220
Süßigkeiten: 76; 78; 105; 113; 161; 166; 173; 194; 200; 210; 225; 292; 312; 314; 357; 364; 373; 376; 410; 416; 426; 436; 444; 462; 527; 557; 570; 576; 596; 611; 619; 623; 634; 642; 653; 679; 703
Suppe; 155; 312

Tabak; 152; 153; 307; 322; 333; 436; 492; 665
Tee; 527
Teigwaren; 393
Tomaten; 292
Trockene Nahrung; 47

Ungewürtze Speisen; 312
Unverdauliche Dinge; 47; 232

Verbrannte Speisen; 469
Verbrannter Toast; 469

Warme Getränke: 89; 142; 220; 376; 385; 416
Warme Speisen; 89
Wein; 58; 89; 527
Whiskey; 89; 385; 653
Wustwaren; 170

Zitronen; 89; 120; 469; 587; 588; 694
Zucker; 76
Zwiebeln; 42; 102; 200; 587; 679

INDEX

Nahrungsmittel*allergie*; 374; 461; 463; 487; 488; 500; 560
Nahrungsmittelallergie, insbesondere empfindlich gegen *Milch*; 461
Nahrungsmittel*vergiftung*; 89; 301
Nahrungsmittelverlangen, die *nicht zufriedenzustellen*; 238
Naiv; 73
Naja; 151; 305; 396; 455; 509; 625
Narkolepsie; 488; 503; 504; 506
Narzismus; 538; 540
Nasaler Klang der Stimme; 357

Nase (vgl. auch /Heuschnupfen/Schnupfen/Koryza/Erkältung)
Nasenflügel: *aufgesprungene* Nasenflügel oder Augenwinkel; 516
Nasenflügel *blähen* sich auf; 61
Nase: *Bohren* in der Nase; 96; 237; 259
Nase: *Brennen* in den *Nasenlöchern*; 27; 368; 592
Nase: *Brennen* in der Nase, schlimmer bei *jedem Atemzug*; 368
Nase: *Brennen* oder *eisige Kälte* in der Nase und im Rachen, schlimmer durch *Einatmen*, insbesondere beim *Einatmen kalter Luft*; 240
Nase: *chronische* Nasen*verstopfung*; 161; 173; 375; 557; 637
Nase: *chronische*, trockene *Nasenverstopfung*; 619
Nase: *chronisches, eitriges* Nasensekret; 653
Nase: *chronischer Retronasal*katarrh; 240; 663
Nase: *dicke, zähklebrige* Absonderungen aus der Nase; 355
Nase: *dicker Schorf* oder *Krusten* an der Nasenscheidewand; 679
Nase: *dickes gelbliches* Nasensekret; 240
Nase: *Druck* und *Völlegefühl* an der *Nasenwurzel* und durch die *Nebenhöhlen* hindurch; 357
Nase: reichliche, *dünne* Absonderungen aus Augen und Nase; 289
Nase: *dünne* und *reichliche* Absonderungen aus der Nase, oft *wundmachend*; 587
Nase: *Flattern* der *Nasenflügel* bei Asthma oder Pneumonie; 415
Nase: *Fließschnupfen morgens*, doch *nachts* ist die Nase *verstopft*; 492
Nase: *Flüssigkeiten* werden beim *Schlucken aus* der Nase *gestoßen*; 385
Nase: *Geschwüre* am *Septum*; 679
Nase: *grünliches* Nasensekret; 477
Nase: *Haut* an der Nase *schält* sich; 462
Nase: *Hautausschläge* an der *Nasenspitze*; 35; 576
Nase: *honigartige* Absonderungen aus der Nase; 94
Nase: *Infektionen* mit *dicken* und *fadenziehenden* Absonderungen; 329
Nase: *Infektion* der *oberen Atemwege* oder *Grippe*: mit *mildem Schnupfen, Niesen* und *Konjunktivitis*; 560

INDEX

Nase: *Jucken* und *Kribbeln* in der Nase; 586
Nase: *Juckreiz* in Nase, Hals und Gaumen, manchmal bis hin zu den Ohren; 699
Nase: *Juckreiz innerhalb* der *Nasenflügel* und am *Gaumen*; 98
Nase: *Karzinom* im Bereich des Gesichts, der Augen, der Nase, des Mundes, des Halses; 189
Nasen*katarrh*; 477; 637
Nasen*katarrh* mit *dickem* Sekret; 364
Nase: *Krampfaderbildung* des Gesichts und der Nase; 265
Nase: *Krebs* im Nasenbereich; 105
Nasen- oder Mund*krebs*; 663
Nase: *Kribbelgefühl* in der Nase; 637
Nase: *Krusten* in der Nase, welche *festkleben* und beim Entfernen *bluten*; 357
Nase: *milde*, oft *grünliche* Absonderung aus der Nase; 557
Nase: *Niesen*; 98; 241; 675
Nase: *Niesanfälle* mit zehnfachem Niesen oder mehr: schlimmer durch *Kälte*, schlimmer durch *Gerüche* und *Parfums*; 586
Nase: *Niesanfälle*, verschlimmert durch *Einatmen kalter Luft*; 240
Nase; *Niesen, heftiges*, oft schlimmer *nachts*; 622
Nase: starkes *Niesen*; 637
Nase: *Niesen* bei Heuschnupfen, Schnupfen: schlimmer im *Freien*; 557
Nase: *Niesen* bei Heuschnupfen, Schnupfen: schlimmer *abends*; 557
Nase: *Niesen* bei Heuschnupfen, Schnupfen: schlimmer im *warmen Zimmer*; 557
Nase: *Niesen* und Schnupfen *morgens* beim *Erwachen* oder beim Aufstehen; 492
Nasen*polypen*; 42; 161; 165; 357; 359; 592; 593; 619; 653; 656; 674
Nase: rechtsseitige Nasen*polypen*; 371
Nase: *reichliche, dünne* Absonderungen aus Augen und Nase; 289
Nase; *Retronasalkatarrh*; 330; 436; 477; 637
Nase: *Rhinitis*; 116; 138; 165; 196; 240; 372; 430; 445; 560; 590; 611; 613; 656
Nase: *Rhinitis*; chronisch und schwelend, mit *grünlichen* Absonderungen; 443
Nase: *Rhinitis* mit *Nasenverstopfung* und eitriger Absonderung aus der Nase; 196
Nase: *Rhinitis* und *Sinusitis*, beginnt oft im *Säuglingsalter*; 436
Nase: *Risse* an den *Nasenflügeln*; 58
Nase: *Schmerz, Schweregefühl* oder *Brennen* an der *Nasenwurzel*; 356
Nase: *Schmerzen* an der *Nasenwurzel* oder *zwischen* den *Augen*; 98
Nase: *Schmerzen* und *Völlegefühl* in *Nasenwurzel* und *Stirn* durch *Katarrh* mit *Krusten* und *Schleimpfropfen*; 637
Nase: *Schniefen* der *Neugeborenen*; 415; 590
Nase: *Schweiß* insbesondere auf der Nase; 400
Nasen*sekretionen* trocknen schnell und bilden Krusten in der Nase; 637
Nase: *ständiger Drang*, sich die Nase zu *putzen*, doch es kommt nichts heraus; 637

INDEX

Nase: *Tränenfluß*, gewöhnlich *milde*, während das *Nasensekret scharf* und *wundmachend* ist; 41
Nase: *trockene Nasenverstopfung*; 351
Nase: *Trockenheit* von Nase und Hals; 501
Nase: *trockener, heißer* Schnupfen, schlimmer auf der *linken* Seite; 622
Nase: *übelriechende* Nasenabsonderung; 284
Nase: *Ulzeration* der nasalen oder oropharyngealen *Schleimhäute*; 357
Nase: wäßrige *wundmachende* Nasenabsonderung, die zwar *heraustropft*, aber die Nase bleibt dabei *trotzdem* vollkommen *verstopft*; 88

Nasenbluten; 225; 292; 296
Nase: *Blutung* durch *Schneuzen* der Nase; 526
Nasenbluten beim *Aufstehen* am *Morgen*, oder wenn die *Menstruationsblutung unterdrückt* ist; 142
Nasenbluten in Verbindung mit *Krampfadern* oder *Hämorrhoiden*; 319
Nasenbluten *lindert* den *Kopfschmerz*; 439
Nasenbluten mit *Blutandrang* und *Zusammenschnürungsgefühl* im Kopf; 149
Nasenbluten schlimmer während der *Menstruation* („*vikariierende*" Blutung); 319

Nasenverstopfung; 105; 116; 351; 371; 404; 410; 590; 637
Nasenverstopfung ist so ausgeprägt, daß das *Kind nicht saugen* kann; 590
Nasenverstopfung oder *dicke grünliche Absonderung*, welche *abwechselnd* auf *beiden Seiten* auftritt; 385
Nasenverstopfung oder *Kongestion*: schlimmer *nachts* im *Schlaf*; 52
Nasenverstopfung oder *Kongestion*: schlimmer bei der *Menses*; 52
Nasenverstopfung *ohne viel Absonderung* – wie bei *geschwollenen Nasenmuscheln* oder *Polypen*; 404
Nasenverstopfung verschlimmert durch *feuchtkaltes Wetter*; 404
Nasenverstopfung bei *grünlichen Absonderungen*; 675
Nasenverstopfung schlimmer *nachts* im *Bett*; 415
Nasenverstopfung verschlimmert durch *Hitze*; 58
Nasenverstopfung, Erkältungen oder *Koryza* infolge *kalten feuchten Wetters*; 282
Nasenverstopfung wird verursacht durch geschwollene Nasenmuscheln und ist in der Regel ohne viel Absonderungen; 404
Nasenverstopfung schlimmer durch *Niesen*; 137

Nash, Eugene B.; 205; 638; 691
Nässe verschlimmert; 566
Natrium arsenicosum; 458

INDEX

Natrium boracicum; 132
Natrium carbonicum; 35; 135; 388; 425; 443; 460; 471; 518; 536; 576; 622; 636
Natrium muriaticum; 35; 50; 68; 99; 102; 107; 108; 133; 135; 144; 145; 154; 177; 203; 213; 214; 222; 227; 248; 252; 274; 289; 340; 344; 348; 367; 372; 418; 419; 425; 427; 444; 445; 459; 463; 472; 474; 479; 501; 518; 594; 595; 613; 614; 632; 636
Natrium phosphoricum; 243; 472
Natrium sulfuricum; 45; 92; 107; 135; 231; 239; 340; 397; 438; 459; 471; 475; 504; 681
Neid; 390

Nephritis (vgl. Nieren); 70; 90; 155; 156; 177; 254; 395; 436; 470; 644; 645; 672; 673
Nephritis mit *dunklem* oder *schwarzem Urin*; 393
Nephritis mit *generalisiertem Ödem* und *spärlicher Harnausscheidung*; 67
Nephritis: *Herzbeschwerden*, besonders wenn diese *mit Niereninsuffizienz* oder *Nephritis* einhergeht; 154; 155; 420
Nephritis mit starker *Ödembildung*; 253
Nephrotisches Syndrom; 68; 70
Nephrotisches Syndrom mit starker *ödematöser* Schwellung des *ganzen Körpers*; 66

Nerven: *verlangsamte Reizleitung* der Nervenimpulse; 246
Nerven: Verletzung der größeren *Nerven* – d.h. Risse oder Lazeration der *medianen Nerven* des *Plexus brachialis*; 339
Nerven: Verletzungen, insbesondere für Verletzungen der *Nerven* und des *Rückenmarks*; 339
Nervös und überempfindlich; 350; 428; 572
Nervöse *Erregbarkeit*; 350
Nervöser *Erethismus*; 222

Neuralgie; 37; 72; 129; 150; 214; 218; 221; 227; 229; 235; 252; 257; 306; 423; 428; 429; 510; 540; 543; 546; 568; 573; 585; 593; 623; 625; 630; 661; 664; 675; 681; 691; 695; 705
Neuralgie: besser durch *Druck*; 422
Neuralgie: besser beim *Gehen*; 422
Neuralgie nach einer *Grippe*; 659
Neuralgie, die nach Abheilen eines *Herpes* einsetzt; 567
Neuralgie: besser durch *Hitze*; 422
Neuralgie *und* Kolik; 428
Neuralgien in *jeder* beliebigen *Körperregion*; 127

INDEX

Neuralgie abwechselnd mit *Leukorrhœ*; 629
Neuralgie *und* Rheumatismus; 377
Neuralgie infolge *unterdrückter Hautausschläge*; 449
Neuralgien *besser* durch *Urinieren*; 303
Neuralgie schlimmer durch *warme Speisen*; 422
Neuralgie: schlimmer durch *Zugluft*; 422

Neurasthenie; 374
Neurodegenerative Erkrankungen; 209; 212; 248; 261; 397; 543

Neurologische Erkrankungen; 398; 467
Neurologische Erkrankungen als *Folge* von *Kopfverletzung*; 641
Neurologische Erkrankungen als *Folge* von *Impfung*; 641
Neurologische Erkrankungen als *Folge* von *Schreck*; 641
Neurologische Erkrankungen als *Folge* von *Meningitis*; 641
Neurologische *Schwäche*; 461
Neurologischen Erkrankungen, die zu *allmählicher Lähmung* führen; 302
Neurom; 585
Neuromyopathie; 38

Nieren (vgl. Nephritis)
Nieren- oder *Blasensteine*; 513
Nieren- oder *Harnleiterkoliken*; 496
Nierenerkrankung *und* Herzerkrankung; 156
Nieren: *Infektionen* der Blase, der *Nieren* und der Hoden; 127
Niereninsuffizienz; 69
Niereninsuffizienz: *Herzbeschwerden*, besonders wenn diese mit *Niereninsuffizienz* oder *Nephritis* einhergeht; 154; 155; 420
Niereninsuffizienz mit *Ödemen* der *Knöchel* und des *Skrotums*; 70
Niereninsuffizienz mit Schwellung, sogar *Anasarka*, besonders auffallend um die *Augen*; 365
Nierenkolik; 249; 316; 493; 496
Nierenkolik, *linksseitig*; 316
Nierensteinkolik: *rechtsseitig*, Patient bemerkt vielleicht *rötlichen Sand* im Urin; 418
Nierensteinkolik mit ausgeprägter *Übelkeit* und Erbrechen; 496
Nieren: *Pyelonephritis*; 68; 121; 123; 129; 185; 328; 418; 493; 495; 560; 598; 599
Nieren: *Pyelonephritis* mit *Tenesmus* und enormer *Dysurie*; 184
Nieren: *Pyelonephritis* mit *brennenden* Schmerzen über den *Nieren* und *Erschöpfung*; 673

INDEX

Nieren: *„schüchterne"* Nieren; 470
Nieren*steine*; 126; 129; 162; 165; 255; 278; 287; 359; 366; 393; 395; 408; 409; 418; 493; 495; 599
Nieren: rechtsseitige *Nierensteine*; 416
861
Nieren*steine* mit *stechenden* Schmerzen; 364
Nieren*steine* mit *stechenden* Schmerzen, die *nach außen* hin oder *abwärts* ausstrahlen; 128
Nieren*steine* mit *stechenden* Schmerzen, die *zur Blase* ausstrahlen; 357
Nieren: *Taubheitsgefühl* oder Empfindung von *„Blubbern"* im Bereich der Nieren; 128
Nieren*versagen*; 90

Nihilistische Einstellung; 481
Nitricum acidum; 38; 93; 97; 126; 165; 181; 195; 204; 239; 243; 299; 327; 329; 355; 363; 371; 372; 383; 396; 419; 451; 480; 511; 518; 551; 570; 614; 622; 664; 681
Nitroglyzerin; 306
Nokturie; 408
Nostalgie: *Zurücksehnen* nach der *Vergangenheit*; 186
Nux moschata; 48; 181; 410; 506; 515
Nux vomica; 22; 55; 68; 93; 95; 102; 107; 129; 145; 154; 185; 202; 213; 215; 218; 222; 227; 252; 257; 277; 278; 285; 294; 315; 316; 329; 344; 366; 374; 406; 408; 417; 429; 438; 445; 447; 485; 488; 497; 502; 506; 513; 515; 516; 529; 536; 540; 574; 591; 613; 614; 636; 645; 647; 656; 657; 660; 670; 674; 676; 699; 705
Nymphomanie; 316; 394; 405

O

Oberkörper, *heißer*, bei *Kälte* der *unteren Körperhälfte*; 80

Obst, besonders *Erdbeeren*, verschlimmert; 508
Obst, *saures*, verschlimmern; 498

Obstipation; 33; 99; 121; 165; 202; 212; 330; 382; 388; 422; 469; 483; 487; 495; 506; 542; 543; 570; 596; 604; 605; 607; 613; 621; 646; 656; 663; 665; 685; 705
Obstipation: keine *Beschwerden* durch Obstipation; 162
Obstipation und *Diarrhœ* im Wechsel; 315
Obstipation *ohne Drang*; 47; 611; 505; 619

INDEX

Obstipation mit der *Empfindung*, daß sich *noch mehr Stuhl im Rektum* befindet.; 619
Obstipation: *ergebnisloser* Stuhldrang; 584
Obstipation ist so *hartnäckig*, daß der Patient gezwungen ist, der Stuhlentleerung mit den *Fingern nachzuhelfen*; 47
Obstipation mit großem *hartem* Stuhl; 312
Obstipation mit *hartem* Stuhl; 113; 254
Obstipation mit *harten, knotigen* Stühlen; 426
Obstipation in Verbindung *mit Herzerkrankung*; 624
Obstipation und *Inaktivität* des Darmes; 200
Obstipation bei *Kindern*; 619
Obstipation bei *Kindern* mit hartem, *schmerzhaftem* Stuhl; 493
Obstipation bei Patienten mit chronischen *Kopfschmerzen*; 388
Obstipation schlimmer bei der *Menstruation*; 66; 539
Obstipation vor oder während der *Menstruation*; 364; 619
Obstipation bei *Neugeborenen*; 47; 505
Obstipation bei *Neugeborenen* beim Durchbruch der *Zähne*; 426
Obstipation schlimmer auf *Reisen*; 539
Obstipation während der *Schwangerschaft*; 539
Obstipation während der *Schwangerschaft* mit großer *Trockenheit* des *Rektums*; 47
Obstipation, Stuhlgang besser im *Stehen*; 210
Obstipation *ohne Stuhldrang*; 162
Obstipation mit *ständigem, ergebnislosem Stuhldrang*; 493
Obstipation, besonders bei *Tabakkonsumenten*; 665
Obstipation mit auffallender *Trockenheit* des *Rektums*; 143
Obstipation mit *weichem* Stuhl; 47; 328
Obstipation oder Diarrhœ durch *Wein*; 703
Obstipation *besser* durch *Zurücklehnen*; 436

Ocimum; 496
Oenanthe crocata; 96; 497

Oesophagitis; 92; 194; 542; 592; 593
Oesophagus: *Brennen* in Ösophagus oder *Magen*, mit *Verlangen* nach *Wasser* in kleinen Schlucken; 89
Oesophagusspasmus; 284; 285

Ohnmacht; 175; 177; 191; 194; 275; 400; 401; 453; 610
Ohnmacht im *akuten* Stadium; 191

INDEX

Ohnmacht durch *Blähungsbildung*; 193
Ohnmacht, verschlimmert durch den Anblick von *Blut*; 486
Ohnmacht durch *Essen*; 452
Ohnmacht durch *Gefühlserregung*; 452; 556
Ohnmachtsneigung; verschlimmert durch *Gerüche*; 492
Ohnmacht, verschlimmert bei *Herzklopfen*; 486
Ohnmacht und Kollaps in Verbindung mit *Herzklopfen* oder *Herzerkrankung*; 456
Ohnmacht durch *Hitzschlag*; 193
Ohnmacht, von *Hysterie* begleitet; 246; 452; 486
Ohnmacht durch *Infektionskrankheit*; 193
Ohnmacht: *Konvulsionen, Spasmen* und Ohnmacht *nach* dem *Koitus*; 37
Ohnmacht durch *Menstruation*; 556
Ohnmacht schlimmer *vor* oder *während* der *Menses*; 452
Ohnmacht: *Schwäche* oder Ohnmacht durch *Diarrhœ* oder *nach* dem *Stuhlgang*; 544
Ohnmacht schlimmer im *Stehen*; 651
Ohnmacht, Verwirrung, Erregung vor einem *Sturm*; 572
Ohnmacht durch *Verdauungsstörungen*; 193
Ohnmacht durch *warme* oder *stickige Räume*; 556
Ohnmachtsneigung; verschlimmert durch *Wehen*; 492

Ohr
Ohr*absonderungen* sind *dickflüssig*; 311
Ohr: *Absonderungen* aus den Ohren, insbesondere aus dem *linken* Ohr; 311
Ohr: *Abszeßbildung* des *äußeren* Ohrkanals; 173
Ohr: *Ausschläge* oder *Einrisse hinter* den Ohren; 311
Ohr: *Bläschen* in den Ohren; 499
Ohr: *Brausen* in den Ohren; 243
Ohr: *chronische Absonderung* aus dem Ohr; 373
Ohr: *chronische Absonderungen* aus den Ohren, *stinkende* Absonderungen; 549
Ohr: *chronische Infektionen* der Augen, Nebenhöhlen, Ohren; 549
Ohr: *chronische Otorrhœ* mit *scharfer, wundmachender* und *übelriechender* Absonderung, oft mit *fischartigem* Geruch; 671
Ohren *empfindlich* gegen *kalte Luft* oder *Wind*; 449
Ohren sind extrem *empfindlich* gegenüber *Wind* oder *frischer Luft*; 327
Ohr: *Furunkel* in den Ohren; 536
Ohr: *Hautausschläge* auf den *Ohren* oder darunter; 161
Ohr: *Hautausschläge* auf der Kopfhaut, *hinter* den Ohren; 415
Ohr: *Hautausschläge* hinter den Ohren, auf Nacken, Gesicht, Kopfhaut und Kopf, stark *juckend*; 549

INDEX

Ohr: *Hautausschläge* und *aufgesprungene Haut* hinter den Ohren; 516
Ohr: *Hörbehinderung*; 102
Ohr: verminderte *Hörfähigkeit*; 189
Ohr: *Hören besser* durch *Hintergrundgeräusche* – wie z.B., wenn der Patient im Zug fährt; 311
Ohr: kann nichts deutlich *hören*, obgleich der *Gehörsinn völlig in Ordnung* ist; 320
Ohr: *Infektionsanfälligkeit*, vor allem der oberen Atemwege, der Nebenhöhlen und der *Ohren*; 615
Ohren sind leuchtend rot und stark *juckend*; 37
Ohr: *Juckreiz* in den Ohren und im *Gaumendach*; 37
Ohr: *Juckreiz* in Nase, Hals und Gaumen, manchmal bis hin zu den Ohren; 699
Ohr: *Karzinom* im Ohr-Rachenbereich; 107
Ohr: *Katarrh* der eustachischen Röhren; 116
Ohr: *Katarrh* mit *dickem gelblichem* Schleim, der die Nebenhöhlen und Ohren füllt; 282
Ohren sind leuchtend *rot* und stark *juckend*; 37
Ohren*schmalz* verursacht Beschwerden; 259
Ohr: rechtsseitige Ohren*schmerzen*; 273
Ohr: Ohrenschmerzen: schlimmer *nachts*; 557
Ohr: Ohrenschmerzen: schlimmer durch *Hitze*; 557
Ohr: Ohrenschmerzen: schlimmer durch *Berührung*; 216
Ohr: Ohrenschmerzen: schlimmer durch *Wind*; 216
Ohr: Ohrenschmerzen, insbesondere im *linken* Ohr: schlimmer *nachts*; 282
Ohr: Ohrenschmerzen, insbesondere im *linken* Ohr: schlimmer durch *Kälte* und *Feuchtigkeit*; 282
Ohr: *Schwindel* oder *Tinnitus* vor *Konvulsionen*; 337
Ohr: *Seh-* oder *Gehörverlust* nach einer Kopfverletzung; 81
Ohr: *Stechen* in den Ohren; 482
Ohr: *stinkende* Otorrhoe; 482
Ohr: *Taubheit*; 101
Ohr: *Taubheit* infolge unterdrückter Hautausschläge; 449
Ohr: *Tinnitus*; 251; 364; 529
Ohr: *Tinnitus*, verschlimmert während des *Froststadiums*, schlimmer während *Schwindel*; 228
Ohr: *Tinnitus* bei *Kopfschmerzen*; 224
Ohr: *Tinnitus*, besonders im *rechten* Ohr; 477
Ohr: *Tinnitus*, insbesondere im *linken* Ohr, verschlimmert *nachts*; 311
Ohr: *übelriechende Absonderungen* aus dem Ohr; 595
Ohr: Verschlimmerung infolge *Unterdrückung* von *Otorrhœ*; 311

INDEX

Ohrverstopfung; 516
Ohr: *Gefühl*, als würde *Wind* in den Ohren *wehen*; 449

Ohrspeicheldrüsenentzündung: Rheumatismus und *Adenopathie* der *Halsdrüsen* oder *Ohrspeicheldrüsen*; 534
Oleander; 498; 516
Oleum animale; 500
Onosmodium; 40; 500; 531; 603; 605
Operationen – das Mittel wirkt sowohl *gegen* die *Schmerzen*, als auch zur *Beschleunigung* des *Heilungsprozesses*; 124
Operation: *Beschwerden* nach Operation; 633; 644
Operative Einschnitte; 635
Opisthotonus; 231; 231; 232; 333; 646
Opium; 31; 48; 79; 81; 83; 111; 277; 323; 485; 488; 502; 539; 543; 626
Orangen verschlimmern; 498

Orchitis; 29; 72; 77; 106; 121; 138; 242; 319; 437; 533; 560; 572; 573; 627; 636
Orchitis *und* Hautsymptome; 242
Orchitis, besonders *linksseitig*; 558; 635
Orchitis, *Epididymitis*: schlimmer auf der *linken* Seite; 558
Orchitis, Epididymitis: schlimmer durch unterdrückte *Gonorrhoe*; 242; 558
Orchitis, Epididymitis: schlimmer durch *Mumps*; 558
Orchitis, insbesondere der *rechte* Hoden ist befallen; 242

Origanum; 507
Ornithogalum; 189
Osmium; 526

Otitis/Otitis media; 30; 283; 395; 438; 447; 621
Otitis *externa*; 311
Otitis *media*; 30; 116; 161; 165; 171; 174; 216; 217; 238; 296; 311; 329; 330; 377; 418; 433; 442; 445; 518; 550; 560; 597; 621; 625; 656
Otitis *media*; vor allem *rechtsseitig*, oft mit Verschlimmerung *nachts im Bett*, intensiven Schmerzen, wodurch das *Kind schreit* und wild wird, dabei leuchtend *rotes Trommelfell* mit starker *Schwellung*; 122
Otitis media, *akute*; 697
Otitis media in *akuten* und *chronischen* Fällen; 443; 557; 619
Otitis: *chronische Otitis* mit *Taubheit* durch *Verstopfung* der *Gehörgänge*, manchmal mit *gelblichen Absonderungen*; 375
Otitis media mit *chronischer Otorrhoe*; 173

INDEX

Otitis media mit fortschreitendem *Gehörverlust*; 432
Otitis media nach *Impfung*; 617
Otitis media, *linksseitig*; 624
Otitis media, *linksseitig*: Hochgradige Schmerzen, schlimmer *nachts*; 392
Otitis media mit hochgradigen Schmerzen, gewöhnlich *rechtsseitig*, schlimmer *nachts im Bett, pulsierend*; 120
Otitis media mit Schmerzen, die das *Kind aufwecken*; 560
Otitis media, Otorrhœ: besonders *linksseitig*; 436; 652
Otitis media, *rezidivierende*; 685
Otitis media, bei der das *Trommelfell rot* und *nach außen gewölbt* ist; 120
Otitis media, die *plötzlich* einsetzt (häufig nach *kaltem Wind*) mit intensiven Schmerzen und hohem *Fieber* ; 28
Otitis media: *rechtsseitig*; 415
Otitis media: *schmerzhaft*, das Kind erwacht *nachts schreiend* und läßt sich *nicht beruhigen*; 327
Otitis, *seröse*; 619

Otorrhœ; 35; 133; 327; 330; 672

Ovarien (vgl. Eierstock)
Ovarial*schmerzen*; 71
Ovarial- oder Becken*schmerzen, linksseitig*: können in die Beine ausstrahlen; 689
Ovarial*schmerzen, linksseitig*; 316
Ovarien: *neuralgische Schmerzen* in den Ovarien; 235
Ovarial*schmerzen* und Zysten: vor allem *rechtsseitig*, sehr *schmerzhaft*, schlimmer vor oder während der *Menstruation*; 123
Ovarial*schmerzen* und Zysten: vor allem *rechtsseitig*, sehr *schmerzhaft*, schlimmer durch *Erschütterung* oder *Bewegung*; 123
Ovarien: rechtsseitige *Eierstockszysten* und -schmerzen; 512
Ovarien: *Schmerzen* des *rechten* Ovars; 90
Ovarien: *Schmerzen* in den *Ovarien, wechseln* die *Seiten*; 386
Ovarien: *Schmerzen* in *Uterus* oder *Ovarien*, die bis in die *Schenkel* ausstrahlen; 700
Ovarien: *Schmerzen* in Uterus, Blase oder Ovarien: breiten sich *aufwärts* aus *zum Brustkorb* oder der Brust auf der *gegenüberliegenden* Seite; 453
Ovarien: *Schmerzen* und *Entzündung* der *Eierstöcke*, vor allem des *rechten* Eierstocks; 545
Ovarien: *Schmerzen* und *Tumore* der Ovarien; 437
Ovarial*schmerzen*, vor allem rechtsseitig; 77
Ovarien: *rechtsseitige Tumore* oder *Zysten* der Ovarien; 416

INDEX

Ovarial*tumor*; 90; 190; 313; 316; 393; 527; 540
Ovarial*tumore, linksseitig*; 316
Ovarial*zyste*, besonders auf der *rechten* Seite; 66
Ovarial*zysten*; 92; 122; 123; 138; 201; 202; 359; 395; 418; 457; 540; 681
Ovarial*zysten* und *-tumore*, besonders *linksseitig*; 393; 527
Ovarial*zysten*, besonders *linksseitig*; 539; 680
Ovarial*zyste, linksseitig*; 358

Oxalicum acidum; 323; 508

P

Paeonia; 34; 254; 510; 570
Palladium; 69; 121; 124; 511; 540

Panik
Panikattacken; 26; 30; 179; 353; 484; 585; 675
Panikattacken, *nächtliche*; 643
Panikattacken, *nächtliche*: das *Kind schreit auf*, fährt hoch, ist angsterfüllt, aber *nicht richtig wach*; 641
Panikattacken, besonders *nach Mitternacht* oder *zwischen 24.00 Uhr und 2.00 Uhr*; 85
Panikattacken, schlimmer in der *Dämmerung*; 31
Panik wegen der *Luftnot*, aber die *Lungengeräusche* sind *normal*; 410
Panikanfälle mit großer *Furcht* vor dem *Wahnsinn*; 442
Panikgefühle, die vom *Herzen* ausgehen; 79
Paniksymptome treten *abends* und auch unmittelbar *nach* dem *Einschlafen* auf; 26

Pankreatitis; 189; 190
Papillom; 75
Papillome oder *Warzen* des *Kehlkopfes* oder im Hals; 76
Paragraphen etc.: *hält sich rigide an* Paragraphen, Vorschriften und Regeln; 362

Paralyse; 48; 264; 306; 338; 398; 504; 505; 600
Paralyse nach *Trauma* oder *Hirnschlag*; 82
Paralyse, die in den *unteren Extremitäten beginnt*; 48
Paralyse, insbesondere der *Beugemuskeln*, vor allem auf der *rechten* Seite; 209
Paralytische *Steifheit* von Körperteilen, die *lange nicht bewegt* wurden; 246

INDEX

Paranoia; 55; 178; 335; 338; 360; 361; 395; 431; 442; 445
Parasitäre Infektionen; 623
Parästhesie; 38; 75; 100
Pareira brava; 222; 266; 513; 547
Parese; 75; 392; 461; 635
Parese nach *Apoplexie*; 635
Paris; 514
Parkinson-Syndrom; 48; 77; 433; 445; 543; 579; 705
Parkinson; große *Steifheit*, besser durch *Bewegung*; 576
Parkinson-Syndrom mit ausgeprägtem *Tremor*, *Parese* und *geistiger Stumpfheit*; 702
Parotitis; 116; 533; 556
Parotisdrüse *verhärtet*; 116
Partnerschaften: *scheut* davor zurück, *langfristige Beziehungen* einzugehen; 413
Partnerschaft: *stürmische Liebesbeziehungen* voller Gegenbeschuldigungen; 342
Partnerwechsel, *häufiger*; 315; 412; 635; 669; 685
Passivität; 112; 115; 424
Pazifist; 424
Peinlich genau in Kleinigkeiten. *Perfektionistisch*; 86; 198; 458; 466; 476; 491; 615; 651
Peinlich genau: *ängstliche Gewissenhaftigkeit* in bezug auf *geringfügige* und kleine *Details*; 616
Pelztiere: *Abscheu* vor *Katzen* und anderen *Pelztieren*; 683
Pemphigus; 579
Perineum: *Gewicht*, Gefühl von einem G. im Perineum; 260

Periodizität
Periodizität; 87; 149; 199; 224; 228; 345; 356; 467; 669
Periodizität; alle 28 Tage, *auch* bei *Männern* oder *nicht menstruierenden Frauen*; 610
Periodisch auftretende *Diarrhœ*; 225; 545
Periodisch auftretendes *Fieber*; 223; 289; 467; 575
Periodisch auftretende plötzliche *Frostschauer*, schlimmer *nachts*; 575
Periodisch auftretende *Kopfschmerzen*; 288
Periodisch auftretende *Kopfschmerzen*; jeden Tag, jeden zweiten Tag, alle sieben Tage; 224
Periodisch auftretender *Kopfschmerz*, insbesondere alle *14 Tage*; 292
Periodische *Kopfschmerzen*, insbesondere *wöchentlich* auftretende Kopfschmerzen; 387; 592
Periodische Beschwerden, vor allem *Schüttelfrost* und *Fieber*; 467; 575

INDEX

Periphere Neuropathie; 704
Peritonitis; 66; 68; 184; 673
Personen, bestimmte: *Abneigung* gegen *bestimmte* Personen; 461
Pertussis; 42; 62; 83; 144; 194; 238; 271; 280; 347; 366; 440; 583; 590; 593
Pessimismus; 480; 481; 548
Petit Mal; 118; 147; 209; 231; 336; 342; 360; 488; 497; 529
Petroleum; 311; 499; 500; 515; 551; 599; 614
Petroselinum; 518

Pflichtgefühl und *Verantwortungsbewußtsein*; 159; 362
Pflichtgefühl, welches ihn veranlaßt, *zunehmend* mehr *Verantwortung* zu übernehmen; 424
Pflicht: *Gefühl*, eine Pflicht *versäumt* zu haben; 272
Pflichtgefühl: *verschlossen*, ernst und übermäßig verantwortungsbewußt; 475

Pflockgefühl: *stumpfer* Pflock in einem Körperteil; 54
Phantomschmerzen in den Gliedern; 340
Phantomschmerzen nach Amputation; 42; 660

Pharyngitis; 28; 77; 92; 111; 115; 116; 122; 138; 144; 165; 185; 196; 266; 296; 329; 386; 395; 418; 442; 445; 447; 484; 529; 534; 550; 579; 587; 621; 656
Pharyngitis, *akute* oder *chronische*; 618
Pharyngitis: *brennende* Schmerzen, die durch *warme* Getränke gebessert werden; 88; 92
Pharyngitis oder Ulzerationen mit intensiven *brennenden* Schmerzen und konstanter Neigung zu *schlucken* trotz heftiger *Schmerzen beim Schlucken*; 446
Pharyngitis mit Besserung durch *kalte* Getränke; 65
Pharyngitis: kann auf der *linken* Seite beginnen; 393; 587
Pharyngitis wandert von *links nach rechts*; 393; 587
Pharyngitis: *rechtsseitig* – oder sie *beginnt* auf der *rechten* Seite und *wandert* zur *linken*; 418
Pharyngitis mit *rotem* Hals, *übelriechendem* Atem, *Durst*; 196
Pharyngitis mit *sackartiger* Schwellung des *Zäpfchens*; 66
Pharyngitis mit Schmerzen, welche die *Seiten wechseln*; 385
Pharyngitis, mit *schmutziger Zunge* und *Speichelfluß*; 444
Pharyngitis schlimmer durch *Sprechen*; 369
Pharyngitis mit *stechenden* Schmerzen;364; 469
Pharyngitis mit *stechenden* oder *splitterartigen* Schmerzen im Hals; 327; 483; 618
Pharyngitis, *Ulzeration* im Hals; 52
Pharyngitis besser durch *warme* Getränke; 576

INDEX

Pharyngitis: besser durch *warme* Getränke, mit *ruhelosem* unbehaglichem Gefühl im Körper; 579

Phellandrium; 519
Philosophisch; 650
Phimose; 239; 447; 654
Phlebitis mit oder ohne Thrombose; 319
Phobien; 38; 77; 114; 445; 529; 643
Phobischer Zustand nach Autounfall; 331
Phosphoricum acidum; 248; 261; 306; 323; 340; 343; 455; 520; 523; 603; 605; 610; 614
Phosphorus; 31; 43; 69; 70; 73; 78; 92; 130; 151; 152; 165; 178; 181; 195; 203; 210; 212; 213; 228; 229; 236; 248; 265; 295; 296; 305; 315; 323; 325; 333; 366; 374; 380; 386; 396; 428; 458; 469; 472; 474; 495; 502; 516; 522; 536; 551; 561; 562; 573; 580; 582; 583; 589; 606; 627; 681; 686; 687
Physostigma; 526; 531
Phytolacca; 204; 448; 520; 532; 664
Picrinicum acidum; 40; 373; 401; 474; 522; 534; 603; 605
Pitcairn, Richard; 331
Platinum; 99; 107; 310; 315; 316; 344; 396; 438; 454; 508; 511; 513; 518; 537; 543; 657; 664; 674; 687; 695
Plumbum; 213; 246; 266; 272; 425; 445; 453; 515; 539; 541; 586; 602; 668; 693

Pneumonie (vgl. Lungen); 30; 62; 68; 81; 83; 94; 122; 138; 143; 177; 221; 226; 296; 328; 329; 352; 359; 370; 372; 401; 529; 562; 593; 606; 628; 630; 655; 656; 657; 685; 687; 695
Pneumonie mit *Dyspnœ*; 372; 418
Pneumonie: hochgradige *Dyspnœ, Erschöpfung, schaumiger Auswurf, Rasseln* in der Brust, nimmt Atemhilfsmuskulatur in Anspruch, *flattert* mit den *Nasenflügeln, Stirn* liegt in *Falten*; 418
Pneumonie bei *Kindern*, die wegen *stechender* Schmerzen beim *Einatmen aufschreien. Sie können weder essen oder trinken noch schlafen*; 365
Pneumonie oder Bronchitis mit *Kollaps*; 177
Pneumonie, besonders *linksseitig*; 528
Pneumonie im *linken unteren Lappen*; 478
Pneumonie: häufig *linksseitig*, aber auch im *rechten unteren Lungenlappen*; 365
Pneumonie, die *rasch einsetzt*: mit *Angst, schnellem Puls, Erbrechen* und hohem *Fieber*; 696
Pneumonie: besonders *rechtsseitig*; 145; 369; 417
Pneumonie *rechtsseitig*; 296

INDEX

Pneumonie: *rechtsseitige* Lungenentzündung mit *Schmerzen* durch den Körper hindurch *bis zum Rücken*, dabei Verlangen nach *warmen* Getränken, *schmerzhafter Husten, Hämoptyse*; 220
Pneumonie erzeugt *rostfarbenes* Sputum; 577; 579
Pneumonie, vor allem *rechtsseitig*: mit *schmerzhaftem Husten, Hämoptysis, Dyspnœ* und *brennendheißen* Extremitäten; 592
Pneumonie, *rezidivierende*; 369
Pneumonie: *schneller Puls* während Pneumonie; 696
Pneumonie: *Schwäche* als *Folgeerscheinung* einer *schweren Infektionskrankheit* und tritt nach einer *Lungenentzündung* oder *Pfeifferschem Drüsenfieber* auf; 192
Pneumonie – in Fällen mit *Tuberkulose* in der *Familienanamnese*; 685

Pneumozysten; 630
Pockenimpfung; 679
Podagra; 403; 417; 474
Podophyllum; 45; 121; 301; 544
Poetisch; 36; 223
Polypen; 312; 674
Polyzythämie; 213; 395
Pornographische Schriften; 146
Possenreißen; 336

Postoperativ
Postoperative *Beschwerden*; 83; 195
Postoperative *Erschöpfung*; 645
Postoperative *Genesung* nach chirurgischen Eingriffen oder plastischer Chirurgie; 81
Postoperativer *Ileus*; 505; 569
Postoperative *Schmerzen*; 636
Postoperative *Schmerzen* und *Ekchymose*; 125
Postoperative *Schwäche, Kollaps, Kälte*; 644
Postoperative Zustände: das Mittel trägt bei sowohl zur *Linderung* der Schmerzen als auch zur *Beschleunigung* der *Heilung*; 80

Prahlerei; 412; 650
Präkanzerose; 258

INDEX

Prämenstruell
Prämenstruelles *Syndrom*; 134; 136; 165; 202; 218; 285; 383; 407; 423; 471; 495; 560; 611; 613
Prämenstruelles Syndrom mit *Angst, Kopfschmerz, empfindlichen Brüsten*; 162
Prämenstruelles Syndrom mit großer *Reizbarkeit*; 407; 467; 491; 609
Prämenstruelles Syndrom mit *Reizbarkeit* und *Trauer*; 467
Prämenstruelles Syndrom mit *Reizbarkeit, Kopfschmerzen, Übelkeit*; 382
Prämenstruelles Syndrom – *reizbar, eifersüchtig, deprimiert, Kopfschmerzen, Hitzewallungen*; 394

Präsenile *Demenz*; 50
Prellungen; 83; 124; 125; 319; 403; 644
Priapismus; 184; 185; 298; 536
Promiskuität: *Partnerwechsel, häufiger*; 315; 412; 635; 669; 685

Prostata
Prostataflüssigkeit, *Absonderung* von: 260; 276
Prostata: *Erkrankungen* der *Prostata* und anderer Harnwegsorgane; 275
Prostata*hypertrophie*; 114; 162; 260; 276; 298; 366; 416; 437; 513; 558; 604; 605; 654; 680; 681; 703; 705
Prostata*hypertrophie, gutartige*; 222; 635
Prostatitis; 114; 180; 185; 221; 222; 242; 261; 268; 276; 277; 328; 329; 364; 416; 437; 483; 495; 513; 558; 560; 599; 604; 605; 612; 613; 619; 635; 636; 656; 680; 681; 705
Prostatitis: schlimmer bei *Stuhl-* oder *Harnentleerung*, schlimmer durch *Sitzen* oder *Gehen*; 274
Prostatitis: *Brennen* in *Urethra* oder *Prostata*; 654
Prostata: *Kloßgefühl* in *Rektum* oder Prostata; 611
Prostata: *Krebs* der Prostata; 260
Prostata: *tröpfelnde* Absonderung von *Prostatasekret*; 603

Provoziert *Streitereien*; 335
Provozieren: *Verlangen, andere Menschen* zu *provozieren* oder zu *schockieren*; 334
Prunus; 546

Psoriasis; 82; 83; 91; 92; 94; 106; 164; 314; 348; 353; 354; 366; 377; 415; 417; 430; 431; 444; 450; 459; 470; 471; 484; 500; 518; 528; 534; 550; 559; 560; 564; 578; 607; 613; 621; 636; 656; 664; 672; 681; 686
Psoriatische *Arthritis*; 655
Psoriasis *und* Knochenschmerzen; 534

INDEX

Psoriasis auf der *Kopfhaut*; 311
Psoriasis der *Kopfhaut* mit *weißen Flocken*; 499
Psoriasis oder andere Hautausschläge an der *Kopfhaut*, vor allem am *Hinterkopf*; 634
Psoriasis nach *Kummer* oder *Unterdrückung* von *Wut* oder anderen *Gefühlen*, besonders bei *Kindern*; 635
Psoriasis oder Herpes mit *Migräne*; 348
Psoriasis mit *violetter* Färbung; 534

Psorinum; 107; 139; 146; 241; 329; 422; 451; 518; 547; 618; 656; 657
Psychose; 115; 117; 122; 335; 359; 693
Ptelea; 204; 551; 666
Pubertät: *Erkrankungen* entwickeln sich in der Pubertät; 199
Puff-ball; 135
Pulsatilla; 24; 43; 59; 73; 78; 124; 165; 194; 206; 216; 218; 222; 242; 248; 272; 274; 281; 290; 293; 294; 295; 307; 308; 315; 317; 318; 320; 325; 342; 346; 347; 359; 361; 370; 374; 376; 377; 404; 410; 418; 431; 438; 440; 445; 488; 513; 519; 529; 530; 552; 565; 594; 595; 608; 614; 621; 622; 628; 636; 637; 656; 657; 660; 684; 687

Puls
Pulsfrequenz *schnell* oder auffallend *verlangsamt*; 457
Pulsfrequenz abnorm *langsam*; 275
Pulsschlag *verlangsamt*; 275
Puls: *langsamer* Puls als *Begleiterscheinung* einer anderen Erkrankung; 275
Puls: *schneller* Puls während *Pneumonie*; 696
Puls: *schneller* springender Puls; 696
Puls: *unangemessen hohe* Pulsrate im *Verhältnis* zur *Temperatur*. Die Pulsrate beträgt z.B. 140, obwohl nur mäßiges Fieber besteht – oder umgekehrt; 562

Pulsieren durch den *ganzen Körper*; 381
Pulsieren im *Abdomen*; 61
Pulsieren, das *bis in die Extremitäten* empfunden wird; 352
Pulsieren, das im *ganzen Körper*, sogar *bis* in die *Fingerspitzen* oder *Zehen*, empfunden wird; 350

Pünktlich; 466
Puritanisch; 555

Pyelonephritis; 68; 121; 123; 129; 185; 328; 418; 493; 495; 560; 598; 599
Pyelonephritis mit *Tenesmus* und enormer *Dysurie*; 184

INDEX

Pyelonephritis mit *brennenden* Schmerzen *über* den *Nieren* und *Erschöpfung*; 673

Pyorrhoe; 383; 446
Pyrogenium; 80; 83; 110; 111; 289; 356; 561
Pyromanische Impulse; 326

Q

Quetschungen; 78; 80; 83; 125; 339; 579
Quetschung mit *Extravasat*; 83
Quetschungen des *Rückenmarks*; 82
Quetschungen im *Rumpf*; 124
Quetschungen. *Empfindungen* von *Zerschlagenheit* und *Prellung*; 124
Quetschungs- und *Zerschlagenheitsgefühl*, wie bei „*blauen Flecken*"; 80

Quincke-Ödem; 65
Quincke-Ödem, häufig mit auffallender *Schwellung* des *Gesichts*, *besser* durch *kalte Anwendungen*; 67

R

Radium bromatum; 564; 580
Ranunculus bulbosus; 83; 380; 565; 573; 580; 586
Raphanus; 505; 568
Rasende *Gedanken* und *Ideenreichtum*; 701
Rassistische oder ethnische *Vorurteile*; 460
Ratanhia; 34; 254; 485; 511; 569
Rauch: *Empfindlichkeit* gegen Rauch; 458
Rauch und Tabak verschlimmern; 294; 623
Rauch, *Staub* und *ätherische Düfte* verschlimmern; 658
Raufbold; 650
Räuspern; 210; 436; 626; 699
Räuspert sich vor dem Sprechen; 200
Raynaud-Syndrom; 91; 93; 328; 602; 608; 613; 695
Reaktionsmangel; 399
Rebellisch; 207; 208
Rechtsseitige *Beschwerden*; 68; 87; 118; 123; 141; 219; 296; 360; 428; 447; 591; 658

INDEX

Rechtsseitige *Beschwerden* oder Symptome, die *von rechts nach links* wandern; 414
Rechtsseitige *Lähmung*; 264
Rechtsseitige *Neuralgie*; 448
Recken und Strecken im Bett in der Nacht; 246
Redseligkeit; 389
Reflexe sind erhöht – sogar bis hin zu klonischen Krämpfen; 398
Reflux-Oesophagitis; 581; 592; 656
Regeln: *ängstlich* darauf bedacht, *Vorschriften* und Regeln bis in die *kleinsten Einzelheiten* zu *erfüllen*; 375
Regeln: *hält sich rigide an* Paragraphen, Vorschriften und Regeln; 362
Regen *bessert*; 342
Reiben: besser durch *Reiben* der betroffenen Partie; 428
Reiben des betroffenen Körperteils *bessert*; 525
Reibt die *Stirn* bei dem Versuch, sich zu *konzentrieren*; 322
Reichhaltige *Nahrung* oder *Fett*, *Abneigung* gegen oder *Verdauungsstörungen* durch; 194
Reife, *Mangel* an; 113
Reinkarnation; 159

Reisen
Reise- oder Seekrankheit; 248
Reisekrankheit; 247; 516; 518; 664; 665
Reisekrankheit *und* Ekzem; 518
Reisen bessert; 342
Reisen: Bedürfnis nach *Veränderung* und *Reisen*; 682
Reist leidenschaftlich *gern*; 683
Reisen, will: *unfähig, lange an einem Ort* zu *verweilen*; 682
Reisen: Symptome setzen ein *beim Reisen* oder bei *Umzug* an einen neuen oder fremden Ort; 180
Reisen: *Verlangen* zu reisen; 168; 198; 342; 682; 683

Reiten oder *Autofahren bessert*; 482
Reiter-Syndrom (Konjunktivitis, Urethritis, Arthritis); 436; 438
Reizleitungsverzögerung: Reiz eines Nadeleinstiches wird erst mit *einer Sekunde Verzögerung* wahrgenommen; 246

Reizbar; 60; 64; 112; 140; 147; 183; 186; 214; 215; 218; 223; 262; 272; 310; 324; 331; 345; 350; 355; 363; 368; 375; 380; 428; 442; 491; 501; 514; 566; 575; 584; 586; 603; 607; 609; 701

INDEX

Reizbar mit *Abneigung* gegen *Gesellschaft*, besonders bei den *Schmerzen*; 79
Reizbar, wenn er in seinem *Ehrgeiz behindert* wird; 489
Reizbar, ruhelos, ängstlich nach *geistiger Überanstrengung*; 373
Reizbarkeit und sogar *Gewalttätigkeit*; 683
Reizbarkeit steigert sich zu *Wut*, geht dann über in *Zorn* und schließlich in offene *Gewalttätigkeit*; 489
Reizbarkeit: *Hausfrauen*, die gereizt und *überwältigt* sind; 609
Reizbare *Kinder*; 218; 595
Reizbare *Kinder* und *Säuglinge*; 215; 380
Reizbarkeit: *Kinder*, die *starrköpfig*, *reizbar* und *ruhelos* sind; 594
Reizbare, mißmutige, starrköpfige *Kinder*; 595
Reizbare, mürrische *Kinder*, die es nicht ertragen, *berührt* oder auch nur *angesehen* zu werden; 57
Reizbarkeit durch *Koitus*; 160
Reizbarkeit, große, während der *Kopfschmerzen*; 662
Reizbar, schlimmer durch *Lärm*; 291
Reizbarkeit, schlimmer vor der *Menstruation*; 555
Reizbar und mürrisch, schlimmer am *Morgen*; 481
Reizbarkeit: *morgens* beim *Erwachen* ist der Patient so gereizt, daß er *nicht ansprechbar* ist; 480
Reizbar und will *in Ruhe gelassen* werden; 139
Reizbarkeit *nach* dem *Schlaf* (reizbar, nicht erfrischt usw.); 633
Reizbarkeit verschlimmert durch Hören oder Sehen von *fließendem Wasser*; 332
Reizbar, schlimmer durch *Widerspruch*; 291
Reizbar und *Wutausbrüche*; 326
Reizbarkeit beim *Zahnen*; 215
Reizbarkeit oder *Zorn* bis hin zu *Raserei*; 405

Reizkolon; 77; 257; 316; 418; 463; 471; 495

Rektum
Rektaler *Abszeß*; 173; 328; 483; 619
Rektum: *Berührung* des Rektum ist *unerträglich*; 510
Rektale *Blutung*; 673
Rektale *Blutung*: schlimmer bei *Stuhlgang*; 527
Rektum: *blutiger* Stuhl; 319
Rektum: *Blutung* aus dem Rektum *nach* dem *Stuhlgang*; 469
Rektum: *Blutungen* aus dem Rektum infolge *unterdrückter Menses*; 23
Rektum: *Blutungen* des *Verdauungstraktes*; 265
Rektum: *brennende Diarrhœ, blutig*, voller *Schleim*; 446

INDEX

Rektum: *brennende*, schneidende, splitterartige Schmerzen oder Schmerzen „wie von *Scherben*" im *Rektum*; 570
Rektum: Anus *entspannt* und teilweise *geöffnet* oder Empfindung von *Durchfall*; 527
Rektale *Fissuren*; 210; 254; 344; 483; 495; 510; 511; 569; 570; 613; 619; 679; 681
Rektale *Fissuren* und *Fisteln*; 619
Rektal*fisteln*; 128; 129; 483; 619; 654
Rektum: *Fisteln* im Rektalbereich; 656
Rektum: muß die *Gesäßbacken auseinanderhalten* (im Liegen), um die Schmerzen und Spasmen am Rektum zu lindern; 511
Rektum: anales *Jucken*; 238
Rektum: *Juckreiz* im Rektum; 312; 611
Rektum: *Juckreiz* oder *Brennen* am Rektum: schlimmer durch *Hitze*, besser durch *Kälte*; 654
Rektum*karzinom*; 477; 483; 484; 611
Rektum: *Kloßgefühl* in Rektum oder *Prostata*; 611
Rektum: *Klumpengefühl* im Rektum, schlimmer im *Stehen*; 406
Rektale *Krämpfe*; 344
Rektum: *Nässe* im Rektalbereich durch *Heraussickern* von *Sekret* aus dem Anus; 654
Rektum: Anus entspannt und teilweise *offen* oder Empfindung von *Durchfall*; 527
Rektum*polypen*; 674
Rektum: *Proktalgie*; 570
Rektum: *Proktitis*; 189; 301; 477; 511; 527; 546; 656; 681
Rektum*prolaps*; 200; 202; 298; 344; 455; 546; 584; 585
Rektum*prolaps*: *tritt* beim *Stuhlgang* oder sogar während des *Urinierens hervor*; 455
Rektum*prolaps*: schlimmer durch *Stuhlgang*, schlimmer durch *Anstrengung*; 545
Rektum*prolaps*: schlimmer während der *Schwangerschaft*; 545
Rektum*prolaps* bei *Kindern*; 545
Rektum: *Pruritus* ani; 613
Rektum: *Reizung* von Blase und Rektum; 286
Rektale *Schmerzen*: *besser* durch *warmes Bad*, im *Liegen* oder durch *langsames Umhergehen*; 570
Rektale *Schmerzen* schlimmer durch *Berührung* oder bei *Entleerung* von *hartem Stuhl*; 570
Rektale *Schmerzen* schlimmer im *Stehen*, schlimmer durch *Abwischen* nach dem Stuhlgang; 33
Rektum: *nach* dem *Stuhlgang* hält der *Schmerz* lange, sogar *stundenlang*, an; 33; 510

INDEX

Rektum: *Schmerzen* im Rektum nach dem *Stuhlgang*, minuten- bis stundenlang anhaltend; 569
Rektum: *Schmerz* strahlt *ins Kreuz* und in die *Hüften* aus; 33
Rektum: *Schmerzen*, „als sei der *Mastdarm* voller kleiner *Splitter*"; 33
Rektum: schmerzhafte *Stuhlentleerung*; 510
Rektum: *schmerzhafter Stuhldrang*; 253
Rektum: *Schwäche* an isolierten Stellen – vornehmlich in den *Sphinktern* von Blase oder Rektum; 454
Rektum: *Schwäche* oder *Ohnmacht* durch *Diarrhœ* oder *nach* dem *Stuhlgang*; 544
Rektum: *Schwäche* und *Kollapszustände*, vor allem bei *Erbrechen* oder *Diarrhœ*; 693
Rektum: *Schwäche* und *Zittern* nach der Stuhlentleerung; 259
Rektum: *Sekretabsonderung* aus dem Rektum; 189
Rektale *Spasmen*; 343; 665
Rektum: *stechende* oder *splitterartige* Schmerzen im Rektum; 483
Rektum: *stechende* Schmerzen *schießen* vom Rektum in den *Rücken aufwärts*; 33
Rektum: *Stuhlentleerung; Anwesenheit anderer* Menschen ist *unerträglich* während der Stuhlentleerung; 49
Rektum: Verschlimmerung *vor* dem *Stuhlgang*; 133
Rektum: *Tenesmus* und *Erschöpfung* nach der *Stuhlentleerung*; 301
Rektum: *tonartiger* Stuhl; 162
Rektum: *trockener*, harter *Stuhl*; 200
Rektum: *Trockenheit* des Mastdarms; 121
Rektaler *Tumor* oder *maligne Entartung*; 477; 484; 611
Rektum: *übelriechende Blähungen*; 654
Rektum: *Ulzeration* um den Anus; 510
Rektum: *unfreiwilliger* oder *unbemerkter Abgang* von festem *Stuhl*; 44
Rektum: *unfreiwilliger* Stuhlabgang infolge *Aufregung*; 337
Rektum: *unfreiwilliger* Stuhlgang, besonders *bei Abgang* von *Flatus*; 44
Rektum: *unwillkürliche* Stuhlentleerung; 545
Rektum: *unwillkürlicher* Stuhlabgang bei der *Harnentleerung*; 455
Rektum: *unwillkürlicher* Stuhlabgang bei *Husten*; 628
Rektale *Warzen*; 329; 483
Rektum: *Wechsel* oder Kombination von *Herzsymptomen* oder *Herzklopfen* und *Hämorrhoiden*; 255
Rektum: *Wundheit* des Anus; 301
Rektum: *Wundheit* und *Nässen* am Rektum; 570
Rektum: *Würmer*; 236; 587; 624; 625 (vgl. Madenwürmer/Wurmbefall)
Rektum: Würmer im *Stuhl*; 238

INDEX

Rektum: *Würmer*, insbesondere *Madenwürmer*; 238

Religiösität
Religiöse Gefühle; 359
Religiöse Themen: Fragenstellen über religiöse und *metaphysische* Themen; 158
Religiöse *Verzweiflung*; 360
Religiöse *Verzweiflung* wechselt ab mit *sexueller Erregung*; 405
Religiöser *Psychotiker*, der an der Straßenecke predigt; 692
Religiösen *Wahnideen*; 359
Religiosität; 360; 693

Reservierte Menschen, innerlich voller starker Gefühle; 34
Retardierung; 147
Retention von *Körperflüssigkeiten*; 69
Reue; 272; 275; 321; 584
Rheum; 158; 218; 329; 422; 423; 570; 597

Rheumatismus; 24; 30; 62; 83; 109; 124; 212; 235; 254; 283; 301; 386; 397; 401; 474; 478; 565; 573; 579; 597; 624 ; 636; 637; 681; 688; 689
Rheumatismus und *Adenopathie* der *Halsdrüsen* oder *Ohrspeicheldrüsen*; 534
Rheumatismus, *akuter*; 565
Rheumatismus bei „*alten Arbeitern*"; 125
Rheumatoide *Arthritis*; 144; 163; 165; 655; 656; 687
Rheumatische Beschwerden: schlimmer durch *Baden*; 211
Rheumatismus: das *Gelenk* fühlt sich *heiß* oder sogar *brennend* an; 317
Rheumatismus schlimmer durch *gerinfügige Bewegung*; 317
Rheumatismus: wenn **Bryonia** in einem Rheumafall versagt, können wir **Stellaria** in Betracht ziehen; 637
Rheumatismus des *rechten Deltamuskels*; 688
Rheumatismusattacken, denen eine *Diarrhœ vorausgeht*; 352
Rheumatismus, *abwechselnd* mit *Diarrhœ* oder nach *unterdrückter Diarrhœ*; 24
Rheumatismus *und* Dysmenorrhœ; 236
Rheumatismus, hauptsächlich der unteren *Extremitäten*; 403
Rheumatische Beschwerden mit *Gonorrhœ* in der Anamnese; 680
Rheumatische Schmerzen besser durch *Bewegung*; 691
Rheumatisches *Fieber*; 386; 579
Rheumatismus oder Schleimbeutelentzündung mit *heißem Gelenk* und *Hautrötung*; 638
Rheumatismus *und* Geschwätzigkeit; 236
Rheumatismus und übelriechender *Harn*; 127

INDEX

Rheumatismus: das *Gelenk* fühlt sich *heiß* oder sogar *brennend* an, schlimmer durch *gerinfügige Bewegung*; 317
Rheumatische *Herz*beschwerden; 24; 106; 127; 276; 277; 402; 625
Rheumatismus: *Herzbeschwerden wechseln* ab mit Rheumatismus oder treten nach *unterdrückten rheumatischen* Erkrankungen auf; 23; 126
Rheumatismus *und* Herzklappenerkrankung; 409
Rheumatismus mit Schmerzen und Steifheit, die sich durch *Kälte* und *kalte Anwendungen* bessern; 403
Rheumatische Beschwerden: schlimmer durch *Kälte*; 24; 211
Rheumatische und arthritische Erkrankungen schlimmer durch *Kälte*; 170
Rheumatismus bei *kaltem* Wetter; 533
Rheumatismus bei *Kindern*; 474
Rheumatismus der *kleinen Gelenke* von *Händen* und *Handgelenken*; 32
Rheumatismus: *Magenbeschwerden abwechselnd* mit Rheumatismus; 357
Rheumatismus, der insbesondere die *Muskeln* angreift; 235
Rheumatische Schmerzen: schlimmer *nachts*; 24
Rheumatismus *und* Neuralgie; 377
Rheumatismus steigt im Krankheitsverlauf zu den eher *proximal gelegenen Gelenken* auf; 403
Rheumatismus der *Schulter*: schlimmer *rechte* Seite; 596
Rheumatische Schmerzen schlimmer im *Sitzen*; 691
Rheumatismus mit *Steifheit* der *Muskeln* und *Gelenke*; 143
Rheumatismus und *Steifheit* des *Nackens*; 567
Rheumatismus und *Steifheit* von *Nacken* und *Schultern*; 638
Rheumatischer Zustand als Folge einer *Strahlenbehandlung*; 564
Rheumatische Beschwerden: schlimmer durch *trockenes Wetter*; 211
Rheumatismus und *übelriechender Harn*; 127
Rheumatische Beschwerden: schlimmer durch *Überbeanspruchung*; 211
Rheumatismus, schlimmer durch *Überhitzung* im Bett; 403
Rheumatismus nach *unterdrückter Diarrhœ*; 24
Rheumatismus, hauptsächlich der *unteren Extremitäten*; 403
Rheumaschmerzen können *wandern*; 106; 637
Rheumatische Kopfschmerzen, schlimmer durch *nasses Wetter*; 24; 566
Rheumatische Kopfschmerzen, schlimmer durch *Wetterwechsel*; 566
Rheumatische Schmerzen: schlimmer bei *kaltem, feuchtem* Wetter; 24
Rheumatismus, der durch *warmes Wetter* verschlimmert wird; 356
Rheumatismus: *Weichteil*rheumatismus; 144; 163; 212; 235
Rheumatische und arthritische Erkrankungen, schlimmer durch *Zugluft*; 170

INDEX

Rhododendron; 242; 568; 571; 580; 686
Rhomberg-Zeichen; 398
Rhus toxicodendron; 39; 68; 69; 80; 82; 83; 93; 95; 97; 110; 145; 146; 150; 151; 165; 167; 242; 267; 270; 283; 340; 361; 380; 417; 424; 509; 518; 530; 562; 563; 565; 568; 571; 573; 574; 581; 586; 613; 636; 657; 672; 686; 687; 691; 705
Rhus venenata; 518; 578; 581
Richtungslos; 501
Rigidität: neigt dazu, *rigide an Routinetätigkeiten* zu kleben; 355
Rigor; 228
Rigor, *abwechselnd* mit *Hitzestadium*; 226
Ringflechte; 470; 607; 613; 621
Ringflechte mit *absolut kreisrunden Läsionen*; 564
Rippen*knorpelentzündung*; 83
Rituelles Verhalten; 86; 350; 575; 683
Rivalitäten unter Geschwistern oder in Liebesbeziehungen; 172
Robinia; 348; 416; 581
Robinson, Karl; 287
Romantisch; 244; 245; 341; 465; 537; 682; 683
Romantische und *sehnsuchtsvolle* Natur; 682
Rosacea; 172; 576; 652
Rosenallergie; 592
Routine: neigt dazu, *rigide an Routinetätigkeiten* zu kleben; 355
Rucken; 209; 645; 669; 702
Rucken einzelner Muskeln oder ganzer Gliedmaßen; 641
Rucken oder Zuckungen beim Einschlafen oder während des Schlafs; 366

Rücken
Rücken: degenerative *Arthritis* der *Wirbelsäule*; 163
Rücken: unfähig, *aufrecht* zu stehen; 655
Rücken: *Bandscheibenruptur*, akute; 671
Rücken: *Brennen* im Bereich von Brust oder Rücken; 567
Rücken: *brennende* Schmerzen in der *Wirbelsäule*, schlimmer im *Sitzen*; 704
Rücken: *brennende* Schmerzen in der *Wirbelsäule*, schlimmer infolge von *geistiger Anstrengung*; 536
Rücken: *Empfindlichkeit* der Wirbelsäule; 229
Rücken: *Furunkel* an Brust und Rücken; 369
Rücken: *Furunkel* unmittelbar *über* dem *Schulterblatt* auf dem Rücken oder auf der *rückwärtigen Schulter*; 56
Rücken: dunkles oder langes, feines *Haar* auf dem Rücken bei *Kindern*, entlang der *Wirbelsäule*; 686

INDEX

Rücken: *Hautausschläge* hinter den Ohren, auf *Nacken*, Gesicht, Kopfhaut und Kopf, stark *juckend*; 549
Rücken: *Herpes* am Rücken; 462
Rücken: *Herpes* an *Gesäß* oder Oberschenkeln; 462
Rücken: *kalte Stellen* im Bereich von Brust oder Rücken; 567
Rücken: *Kältegefühl* im Rücken oder Nackenbereich; 358
Rücken: *Kältegefühl* in Kreuzbein- und *Lendenbereich*; 596
Rücken: *Knacken* von Hals und Rücken; 577
Rücken: *Konvulsionen* nach Kopf- oder Wirbelsäulentrauma; 339
Rücken: *Kreuz*schmerzen, akute; 671
Rücken: *Kreuzschmerzen* infolge Erkältung; 281
Rücken: *Kreuzschmerzen* schlimmer im *Stehen*; 651
Rücken: *Kyphose*; 461
Rücken: *Lahmheitsgefühl* im Rücken; 585
Rücken- und Ischiasschmerzen werden im *Liegen gelindert*; 243
Rücken: *mangelhafte Ausbildung* von Knochen und Wirbelsäule durch unzureichenden Mineralstoffwechsel; 617
Rücken*marksentzündung*; 531
Rücken: spinale *Meningitis* mit *Kreuzschmerzen* und *Schwäche*, *Taubheit* und *Kälte* in den *Beinen*; 509
Rücken*muskeln* sind berührungsempfindlich; 567
Rücken- oder Gelenkschmerzen während *Schüttelfrost*; 545
Rücken- und Ischiasschmerzen können mit *Schwäche* oder *Schmerzen* in den *Beinen* einhergehen; 243
Rücken- und Ischiasschmerzen werden im *Sitzen verschlimmert*; 243
Rücken: *Skoliose*; 163; 165; 167; 170; 171; 173; 174; 529; 620; 621; 664; 680; 681; 686; 687
Rücken: *Spannung* im *Halswirbelbereich*; 211
Rücken: *Spasmen* der *Halswirbelsäulenmuskulatur*; 231
Rücken: *Spasmen* der *paraspinalen Muskulatur*; 235
Rücken: *Spasmen* des Brustkorbs; 452
Rücken: spinale *Meningitis* mit *Kreuzschmerzen* und *Schwäche*, *Taubheit* und *Kälte* in den *Beinen*; 509
Rücken: *Spondylitis ankylopoetica*; 33
Rücken: *Spondylitis ankylosans*; 106
Rücken: *Spondylose*; 170; 211
Rücken: *Spondylose* der *Halswirbel*; 163
Rücken: *stechende* Schmerzen – wie von einem *Dolch* – zwischen *Schulterblatt* und *Wirbelsäule*; 567
Rücken: Kreuzschmerzen schlimmer im *Stehen*; 651

INDEX

Rücken: *Steifer*, schmerzhafter *Nacken* und *Knochensporne*; 167
Rücken: *Steifheit* des *Halses* veranlaßt den Patienten, sich zu *strecken* und den *Kopf* zu *bewegen*; 577
Rücken: *Steifheit* im Halswirbelbereich; 235
Rücken: *Steifheit* und *Schmerzen* im *Musculus trapezius* bis zum *Nacken*; 577
Rücken: *Steifheit* und *Ziehen* im *Nacken*; 235
Rücken: *streckt* sich, *biegt sich nach hinten*, um die *Bauchschmerzen* zu lindern; 277
Rücken: *Verkrümmungen* der *Wirbelsäule*; 167
Rücken: *Verletzung* des *Steißbeins*; 301
Rücken: *Verletzungen* der *Wirbelsäule*; 235
Rücken: *Verletzungen* der *Wirbelsäule* (Frakturen Zerrungen) mit *stechenden*, *schießenden* Schmerzen, schlimmer beim *Heben* der *Arme*; 339
Rücken: *Verletzungen* der *Wirbelsäule* (Frakturen Zerrungen) mit *stechenden*, *schießenden* Schmerzen, schlimmer durch *Bewegung*; 339
Rücken: *Verletzungen* der *Wirbelsäule* (Frakturen Zerrungen) mit *stechenden*, *schießenden* Schmerzen, schlimmer beim *Urinieren*; 339
Rücken: *Verletzungen* des *Steißbeins* infolge von *Sturz, Prellung, Wehen* und *Entbindung*; 339
Rücken: *Verletzungen* des *Steißbeins* mit *chronischen brennenden* Schmerzen, schlimmer durch *Berührung*; 190
Rücken: *Verletzungen*, insbesondere für Verletzungen der *Nerven* und des *Rückenmarks*; 339
Rücken: *Verletzung* von Kopf oder *Wirbelsäule*, Folgen von; 476
Rücken: *Verspannung, Steifheit* und *Spasmen* im Rücken, besonders im *Zervikalbereich*; 646
Rücken: *Verstauchungen* oder *Zerrungen* des Rückens mit ausgeprägtem Wundschmerz und *Zerschlagenheitsgefühl*; 82
Rücken: *Wehtun* und *Steifheit* im *Nacken*, was sich auch *zur Stirn* hin erstrecken kann; 305
Rücken: *Wirbelsäule* wird *steif* und wie *eingefroren* empfunden; 33
Rücken: Wirbelsäulenbeschwerden *und* Priapismus; 536
Rücken: Verschlimmerung nach einer *Wirbelsäulenverletzung*; 234
Rücken: *Wirbelsäulenempfindlichkeit*: kann sich nicht im Stuhl *zurücklehnen*; 229
Rücken: *Wirbelsäulenverkrümmung*; 366; 664
Rücken: *Zittern* im Rücken; 248
Rücken: *Zuckungen* im Rücken; 646

INDEX

Rückenschmerzen; 243; 324; 359; 536
Rückenschmerzen; schlimmer durch *Atmen*; 257
Rückenschmerzen im Brustwirbelbereich, welche die *Atmung behindern*; 585
Rückenschmerzen schlimmer durch *Berührung*; 671
Rückenschmerzen, die sich durch *Berührung* oder *Druck zum Kopf ausbreiten*; 671
Rückenschmerzen im Nacken oder unteren Rücken besser durch *Bewegung*; 573
Rückenschmerzen; besser durch *Bewegung*; 528; 577
Rückenschmerz im *Brustwirbelbereich*; 318
Rückenschmerzen im *Brustwirbelbereich*, welche die *Atmung behindern*; 585
Rückenschmerzen; schlimmer durch *Bücken*; 655
Rückenschmerzen verschlimmern sich durch *Bücken*, oder wenn man sich *nach dem Bücken aufrichtet*; 33
Rückenschmerzen im rechten *Deltamuskel*; 593
Rücken: Schmerzen und *Schwäche* im *Deltamuskel*; 630
Rückenschmerzen, die sich durch *Druck zum Kopf ausbreiten*; 671
Rückenschmerzen besser durch harten *Druck* und Massage; 577
Rückenschmerzen: plötzliche Rückenschmerzen oder Schmerzen wie von *elektrischen Schlägen* im Rücken; 361
Rückenschmerzen; schlimmer durch *Feuchtigkeit*; 567
Rückenschmerzen, die entweder vor oder während des *Froststadiums* auftreten; 288
Rückenschmerzen; schlimmer beim *Gehen*; 567
Rückenschmerzen durch *geistige Überanstrengung*; 535
Rückenschmerz im *Halswirbelbereich*, der vom Patienten beinahe als *neuralgisch* empfunden wird; 235
Rückenschmerzen im *Halswirbelbereich*, schlimmer durch *Zugluft*; 170
Rücken: Schmerzen und *Steifheit* im *Halswirbelbereich*; 170
Rückenschmerzen schlimmer vor der *Harnentleerung*; 358
Rückenschmerzen besser durch *Harnentleerung*; 417
Rückenschmerzen; schlimmer durch *Hinlegen*; 257
Rückenschmerzen; besser durch *Hitze*; 528
Rückenschmerzen besser durch *Hitze* oder *heiße Bäder* oder Duschen; 577
Rückenschmerzen schlimmer durch *Husten*; 671
Rückenschmerzen, oft mit Ausstrahlung dem *Ischiasnerv* entlang; 671
Rückenschmerzen; schlimmer durch *Kälte*; 567
Rückenschmerzen nach dem *Koitus*; 358; 484
Rückenschmerzen im *Kreuzbein* oder *Steißbein*: schlimmer vor der *Harnentleerung*; 358
Rückenschmerzen im *Kreuzbein* oder *Steißbein*: schlimmer nach dem *Koitus*; 358

INDEX

Rückenschmerzen im *Kreuzbein* oder *Steißbein*: schlimmer beim *Sitzen*; 358
Rückenschmerzen (oder Nierenschmerzen) während des *Lachens*; 180
Rücken: Schmerzen vom *Lendenbereich*, die in das *Schambein* ausstrahlen; 588
Rückenschmerzen durch *Lesen*; 535
Rückenschmerzen, Kreuzschmerzen und Ischiasbeschwerden, *gebessert* durch *Liegen*; 585
Rückenschmerzen, auch im unteren Rücken, besser beim *Liegen* auf einer *harten Unterlage* oder durch *Gegendruck* mit der Faust oder einem Buch; 470
Rückenschmerzen; besser durch *Massage*; 528; 577
Rückenschmerzen vor der *Menstruation*; 559
Rückenschmerzen durch unterdrückte *Menstruation*; 559
Rückenschmerzen vor oder während der *Menstruation*; 613
Rückenschmerzen während der *Menstruation*; 589; 613; 700
Rückenschmerzen infolge von *Metastasen* in der *Wirbelsäule*; 672
Rückenschmerz sitzt gewöhnlich *in den Muskeln selbst* – Nacken, Rücken und Gebärmutter sind sehr häufig betroffen; 233
Rückenschmerzen, schlimmer nach *Muskelzerrungen* z.B. durch Autounfall oder Überheben; 577
Rückenschmerzen *nachts*; 663
Rückenschmerzen schlimmer *nachts* im *Bett*; 494
Rückenschmerzen im *Nacken* oder *unteren Rücken* besser durch *Bewegung*; 573
Rückenschmerzen im *Nacken* oder *unteren Rücken*, schlimmer durch *Wetterwechsel*; 573
Rückenschmerz im Halswirbelbereich, der vom Patienten beinahe als *neuralgisch* empfunden wird; 235
Rückenschmerzen im *Nierenbereich*: schlimmer auf der *linken Seite*; 128
Rückenschmerzen im *Nierenbereich*: schlimmer durch *Erschütterung* oder *Auftreten*; 128
Rückenschmerzen im *Nierenbereich*: schlimmer durch *Bewegung*; 128
Rückenschmerzen im *Nierenbereich*: schlimmer während der *Menstruation*; 128
Rückenschmerzen im *Nierenbereich*: besser durch Anlegen einer *Schiene* an der *schmerzhaften* Seite; 128
Rückenschmerzen schlimmer durch *Niesen*; 671
Rückenschmerzen: *plötzliche* Rückenschmerzen oder *Schmerzen* wie von *elektrischen Schlägen* im Rücken; 361
Rückenschmerz des *rechten Schulterblattes* oder der *Schulter*; 221
Rückenschmerzen im inneren oberen linken *Schulterblattwinkel*; 578
Rückenschmerzen um den innere Winkel des *linken Schulterblattes* herum; 567
Rücken: Schmerzen und *Schwäche* im *Deltamuskel*; 630
Rückenschmerzen: schlimmer während der *Schwangerschaft*; 422

INDEX

Rücken: Schmerzen und *Schweregefühl* im Rücken; 324
Rückenschmerzen im Kreuzbein oder Steißbein: schlimmer beim *Sitzen*; 358
Rückenschmerzen verschlimmert beim *Sitzen*; 72
Rückenschmerzen schlimmer, wenn man sich *aus* dem *Sitz erhebt*; 33; 478
Rückenschmerzen; schlimmer durch *langes Stehen*; 655
Rücken: Schmerzen und *Steifheit* im *Halswirbelbereich*; 170
Rückenschmerzen schlimmer beim *Stillsitzen*, was *Steifheit* verursacht; 577
Rückenschmerzen durch *Stuhlgang*; 545
Rückenschmerzen schlimmer durch Anstrengung bei der *Stuhlentleerung*; 671
Rückenschmerzen *treiben* ihn *nachts* aus dem *Bett*; 366
Rückenschmerzen schlimmer durch *Umdrehen* im *Bett*; 494
Rückenschmerzen besser durch langsames *Umhergehen*; 293
Rückenschmerzen bei *Uterusbeschwerden*; 589
Rückenschmerzen, die von einer Stelle zur andern *wandern*; 386
Rückenschmerzen bei *Wehen*; 559; 589
Rückenschmerzen: *verspätete Wehen* mit starken Rückenschmerzen; 364
Rückenschmerzen im Nacken oder unteren Rücken, schlimmer durch *Wetterwechsel*; 573
Rückenschmerz in der *Wirbelsäule*, schlimmer durch *Einatmen*; 229
Rückenschmerz in der *Wirbelsäule*, schlimmer durch *Berührung*; 229
Rückenschmerzen infolge von Metastasen in der *Wirbelsäule*; 672
Rückenschmerzen, „als sei der Rücken *zerbrochen*"; 288
Rückenschmerzen im Halswirbelbereich, schlimmer durch *Zugluft*; 170

Rückenschwäche
Rücken*schwäche* in Verbindung mit *Koitus* oder *Samenerguß*; 604
Rücken*schwäche* und *Kreuzschmerzen*; 163
Rücken: *Schwäche* und *Lähmung* im *Lendenwirbelbereich*, schlimmer während der *Menstruation*; 248
Rücken: *Schwäche* und Schweregefühl im Rücken; 536
Rücken: *Schwächegefühl* im *Nacken*, so daß er das Gefühl hat, er könne seinen *Kopf nicht aufrechthalten*; 248
Rücken: *Schwacher* Rücken, *sackt* in seinem Stuhl *zusammen*; 655
Rücken: *Schweregefühl* im *unteren* Rücken und *Kreuz*; 62

Rücken*verletzungen*; 484; 579
Rückfallfieber; 214; 229
Rückgratverkrümmungen; 620
Ruhe verschlimmert; 690

INDEX

Ruhelosigkeit; 26; 87; 94; 147; 215; 337; 349; 350; 361; 584; 668; 670; 696; 700; 702
Ruhelosigkeit, *ängstliche*; 130; 310; 349; 548
Ruhelosigkeit und besser durch *Anstrengung*; 669
Ruhelose *Beine*; 704
Ruhelose *Beine* im *Bett*; 578
Ruhelose *Beine* oder *Extremitäten nachts* im *Bett, hindert* ihn oft am *Schlaf*; 704
Ruhelosigkeit *abends im Bett* ; 425
Ruhelos im *Bett*, da er *nirgendwo* eine *bequeme Lage* einnehmen kann; 80
Ruhelos und besser durch *Bewegung*; 562
Ruhelose Extremitäten, sogar bis hin zu *Chorea*; 578
Ruhelosigkeit während des *Fiebers*; 562
Ruhelose *Finger*; 102; 336
Ruhelose *Füße nachts* im *Bett*; 437
Ruheloser *Geist*; 575
Ruhelosigkeit: *Kinder* und *Säuglinge*, die *unruhig* und *untröstlich* sind; 349
Ruhelosigkeit, *läuft auf und ab* oder ist nervös.; 85
Ruhelos *nachts*; 310; 570
Ruhelosigkeit und *Reizbarkeit*; 218
Ruhelosigkeit beim *Schließen* der *Augen*; 425
Ruhelosigkeit während der *Schmerzen*; 256
Ruhelosigkeit: *Wildheit* mit *Ruhelosigkeit, Tanzen, Gestikulieren* und *sexueller Manie*; 335

Rumex; 249; 280; 440; 582; 593; 627
Ruta; 82; 83; 125; 167; 171; 340; 380; 404; 501; 502; 515; 531; 573; 580; 583; 686

S

Sabadilla; 43; 290; 586; 594; 613; 623
Sabina; 121; 206; 287; 588; 602; 681; 689; 698; 700
Sättigung, *rasche*; 416
Sagt die *Todesstunde* voraus; 26; 39; 74
Saine, André; 439
Salicylum acidum; 229
Salz verschlimmert; 425; 525
Sambucus; 372; 589; 606
Samen: *Absonderung* von Samen bei der *Stuhlentleerung*; 703
Samen- oder Prostataflüssigkeit, *Absonderung* von: 276

INDEX

Sackt im Stuhl in sich zusammen; 302
Samenergüsse, *nächtliche*; 153; 243; 473; 501; 635; 675
Samenergüsse, *nächtliche*: bei *vollkommen schlaffem Penis*, manchmal sogar *ohne sexuelle Träume*; 153
Sammelt Dinge; 651
Sanft; 251; 460; 555
Sanftmütige, kultivierte, selbstlose Menschen; 460
Sanguinaria; 119; 221; 346; 347; 348; 372; 377; 378; 547; 587; 591
Sanicula; 113; 165; 171; 203; 594; 621; 622; 672; 687
Sarkasmus; 390; 514
Sarkastische Schlagfertigkeit; 389
Sarkastische, schneidende Bemerkungen, oft gefolgt von Reue; 609
Sarkoidose; 418; 459; 560
Sarsaparilla; 182; 185; 285; 497; 518; 519; 598
Satyriasis; 437

Säuglinge (vgl. auch Kinder)
Säugling *gedeiht schlecht*, kann *Nahrung nicht assimilieren*, verträgt keine *Muttermilch*; 617
Säugling *nimmt nicht* an Gewicht *zu*; 421
Säugling *schreit* laut auf, wenn man ihn *in die Wiege legt*; 132
Säuglinge mit *Koliken* und *wütendem Durchbiegen* des *Rückens*; 493
Säuglinge mit *scharf begrenztem*, erythematösem *Windelausschlag*; 437
Säuglinge *vertragen keine Muttermilch*; 619
Säuglinge: *saure Diarrhœ*, insbesondere bei Säuglingen; 162
Säuglinge: *Schniefen* der *Neugeborenen*; 415; 590

Saurer *Geruch*, wie bei *fiebrigen* oder *septischen* Erkrankungen; 658
Saurer *Geruch* der *Sekretionen* und *Absonderungen* – Schweiß, Menstruation, Erbrochenes, Diarrhœ; 422
Saurer *Schweiß*; 617
Schamhaare *fallen aus*; 470
Schamloses *Reden*; 334
Schamlosigkeit; 334
Scharfsinn; 503
Scharlach; 51; 68; 97; 123; 395; 579
Schaumiges *Sputum*; 695
Scheidung: *Handlungsunfähigkeit* nach Scheidung oder nach dem *Tod* der Ehefrau; 476
Scheitel *öffnet* und *schließt* sich: Gefühl, als ob; 180

INDEX

Scherzen; 336
Scheu: das *Kind versteckt* sich *hinter* der *Mutter*; 112
Scheu: *fühlt* sich *nur zu Hause sicher* und geborgen; 112
Scheut davor zurück, *langfristige Beziehungen* einzugehen; 413
Scheut vor *Berührung zornig* zurück; 215
Schickt den *Arzt* fort; 79
Schimmel: *Empfindlichkeit* gegenüber Schimmel, *Mehltau* oder *faulenden Blättern*; 131
Schimmlige, *feuchte Umgebung* verschlimmert; 131
Schizophrenie; 55; 338; 361; 431; 529; 639; 643; 695

Schlaf
Schlaf: *Apnœ* im Schlaf, *fährt* mit *Erstickungsgefühl* aus dem Schlaf *hoch*; 654
Schlaf ist gestört durch *Alpträume*; 164
Schlaf *bessert*; 525
Schlaf, selbst kurzes Schläfchen, *bessert*; 521
Schlaf *erfrischt* sehr; 529
Schlaf: *erfrischt* durch *kurzen* Schlaf; 201
Schlaf *erfrischt nicht*; 633
Schlaf: *fährt im Schlaf auf*, wie durch *Erstickungsgefühl*; 395
Schlaf ist sehr *gestört*, der Patient *erwacht* völlig *unausgeruht*; 401; 424
Schlaf ist gestört durch *Herzklopfen*; 420
Schlaf wird *gestört* durch ein bestimmtes *Lied* oder einen *Satz aus einem Lied*, der ihr nicht mehr aus dem Kopf geht; 560
Schlaf: *heult* im Schlaf *auf*; 106
Schlaf: erschrecktes *Hochfahren* im Schlaf; 366
Schlaf: kurze „Nickerchen", „*Katzenschlaf*" die ganze Nacht hindurch; 604
Schlaf: *Kind erwacht* nachts *schreiend*, ist *untröstlich*, *zornig* und muß *umhergetragen* werden; 217
Schlaf: *Kind erwacht* nachts und *kommt zu* den *Eltern* ins Bett; 529
Schlaf geht in *Koma* über; 176
Schlaf, *kurzer*, bessert; 199
Schlaf*mangel* verschlimmert; 246
Schlaf: *redet* im Schlaf; 366; 529
Schlaf: *Rucken*, das den Patienten fast ständig *aufweckt*; 704
Schlaf: *Rucken* oder *Zuckungen* beim *Einschlafen* oder während der Augenentzündung; 65
Schlaf: *ruhelos* im Bett, da er *nirgendwo* eine *bequeme Lage* einnehmen kann; 80
Schlaf: *ruhelose Beine* oder *Extremitäten nachts* im Bett, *hindert* ihn oft am *Schlaf*; 704

Schlaf, *ruheloser*; 91; 427
Schlaf, *ruheloser, erwacht häufig*; 217
Schlaf, *ruheloser: erwacht häufig*. Schläft zwei Stunden lang und wacht dann immer wieder auf; 658
Schlaf, *ruheloser*: muß sich im Schlaf *fortwährend drehen*, kann *keine bequeme Lage* finden; 579
Schlaf: *schreckt* aus dem Schlaf *auf* mit einem *Erstickungsgefühl* oder regelrechtem *Atemstillstand*; 316
Schlaf: *schwerer* Schlaf, *stuporös* und *schwer* zu *unterbrechen*; 506
Schlaf: *Stöhnen* im Schlaf; 106
Schlaf: *Stöhnen* und *Jammern* während des Schlafes; 169
Schlaf: erwacht vollkommen *unausgeruht*; 401; 424
Schlaf: *unausgeruht* am *Morgen* beim *Erwachen*; 417; 427; 641
Schlaf: *unausgeruht* am *Morgen* beim Erwachen, dieser Zustand hält eine Stunde oder länger an; 423
Schlaf: *unruhiger Schlaf*, das *Bett* ist am Morgen völlig *zerwühlt*; 670
Schlaf *verschlimmert*; 265
Schlaf: *Verschlimmerung* nach einem *kurzen Schläfchen tagsüber*, vor allem nachmittags; 633
Schlaf: *Verschlimmerung* nach Schlaf; 603
Schlaf: *Verschlimmerung während* des Schlafs oder *beim Erwachen*; 391
Schlaf: *Weinen* im Schlaf; 215; 217
Schlaf: *zuckt* beim *Einschlafen zusammen*; 427

Schlaflage
Schlaflage auf dem *Bauch*; 122
Schlaflage: schläft auf dem *Bauch* oder auf dem *Rücken* mit den *Armen* über dem *Kopf*; 560
Schlaflage: schläft in *Bauchlage* oder in *Knie-Brust-Stellung*; 438
Schlaflage: schläft auf dem *Rücken* mit *einem Bein angezogen*, so daß der *Fuß auf* dem *anderen Knie* liegt; 386
Schlaflage: schläft auf der *linken* Seite; 144; 164; 427; 471; 478; 680
Schlaflage: schläft auf der *linken* Seite mit der *Hand auf der Brust*, wie um das Herz zu schützen; 354
Schlaflage: schläft auf der *rechten* Seite; 201; 417; 529; 655
Schlaflage: schläft auf der *rechten* Seite, *links* ist *unmöglich*; 395
Schlaflage: schläft in der *Knie-Brust-Stellung*; 201; 438; 686
Schlaflage: schläft *zusammengerollt* auf der *Seite*, so daß das *Gesicht* beinahe die *Knie berührt*; 386
Schlaflage: *überkreuzt* im Schlaf die *Beine* an den *Fußknöcheln*; 573

INDEX

Schlaflage: *unfähig, auf der linken Seite zu schlafen*; 457

Schlaflosigkeit; 91; 102; 108; 134; 136; 201; 202; 226; 227; 250; 252; 306; 344; 361; 366; 423; 471; 495; 506; 550; 636; 655; 664; 675; 681; 690; 691
Schlaflosigkeit von 3.00 bis 4.00 Uhr morgens; 423
Schlaflosigkeit, erwacht oft zwischen 2.00 und 4.00 Uhr.; 664
Schlaflosigkeit; *erwacht* besonders gegen *3.00* oder *4.00 Uhr* morgens und kann nicht wieder einschlafen, *Gedanken* über die *Arbeit* oder die Erledigung bestimmter Aufgaben *halten ihn wach*; 494
Schlaflosigkeit: Aufregung, Nervosität und Schlaflosigkeit während des *Entzugs* von *Narkotika* oder *Sedativa*; 503
Schlaflosigkeit trotz *Erschöpfung*; 675
Schlaflosigkeit durch *Erwartungsspannung* oder *Erregung*; 306
Schlaflos durch *Gedankenzustrom*; 201
Schlaflosigkeit infolge aufregender *Gedanken* und *heroischer Phantasien*; 226
Schlaflosigkeit durch rasende *Gedanken* und durch *Geistesaktivität*; 252
Schlaflosigkeit durch *aufgewühlte Gefühle*; 338
Schlaflosigkeit: *grundlose* Schlaflosigkeit, „kann einfach *nicht loslassen*"; 366
Schlaflosigkeit: *Hauterkrankung* in Verbindung *mit* großer *Schlaflosigkeit*; 230
Schlaflos durch den intensiven *Juckreiz*; 550
Schlaflosigkeit bei *Kindern: gebessert*, wenn man sie in den *Schlaf wiegt*; 201
Schlaflos aus *Kummer*; 361
Schlaflosigkeit infolge aufregender Gedanken und heroischer *Phantasien*; 226
Schlaflosigkeit durch *rasende Gedanken* und durch *Geistesaktivität*; 252
Schlaflosigkeit nach *Schreck*; 503
Schlaflosigkeit; oft begleitet von *sexuellen Gedanken* oder mit häufiger *Masturbation*, um das *Einschlafen zu erleichtern*; 635
Schlaflosigkeit und *Schwindel*; 676
Schlaflosigkeit: *Schwindel*, Schlaflosigkeit und *extreme Lärmempfindlichkeit* treten gemeinsam auf; 674
Schlaflosigkeit durch *Sorgen*; 246
Schlaflosigkeit durch *Überhitzung*; 134
Schlaflosigkeit durch *Unruhe* oder *Rucken*; 704

Schläfrigkeit
Schläfrigkeit; 400; 486; 488
Schläfrigkeit, schlimmer nach *Husten*; 62
Schläfrigkeit während des *Hustens* oder einer *Bronchitis*, kann sogar in ein *Koma* abgleiten; 60
Schläfrigkeit: übermächtige Schläfrigkeit beim *Konzentrieren*; 506

INDEX

Schläfrigkeit nach *Kummer*; 344
Schläfrigkeit: schlimmer während *Schüttelfrost* und *Fieber* oder *zwischen* den *Schüttelfrostanfällen*; 486
Schläfrigkeit: schlimmer während der *Schwangerschaft*; 422
Schläfrigkeit: verschlimmert durch den Verzehr bestimmter *Speisen* (*Nahrungsmittelallergie*); 486
Schläfrigkeit während des *Tages*; 494
Schläfrig und *schwach* während der *Wehen*; 304

Schlafstörung durch *geringfügige Geräusche*; 226
Schlafstörungen: erwacht mit *Atemnot* und muß das *Fenster öffnen*; 34
Schlafstörungen durch *Herzklopfen*; 108
Schlafstörungen schon durch *leiseste Geräusche*; 102
Schläft *drei bis vier Stunden* lang *gut*, wacht dann auf und *döst* den *Rest* der *Nacht* vor sich hin; 655
Schläft *in* die *Verschlimmerung hinein*; 391
Schläft *mitten im Satz* ein; 109

Schläfenbein-Unterkiefer-Syndrom; 576
Schlaffheit der *Gewebe*; 169; 607; 422
Schlaffheit der *Gewebe* und der *glatten Muskulatur*; 607
Schlafwandeln; 360; 503; 529
Schlägt sich selbst; 696
Schlagen: *Verlangen* zu schlagen; 118
Schlampigkeit; 649
Schlechte Nachrichten verschlimmern; 303
Schleimbeutelentzündung; 591
Schleimbeutelentzündung mit *heißem Gelenk* und *Hautrötung*; 638
Schleimbeutelentzündung, besonders der *rechten Schulter*; 593
Schleimhäute: *Wundheit* und *Entzündung* der Schleimhäute; 380
Schleuderbewegungen, *einseitige*; 322
Schleudertrauma; 579
Schluchzen: *Tränen zurückhalten*, was zu Schluchzen führt; 341

Schluckauf; 343; 642
Schluckaufanfälle; 343
Schluckauf durch *alkoholische* Getränke; 567

Schmalhüftig; 610
Schmatzt mit den Lippen; 487

INDEX

Schmerzen
Schmerzen nehmen *allmählich zu* und *ab*; 629
Schmerzen kommen *allmählich* und verschwinden *plötzlich*; 658
Schmerzen wie von einem *Band* oder *Draht*; 149
Schmerz durch *Berührung* mit der *Kleidung*; 267
Schmerzen *schlimmer* durch *Berührung*; 32
Schmerzen schlimmer durch *Bettwärme*; 564
Schmerzen durch geringe *Bewegung*; 636
Schmerzen verschlimmern sich durch *Bewegung*; 287
Schmerzen im ganzen Körper, besser durch anhaltende *Bewegung*; 562
Schmerzen schlimmer bei *erster Bewegung*, aber *besser* durch *(anhaltende) Bewegung*; 559
Schmerzen: *blitzartige* oder „*ruckartige*" Schmerzen; 197
Schmerzen, *brennend*, werden durch *Hitze gebessert*; 87
Schmerzen wie von einem Band oder *Draht*; 149
Schmerzen werden durch *Druck gelindert*; 118
Schmerz*empfindlichkeit*; 215; 325
Schmerz*empfindlichkeit, große* – intensive Klagen; 327
Schmerzhafte *Empfindlichkeit* des *Körperteils*, auf dem er *liegt*; 584
Schmerzen im *ganzen Körper, besser* durch *anhaltende Bewegung*; 562
Schmerzen sind *hämmernd* oder *pulsierend*; 117
Schmerzen, die oft *so heftig* sind, daß der Patient *laut aufschreien* muß; 148; 149
Schmerzen schlimmer durch *Hitze*; 533
Schmerzen schlimmer durch *Hitze* und *besser* durch *Kälte*; 559
Schmerzhafte *kalte Stellen* am Körper; 566
Schmerzen vom *Kreuzbein* zum Becken und in die Innenseiten der Oberschenkel ausstrahlen; 698
Schmerzen besser an *kübler Luft*; 564
Schmerzen beschränken sich auf *kleine Stellen*; 356; 357;508
Schmerzen werden auf eine *kleine Stelle* beschränkt empfunden; 357
Schmerzen *nehmen* im Tagesverlauf *mit der Sonne zu* und *ab*; 378
Schmerzen, die *nicht eindeutig diagnostizierbar* sind; 233
Schmerzen bei *Pleuritis* tuberkulären Ursprungs; 317
Schmerzen treten *plötzlich auf*; 71
Schmerzen sind *plötzlich*, stechend, „kneifend" und strahlen von dem erkrankten Körperteil aus oder wandern insgesamt in eine andere Körperregion; 127
Schmerzen sind hämmernd oder *pulsierend*; 117
Schmerzen wie ein „*Schnitt*" oder eine „*Wunde*"; 208
Schmerzen sind so stark, daß der Patient die *Möglichkeit von Selbstmord* andeutet; 105

INDEX

Schmerzen sind *stechend* und *strahlen* von dem erkrankten Körperteil *aus* oder *wandern* insgesamt in eine andere Körperregion; 127
Schmerzen mit *Taubheitsgefühl*; 216
Schmerzen: *überkreuz* auftretende Schmerzen, in der *linken Schulter* und der *rechten Hüfte*; 403
Schmerzen scheinen *unerträglich* zu sein; 215
Schmerzen sind *unverhältnismäßig stark* im Vergleich zur *Pathologie*; 37
Schmerzen oder Krämpfe, die *an verschiedenen Stellen* auftreten; 690
Schmerzen sind plötzlich, stechend, „kneifend" und strahlen von dem erkrankten Körperteil aus oder *wandern* insgesamt in eine andere Körperregion; 127
Schmerzen wie ein „Schnitt" oder eine „*Wunde*"; 208
Schmerzen nach *Zorn*; 215

Schmerzlosigkeit bei Beschwerden, die normalerweise schmerzhaft sind; 504
Schmerzlosigkeit des betroffenen Körperteils; 539

Schmutz, *Abneigung* gegen, oder gegen das *Berühren* von *schmutzigen Dingen*; 662
Schmutzig; 650
Schnarchen; 376; 505
Schneiden, zielloses: *bedeutungslose* und *ziellose Wiederholungshandlungen*: Dinge schneiden oder zerreißen; 693
Schneidende Bemerkungen machen; 389
Schneeschmelze: Verschlimmerung zur Zeit der Schneeschmelze; 169

Schnupfen (vgl. Koryza/Erkältungen/Nase/Heuschnupfen); 241; 426; 679
Schnupfen *abwechselnd* mit *Nasenverstopfung*; 622
Schnupfen, *albuminös* oder wie „*Eiweiß*"; 468
Schnupfen: nasales oder retronasales Sekret – *dick*, *eitrig*, gewöhnlich *gelb* und *fadenziehend*; 356
Schnupfen schlimmer im *Freien*; 492
Schnupfen: *linksseitiger* Schnupfen, kann von *linksseitigem Tränenfluß* begleitet sein.; 622
Schnupfen: *milde*, oft *grünliche* Absonderung aus der Nase; 557
Schnupfen und *Nasenverstopfung*; 487
Schnupfen: schlimmer vor oder während der *Menstruation* – bekommt jeden Monat eine *Halsentzündung*, *Schnupfen* und leidet an *Schwäche*; 422
Schnupfensymptome besser durch *Wärme* und *warme Getränke*; 587
Schnupfen, *wässriger*; 592
Schnupfen *wechselt* die *Seiten*; 622

INDEX

Schnupfen, *wundmachender*; 482

Schock; 60; 195
Schock durch *Verletzung, Infektion* oder nachdem man sich eine *Verletzung* oder einen *Infekt* zugezogen hatte; 176
Schock und *Furcht unmittelbar* nach einer *Verletzung* oder einem *Unfall*; 27
Schockieren: *Verlangen*, andere Menschen zu *provozieren* oder zu schockieren; 334
Schraubenzieher: *Impuls*, einen Schraubenzieher in die *Steckdose* stecken; 73

Schreck
Schreck verschlimmert; 303; 504
Schreck, Folge von: *Beschwerden* nach einem Schreck – vor allem durch *Gewalttaten* oder Situationen, in denen der Patient dem *Tode nur knapp entrinnen* konnte; 641
Schreck: *Kind* wurde durch *Horrorfilme* übermäßig *erschreckt* und beginnt, sich davor zu *fürchten*, daß *böse Mächte von ihm Besitz ergreifen* könnten; 429
Schreck: *Konvulsionen* nach Schreck oder Kummer; 209
Schreckt leicht auf; 132
Schreck: *neurologische* Erkrankungen als *Folge* von Schreck; 641
Schreck: Verschlimmerung oder *erneuter Schreck* bei jeder *Erinnerung* an das *furchterregende Ereignis*, welches die Symptome ausgelöst hat; 504
Schreckhaft: *Zusammenzucken* oder *Zusammenfahren* durch *Geräusche*; 373

Schreibkrampf; 274; 280; 306; 429; 630
Schreibkrampf vom Unterarm bis in die Finger; 274

Schreien; 237
Schreien: *Impuls* zu schreien; 442
Schreit die *ganze Nacht* lang, aber *schläft am Tag*; 349
Schreit ihre *Kinder* an; 608
Schreit und *weint zornig*, wenn er *abgesetzt* wird, und die Eltern müssen mit ihm *auf- und abgehen*, um ihn zu *beruhigen*; 215

Schüchtern; 49; 198; 243; 251; 303; 442; 461; 555; 575; 615
Schüchtern und *nicht in der Lage*, aktiv einen *Sexualpartner* zu *suchen*; 632
Schüchterne Kinder, die dem Homöopathen *nicht direkt antworten*, sondern stattdessen der *Mutter* die *Antwort zuflüstern*, und diese muß die Information weiterleiten; 616

INDEX

„Schüchterner *Stuhl*", der sich zurückzuziehen scheint, nachdem er fast ausgetreten ist; 619

Schuldgefühle; 275; 321; 391; 608
Schuld: gibt jedem die Schuld für seine Probleme; 482

Schulter
Schultern, *gebeugte*; 461; 462
Schulterschmerzen: schlimmer beim *Herumdrehen* im *Bett*, schlimmer *nachts* im Bett, schlimmer beim *Daraufliegen*; 593
Schulterschmerzen breiten sich zu *Nacken* und *Kopf* aus oder *abwärts* in die *Hand*; 593
Schulter: *rechtsseitiger* Schulterschmerz; 293; 296
Schulter: *Schmerz* des *rechten Schulterblattes* oder der *Schulter*; 221
Schulter: *Schmerzen* in der *linken* Schulter; 578; 655
Schulter: *Schmerzen* in der Schulter, v.a. wenn sich der Schmerz zum *Ellbogen*, dem *Handgelenk* oder der *Hand* hin erstreckt; 379

Schwäche; 51; 169; 205; 224; 272; 273; 294; 302; 443; 458; 595; 617; 629
Schwäche; schlimmer durch *Anstrengung*; 535
Schwäche und Erschöpfung, besonders wenn diese *mit Atemwegsstörungen* einhergehen; 628
Schwäche durch *Aufwärtsgehen/Treppensteigen*; 350
Schwäche, die gewöhnlich in den *Beinen beginnt*; 398
Schwäche nach *Chemotherapie* oder *Krebsoperation*; 373
Schwäche, geistige: Gefühl, daß er nicht die geringste Anstrengung zum *Denken* unternehmen kann; 302
Schwäche oder Ohnmacht durch *Diarrhœ* oder nach dem *Stuhlgang*; 544
Schwäche nach *fieberhaften Erkrankungen*; 603
Schwäche während oder als Folge von langwieriger *fieberhafter Krankheit*; 454
Schwäche nach *Flüssigkeitsverlust* ; 603
Schwäche: *Hauptbeschwerde* des Patienten besteht in *Schwäche* oder geht *mit Schwäche* einher; 301
Schwäche; schlimmer durch *Hitze*; 535; 603
Schwäche als Folgeerscheinung einer schweren *Infektionskrankheit* und tritt nach einer *Lungenentzündung* oder *Pfeifferschem Drüsenfieber* auf; 192
Schwäche: *Intuition*, was die *Schwächen anderer* angeht; 609
Schwäche durch *Koitus*; 160; 363; 603
Schwäche und *Kollapszustände*; 191; 454; 525; 603
Schwäche und *Kollapszustände*, vor allem bei *Erbrechen* oder *Diarrhœ*; 693

INDEX

Schwache, erschöpfte *Konstitutionen*; 684
Schwäche; schlimmer bei geistiger *Konzentration*; 535;
Schwäche nach Chemotherapie oder *Krebsoperation*; 373
Schwäche und eine *lähmende Unfähigkeit*, sobald er sich irgendeiner *Herausforderung* stellen muß; 302
Schwäche durch *Lesen* oder *geistige Überanstrengung*; 535
Schwäche während der *Menstruation*; 189; 247
Schwäche: schlimmer vor oder während der *Menstruation* – bekommt jeden Monat eine *Halsentzündung, Schnupfen* und leidet an *Schwäche*; 422
Schwächegefühl im *Nacken*, so daß er das Gefühl hat, er könne seinen *Kopf nicht aufrechthalten*; 248
Schwäche oder Gemütssymtome durch Einatmen *petrochemischer Dämpfe*; 516
Schwächeanfälle bei *robust aussehenden* Menschen; 310
Schwäche: kann *weder sprechen noch sich anstrengen*, weil er sich in der *Brust schwach* oder *hohl* fühlt; 630
Schwäche mit außerordentlich starkem *Schwitzen*; 590
Schwäche nach *sexuellen Ausschweifungen*; 603
Schwäche und Steifheit hindern ihn, sich *aus dem Stuhl* zu erheben; 585
Schwäche und *Zittern* nach der *Stuhlentleerung*; 259
Schwäche; schlimmer durch *Stuhlgang*; 535
Schwäche oder Ohnmacht durch Diarrhœ oder nach dem *Stuhlgang*; 544
Schwäche durch Aufwärtsgehen/*Treppensteigen*; 350
Schwäche; schlimmer durch *Verlust* von *Körpersäften* (Stillen, Blutungen usw.); 189; 228; 603
Schwäche nach *Wut*; 702
Schwäche oder *Zittern* der *Extremitäten* oder des *Rückens* nach *Samenergüssen*; 474
Schwäche und *Zittern* nach der *Stuhlentleerung*; 259

Schwacher *Widerstandskraft* gegenüber *Infektionen*; 442
Schwachsinn; 442

Schwangerschaft; 423; 560
Schwangerschaft: *alles schlimmer* während der Schwangerschaft (Zahnschmerzen, Kreuzschmerzen, Schläfrigkeit usw.); 422
Schwangerschaft: *Blutung* während der Schwangerschaft; 676
Schwangerschaft: *Juckreiz* in der *Vagina*; 612
Schwangerschaft: *Schmerzen* in der *Schambeinfuge* während der *Schwangerschaft*; 170
Schwangerschaft: *Schwindel* schlimmer bei Schwangerschaft; 467

INDEX

Schwangerschaft: *Speichelfluß* während der Schwangerschaft; 381
Schwangerschaft: *Steißlage*; 558
Schwangerschafts*übelkeit*; 196; 253; 254; 558; 613
Schwangerschafts*übelkeit*; *schlimmer morgens*, häufig begleitet durch übermäßigen *Speichelfluß* und *Sodbrennen, besser* durch *Essen*; 396
Schwangerschafts*übelkeit* mit *Erbrechen*; 611; 665
Schwangerschafts*übelkeit* mit starkem *Stirnkopfschmerz, Sodbrennen, Aufstoßen* und *Erbrechen*; 196
Schwangerschaft: *Vaginitis* oder *Juckreiz* in der *Vagina*; 612
Schwangerschaft: *Verschlimmerung* während der Schwangerschaft; 169; 391; 556; 610
Schwangerschaft: *Völlegefühl* der *Blase* während der Schwangerschaft, *Harnentleerung* verschafft *keine Erleichterung*; 285
Schwangerschaft: *Wundschmerz* der *Bauchwände* während der Schwangerschaft; 124

Schwatzhaftigkeit; 388
Schwebegefühl; 102; 637; 690
Schweigsamkeit: *morgens* beim *Erwachen* nicht geneigt zu reden; 421
Schweinefleisch verschlimmert; 273; 556

Schweiß/Schwitzen
Schwitzt, wenn er *abkühlt*; 160
Schwitzen durch geringe *Anstrengung*; 160; 548; 571; 658
Schwitzen beim Schließen der *Augen*; 259
Schwitzen am ganzen Körper mit *Ausnahme* des *Kopfes*; 590
Schwitzen der *bedeckten Körperteile* und der *Kopfhaut*; 218
Schwitzen *bessert*; 141; 467
Schwitzen: starkes Schwitzen schon durch geringfügige *Bewegung*; 571
Schwitzen: *einseitiges* Schwitzen; 556
Schweiß ist *fettig* und hat einen *süßlichen* oder *üblen* Geruch; 678
Schwitzen: schwitzt *zuerst* im *Gesicht* oder an den *Lippen*; 342
Schweiß, *heißer*; 504
Schweiß, *kalter*; 193; 694
Schweiß: *klebrige* Schweißabsonderungen am *ganzen Körper*; 303
Schwitzen: schwitzt zuerst im Gesicht oder an den *Lippen*; 342
Schwitzen während der *Menstruation*; 693
Schwitzen *nachts*; 160; 165; 224; 443; 621; 629; 684
Schweiß riecht „wie *Pferdeharn*"; 484
Schweiß: *reichliches* Schwitzen; 291

935

INDEX

Schweiß riecht *sauer*; 571; 617
Schweiß: *Schwindel* mit *Erbrechen* und *kaltem* Schweiß; 694
Schweiß: *stinkender* Geruch von Schweiß oder anderen Absonderungen; 482; 484
Schwitzen während der *Stuhlentleerung*; 665
Schweiß: *übelriechender* Schweiß; 186
Schweiß: *übelriechender* Schweiß, besonders an den *Körperteilen, auf* denen er *liegt*; 595
Schwitzt an *unbedeckten Körperstellen*; 678
Schwitzen, *unmäßiges*; 651
Schweiß ist *unterdrückt* oder stark *vermindert*; 69
Schweiß, *unterdrückter*, verschlimmert; 176; 548; 617
Schwitzen *verschlimmert*; 443
Schwitzen durch *warme Speisen*; 658

Schwindel; 72; 75; 144; 261; 293; 306; 386; 406; 407; 432; 433; 453; 516; 518; 529; 621; 665; 675
Schwindel: schlimmer *abends*; 584
Schwindel, *alles* scheint sich zu *drehen*; 246
Schwindel bei *älteren* Menschen; 49
Schwindel: schlimmer durch *Anstrengung* der *Augen*, besonders beim *Aufwärtsblicken*; 525
Schwindel: schlimmer beim *Aufstehen*; 27; 310
Schwindel schlimmer beim *Aufstehen* am *Morgen*; 141
Schwindel: schlimmer durch *Öffnen* der *Augen*; 665
Schwindel: schlimmer beim Schließen der *Augen*; 47; 675
Schwindel: schlimmer beim *Aufstehen*; 525; 576
Schwindel: schlimmer durch *Aufwärtsblicken*; 525; 556
Schwindel: schlimmer durch *Aufwärtssteigen*; 161
Schwindel: schlimmer durch *Bewegung* oder beim *Autofahren*; 675
Schwindel beim Betrachten sich *bewegender Gegenstände* oder beim Anblick von Gegenständen, während man *im Wagen* oder Zug *fährt*; 247
Schwindel, begleitet von dem Gefühl, „als würde er *durch das Bett hindurch sinken*"; 141
Schwindel schlimmer durch die geringste *Bewegung*; 101; 141
Schwindel: schlimmer beim *Bücken*; 119; 310
Schwindel: Verschlimmerung durch *Drehen* des *Kopfes*; 119; 161
Schwindelerregende Zustände bis hin zur *Ekstase*; 179
Schwindel, der vor einem *epileptischen Anfall* auftritt; 155
Schwindel mit *Erbrechen* und *kaltem Schweiß*; 694
Schwindel mit der Neigung zu *fallen*, besonders nach *links*; 467

INDEX

Schwindel: besser im *Freien*; 665
Schwindelgefühl. Ein *fröhliches, verschwommenes* Gefühl; 486
Schwindel besser durch *Frühstücken*; 47
Schwindelig und *geistesabwesend*; 486
Schwindel: schlimmer durch *Herabschauen* aus einer *Höhe*; 161
Schwindel: muß sich wegen des hochgradigen Schwindels *hinlegen*; 246
Schwindel: besser durch *Hinlegen*; 556
Schwindel: kann im *Hinterkopf* anfangen; 304
Schwindel: *hysterischer* Schwindel; 675
Schwindel oder Tinnitus vor *Konvulsionen*; 337
Schwindel bei *Kopfschmerzen*; 675
Schwindel, Schlaflosigkeit und extreme *Lärmempfindlichkeit* treten gemeinsam auf; 674
Schwindel: besser im *Liegen*; 525
Schwindel: schlimmer durch *Liegen*; 259
Schwindel: schlimmer durch *Menses*; 556
Schwindel: schlimmer während der *Menses*, schlimmer durch *unterdrückte Menstruation*; 273
Schwindel: schlimmer *morgens*; 47; 310
Schwindel: schlimmer durch *Obstipation*; 169
Schwindel: schlimmer durch *Öffnen* der *Augen*; 665
Schwindelgefühl mit *Ohnmachtsneigung*; 75
Schwindelgefühle, die *plötzlich* einsetzen; 71
Schwindel bei langsamem *Puls*; 275
Schwindel: schlimmer durch *rasches Wenden* des *Kopfes*; 119; 161
Schwindel, *Schlaflosigkeit* und extreme Lärmempfindlichkeit treten gemeinsam auf; 674
Schwindel schlimmer durch *Schlafmangel*; 247
Schwindel: schlimmer beim *Schließen* der *Augen*; 47; 675
Schwindel nach einem *Schreck* oder *Schock*; 27
Schwindel: schlimmer bei *Schwangerschaft*; 467
Schwindel, als würde er *schweben*: schlimmer beim *Gehen*, schlimmer beim *Liegen* im *Bett*; 384
Schwindel, als würde man *schweben*; 101; 155
Schwindel schlimmer im *Sitzen*; 247
Schwindel beim *Stehen* mit geschlossenen Augen; 398
Schwindel: schlimmer im *Stehen*, Ohnmachtsneigung im *Stehen*; 47
Schwindel oder Ohnmachtsneigung beim *Aufstehen* oder im *Stehen*; 27
Schwindel: schlimmer durch *Tee*; 467
Schwindel: schlimmer durch *Umdrehen* im *Bett*; 119; 259

INDEX

Schwindel: Verschlimmerung durch *Vorwärtsbeugen*; 119
Schwindel: schlimmer durch *Wind*; 169
Schwindel: schlimmer durch *Zugluft*; 169

Scilla; 628
Scutellaria; 599
Secale; 116; 193; 266; 287; 589; 600; 670; 689
Seekrankheit; 516; 664; 665
Seelische Unterdrückung als Ursache für die Erkrankung; 631
Seh- oder Gehörverlust nach einer *Kopfverletzung*; 81

Sehnen
Sehnen- oder Muskel*verletzungen*, schlimmer durch *Überanstrengung*; 579
Sehnen*entzündung*; 407
Sehnen*kontrakturen*; 72
Sehnen*verhärtungen*; 212
Sehnenverletzungen durch *Zerrungen* oder *Verstauchung* des Gelenks, mit *Steifheit* und *Zerschlagenheitsgefühl*; 585

Sehnsucht: *leidenschaftliche* Patienten *voller Sehnsucht*, die auf vielen Ebenen über ihre Grenzen hinausgehen; 198
Selbstaufopfernd; 460
Selbsbewußtsein, *Mangel* an; 112; 375; 375; 384; 414; 511; 616; 633

Selbstmordgefährdung
Selbstmordabsicht, indem er sein *Auto* mit halsbrecherischer Geschwindigkeit fährt, mit dem *Impuls*, das Fahrzeug in den *entgegenkommenden Verkehr zu lenken*; 104
Selbstmord durch *Erhängen*; 476
Selbstmord: ist *erleichtert* durch den *Gedanken* an Selbstmord; 104
Selbstmord durch *Erschießen*; 476
Selbstmord*gedanken*; 53; 55; 104; 106; 300; 391; 406; 443; 466; 479; 548; 609; 701
Selbstmord*gedanken* wegen seiner *mangelhaften Leistungsfähigkeit*; 321
Selbstmord: *Impuls*, sich das Leben zu nehmen; 86; 325
Selbstmordimpulse durch *Herabspringen* aus einer Höhe; 104
Selbstmordneigung infolge *Schmerzen*; 104
Selbstmordneigung, aber *hält sich* wegen seiner *Verpflichtungen* gegenüber seiner *Familie zurück*; 476

INDEX

Selbstsucht, ausgeprägter *Geiz*; 86
Selbstüberhebung, *Egoismus*; 86; 412; 482; 541; 649; 678
Selbstvertrauen, *Mangel* an: braucht in hohem Maße die Wertschätzung und Würdigung anderer Menschen; 511
Selbstwertgefühl, *mangelndes*: fühlt sich *unattraktiv*; 678
Selbstwert, Mangel an: Gefühl von *Wertlosigkeit*; 678
Selbsbewußtsein, *Mangel* an; 112; 375; 375; 384; 616; 651; 678
Selenium; 40; 154; 222; 224; 243; 455; 474; 502; 521; 603; 703
Senega; 63; 605
Senilität; 49; 112; 258; 259; 261; 268; 529; 600
Sensibel; 223; 245
Sensibilität gegenüber Stimulation – Licht, Lärm, Gerüchen; 491
Sensibilität, Idealismus und extreme Empfindlichkeit; 222
Sentimental und romantisch, schreibt Gedichte; 633
Sepia; 45; 97; 146; 154; 191; 195; 196; 202; 213; 222; 252; 260; 261; 274; 276; 306; 325; 344; 374; 383; 397; 407; 408; 418; 425; 427; 453; 454; 459; 471; 472; 495; 496; 499; 513; 515; 516; 518; 522; 523; 530; 536; 546; 555; 561; 587; 607; 621; 665; 676
Sepsis; 60; 62; 83; 92; 109; 110; 111; 177; 264; 266; 325; 338; 455; 506; 522; 563
Sepsis mit *generalisierter Hämorrhagie* wie bei versprengten intravasalen *Gerinnseln*; 265
Septikämie; 395
Seröse Häute: *Entzündungen* und *Ergüsse* der serösen Häute; 141
Seufzen; 169; 233; 343; 470
Seufzen; besonders verbreitet bei *älteren* Patienten, oft *lautes* Seufzen; 341

Sexualität
Sexualität: *Abneigung* gegen Sexualität entwickelt sich in *späteren Krankheitsstadien*; 313
Sexual*entwicklung* kann schon im Alter von *zwei* oder *drei Jahren* einsetzen; 434
Sexualität: übermäßig *starke* und *frühreife* sexuelle Entwicklung; 394
Sexualität: häufige und exzessive *Erektionen*; 298
Sexuell *erregt* durch *geringste Berührung*; 539
Sexualität: während sexueller *Erregung* hat der Patient das Verlangen zu *fluchen*; 334; 470
Sexuelle *Exzesse und* Störungen im Verdauungstrakt; 315
Sexueller *Exzess*; 39; 539
Sexualität: *wilde* Patienten mit *Drogenkonsum* und *exzessivem sexuellem* Verhalten; 476

INDEX

Sexualität: während sexueller *Erregung* hat der Patient das Verlangen zu *fluchen*; 334; 470

Sexuelle *Funktionsstörungen*; 40; 102; 114; 152; 212; 603; 607; 613

Sexualität, *Gleichgültigkeit* gegenüber; 194

Sexualität: *Gruppensex*; 437

Sexualität: niedergeschlagen und ängstlich wegen seiner *Impotenz*; 39

Sexualität: *Inzest*; 435; 437

Sexualität: *Inzest* oder irgendeine Form von erschreckender sexueller Schwäche entwickelt sich wegen der organischen Pathologie in der *Leber*, dem *Herzen* oder den *Lungen* nur langsam; 191

Sexualität: *Inzest, sexueller Mißbrauch* oder *alkoholabhängiger Eltern* in der Vorgeschichte; 633

Sexualität: *Koitus*, Abneigung gegen; 114; 211; 549; 612

Sexualität: Abneigung gegen *Koitus* bei *Frauen*; 380

Sexualität: *Koitus*: *Abneigung* gegen Geschlechtsverkehr bei *Frauen*, besonders nachdem sie sich aus *Kummer* emotional *verschlossen* haben; 470

Sexualität: *Koitus*: Abneigung gegen *Geschlechtsverkehr*, sogar gegen sexuelle *Anspielungen* oder *Witze*; 102

Sexualität; *Koitus*: *Konvulsionen, Spasmen* und *Ohnmacht* nach dem Koitus; 37

Sexualität: *Koitus* verursacht *Reizbarkeit, Unpäßlichkeit, Zittern, Schwächegefühl*; 160

Sexualität, *Koitus*: Verschlimmerung nach dem *Geschlechtsverkehr*; 406; 521

Sexualität: Verschlimmerung durch *Koitus* oder *häufigen Geschlechtsverkehr*; 610

Sexualität: Verschlimmerung durch *Koitus*; 37; 165; 275; 363; 373; 610; 617

Sexualität: Verschlimmerung durch *Koitus* (schwach, getrübte Sicht, Depression); 363

Sexualität, *Koitus*: während des *Geschlechtaktes* das Verlangen, *Kraftausdrücke* zu benutzen; 334; 470

Sexualität: *Konflikt* zwischen einer stark *ausgeprägten Sexualität* und einer gleichermaßen *starken moralischen Seite*; 405; 406

Sexualität: *Krampf* der *Gebärmutter* oder des *Rektums* während des *Orgasmus*; 494

Sexuelle *Leidenschaft, excessive*; 537; 703

Sexualität: *Libidoverlust*; 40; 244; 358; 385; 501

Sexualität: *Libidoverlust* nach vorangegangenen *exzessiven sexuellen Ausschweifungen*; 40

Sexualität: *lüsterne Gedanken*, doch *ohne* die geringste *Erektionsfähigkeit*; 153

Sexualität: *frühe* oder übermäßige *Masturbation*; 685

Sexueller *Mißbrauch*; 208; 332; 507; 539; 632

Sexueller *Mißbrauch*: *Frauen*, die von ihrem Mann mißbraucht werden; 631

INDEX

Sexuelle *Neurasthenie*; 501
Sexualität: *niedergeschlagen* und ängstlich wegen seiner *Impotenz*; 39
Sexualität: *Nymphomanie*; 316; 394; 405
Sexualität: *öffentliche* Selbstbefriedigung; 334
Sexualität: Krampf der Gebärmutter oder des Rektums während des *Orgasmus*; 494
Sexualität: *Partnerwechsel, häufiger (Promiskuität)*; 170; 184; 298; 315; 337; 412; 452; 493; 507; 539; 542; 635; 642; 669; 680; 685; 703
Sexual*pathologie*; 148; 437
Sexuelle Pathologie *und* Verdauungsbeschwerden; 316
Sexuelle *Perversionen*; 431; 539
Sexuelle *Phantasien*; 633; 634
Sexualität: Wirbelsäulenbeschwerden *und* Priapismus; 536
Sexualität: *sadomasochistische* Wünsche oder *sexuelle Phantasien*, die mit Schmerz oder *Demütigung* zu tun haben; 54
Sexualität: *Samenerguß ohne Erektion*; 521
Sexualität: vorzeitiger *Samenerguß*; 40; 261; 417; 418; 444; 445; 604; 612; 659; 703
Sexualität: vorzeitiger *Samenerguß*, sogar schon während des *Vorspiels*; 259
Sexualität: *Samenergüsse*, nächtliche; 153; 243; 473; 501; 635; 675
Sexualität: *Samenergüsse*, nächtliche: bei vollkommen *schlaffem Penis*, manchmal sogar *ohne sexuelle Träume*; 153
Sexualität: Symptome entwickeln sich während einer Zeit, in der S*amenergüsse* auftreten; 473
Sexualität: *Satyriasis*; 437
Sexualität: *Schlaflosigkeit*; oft begleitet von *sexuellen Gedanken* oder mit häufiger *Masturbation*, um das *Einschlafen zu erleichtern*; 635
Sexualität sei etwas *Schlechtes*, glaubt; 431
Sexualität: *Schwäche* nach dem *Koitus*; 603
Sexualität: *Schwäche* nach *sexuellen Ausschweifungen*; 603
Sexualität: *Schwäche* oder *Zittern* der *Extremitäten* oder des *Rückens* nach *Samenergüssen*; 474
Sexualität: *schwacher Widerstand* gegen *Annäherung* in sexueller Absicht; 635
Sexualität: *Sehschwäche*, schlimmer durch *Koitus*; 406
Sexualität: *Spaß* an *Gedanken* oder *Gesprächen* über *sexuelle Themen*; 334
Sexuelle *Spiele* mit anderen Kindern; 336
Sexuelle *Störungen*; 116; 185; 261; 298; 301; 314; 316; 338; 407; 445; 453; 471; 474; 540; 643; 670; 687
Sexuelle *Träume*; 474
Sexual*trieb* erhöht, sogar pathologisch gesteigert; 527
Sexual*trieb* nicht vorhanden, was bei einem so vitalen Menschen überrascht; 644

INDEX

Sexual*trieb* nicht vorhanden, was bei einem so vitalen Menschen überrascht; 644
Sexual*trieb*: *gesteigertes* sexuelles *Verlangen*; 54; 184; 298; 313; 333; 335; 337; 361; 394; 431; 437; 454; 484; 493; 536; 539; 542; 569; 589; 680; 685; 695
Sexual*trieb*: *Verlangen* nach Sex ist *gesteigert* während *Metrorrhagie*; 589
Sexual*trieb*: *Verlangen* nach von der *Norm abweichenden* sexuellen Erfahrungen; 298
Sexual*trieb*: sexuelles *Verlangen* ist *schwach* bis normal; 619
Sexual*trieb*; sexuelles Verlangen gesteigert, aggressiv, vulgäre Sprache; 642
Sexual*trieb*: *verminderter* Geschlechtstrieb; 114; 313
Sexual*trieb*: *Verminderung* des *Sexualtriebs* oder der sexuellen *Leistungsfähigkeit*; 313
Sexual*trieb*: starker Sexualtrieb, aber *Verschlimmerung* durch *Koitus*; 385
Sexualtrieb, *übermäßiger*; 437; 454; 484; 689
Sexual*trieb*: *früh entwickelter* Geschlechtstrieb; 313; 507
Sexual*trieb*: übermäßig *gesteigerter Geschlechtstrieb* – manchmal so extrem, daß der Patient *keine Erleichterung* durch *Selbstbefriedigung* oder *Koitus* erlebt; 184
Sexual*trieb*: *übermäßiger Geschlechtstrieb* – besonders bei Patienten, die an *Kolitis* leiden; 300
Sexuelle *Übererregung*; 315; 407; 507
Sexualität: *unanständige Sprache* während der Ausübung des *Geschlechtsakts*; 337
Sexualität: Beschwerden durch *Unterdrückung* des *sexuellen Verlangens*; 67; 258
Sexualität: Verschlimmerung durch *Unterdrückung* der Möglichkeit, seine *Sexualität auszuleben*; 392
Sexualität: Verschlimmerung durch *Unterdrückung* des *Sexualtriebs*; 64; 259
Sexualität: *Verlust* des Geschlechtsgenusses selbst bei Erreichen des Orgasmus; 211
Sexualität: *wilde* Patienten mit *Drogenkonsum* und *exzessivem sexuellem* Verhalten; 476
Sexualität: *Wildheit* mit *Ruhelosigkeit, Tanzen, Gestikulieren* und *sexueller Manie*; 335
Sexualität: Wirbelsäulenbeschwerden *und* Priapismus; 536
Sexualität: *Zorn* nach sexueller Erregung; 406

Shore, Jonathan; 197; 500; 645
Sicherheit: bei *Bedrohung* der S. reagiert er mit *Zorn* oder sogar *Wutausbrüchen*; 325
Silicea; 24; 113; 115; 116; 165; 174; 191; 204; 228; 241; 283; 299; 306; 311; 320; 327; 329; 356; 359; 367; 378; 404; 422; 445; 460; 463; 520; 534; 557; 561; 594; 595; 596; 597; 614; 636; 638; 681

INDEX

Simulant: täuscht Krankheit vor; 541; 668; 693
Sinapis nigra; 43; 622
Singen: *Verlangen* zu singen; 262
Sinne sind geschärft; 36; 250; 503
Sinnlose, sich wiederholende Handlungen; 692

Sinusitis; 105; 106; 107; 165; 167; 174; 196; 202; 209; 212; 239; 240; 283; 285; 329; 330; 359; 364; 366; 370; 372; 377; 386; 411; 418; 438; 445; 479; 560; 613; 625; 637; 638; 653; 656; 681
Sinusitis: Stirnhöhlen- oder Nebenhöhlenentzündung, mit dicken retronasalen *Absonderungen*;327; 619
Sinusitis: Beschwerden der Nebenhöhlen und *Atemwege*; 375
Sinusitis; Nebenhöhlen: *chronische Infektionen* der Augen, Nebenhöhlen, Ohren; 549
Sinusitis: *chronische* Sinusitis; 371; 549
Sinusitis: *chronische* Sinusitis und dicke *retronasale* Absonderungen; 679
Sinusitis; Nebenhöhlen: *dicke fadenziehende* Absonderungen aus den Nebenhöhlen; 330
Sinusitis; Nebenhöhlen: *Druck* und *Völlegefühl* an der Nasenwurzel und durch die Nebenhöhlen hindurch; 357
Sinusitis: *Infektionsanfälligkeit*, vor allem der oberen Atemwege, der *Nebenhöhlen* und der Ohren; 615
Sinusitis: *Katarrh* mit *dickem gelblichem* Schleim, der die Nebenhöhlen und Ohren füllt; 282
Sinusitis: Nebenhöhlenschmerzen: *maxillar* oder *frontal*, *rechtsseitig*, verschlimmert durch *Berührung*, *besser* durch *festen Druck*, verschlimmern sich durch *Vorwärtsbeugen*; 120
Sinusitis: *maxillar* oder *frontal*; 120
Sinusitis und *Nasenverstopfung*, schlimmer während der *Menses*; 51
Sinusitis des *Siebbeins* und der *Stirnhöhlen*; 239
Sinusitis mit *Schmerzen* im *Gesicht*, insbesondere an der *Nasenwurzel*; 368
Sinusitis mit starken *Schmerzen* in den *Stirnhöhlen*; 624
Sinusitis mit *übelkeitserregenden Absonderungen* aus dem *Nasenrachenraum*; 611
Sinusitis bei jeder Erkältung oder bei *Wetterwechsel*; 368
Sinusitis – sowohl *akut* als auch *chronisch*; 356
Sinusitis, vor allem der *rechten* Seite, *besser* durch *Druck*; 410
Sinusitis, *rezidivierende*; 200
Sinusitis, *seröse*; 621

INDEX

Sjögren-Syndrom; 488
Sklerodermie; 165; 366; 418; 581; 613

Sommer: *Hautbeschwerden* schlimmer im *Winter, besser* im *Sommer*; 517
Sommer*erkältungen*; 137; 592
Sommerbeschwerden: *Beschwerden*, die im *Sommer* auftreten; 137

Sommerman, Eric; 214
Somnolenz; 62; 400
Sonne verschlimmert; 57; 307; 332; 461; 467; 555; 603
Sonnenstich; 175; 177; 461; 641

Sorgen
Sorge um die *Umwelt*; 208
Sorge um seine *äußere Erscheinung*; 112
Sorgen: *erschöpft* und *krank* durch Sorge um einen *geliebten Menschen*; 245
Sorgen um die *Sexualität*; 501
Sorgen um *Geld*; 139
Sorgen um *geschäftliche Angelegenheiten*; 140

Spasmen; 231; 344; 543
Spasmen und Zuckungen beinahe jeder nur denkbaren Muskelgruppe; 37
Spasmen – besonders, wenn diese durch schon geringe Berührung stimuliert werden; 646
Späße und Streichespielen; 336
Speisen oder Tabak schmecken *bitter*; 225
Speisen und Speichel schmecken salzig; 273
Spigelia; 72; 146; 377; 379; 380; 458; 459; 510; 623; 627
Spirituelle Neigungen; 104
Splitterartige *Schmerzen* oder Schmerzen „wie von *Scherben*" im *Rektum*; 570
Spongia; 138; 249; 277; 280; 352; 380; 394; 420; 458; 583; 625

Sprache/Sprechen
Sprechen: schlimmer durch *unregelmäßiges Atmen*; 583
Sprechen: schlimmer beim *Einatmen*; 583
Sprach*fehler*; 136
Sprechen: stellt *Fragen, ohne die Antwort abzuwarten* und sagt schon wieder etwas anderes; 49
Sprechen: schlimmer durch *Lachen*; 583

INDEX

Sprechen: langsame Geistestätigkeit, *antwortet langsam* und unter großer Anstrengung; 321
Sprechen: *langsames* Sprechen und Beantworten der Fragen; 46; 48
Sprache: die *letzten Worte* eines Satzes werden *murmelnd* geäußert; 678
Sprechen, *rasches*; 297
Sprechen: schlimmer durch *Reden*; 583
Spricht im *Schlaf*; 366; 529
Spricht sehr *schnell*; 335
Sprechen *schwierig*; 263
Sprache ist *schwierig* durch Schwäche in Hals oder Brust; 629
Spricht *mit sich selbst*; 34; 633; 658
Sprechen: *stellt Buchstaben* und *Worte* beim Lesen und Sprechen *um*; 414
Sprache: *Stimmverlust*; 76; 526
Sprache: *Stimmverlust*, schlimmer durch *Schreck*; 305
Sprechen: *Stottern*; 136; 442; 643;
Sprechen: *Stottern*; der Patient unternimmt gräßliche Anstrengungen, um zu sprechen, schließlich bricht das Wort explosionsartig aus ihm heraus; 641
Sprechen: *Stottern* – besonders, wenn der Patient *erregt* ist; 208
Sprache: Zunge ist dick und die Sprache *undeutlich*; 110
Sprache *unverständlich* und *schwerfällig*; 503
Spricht mit den *Toten*; 172
Sprechen: *Ungeschicklichkeit*, insbesondere wenn er sich *nicht* auf das *konzentriert*, was er tut, selbst beim *Sprechen*; 322

Springen: *Impuls*, aus *großer Höhe* hinabspringen; 73
Sprunghafter Wechsel von einem Gesprächsthema zum andern; 233
Sprunghaftes Verhalten; 435
Spucken: *Verlangen* zu spucken; 118
Sputum ist *rostbraun* oder *blutig gestreift*; 145
Sputum, *schaumiges*; 695
Squilla maritima; 628
Stannum; 52; 63; 306; 378; 400; 401; 455; 628; 687
Staphisagria; 55; 154; 203; 212; 213; 215; 243; 248; 250; 252; 257; 398; 399; 460; 463; 472; 474; 495; 508; 555; 561; 608; 621; 631; 681

Starrsinn: *Kinder*, die *starrköpfig*, *reizbar* und *ruhelos* sind; 594
Stase; 607
Stauballergie; 137
Stechen: *Impuls*, sich zu *stechen*; 331

INDEX

Stechende Schmerzen
Stechende Schmerzen; 141; 363
Stechende oder *kolikartige* Schmerzen, die *ausstrahlen*; 127
Stechende oder *splitterartige* Schmerzen; 327; 482
Stechen: *Abszeß* mit *brennenden, stechenden* Schmerzen und *fleckig blauer* Verfärbung; 667
Stechende Schmerzen, die *umherschießen*, schlimmer bei *kaltem feuchtem Wetter*; 235
Stechende, *schießende, neuralgische* Schmerzen; 699
Stechenden und *schießenden* Schmerzen; 339

Steif *im ganzen Körper*; 584
Steifer, schmerzhafter *Nacken*, vor allem *rechtsseitig*; 221
Steifheit; 646
Steifheit, die sie in *Muskeln* und *Sehnen* verspüren; 583
Stein: *Empfindung* „wie von einem Stein"; 208
Stellaria; 145; 580; 636; 637
Stichwunden in *nervenreichen* Körperpartien: Fingerspitzen, Zunge, Zähne, Augen, Genitalien; 339
Stichwunden mit *Eiterung*; 403
Sticta pulmonaris; 404; 637
Stillen im Sinne eines *Verlusts* von *Körperflüssigkeit* verschlimmert; 224; 610
Stillsitzen: *Anstrengung, körperliche*, oder *Stillsitzen* verschlimmert. Der Patient fühlt sich am *besten*, wenn er *langsam umhergeht*; 291
Stimme: *nasaler* Klang der Stimme; 357
Stimmungsschwankungen; 223; 233; 262
Stimulantien; 492
Stimulantienmißbrauch; 490
Stimulierung verschlimmert; 251

Stöhnen und *Jammern*, manchmal sogar *während* des *Schlafes*; 169
Stoisch; 362
Stottern; 136; 442; 643
Stottern; der Patient unternimmt *gräßliche Anstrengungen*, um zu sprechen, schließlich bricht das Wort *explosionsartig* aus ihm heraus; 641
Stottern – besonders, wenn der Patient erregt ist; 208
Strahlentherapie u.ä., *Folgen* von: *Beschwerden*, nachdem der Patient *radioaktiven Strahlen* ausgesetzt war oder *nach* einer *Strahlenbehandlung* eines *malignen Tumors*; 564
Strahlenverseuchung; 565

INDEX

Stramonium; 31; 55; 95; 148; 182; 183; 333; 334; 338; 361; 390; 496; 529; 639; 668; 671; 693; 695; 705
Streiche, *mutwillige*; 334
Streit: *Abneigung* gegen Streit; 424
Streit, Konfrontationen oder *Disharmonie* sind *unerträglich*; 421
Streitsüchtig; 176; 363; 584
Streitsüchtig und herrisch; 173
Strontium; 644
Strychninum; 264; 344; 399; 417; 496; 645

Stuhl
Stuhl ist *blutig*; 301; 545
Stuhl bleibt im Rektum *ohne Drang* zur Entleerung; 312
Stuhl*entleerung* oder Harnentleerung: kann *in Gegenwart der Pflegerin*, oder wenn eine *andere Person im Raum* oder sogar im Hause ist, oder auf *öffentlichen Toiletten nicht Stuhl oder Harn entleeren*; 49
Stuhl mit einem Geruch „wie von *faulen Eiern*"; 216
Stuhlgang: *fröhlich* nach dem Stuhlgang; 476
Stuhl ist mit *Gasen* vermengt, so daß bei der Stuhlentleerung ein *spritzendes* oder *gurgelndes Geräusch* erzeugt wird; 44
Stuhl ist *gelb*; 301; 545
Stuhl vermischt mit *gelee-artigen Klumpen*; 44
Stuhl, der aussieht wie *geschnittenes Gras* oder *gehackter Spinat*; 216
Stuhl ist *zu groß, um entleert zu werden*, muß manchmal *manuell entfernt* werden.; 596
Stuhl:*grünlicher* Stuhl; 134; 301
Stuhl ist anfänglich *hart* oder verstopft und wird dann *weich* oder *flüssig*; 416
Stuhl: *harter* Stuhl mit *anstrengender Entleerung*; 619
Stuhl: *harter* und *schmerzhafter* Stuhl; 388
Stuhl vermischt mit *gelee-artigen Klumpen*; 44
Stuhl ist *knotig* oder besteht aus *kleinen dunklen Kugeln*; 542
Stuhl *krümelt*, wenn er aus dem Rektum austritt; 426
Stuhl: *jeden Morgen mehrere* Stuhlentleerungen; 653
Stuhl riecht *sauer*; 158; 328; 571
Stuhl ist mit *Schleim* bedeckt; 210
Stuhl ist *voller Schleim*; 44; 134; 545
Stuhl, der wie *„Seifenlauge"* aussieht; 126
Stuhl, der aussieht wie geschnittenes Gras oder *gehackter Spinat*; 216
Stuhl: *stinkender* Stuhl; 444; 562
Stuhl ist wie *Ton gefärbt*; 204

INDEX

Stuhl ist *trocken* und *hart*; 143
Stuhl sehr *übelriechend*; 653
Stuhl ist *wäßrig* und *reichlich* und *stinkt* manchmal schrecklich; 545
Stuhl *wäßrig*, mit *unverdauten Bestandteilen, stinkend*; 499
Stuhl: *weißlicher* oder *blasser* Stuhl bei Erkrankungen der *Leber*; 422
Stuhl ist *zähflüssig*; 545

Stuhldrang beim *Geräusch* von *fließendem Wasser*; 333
Stuhldrang um *5.00 Uhr* morgens ; 44
Stuhldrang, *erfolgloser*; 406
Stuhldrang: *plötzlicher* starker Stuhldrang; 477; 653
Stuhldrang während des *Urinierens*; 182; 493
Stuhldrang, aber entleert *nur Harn*; 406
Stuhldrang, aber *nur Wind* oder *blutiger Schleim* gehen ab; 477
Stuhldrang, wenn er an den *Darm denkt*; 509
Stuhlgang *ätzend, schleimig* oder *blutig*; 90

Stumpfsinnigkeit; 245
Stupor; 34; 109; 337; 503; 702
Stupor *nach* dem *epileptischen* Anfall; 497
Stupor *nach* einer *Kopfverletzung*; 80
Sturm: Verschlimmerung *vor* einem *Sturm*; 548; 572; 575
Sturm: Verschlimmerung *vor* und *während* eines Sturms; 575
Sturm verschlimmert; 461
Suchtverhalten; 103
Submaxillardrüsen *verhärtet*; 137
Subotnik, Steven; 534
Sulfur; 30; 45; 59; 81; 83; 91; 92; 95; 144; 145; 148; 154; 167; 174; 181; 188; 191; 218; 221; 222; 265; 277; 279; 281; 283; 293; 295; 299; 305; 311; 314; 317; 318; 329; 344; 348; 361; 376; 377; 396; 412; 416; 418; 419; 427; 438; 450; 468; 469; 479; 485; 495; 496; 499; 500; 506; 511; 516; 517; 518; 530; 537; 540; 543; 546; 548; 551; 561; 563; 565; 582; 594; 597; 602; 626; 647; 662; 664; 672; 674; 684; 687; 693; 701
Sulfuricum acidum; 82; 83; 125; 266; 299; 403; 516; 657; 670
Süßigkeiten verschlimmern; 75; 342
Sykose; 476; 681
Symphoricarpus racemosus; 196; 397
Symphytum; 288; 402; 660

INDEX

Symptome
Symptome kehren *täglich zur gleichen Stunde* wieder, insbesondere gegen *15.00 Uhr*; 228
Symptome *kommen* und *gehen* mit der *Sonne*; 307
Symptome können *diagonal* auftreten; 37
Symptome setzen ein beim *Reisen* oder bei *Umzug* an einen neuen oder fremden Ort; 180
Symptome sind *sprunghaft* und nehmen *keinen voraussehbaren Verlauf*; 451
Symptome *täglich genau zur selben Stunde* wiederkehren; 214; 228
Symptome treten *plötzlich* auf; 27
Symptome verschlimmern sich, wenn er *daran denkt*; 508
Symptome wechseln von *links* nach *rechts*; 137; 586
Symptomenverbindung von Neuralgie *und* Rheumatismus; 377
Symptome *widersprüchlich*; 342

Synkope; 191; 195; 488
Syphilinum; 445; 661
Syphilis; 100; 369; 445; 483; 484

T

Tabacum; 196; 347; 397; 664

Tabakmißbrauch: *Beschwerden* durch Tabakmißbrauch; 664
Tabakqualm oder *verqualmte Räume*, Abneigung gegen; 342
Tabak oder *Rauch* verschlimmern; 294; 623
Tabaksucht; 153
Tabak und Speisen schmecken *bitter*; 225

Tachykardie; 29
Tadelsüchtig; 331; 693

Tanzen; 336; 667
Tanzen *bessert*; 669
Tanzen: *liebt* Tanzen und Gewitter; 609
Tanzen: *Verlangen* zu tanzen; 198; 262
Tanzen, wildes; 667
Tanzen: *Wildheit* mit *Ruhelosigkeit*, Tanzen, *Gestikulieren* und *sexueller Manie*; 335

INDEX

Tarantula hispanica; 95; 104; 339; 352; 361; 453; 660; 667; 693; 695
Tarantula cubensis; 56; 666
Taraxacum; 666

Taubheitsgefühl; 78; 260; 360; 539; 700
Taubheitsgefühl der *linken* Körperseite; 209
Taubheitsgefühl des *gesamten Körpers*; 361
Taubheitsgefühl in den Händen oder Füßen; 248

Täuscht Krankheit vor; 541; 668; 693
Tee verschlimmert; 603
Teenager; 222
Tellurium; 309; 671
Temperaturveränderung verschlimmert; 410
Temperaturveränderung *in beliebiger Richtung* verschlimmert; 582
Temperaturwechsel: schlimmer durch *Temperaturwechsel* (von warm auf kalt oder kalt auf warm); 583
Tendinitis; 144; 171; 212; 407; 533; 578; 585
Terebinthina; 383; 672
Tetanie; 646
Tetanus; 55; 231; 339
Teucrium; 404; 638; 674
Teufel: *besessen* von *Gedanken* an *böse Mächte*, den Teufel; 429
Thea; 674
Theoretisieren; 179; 603; 674
Theridion; 102; 252; 674
Thlaspi; 676
Thrombose; 135
Thuja; 43; 92; 115; 122; 144; 222; 239; 262; 359; 418; 427; 438; 479; 518; 530; 614; 621; 677
Thyreoiditis; 52; 395; 471
Tics; 37; 148; 202; 212; 263; 271; 344; 494; 576; 636; 641; 642; 705
Tics, Zuckungen, Spasmen – insbesondere infolge von Kummer; 342
Tierbiß in der Anamnese, insbesondere durch ein gegen Tollwut geimpftes Tier; 332
Tierliebe oder aber Tierquälerei; 434
Tiere: übertriebene *Liebe* zu *Haustieren*, besonders bei *Kindern*; 435
Tiere: *widmet* sein *ganzes Leben* den Tieren; 34

INDEX

Tinea; 283; 314; 417; 418; 462; 471; 565; 613; 621; 656; 681; 686; 687
Tinea capitis; 282; 685
Tinea corporis; 283
Tinea cruris; 194
Tinea versicolor; 283

Tod/Töten
Tod: *Gedanken* an den *Tod* verschaffen ihm *Erleichterung*; 701
Tod: Gefühl, er *drohe zu sterben*; 451
Todes*ahnung*; 26; 64
Tod des *Ehepartners*: *Handlungsunfähigkeit* nach Scheidung oder nach dem Tod der Ehefrau; 476
Todes*sehnsucht*; 476
Todesstunde: *sagt* die Todesstunde *voraus*; 26; 39; 74
Tod: fühlt das *drohende Ende*; 39
Tod: *Gewißheit*, daß sie im Begriff ist zu *sterben*; 29
Tod: *Vorahnung* des bevorstehenden Todes; 25: 39
Tote: *unterhält sich* mit *verstorbenen* Freunden oder Angehörigen, *träumt* von ihnen oder *beschäftigt* sich allgemein stark mit dem *Thema Tod*; 172
Töten: Drang, einen nahen *Familienangehörigen* oder *geliebten Menschen* zu töten, vor allem aber das *eigene Kind*; 674
Töten, *Impuls* zu töten oder zu verletzen: 46; 350; 441; 442; 538; 651
Töten: *Verlangen* zu töten; 336; 481

Tollwutimpfung; 331
Tollwutimpfung: Folgeerscheinungen nach einer *Tollwutimpfung* bei *Tieren*; 331
Tollwutimpfung in der Anamnese oder Familienanamnese; 332
Tragen: möchte *getragen* werden; 169
Trauer und Kummer; 245
Trauer und Weinen, besonders vor der *Menstruation*; 629
Traum: fühlt sich wie im *Traum*; 486
Trauma; 124
Trauma gefolgt von Schwellung der proximalen Lymphdrüsen und Kälte der Glieder; 124
Trauma in der Anamnese; 644
Traumata und ihre Folgen; 30

Träume
Alpträume; 106; 114; 134; 164; 338; 395; 511; 686
Alpträume oder *schreckliche Ängste* nachts; 160

INDEX

Alpträume *vor* der *Menstruation*; 658
Alpträume, wenn er auf dem *Rücken schläft*; 655
Alpträume: schreckenerregende *Alpträume*; 511
Träume von *anstrengenden* Tätigkeiten; 579
Träume von *Arbeit*; 579
Träume von *Einbrechern*; 377; 471
Träume vom *Fallen*; 122; 680
Träume von *Feuer*; 326
Träume von *geschäftlichen* Angelegenheiten; 144
Träume von *Gespenstern*; 377
Träume von *Hunden*; 386
Träume von *langen Spaziergänge*; 579
Träume: *lebhafte*, angenehme Träume; 506
Träume von *Mord*; 377
Träume von *Reisen*; 371
Träume von *Schlangen*; 386
Träume: *sexuelle* Träume; 474
Träume von *Spinnen*; 263
Träume von *Stuhlentleerung* oder davon, daß er sich *beschmutzt*; 44
Träume von *Tieren*; 80
Träume von *Tod*; 377
Träume von *Ungeziefer*; 386
Traum, *verfolgt* zu werden; 54
Träume: *Wahrträume*; 179
Träume von *Wasser* oder von *Wellen*, die über ihr zusammenschlagen; 344
Träume über die *Zukunft*; 179

Traurigkeit
Traurig, doch *unfähig* zu *weinen*; 303; 466
Traurigkeit: schlimmer in einem *warmen Zimmer*; 555
Traurigkeit: schlimmer *vor* der *Menstruation*; 555
Traurigkeit: schlimmer *abends*; 555
Traurigkeit: *besser* im *Freien*; 555
Traurigkeit und *Kummer*; 461

Tremor; 38; 75; 209; 212; 251; 252; 306; 352; 494; 504; 528; 543; 576; 705
Tremor der *Hände*: schlimmer beim *Essen*, schlimmer durch *Heben* der Hände; 248
Tremor aller *Muskeln*; 38
Tremor von *Arm* und *Hand*, schlimmer beim *Schreiben* oder *Essen*; 444; 543

INDEX

Tremor, besonders wenn er mit *Angst* verbunden auftritt; 91
Tremor, schlimmer durch *Schrecken*; 503; 505

Treppensteigen verschlimmert; 155; 160
Trinken, Bonbon lutschen: besser durch *Lutschen* eines *Bonbons*, besser durch *Trinken*; 583
Trockene *Speisen* verschlimmern; 141
Trockenheit aller *Schleimhäute*; 46
Trombophlebitis; 319

Trost
Trost, *Abneigung* gegen; 341; 466
Trost, *Abneigung* gegen: will mit seinem *Kummer lieber allein* sein und *schüttelt* die *tröstende Umarmung* der *Eltern unwillig ab*; 466
Trost: *unfähig, Trost anzunehmen* oder erlebt durch *Trost* sogar noch eine *Verschlimmerung*; 464
Trost: untröstlich; 218
Trost: *Verlangen* nach und *Besserung* durch Trost; 555

Trunksucht vor der *Menstruation*; 603
Tuberculinum; 95; 148; 171; 202; 213; 261; 281; 352; 425; 438; 529; 530; 548; 561; 580; 597; 671; 682

Tuberkulose; 62; 280; 371; 372; 377; 478; 528; 529; 593; 620; 627; 629; 630; 655; 683
Tuberkulose: *Erschöpfung* nach einer *Standardbehandlung* von *Tuberkulose*; 629
Tuberkulose *fortgeschrittene*; 606
Tuberkulose der Lungen; 528

Tumore; 138; 525; 669
Tumore oder Verhärtungen der Drüsen; 259
Tumor: *harte fibröse* Tumore oder *Wucherungen* an beliebiger Stelle im Körper; 617
Tumor: *harte* Uterus*myome*; 167
Tumor: *harte* Wucherungen; 166
Tumore und *knötchenartige Wucherungen*; 166

Typhoides Fieber; 455; 563
Typhus; 80
Tyrannisch; 413

INDEX

Tyrannisches, herrisches, arrogantes Verhalten gegenüber der Familie und Menschen mit weniger Autorität, aber unterwürfig gegenüber höhergestellten Personen; 414

U

Übelkeit; 221; 248; 277; 396; 665
Übelkeit und Erbrechen: verschlimmert durch *Alkohol*; 493
Übelkeit bei dem Versuch *aufzustehen*; 246
Übelkeit und Erbrechen: verschlimmert durch *menstruelle Kolik* oder andere *Bauchschmerzen*; 493
Übelkeit, verschlimmert durch *Bewegung* ; 247
Übelkeit und Erbrechen: schlimmer durch *Bewegung*; 288
Übelkeit; besser durch *Bloßlegen* des Bauches; 665
Übelkeit *und* Blutungsneigung; 347
Übelkeit und Erbrechen während *Blutung*; 346
Übelkeit; verschlimmert durch *Diätfehler*; 58
Übelkeit mit oder ohne *Erbrechen*, was ihn *handlungsunfähig* macht; 665
Übelkeit wird durch *Erbrechen nicht gebessert*; 346
Übelkeit und Erbrechen: schlimmer *nach* dem *Essen* oder sogar *während* des *Essens*; 292
Übelkeit und Erbrechen durch Trinken oder *Essen*, vor allem nach *Ernährungsfehlern*, manchmal *gebessert* durch *warme Getränke*; 144
Übelkeit bei *Flugreisen*; 133
Übelkeit und Erbrechen: schlimmer während der *Frostschauer*; 288
Übelkeit und Erbrechen während *Geburtswehen*; 346
Übelkeit und Erbrechen beim *Husten*; 61; 346
Übelkeit und Erbrechen: schlimmer *nach Mitternacht*; 292
Übelkeit beim *Geruch* von *Nahrung*; 247
Übelkeit, verursacht oder verschlimmert durch den *Geruch* von *Speisen*; 276
Übelkeit durch *Gerüche*, insbesondere durch den *Geruch* von *Eiern* und *Fisch*; 253
Übelkeit; verschlimmert während der *Kopfschmerzen*; 58
Übelkeit und Erbrechen durch *Kopfschmerzen*; 346; 558
Übelkeit; besser durch kühle *Luft*; 665
Übelkeit und Erbrechen: verschlimmert durch *menstruelle Kolik* oder andere *Bauchschmerzen*; 493
Übelkeit und Erbrechen *vor* und *während* der *Menses*; 381
Übelkeit und Erbrechen *während* der *Menses*; 69; 381
Übelkeit und Erbrechen während *Metrorrhagie*; 346

INDEX

Übelkeit und Erbrechen infolge Mißbrauch von *Narkotika*; 216
Übelkeit; schlimmer beim *Öffnen* der *Augen*; 665
Übelkeit und Erbrechen: verschlimmert durch *Rauch*; 493
Übelkeit und Erbrechen während der *Schwangerschaft*; 381
Übelkeit während der *Schwangerschaft*; 195; 396
Übelkeit bei *Schwindel*; 247; 675
Übelkeit mit starkem *Schwitzen*; 410
Übelkeit und Erbrechen bei *Seereisen*; 247
Übelkeit und Erbrechen beim *Anblick* von *Speisen*; 452
Übelkeit bei dem *Gedanken* an *Speisen*; 247; 278
Übelkeit, verursacht oder verschlimmert durch den *Geruch* von *Speisen*; 276
Übelkeit, begleitet von einem *tödlichen Vernichtungsgefühl* im *Magen*; 276
Übelkeit; verschlimmert durch *Trinken*; 58
Übelkeit und Erbrechen durch *Trinken* oder *Essen*, vor allem nach *Ernährungsfehlern*, manchmal *gebessert* durch *warme Getränke*; 144
Übelkeit: tödlich elende *Übelkeit*; 665
Übelkeit und Erbrechen: verschlimmert durch *Wut*; 493

Übelriechende *Absonderungen*, Schweiß usw. – insbesondere *saurer* Geruch oder Geruch nach *altem Käse*; 327
Übelriechende Ausscheidungen; 327; 651
Übelriechende Ausscheidungen, riechen z.B. nach *Fisch* oder nach verdorbenem *Käse*; 327; 595
Überanstrengung verschlimmert; 575
Überanstrengung, geistige, verschlimmert; 603
Überarbeitung; 157; 159; 490

Überempfindlichkeit (vgl. Empfindlichkeit/Sensibilität); 291; 326; 373; 428; 607; 701
Überempfindlich auf alle von außen einwirkenden Kräfte – *Wetter*, *Geräusche*, *Licht*, *Chemikalien* und vor allem auf *Kälte*; 325
Überempfindlich gegen *Schmerzen*; 214; 215; 326
Überempfindlichkeit gegen *Lärm* (verursacht Schmerzen, Zahnschmerzen); 675
Überempfindlichkeit gegen *Lärm*, vor allem gegen Geräusche wie Nägelkratzen auf der Wandtafel oder Kaugeräusche; 101
Überempfindlichkeit gegenüber *chemischen Substanzen*; 529; 695

Übererregbarkeit; 607; 701
Übererregte und überempfindliche Patienten; 701
Übererregung; 334

INDEX

Überhitzung verschlimmert; 603
Überprüft Dinge immer wieder; 350
Übersäuerung; 473
Übersinnliche Fähigkeiten; 616
Überwältigung; 157

Ulkus pepticum (vgl. Magen); 22; 55; 59; 88; 155; 156; 227; 284; 285; 287; 298; 314; 348; 357; 359; 364; 366; 395; 418; 438; 449; 463; 471; 477; 483; 484; 495; 526; 529; 581; 613; 634; 636; 653; 656
Ulkus pepticum mit Schmerzen, die den Patienten um *2.00 Uhr morgens* wecken; 436
Ulkus pepticum und *Gastritis* mit starkem Brennen; 88
Ulkus pepticum, beginnt oft durch *Kummer* oder *Konflikte*; 469
Ulkus pepticum bei *arbeitswütigen* Patienten; 492

Umhergehen bessert: *Anstrengung*, körperliche, oder *Stillsitzen verschlimmert*. Der Patient fühlt sich *am besten*, wenn er *langsam umhergeht*; 291
Umhergetragen werden, will; 215
Umweltbedingte Erkrankungen; 518; 530
Umweltbedingte Krankheiten und Überempfindlichkeit gegenüber Chemikalien.; 660
Unbeholfenheit; 67; 77; 322
Unentschlossenheit; 54; 112; 309; 615

Ungeduldig; 326; 489; 491; 575
Ungeduldig und leicht wütend; 255
Ungeduldig – haßt es, sich in einer *Warteschlange* anzustellen oder im *Straßenverkehr warten* zu müssen; 491
Ungeduldig – kann es *nicht ertagen*, wenn *andere* sich *langsam* bewegen.; 668

Ungehorsam; 668
Unhöflich; 342; 538
Unordentlich; 650
Unreife, körperliche; 111
Unterdrückung; 631
Unterdrückte *Absonderungen* verschlimmern; 176; 310; 391; 443; 548; 651
Unterdrückung und *Schuldgefühle* in der Vorgeschichte; 198
Unterdrückung von *Wut*; 631
Unterhaltung, *Abneigung* gegen; 701
Unterhaltung oder *Mitanhören* eines *Gesprächs* verschlimmern; 49

INDEX

Untröstlich: *Kinder* und *Säuglinge*, die *unruhig* und *untröstlich* sind; 349
Unverschämt; 538; 693
Unverträglichkeit von *reichhaltigen*, *fetten* Speisen, besonders *Fleischfett* oder *Käse*; 551
Unverträglichkeit von *Zwiebeln*; 679
Unwillkürliche *Bewegungen*; 700
Unwirsche und schneidende Bemerkungen; 192
Unzüchtiges *Reden*; 336
Unzufriedenheit; 168; 658; 682
Uricum acidum; 126
Urinieren *bessert Stumpfheit*, *Kopfschmerzen*, *Neuralgien*; 303
Urtica urens; 185; 688
Ustilago; 287; 689

Uterus (vgl. Gebärmutter)
Uterus: *Blutungen* ; 150; 395; 689
Uterus: *Blutungen* nach *Entbindung*; 689
Uterus: *Blutungen*, primär (aber nicht ausschließlich) der Gebärmutter; 286
Uterus: *Blutungen* und *entsetzliche Beckenschmerzen* durch *Menstruation*, während oder nach *Wehen* oder *Fehlgeburt* oder durch *Zysten* und *Tumore*; 588
Uterus: uterine *Blutungen* fühlen sich *heiß* an; 121
Uterus: *Blutungen* mit *Klumpen*, die durch *Fäden aneinander hängen* können; 262
Uterus: *Blutungen postpartum* wegen schwacher Gebärmuttermuskulatur; 205
Uterus: *Blutungen zwischen* den *Menses*: schlimmer durch Entleerung von *hartem Stuhl*, schlimmer durch *Anstrengung*; 50
Uterus: *Blutungen zwischen* den *Perioden*; 136
Uterus: *Erschöpfung*, verbunden mit *Prolaps* oder anderen Gebärmutterbeschwerden; 324
Uterus: *Hysterie*, verbunden mit *Prolaps* oder anderen Gebärmutterbeschwerden; 324
Uterus: Uterus*myom*; 105; 108; 165; 167; 292; 324; 360; 361; 364; 366; 418; 527; 530; 621; 669; 670; 681; 689
Uterus: *Myome* sind *groß* und sehr *hart*; 108
Uterus: *Uterusmyome* können *Blutungen* verursachen, sogar bis hin zu extremer *Anämie*; 367
Uterus: harte Uterus*myome*; 167
Uterus: Uterus*myome* mit *Hämorrhagie*; 162; 689
Uterus: Uterus*polypen*; 681
Uterus: Uterus*prolaps*; 71; 298; 324; 407; 453; 454; 530; 546; 558; 560; 612; 613; 630

INDEX

Uterus: Uterus*prolaps*, schlimmer durch *Stuhlgang*; 545; 629
Uterus: *Schmerz* sitzt gewöhnlich *in den Muskeln* selbst – Nacken, Rücken und Gebärmutter sind sehr häufig betroffen; 233
Uterus: *Schmerzen* im Uterus, die sich *aufwärts ausbreiten*; 386
Uterus: *Schmerzen* in Uterus oder *Ovarien*, die bis in die *Schenkel* ausstrahlen; 700
Uterus: *Schmerzen* in Uterus, Blase oder Ovarien: breiten sich *aufwärts* aus *zum Brustkorb* oder der Brust auf der *gegenüberliegenden* Seite; 453
Uterus: *Schmerzen* schießen vom *Uterus* her *aufwärts*; 454
Uterus: Uterus*tumore* oder *-infektion*; 673
Uterus: *Brennen* im Uterus; 669
Uterus: *brennende* Schmerzen des Gebärmutter*halses*, „wie glühende Kohlen"; 190
Uterus: uterine *Zirrhose*; 530

V

Vagina
Vaginale *Trockenheit*; 470
Vaginismus; 542
Vaginitis; 92; 134; 136; 153; 162; 190; 206; 212; 227; 261; 274; 314; 324; 330; 333; 374; 383; 418; 438; 445; 454; 470; 471; 484; 597; 613; 630; 670
Vaginitis mit *faulig riechenden* Ausscheidungen; 619
Vaginitis mit *Geruch* nach *Fischlake* oder *altem Käse*; 596
Vaginitis mit *weißer, übelriechender* oder *wundmachender* Absonderung; 611
Vaginitis, *Jucken* vor oder nach der *Menses, Koitus* verschlimmert; 484
Vaginale *Schleimhautentzündung*, die *eitrige* Infektionen hervorruft und dazu führt, daß die *Gewebe spröde* werden, sich *auflösen* und *bluten*; 380
Vaginitis, *Urethritis* oder *Zystitis*, besonders wenn die Erkrankung *nach Beginn* einer *neuen sexuellen Beziehung* einsetzt; 437

Valeriana; 690

Venenerkrankungen (vgl. Krampfadern)
Varizen; 165; 204; 266; 293; 298; 395; 420; 560; 602; 613; 645; 655
Varizen; schlimmer in der *Schwangerschaft*, besser durch *Kälte*; 559
Varizen der *Speiseröhre*; 319

INDEX

Varizen nicht nur im *Rektum*, sondern auch in *Hals, Ösophagus, Augen*; 32
Varizen, *schmerzhaft* beim *Stehen* oder *Gehen*; 164
Venen: *erweiterte* Venen; 32; 645
Venen sind *erweitert* und *platzen* leicht, so daß es schnell zu einer *Phlebitis* oder *Blutungen* kommen kann; 318
Venen*ektasie*; 32
Venen*erkrankungen*; 319
Venen: der *pathologische Schwerpunkt* des Falles liegt im Bereich der *Blutzirkulation* mit außerordentlicher *Venenschwäche*; 318
Venöse *Stase* aufgrund von *Pfortaderstau*, was zu Varizen der *Speiseröhre*, der unteren *Extremitäten, Spider naevi* usw. führt; 203
Venöse *Stauung*; 401

Verabscheut Überhitzung trotz möglicher Verschlimmerung durch Kälte; 375
Veränderungen im *Beruf*, in *Beziehungen*; 682
Veränderung: Bedürfnis nach *Veränderung* und *Reisen*; 682
Veränderung und *Aufregung*, braucht; 683
Verantwortungsbewußt; 157; 466
Veratrum album; 92; 93; 95; 300; 339; 390; 643; 668; 687; 692; 696
Veratrum viride; 696
Verbascum; 697
Verbotenes: *liebt* das Verbotene; 435
Verbrechen: *Gefühl*, er hätte ein *Verbrechen verübt*; 360
Verbrechen: *gibt* jedes Verbrechen *zu* mit Ausnahme von Mord; 391
Verbrennungen; 185; 688; 689
Verbrennungen, besondere *ersten* und *zweiten* Grades; 688

Verdauung/Verdauungstrakt
Verdauungstrakt: *Brennen* im Verdauungstrakt vom Mund über den Magen bis zum Anus; 348
Verdauungstrakt: *Brennen* und *Azidität* des ganzen Verdauungstraktes; 581
Verdauungstrakt: *brennende* Schmerzen im *aufsteigenden Kolon*, „wie Feuer"; 200
Verdauungstrakt: *Brennen* im Verdauungstrakt; 348; 581
Verdauungstrakt: maligne *Polypen* in Kolon oder Rektum; 477
Verdauungstrakt: *Reflux-Oesophagitis*; 77; 581; 592; 656
Verdauungstrakt: *Reizkolon*; 407
Verdauungstrakt: *Schmerzen* und *Krämpfe* entlang dem *Kolon transversum*; 120
Verdauungstrakt: *Schmerzen bessern* sich durch *Druck* und werden durch *Zusammenkrümmen* und *Hitze* gelindert; 255
Verdauungs*störungen*; 271; 374; 426; 666

INDEX

Verdauungs*störungen*; 271; 374; 426; 666
Verdauungs*störungen* durch: *Obst, Milch, Fett, Bier*; 225
Verdauungs*störungen* durch *Austern, Zwiebeln, Weißkohl*; 416
Verdauungs*störungen* durch *Diätfehler*; 58
Verdauungs*störungen* durch *Fett*; 220; 272
Verdauungs*störungen* durch *reichhaltige* Nahrung oder *Fett*; 194
Verdauungs*störungen* durch *Fett* und *Schweinefleisch*; 273
Verdauungs*störungen* durch *Milch, Brot, trockene Nahrungsmittel*; 162
Verdauungs*störungen*, gebessert durch Trinken von *Zitronensaft*; 552
Verdauungstrakt: *umgekehrte Peristaltik*; 98; 99

Verfolgungswahn; 359; 390
Vergangenheit: *Gedanken* an seine *wunderschöne* Vergangenheit; 188
Vergessen, was er gerade sagen wollte oder mitten im Satz den Faden verlieren; 434
Vergeßlichkeit; 207; 208; 302; 384; 486; 520
Vergiftung: Folge einer Vergiftung, *Chemikalienreaktion* oder von *„unreinem Blut"*; 197
Vergißt, warum er ins Zimmer gekommen ist; 486
Vergreisung; 49
Verhaltensstörungen; 55; 174; 180; 218; 238; 329; 338; 395; 434; 438; 495; 579; 641; 643; 670; 687; 695
Verhaltensstörungen bei *Kindern*; 335; 683; 701
Verhaltensstörungen bei *Kindern* – geschwätzig, geistig *„weggetreten", lästig*; 180
Verirrt sich in *wohlbekannter Umgebung*; 179
Verlassenheitsgefühl; 176; 359
Verlassenheitsgefühl: fühlt sich *verlassen* oder *isoliert*; 297; 548; 555
Verletzlichkeit auf allen Ebenen; 325

Verletzungen (vgl. Wunden)
Verletzungen; 83; 143; 319; 644
Verletzungen von *Bindegewebe*; 584; 660
Verletzungen mit *Extravasat* von Blut; 80
Verletzungen, *Folgen* von; 80
Verletzung der größeren *Nerven* – d.h. Risse oder Lazeration der *medianen Nerven* des *Plexus brachialis*; 339
Verletzungen, insbesondere für Verletzungen der *Nerven* und des *Rückenmarks*; 339
Verletzungen des *Periosts*; 585
Verletzung von *Periost* und *Sehnen*; 584; 585; 660

INDEX

Verletzungen von *Periost* und *Knochen*, wenn die *Schmerzen* nach der Verletzung *lange anhalten*; 660
Verletzungen: *Prellung*; 83; 124; 125; 319; 403; 644
Verletzungen mit *Prellung* oder *Hämorrhagie*; 318
Verletzungen: *Schnittwunden*; 124; 174
Verletzung des *Steißbeins*; 301
Verletzungen des *Steißbeins* infolge von *Sturz*, *Prellung*, *Wehen* und *Entbindung*; 339
Verletzungen des *Steißbeins* mit *chronischen brennenden* Schmerzen, schlimmer durch *Berührung*; 190
Verletzungen der *weichen Gewebe*; 659
Verletzungen der *Wirbelsäule*; 235
Verletzungen der *Wirbelsäule*; 235
Verletzungen der *Wirbelsäule* (Frakturen Zerrungen) mit *stechenden, schießenden* Schmerzen, schlimmer beim *Heben* der *Arme*, schlimmer durch *Bewegung*, schlimmer beim *Urinieren*; 339

Verliebtheit. Verteilt unangebrachterweise *Umarmungen* und *Küsse*; 693
Verpflichtung; 413
Verschlimmerung gegen 16.00 Uhr; 208
Verschlimmerung beim Aufstehen am Morgen; 141
Verschlossenheit; 268; 442; 466; 475

Verschlimmerung (vgl. Empfindlich)
Verschlimmerung gegen 9.00 Uhr morgens (oder zwischen 21.00 und 22.00 Uhr); 215
Verschlimmerung gegen 10.00 Uhr; 133; 303; 467
Verschlimmerung um 11.00 Uhr; ; 583; 651
Verschlimmerung gegen 11.00 Uhr oder 23.00 Uhr; 149
Verschlimmerung von 13.00 bis 18.00 Uhr oder von 17.00 bis 18.00 Uhr; 199
Verschlimmerung von 14.00 bis 16.00 Uhr oder von 15.00 bis 17.00 Uhr; 610
Verschlimmerung um 14.00 oder 16.00 Uhr; 556
Verschlimmerung gegen 15.00 Uhr; 118
Verschlimmerung gegen 15.00 Uhr, vor allem bei Schüttelfrost und Fieber; 65
Verschlimmerung von 15.00 bis 19.00 Uhr; 414
Verschlimmerung von 16.00 bis 18.00 Uhr; 629
Verschlimmerung von 16.00 bis 20.00 Uhr; 321
Verschlimmerung von 16.00 bis 20.00 Uhr oder 15.00 bis 19.00 Uhr; 414
Verschlimmerung von 18.00 Uhr abends bis 6.00 Uhr morgens; 381
Verschlimmerung gegen 21.00 Uhr; 141

INDEX

Verschlimmerung von 21.00 Uhr bis Mitternacht; 595
Verschlimmerung um Mitternacht oder von 24.00 Uhr bis 1.00 Uhr oder 2.00 Uhr; 87
Verschlimmerung nach Mitternacht; 292
Verschlimmerung um 1.00 Uhr morgens; 356
Verschlimmerung von 2.00 bis 4.00 Uhr; 363; 662
Verschlimmerung nachts, von 2.00 bis 5.00 Uhr, oder um 5.00 Uhr; 368
Verschlimmerung um 3.00 Uhr morgens; 425
Verschlimmerung um 3.00 Uhr oder von 3.00 bis 4.00 Uhr morgens; 422
Verschlimmerung um 4.00 oder 5.00 Uhr; 544
Verschlimmerung gegen 4.00 Uhr morgens oder schlimmer gegen 14.00 oder 16.00 Uhr nachmittags; 219
Verschlimmerung gegen 6.00 Uhr morgens oder von 16.00 Uhr bis 17.00 Uhr; 256
Verschlimmerung durch *Abdecken*; 583
Verschlimmerung *abends*; 566
Verschlimmerung, wenn er sich in seinem *Drang zur Aktivität zurückhält*; 350
Verschlimmerung durch *unregelmäßiges Atmen*; 583
Verschlimmerung morgens beim *Aufstehen*; 575
Verschlimmerung beim *Einatmen*; 583
Verschlimmerung, wenn er *fastet*; 415
Verschlimmerung durch *Fasten* und besser durch *Essen*; 350
Verschlimmerung durch *feuchtkaltes Wetter*; 404
Verschlimmerung beim *Gehen im Freien*; 566
Verschlimmerung im *Freien*; 272; 443; 548; 566; 583
Verschlimmerung im *Frühjahr*; 253
Verschlimmerung im *Frühling* und im *Herbst*; 391
Verschlimmerung in *geschlossenen Räumen*; 368
Verschlimmerung vor *Gewitter* oder bei jedem *Wetterwechsel*; 684
Verschlimmerung, wenn sich die Ausscheidung des *Harnsediments vermindert*; 126
Verschlimmerung im *Herbst*; 224; 391; 575
Verschlimmerung durch *kalte Luft* oder im *Freien*; 583
Verschlimmerung durch *Lachen*; 583
Verschlimmerung im *Liegen* (Angst, Kopfschmerzen, Kolik, Diarrhœ usw.) oder in der *ersten Stunde nach dem Hinlegen*; 425
Verschlimmerung, wenn er eine *Mahlzeit überspringt* oder *fastet*; 415
Verschlimmerung nach *Masern*; 556
Verschlimmerung vor oder während der *Menses* (Ohnmacht, Dyspnœ usw.); 452
Verschlimmerung *morgens* beim *Aufstehen*; 575
Verschlimmerung besonders *morgens beim Erwachen*; 425; 583

INDEX

Verschlimmerung *nachts*; 215; 373; 443; 446; 532; 564; 651; 662
Verschlimmerung *nachts* oder von *Sonnenuntergang bis Sonnenaufgang*; 661
Verschlimmerung , wenn er *naß* wird; 566
Verschlimmerung nach *Schlaf*; 603
Verschlimmerung während des *Schlafs*; 265
Verschlimmerung , wenn der Patient an die *Schmerzen* denkt; 323
Verschlimmerung im *Sommer*; 297; 515
Verschlimmerung von *Sonnenuntergang bis Sonnenaufgang*; 661
Verschlimmerung durch *Sprechen*; 583
Verschlimmerung während eines *Sturms* ; 461
Verschlimmerung während des *Tages*; 629
Verschlimmerung durch *feuchtkaltes Wetter*; 404
Verschlimmerung durch *Wetterwechsel*; 219; 461; 684
Verschlimmerung im *Winter*; 240; 515; 651
Verschlimmerung im *Winter*, besser im *Sommer*; 548
Verschlimmerung durch *Zugluft*; 422

Verstauchungen; 82; 124; 404; 645; 660
Verstauchungen: *Frakturen* oder Verstauchung mit *Schmerzen* bei der *geringsten Bewegung*; 143
Verträumtheit; 503

Verwirrung; 109; 181
Verwirrung beim *Erwachen nachts*; 307
Verwirrung darüber, *wo* er sich *befindet*; 307
Verwirrung mit ausgeprägter *Verschlimmerung* durch *Wein*; 701
Verwirrung nach Einatmen von *Dämpfen*; 307
Verwirrung oder geistige Stumpfheit nach einer *Kopfverletzung*; 476
Verwirrung und *Schläfrigkeit*; 485
Verwirrung – macht *Fehler* in der *Umgebungsorientierung* , beim *Sprechen*; 486
Verwirrung: *verirrt* sich an *wohlbekannten* Orten; 307

Verzerrte Wahrnehmung von Raum, Entfernungen, Größenordnungen und Zeitdauer; 180
Verzerrung des Zeit- und Räumlichkeitsempfindens; 178
Verzweiflung, weil er glaubt, daß seine *Seele nicht gerettet* wird; 693
Verzweiflung, weil er *nicht* an seine *Genesung glaubt*; 85
Viburnum; 206; 217; 698; 700
Viola odorata; 318; 698
Viola tricolor

INDEX

Visuelle Halluzinationen; 104
Vithoulkas, Georgos; 25; 34; 83; 146; 153; 222; 258; 268; 297; 331; 368; 388; 397; 412; 424; 460; 514; 519; 522; 569; 584; 607; 644; 677
Vitiligo; 613; 621
Voreingenommenheit; 460
Vorschriften: hält sich *rigide* an *Paragraphen, Vorschriften* und *Regeln*; 362
Vorschriften: *ängstlich* darauf bedacht, Vorschriften und Regeln *bis* in die *kleinsten Einzelheiten* zu *erfüllen*; 375

W

Wachstumsschmerzen bei *Kindern*; 171; 432; 662
Wachstumsschmerzen, die besonders in der *Tibia* auftreten; 432

Wahnideen und -vorstellungen
Wahnideen; 178; 179; 180; 263; 264; 335; 429
Wahnidee, eine *andere Person* sei im *Bett*; 111; 515
Wahnidee, *besessen* zu sein; 430
Wahnvorstellung: daß er *im Bett verstreut herumliege* und bemüht sich, die einzelnen Teile *wieder zusammenzufügen*; 109
Wahnidee, er sei ein *Bote Gottes* oder er sei „*erleuchtet*" worden; 692
Wahnvorstellung – glaubt er sei *Christus*, ein Erlöser oder *Prophet*, oder er habe eine *göttliche Mission*; 693
Wahnvorstellung, er sei *doppelt*; 515
Wahnidee, daß auf einer Schulter ein *Engel* und auf der anderen ein *Teufel* sitzt; 53
Wahnidee, er sei ein Bote Gottes oder er sei „*erleuchtet*" worden; 692
Wahnvorstellungen von und Furcht vor *Geistern, Gespenstern, Stimmen*; 263
Wahnidee, er sei als einziger das Ziel von *Gottes Zorn*; 359
Wahnidee, sie sei *größer als andere* oder sie *blicke* von einem *hochgelegenen Ort auf andere herab*; 538
Wahnidee: glaubt, er sei *nicht zu Hause*; 140
Wahnidee, sie sei *königlicher Abstammung*; 538
Wahnvorstellung, in ihren Adern fließe *königliches Blut*; 537
Wahnideen bezüglich seines *körperlichen Zustandes*; 586
Wahnvorstellungen: etwas *Lebendiges* sei im *Bauch*; 678
Wahnvorstellung, *Lumpen* stellten *Reichtümer* dar; 651
Wahnvorstellung, „*ein Mensch läge neben ihm* oder er sei *doppelt*"; 515
Wahnvorstellung bezüglich der *Religion* und seiner *Identität* – glaubt er sei *Christus*, ein Erlöser oder *Prophet*, oder er habe eine *göttliche Mission*; 693

INDEX

Wahnvorstellungen hinsichtlich *Schlangen*, *Spinnen* und anderem *Ungeziefer*; 384
Wahnideen von großer *Schuld*; 391
Wahnvorstellungen hinsichtlich *Spinnen*; 384
Wahnidee, *schwanger* zu sein; 262
Wahnvorstellungen von und Furcht vor Geistern, Gespenstern, *Stimmen*; 263
Wahnvorstellung, der *Tod* stehe *nahe* bevor; 515
Wahnvorstellungen hinsichtlich *Ungeziefer*; 384
Wahnvorstellung oder der Traum, *verfolgt* zu werden; 54
Wahnvorstellung: die *Zeit* scheint *zu schnell* zu vergehen; 245

Wahnsinn: fühlt *insgeheim*, daß er den *Verstand verliert*; 600
Wahrnehmung *verlangsamt*; 541
Walter Mitty-Verhaltensstruktur; 222
Wälzt sich auf dem Fußboden; 335

Wärme/Warme Einflüsse
Warme *Getränke* verschlimmern; 297; 587; 624
Warme *Speisen* verschlimmern; 525; 527; 557; 619
Wärme: *besser* durch *Wärme* und *warme* Umschläge; 491; 644
Wärme, feuchte: *Verlangen* nach *warm-feuchter* Umgebung; 300
Warme *Getränke bessern*; 141
Wärme: *Strahlungswärme* verschlimmert, wie etwa von einem Ofen, Kaminfeuer oder elektrischem Heizgerät; 57
Warme *Räume* verschlimmern; 41; 375
Warme, *stickige Räume* verschlimmern; 141; 617
Warme *Anwendungen* verschlimmern; 297
Wärme *verschlimmert*; 294

Warzen; 59; 75; 114; 164; 212; 238; 283; 328; 329; 417; 418; 438; 479; 484; 550; 613; 621; 635; 681
Warzen auf den *Augenlidern*; 209; 679
Warzen: *flach* und *weich*; 283
Warzen an den *Fußsohlen*; 478
Warzen und Schwielen an den *Fußsohlen*; 59
Warzen an den *Fußsohlen*, oft *schmerzhaft*; 680
Warzen an den *Genitalien*; 437; 612
Warzen an den *Genitalien* können *hypersensibel* sein und leicht *bluten*; 483
Warzen im *Gesicht*; 282; 679
Warzen an den *Händen*; 283; 478
Warzen an *Händen* und *Fingern*; 680

INDEX

Warzen auf den *Händen*, insbesondere in der *Nähe* der *Fingernägel*; 212
Warzen auf der *Nase*; 209
Warzen, *unterdrückte*; 677

Waschfrau; 610

Wasser: *Abneigung* gegen Wasser; 333
Wasser: *Abneigung* gegen Wasser – es sei denn, Likör oder Brandy ist beigemischt; 659
Wasser: *Hören* oder *Sehen* von *fließendem* Wasser verschlimmert; 332

Wechsel
Wechsel der *Symptome* von *rechts* nach *links* und wieder *zurück*; 384
Wechsel oder Kombination von *Herzsymptomen* oder *Herzklopfen* und *Hämorrhoiden*; 255
Wechsel von *Gemütszuständen* – Lust und Schuld, Wut und Reue; 406
Wechsel von *Stupor* und *Ruhelosigkeit*; 504
Wechselhafte *Stimmungen*; 273; 342; 555
Wechselhafte *Stimmungen* – Lachen wechselt zu Weinen; 342
Wechselhafte *Stimmungen* – zwischen Freundlichkeit und Aufrichtigkeit und Wut und Widerwärtigkeit; 405
Wechselt häufig das *Gesprächsthema*; 233; 335
Wechsel der *Beschwerden* von einem *Organsystem* zum nächsten oder von einer *Körperstelle* zur anderen; 356

Wein verschlimmert; 702
Wein, *saurer*, verschlimmert; 57

Weinen; 609
Weint und verlangt nach *ständiger Aufmerksamkeit*; 168
Weint, wenn man ihm *dankt*; 414
Weinen: *hysterisches* Weinen; 465; 466
Weinen: *hysterisches* Lachen und Weinen; 101
Weinen: *impulsives* Weinen; 74
Weint während der *Konsultation*, während sie über ihre *Probleme* spricht; 555
Weint während der *Konsultation*; 633
Weint *leicht*; 555; 608
Weinen vor der *Menstruation*; 491
Weinen während der *Menopause*; 651
Weinen, wenn er *Musik* hört; 310; 476

INDEX

Weinen und bittersüße Melancholie beim Hören von *Musik*; 461
Weinerlich und *reizbar*; 570
Weinen voller *Reue*; 74
Weinen im *Schlaf*; 215; 217
Weint bei *sentimentalen Ereignissen* oder wenn man ihm *dankt*; 414
Weinen: *unwillkürliches* und *hysterisches* Weinen; 466
Weinen: *unwillkürliches* Weinen, weiß nicht, warum sie weint; 609
Weinen aus *Wut*; 491; 538
Weinen bei *Zurechtweisung*; 616
Weinerlich; 115; 168
Weinerliche, von Sorgen gezeichnete, *klägliche*, *mitleiderregende* Patienten; 609

Werfen: *Impuls*, einen *Gegenstand* auf den *Vorgesetzten* werfen; 73
Wettbewerbsgeist; 68; 489

Wetter
Wetter: zieht *bewölktes* oder *nasses* Wetter vor; 208
Wetter: Verschlimmerung an *bewölkten* Tagen, wenn die Sonne kurz durch die Wolken scheint; 652
Wetter: schlimmer bei *bewölktem*, *bedecktem* oder *nebligem* Wetter; 575
Wetter; fühlt sich *besser* bei Bewölkung oder *Regenwetter*; 208
Wetter: *feuchtkaltes* Wetter verschlimmert; 160; 224; 404; 566; 572; 575; 584; 684
Wetter: *feuchtes* Wetter verschlimmert; 224; 280; 436; 443; 476; 678
Wetterwechsel: schlimmer *vor Gewitter* oder bei *jedem Wetterwechsel*; 684
Wetter: Verschlimmerung durch *kaltes* Wetter; 101; 375; 566; 575; 617
Wetter: Verschlimmerung durch *kaltes feuchtes* Wetter; 160; 224; 404; 572; 575; 584; 684
Wetter: Verschlimmerung durch *kaltes, trockenes* Wetter oder *kalten Wind*; 141
Wetter: Besserung durch *kühles, frisches* Wetter; 556
Wetter: zieht bewölktes oder *nasses* Wetter vor; 208
Wetter: *nebliges* Wetter verschlimmert; 224; 476; 575
Wetter; fühlt sich *besser* bei *Regenwetter*; 208
Wetter: Verschlimmerung durch *stürmisches* Wetter; 486
Wetter: Verschlimmerung durch *trockenes* Wetter; 492
Wetter: Verschlimmerung bei *warmem feuchtem* Wetter; 476
Wetter, *warmes* und *trockenes* Wetter bessert; 575; 684
Wetter*wechsel* verschlimmert; 219; 253; 281; 375; 461; 499; 524; 548; 566; 684
Wetter: Verschlimmerung durch *windiges* und *stürmisches* Wetter; 486

Widerspenstig; 159; 668

INDEX

Widerspruch: *Abneigung* gegen *Zurechtweisung* und Widerspruch; 199
Widerstandsfähigkeit und *Ausdauer* oft schon in der Kindheit *mangelhaft*; 160

Wilde Patienten mit *Drogenkonsum* und *exzessivem sexuellem* Verhalten; 476
Wilder, Thornton; 223
Wildheit; 668
Wildheit mit Ruhelosigkeit, Tanzen, Gestikulieren und sexueller Manie; 335
Willensschwäche; 250
Willensstark; 650

Wind
Wind: empfindlich gegen *Wind* oder das *Zufächeln kühler Luft*; 332
Wind: *Verlangen* nach und *Besserung* durch *milden Wind* oder im *Freien*; 555
Wind: Verschlimmerung durch *kalten* Wind; 141
Wind *verschlimmert*; 216
Wind: *Verschlimmerung* durch Wind, besonders durch *Föhn*-Winde oder ähnliche Winde (wie der *Santa Ana*-Wind in Amerika); 572
Wind: *Verschlimmerung*, nachdem man Wind *ausgesetzt* war; 27

Windpocken; 59; 62; 560; 579; 656; 688
Winter: *Hautbeschwerden* schlimmer im Winter, *besser* im *Sommer*; 517

Wirft Gegenstände; 668
Witze, *anzügliche*; 336
Witze: erzählt *unzüchtige* Witze bei *unpassenden Gelegenheiten*; 334
Witzige, *ruhelose, fröhliche* Patienten; 575
Wochenbettfieber; 563
Wochenbettfieber mit Schmerzhaftigkeit, *stinkenden* Absonderungen und *Lochien*.
 Es ist nahezu ein Spezifikum für diese Erkrankung; 563
Wochenende verschlimmert; 652
Wohnungswechsel, *häufiger*; 682
Wollkraut-Öl; 697

Wunden (vgl. Verletzungen); 174; 404
Wunden in *nervenreichen* Körperpartien; 403
Wunden mit *Gewebszerreißung*; 339
Wunden *schließen* sich *zu schnell*; 333
Wunden und Fremdkörper im *Auge*; 27
Wund*infektion*; 174
Wundschmerz oder *Schweregefühl* im *Becken*; 324

INDEX

Wundschmerz und *Zerschlagenheitsgefühl*; 318
Wundschmerz und *Zerschlagenheitsgefühl* in dem *Körperteil*, auf dem man *gelegen* hat; 82
Wundschmerz, wie *zerschlagen*, am ganzen Körper; 111

Würgen; 249
Würgen durch *Husten*; 238
Würgen und *Erbrechen*; 253
Würgen, *Einschnürungsgefühl* im Hals; 646
Würgt bei der geringsten *festen Nahrung*; 110
Würgt beim *Schlucken*; 393

Würmer; 236; 587; 624; 625
Würmer im Stuhl; 238
Wurmbefall: Behandlung von *Würmern* aller Art; 587
Würmer: *Konvulsionen*, die in Zusammenhang mit Wurmbefall auftreten; 237
Würmer, insbesondere Madenwürmer; 238

Wut; 180; 183; 331; 360; 390; 538; 608
Wut, Raserei: *rasende Wut* mit *manischer Streitlust*; 176
Wut auf das *Leben*; 482
Wut auf *Umweltsünder*; 208
Wut durch *Widerspruch*; 491
Wut oder Frustration: *zerbricht* Dinge ; 491
Wut und *Gewalttätigkeit*; 693
Wut während der *Menses*; 439
Wutanfälle bei den *unpassendsten* Gelegenheiten; 335
Wutanfälle und *sexuelle* Erregung; 451
Wut*ausbrüche*; 104; 117; 434; 451
Wut*ausbrüche unkontrollierbar*; 608
Wut*ausbrüche* und Ängste oder *Alpträume*; 643
Wütend, wenn *Gegenstände nicht am richtigen Platz* sind; 491

Wyethia; 43; 98; 623; 699

X

Xanthoxylum; 206; 217; 689; 698

INDEX

Z

Zähne/Zahnfleisch
Zahn*abdrücke* auf der Zunge; 443
Zahn*abszeß*; 327; 618
Zahn*behandlung*; 81; 83
Zähne: *beißt* die Zähne *zusammen*; 498
Zähne: *schleimiger, dicker Belag* auf den Zähnen; 330
Zähne: *Beschwerden*, die von den Zähnen ausgehen; 320
Zähne *brechen* leicht ab; 161; 166; 298
Zähne *brechen* wegen chronischem krampfhaftem Zusammenbeißen der Kiefer ab; 663
Zähne *deformiert*; 663
Zahn*extraktionen*; 81; 174
Zahn*fleisch blutet* leicht; 526
Zahn*fleisch* ist *entzündet, schwammig* und *blutet* leicht oder bildet leicht *Geschwüre*; 381
Zahn*infektionen, rezidivierende*; 652
Zähne: *Kälteempfindlichkeit* der Zähne; 300
Zähne*knirschen*; 95; 687
Zähne*knirschen, nächtliches*; 684; 704
Zähne*knirschen* im Schlaf; 118; 237; 338; 361; 445; 492; 642; 705
Zähne*knirschen*, vor allem im Schlaf; 337
Zähne: *Knochen, Nägel* und *Zähne* sind *schwach* und weisen *Mängel* auf; 615
Zähne *locker*, fallen aus; 702
Zähne: *mangelhafte Ausbildung* der Zähne durch unzureichenden Mineralstoffwechsel; 617
Zähne: *schmerzhafte Zahnung*; 532
Zähne sind *verfärbt* oder *brechen* ab; 298
Zähne *verfallen*, sobald sie durch das Zahnfleisch brechen; 381
Zähne: *Verfall* der *Zähne* unterhalb des Zahnfleisches; 663
Zahnverfall am *Zahnfleischrand*; 679
Zahnverfall der *Milchzähne*; 381; 634
Zahnverfall oder leichtes *Abbrechen* der Zähne; 618
Zähne: Verschlimmerung während der *Zahnung*; 571
Zahnungsbeschwerden; 171; 216; 218; 381; 383; 571; 636
Zahnung: verzögerte oder schwierige *Zahnung*; 161; 169; 618
Zahnung – *reizbare* Säuglinge, *wundes* Zahnfleisch, ruft oft *Diarrhœ* hervor; 218

INDEX

Zahnschmerz
Zahnschmerz; 30; 52; 144; 218; 242; 252; 327; 429; 443; 573; 618; 625; 675
Zahnschmerz; schlimmer *nach* dem *Essen*; 634
Zahnschmerz: schlimmer durch *heiße Getränke*; 241
Zahnschmerz; schlimmer durch *Hitze*; 557
Zahnschmerz: schlimmer durch *Kaffee*; 216
Zahnschmerz: besser durch *kalte* Getränke; 216
Zahnschmerz; besser durch *kaltes Wasser*, das der Patient im Mund behält; 251
Zahnschmerz; besser durch *Kälte*; 557
Zahnschmerz; schlimmer durch *Kälte*; 634
Zahnschmerz nach *kaltem Wind*; 28
Zahnschmerz infolge von *Lärm*; 675
Zahnschmerz; schlimmer bei der *Menstruation*; 634
Zahnschmerz, die zum *Ohr* hin *ausstrahlen*; 432
Zahnschmerz schlimmer während der *Schwangerschaft*; 422
Zahnschmerz, schlimmer bei *stürmischem* Wetter; 572
Zahnschmerz: schlimmer durch *warme Dinge*; 216
Zahnschmerz; schlimmer durch *warme Speisen*; 557
Zahnschmerz: schlimmer durch *Zorn*; 216
Zahnschmerz besser durch *Zusammenbeißen* der Zähne oder des Zahnfleischs; 532

Zaren, Ananda; 135; 359
Zeitverschiebung: Gefühl, ein *Ereignis* aus der *jüngeren Vergangenheit* läge *lange Zeit zurück*; 435
Zerbricht Gegenstände; 668
Zerbricht Dinge, die anderen lieb und teuer sind.; 683
Zerreißen, zielloses: *bedeutungslose* und *ziellose Wiederholungshandlungen*: Dinge schneiden oder zerreißen; 693
Zerreißt Dinge; 668
Zerreißt seine Kleider; 272
Zerrungen mit Empfindung von *Steifheit* und *Wundsein*, dennoch hat der Patient das *Bedürfnis*, das Gelenk zu *beugen* und zu *bewegen*; 579
Zerschlagenheitsgefühl: Gefühl von *Zerschlagenheit* oder großer *Empfindlichkeit* in Verbindung mit *Steifheit*; 585
Zerstörerisch; 668; 683
Zerstörungssucht: *pötzliches* zerstörerisches Verhalten; 668
Zerstört absichtlich die Lieblingsvase seiner Mutter vor ihren Augen, wenn sie ihm nicht seinen Willen läßt. Das Kind kann sehr wütend, ja sogar gewalttätig werden und neigt dazu, andere zu schlagen; 683

INDEX

Zervikale Adenopathie; 161; 240
Zincum; 39; 72; 78; 148; 269; 270; 271; 361; 396; 647; 691; 700
Zirrhose; 418; 427; 656

Zittern; 302
Zittern aus *Schwäche*; 629; 658
Zittern der Extremitäten, vor allem der *Beine*, durch *geringe Anstrengung*; 305
Zittern der *Hände*; 470; 630
Zittern, *inneres*; 160; 205
Zittern durch *Koitus*; 160
Zittern infolge von *Anstrengung*, *Schreck* oder *Erwartungsspannung*; 303
Zittern vor *Angst*; 421

Zitrusfrüchte *verschlimmern*; 498
Zölibat: Beschwerden werden ausgelöst durch spirituelle Bestrebungen, bei denen die Einhaltung des Zölibats eine wichtige Rolle spielt; 609

Zorn; 180; 215; 360; 390; 701
Zorn *verschlimmert*; 406
Zorn: *Beschwerden infolge* von Zorn, Entrüstung oder Demütigung; 255
Zorn: *Folgen* von Kummer, Zorn oder *Pflege* einer *erkrankten nahestehenden Person*; 245
Zorn: *Folgen* von Zorn, Entrüstung, Demütigung oder Erregung; 255
Zorn in sehr *fortgeschrittenen* Stadien; 633
Zorn Gottes: Gefühl, er sei *Ziel* von *Gottes Zorn* oder von *Gott verlassen*; 360
Zorn wegen *Ungerechtigkeiten*; 207
Zorn, gefolgt von *Reue*; 331
Zorn, Raserei und *Gewalt*; 640
Zornige Reaktion auf *Schmerz*; 214; 531
Zorn nach *sexueller Erregung*; 406

Zuckt leicht zusammen; 524

Zuckungen (vgl. Chorea)
Zuckungen; 75; 209; 271; 494; 528; 576; 635; 642; 645; 668; 669; 691; 696; 702; 705
Zuckungen oder *Rucken*; 118; 670
Zuckungen und *Rucken* in jeder *beliebigen Muskel*gruppe; 704
Zuckungen oder *Tremor*, besonders *Gesicht* und *Kopf* sind betroffen; 467
Zuckungen in *beliebigen Körperteilen*; 646
Zuckungen der *Extremitäten*; 263

INDEX

Zuckungen, *faszikuläre*; 38; 702
Zuckungen im *Gesicht*; 37; 634
Zuckungen der *Muskeln*, schlimmer im Bereich der *Finger* und *Zehenmuskulatur*; 270
Zuckungen im *Rücken*; 646
Zuckungen in der *Schulter*; 280

Zugluft verschlimmert im *allgemeinen* und die *lokalen* Beschwerden im besonderen; 208
Zugluft verschlimmert; 169; 224; 227; 234; 281; 410; 422; 548; 566; 575; 617
Zugluft: kann *keine Zugluft vertragen*; 326
Zukunftspläne: liegt *nachts* in seinem Bett, *wachgehalten* durch *Phantasievorstellungen* von *Heldentaten* oder *großartigen Zukunftsplänen*; 223

Zunge
Zungen*belag*; 253
Zunge: *belegte* Zunge; 532
Zunge: *belegte, wunde* Zunge; 666
Zunge ist *belegt*, besonders in der *Mitte*, entweder *weiß* oder *gelblich braun*; 140
Zungen*biß*; 95
Zungen*biß* während der Konvulsionen; 147; 232; 498
Zunge ist *dick* und die *Sprache undeutlich*; 110
Zunge: *Fissuren* der Zunge; 96
Zunge: *Fissuren* und *Geschwüre* der Zunge; 482
Zunge: *gelber Belag* auf der Zunge, der *Zungenbasis* oder im Hals; 473
Zunge: *gelbliches Exsudat* auf der Zunge und im Rachen; 376
Zunge: *gelber* Zungenbelag, häufig mit *Zahnabdrücken*; 220
Zunge: *geschwollene* Zunge, belegt, mit *Zahnabdrücken*; 330
Zunge: *geschwollene* Zunge, die *aus* dem *Mund* austritt; 265
Zungengeschwüre; 110
Zunge: *glänzende* Zunge; 672
Zunge sieht *glatt, rot* und *glänzend* aus; 356
Zunge: *grünliche* Verfärbung der Zunge; 477
Zunge: *Heraushängen* der Zunge; 147
Zunge: *Karzinom* von Zunge oder Hals; 105
Zungen*lähmung*; 113; 209; 505
Zunge: *Landkarten*zunge; 666
Zunge ist bemerkenswert *rein trotz* der ständigen *Übelkeit*; 346
Zunge: *rohe* Stellen auf der Zunge; 666
Zunge: *rote* Zungen*spitze*; 576

INDEX

Zunge: *roter Streifen* entlang der Zungen*mitte*; 696
Zunge: *rotes Dreieck* auf der Zunge; 576
Zunge ist *rot* und *glänzend* oder belegt; 562
Zunge *schnellt* aus dem Mund hervor; 269
Zunge ist *schwammig* und *geschwürig* oder *rissig*, besonders bei *Gicht*-Patienten; 126
Zunge: *Schmerzen* an der *Zungenwurzel* – schlimmer, wenn man die Zunge *herausstreckt*; 369; 532
Zungen*spitze rot*; 532
Zunge: *Steifheit* der *Zunge*; 253
Zunge *taub* und *dick*; 487
Zunge ist so *trocken*, daß sie am *Gaumendach klebt*; 487
Zunge *trocken* und *aufgesprungen*; 642
Zunge *trocken, geschrumpft* und *schwach*; 455
Zunge: *Verfärbungen* oder *Belag* auf der *Zunge*, vor allem im *Zentrum* der Zunge; 696
Zunge *weiß* oder *bräunlich* belegt, vor allem in der *Mitte*; 142
Zunge: *weiße* Verfärbung der Zunge; 88
Zunge: dicker *weißer Belag* auf der Zunge, *pelzig* oder „wie *Schnee*"; 58
Zunge ist in der Mitte *weiß belegt*, aber am *Rand* und an der *Spitze rot*; 203
Zunge: *Zahnabdrücke* auf der Zunge; 443
Zunge: *Zittern* der *Zunge* beim Herausstrecken; 392
Zunge: *Zysten* oder *Wucherungen* unter der Zunge; 49

Zupft am *Bettzeug*; 336
Zupft mit den Fingern an Dingen herum; 338
Zurechtweisung: *Abneigung* gegen Zurechtweisung und *Widerspruch*; 199
Zurückweisung ist *unerträglich*; 464
Zurückgebogener Oberkörper; 232
Zusammenschnürende Schmerzen; 149
Zusammenschnürungs- oder Engegefühl, wie bandagiert, oder wie von einem Band um den Körperteil; 538
Zusammenzucken oder Zusammenfahren durch Geräusche; 373
Zuspruch: *erfleht* ohne Scheu *Beruhigung* und Zuspruch; 112

Zwanghaftes Verhalten
Zwanghaftes *Verhalten*; 73; 77; 84; 86; 92; 158; 331; 332; 362; 431; 442; 466; 489; 491; 569; 575; 579; 651; 664; 687
Zwanghaft *übergenau*; 465
Zwanghaft *wiederholtes Nachschauen* und Kontrollieren; 208; 662

INDEX

Zwanghafte Gedanken an *Selbstmord* oder *Selbstverstümmelung*; 430
Zwanghaftes *Denken* und *Verhalten*; 569
Zwanghaftes *Händewaschen*; 86; 662
Zwanghaftes oder wütendes *Schlagen* des *Kopfes*; 684
Zwanghaftes *Überprüfen*; 208; 662
Zwanghaftes und *rituelles* Verhalten; 682; 684
Zwangsneurose; 349; 350; 352; 569; 662
Zwanghaft: *Fixe* Ideen; 430

Zweifelt zutiefst an seiner *Genesung*; 548; 609
Zweifelt zutiefst daran, daß ihm die *ewige Seligkeit* zuteil werden wird; 360
Zwergenhaftigkeit; 111
Zwielicht verschlimmert; 525; 556

Zyanose; 90; 193; 275; 400; 401
Zyanose bei Atemwegserkrankungen, vor allem um die Lippen; 61; 590
Zyanose der Neugeborenen; 400
Zyanose. Das Gesicht wird bei *Asthma* oder *Husten* blau; 590

Zynisch; 647
Zystische Tumore; 174

Zystitis (vgl. Harnblase); 30; 68; 92; 121; 129; 134; 136; 184; 185; 242; 268; 285; 328; 407; 409; 418; 436; 447; 454; 463; 495; 518; 560; 599; 613; 636; 673
Zystitis mit *Brennen* in der Urethra; 66; 407
Zystitis mit *brennenden* Schmerzen beim Urinieren; 66
Zystitis mit *Brennschmerz während* oder gegen *Ende* des *Wasserlassens*, wobei sich der Schmerz in der Harnröhre selbst oder noch spezifischer an der *Harnröhrenmündung* konzentriert; 181
Zystitis: *chronische* Zystitis; 462
Zystitis infolge *Erkältung*; 281
Zystitis, *seit dem ersten Geschlechtsverkehr*, oder die Zystitis kann nach jedem Geschlechtsverkehr auftreten; 634
Zystitis: *hämorrhagische* Zystitis; 184; 673
Zystitis mit starkem *Harndrang*, oft *ohne Linderung* durch *Entleerung*; 447
Zystitis: *Infektionen* der *Blase*, der Nieren und der Hoden; 127
Zystitis, *interstitielle*; 438
Zystitis mit nahezu *ständigem Harndrang*, nur das Entleeren kleiner Mengen verschafft für einige Augenblicke Linderung; 495
Zystitis, *rezidivierende*; 685

INDEX

Zystitis mit *Schmerzen* am *Ende* der *Harnentleerung*; 598
Zystitis mit *schneidenden* oder *brennenden* Schmerzen, die sich zur Harnröhre hin erstrecken; 128
Zystitis mit *ständigem Drang* und Entleerung *kleiner Mengen*, *besser* durch *Hitze* oder ein *warmes Bad*; 493

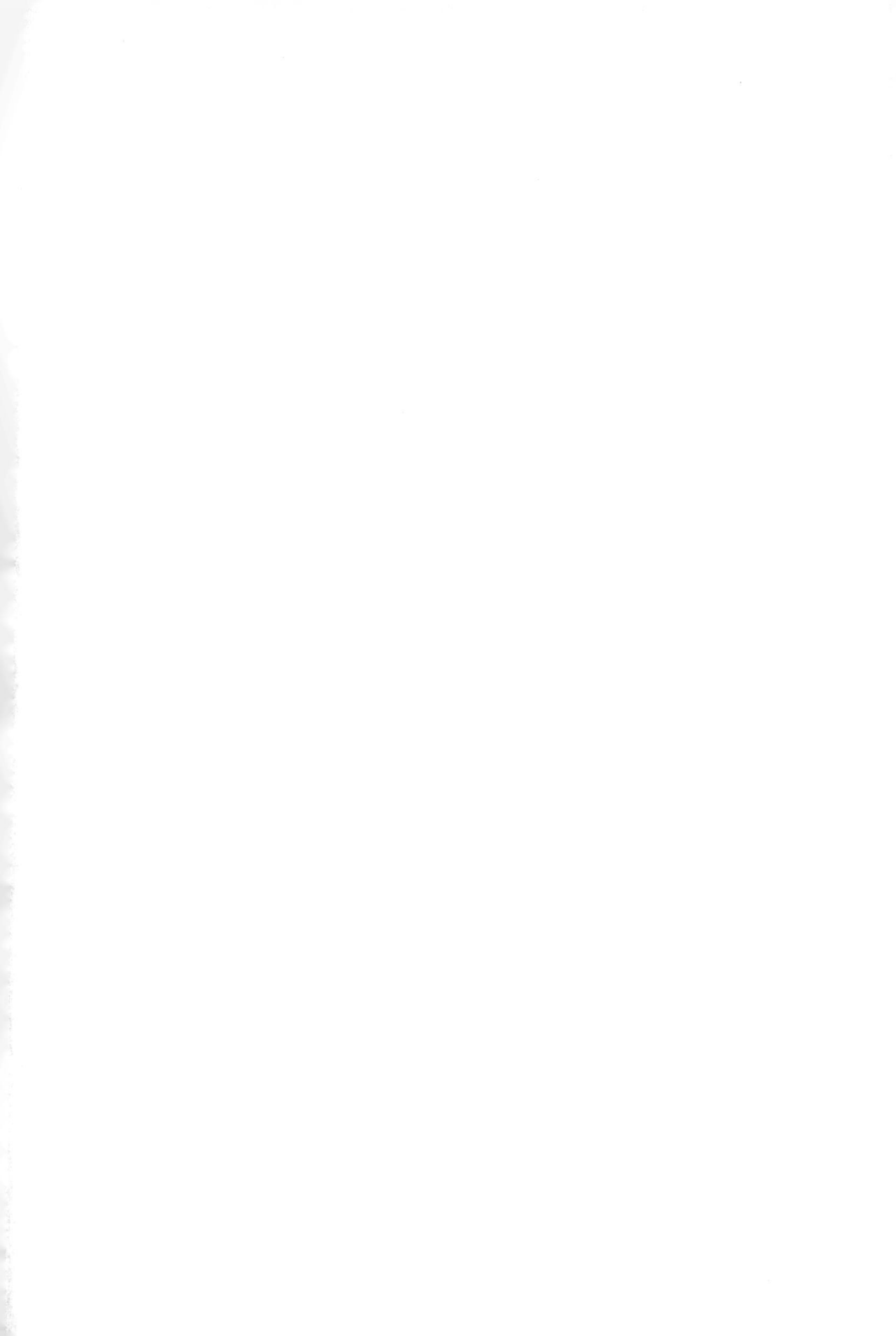